第6版

黄宛临床心电图学

主 编　陈 新

副主编　孙瑞龙　王思让　张 澍

人民卫生出版社

图书在版编目(CIP)数据

黄宛临床心电图学/陈新主编. —6版. —北京:
人民卫生出版社,2009.1
ISBN 978-7-117-10599-6

Ⅰ. 黄… Ⅱ. 陈… Ⅲ. 心电图 Ⅳ. R540.4

中国版本图书馆 CIP 数据核字(2008)第 139514 号

门户网: www. pmph. com	出版物查询、网上书店
卫人网: www. ipmph. com	护士、医师、药师、中医
	师、卫生资格考试培训

黄宛临床心电图学
第 6 版

主　　编:陈　新
出版发行:人民卫生出版社(中继线 010-59780011)
地　　址:北京市朝阳区潘家园南里 19 号
邮　　编:100021
E - mail:pmph @ pmph. com
购书热线:010-67605754　010-65264830
　　　　　010-59787586　010-59787592
印　　刷:三河市宏达印刷有限公司
经　　销:新华书店
开　　本:787×1092　1/16　印张:35.75　插页:6
字　　数:923 千字
版　　次:1956 年 3 月第 1 版　　2024 年 4 月第 6 版第 62 次印刷
标准书号:ISBN 978-7-117-10599-6/R·10600
定　　价:78.00 元

打击盗版举报电话:**010-59787491**　E-mail:**WQ @ pmph. com**
(凡属印装质量问题请与本社销售中心联系退换)

编者名单

（按编写章节排序）

黄　宛　中国人民解放军总医院
杨　虎　北京医科大学第一医院
卢喜烈　中国人民解放军总医院
王思让　中国人民解放军总医院
黄从新　武汉大学人民医院
江　洪　武汉大学人民医院
黎明江　武汉大学人民医院
程显声　阜外心血管病医院
杨新春　北京红十字朝阳医院
李延辉　北京红十字朝阳医院
张　澍　阜外心血管病医院
熊为国　清华大学第一附属医院
单其俊　南京医科大学第一附属医院
葛堪忆　北京大学附属第三医院
陈柯萍　阜外心血管病医院
赵新然　阜外心血管病医院
王祖禄　沈阳军区总医院
陈　新　阜外心血管病医院
王玉堂　中国人民解放军总医院
苑洪涛　中国人民解放军总医院
方丕华　阜外心血管病医院
李晓枫　阜外心血管病医院
姚述远　阜外心血管病医院
孙瑞龙　阜外心血管病医院
陈明龙　南京医院大学第一附属医院
侯晓峰　南京医科大学第一附属医院
陈　刚　阜外心血管病医院
汪康平　苏州医学院附属第一医院

秘书组
徐世杰　阜外心血管病医院
樊颖婕　阜外心血管病医院
范桂娟　阜外心血管病医院
林　娜　阜外心血管病医院
罗　军　阜外心血管病医院

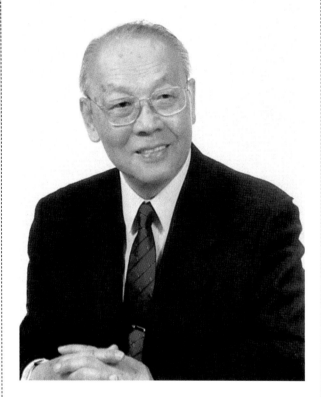

黄宛　教授

序

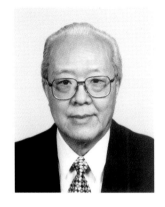

心电图在临床上应用极为广泛，凡涉及心血管病的患者几乎无例外地要做心电图检查。黄宛教授编著的《临床心电图学》以其深入浅出，简洁明了的笔法，将心电图学阐述得易于理解，大大方便了读者的学习，自1956年首版以后，该书深受读者欢迎，至1998第5版，已发行数十万册，数量之大是任何心血管疾病的专著所不能比拟的。

黄宛教授在第5版改编出版后曾对我说："这第5版《临床心电图学》可以肯定是我主编的最后一版了。" 第5版出书后又过几年，心电学，尤其是有关心律失常方面又有了长足的进展，而黄宛教授已力不从心，不能再从事主编的工作，对于这部优秀的著作，今后何以为继？我每念及此总是萦萦于怀，忧思重重。直到今年我才获悉，此书已由陈新教授接任主编，书名改为《黄宛临床心电图学》，闻之十分欣慰，一来是由陈新教授出任主编，可谓得人，二来是他早年曾师从黄宛教授，将书名改为《黄宛临床心电图学》表示了对黄宛教授的尊敬，对此我谨向陈新教授致以敬意。

陈新教授是我国著名的心脏病学专家，他数十年来从事心电学的临床和研究，创建并多年来主持"中华医学会心电生理和起搏分会"的工作，他还是《中华心律失常学杂志》的主编。孙瑞龙、王思让、张澍副主编及其他编著者，也都是国内著名并从事心电学研究多年的专家，他们倾注全力使本书的内容达到当前的国际水平，其中有关心律失常的部分从理论到实践，内容更为丰富多彩。在写作上，编著者都尽力保持了原书的风格，由浅而深，简洁易懂，方便自学。

本书的出版将满足心脏病学界多年来翘首以望的冀求，在此谨向本书的编著者致敬。

中国协和医科大学　北京协和医院
2008年3月

前　言

由黄宛教授编著的《临床心电图学》于1956年首版后又先后4次修订再版，发行数十万册。此书一经出版，便得到广大医务工作者的厚爱，经久不减，历时近半个世纪。学术界代代相传，代代对它爱不忍释，它已成为从业人员一本必读的工具书，一本必修的教科书。

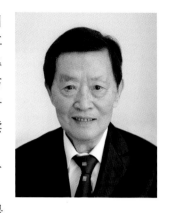

至1998年第5版发行后又过了十年，这十年间经过基础与临床研究，人们对心电学又有了新的认识；特别是心内心电学的飞速发展以及心电生理标测技术的不断拓新，刷新了心电学的许多概念并深化了对心电图学的许多认识。无疑，这些拓新之处早已引起了黄宛教授的高度关注，他在思考如何进一步丰富、完善、修改《临床心电图学》的内容，以期早日新版面世。

假如是在以前，一部新版的《临床心电图学》或许业已面世。然岁月流逝，我们的恩师——黄宛教授已年逾古稀，力不从心了。先生思考再三，嘱我们几人续写再版。坦率说，以我们几人的学识担此重任，委实难以完成，实乃诚惶诚恐：一则才疏学浅，恐难承《临床心电图学》之风；二则思陋笔拙，恐难达《临床心电图学》之高。思来想去，欲代代相传必有人担传承之责。受教于恩师、仰仗众学者则坚定了我们传承的信心。

《临床心电图学》乃黄宛教授力作，它集先生智慧、学识、认识论、方法学于一体，展示给读者的既是一部图文并茂的名著，也是一幅多姿多彩的画卷。该书的一字一符，一文一墨理当永远属于黄宛教授。有鉴于此，续编者拟将原书名《临床心电图学》改为《黄宛临床心电图学》，借此，将先生对中国心电事业的贡献永驻。把这个意见提请人民卫生出版社考虑，经出版社领导讨论同意，批准把书命名为《黄宛临床心电图学》第6版。

《黄宛临床心电图学》第6版由三部分组成，共28章。第1部分内容心电图图形（第1～9章）。其中心肌缺血、肺栓塞、与疾病相关的心电图改变、原发性心电疾病心电图是根据最新的认识截至2008年撰写的。第2部分内容心律失常（第10～22章），力求与近10年来的发展相符。尤其第14章房室交界区性心律，第17章心房扑动和心房颤动，第18章预激综合征，第19章室性心动过速，心室扑动和心室颤动，第20章宽、窄QRS心动过速的心电图鉴别诊断与2008年的认识相符。第3部分内容心脏起搏（第23～27章）。把起搏器的知识从起搏器开始应用到2008年历时50余年的知识，详细而又扼要地做了介绍，使心电图工作者对起搏器心电图及其故障有了清晰和明确地认识，把心电图报告写得更好。全书28章中第1、2、28章为黄宛教授的原著，仅略加修改，保留了黄宛教授文笔简炼、易读、易懂的特点。最后，附录部分增加了心电图运动试验和动态心电图应用进展两部分。

书成之余，承蒙著名的心血管病专家、北京协和医院的方圻教授为之作序，并为此书的再版悉心指导，使得《黄宛临床心电图学》在传承中得以拓新，在拓新中富含传承。对此，谨向方圻教授表示诚挚谢忱！

我们几人虽竭尽努力，然书中定有不尽人意之处，但这绝不是《临床心电图学》的失美之点，是续编者对原著的理解不深，对前沿的把握不透。如系此，敬望读者不吝赐教。

中国协和医科大学
北京阜外心血管病医院
2008年7月

目 录

第 1 章

心电图及其导联

◎ 黄宛　杨虎

当胎儿尚在母体中，未出生前心脏的搏动便已开始。这搏动日夜不停，不论出生后人的寿命多长，在有生之年，人的心脏搏动不已。19 世纪末，首先自动物，以后在人体均发现在心脏搏动时，伴有微弱的电活动。经过详细地勘查发现，电活动略先于机械性搏动。但是直至 20 世纪初，具体地说，直至 1902 年才由荷兰的 Einthoven 自体表描记出这种电活动。这便是最初由 Einthoven 以弦线型心电图计描记出的心电图。在漫长的岁月中，心电图描记器不断地发展，力使操作简便，易于记录。目前看来，最常用的心电图机大多属于热笔型或喷墨型，弦线型心电图描记器因其需在暗室中使用，机件笨重，需先将图形照在胶片上再行复印等繁琐原因已被淘汰。

从身体表面描记出心脏搏动这一微弱电流，必需的条件是在体表安装至少两个电极板，通过导线将电极板传来的心脏电流，经心电图机加以准确地放大描记，方能完成一个电路。这种具体安放电极板及如何连接在电流计的阳极及阴极端，便称为导联（lead）。

标准导联

在 20 世纪初，当然会找最方便的体表安放电极板。第一个连线方式便是将两个电极板分别放在左、右手腕上。当心电图机的阳极连在人体左腕，阴极连在右腕上，描记出一系列朝上的波动，这便成为第一导联（lead Ⅰ）。从右腕，经心电图机，至左足，凡以右腕为负极，左足（踝部）为正极，也可描记出主波朝上的心电图，当时名之为第二导联（lead Ⅱ）。自左踝（阳极）经心电图机连至左腕部（阴极）便是第三导联（lead Ⅲ）。同时还需将右踝部与一地线连接。当时只描记这三个导联，一直沿用至今，称之为"标准导联"（standard leads）（图 1-1）。第二导联描记的 P 波由于其向量是朝右下的，与导联的方向平行，因而 P 波（反映心房活动的第一个心电波）最为明显，这点十分重要。自 20 世纪初直至 20 世纪 40 ~ 50 年代，多数医院及医学院校仅有三个标准导联的心电图机（北京协和医院在 20 世纪 30 年代也购置了一台 1928 年 Cambridge 厂出产的弦线型心电图描记器，但只供心脏科医生进行科研，而未在临床应用）。由于当时只能测定这三个导联的波幅及间期，据此可以测出"心电轴"以及心脏内大致的传导顺序，但很难判断左或右心房、心室肥厚，对左束支或右束支阻滞也很难确定。但是心电图的精确描记对心律（即心脏以何种方式搏动）

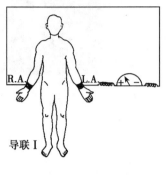

导联 I

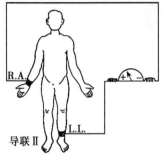

导联 II

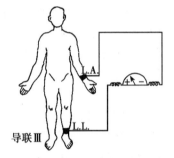

导联 III

图 1-1　三个标准导联的连线方式

和心率（心脏的搏动频率）的判断却比以往的听诊、触诊或颈静脉波动描记图更为清晰准确，因而即使仅有这三个导联，心电图已受到当时心脏病学界大部分研究人员的高度重视。虽然心电图起源于荷兰，但在当时的世界，医学以英国最为发达。心电图虽仅有三个导联的描记，但已可据此（特别是 P 波明显的第二导联）对多种心律失常做出以前难以做到的精确诊断。其中尤以英国的 Lewis（Sir Thomas Lewis）集当时研究心律失常的大成，著有一厚册《心脏的机制》（Mechanism of Heart）基本阐明了当时能辨识的所有心律失常。标准导联在英、美、德、法等国奉行了约 40 年，正如上述也曾传入我国，但仅有少数医师在研究中应用，未普及到临床。

胸前六导联

实际上在 20 世纪 30 年代末至 40 年代初，在美国的密歇根州 Ann Arbor 另有一组以 Wilson 为首的学者，不满足于仅有三个的标准导联。他们首先把上述三个标准导联的左、右手及左下肢的电极板连在一起，发现其综合电位几乎等于零，便把这个综合电极称为"中心电端"，以它连于心电图机的阴极端，另外用一个"探查电极"放在身体的不同部位。由于阴极电位近于"0"，因而自探查电极录出的心电图，便称为"单极导联心电图"，以便与标准导联 I、II、III 的双极导联心电图相区别。

在实验中他们首先将开胸犬的心包剪开，暴露出搏动的心脏，将探查电极直接放在犬的右心室外膜上，录出的心电图为一个较小的朝上波，继以一个较深的朝下波形（rS），然后把电极板放在左心室外膜上，录出一个较小的朝下波，继以一个较高的朝上波（qR）。当然这种开胸所做的"直接导联"不可能应用于临床。他们便对犬的胸壁进行缝合，把电极板放在胸前壁相当于右心室的位置上，也录出了与在右心室外膜上录出的相似图形，在相当于左心室的胸前壁上录出与在左心室外膜上录出的相似图形。他们把胸前壁录出的心电图称为半直接导联。为了在人体固定地描记出这些半直接导联，他们便确定了人体的胸壁导联位置。在胸前壁第 4 肋间隙，紧靠胸骨右缘的电极板所录出的心电图称为 V_1 导联；在同一肋间隙紧靠胸骨左缘的电极板所录出的心电图称为 V_2 导联；在锁骨中线与第 5 肋间隙相交处放置的探查电极板所录出的心电图称为 V_4 导联；在 V_2 与 V_4 两个探查电极板连线中点放一探查电极板，录出的心电图便称为 V_3 导联；与 V_4 探查电极板同一水平，但与腋前线相交处放一探查电极板，录出的心电图为 V_5 导联；与 V_4、V_5 同一水平但与腋中线相交处放一探查电极板，录出的心电图称为 V_6 导联。上述的解剖位置（图 1-2），一直沿用至今，并沿袭 Wilson 的命名方法称为心前导联（precordial leads）。当时（20 世纪 40 年代初）对这些导联心电图还没有深入地了解，便把 V_1、V_2 认为是代表右心室的心电图，V_5、V_6 便是代表左心室的心电图，而把 V_3、V_4 称为过渡区（transitional area）的心电图，意即自右心室过渡至左心室部位的心电图。Wilson 等称之为半直接导联。但他在不自觉中已发展了与标准导联截然不同的横面导联心电图。在《临床心电图学》第 1 版（1956 年，人民卫生出版社）便是依此解释心前导联的。由于简单易懂，第 1 版便重印了 9 次，但那时已了解 $V_1 \sim V_6$ 是反映横面心电综合向量的导联。

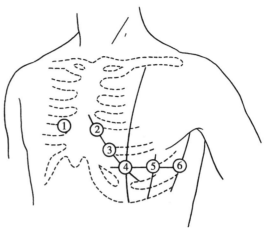

图1-2　胸前六导联的电极板位置

Wilson 等在 1942 年把他们零星发表的文章综合写成一个长篇论文，即名为"心前导联"（precordial leads），发表于美国心脏病学杂志（Am Heart J），当时循环杂志（Circulation）尚未出版，这在当时是美国唯一有名望的心脏病学杂志。在心电图学界，这篇文章应该认为是一划时代的创举，但迟至 1950 年左右才被美国各大医学院及医院采用。本书统一称为"胸前导联"。

加压单极肢体导联

这里为了更全面地把沿用至今的十二导联心电图加以说明，还必须提及加压单极肢体导联的应用。Wilson 等除了提倡应用六个心前导联外，还试图以单极导联的方法，探测各肢体导联的单极心电图图形。依然用他的中心电端为阴极，将探查电极分别安放在右上肢、左上肢及左下肢，录出 VR、VL 及 VF。但录出的心电图图形太小，不易识别；理由也很简单，就以 VR 为例，由于中心电端也包括了右上肢部分电位，便相互抵消了。Goldberger 有鉴于此，便迅速提倡了加压单极肢体导联，方法是在录右上肢的单极导联时，便把中心电端中的右上肢电极拔除。实际上即以右上肢为阳极，左上、下肢为阴极，这样录出的图形与 VR 相同，但图形增大了 50%，故称为加压单极肢体导联（augmented unipolar limb lead）。同理，录 VL 时，也只把阳极连左上肢，阴极只连右上肢、左下肢；录 VF 时，把阳极连在左下肢，阴极只连两个上肢。这样便录出 aVR、aVL 及 aVF（a 字为 augmented 的首字母，代表加压，V 字代表单极导联）（图1-3）。因此从 20 世纪 40 年代开始便出现了十二个导联，即三个"标准导联"，三个"aV 肢体导联"及六个胸前导联（$V_1 \sim V_6$），共计十二个导联。现今为了比较全面地了解心电图，就至少应描记出这十二导联心电图。目前国内外市场上出售的即使是最简便的手提式心电图机，一般都是先描记 Ⅰ、Ⅱ、Ⅲ、aVR、aVL、aVF 六个肢体导联，以后再顺序描记 $V_1 \sim V_6$ 六个胸前导联心电图。近年来为了更精确，进一步要求每一次心脏搏动时，同时描记出这十二个导联的图形，遗憾的是目前很多心电图室还习惯于 20 世纪 50 年代的描记法，即描记六个肢体导联，而胸前导联仅描记三个（V_1、V_3 及 V_5）。这在当前，动脉硬化性心脏病、心肌病等日益增多的情况下，便远远不能达到起码的要求了。

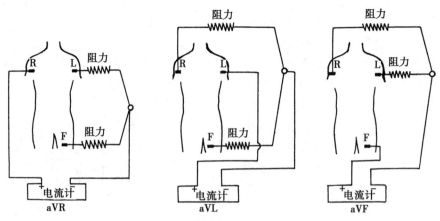

图1-3 加压单极肢体导联的连线方式

额面及横面的导联

本章虽然仅简单地介绍了常用的十二个导联，但也必须提请初学者了解这十二个导联应分为两大类，即额面及横面导联。标准导联及加压单极肢体导联的心电图都只能反映上、下及左、右，这一平面的心电活动，不能反映出前、后的心电活动。为此这时隔40年的两类共六个肢体导联都只反映同一个平面的心电活动，在心电图学中称为"额面"（frontal plane）（图1-4A）。

胸前导联的 $V_1 \sim V_6$ 却是自胸骨右缘第四肋间隙，顺序围绕左侧胸围，到 V_6 处于腋中线止。这六个胸前导联所反映的心电活动，仅为左、右，前、后，而不能反映上、下的一个横平面；在心电图学上称为"横面"或"水平面"（horizontal plane），见图1-4B。

自图1-4B可以看出现用的 $V_1 \sim V_6$ 虽为横面导联，但仅包括了胸平面的1/4多一些的部位。但它们却围绕了左、右心室的前面。当年Wilson以半直接导联观念，认为这六个导联已足够了。但是在心肌梗死及一些个别病例中为了准确对病变定位，还需要附加一些反映更右侧的导联。在心电图学中已承认在右侧胸壁相当于左侧 V_3、V_4、V_5 的位置上，即右侧锁骨中线与第五肋间隙相交处为 V_{4R}。在 V_1 与 V_{4R} 的连线中点安放一探查电极板，可录出 V_{3R}。在 V_{4R} 的水平与右腋前线相交处放一探查电极板，可录出 V_{5R}。换言之，右胸上可录出 V_{3R}、V_{4R} 及 V_{5R}。此外有时也有必要了解较 V_6 更靠左后的心电活动，录 V_7 时探查电极放在 $V_4 \sim V_6$ 连线与左腋后线交叉处。录 V_8 时同一水平探查电极安放于左肩胛骨中线，V_9 是同一水平在脊柱左缘处安放探查电极所录的心电图。无论是 $V_{3R} \sim V_{5R}$，$V_7 \sim V_9$，都已不在"胸前"了，所以现在一般认为一切反映横面的导联，不宜再用胸前导联（precordial leads），而应一律名为胸壁导联（chest leads）。但无论围绕胸壁增加了多少导联，它们都反映同一个横面，即左、右，前、后的心电活动，而不能反映上、下的心电活动，所以一切V导联都属于横面导联的范畴。包括胸前导联（$V_1 \sim V_6$）、右侧胸前导联（$V_{3R} \sim V_{5R}$）、后背导联（$V_7 \sim V_9$）。

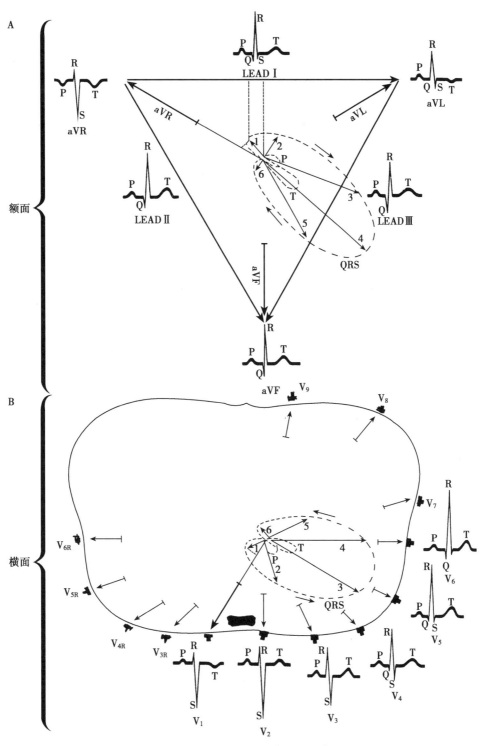

图 1-4　"额面"及"横面"导联

第 2 章

正常心电图

◎ 黄宛　卢喜烈

学习心电图的目的是为了通过心电的改变，辅助心脏病工作者辨识心脏的病变和（或）心律失常的性质和严重程度。在这些方面心电图的确具有其他方法难以取代之处。为了分辨心电图是否异常，首先须认清正常心电图。本章唯一目的就是要明确心电图的正常范围。

在更详细地讲述正常心电图之前，先要谈两点：即伪差的辨识及分析心电图时必备的两个工具。

伪差的辨识

临床心电图应该忠实地记录心脏激动时所产生于身体表面的电位差，凡不是由于心脏激动而发生于心电图上的改变都称为"伪差"（artefacts）。产生伪差的原因很多，大多数是由于操作技术不细致周到所致，但也有一小部分是由于客观情况，如病人体质、病况或心电图描记器及其导联线内的缺点而发生。在分析心电图时，必须辨识出伪差来。辨识出伪差的重要性，首先在于不致把并非由心肌激动本身产生的电位改变误认为心肌激动所产生的改变，从而引起诊断上的错误。其次，某些伪差可以掩盖心电图本身的异常情况，使诊断发生困难。遇到这一类伪差，就不得不改正操作，重新描记，方能做出正确的诊断。另一些伪差则只需善于辨识就不致影响心电图诊断的正确性。除了目前因为多数心电图描记器内阻抗较大，皮肤阻力与之相比相对较低，因而不够重视消除皮肤阻力（即使不用导电糊，也应用酒精仔细擦净电极板下皮肤上的油蜡）。但目前很多医生、技术员对这点认识很不够，以致影响了心电图质量，并易导致伪差的发生，在讨论伪差前必须注意这种基本操作。

比较常发生的伪差有下列几种（图 2-1）。

以上仅是一些比较常见的伪差，但已经很多了。由此可见，描记心电图的技术似乎很简单，但若不注意正规的操作规程，即使是一位有多年经验的人，也可能描记出一份不符合要求，甚至不能做出正确诊断的心电图来。因此，在讨论正常心电图之前，一方面应注意有关描记技术的内容，另一方面也不应忽视上述的各项干扰现象及解决办法。

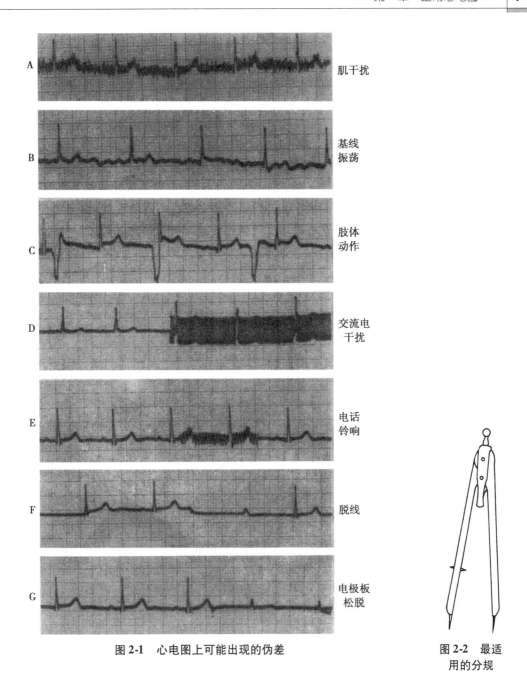

图 2-1　心电图上可能出现的伪差

图 2-2　最适用的分规

分析心电图时必备的两个工具

临床医生经常携带一个听诊器；同样地，心电图工作者也须置备两件很必要的工具。一是一个适用的分规（图 2-2），另一个是一把 15cm 的直尺。分规的种类很多，但是较适用者其规端须有坚实而尖锐的短针；在分规合拢时，两个尖端相并等长。此外更重要的是分规的上部枢纽应松紧适当。所谓适当，便是分开时不用费力，但又相当紧密，因而使用时"双脚"不致自由移动。最理想的是在分规并合时有一个金属小套，其优点是使用携带方便，用毕加套后既不致使端尖刺伤其他物件，又保护了规针尖端，不致撞曲。除了分规外，如同时备有一个一般的放大镜，就更便于仔细观测 QRS 波的细小错折或 ST 段移位的确切程度。15cm 直尺对于测量心率很是方便，在心率测量的段中详述。

正常心电图

　　正常心电图是由一组波形构成的。每一次心脏搏动前都先在心电图上记录出这么一组波形（图 2-3）。自图 2-3 可以看到在这组波中首先出现的是一个振幅不高，圆钝的波形，在心电图学中称它为 P 波，它代表右心房、左心房的激动波。继 P 波之后，出现一个极为狭窄但振幅较高的波群。为什么称之为波群呢？因为仔细看这个波往往是由二到三个波合并形成的。心电图学称之为 QRS 波。因为正如图 2-3A，这组波群中首先出现的是一个自基线向下的小波称之为 q 波，继而出现一向基线上高高耸起的尖锐的波，名为 R 波，在 R 波后立即出现一个向基线以下的小波，称为 s 波。由于这组波紧密连接在一起，所以在心电图学上称

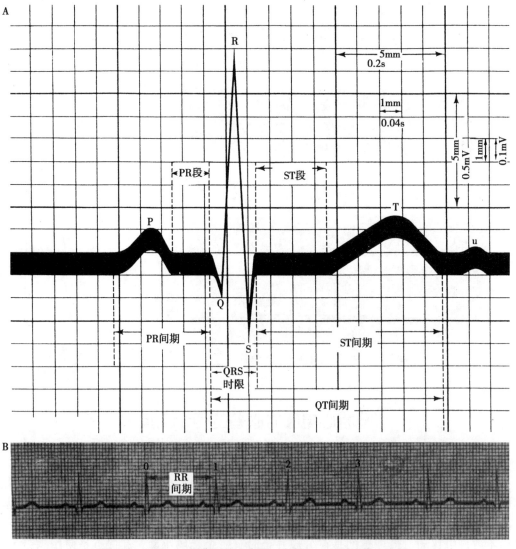

图 2-3　A 图：一组典型的心电图；B 图：一系列正常心电图

其为 QRS 波，它代表左、右心室的激动。继 QRS 波以后，便出现一个缓缓而来的较宽大的向上的波，称为 T 波。T 波代表心室激动后恢复期的心电位。有时如图 2-3 所示，T 波以后又有个很不明确的朝上的小波，称之为 u 波。对于 u 波的来源，学者间有不同的看法。由于它有时出现，有时并不明显，关于它代表什么，这在以后专门谈到 u 波时再行讨论。总之，一组正常的心电图就是由 P 波，QRS 波，T 波（有无 u 波不定）组成的。那么好奇的人可以问，为什么不就称之为 A、B、C、D、E 波而偏偏自 26 个字母中的中间挑出这 P、Q、R、S、T 来呢？这大概是由于当年数学等其他学科常用 A 字母开头的顺序，为了有别于此，Einthoven 首创自 P 波开始，在心电图学上已习用多年，无人需要另予命名了。当然记录心电图不可能只单独的录这么一组 P、QRS、T、u，而是在多个导联上录一系列这组图形（图 2-3B）。

心电图是否正常的判断

1. 心电图的上述 P、QRS、T、U 波，一般都描记在具有较浅色的方格纸上，那么首先得了解这些深深浅浅方格的意义。

2. 心率。

3. 心律。

4. P 波。

5. PR 间期。

6. QRS 波群（QRS 波）。

7. ST 段。

8. T 波。

9. U 波。

10. QT 间期。

初学心电图的医务人员一定认为"唉！学一个心电图就须背诵这么多项的测量及正常值，真不简单"。实际上经过几次分析，便会感到无需一两个月的时间，即使不看上列各点，也会很自然地顺序了解和进行上述各项的测量、分析。但初学者自一开始便须以认真的态度对待上述各点，就不至于做出错误的判断。

分析心电图的基本知识

1. 心电图记录纸横直线的意义（图 2-4）　心电图一般都是描记在布满着浅色大小方格的纸上，每一条细直线相隔 1mm，组成 1mm 见方的小格。这里就需要说明这些方格的意义。由于心电图有大小、宽窄不同的波形，如果描记在一张静止不动的纸条或纸张上，便必然相互重叠无法分析。因而自一开始能描记心电图时，便必须让心电图纸以规定的速率移动。在没有特殊的条件或要求时，国际上规定纸的移动速度为 25mm/s，即横向每细格代表 1s/25mm，故横向每细格（1mm）代表 0.04s。粗线是每 5 小格一条，因此两条粗线之距离便是 $0.04 \times 5 = 0.2s$。根据这些直线，我们便很容易分辨心率及各波所占的时间。例如，QRS 波群共占两个小格，便是 0.08s 了。那么纵向与直线相交的两横线间的距离又代表什么呢？国际上也有规定，在一般情况下，每描记一份心电图，外加 1mV 电压时，基线便应准确地抬高 10 个小格，每个小格也是相距 1mm。这外加的 1mV 电压称为"定准电压"。因此必须先查明外加的"定准电压"是否准确。如果准确，这些小格便十分有助于我们测量各波的幅度（即高度或深度）。10 个小格为 1mV，每 1 小格的幅度必然代表 0.1mV，一大格便必然是 0.5mV 了，而两大格（10mm）正好为 1mV。

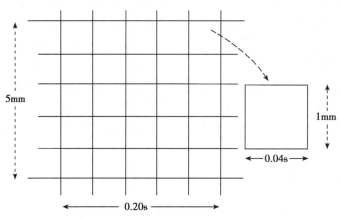

图 2-4 心电图纸上横直方格的含义

以上说明了心电图记录纸的方格的意义。总之，横线每 1 小方格代表时间，每 1 小格为 0.04s。竖线代表电压，每 1 小格代表 0.1mV。每一大方格则为其 5 倍，分别代表 0.2s 及 0.5mV。

2. 心率　我们既已在第一章中说明每一次心脏搏动前都有心电启动，那么应会了解心电图为什么是一组组的分开。且看图 2-5 是两条心电图，上面的一条有 5 组心电图，下面的同样长的一条便只有 4 组心电图。由于每条的长度及格子大小相等，便说明上面一组描记时患者的心率必然要比下面的快些，因为在同一时间内上面的搏动 5 次，下面的只搏动 4 次。心脏的搏动率（即心率）便是上面的较下面的快些。我们既已了解直线的意义，应可测知上下两条的心率究竟分别为多少。心率的定义国际上规定是 bpm（beats per minute，缩写为 bpm，中文为次/分），即每分钟心脏搏动若干次。我们便很容易测定了，方法是用一个分规的两个尖测定两组心电图之间 PP 或 RR 的距离（P 及 R 的意义在下面很快谈到）。例如图 2-5A 的 RR 间距为 4 个大格及 1 个小格，我们立即知道此间距为（0.2×4）+ 0.04 = 0.84s，那么，每分钟 60s，心率便应是 60/0.84 = 71.4，或简称为 71 次/分。图 2-5B 的 RR 间距为 6 大格加 2 小格多一点（但不到半格），换算为（0.2×6）+ 0.09 = 1.29s，则心率 = 46.5 或 46.6 次/分。是不是每次量得 RR 间距都需要用计算器以 60 除之，那便太麻烦了。见本书后的附录——"自 RR 间距推算心率表"，便很简便。例如上举第一条，RR 间距为 0.84s，表

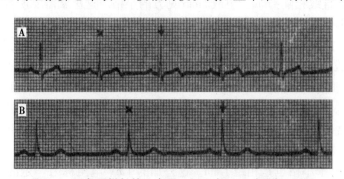

图 2-5 两条同样长的心电图，但心率（RR 间隔）不同

中第一列，虽没有 0.84，但有 84.5，换算心率为 71，即是 71 次/分，与我们的计算大致相吻合。第二条中 RR 间距为 1.29s，表中第三列中 130 大致相符，心率为 46 次/分，与我们上述的计算也基本吻合。

除此以外，另有一个计算心率的办法。如果记录了一个够 15cm 长的心电图记录，便可以用一精确的米尺，计算 15cm 中有几个 QRS 波，若有 12 个半 QRS 波便可以 12.5 × 10 = 125 次/分。原因是 15cm 等于 150mm，而纸速是 25mm/s，150/25 = 6s。所以我们在 15cm 内数出了 12.5 个 QRS 波，便是在 6s 内有 12.5 次搏动，每分钟 60s，所以把 6s 内的搏动次数乘以 10 即为每分钟的搏动次数。这种计算法特别对 RR 间距不相等（例如将来讲到的心房颤动时，RR 间距绝对不匀齐时）用途更大。

3. 心律　在绝大多数人中，其心搏的规律大致是相当匀齐的。虽然在每一个人的生活中可以有变化，例如在剧烈跑步后心率可能快达 110 ~ 120 次/分，而在休息时，特别是静静的酣睡中，心率可以减慢到 45 ~ 50 次/分。这是否属于不同的心律呢？不然，只要在一段时间内心率大致匀齐相等，都有 P、QRS、T，即都属于正常心律。原因是正常情况下，心脏的搏动是由窦房结控制的。窦房结又由两种重要的因素控制其节律，一是自主神经系统，其中交感神经兴奋，心率加快，迷走神经兴奋，心率减慢；二是体液，体液中肾上腺素类激素增多，心率加快；体液中乙酰胆碱类激素增多，心率便减慢。但不论其快些慢些都仍由窦房结控制着心脏的搏动。为了简便，我们都称其为窦性心律（也即是说由窦房结正常的主宰着全心的搏动）。

是不是一切人从小到老，始终保持着窦性心律呢？不然，即使心脏完全正常，偶尔也有一些心搏不由窦房结控制。在心脏罹患不同疾病时，窦性心律更常为其他情况控制。在本章末专门要讨论窦性心律的识别法。在本书的后半册（占全书的相当大篇幅）将讨论"心律失常"。心电图的一个重要特点便是既便于识别正常的窦性心律，又特别善于辨别种种类别的心律失常。本章仅能在最后讨论一些窦性心律的特点。心律失常则将在本书后大部分详细讨论。

4. P 波　让我们再回到图 2-3 看看一组心电图。我们上面已述及在正常情况下，窦房结控制着心脏的波动，但窦房结的激动很微小，自体表心电图是不可能看到的，但由于这个窦房结位于上腔静脉与心房交界处，因此命名为窦房结。它以不同方式首先激动右心房，并通过 Bachmann 纤维迅速地传到左心房。这右、左心房的激动便产生了 P 波。右心房的除极过程因此也比左心房的较早完毕。一般说来，P 波的前部代表右心房的激动，中间部分代表左、右心房共同的激动，后部代表左心房的激动。在正常心脏中 aVR 导联的 P 波无例外的是倒置的；在 aVF 导联中，P 波绝大多数是直立的（正常人 aVF 中仅有不到 1% 的 P 是倒置的）；aVL 中的 P 波有时倒置，有时直立。在 V_1、V_2 导联中 P 波可以是直立的，也可能是双向的，但其总高度不应超过 0.20mV；在其他的胸壁导联（包括胸前导联，右侧胸前导联，以及后背导联）中 P 波往往是小而直立的，仅在个别情况下，胸前导联的 P 波可能是双向性的。这完全取决于心房激动时，P 向量环在各导联上的投影。

正常直立的 P 波，其波顶一般是圆凸的。在肢体导联中其高度不超过 0.25mV；在胸前导联中直立的 P 波高度不超过 0.15mV。正常 P 波的宽度不超过 0.11s。P 波较小在临床上一般没有重要意义。

请注意我们测量时间是自 P 波一开始离开基线到回归基线占时的格数，测定幅度时必须自基线的上缘测到 P 波的顶端。假若我们错误地自基线的底部测至 P 波的顶端，便要错误地多占小格而误判它的幅度。在此便应科学地规定，测量向上的以及向下的波的高度或深度的严格规律。凡测向上的波的幅度必须自基线的上缘测至波的顶端。凡测量向下的波幅时必须自基线的下沿测至向下波的底端，才能认为是正确的测量方法。

一般说来胸前导联多数 P 波不明显，唯有 V₁ 的 P 波例外，因为 V₁P 波的前半代表右心房而后半则代表左心房，故此 V₁ 的位置恰好反映这个轴线。Ptf-V₁ 值指在 V₁ 导联测得的心房终末电压（P terminal force）。当 V₁ 导联 P 波双向，负性部分出现于直立部分的后面，代表左心房的终末电压。在左心房扩大时，V₁ 导联 P 波的负性部分相应的在时间及振幅两方面增大。图 2-6 为 Ptf-V₁ 测量方法示意图。在准备测量 Ptf-V₁ 值时，为了

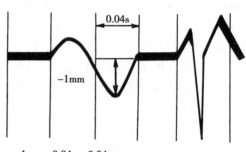

$-1mm \times 0.04s = -0.04mm \cdot s$
$Ptf-V_1 = -0.04mm \cdot s$

图 2-6　Ptf-V₁ 值的测量和计算法

看清 P 波的形状，最好将纸速改为 50mm/s，振幅加大一倍，以利准确测量。这时测得的 Ptf 值已经按比例加倍，计算时应注意相应地校正测量值（加倍后一小格代表时间为 0.02s，振幅为 0.05mV）。Ptf-V₁ 计算公式为：负性振幅（mm）× 时间（s），所得 Ptf 值的单位是 mm·s。正常人 Ptf-V₁ 的绝对值小于 -0.02mm·s，而且一般 V₁ 导联 P 波的倒置部分不明显，因此没有必要为每一个正常人测量 Ptf-V₁ 值。但是如果一旦 V₁ 的 P 波后半部分呈明显的负向，这时便应测定 Ptf-V₁ 的数值。

5. PR 间期　这 PR 间期笼统地代表 P 波开始至下一 QRS 波开始的时间，为什么我这里又用"笼统"二字呢？因为经近年来心电生理学的开展，在这 PR 间期中实际上还包括不少体表心电图上看不出的 PR 间期的小分期。但在体表心电图上只能测出 PR 间期。以往很多人认为测量 PR 间期应以Ⅲ导联为准，但经过详尽地考察结果并非如此，应该在同时记录的 12 导联中选择 P 波开始点最清晰而又有 q 波的导联上测出。那为什么不称之为 PQ 间期呢？有两个原因。心电图一开始，仅记录三个标准导联，而在这三个导联中，正常情况较少见到 q 波或 Q 波。偶有些情况确实 P 波开始段很清晰，q 波也明显，可测得 PQ 间期。为此一些作者虽曾提倡称之为 PQ 间期，但多数心电图工作者已习惯称其为 PR 间期，代表自 P 波开始至 QRS 波开始的时间，故尔虽然即使测得的是 PQ 间期，仍习惯地称为 PR 间期。

以上是 PR 间期名称的由来，但测此间期有什么意义呢？虽然少数 PR 间期是由于心房增大 P 波延长之故，但绝大多数却是由于心房向心室内传导延迟（至于为什么或在哪个确切部位延迟，这要留待后面章节中详为解释），此外 PR 间期也有异常缩短的情况。那么说来说去究竟什么是正常范围呢？在正常窦性心律时，PR 间期一般介于 0.12 ~ 0.20s。但是在心率加快时，PR 间期可相应地略为减短（附录 2），PR 间期在婴幼儿时虽然可以正常地缩短（如在 1 周岁时可为 0.11s），但在 6 ~ 7 岁后至成年，PR 间期短于 0.12s 都应视为异常。那么是否 PR 间期在心率减慢时也可以正常的延长呢？根据国外对 67 000 名健康航空人员的检查，有 0.52% 的 PR 间期可延长至 0.21 ~ 0.24s，由此看来对大多数一般职业的人员中，PR 间期不应超过 0.21 ~ 0.22s，即使在心率减慢时。由于毕竟有少数健康人 PR 间期可以延长至 0.24s 或以上，因此 PR 间期的延长是否代表房室传导异常，应由临床医生判断。为此我们倡导用一种模棱两可的名词"房室传导延长"来说明 PR 间期延长，取代以往习惯用的一度房室阻滞。

6. QRS 波群　或称为 QRS 波。我们在称呼这组迅速起伏的波群时须先下个定义。先请参看图 2-7，便可看出 QRS 波群有各种形态。其中有几种是在正常 12 导联心电图中常见到的，有些却是异常的（仅在病理情况下见到），为什么不仅把正常下可见到的列出呢？这是因为这 8 个 QRS 波可使我们透彻地了解各种图形的命名法，使我们写出其名称便可想象出它是什么形态。总之，在 PR 间期后，首先在向上的波以前见到一个明确向下的波，如此波很小，宽不到 0.04s，深不至 0.15mV。我们用小写的 q 命名，称它为 q 波。但它若既宽且深则名为 Q 波。图 2-7（a）的 Q 波便只能称为 q 波。任何 QRS 波中第一个向上的波，不论它前面有无 q 或 Q 波，都称为 R 波。虽然在多数导联中，R 波是高耸尖，可以一律称为 R 波，若一开始出现较矮小的朝上波可称为 r 波。图 2-7（a）QRS 波综合称为 qR 波，继 R 波以后向下的波切不可误称为 q 波而必须称为 S 波。一般也常以其朝下的深度命名为 S 或 s 波。图 2-7（b）便可称为 Rs 波，图 2-7（c）一开始有个向下的波为 q 波，继以第一个向上的波，后又有个向下的波，因它在 R 波以后便称为 s 波。综合称此波群为 qRs 波。图 2-7（d）在正常人中较少见，但为了正名，在 S 波后如又有朝上的 R 波便名之为 r′波或 R′波，以后若再有自基线朝下的波称为 s′波。综合称此波群为 RSr′s′波。图 2-7（e）QRS 波前既无 q 波，后亦无 s 波，只有一个朝上的波，我们并不因此不称它为 QRS 波，描述此波时，则称此 QRS 波为 R 波。图 2-7（f）只看见一个宽大向下的波，似乎按理应仅称为 Q 波，但绝大多数工作者认为虽无 R 波，但后半部仍应称为 S 波，故习惯上称这种波为 QS 波。这里所用的 S 波的确违反了上述的 R 波后向下的波才可称为 S 波的规定，这只好称为例外。我们也应习惯于称此图的 QRS 波为一 QS 波。初学者若坚持称为一大 Q 波，一般心电图工作者反倒认为是错误的称法。那么图 2-7（g）便是一个 RS 波了，而图 2-7（h）便是一 QR 波了。除此，图 2-7（i）是 R 波有粗钝，若超出粗钝而明显的有错折，便应称之为 R 波升肢错折，如图 2-7（j）所示。这种粗钝也可以发生在 S 波上。由此从上述种种图形看来，虽然总称为

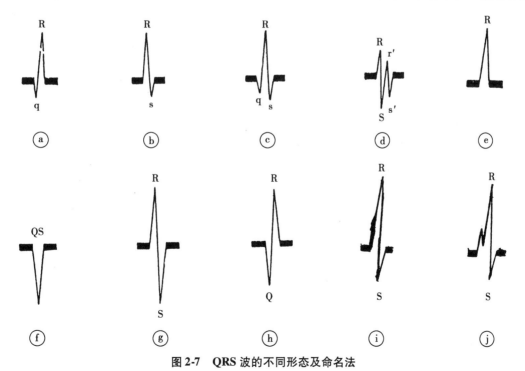

图 2-7　QRS 波的不同形态及命名法

QRS 波，但可以为 R 波、RS 波、QS 波，也可以为 qR、qRs 波等等不一。

虽然形态可以有以上的变异，但 QRS 波却也有限制。最主要的是时限限制，正常健康人的 QRS 时限多数为 0.08s，它的时限范围限于 0.06~0.10s。凡明确超过 0.10s 时便应详加描述。QRS 的总宽度若达到 0.12s，或超过此限便要认为是束支阻滞或室内差异性传导。此外应注意 q 波，一个宽度不超过半格（0.02s）的 q 波，常见于 I、aVL 及 aVF 导联，以及胸前导联 V_5、V_6，而 V_5、V_6 若看不到这小 q 波，反而可能为异常。但宽逾 0.04s，深达 0.4mV 的 q 波，便应予以重视，至少应提出请临床医生注意。至于 R 波的高度及 Q 波、S 波的深度，则在不同情况、不同导联上同样有个正常范围。

QRS 波的电压：QRS 波各波电压的高低在各个导联中不同。各肢体导联即是额面向量环在不同导联轴上的投影，便很容易理解，额面向量环的大小及位置在正常人中会有一定范围的变异。多年来，不同学者曾对正常人肢体导联中各波电压高低的变异范围进行了测定。表 2-1 中所列的数值包括文献中对较多正常人的 Q、R 及 S 波电压的测定及统计学处理。表中各波的数值系以毫伏（mV）为单位，上面一排数值为平均值，下面一排为标准差。根据统计学的计算，平均值加减两个标准差应包括 95% 的正常人；换言之，若在某例测得的 Q、R 或 S 波电压超出了这个范围，便可能是不正常的。

表 2-1 是国外作者根据他们所进行的测量而制订的，看来大致与国内的资料相似。但是对于一个心电图工作者来说，这个表格虽有参考价值，但读者不可能对表内所列数值一一记忆。因此我们习惯上只记忆几个导联 R 波的最高限度，以免在每次阅读心电图时查阅上述表格。根据我们对 200 余例我国正常成年人心电图的测量，发现若一帧心电图中 aVL 的 QRS 是基本向上的，则其 R 波的高度不应超过 1.2mV；如该导联中有 q 波，则非但 q 波宽度（时间）不应超过 0.04s，其深度也不应超过 R 波电压的 1/4。反之，若 aVL 是基本向下的，则可能出现 QR 波，其 Q 波深度可以超逾 R 波的高度。由于表 2-1 中不分 aVL 的图形是基本向上或向下，而把它们笼统地加以平均并计算标准差，所以得出 aVL 的 R 值仅为 $0.213 \pm 2 \times (0.194)$。我们认为，这个统计值的实际诊断价值反不如上述切合实用。当 aVF 导联的 QRS 基本是向上时，其 R 波一般不应超过 2.0mV（个别正常男性最高限度可达 2.3mV），如有 q 波，其宽度同样不应超过 0.04s，深度也不应超逾 R_{aVF} 之 1/4。在某些正常人中，由于其 QRS 额面向量环基本上偏向左上方，在 aVF 中 Q 波电压也可能比 R 波更大，偶尔也会出现 QS 形波群。aVR 的 QRS 波形则是基本向下的，可能为 rS、rSr′ 或 Qr 形；正常人的 aVR 导联的 R 波高度一般不应超逾 0.5mV，这些数值都值得记忆。

表 2-1 肢体导联中 Q、R、S 各波的电压高度正常值（mV）

导联	Q						R						S					
	I	II	III	aVL	aVR	aVF	I	II	III	aVL	aVR	aVF	I	II	III	aVL	aVR	aVF
平均值	0.036	0.058	0.061	0.031	0.047	0.051	0.600	1.810	0.930	0.213	0.091	0.866	0.178	0.177	0.128	0.196	0.438	0.107
标准差	0.045	0.059	0.066	0.068	0.382	0.064	0.210	0.400	0.470	0.194	0.073	0.386	0.127	0.140	0.123	0.202	0.473	0.113

由上述资料可以看出，心脏在胸腔内的位置在一定范围内变动相当大。因而有时 aVL 的 QRS 是基本向上的，但在另一些正常人其 QRS 都是基本向下的；同样，有时 aVF 的 QRS 是基本向上的，但在另一些正常人都是基本向下的。形成这种变异范围较大的原因，正是由于正常人的额面上 QRS 综合向量轴（心电轴）的方向的变动范围相当大的缘故。

胸前导联基本上反映 QRS 环在横面上的投影，在绝大多数的正常人中，其综合向量在这个平面上变动范围较小。在 V_1、V_2 中多呈 rS 形的 QRS 波，而在 V_5、V_6 中则多为 qR 形。表 2-2 是国外在正常成年人中得出的统计资料。

表 2-2　胸前导联中 Q、R、S 各波的电压高度正常值（mV）

导联	Q						R					
	V_1	V_2	V_3	V_4	V_5	V_6	V_1	V_2	V_3	V_4	V_5	V_6
平均值	0.00	0.00	0.001	0.01	0.03	0.04	0.23	0.59	0.89	1.42	1.21	0.92
标准差	0.00	0.00	0.006	0.04	0.06	0.05	0.15	0.31	0.43	0.55	0.44	0.36
导联	S						R/S					
	V_1	V_2	V_3	V_4	V_5	V_6	V_1	V_2	V_3	V_4	V_5	V_6
平均值	0.87	1.27	0.88	0.52	0.15	0.06	0.031	0.02	0.14	0.41	0.73	0.90
标准差	0.43	0.53	0.53	0.40	0.15	0.10	0.03	0.12	0.14	0.38	0.47	0.50

同样，我们认为，这类资料虽然有一定的参考价值，但不适用于常规工作。只要能够记住以下的几个数值，就可以在常规工作中使用。

V_1 导联的 R 波在成年人中一般说来不应超过 1.0mV，V_5 导联的 R 波不超过 2.5mV。但是比这个绝对值更重要的是各个导联中 R/S 的比值。胸前导联自右至左顺序看来，一般是 R 波逐渐增高，S 波逐渐减小，R/S 的比例在胸前导联中自右至左是一个比一个更高。R/S 比例在 V_1 导联正常限度一般不超逾 1.0，在 V_5 导联正常限度不低于 1.0。此外，以往曾错误地认为 V_1 导联中的 R 波及 V_5 导联中的 S 波都代表右心室壁的除极电压，所以往往计算 R_{V_1} 的电压值与 S_{V_5} 的电压值的代数和。根据多数正常人的测计，这个数值（$R_{V_1} + S_{V_5}$）不应超过 1.2mV。

如从向量的观点看，这个数值实际上代表横面 QRS 向量环向前及向右的电压。右心室的位置是在心脏的右前方，因而过去把此值简单地认为是右心室壁的除极电位的观点固然不正确，但计算这个代数和，无论自心电向量图的理论或从实践经验，都可以作为鉴别正常人及右心室肥厚者的一项指标。同样，过去曾不够正确地把 R_{V_5} 与 S_{V_1} 的电压的代数和简单地认为是代表左心室壁的除极电位，并通过实际测量认为 $R_{V_5} + S_{V_1}$ 在正常男性中不应超过 4.0mV，在女性中不应超过 3.5mV。若超逾此值便认为是左心室壁肥厚。目前以向量观点去看待这个问题，便不难了解，R_{V_5} 代表横面向量环向左的长度，而 S_{V_1} 则代表向后的向量（图 3-6）。既然左心室位置是在心脏的左后方（特点是后方），则这个代数和也不无意义，因而把 $R_{V_5} + S_{V_1}$ 作为辨明正常人与左心室肥厚者的指标，同样在理论上，并经实践证明，都有一定的意义。目前我们认为左心室肥厚时由于左心室的解剖位置虽在左侧，但更明确它位于后方，而右心室则位于右前方，因此左心室肥厚时不仅仅 S_{V_1} 加深，S_{V_2}、S_{V_3} 都可能异常的加深，这是近年来认识越来越深入的发现。

因为，正如前面所提的，左心室基本上是一个位于后方的心室，故左心室肥厚时其向后的除极面也必然相应增大，可以表现在 S_{V_1} 的增深上。此外，过去在广泛使用单极心前导联心电图时，曾用 V_1 及 V_5 导联的 R/S 比值来鉴别正常人与右心室肥厚者，认为正常人的 V_1 导联中 R/S 比值不应大于 1.0，V_5 导联中 R/S 比值则不应小于 1.0，否则即是右心室肥厚的表现；同样，在 V_5 导联中 R 波被认为是反映左心室壁的除极电动力，S 波则反映右心室除极的电位影响。今天按向量的观点来看待这两个 R/S 比值，确也有一定意义，因为 R_{V_1} 是横面向量环在该导联轴上的投影，代表向前的电位影响，而 S_{V_1} 则代表同一导联轴上的后向（负性）投影，右心室肥厚向量环的主要特点是环体偏前（见后），因而 V_1 导联的 R/S 比值较大。同理，在 V_5 导联上，R_{V_5} 是向量环向左的投影，而 S_{V_5} 是在同一个导联轴上向右的投影，显然，当右心室肥厚时，向量环更为偏右，因而 R/S 比值必然比正常人要低。通过实践，计算 V_1 及 V_5 导联的 R/S 的比值在鉴别正常人与右心室肥厚患者的心电图上仍有一定意义，自向量观点看来也是合理的，今后在实践中测算这两个 R/S 比值仍不失辨明正常与否的一项指标。但它的实际意义也与其他指标一样，是相对的，而非绝对的。绝大多数人胸前导联中 V_1 导联的 R/S 比值不大于 1.0，V_5 导联的 R/S 比值不小于 1.0，但个别的心电图却不符合这种标准，若仅仅根据这一指标而不考虑其他资料，或不与临床各项检查结果进行适当的联系，便会作出不正确的判断。

正常人 V_1、V_2 导联中极少有 q 波存在，但可能有 QS 波。V_3 中有 q 波者也很少。通过观察图 3-6 的正常横面向量环就可以了解，$V_4 \sim V_6$ 往往有 q 波，但其宽度不应超过 0.04s，其深度不应超过 0.2mV。仅在少数幼儿及青年人中，其 q 波可能偶尔深至 $0.3 \sim 0.4$mV，但这时 R 波多也相应地增高，因此一般 q 波仍不超过 R 波的 1/4。

若三个加压单极肢体导联或三个标准导联中，每个导联的（R + S）电压都不到 0.5mV，便称为电压过低（low voltage）。电压过低在正常人中也偶或发生（约占 1%）。因此单是"电压过低"还不足以诊断心电图不正常。

QRS 波的上升肢（R 波）或下降肢（S 波）偶尔呈现局部的迟缓，表现于心电图上的便是粗钝（slurring），更进一步便发生错折（notching），这两种改变一般并没有诊断上的重要性，但对于若干不正常的心电图，如房室束支阻滞、心室肥厚中，除了其他不正常的改变外，其 QRS 也往往有错折或粗钝现象。

7. ST 段　ST 段指自 QRS 终了至 T 波开始之间的一段。QRS 终了至 ST 段开始的一点为 J 点。正常的 ST 段往往是轻微的向上飘起与 T 波相连。ST 段的重要性在于它是否压低或抬高。在肢体导联中，ST 段可能较等电位线高出 0.1mV，或略有压低但不能达到 0.05mV。在胸前导联中 $V_1 \sim V_3$ 的 ST 段可能正常地高出等电位线，达 0.3mV，在 V_4、V_5 导联中便很少高于 0.1mV。在任何一个胸前导联中，ST 段都不应压低 0.05mV。ST 段升高或压低如超出上述的范围，便应视为不正常。水平型压低超过 0.1mV 时，便应引起注意。此外经验较多的医生看待 ST 段，即使未达上述水平的压低，但明显地水平型的横在等电位线上，也往往被认为有轻度不正常，可能是冠状动脉供血不足的最初表现。有时在正常健康年轻人，特别是胸前导联的 ST 段可以抬高 $2 \sim 3$mm，继以直立的 T 波，名为"高起点"（high take-off）或"早期复极"（early repolarization）（图 2-8）。因此，ST 段的抬高须根据临床情况决定，当读者学习到后面时，便可了解 ST 段改变若与临床症状结合，可能是诊断心肌梗死的重要依据。

8. T 波　QRS 波振幅大而占时短代表心室的激动，在心电图学上专用名词便是心室的"除极"。T 波代表心室的"复极"，以备下一次心室搏动前再次"除极"。观察 T 波应注意：①方向；②形态；③高度（或深度）。

正常人的 I、II 标准导联中 T 波几乎都是直立的，而 T_{III} 则可能是直立、平坦、双向，甚至倒置。在单极肢体导联中，T_{aVR} 无例外地是倒置的，但在 aVL 及 aVF 中 T 波是否直立，却因 QRS 波而异。如 aVL 或 aVF 的 QRS 基本上是直立，并且 R 波电压高于 0.5mV，则其 T

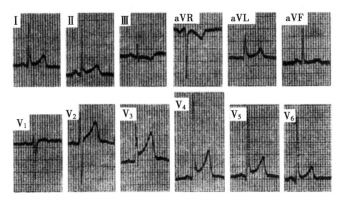

图 2-8　一例正常青年人的心电图（ST 段抬高示早期复极）

波一般是直立的。相反，若 aVL 或 aVF 的 QRS 系 rS、QS 或呈小的综合波形时，其 T 波便可能是平坦或倒置的，但一般说来，其倒置深度不应超过 0.25mV。

正常成年人的 V_1 甚至 V_3 导联中 T 波也可能是倒置的，其深度一般不应超过 0.25mV，至多也不超过 0.4mV。在幼儿中甚至是 T_{V_4} 仍可能是倒置的，但是在成年人中一般自 V_3 及其以左的导联中不应有倒置的 T 波。更重要的一点是，如在 V_3 中发现倒置的 T 波，它右侧的导联（V_1、V_2）中不应有直立的 T 波。例如 V_3 的 T 波是倒置的，则在 V_1、V_2 中若有直立的 T 波，便应视为不正常。在正常 6 个胸前导联 $V_4 \sim V_6$ 中 T 波应是直立的，T_{V_3} 虽然往往应是直立的，但在瘦高的年轻人或妇女中，T_{V_3} 却可以浅浅的倒置。

直立的 T 波，其正常形状是圆滑而有个顶端，但此顶端却不显得高耸，而是很自然的。T 波一般不十分对称，升肢始自 ST 段末，自等电位线斜长的升至顶端又较升肢略为陡些地下滑至等电位线。T 波的高度，因导联的不同而异。总括言之，它在肢体导联中很少超过 0.5mV，在胸前导联中也很少超过 1.0mV（10 小格）。异常高尖的 T 波往往出现在心肌梗死的最早期或高钾血症。

Ta 波代表心房复极波。心房除极完毕后即进入复极。心房复极波幅较 P 波显著为小，而且方向与 P 波相反，所以隐藏在 PR 段中，正常心电图中往往不易发现。然而当正常人接受运动负荷时（例如蹬车运动负荷试验中），P 波显著增大，Ta 相应地显露出来，影响到 PR 段下斜。如图 2-9 为 II 导联中 P 波呈直立形，故 Ta 呈倒置的波形，使 ST 段的 J 点下降。

9. U 波　U 波是继 T 波后一个微小的波。正常的 U 波并不在每一个导联中都明显易见，往往在胸前导联 $V_2 \sim V_3$ 中较为明显。它究竟代表什么，尚无定论。有些著者认为它是心室乳头肌或心室中传导纤维（浦肯野纤维）的复极波。

u 波即使在 $V_2 \sim V_3$ 导联中也是振幅很小的，正常一般不超过 T 波的一半。但当有低血钾时就呈现得较为明显。u 波的方向应与 T 波一致，倒置的 u 波被认为是左总冠状动脉或冠状动脉中前降支梗阻的可靠佐证，但它还受很多药物、内分泌以及脑出血的影响，

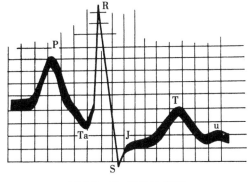

图 2-9　Ta 段的示意图

所以它的诊断意义不十分明确，应考虑的因素很多。在正常情况下，心率愈慢，U 波愈明显易见。

10. QT 间期　QT 间期的测定是自 QRS 波开始至 T 波终结时的间期。QT 间期的测定有时因 T 波后继以 U 波引起困难。不注意这点，有可能测至 U 波终点。这种误差（QU 间期），有时会导致误以为是 QT 间期过长。为此应在多个导联中找出 T 波终结明确的导联进行测定。

QT 间期随心率的减慢而延长，因此测定 QT 间期是否延长应根据心率的高低而定。若干著者喜用 QTc 来代表已根据心率校正的 QT。QTc 的计算法有很多种，最常用的是 Bazett 的公式：

$$QT = k \cdot \sqrt{RR}$$

式中，k 为一常数，Bazett 根据他对正常男、女的 QT 测量，原订男性中 k = 0.37，女性中 k = 0.40；以后又曾数度改变，最后订为 0.39，但计算出的数值可有 ±0.04s 的正常范围。即使如此，仍有一小部分正常人在此范围以外。此外，也有其他学者根据 Bazett 公式计算 k 值，订出正常范围。

除上述计算式外，过去数年中还有很多不同形式的计算方式，用以测定 QT 的正常值，如 QT = 2.5474·（RR 0.64）、QT = 8·（RR 0.4）等。看来 QT 间期与 RR 间期之间确有一定的关系。但由于若干年来心电图学者创用了不下十种的 QT 间期与 RR 间期之间关系的算式，正说明两者之间的关系并非哪一个公式可以概括的。因此，不用上述算式方法而根据大量的实践，即自正常人的心电图中测定 QT 间期与 RR 间期，从而规定出不同心率的 QT 间期的正常范围可能是更为实际的。Lepeshkin 搜集了文献中的 5000 个正常人 RR 间期的数值，附以他本人对 1000 例的测定，绘制出在不同的 RR 间期（反映心率）时 QT 间期的正常范围图。这项工作对临床心电图中辨明 QT 间期是否异常，似较应用上述的任何公式更为简单确切（附录）。应该指出，附录中的 QT 正常范围在心率介于 60 次/分（RR 间期为 1.00s）至 80 次/分（RR 间期为 0.75s）之间时最准确；当心率更快或更慢时，因实践的根据较少，准确性也随之减低。在临床上使用该图，即可避免应用各种公式的复杂计算，而自临床心电图学目前还是一种经验科学（empirical science）的角度来衡量，准确性也够高。至于心率过缓或过速的病例，使用此图来判定 QT 间期的长短是否正常，其准确性虽略差，但并不成为一个重要的障碍，因为这类病例毕竟仅占少数，即使其 QT 间期与正常范围有一定的出入，对诊断的影响也较小。

QT 间期延长可能是家族性的，但更多的是由于心力衰竭、冠状动脉供血不足、风湿热、心肌炎、电解质紊乱引起。除此以外 QT 间期延长更可能是受药物影响，如奎尼丁（I_A 类），以及索他洛尔、胺碘酮等（Ⅲ类）抗心律失常药物。QT 间期延长若再伴有低钾血症，容易引起尖端扭转性室性心动过速（torsades de pointes），甚至发生心室颤动而导致猝死。QT 间期的异常缩短则可能是由于应用洋地黄制剂后、高血钙症等以及短 QT 综合征，也可发生心室颤动。总之，QT 间期是否延长或缩短，有较重要的临床意义，每次心电图分析中，加上伪差的辨识准确测定 QT 间期颇为重要。

除以上分别列出正常心电图 10 项须测知、命名等以外，什么是一个综合起来的正常心电图呢？这里不得不把本章再延长一些，讨论一下"窦房结性心律"（sino-atrial rhythm）或简称"窦性心律"（sinus rhythm）。一正常成年人在 24 小时内，绝大多数时间应保持窦性心律。窦性心律（图 2-3）是由窦房结引起的一组 P、QRS、T、U 的心律。自图中可见其（窦房结激动在心电图上是看不到的）引起的正常 P 波（0.10s），继以正常的 PR 间期（0.17s），以后便是一个 QRS 波（QRS 波时间为 0.07s，R 幅度为 0.9mV），接着便是一个正常形态的 ST 段及 T 波。在这个导联中 U 波振幅很低。测量其 RR 间距为 0.84s，计算或查附录表 1，可知心率是 71 次/分。心率的正常范围在国际上刻板地规定为 60～100 次/分，称为正常窦性心律（normal sinus rhythm）。凡不到 60 次/分者称为窦性心动过缓（sinus bradycardia）（图 2-10A），超过 100 次/分者称为窦性心动过速（sinus tachycardia）（图 2-10B）。但这里必须明确提出若心动过缓既不低于 35～40 次/分，心动过速又未超过 120 次/分，大多数是随着生理性的自主神经张力及体液变化而改变的，也往往是因睡眠、休息而缓慢，因兴奋、运动而加速，所以不超过上述范围的窦性心动过缓或超过百次的窦性心动过速，在一般情况下都是生理性而绝不应就此认为是病态。实际上在正常窦性心律，详细检查其 RR 间期并不完全一致。在一次心电图记录中若最短的 RR 间期与最长的 RR 间期相差达到 0.12s（3 小格），通常称之为窦性心律不齐（sinus arrhythmia）（图 2-10C）。这是窦性心律，特别是窦性心动过缓时常见的正常变异，这点非但心电图工作者、医务工作者均应了解它仍属于正常范围，也必须使做检查的"患者"知道，不要因这个"不齐"二字便认为自己心律有病态。

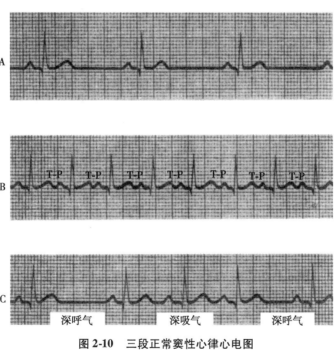

图 2-10 三段正常窦性心律心电图
A 图为窦性心动过缓；B 图为窦性心动过速；C 图为窦性心律不齐

除上述的 60～100 次/分的国际标准外，著名心电生理学家 Zipes 等于 1995 年所编著的第 2 版《心电生理学》一书中，在谈到正常窦性心律时，引用了 1992 年 Spodick 检查 500 名中青年男女，认为把窦性心律的范围定在 50～90 次/分，比以往无更多根据的 60～100 次/分更为合理。我国在目前情况下仍以 60～100 次/分为正常范围。今后做正常值时须注意 Spodick 的意见。

心电图中常用名词的概念

1. **心电向量** 心电活动不论是右、左心房（P波）或是代表启动心室搏动的心电活动（QRS波），都是既有方向，又有大小（量）的心电活动，就称为心电向量。它所反映的内容在各导联上也不尽相同，这是由于各导联（无论是额面或横面导联）的角度不同。换句话说，我们为什么要在三个标准导联以外，在额面上还要三个加压肢体导联，此外还要做六个胸壁导联？原因就在于可以自不同角度了解心电活动上、下，左、右，前、后的综合心电向量，从而观察其正常与否等等。

2. **除极及复极** 心房、心室肌在静息的间歇中，由于细胞内外离子（包括 K^+、Na^+、Ca^{2+}、Cl^- 等）浓度差别很大，处于"极化状态"。但一旦受到起搏细胞传来的激动，这极化状态便暂时瓦解，在心电图上称为"除极"（有少数学者称为"去极"），由此产生心电活动。心房肌的除极在心电图上表现为P波，心室肌的除极表现为QRS波。当然在一次除极后，心肌又会恢复原来的极化状态，此过程称为"复极"。复极过程远较除极缓慢，电活动所产生的振幅也较低。心房的复极在PR段上，一般很不明显（唯有在右心房扩大时，PR段轻度压低）。心室肌复极则表现为心电图上的ST段及T波。

3. **心电向量环** 两侧心房、心室的除极及心室的复极，这三项心电活动在胸腔内形成三个立体向量环。将平行的光线从正前方把这些立体向量环投影在额面上，便形成额面心电向量环。同样，将平行光线从正上方把这些立体向量环投影在横面上，便形成横面心电向量环。

4. **偶联间期（或称联律间期、联律间距）** 期前收缩前的QRS波的开始点与室性期前收缩的开始点之间的时间，称为偶联间期。又如房性期前收缩与其前心搏的P波的间距也称为偶联间期。

第 3 章

心房与心室的扩大与肥厚

◎ 卢喜烈

心 房 肥 厚

先天性心脏病、风湿性心脏病、肺源性心脏病、心包疾病等，长期可引起心房负荷增重，发展到一定阶段，导致单侧或双侧心房肥厚。其结果是使心房除极向量增大，引起 P 环增大，P 环运行时间延长，反映在心电图上是 P 波振幅增大、电轴偏移及 P 波时限延长。由于左、右心房的解剖位置和激动程序不同，左心房和右心房肥厚的除极向量亦有不同，从而使 P 波的变化具有不同特点。

心房肥厚患者，房性心律失常发生率高，为房性期前收缩、房性心动过速、心房扑动或心房颤动。风湿性心脏病、二尖瓣狭窄引起的左心房肥厚，房性快速心律失常的发生率几乎高达 100%。

左心房肥厚

左心室压力增高后，为适应病理生理变化的需要，左心房随之肥厚，心房除极时间延长，从而引起 P 波时限延长，P 波双峰间距增大。伴有肺动脉压力增高的患者，可有额面电轴右偏或右心室肥厚等表现。

产生机制

正常心脏，激动起自窦房结，右心房最先除极，产生 P 环的前半部，稍后左心房除极，产生 P 环的后半部，P 环中部代表右心房与左心房共同除极的向量。P 环运行时间不超过 100ms。在额面 P 环位于第 1 象限，综合 P 向量指向 +58° 左右，Ⅰ、Ⅱ、Ⅲ、aVF 导联 P 波直立，aVR 导联 P 波倒置。因 P 环几乎平行于 Ⅱ 导联轴，故 Ⅱ 导联 P 波最清晰。但 P 波振幅不超过 0.25mV，P 波时限不超过 110ms。横面（水平面）P 环指向左方，V_1、V_2 导联 P 波可直立、双向或倒置，$V_3 \sim V_6$ 导联 P 波直立。左心房位于心脏的后方偏左，心房肥厚以后，房间传导束的功能降低，左心房的除极时间延长，使整个心房的除极时间亦相应地延长，除极向量向后方增大，表现为 P 波时限延长、双峰间距增大（图 3-1、图 3-2）。

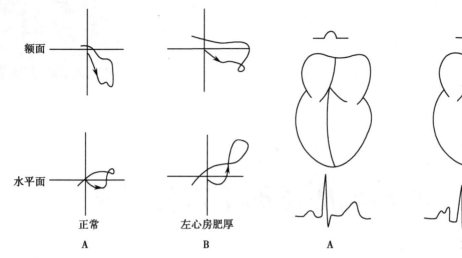

图 3-1　左心房肥厚的 P 环
A. 正常额面 P 环指向左下方，综合 P 向量指向 +58°左右的范围内。横面（水平面）P 环呈逆钟向运转，最大方位指向左；B. 左心房肥厚以后，额面 P 环最大方位指向左，最大 P 向量几乎平行于 I 或 aVL 导联轴正侧，故 P 波增宽切迹更明显，横面 P 环指向左后方，使 V_1 导联 Ptf 负值增大。V_5、V_6 导联 P 波形态与 I、aVL 导联 P 波形态相似

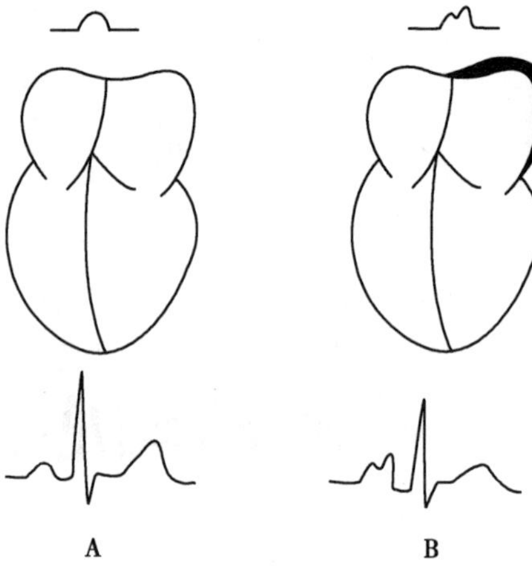

图 3-2　左心房肥厚示意图
A. 正常心房；B. 左心房肥厚

心电图特征

左心房肥厚的心电图特征如下。

1. P 波时限增宽　P 波时限≥110ms，左心房肥厚愈显著，P 波时限延长愈明显，但 P 波时限很少超过 160ms。额面 P 波电轴轻度或中度左偏，I、aVL 导联 P 波时限最宽，P 波电轴正常者，I、II、aVF 导联或 aVR 导联 P 波时限明显延长（图 3-3）。

横面 P 环指向后方时，投影在 V_1 或 V_{3R}、V_2 导联轴负侧，形成负向 P 波或以负向波为主的正负双向型 P 波，Ptf-V_1 负值增大。若 P 环指向左后方，$V_4 \sim V_6$ 导联 P 波明显增宽。

2. P 波双峰型　P 波呈现双峰型，双峰间距≥40ms，代表左心房除极的第二峰等于或大于第一峰。双峰 P 波的特征在 I、II、aVL、$V_4 \sim V_6$ 导联中表现的最典型。

3. PR 间期延长　一般左心房肥厚，P-R 间期并无明显延长。但有一部分患者 PR 间期延长大于 210ms，其机制可能与心房内传导延迟或合并有房室结希氏束或双束支阻滞等有关。

4. 右心室肥厚　风湿性心脏病、二尖瓣狭窄、左心房肥厚者，常合并有不同程度的右心室肥厚的心电图表现，但不像先天性心脏病所致的右心室肥厚那样显著。表现为电轴轻度或中度右偏，I 导联呈 rS 型，aVR 导联 R 波增大，但不一定超过同导联中 S 波的振幅，V_1 导联多呈 Rs、RS 型，V_5、V_6 导联呈 rS 或 RS 型。

5. 房性心律失常　左心房负荷长期增重，可引起心房肌及心房内传导束受损，心房内异位起搏点自律性增高，折返现象或触发活动，诱发房性快速心律失常。临床观察到有明显左心房肥厚的患者，几乎都有房性心律失常。病程早期以房性期前收缩多见，病程中期出现频发或多源性房性期前收缩、阵发性房性心动过速等，最后出现心房扑动或心房颤动。

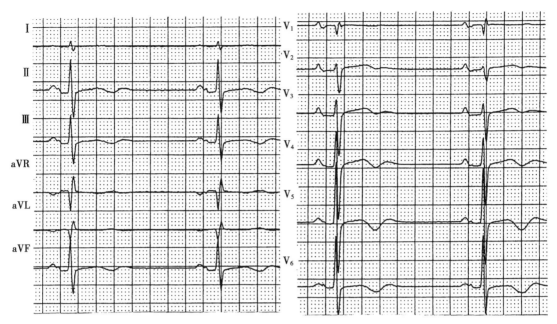

图 3-3　左心房肥厚

男性，58 岁，风湿性心脏病，二尖瓣狭窄，心电图窦性心动过缓，P 波双峰，P 波时限 130ms，
T 波在 Ⅱ、Ⅲ、aVF、V₄ ~ V₆ 导联倒置，QT 间期延长至 600ms

心电图诊断

左心房肥厚的心电图诊断条件如下。

1. P 波增宽，时间延长≥110ms。

2. P 波呈双峰型，第二峰常大于第一峰，峰距大于 40ms。

3. V_1 导联中 P 波电压增高，呈双向 P 波，终末部分明显增深，即 P 波终末电势（Ptf-
V_1）增大。肺气肿以及直背综合征患者心脏位置下垂，常规 V_1、V_2 导联位置相对较高，常
出现明显的 P 波倒置。

4. 左心房肥厚的 P 波　在 Ⅰ、Ⅱ、aVL、V_4 ~ V_6 导联中表现的最为典型。

5. 常合并右心室肥厚。

6. 常伴有房性快速心律失常　从房性期前收缩到心房颤动都可以见到。

7. 有引起左心房肥厚的病因与证据　病因如风湿性心脏病、二尖瓣狭窄。证据为 X 线、
超声心动图显示左心房肥厚。

鉴别诊断

1. 非典型预激　预激波起始于 P 波的降支，且振幅较小时，P 波与预激波融合在一起，
酷似二尖瓣 P 波。

2. 不全性心房内阻滞　P 波特征与左心房肥厚所致的二尖瓣 P 波大致相同或几乎完全
相同。不全性心房内阻滞主要见于冠心病、心肌梗死等，临床上无左心房肥厚的证据。

临床意义

凡能引起左心房负荷增重的疾病，最终都将导致左心房肥厚。常见的病因是风湿性心脏

病、二尖瓣病变。所致 P 波时间延长及形态变化有"二尖瓣型 P 波"之称。其他病因如高血压病、心肌病等也可引起同样的心电图变化。左心房肥厚的患者常伴发各种类型的房性心律失常。左心房肥厚的程度越严重，房性心律失常的发生率越高。

右心房肥厚

右心房长期负荷过重，可致右心房压力增高，导致右心房肥厚，反映在心电图上为 P 波振幅增高，P 波时限正常或无明显延长。

产生机制

右心房除极比左心房早，并且较早结束。右心房肥厚，除极向量随之增大，右心房位于心脏的右前方，指向右前下方的 P 向量因而增大。慢性肺心病、肺动脉瓣狭窄、肺动脉高压及三尖瓣下移畸形等患者，空间 P 向量环向右前下方明显增大。额面 P 环的最大向量投影在 Ⅱ、Ⅲ、aVF 导联正侧，P 波异常高耸。在横面（水平面）上，P 环呈逆钟向运转，主要变化是向前方增大，P 环与 V_5、V_6 导联轴的方向接近垂直，而与 V_1、V_2 导联轴方向接近平行，因此 V_1、V_2 导联 P 波高尖（图 3-4、图 3-5）。

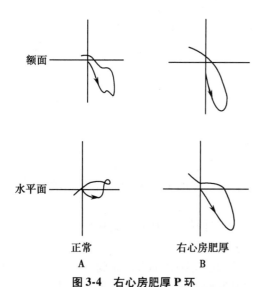

图 3-4　右心房肥厚 P 环
A. 正常 P 环；B. 右心房肥厚，P 环在额面指向左下方，接近 90°，Ⅱ、Ⅲ、aVF 导联 P 波增高变尖，横面 P 环向右向前偏移，V_1 ~ V_3 导联 P 波电压增大

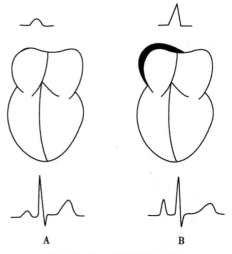

图 3-5　右心房肥厚示意图
A. 正常心房；B. 右心房肥厚

心电图特征

1. P 波振幅增大　肢体导联 P 波比较尖耸，振幅大于 0.25mV，Ⅰ 导联 P 波正向，aVL 导联 P 波较低平，有时呈双向或倒置。胸前导联 V_1、V_2 的 P 波高尖，振幅 ≥0.20mV（图 3-6）。

2. P 波时限　在各个导联上，P 波时限一般不超过 100ms。

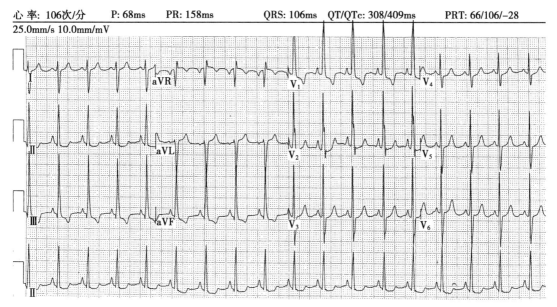

心 率：106次/分　　P：68ms　　PR：158ms　　　　QRS：106ms　　QT/QTc：308/409ms　　　PRT：66/106/−28
25.0mm/s 10.0mm/mV

图 3-6　右心房肥厚

女性，19 岁，先天性心脏病，法洛四联症，窦性心动过速，心率 106 次/分，V_2 导联的 P = 0.325mV，
右心房肥厚，QRS 电轴 106°，V_1 呈 R 型，V_5、V_6 导联 S 波增深，右心室肥厚

3. 心房复极波增大　心房复极波的方向与 P 波方向相反，P 波高尖的导联上，心房复极波倒置，往往位于 PR 段上，引起 PR 段轻度下移。

心电图诊断

1. 肢体导联 P 波≥0.25mV，胸前导联 P 波 >0.20mV。

2. P 波时限不超过 100ms。

3. 临床上有引起右心房肥厚的病因。

发绀型四联症、房间隔缺损等先天性心脏病，常引起右心房肥厚，显示异常高尖的 P 波，肺心病引起的 P 波高尖，称之为"肺型 P 波"。

鉴别诊断

1. 心动过速伴 P 波振幅增大　平板运动试验时，最高心率接近目标心率或达到并超过目标心率时，P 波在 Ⅱ、Ⅲ、aVF 导联常高达 0.25mV 以上。运动终止后，随着心率的减慢，P 波振幅恢复正常。类似情况也可见于各种疾病所致的窦性心动过速及房性心动过速等。

2. 右心房内阻滞　可表现为 P 波振幅增大，P 波时间正常，酷似右心房肥厚，房内阻滞消失以后，P 波恢复正常。

3. 3 相右心房内阻滞和 4 相右心房内阻滞。

心率不快不慢时，右心房内传导正常，P 波形态、振幅、时间正常。发生 3 相右心房内阻滞与 4 相右心房内阻滞时，P 波振幅异常，可表现为增大、变尖，前者出现于心率加快时，后者发生于心率减慢时。

临床意义

　　心电图上诊断右心房肥厚，除 P 波振幅增大以外，需结合临床才可得出明确的诊断与鉴别诊断。引起右心房肥厚的病因有原发性肺动脉高压症、肺心病、房间隔缺损、右心室双出口、法洛四联症及三尖瓣下移畸形等，病因得到根治以后，右心房肥厚的图形可以逐渐减轻或消失。

双侧心房肥厚

　　双侧心房负荷增重，导致双侧心房肥厚，除极向量增大，左右心房除极时间延长，反映在心电图上，P 波振幅增大，时间延长。

产生机制

　　双侧心房肥厚以后，除极程序仍是右心房在先，左心房在后，右心房与左心房除极时间均延长，因此，左右心房肥厚以后，各自增大的除极向量均可以显示出来，而不致相互抵消。在心电图上表现为 P 波异常高大及时间延长。右心房肥厚，心房除极向量向右、向前、向下增大。左心房肥厚产生的除极向量向左、向后，出现增高、增宽的 P 波（图 3-7、图 3-8）。

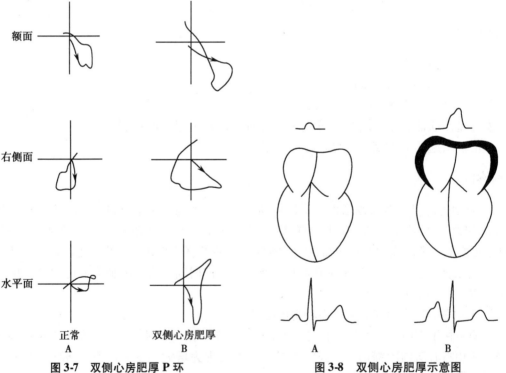

额面　　右侧面　　水平面

正常　　　　双侧心房肥厚
A　　　　　　　B

图 3-7　双侧心房肥厚 P 环
A. 正常 P 环；B. 双侧心房肥厚，P 环运动时间延长，可显示出双侧心房肥厚的心向量特征及心电图特征

A　　　　　　　B

图 3-8　双侧心房肥厚示意图
A. 正常心房；B. 双侧心房肥厚

心电图特征

1. P 波振幅增大　Ⅱ、Ⅲ、aVF 导联 P 波振幅≥0.25mV。P 波电轴在正常范围内，$P_Ⅱ$ 增高最明显，P 波电轴接近 +90° 者，P_{aVF} 电压最高，右胸前导联 P 波振幅超出正常最高限度，呈正负双向波形。

2. P 波时限延长 >110ms，一般在Ⅰ、Ⅱ、aVR、$V_3 \sim V_6$ 导联增宽明显（图 3-9）。

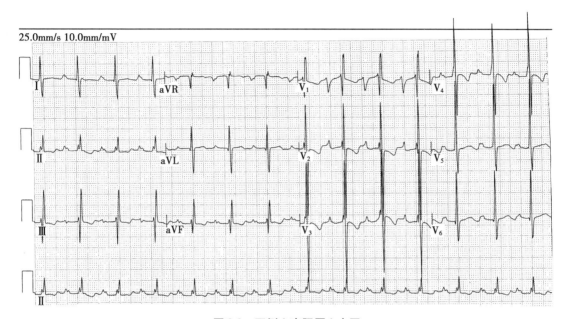

图 3-9　双侧心房肥厚心电图

男性，36 岁，风湿性心脏病，超声心动图显示双侧心房肥厚，右心室肥厚。

心电图 P_{V_1} 0.50mV，P_{V_2} 0.25mV，P 波时限 120ms

诊断

心电图诊断双侧心房肥厚，必须同时具备以下 3 条。

1. P 波时限增高≥0.25mV。

2. P 波时限延长≥110ms。

3. 有引起双侧心房肥厚的病因及证据。

临床意义

双侧心房肥厚见于严重的先天性心脏病患者，开始由左向右分流，当肺动脉压力超过左心室压力以后，又出现右向左分流，引起双侧心房负荷增重。其他病因有风湿性心脏病、扩张型心肌病等。双侧心房肥厚易致各种类型的房性快速心律失常，同时伴发多种类型的室性心律失常。

心 室 肥 厚

心室肥厚包括左心室肥厚、左心室扩大、右心室肥厚、右心室扩大、双侧心室肥厚与双侧心室扩大。自从超声心动图问世以来，诊断心室肥厚更多地依靠超声心动图。但心电图检查对心室肥厚患者仍有重要意义：①心电图显示显著左心室肥厚伴有 ST 段下降者，猝死发生率高；②心电图检查对心尖部肥厚性心肌病的较早期诊断具有价值；③心室肥厚合并束支阻滞或不定型室内阻滞并发室性心律失常发生率高；④左心室肥厚合并异常深的 Q 波，提示心肌病。

左心室肥厚与左心室扩大

心向量图特征

左心室所占面积较大，左心室肥厚以后，右心室所占的比例减少，左心室除极产生的 QRS 环及复极产生的 T 环和 ST 向量，绝大部分图像是左心室激动过程中形成的。

左心室位于心脏的左后方，左心室肥厚，左心室除极面增大，QRS 向量环体增大，振幅增高，QRS 环运动时间延长，QRS 环最大向量更偏向左后方。除极程序一般无明显改变。左心室肥厚的 QRS 向量环主要反映出量的增大。

左心室肥厚的向量环在横面显示最清楚，QRS 环形态不变，可呈卵圆形、狭长形或"8"字形，呈逆钟向运行。QRS 起始向量向前，向左，最大向量位于左后方（图 3-10）。

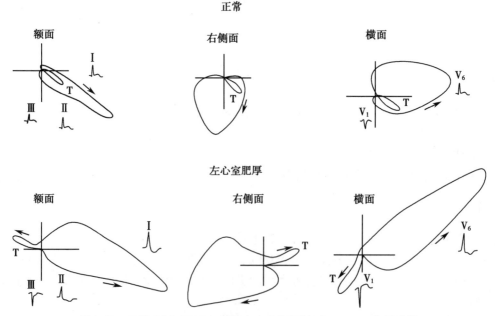

图 3-10　正常 QRS-ST-T 向量与左心室肥厚的 QRS-ST-T 向量比较
左心室肥厚的 QRS 向量环与正常 QRS 环比较，振幅增大，运行时间延长，环体偏向后方；ST 向量位于右前上方，T 环不闭合，T 环与 QRS 环方位相反

额面上 QRS 环较正常宽，QRS 最大向量位于 −20°~+60° 之间，收缩期负荷增重 QRS 振幅增大，QRS 环不闭合，ST-T 向量的方位与 QRS 环方向相反。

舒张期负荷增重 QRS 环呈狭长形或"8"字形，环的面积较小，T 环与 QRS 环之间的关系变化。

正常成年人左心室壁厚约 8~11mm，是右心室壁厚度的 3 倍。疾病引起左心室负荷增重，出现左心室肥厚，主要是心肌增粗、增长，左心室面积增大。因此，左心室肥厚包括收缩期负荷增重引起的心肌厚度增加，舒张期负荷过重引起的容量增大及双期负荷过重引起的左心室肥厚与扩张。左心室肥厚与左心室扩大不同，后者是指扩张型心肌病引起的左心室扩大，而左心室壁的厚度变薄。

左心室肥厚系由于左心室长期负荷引起，是急性心肌梗死、充血性心力衰竭、猝死等的独立危险因素，临床医生应予以足够重视。

产生机制

QRS 振幅增大 左心室肥厚患者，心肌细胞增粗、增长，左心室表面积增加，产生的电偶数目增多，粗大的心肌细胞内部电阻减小，致使左心室除极产生的电动力增大，投影在左心室面导联上，QRS 振幅异常增大。不论是左心室肥厚或右心室肥厚，增大的 QRS 向量主要在横面上的前后与左右变化。从心脏的解剖位置来看，右心室位于右前方，左心室位于左后方。右心室肥厚，QRS 向量向前、向右增大；左心室肥厚时，QRS 环向左、向后增大，反映在胸前导联上，QRS 电压增大更明显。这说明了自心电图上诊断左心室肥厚，更多地依靠胸前导联的原因。在额面上，QRS 向量增大不明显。如果肢体导联上 QRS 电压增大，则诊断心室肥厚的准确性显然较低，但显著高于胸前导联。

左心室肥厚或肥厚以后距胸壁之间的距离缩短，QRS 振幅进一步增大。我们在实验中观察到，将电极置于心脏表面所描记到的 P-QRS-T 振幅，要比在胸壁上记录到的心电波形高出数十倍。

QRS 时限延长 左心室肥厚，心室除极时间延长，QRS 时限增宽。单纯左心室肥厚，QRS 时限仅轻度延长，可由 60ms 延长到 80ms。重度左心室肥厚时，QRS 时限明显延长至 100ms，一般不超过 110ms。左心室肥厚以后，牵拉左束支传导系统，造成左束支及其分支传导延迟或阻滞。因此，左束支阻滞及其分支阻滞常发生于左心室显著肥厚的患者。

QRS 电轴左偏 单纯左心室肥厚，额面 QRS 电轴可正常或仅有轻度及中度左偏，一般不超过 −30°，合并左前分支阻滞，QRS 电轴显著左偏大于 −45°。

ST-T 改变

1. 继发性 ST-T 改变 左心室肥厚，心室除极时间延长。心室尚未除极结束，较早除极部位的心室肌便开始复极，致使最大 QRS 向量与 ST-T 向量的方向相反。在心电图上将这种继发于心室除极异常之后出现的 ST-T 改变，称之为"继发性 ST-T 改变"。

2. 缺血性心肌病的 ST-T 改变 左心室肥厚患者，冠状动脉储备能力降低。我们观察到高血压并左心室肥厚患者，心电图缺血性 ST-T 改变发生率高。冠状动脉造影显示有单支或多支病变。然而相当一部分左心室肥厚患者，冠状动脉造影无任何狭窄而发生心绞痛。Holter 监测出现缺血性 ST-T 改变，这可能与心室肌细胞肥厚、氧耗量增加、冠状动脉储备能力降低、冠状动脉造影不能显示直径 1mm 以下的小血管病变有关。

3. 肥厚性心肌病的 ST-T 改变   室间隔肥厚、流出道梗阻、游离壁肥厚及心尖部肥厚性心肌病伴发的 ST-T 改变的程度，可以酷似 ST 段下降及 T 波倒置的急性冠状动脉综合征。ST-T 改变又不能用冠状动脉供血不足来解释，因为这种严重的 ST-T 改变可持续数十年不变，而冠状动脉造影又是正常的。ST-T 改变的机制可能的解释是由于心肌慢性纤维退行性变所致，使受损部位心肌复极时间相对延缓。

心电图特征

基本特征

1. 肢体导联   左心室肥厚患者最大 QRS 向量指向左前向下方或上方者，Ⅰ、aVL 导联 R 波振幅异常增大，最大 QRS 向量指向左下方偏向下方者，下壁导联出现高电压，$R_Ⅱ > R_{aVF} > R_Ⅲ$。

2. 胸前导联   左心室肥厚患者，胸前导联 QRS 振幅增大更明显。最大 QRS 向量指向左后方时，右侧胸前导联 V_1 的 S 波异常增深，最大 QRS 向量指向左方时，左侧胸前导联 V_5、V_6 的 QRS 振幅异常增大，部分左心室肥厚或单纯左心室肥厚的患者，QRS 振幅并不增大。

3. 室壁激动时间延长   左心室肥厚，从心内膜到心外膜的除极时间延长，V_5 导联室壁激动时间延长 >50ms。用向量观点不能说明"室壁激动时间"，但这一概念对诊断左心室肥厚仍有一定参考价值。

左心室肥厚患者的 QRS 时限比无左心室肥厚者延长 20ms 左右，一般在 80～100ms，只有少数左心室肥厚者 QRS 时限延长达 110ms。超出 110ms 者，提示左心室肥厚合并有束支阻滞或不定型室内阻滞。

ST-T 改变以 QRS 振幅增大的导联最显著。QRS 电压增大愈明显，继发性 ST-T 改变也愈显著。合并冠状动脉供血不足，ST-T 改变的程度进一步加重。一般规律是，V_1、V_3 导联 ST 段抬高 0.10～0.30mV，V_4、V_6 导联 ST 段下降 0.10mV 左右。$V_1～V_3$ 导联 T 波高大，$V_4～V_6$ 导联 T 波低平、双向或倒置（图 3-11）。

分型

1. 左心室收缩期负荷增重型（压力负荷过重型）   见于高血压、主动脉狭窄。此型早期先发生左心室壁肥厚，心腔不肥厚，反而有变小的趋势，为向心性肥厚。发展到心功能不良，左心室腔肥厚，QRS 环体增大，不能闭合，ST 向量、T 环方向和 QRS 环方向相反。心电图特征：V_5（或 CM_5）、V_6 导联的 R 波振幅增大，V_4、V_6 导联 ST 段下降，T 波倒置（图 3-12）。

2. 左心室舒张期负荷增重型（容量负荷过重型）   左心室回流血量增多，左心室舒张期负荷增重，导致左心室肥厚。见于主动脉瓣关闭不全、动脉导管未闭等。心电图特征：$V_4～V_6$ 导联出现深而窄的 Q 波，呈 QR 型，R 波振幅增大。$V_4～V_6$ 的 ST 段抬高，T 波高耸直立（图 3-13）。

左心室肥厚合并显著的 ST-T 改变   左心室肥厚伴发继发性 ST-T 改变与原发性 ST-T 改变有时不易区别开来。一般说来在 R 波振幅增高的导联上，ST 段轻度下降，T 波低平、双向或倒置的程度较浅，提示 ST-T 改变为继发性的。如果 ST 段下降≥0.15mV，T 波倒置较深，两肢对称，QT 间期延长，提示 ST-T 改变为原发性的。不少心电图专著称其为"左心室肥厚劳损"或"左心室肥厚伴心肌劳累"，即前述的收缩期负荷增重图形。"劳损"、"劳累"是经英文"strain"翻译而来。目前看来以心电图诊断心肌劳损不够严谨，应摒弃不用。

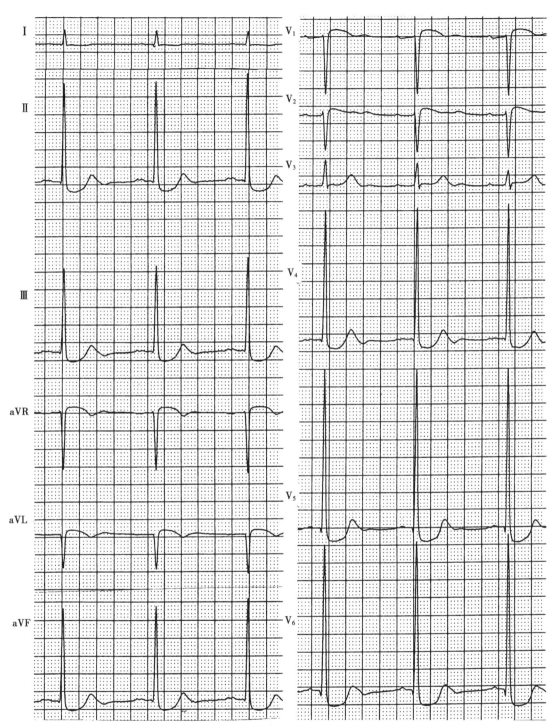

图 3-11 左心室肥厚

男性，80 岁，高血压，窦性心律，心率 65 次/分，PR 间期 0.19s，QRS 时限 0.08s，Ⅱ 导联的 R = 3.0mV，Ⅲ 导联的 R = 2.6mV，aVF 导联的 R = 2.80mV，V$_5$ 的 R = 4.5mV，V$_6$ 的 R = 4.4mV，左室肥厚。Ⅱ、Ⅲ、aVF、V$_4$ ~ V$_6$ 导联 R 波下降 0.25 ~ 0.345mV

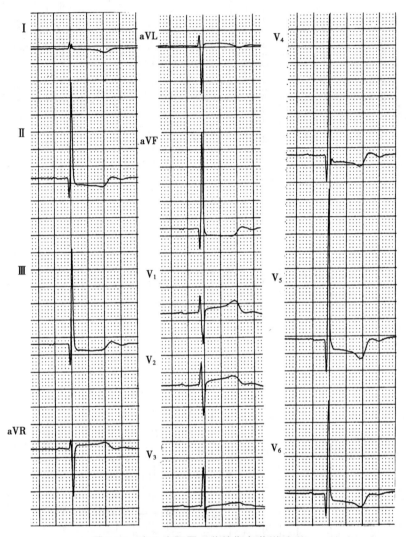

图 3-12　左心室肥厚（收缩期负荷增重型）

男性，78 岁，肥厚型心肌病，Ⅱ、Ⅲ、aVF、V$_4$～V$_6$ 导联出现深而窄的 Q 波，Ⅱ、Ⅲ、aVF、V$_4$～V$_6$ 导联 R 波异常增大，ST 段下降，Ⅰ、V$_4$～V$_6$ 导联 T 波倒立，V$_4$～V$_6$ 导联 U 波倒置，符合肥厚性心肌病心电图改变

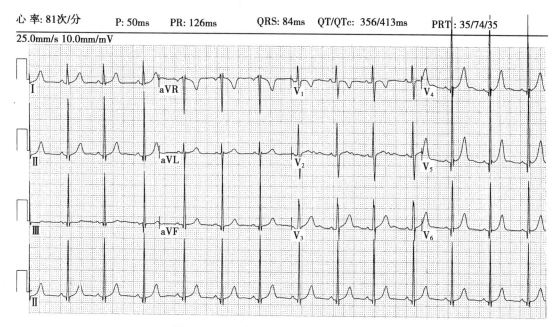

心率: 81次/分　　　　P: 50ms　　　PR: 126ms　　　　QRS: 84ms　　QT/QTc: 356/413ms　　　PRT : 35/74/35
25.0mm/s 10.0mm/mV

图 3-13　左心室肥厚（舒张期负荷增重型）
男性，7 岁，先天性心脏病，动脉导管未闭，窦性心律，心率 81 次/分，$R_{V_5} = 3.3mV$，
$ST_{V_4、V_6}$ 抬高 0.1mV，T 波直立

因为临床上引起 ST-T 改变的因素很多，如炎症、缺血、自主神经功能紊乱等。心电图诊断左心室肥厚合并心肌缺血的先决条件是左心室肥厚患者有冠心病。左心室肥厚合并心肌缺血时的特征：①胸痛发作时，反映冠状动脉病变的相关导联上的 ST 段动态下降 ≥0.10mV。②胸痛发作时，ST 段损伤性抬高 ≥0.20mV，ST 段抬高持续时间 >30 分钟，则提示心肌梗死，可诊断为 ST 段抬高的急性心肌梗死。③T 波改变，T 波动态急剧增高变尖，为心内膜下心肌缺血的表现，T 波由直立转为倒置，持续数小时或数日以后又恢复直立者，是急性冠状动脉综合征心电图改变的特征。

左心室肥厚合并心肌梗死　左心室肥厚合并心肌梗死时，有关的心电图变化如下。

1. **加重左心室肥厚的图形**　左心室肥厚合并前间壁心肌梗死，前间壁除极向量消失。不再抵消左心室侧后壁除极向量，指向左或后的向量进一步增大，V_5、V_6 导联 R 波进一步增高，V_1、V_2 导联 S 波增深。合并下壁心肌梗死者，额面向左、向上的 QRS 向量增大，Ⅰ、aVL 导联 R 波显著增大。

2. **掩盖左心室肥厚的图形**　左心室肥厚合并前侧壁心肌梗死时，$V_4 \sim V_6$、Ⅰ、aVL 导联 R 波振幅显著降低，呈 QR、QRs、Qr 型，左心室肥厚的图形被掩盖。

左心室肥厚合并束支阻滞

1. **左心室肥厚合并右束支阻滞**　左心室肥厚合并完全性或不完全性右束支阻滞，表现为以下两种类型：①右侧胸前导联呈典型的右束支阻滞图形，左侧胸前导联呈左心室肥厚图形。②左心室肥厚时产生强大的指向左后方的向量与右束支阻滞时产生的指向右前方的终末 QRS 向量互相抵消，使右束支阻滞的图形与左心室肥厚的图形均变得不典型，甚至消失。V_1 导联原为 rsR′型，R′波振幅变小，或转为 rsr′、rS 型伴钝挫。V_5、V_6 导联 R 波降低。左心室肥厚时，V_5、V_6 导联 ST 段下降伴 T 波倒置，合并右束支阻滞以后，V_5、V_6 的 ST 段回至基线，T 波转为直立。

2. 左心室肥厚合并左束支阻滞　左心室肥厚合并不完全性左束支阻滞，V_5、V_6 导联 R 波进一步增高，q 波消失，Ⅰ、aVL、V_5、V_6 导联呈单向 R 波，ST-T 改变的程度加重。

左心室肥厚合并左前分支阻滞，胸前导联呈左心室肥厚图形，肢体导联 QRS 电轴显著左偏 –45°以上，Ⅲ导联 S 波深达 1.5mV 以上。

心电图诊断

左心室肥厚常用的心电图诊断标准

1. QRS 电压增高　$R_Ⅰ > 1.5mV$，$R_{aVL} > 1.2mV$，$R_Ⅱ > 2.5mV$，$R_Ⅲ > 1.5mV$，$R_{aVF} > 2.0mV$，$R_Ⅰ + S_Ⅲ > 2.5mV$，$R_{V_5或V_6} > 2.5mV$。如 $R_{V_6} > R_{V_5}$ 则诊断左心室肥厚更可靠。$S_{V_1或V_2} > 2.9mV$，$R_{V_5} + S_{V_1} > 4.0mV$（男性）或 3.5mV（女性）。$R_{aVL} + S_{V_3} > 2.8mV$（男性）或 2.0mV（女性）。

2. 额面 QRS 电轴轻度或中度左偏，一般不超过 –30°。

3. QRS 时限轻度延长，一般不超过 110ms，合并束支阻滞或室内弥漫性阻滞时，QRS 时限明显延长 >120ms。

4. V_5 或 V_6 的右心室壁激动时间（VAT）延长 ≥50ms。

5. ST-T 改变　左心室面电压增高的导联 ST 段下降，T 波倒置、双向或低平。

右心室肥厚

右心室重量增大，表现为右心室壁肥厚或右心室壁变薄与右心室腔扩大，称为右心室肥厚。先天性心脏病如房间隔缺损、室间隔缺损、法洛四联症、原发性肺动脉高血压症使右心室负荷增重，引起右心室肥厚，肺心病等也常引起右心室肥厚。扩张型心肌病也常引起右心室肥厚。

心向量特征

由于正常情况下，左心室厚度明显高于右心室，所以轻度右心室肥厚，左、右心室厚度比例不变，心向量图可无明显改变。显著右心室肥厚，心向量图才显示出特征性改变，心室除极自左侧室间隔开始，继续向左、右两侧心室扩展，最后是右心室流出道较晚除极结束，QRS 环向右向前（图 3-14）。

产生机制

右心室肥厚对心电活动的影响机制与左心室肥厚不同。生理情况下，左心室壁比右心室壁厚约 2~3 倍，左心室肥厚主要引起"量"的变化。右心室肥厚就不同了，主要引起 QRS 向量向下、向右、向前，而 QRS 环并无明显增大。轻度右心室肥厚，向右、向前的向量可被左心室除极向量所抵消。心电图上诊断右心室肥厚的敏感性较左心室肥厚低，一旦出现右心室肥厚图形，诊断右心室肥厚的准确性比左心室肥厚高。

心电图右心室肥厚图形的产生机制有多种解释，归纳起来有两种机制。

1. 右心室位于心脏右前方，肥厚时心电向量向右前下方。

右心室肥厚额面 QRS 向量环向下偏向右，最大 QRS 向量环指向右下方，反映在Ⅰ、

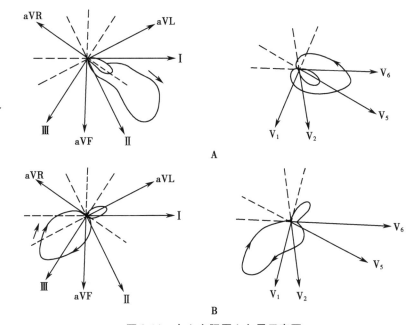

图 3-14　右心室肥厚心向量示意图
A. 正常心向量图：额面 QRS 环位于左下，横面在左方
B. 右心室肥厚心向量图：额面位于右下，横面位于右前

aVL 导联轴负侧，形成以 S 波为主的 QRS 波，呈 rS 或 QS 型。投影于 Ⅱ、Ⅲ、aVF 导联轴正侧，形成以 R 波为主的 QRS 波，呈 qR、qRS、RS 或 R 型，$R_{Ⅲ} > R_{aVF} > R_{Ⅱ}$。额面 QRS 电轴右偏。

额面 QRS 向量向右前增大，在 $V_1 \sim V_3$ 导联形成以 R 波为主的 QRS 波，呈 Rs、R 或 qR 型。$V_4 \sim V_6$ 导联 R 波降低，S 波增深，或出现以 S 波为主的 QRS 波，呈 RS 或 rS 型。

右心室肥厚时的 ST-T 向量的方向与 R 波的主波方向相反，一般表现为右侧胸前导联 V_3R、V_1、V_2 的 ST 段下降，T 波倒置。

右心室肥厚产生向右、向前的右心室除极向量，甚至超过了指向右后的左心室除极向量，右侧胸前导联出现高大 R 波，S 波相对减小或消失。右心室自心内膜到心外膜除极时间也相应延长，右心室壁激动时间（VAT）延长 >30ms。

2. 右心室肥厚以后，向前扩张受到胸骨的限制，心腔沿着长轴发生顺钟向转位。

右心室向左旋转，左心室向后旋转，右心室波形向左伸延，左心室波形向后、向右旋转至 $V_1 \sim V_2$ 导联区域，出现高大的 R 波，S 波减小消失，左侧胸前导联 r 波减小，S 波增深，呈 rS 型。

重度右心室肥厚，部分病例 V_1 导联出现小 q 波，呈 qR 或 qRs 型。Q 波的产生机制与下列因素有关：①q 波为室间隔除极向量。由于心脏发生了显著顺时针转位，室间隔起始向量发生了 180° 的转向，正常时的向右、向前的 q 向量，在右心室肥厚时转向了左后方，反映在 V_1 导联上，出现 q 波。②室间隔除极程序异常。右心室肥厚，室间隔除极向量改为自右向左，与正常时的室间隔起始向量恰好相反。③室间隔除极产生的向右、向前的向量减小，r 向量在 V_1 导联上未能反映出来，可能与 r 向量垂直于 V_1 导联轴有关，使本应呈 rsR′ 型的右心室肥厚，变成了 qR 型右心室肥厚。④qR 型右心室肥厚，q 波的产生还可能是右心房肥厚的表现。

心电图特征

基本特征

1. QRS 电轴右偏　右心室肥厚以后，最大 QRS 向量环位于右下方，额面导联几乎无例外地发生程度不同的 QRS 电轴右偏，右偏程度一般 > +110°。右心室肥厚的程度越严重，QRS 电轴右偏愈显著。

2. QRS 波形改变　①肢体导联：Ⅰ、aVL 导联波形相似，多呈 rS 或 QS 型。S 波明显增深。aVR 导联 R 波振幅增大，> 0.5mV，呈 qR、QR 或 R 型。呈 QR 型者，Q/R < 1.0，呈 RS 型者，R/S > 1.0。部分右心室肥厚患者，Ⅱ、Ⅲ、aVF 导联出现高大 R 波，酷似左心室肥厚图形。与左心室肥厚不同之处在于，右心室肥厚，$R_Ⅲ > R_Ⅱ$，而左心室肥厚者，$R_Ⅱ > R_Ⅲ$。②胸前导联：V_1、V_2、V_3 或 V_3R、V_4R 导联 R 波振幅增大，通常 > 1.0mV，呈 Rs、R、qR、qRs 或 rsR′型。$V_4 \sim V_6$ 导联呈显著顺钟向转位图形，S 波显著增深，呈 rS、RS 或 QS 型。

部分右心室肥厚患者 $V_1 \sim V_6$ 导联均呈 rS 型或 QS 型，后者酷似广泛前壁心肌梗死波形。

3. 右心室壁激动时间延长　右心室壁激动时间延长 > 30ms。

4. 继发性 ST-T 改变　①肢体导联：Ⅱ、Ⅲ、aVF 导联 QRS 高电压者，ST 段下降，T 波双向或倒置。②胸前导联：$V_1 \sim V_3$ 导联 ST 段下降，T 波负正双向或倒置。R 波增大越显著，ST-T 改变越明显。

分型

1. 根据心电图特征分型

（1）轻度右心室肥厚：①QRS 电轴轻度右偏；②V_1 导联呈 rS 或 rsR′型，V_5 导联呈 RS 或 Rs 型；③R_{aVR} 不一定大于 0.5mV，Q/R_{aVR} 不一定小于 1.0；④$V_1 \sim V_6$ 导联均呈 rS 或 QS 型，呈顺钟向转位图形。此型见于房间隔缺损、肺气肿、肺心病所致的轻度右心室肥厚。心导管检查右心室压力轻度增高，肺动脉压力正常或轻度增高。

（2）中度右心室肥厚：①QRS 电轴中度右偏；②V_1 导联呈 Rs 或 RS 型，$V_4 \sim V_6$ 导联呈 RS 或 rS 型。呈中度顺钟向转位图形（图 3-15）。

（3）重度右心室肥厚：①QRS 电轴重度右偏；②Ⅰ、aVL 导联呈 rS 或 QS 型；③V_1 或 V_2 导联呈 qR 型，有时呈 R 型；④$V_4 \sim V_6$ 导联呈 rS 或 QS 型，呈重度顺钟向转位图形，有时 $V_1 \sim V_6$ 导联均呈以 R 波为主的波形。

此型可由各种先天性心脏病、肺心病发展而来。心导管检查肺动脉压力重度增高（图 3-15）。

2. 根据右心室负荷增重的情况而分型　①收缩期负荷增重型：见于肺动脉狭窄和肺动脉高压症等。此型由于右心室射血受阻而致收缩期负荷增重，心室肌发生代偿性肥厚。心电图特征：V_1 导联出现异常高大 R 波，呈 Rs、R、qR 或 qRs 型，右侧胸前导联 ST 段下降，T 波倒置。②舒张期负荷增重型：见于房间隔缺损、三尖瓣闭锁等。右心室舒张期回心血量增多，使右心室舒张期压力增高而扩张。早期游离壁扩张可不伴有右心室肥厚。病情继续进展形成整个右心室肥厚及扩大，晚期室上嵴也肥厚，该部最后除极结束。心向量改变在横面表现得最清楚。起始 QRS 向量运行正常，随后变为逆钟向转位，QRS 终末向量向右、向前，投影在 V_1 导联形成 rsR′型，呈完全性及不完全性右束支阻滞图形

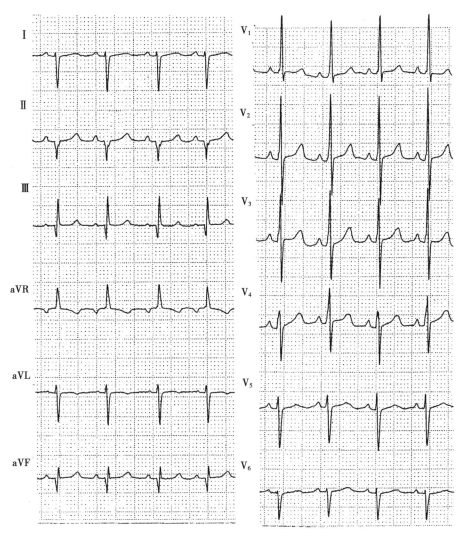

图 3-15　右心室肥厚

男性，4 岁，室间隔缺损，窦性心率 111 次/分，QRS 电轴 182°，V_1 导联呈 Rs 型，aVR 导联呈 R 型，符合右室肥厚心电图特征，Ⅱ、Ⅲ、aVF 导联出现异常 q 及 QS 波，可能与室间隔及下壁心肌除极异常有关

（图 3-16）。

右心室肥厚合并右束支阻滞　右心室肥厚与扩张，右心室压力增高，易致右束支受损，出现完全性右束支阻滞或不完全性右束支阻滞。特别是合并有右心室肥厚的先天性心脏病患者，如法洛四联症，心脏手术极易损伤右束支，心电图上出现一过性、阵发性或永久性右束支阻滞。右心室肥厚合并右束支阻滞，QRS 时限增宽至 90 ~ 110ms，为不完全性右束支阻滞。合并完全性右束支阻滞，QRS 时限 ≥120ms。QRS 电轴右偏，Ⅰ、aVL、V_4 ~ V_6 的 S 波增宽增深，R_{aVR} 增宽增高。V_1 导联的 R 波高大，呈 RsR′、R 或 qR 型。

右心室肥厚合并心肌梗死　右心室肥厚合并心肌梗死少见。合并前间壁心肌梗死时，V_1 ~ V_3 导联出现 Q 波，呈 QR、QRS、QRs 型。R 波振幅降低；合并前壁心肌梗死，V_2 ~ V_4 导联出现 Q 波，呈 QrS 或 QS 型；合并下壁心肌梗死，Ⅱ、Ⅲ、aVF 导联出现 Q 波，呈 QR

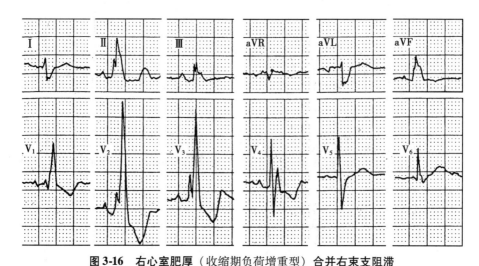

图 3-16　右心室肥厚（收缩期负荷增重型）**合并右束支阻滞**

男性，25 岁，先天性心脏病，心电轴右偏，V_1 的 QRS 波呈 rsR′型，V_2、V_3 导联的 QRS 波呈 rR′型，V_2 导联 R′ = 3.0mV，V_5 的 QRS 波呈 qRS 型，S_{V_5} 振幅 0.9mV，QRS 时限 0.13s，ST-T$_{V_1 \sim V_4}$改变，符合右心室肥厚合并完全性右束支阻滞伴继发性 ST-T 改变，属于 rsR′型右心室肥厚

型，R 波振幅降低。在心肌梗死型 Q 波的导联，出现特征性心肌梗死 ST-T 演变。

心电图诊断

右心室肥厚常用的心电图诊断标准如下。

1. QRS 电轴右偏　额面 QRS 电轴大于 +110°。

2. 肢体导联　①R$_{aVR}$≥0.50mV；②R$_{II、III、aVF}$增高 >2.0mV，R$_{III}$ > R$_{aVF}$ > R$_{II}$。

3. 胸前导联　①V_1 或 V_3R 导联有高大 R 波≥0.10mV，V_1 导联 R 波 >0.10mV。呈 RS、Rs、R、qR、qRs 或 rsR′型。②V_5、V_6 导联 R/S < 1.0。

4. 右侧胸前导联 ST-T 改变　$V_1 \sim V_3$ 或 V_3R 导联 ST 段下降，T 波倒置或双向。

5. 先天性 P 波或肺型 P 波　右心室肥厚常伴有因右心房压力增高所致右心房肥厚的图形。先天性心脏病患者出现高大 P 波，称为"先天性 P 波"，肺心病患者的高大 P 波，又有"肺型 P 波"之称。

6. V_1 的 VAT >30ms。

鉴别诊断

右心室肥厚与以下情况都有电轴右偏，在有关临床资料不完整的情况下，有时不易区别，以下提出的心电图鉴别诊断，可供参考。

右心室肥厚与左后分支阻滞的鉴别（表 3-1）

右心室肥厚与垂位心的鉴别（表 3-2）

右心室肥厚与不完全性右束支阻滞的鉴别　房间隔缺损引起的右心室肥厚图形，虽然很像不完全性右束支阻滞，但与其并不完全相同：①右心室肥厚 QRS 电轴明显右偏；不完全性右束支阻滞电轴正常。②V_1 导联波形很相似，均呈 rsR′型，而 V_5、V_6 导联则可不同，右心室肥厚者，S 波增深；不完全性右束支阻滞者，S 波略增宽，但不增深。

表 3-1　右心室肥厚与左后分支阻滞的鉴别

鉴别要点	右心室肥厚	左后分支阻滞
病因	先天性心脏病、肺心病	冠心病、心肌梗死
QRS 电轴	≥ +110°，多在 +120°以上	多在 +120°以上
$QRS_{II、III、aVF}$	可呈 R 型	呈 qR 型
顺钟向转位图形	有	无
X 线、超声心动图	显示右心室肥厚	无右心室肥厚

表 3-2　右心室肥厚与垂位心的鉴别

鉴别要点	右心室肥厚	垂位心
体型	各型均有发生	瘦长体型
QRS 电轴	≥ +110°	多≤ +110°
aVR 导联的 Q/R	< 1.0	> 1.0
右心室高电压	有	无
V_5、V_6 导联的 R/S	< 1.0	> 1.0
X 线、超声心动图	有右心室肥厚	无右心室肥厚

右心室肥厚与 S_I、S_{II}、S_{III} 综合征的鉴别　标准导联均有深的 S 波，呈 rS 型或 RS 型者，称为 S_I、S_{II}、S_{III} 综合征。确切的机制尚未阐明，胸前导联不出现高大 R 波，与右心室肥厚时的情况不同，X 线、超声心动图无右心室肥厚，也无右心室负荷增重的病因。

双侧心室肥厚

双侧心室肥厚与双侧心室扩大是两个不同的概念，前者包括双侧心室壁增厚与扩大。后者仅指扩大，无肥厚。前者见于先天性心脏病动脉导管未闭、风湿性心脏病联合瓣膜病等，后者见于扩张性心肌病。

产生机制

双侧心室肥厚，右心室除极向量向右前增大，投影在右侧胸前导联上出现增高的 R 波。左心室除极向量向左后增大，在左侧胸前导联上出现高大的 R 波。$V_1 \sim V_6$ 导联显示出双侧心室肥厚的图形。但是，即使是明显的双侧心室肥厚，心电图上呈现如此典型的双侧心室肥厚的图形并不多见。其原因是左、右心室除极向量可互相抵消，呈现一幅正常或大致正常的心电图，或只表现出一侧心室肥厚的图形，一般多显示左心室肥厚。心向量图诊断双侧心室肥厚同样是困难的，不是单靠 QRS 振幅的改变，而是以心向量图形的某些特点为依据。在额面上，QRS 环呈逆钟向或顺钟向运行。环体向下，可呈现电轴右偏，最大 QRS 向量位于 +70° ~ +140°之间。在横面上，QRS 环呈逆钟向运行，环体向前和向后增大（图 3-17）

心电图特征

典型双侧心室肥厚图形　表现为左、右侧胸前导联 R 波振幅异常增大（图 3-18）。

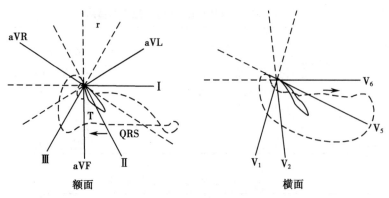

图 3-17　双侧心室肥厚向量图

额面：QRS 环略大，指向左下方，大部呈顺钟向运行，T 环增大

横面：QRS 初始向量呈逆钟向运行，但迅速转为顺钟向，T 环偏前

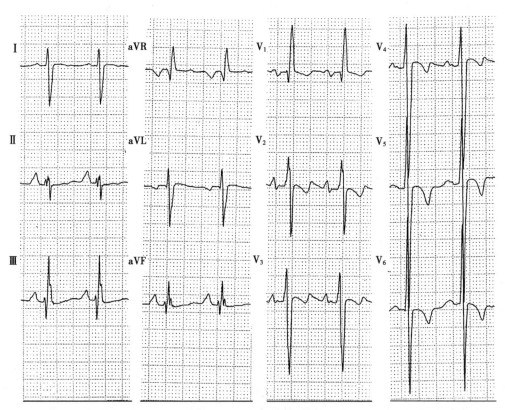

图 3-18　双侧心室肥厚

男性，34 岁，风湿性心脏病，联合瓣膜病，窦性心律，心率 95 次/分，$P_{II、aVF} = 0.30mV$，P 波时限 0.12s，结合病因提示双侧心房肥厚，QRS 电轴 162°，V_1 导联呈 qR 型，V_5、V_6 导联 S 波增深，QRS 时限 0.114s，为右室肥厚合并不完全性右束支阻滞的表现

　　呈现一侧心室肥厚图形　表现出一侧心室肥厚的图形特征，另一侧心室肥厚的图形被掩盖。由于左心室壁原较右心室壁厚，单纯显示左心室肥厚的图形比右心室肥厚多见。

　　呈现一份正常或大致正常心电图　双侧心室肥厚的除极向量互相中和抵消以后，QRS 电轴、电压、波形呈现正常化，或仅有 QRS 时限轻度增宽，ST 段下降及 T 波改变。

心电图诊断

1. 胸前导联 QRS 振幅呈典型的左、右心室肥厚的图形。

2. 心电图肯定的右心室肥厚伴有下列 1 项或几项改变者：①QRS 电轴左偏。②V_5、V_6 导联 R 波电压增高，室壁激动时间延长，ST 段下降及 T 波倒置。③V_3 导联 R + S > 6.0mV，R 波与 S 波振幅大致相等。

3. 心电图上有肯定的左心室肥厚伴有下列 1 项或多项改变者：①电轴右偏。②V_1 有增高 R 波，V_1 的 R/S > 1.0。③R_{aVR} > 0.5mV，须除外左前分支阻滞。④V_5、V_6 导联深的 S 波。

4. 双侧心室肥厚，心电图正常或大致正常。

参 考 文 献

1. 黄宛. 临床心电图学. 第 5 版. 北京：人民卫生出版社，1998，21-46.

2. 黄大显. 现代心电图学. 北京：人民军医出版社，1998，94-117.

3. 卢喜烈. 心电图基础理论. 天津：天津科学技术出版社，2005，221-264.

4. 冯海新，吕聪敏，张丽华. 临床心电图学及图谱详解. 北京：人民军医出版社，2003，113-131.

5. 刘尚武，杨成悌. 心电图诊断实践指南. 北京：人民军医出版社，2007，1-24.

6. 吴晔良，龚仁泰. 临床心电图鉴别诊断. 江苏：江苏科学技术出版社，1999，1-20.

7. 于靖，王湛，杨春生，等. 左心室肥厚心电图诊断标准分析. 中国循环杂志，2004，19：28.

8. Wagner GS. Practical Electrocardiography. 9th ed. Baltimore：Williams & Wilinkins，1994，58-77.

9. Te-Chuan Chou. Electrocardiography in Clinical Practice. Philadelphia：W B Sauders Co 1992，23-70.

10. Jain A，Chandna H，Silber EN，et al. Electrocardiographic patterns of patients with echocardiographically determined biventricular hypertrophy. J of Electrocardiology，1999，30：269-273.

第 4 章

心 肌 梗 死

◉ 王思让

急性心肌梗死

急性心肌梗死心电图表现的基本形式

　　急性心肌梗死系在冠状动脉粥样化斑块破裂的基础上形成新的血凝块，突然堵塞了冠状动脉血流致其所供应的心肌迅速经历缺血、损伤以至坏死。这一过程使心电图发生一系列改变。了解这些变化的机制有助于临床心电图诊断急性心肌梗死的理解。

　　经典的动物试验，将狗麻醉后剖开前胸壁及心包，暴露左心室前壁，将心电图描记器的阳极连至这块心肌上，描记正常状态下左心室外壁的 QRS-T 波群作为对照。随后将供给这块心肌的冠状动脉分离出来，进行这项剥离血管的手术时，如果动作仔细，不损伤血管或心肌，则手术前后心电图是一致的，QRS 波及 T 波均呈直立（图 4-1 中 1A 图）。然后，将这支冠状动脉用套有橡皮的止血钳阻断血流，则心电图在几分钟内即呈现 T 波倒置图形（图 4-1 中的 1B 图）；这时如立即将止血钳放松，使血液重新流入这块心肌中，则倒置的 T 波又能迅速地恢复直立。上述过程中，QRS 波（反映心肌的除极过程）并无改变。这种轻型的缺血仅仅使心肌复极的时间延长了。这时 ST 段（相当于心肌细胞动作电位的 2 相）有所延长，T 波发生形态、方向及振幅的改变。这种心电图表现称为"缺血型"改变。它的特点是：①仅影响了心肌的复极过程。②心肌的损害是暂时性的，可恢复的（一旦血流恢复后 T 波即可直

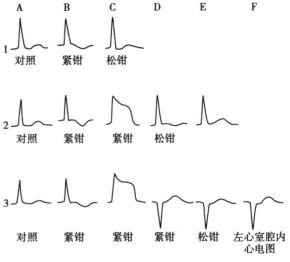

图 4-1　犬冠状动脉急性阻塞后不同程度心肌缺血的心电图改变模式

立）；在产生 T 波倒置时，如将这块心肌做病理切片检查，在光学显微镜下并无心肌细胞的组织学改变。③它的发生是由于心肌细胞内超微结构中发生可逆性的改变（在本实验中是由于短暂的缺血，而其他方式的轻微损伤，如轻度压力、冷冻、炎症等，也能产生同型的 T 波倒置）。

在上述实验中，如将止血钳阻断血流的时间延长，则在呈现缺血型 T 波改变之后继续发生下列改变：ST 段逐渐抬高，倒置 T 波逐渐减小，以后 T 波反而上升直至与 ST 段合并。此时 QRS 波与升高的 ST 段以及 T 波都是向上的，构成一项凸出于基线以上的"单向曲线"（monophasic curve）（图 4-1 中的 2C 图）。单向曲线出现时，如果立即将止血钳放松，使血流重新流入心肌，则心电图上所呈现的改变又能逐渐改变回来，即 ST 段逐渐下降到基线，T 波又复倒置，恢复到缺血型改变。再经若干分钟后 T 波渐渐转为直立，又恢复到与对照心电图相同的正常 QRS-T 波群。这种 ST 段的升高以及单向曲线的出现，在心电图学中称为"损伤型"改变。它的特征是：①心肌的除极过程虽然没有改变（QRS 波形正常），但复极过程 ST 段及 T 波均呈现显著的异常。②心肌损害是比较严重的，但终止阻断，血流恢复后仍可能恢复，开始产生损伤型心电图改变时，将心肌做病理检查在光学显微镜下并没有见到心肌细胞的解体。但在电子显微镜下观察，则可见一系列的缺血引起的细胞内改变。例如，在血流阻断后 20 分钟，组织化学检查糖原颗粒减少。这时细胞外水肿，横管系统、肌浆网以及线粒体呈现肿胀变形。及时恢复血流灌注，这些改变仍然是可逆的。

当心电图上出现损伤型的单向曲线以后，如果仍不将止血钳放松，持续阻断血流，QRS 波便发生了改变。原来的 R 波变为完全倒置的 QS 波（图 4-1 中的 3D 图）。心电图发生了这种改变以后，虽将止血钳放松，也不能使这种图形恢复正常。QS 波的形成，在心电图学中称之为"坏死型"改变。坏死心肌不能被除极，即使恢复供血，也不能恢复原来的除极波形。此时在光学显微镜下横纹消失，心肌纤维断裂、崩裂。电子显微镜下心肌纤维肌膜破裂、分离，胞核因萎缩变形，线粒体破碎，胞浆内空泡形成。心肌细胞坏死后，不可能恢复。心电图的 QS 波形成，是由于坏死心肌不能被除极，局部电极反映的完全为对侧心壁的电活动，心电图改变也是不能恢复的。

上述动物试验展示心肌由缺血→损伤→坏死过程所引起的心电图 T 波、ST 段以及 QRS 波的典型系列变化以及病理解剖学的不同表现。显然，这些变化只限于一般具有收缩功能的工作心肌（working myocardium），临床所见心肌梗死不可避免的还要牵涉到心肌的起搏传导系统，因此可以出现异位心律及各种传导阻滞，这将在有关章节中叙述。

缺血型心电图改变

被阻断供血的心肌首先表现为复极时间的延长，在全部心肌的复极过程中，缺血部位的心肌完成复极时间延后。试以记录电极置于心外膜侧为例：图 4-2，A：系正常情况下，外膜下先完成复极，T 向量朝向电极，记录出正向 T 波；B：为心内膜下缺血，心内膜心肌复极滞后，朝向记录电极的正向量增大，T 波较正常高尖；C：为外膜下缺血，外膜下心肌复极完成较内膜更晚，T 向量朝向

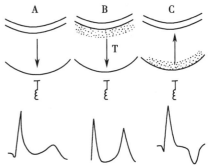

图 4-2　缺血性心肌的 T 向量及 T 波改变

A. 正常从内膜向外膜的 T 波向量；B. 内膜下缺血的 T 波向量；C. 外膜下缺血的 T 波向量

内膜侧，所以电极记录的为倒置 T 波。

上述实验过程观察到一系列 T 波、ST 段，以及 QRS 波变化非常明确，但在临床条件就不如此单纯，特别是最初的 T 波倒置，因变化时间很短暂，即使是心肌梗死的超急期，也很少能捕捉到最初 T 波倒置的心电图。

损伤型心电图改变

损伤型心电图特点是 ST 段偏移及其形态改变，实际上也包括了 T 波改变，合适的提法应该是损伤型 ST-T 改变。这种改变在冠状动脉阻塞后，数分钟内即可出现。超急期改变，可延续数十分钟。通常可见到的超急期改变有下列数种（图 4-3）：①QRS 波后见不到基线上的 ST 段，T 波前肢立刻向上陡升为高耸宽大的 T 波，此一变化可持续数分钟至数十分钟，产生机制可能是缺血心肌细胞内钾离子大量快速外流（细胞外高钾）以及心内膜下缺血的综合改变。②QRS 后 J 点上移甚至突显为 J 波，ST 段上移，ST-T 呈弓背向下。③弓背向上（呈单向曲线），这一变化与缺血心肌复极开始动作电位 1 相时大量钾离子（I_{to}）外流，与正常心肌间复极离散度增大有关（以后讨论"损伤电流"时还会谈到）。④QRS 波没有下降支，R 波振幅减小，J 波与 R 波顶点融合，ST 段振幅增大上升呈"墓碑"状，此一变化系因损伤心肌即将失去除极功能，与正常心肌间复极离散度关系更为显著。

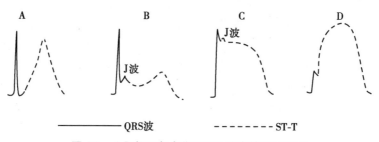

—— QRS波　　　- - - - - - ST-T

图 4-3　心肌梗死超急期 ST-T 改变的不同形式

损伤心肌由于细胞膜对钾离子通透性增加，细胞膜动作电位、静息膜电位减低，即呈部分极化状态，相对于正常极化状态的心肌，处于心电向量的负侧，因而其附近的电极，会记录出一个负性心电向量，称之为"舒张期损伤电流"，使处于基线上的 TQ 段压低（图 4-4、图 4-5、图 4-6）。但记录心电图时，心电信号经过高通滤波装置，输入一定量的补偿电位，使下移的 TQ 段回到原有基线上，在心室肌完全除极后，不论是正常或损伤的心肌细胞，其膜电位均相等，不存在电位差，所以除极完成后，原应回到基线，但因"补偿电位"的关系，动作电位的 2 相成了上升的 ST 段了。完全复极后的 4 相又回到补偿后的基线（图 4-6、

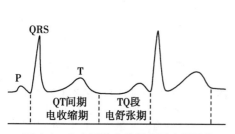

图 4-4　心电图的电收缩期及电舒张期

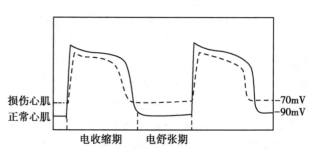

图 4-5　损伤心肌与正常心肌动作电位曲线的比较

图 4-7），实际上是"舒张期损伤电流"转换成心电图记录出来的 ST 段抬高。这是传统的、通行的解释损伤型 ST 段升高的学说。20 世纪 60 ~ 70 年代有关的一些电生理研究发现，心电图"电收缩期"（图 4-4、图 4-5），损伤心肌的 ST 段抬高，不全是由于上述"舒张期损伤电流"的补偿电位，静息膜电位降低的损伤心肌细胞，0 相上升速度（dv/dt）及振幅都减低，动作电位时限缩短。2 相和 3 相是心肌细胞的复极时相，但此时损伤心肌细胞的 2 相和 3 相却处于部分除极状态（即与正常完全除极的心肌间复极离散状态，repolarization dispersion）（图 4-5、图 4-8），心电图记录的有一部分是确实的正性 ST 向量，即 ST 段升高为"收缩期损伤电流"所致。因此，损伤型 ST 段偏移是"舒张期损伤电流"及"收缩期损伤电流"的综合结果。

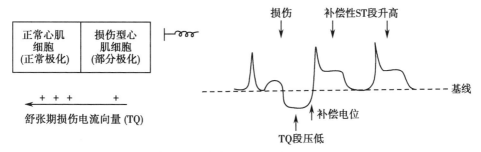

图 4-6 "舒张期损伤电流"致心电图 ST 段偏移机制

损伤心室肌细胞极化程度低，记录电极位于 TQ 向量的负侧，故 TQ 段应压低。临床心电图通过输入"补偿电位"使 TQ 段回至原来基线，当心室肌全部除极后损伤心肌与正常心肌间膜电位没有差别，ST 段却因"补偿电位"而升高，完全复极后则回至基线。所以 ST 段的升高，实因 TQ 段压低的补偿电位而成，所以称为补偿性 ST 段升高（compansatory ST elevation）

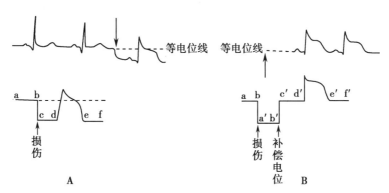

图 4-7 记录心电图时，因对舒张期损伤电流的补偿电位而使 ST 段升高示意图

20 世纪 90 年代初期以后，以 Antzelevitch 为首的一组电生理学家，发现心室肌内膜下、中层以及外膜下心肌动作电位时限有明显差别，其动作电位时限由中层→内膜下→外膜下依次缩短。外膜下心肌细胞动作电位 1 相突出，与 2 相平台之间有一凹陷，系由于外向钾离子流（I_{to}）较为明显之故，而内膜下心肌 I_{to} 外向钾流不明显，1 相与 2 相平台之间无凹陷，当除极由内膜向外膜进行时，由于 I_{to} 钾流强度之差别形成的电位差，置于外膜侧心电图记录到 R 波后的 J 波（图 4-9）。如果外膜心肌损伤，则其 I_{to} 外向钾流更为明显，加之 2 相开始后的平台期钙内流（I_{Ca-L}）及缓慢钠流（I_{Na}）减弱，复极相的平台甚至可以消失，而致损

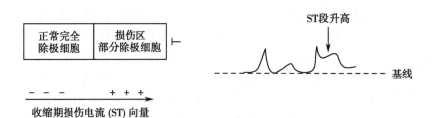

图 4-8 收缩期损伤电流致 ST 段偏移机制

损伤心肌细胞膜静止电位低，除极的 0 相上升速度（dv/dt）及振幅减低，2 相处于不全除极（incompletely depolarized）状态较之完全除极正常心肌细胞膜电位更高，心电图记录一正性 ST 向量，使 ST 段升高

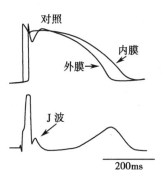

图 4-9 正常情况下心电图 J 波形成机制

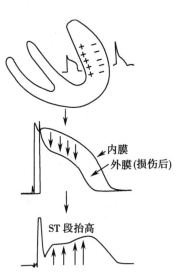

图 4-10 损伤型外膜心肌动作电位时呈明显缩短，与正常的内膜之间复极离散度增大，以致 ST 段抬高

伤心肌与"正常"心肌之间呈明显的复极离散，近损伤部心肌即记录到 ST 段上抬（图 4-10），这是"收缩期损伤电流"的强有力的证据。

坏死型心电图改变

坏死型心电图的特点是宽大而且增深的 Q 波形成，以及它在对侧远隔导联上的镜面相（mirror image）。提示心肌坏死的心电图变化，都出现于 QRS 波，大致可分以下五种。

1. QS 波形 原来向上的 r 波消失或 R 波变为 Q 波后又与 S 波融合，称为 QS 波。要注意 Q 波只是自 QRS 波的初始到 0.03～0.04s 的向量，而波的深度与坏死型心电图无关。例如在 V₁、V₂ 导联呈现 QS 波形时，如果只是心室间隔初始向量 0.005～0.025s 向量消失，其余 0.025s～0.10s 向量为正常 S 波；如果在 V₃、V₄ 导联呈现 QS 波形，则不仅是心室间隔 0.005～0.025s 向量消失，而且左心室壁除极的初始 0.03～0.04s 向量亦消失，这时可见 Q 波与正常 S 波之间有小切迹（图 4-11）。

2. QR 或 Qr 波形 胸前电极 V₃、V₄ 朝向游离壁坏死区中心时，心电图呈现宽而深的病理性 Q 波；继之以一个正性终末向量，在心电图上呈现 r 或是 R 波。QR 或 Qr 为坏死区及

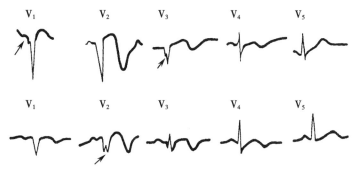

图 4-11 两侧急性前间壁梗死患者胸前导联心电图，V₁ ～ V₃ 有 QS 波，箭头示 QS 波切迹，属坏死型改变

其周围心肌综合向量构成的心电图，亦称为混合型心电图。诊断为坏死型 Q 波的测量标准是：Q 波时间 >0.03s，Q/R 振幅 >1/4，如 Q 波振幅超过 0.3mV 则 R 波必然有明显的振幅降低。

3. Q 波的镜面相　右侧胸前导联（V₁ ～ V₃）R 波振幅的异常升高，则是正后壁心肌坏死 Q 波的镜面相。这种 R 波的出现也是随着心肌损伤而演变：缺血损伤期首先是在 rS 波后出 ST 段及 T 波压低，随着 r 波逐渐升高而为 R 波，ST-T 也逐渐演变为 ST 段上升 T 波高耸。

4. 正常 q 波的消失　q 波是正常室间壁初始 0.025s 内向量在 I、V₅、V₆ 导联上的投影。QR 波是 V₁、V₂ 导联上 rS 波的倒置。如果 V₅、V₆ 导联上原有 q 波消失，代表室间隔心肌坏死。但应注意，如果原先的心电图上 V₅、V₆ 导联没有 q 波（例如预激综合征，或完全性左束支阻滞没有 q 波），则是由于室间隔内激动传导顺序改变，应与室间隔心肌梗死相鉴别。

5. QRS 波幅的正常顺序改变为异常顺序　正常情况下自 V₁ 向左移至 V₅，其中各导联的 R 波振幅应是顺序自 r→R 逐渐升高的。如果患者的 R_{V₄} 反而比 R_{V₃} 低，或 V₄ 的 Q 波反而比 V₅ 的 Q 波要深，都需考虑前壁的梗死灶。

坏死型 Q 波的发生机制：心室壁某部的心肌坏死以后即不能除极，而其他部分心肌照常除极，因而置于坏死心肌表面的电极是记录其他部分心肌的除极向量，是离开记录电极的，故形成一个负性的 Q 波或 QS 波。坏死的心肌成了一个"窗口"，而置于这"窗口"的电极却只记录其他部分心肌的除极。原则上说，坏死型变化是不能恢复的。但在某些急性心肌缺血情况下，确可发现一些暂时性 Q 波。解释是严重缺血使细胞内大量钾离子转移至细胞外，细胞膜极化程度过低，已不能传导除极性激动。从电生理意义讲已经"失活"，但形态结构尚未陷于"坏死"，一旦恢复血供，又可恢复其"除极"性能，这种状态下的心肌称为"顿抑"心肌（stunned myocardium）。这是某些可逆性 Q 波出现的原因。

既然 Q 波的形成，来自坏死区对侧的正常心肌除极，我们也可以用心电综合向量的观点来分析它。图 4-12A 示正常心室除极首先在室间隔呈现初始向量 1，然后在左、右心室同时除极并且产生向量 2。图 4-12B 示在正常心脏中左心室游离壁比右心室自右向左壁厚 3 倍，左心室自右向左壁呈现自右向左的主导向量 1，综合向量为 L-R，呈现 qR 型波。图 4-12C 示左心室自右向左壁坏死区内向量 L 已消失。综合向量为 O-R = － R，因而呈现为 Q 波或是 QS 波。

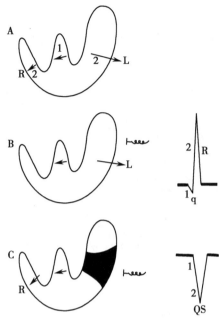

图 4-12　左心室壁心肌坏死后心电图 QS 波形成示意图

A. 正常心室除极顺序，室间隔首先除极产生向量 1，然后左心室、右心室游离壁同时除极产生向量 2；B. 正常心室除极，在左心室外膜电极显示为 qR 波群；C. 透壁性心肌梗死，在左心室外膜电极上显示 QS 波

有时，在 Q 波后面又出现 R 波，这个 R 波甚至增宽、有切迹，被称为正性终末向量。它的出现有以下几种可能原因。

（1）灶状梗死周围阻滞：坏死区外围残余的尚存活的心肌细胞。它们不可能像正常心肌那样在初始 0.03 ~ 0.04s 进行除极，而是绕过坏死区迂曲的途径，向心外膜扩散。于是自心内膜向心外膜扩散的生物电流形成了一个后期的除极向量。

（2）心肌损伤、坏死导致室内阻滞。

上述为左心室前壁坏死区附近探查电极测得的 Qr 波。如果坏死区在下壁，自远离坏死区的标准导联采取体表心电图，则经过可以见到 QR 型波呈现于 Ⅱ、Ⅲ、aVF 导联。

急性心肌梗死的临床心电图特征

前一节中所描述的心肌梗死过程心电图的三种基本形式，是在动物实验性心肌梗死时在左心室外膜描记的局部单极心电图。在临床上所遇到的急性心肌梗死，其心电图表现远不是如此单纯。心电图形往往因梗死的部位、梗死区域大小，以及梗死的时间而变异。当冠状动脉的一个较大分支突然发生了阻塞，则受损的心肌中心处将发生坏死，坏死区外周心肌损伤较轻，呈损伤型改变；再靠外边的心肌，由于四周侧支循环供给了一部分血液，受损更轻，呈现缺血型改变（图 4-13）。因此，在一帧心电图上可以看到同时具有缺血型、损伤型、坏死型特征的综合图形。临床检测心电图时，探查电极是置于胸前或肢体上，它所反映的变化往往包括较大面积的心室壁的综合向量。

若以向量观点来考虑急性心肌梗死的诊断，则心电图的改变主要是由于 3 项向量异常所致。即：①初始 0.03 ~ 0.04s QRS 向量的异常；②ST 向量的改变；③平均 T 向量的改变。②、③常综合在一起。一般说来，根据上述 3 项改变，结合临床心电图诊断急性心肌梗死是比较有把握的。但也应注意某些不典型改变，如在超急性期，ST-T 可有多种形式变化；非 ST 段升高型心肌梗死可只有 T 向量改变。

典型的 ST 段升高型急性心肌梗死病例的心电图在演变中呈现上述 3 种向量具一定规律性的改变，对临床诊断有极为重要的意义，分别阐明如下。

初始 0.03 ~ 0.04s QRS 向量的异常
根据 QRS 波产生的原理（如果只从心脏额面向量），心室激动发生后的 0.03 ~ 0.04s

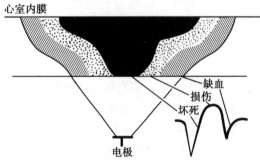

图 4-13　置于心外膜或距离较远的电极记录的是心肌坏死、损伤、缺血的综合图形

内，大部分左心室内膜下心肌都已除极，因而产生 QRS 向量。在正常人中 0.03～0.04s 向量大致系指向左下方略偏后。若某一部分心肌因冠状动脉堵塞而发生坏死，而不能被除极而不会产生心电向量，因而综合向量势必指向与梗死区相反的方向。从额面向量角度看，左心室壁大致占有 −30°～+90°的范围（图 4-14A），如果在这 120°的范围之内左心室壁的心肌层发生了穿透性坏死，其结果必然产生一个与该区方向相反的初始 0.03～0.04s 综合向量（图 4-14）。自图 4-14B 中可以看出，这个向量必然投影于某一标准导联或肢体导联的负侧（除外 aVR 导联），呈现为 Q 波。

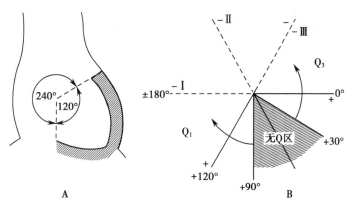

图 4-14 心电图记录的左心室范围及"无 Q 波区"示意图
A. 左心室的额面向量示意图，显示左心室壁大致位于 −30°～+90°的范围中；B. 自肢体导联六轴系统观察，仅当 QRS 初始向量在 +30°～+90°的狭窄范围内，额面各导联都无 Q 波，可称为"无 Q 区"；如初始 QRS 向量的方向不在这个"无 Q 区"的范围内，便会在某一个或一个以上的额面导联中出现 Q 波

　　强调初始 QRS 向量改变要在 0.03～0.04s 以上的原因是正常心室除极时，有一个初始 0.005～0.025s 室间隔上方从左后向右前方的除极向量，反映在正常心电图上，QRS 波以 R 波为主的 Ⅰ、Ⅱ、aVL、aVF、V$_5$、V$_6$ 导联可以出现 <0.025s 的 q 波，但如果 Q 波时间超过 0.03～0.04s，则意味着必有左心室壁心肌坏死，才可使 QRS 初始向量偏转的范围超过正常。但是，不能说任何 R 波为主的导联出现初始 QRS 0.03～0.04s 改变，不结合其他心电图改变及临床资料，都可以贸然诊断为心肌梗死。要考察出现正常宽度的 Q 波的导联，是反映哪一部分心肌的除极向量。例如正常的 aVR 导联，其 QRS 就呈 Qr 或 QS 型。又如一些学者采用"体表等电位标测"方法，在前胸左右两侧采用纵横各 10 行 100 个电极记录，可以画出正常心脏的"Q"区。重要的是要了解那些习用的导联是不应出现 0.03～0.04s 以上宽度的 Q 波。还有一些异常 Q 波并非心肌梗死引起，而是心脏位置异常或出现了其他病变。体表等电位标测应用过多电极，临床应用受到限制，如何检出各部位的心肌梗死，在不烦琐的原则下，增加某些探查导联是可取的。目前多数学者都在常规 12 导联之外，加做右侧胸前导联 V$_{3R}$～V$_{5R}$，左侧胸前 V$_7$～V$_9$ 导联。还可以加做各胸前导联、上一个或下一个肋间导联心电图，基本满足了临床需要。

　　ST 向量的改变　　急性心肌梗死后，坏死灶周围必然有一损伤区域，此损伤区域的心电图表现就是 ST 段偏移，其发生机制在前一节已进行了详细叙述。ST 向量自正常心肌指向损伤区，如果记录电极靠近损伤区，ST 段上移，如损伤在心内膜下，则置于外膜的电极，记录到明显下降的 ST 段。在心肌梗死的超急期，梗死区 Q 波可能尚不明显，ST 段常连同 T 波一致向上，形成所谓"单向曲线"或类似的变化，这是急性心肌梗死具有特征性的变化，可据此确定诊断。如果记录电极置于胸前而梗死部位在左心室正后壁则会呈现倒置的单向曲线。随着时间的推移，ST 段还会出现有规律的演变，这将在下一节中叙述。

平均 T 向量的改变 实验性冠状动脉阻塞，最初的负性 T 向量，临床病例很难记录到。急性心肌梗死病例在超急期之后，即可产生 T 向量改变，系由于梗死区周围心肌缺血，它的方向也是离梗死区而去的。在初始 0.03～0.04s 的异常 Q 波出现时，T 波向量大致与 Q 波方向相同。例如，前壁心肌梗死时，邻近电极 $V_3～V_5$ 导联呈现 Q 波与倒置 T 波。如果心肌梗死部位在左心室后壁基底部或正后壁，则 V_1、V_2 导联呈现相反的投影，即 V_1、V_2 导联心电图上不呈现 Q 波却代之以 R 波，其 T 波直立，而且逐渐高耸。

在急性心肌梗死的心电图变化中，主要是依靠上述三种心电向量的异常改变来作出诊断的。有的学者提出第四种向量改变，即"QRS 终末向量"改变，又称梗死周围阻滞（peri-infarction block）。这种 QRS 波后一部分增宽的现象，可以分为两种类型：第一种见于高侧壁心肌梗死，在 Ⅰ、aVL 导联中，在提示心肌梗死的 Q 波后，继之以增宽的 R 波。这些 QRS 终末向量改变产生的原因是通过心电图与病理检查对照研究而获得的，已经明确第一种类型是因梗死病变波及左束支的前分支区域，使心室左上方未坏死的心肌最后除极。第二种是因为梗死病变波及左束支的后分支分布区域，使膈面未坏死心肌最后除极。不难理解，这种 QRS 终末向量改变只限于额面上的各肢体导联。目前看来，原来 Grant 等提出的"梗死周围阻滞"，实际上是由于心肌梗死所致左束支的分支阻滞的一种特殊类型。目前多数心电图学者认为确有一部分心肌梗死患者有上述 QRS 终末向量，但估计其发生率不超过全部患者的 25%。包括 Schamroth 指出的左前分支末梢阻滞（left anterior parietal block，LAPB），表现为电轴高度左偏（超过 -45°）并且 QRS 时间超过 0.12s。左前分支末梢阻滞（LAPB）的 QRS 增宽现象说明病变并不是位于左前分支的起始部位，却是在其较远端的网状分支部分，分布于前壁。

急性心肌梗死心电图的演变过程

如果能自发病的最早期顺序观察急性心肌梗死的心电图变化，可以大致分出三个时相。

超急性期 此期经过时间很短，持续数分钟至数十分钟，有少数临床病例可以记录到。①急性损伤性阻滞：Schamroth 报道少数病例可见 QRS 波振幅增高，并轻度增宽，原因损伤心肌的除极过程受到阻滞，此一变化极少见。②ST-T：呈一宽大、直立、高耸波。③R 波下降至 J 波后 ST 段升高，弓背向上或向下。④R 波振幅小，其顶端 ST-T 大幅度上升呈"墓碑"样。

急性发展期 心肌梗死数十分钟至数小时后，前述的 QRS、ST、T 三种向量都出现变化，此时确诊已无疑问。①QR 或 QS 波；②ST 段上升呈上凸曲线；③T 波呈对称型倒置。

稳定演变期 ①Q 波增深、增宽或其后 R 波振幅下降，或保持不变；②ST 段逐渐下降至基线，此一过程相对较长，少则数小时，多则数天，视心肌缺血再灌注恢复情况而定；③T 波倒置逐渐增深或缓慢恢复，或长期保持倒置。自急性发展期到演变为固定的 Q 波、ST-T 恢复正常，可延续数天或数周，多则可达数个月之久，这一过程与坏死心肌的广泛与否以及缺血心肌再灌注恢复状况有关。相当一部分病例 T 波不再恢复直立，说明梗死灶周围心肌病变已成固定状态（如纤维退行性病变），但却不一定有心绞痛症状。图 4-15 归纳各部位心肌梗死心电图型大致演变规律。

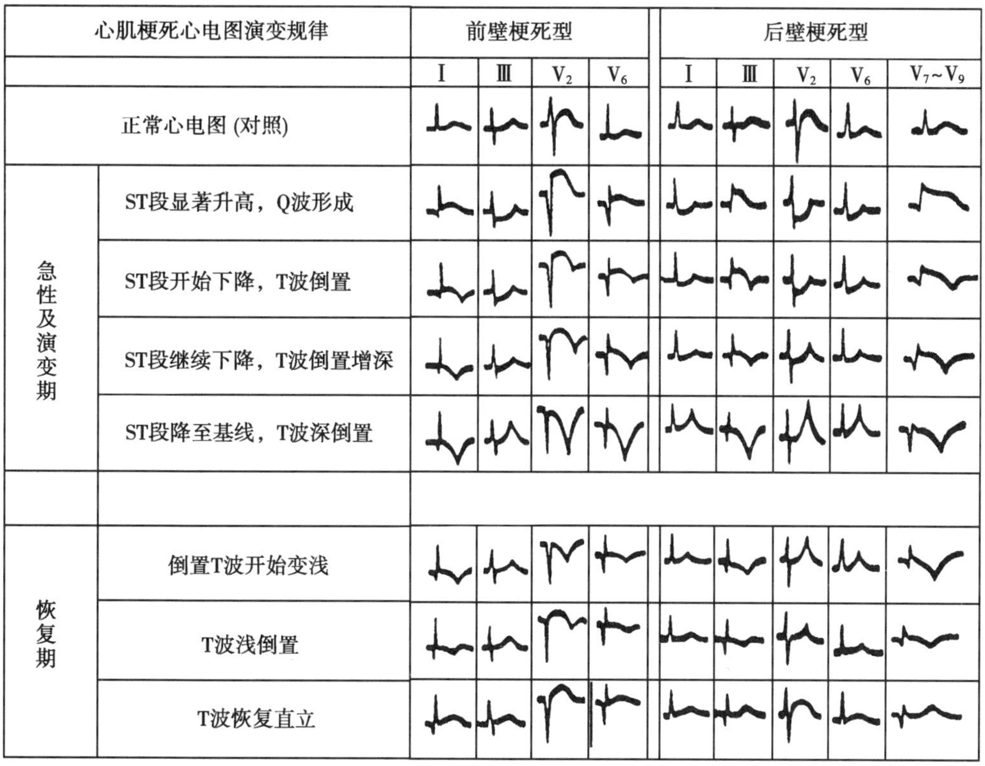

心肌梗死心电图演变规律		前壁梗死型				后壁梗死型				
		I	III	V_2	V_6	I	III	V_2	V_6	$V_7{\sim}V_9$
正常心电图 (对照)										
急性及演变期	ST段显著升高，Q波形成									
	ST段开始下降，T波倒置									
	ST段继续下降，T波倒置增深									
	ST段降至基线，T波深倒置									
恢复期	倒置T波开始变浅									
	T波浅倒置									
	T波恢复直立									

图 4-15 不同部位急性心肌梗死心电图的演变规律示意图

从病理生理学角度理解，冠状动脉一旦发生阻塞，按照钳夹犬的冠状动脉实验所见，最初应呈现缺血型 T 波倒置，但这一阶段时间极短，临床病例几乎无法记录到这种极早的改变。一旦发生症状，除少数病例可以记录到超急性期的高耸的、快速变化的 ST-T 外，多数可记录到 ST 段移位，继之为 Q 波形成及 T 波倒置。ST 段移位常于数小时或数日之后逐渐回至等电位线。T 波倒置则于演变期内逐渐加深，在 3~6 周内发展至最深。以后缓慢地变浅，于数月后恢复直立。一部分患者的缺血心肌，可能由于恢复期未得到足够再灌注，而产生纤维退行性变，倒置的 T 波不再恢复。Q 波或 QS 波提示心肌坏死后形成瘢痕，不能如正常心肌除极，故形成之后即永久不变。亦有少数病例在长期演变过程中 Q 波消失，这可能是坏死范围较少，瘢痕组织收缩，周围大片正常心肌包围而使其淹没，相对远置的记录电极已记录不到 Q 波。此种现象比较常见于反映下壁心肌梗死的 II、aVF 导联。

急性心肌梗死心电图的演变规律

心肌梗死部位的诊断，是根据探查电极朝向梗死区时所反映的"心肌梗死基本图形"来确定的。到目前为止，心电图在判断心肌梗死部位的各种方法中，仍不失为简便易行且准确的临床诊断方法。冠状动脉选择性造影可以直接地诊断冠状动脉的狭窄或阻断部位。然而，它却不能直接地判断心肌梗死的部位或范围。

梗死区的划分以往采用的分区是根据 Meyer 的临床病理对比研究，将心肌梗死分为前壁及下壁两部分。广义的前壁（即心脏的前半部）又划分为前壁、前间、前侧、高侧四个分区。下壁为心室后侧与横膈接触的部位，又称"膈面"。这五个分区中任何一个分区发生心肌梗死时，反映在心电导联上各自有其特征。现将这五个分区的心电图及心向量图分别列于下面一系列的图解之中（图 4-16 ~ 图 4-19）。它们代表常见的典型心肌梗死图形。例如，前壁心肌梗死病例的心电图示胸前导联 $V_2 \sim V_4$ 呈现 QR 波群或 Qr 波、ST 段升高及 T 波倒置；前间壁心肌梗死则在 V_1、V_3 导联上呈现上述特征性变化；若梗死区局限于前侧壁，则在

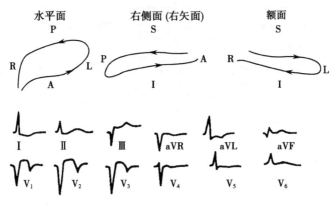

图 4-16　前间壁心肌梗死的心电向量图及心电图

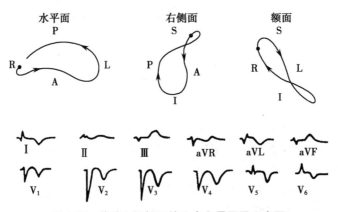

图 4-17　前壁心肌梗死的心电向量图及心电图

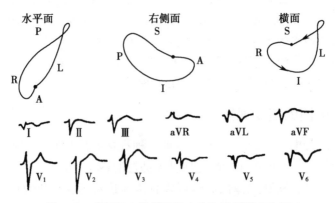

图 4-18　前侧壁心肌梗死的心电向量图及心电图

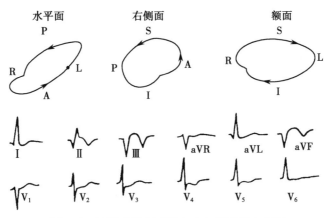

图 4-19 下壁心肌梗死的心电向量图及心电图

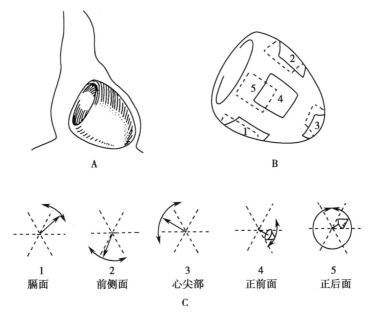

图 4-20 Grant 心肌梗死部位定位方法

A. 左心室于胸腔内的位置（自前向后看）；B. 将左心室划为五个可能发生心肌梗死的部位；C. 每个部位发生心肌梗死时产生的异常初始向量 0.03 ~ 0.04s 在三轴系统上的投影：①导联 II、III、aVF 出现 Q 波及 ST-T 改变；②导联 I、aVL 及某些心前导联出现 Q 波及 ST-T 改变；③三个标准肢体导联均出现 Q 波及 ST-T 改变；④肢体导联上不出现 Q 波，而心前导联（V_1 ~ V_3）呈现 Q 波及 ST-T 改变；⑤在常用的肢体导联及心前导联上可能不产生 Q 波而于导联 V_1 出现一异常宽大而高耸的 R 波及 ST 段降低

V_6、aVL 导联呈现这些特征性变化；若梗死区局限在紧贴于膈面上的下壁分区，则在标准导联 II、III 及肢体导联 aVF 上呈现这类改变。

Grant 根据六轴导联分为额面、前侧面、心尖部、心前壁、正后壁五个梗死区，如图 4-20。正后壁心肌梗死的 Q 波及深凹的缺血性 T 波可反映在胸壁导联 V_1 及 V_2，但呈现 Rs 及 T 波高耸，这便是正后壁心肌梗死的心电图的对应变化。此外 V_7 ~ V_9 导联也有梗死性改变。

临床心电图的发展过程中，由于采用了自 V_1 ~ V_6 的横面导联，再加上额面的六轴导联，便可以将心脏的前壁及下壁心肌梗死判定得较为精确。近年来又采用 V_7、V_8、V_9 三个背部导联，再加上反映膈面心壁的 Ⅱ、Ⅲ、aVF 导联，可以改进心脏后下壁及正后壁心肌梗死定位诊断。

前壁心肌梗死的心电图定位诊断：自从胸壁导联应用于临床以来，应用胸壁 $V_1 \sim V_6$ 导联，加上标准 Ⅰ 导联及 aVL 导联，就可以比较明确地做出前壁心肌梗死的定位诊断。图 4-21 所示各种前壁心肌梗死定位呈现于心电图基本图形的相应导联。

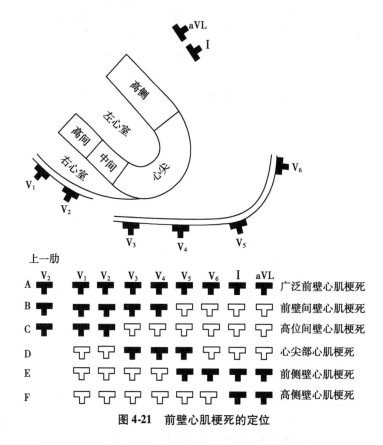

图 4-21　前壁心肌梗死的定位

心肌的血液供应来自左、右两条冠状动脉。左冠状动脉优势型者，左冠状动脉主支及其分支支配室间隔前部，左心室前壁、侧壁以至后壁、下壁。右冠状动脉优势型者的右冠状动脉除支配右心室游离壁外，经房室沟绕至后面室间沟内并发出分支支配左心室正后壁及下壁。临床心电图一般将左心室前间壁、前壁、前侧壁通归于广泛的前壁范畴。虽然常规心电图中所用的横面六个导联对于前壁心室发生的心肌梗死定位诊断已经得到公认，但是后壁范畴心肌梗死的定位诊断则很难依赖胸前导联，因而需要增加背部导联。

后壁心肌梗死的心电图定位诊断：过去对于后壁心肌梗死的诊断只是沿用 Ⅱ、Ⅲ、aVF 导联来确定的。正后壁心肌梗死无相应的后背导联记录相应的 Q 波及倒置的 T 波，但可反映在 $V_1 \sim V_3$ 导联上。因为这些导联与正后壁相对，故表现为 R 波及 T 波高耸。但上述改变需在充分发展期才能显现。早期只有范围较大的正后壁心肌梗死，才可以在 $V_1 \sim V_3$ 导联上出现 ST 段下降，但此时应注意与前间壁心内膜下缺血区别。近年来，学者们除常用的十二导联外，增加左侧 V_7、V_8、V_9 胸壁导联，进行综合分析，可对后壁范畴内的下壁、高位后壁、正后壁、侧后壁心肌梗死进行定位诊断（表 4-1）。

表 4-1　左心室心肌梗死定位诊断

	前壁	前侧壁	前间壁	高侧壁	下壁	正后壁	后侧壁	后下壁(高位后壁)
V_1	−	−	+	−	−	+*	−	−
V_2	±	±	+	−	−	+*	−	−
V_3	+	+	±	−	−	±*	−	−
V_4	+	+	−	−	−	−	−	−
V_5	±	+	−	−	±	−	±	−
V_6	−	+	−	−	+	−	±	−
V_7	−	±	−	−	−	±	+	±
V_8	−	−	−	−	−	+	+	+
V_9	−	−	−	−	−	+	+	+
aVL	±	+	±	+	−	−	+	−
aVR	±	−	−	−	−	−	−	−
aVF	−	−	−	−	+	+	−	+
I	±	+	±	+	−	−	+	−
II	−	−	−	−	+	+	−	+
III	−	−	−	−	+	+	−	+

注:* 表现为 R 波升高，ST 段高耸

应该指出的是各导联心电图变化用于心肌梗死定位的指标应是 QRS 向量变化，即提示为坏死型的指标（异常 Q 波或与坏死区相对应导联反映的异常 R 波）。冠状动脉堵塞时，坏死区周围的损伤、缺血范围常很广泛，而后两者又是可以恢复的，所以不能根据 ST-T 改变的导联范围进行心肌梗死的定位。

由图 4-20 及表 4-1 提供的不同部位心肌梗死定位，是根据各导联出现坏死型改变（即 Q 波形成或相对应导联的异常 R 波）确定的。aVR 导联的记录电极位于心脏右上方，心室除极的 QRS 波即呈 QS 波，因此，多数情况下，局部的左心室梗死不可能在 aVR 导联出现 Q 波，但在广泛的后壁心肌梗死（以心尖部坏死为中心）aVR 导联可以出现以 R 波为主的 QRS 波（图 4-25 ~ 图 4-29），这实际上是广泛后壁梗死 Q 波 aVR 导联反向量，即对应性改变。近年由于急性梗死患者的早期介入治疗，发现不少左冠状动脉主干堵塞及右冠状动脉近段或左前降支近段堵塞的患者有 aVR 导联 ST-T 上升的改变。至于非 ST 段上升的急性广泛前壁梗死患者，当 V_4、V_5、V_6 导联 ST 段压低时，常伴有 aVR 导联 ST 段抬高。当然，这也是对应性改变。

"ST 段升高" 及 "非 ST 段升高" 的急性心肌梗死

典型急性心肌梗死，其心电图变化一般都可观察到 ST 段升高，以及 ST-T 的系列改变。其病理机制主要是在冠状动脉斑块破裂的基础上的新鲜血凝块，突然堵塞了冠状动脉，血块的形成物主要为纤维蛋白及红细胞，导致冠状动脉完全堵塞，发生透壁性心肌梗死。

病变不穿透全层心肌的心内膜下心肌梗死发病机制不同，心内膜下心肌梗死系由于较广泛的冠状动脉内斑块病变，以斑块表面血小板凝集为主的阻塞性病变，管腔阻塞并不完全。心电图没有 ST 段升高，只有倒置的 T 波及轻度 ST 段压低等改变。由于介入治疗的开展。急性心肌梗死的不同类型，治疗、处理方式不同。ST 段升高的透壁性心肌梗死应争取在尽可能短的时间内（在发病 6 小时以内）进行紧急介入处理，而非 ST 段升高的梗死则应用抑制血小板活性的抗凝治疗。由于 ST 段升高可在超急期出现，透壁性心肌梗死只需根据心电图的变化（结合血清内心肌标记物的检查则更准确）即可得到早期有效的介入治疗。因此，目前心脏病医生都把急性心肌梗死根据 ST 段是否升高，分为"ST 段升高的心肌梗死"（ST elevated myocardial infarction，STEMA）及"非 ST 段升高的心肌梗死"（Non ST elevated myocardial infarction，NSTEMA）。这也说明及时的心电图检查对急性心肌梗死诊断、治疗的重要性。由于 ST 段升高的心肌梗死，心电图几乎都会出现 Q 或 QS 波，而非 ST 段升高的心肌梗死则只限于 ST-T 改变。前者也曾被称为"Q 波型心肌梗死"，而后者为"非 Q 波型心肌梗死"。

ST 段升高的急性心肌梗死临床病例分析

下面，我们将通过具有典型改变（ST 段升高）的急性心肌梗死病例，进行心电图诊断，并着重对梗死区域定位进行讨论。

图 4-22，为发病一小时后记录的心电图。可见 QS 及 Q 波出现于 $V_1 \sim V_3$ 及 aVL 导联，QRS_{V_4} 几乎消失，提示坏死中心区在前壁，Ⅰ、aVL、$V_1 \sim V_4$ 导联 ST-T 呈弓背形及"墓碑"样抬高，提示广泛间壁、前壁、侧壁的急性心肌梗死，属超急期改变。值得注意的是Ⅱ、Ⅲ、aVF、V_6 导联 ST 段下降，以Ⅲ、aVF 导联最为明显。死亡后尸检证实左冠状动脉主干堵塞造成广泛的前壁、后侧壁梗死，Ⅲ、aVF 导联的 ST 段下降主要是后侧壁梗死的对应性变化。

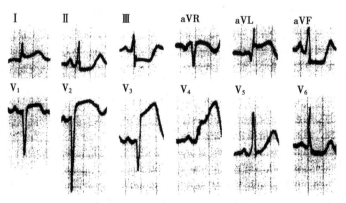

图 4-22　急性前壁心肌梗死一例

图 4-23，根据Ⅱ、Ⅲ、aVF 导联 ST 段呈弓背形抬高，Q 波形成诊断为急性下壁心肌梗死，证据充分。需要注意的是心前区导联 $ST_{V_1 \sim V_5}$ 压低，V_2、V_3 导联最为明显，而且 R_{V_2}、R_{V_3} 振幅高，此应属于正后壁梗死的"镜面"型改变。结合此幅心电图，就升高程度而言，$ST_Ⅲ > ST_Ⅱ$，就压低程度而言，$ST_{aVL} > ST_Ⅰ$，符合广泛的急性后下壁心肌梗死。根据上述心电图变化推断为右冠状动脉近端堵塞。

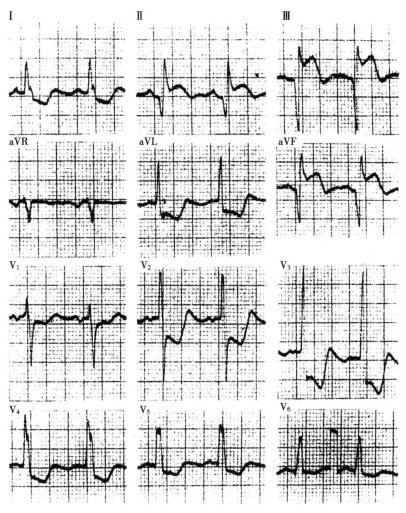

图 4-23 急性后壁、下壁心肌梗死一例

图 4-24 为一例急性心肌梗死自超急期以后的一系列心电图演变。图 4-24A 为标准导联及肢体加压导联。图 4-24B 为胸前导联。1980 年 6 月 21 日晚间 20 时 30 分，心电图 I、II、III、aVF、aVL 导联 ST 段呈水平压低。胸前导联 V_1、V_2、V_3 ST 段抬高，T 波高耸。V_5、V_6 导联 ST 段水平下降，T 波倒置。1.5 小时后，可见 QT 段明显延长，胸前导联 $V_1 \sim V_4$ ST 段继续抬高，T 波高耸。接着 II、III、aVF、$V_1 \sim V_5$ 导联均出现 ST 段抬高。于是可以确定前壁与下壁发生了急性心肌梗死。6 月 22 日 6 时 50 分，III、aVF 导联呈现 Qr 波，V_4、V_5 导联 R 波振幅明显降低，提示前壁心尖部为坏死中心区。II 导联仍为 R 波，但 R 波振幅减低。根据冠状动脉解剖分布推测，此例为前降支近段堵塞，而且前降支走行较远绕过支配心尖部下壁一部分心肌。

图 4-25 心电图中可见 I、aVL、$V_2 \sim V_7$ ST 段呈弓背形抬高，其中 $V_2 \sim V_7$ 导联 QRS 呈 QS 形，符合前壁、侧壁、高侧壁急性心肌梗死。此外，可见 II、III、aVF 导联呈现 QS 波，这是下壁梗死 Q 波与左前分支阻滞所致深大 S 波的综合波。应注意 aVR 导联的直立 R 波应解释为心尖坏死的逆向量波，aVL 导联的直立 R 波，则为 III 导联 QS 波的逆向量。此例推测冠状动脉前降支近段堵塞，而且前降支绕过心尖支配下壁一部分心肌。

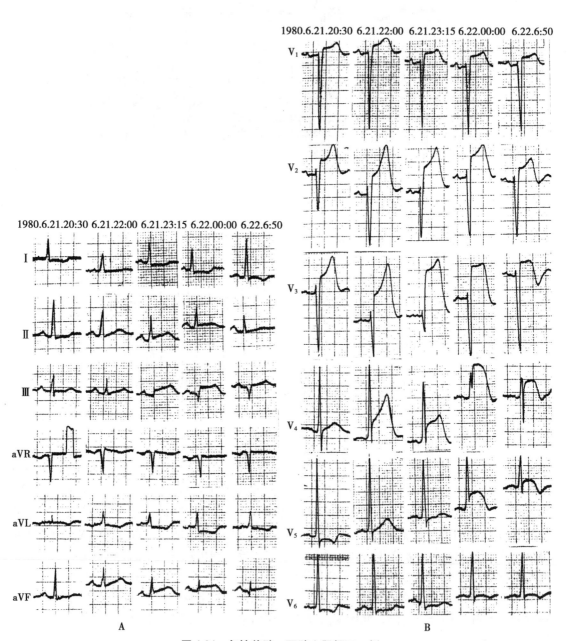

图 4-24　急性前壁、下壁心肌梗死一例

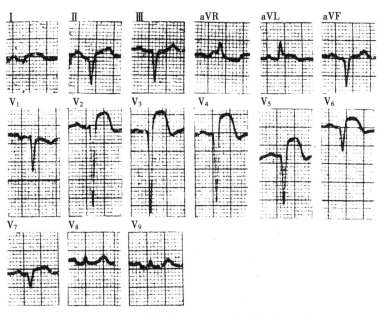

图 4-25 广泛性前壁心肌梗死后并左前分支阻滞

图 4-26 为一例急性正后壁心肌梗死的心电图演变过程。1978 年 11 月 15 日发病时，$V_1 \sim V_4$ 导联 ST 段下降。$V_6 \sim V_8$ 导联 ST 段抬高（由于 $V_6 \sim V_8$ 导联 R 波振幅很低，ST 段虽然仅抬高 0.10mV，仍有意义），T 波与 ST 段融合呈弧形，结合 $V_1 \sim V_4$ ST 段明显下降，仍然应该慎重地考虑到正后壁急性心肌梗死的可能。8 天以后，电轴转为右偏，V_1、V_2 导联由 rS 波转变为 Rs 波，T 波高耸，$V_7 \sim V_9$ 导联呈 QS 波，这些改变可以确定为正后壁心肌梗死。

图 4-27 为一例急性侧后壁心肌梗死心电图。1977 年 7 月 24 日 3 时可见 I 导联 ST 段抬高 0.10mV，aVL 导联 ST 段抬高 0.20mV，均有 T 波倒置。10 天以后心电图包括了胸前 $V_1 \sim V_9$ 共 9 个导联，提示心肌梗死常规演变过程。aVL、V_8、V_9 导联可见 QS 波，I 导联呈 qR 形，提示坏死区中心在正后侧壁。V_1、V_2 导联 ST 段上抬及 T 波尖形直立，最可能是后侧壁内膜缺血的"对应"改变。I、aVL、V_4、V_5、V_6 导联可见对称性深度倒置的 T 波，提示前侧壁内膜下亦为缺血区。此例以冠状动脉回旋支堵塞解释最好。

图 4-28 为一例广泛性正后壁心肌梗死的心电图。$V_1 \sim V_3$ 导联 R 波振幅明显升高，T 波高耸，V_8、V_9 导联呈 QS 波群，T 波对称深度倒置，V_5、V_6 导联有类似改变，综合看来为正后壁心肌梗死并牵涉到侧壁。II、III、aVF 导联 QRS 波，粗看均呈 QS 波，但最初有一不甚明显的 r 波，它们后面的 T 波呈深而尖形倒置，综合 I、aVL 导联 QRS 呈 qR 形，额面电轴左偏 $>45°$，应为下壁梗死合并左前分支阻滞（后者也可能是梗死前即已存在）。所以这是一例包括了正后壁、下壁、侧壁的心肌梗死演变期的心电图。推测受累的冠状动脉为左侧优势的回旋支。

图 4-29 为一例急性广泛前壁下壁心肌梗死演变期心电图，冠状动脉造影证实，左主干严重狭窄，前降支及右冠状动脉近段堵塞，心尖室壁瘤，左心室射血分数 20%，II、III、aVF 导联均呈现 QS 波，除下壁梗死外，也存在左前分支阻滞。

图 4-30 为一例急性后壁下壁心肌梗死心电图，冠状动脉造影证实为右冠状动脉近段完全堵塞，可见 QRS 在 II、III、aVF 导联呈终末切迹的 QS 波，就升高程度而言，$ST_{III} > ST_{II}$，就压低程度而言，$ST_{aVL} > ST_I$，胸前导联 $R_{V_2 \sim V_4}$ 振幅明显升高，相应的 ST 段下降，T 波尖耸

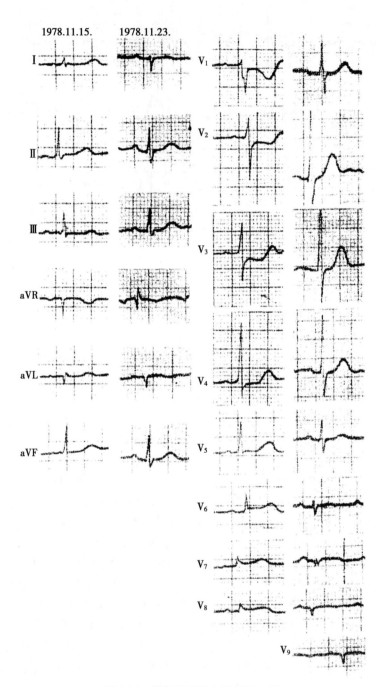

图 4-26 急性正后壁心肌梗死一例

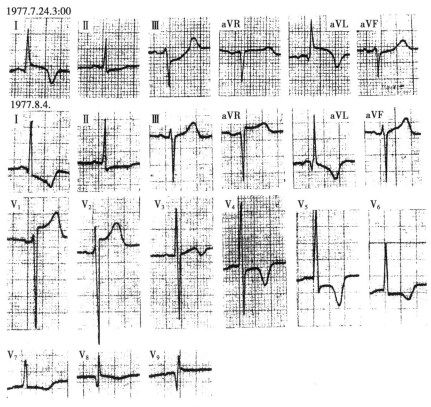

图 4-27　急性侧后壁心肌梗死一例

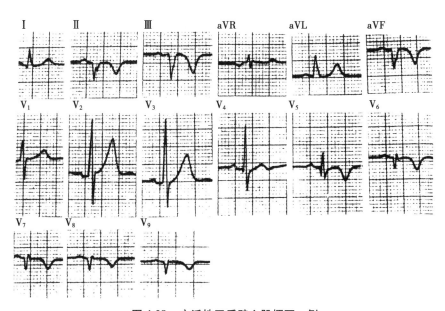

图 4-28　广泛性正后壁心肌梗死一例

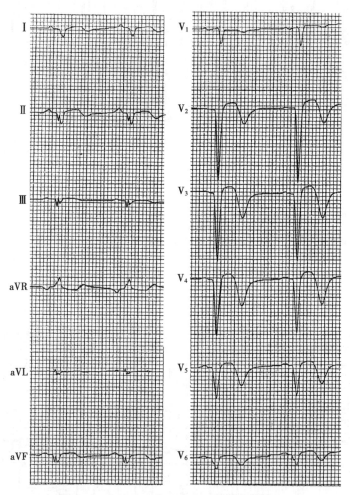

图 4-29 急性广泛前壁下壁心肌梗死演变期一例

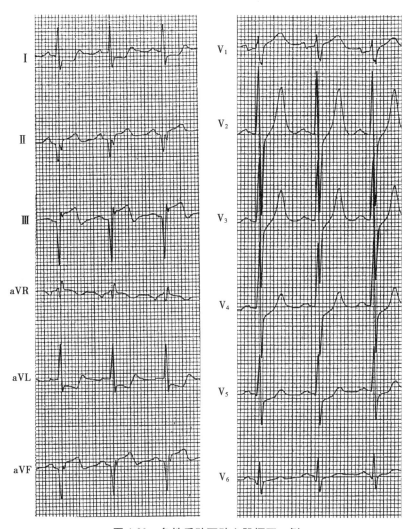

图4-30　急性后壁下壁心肌梗死一例

直立，这是一例较典型的急性演变期的后下壁心肌梗死心电图改变。Ⅱ、Ⅲ、aVF 导联均呈 QS 波，$S_Ⅲ > S_Ⅱ$、$R_{aVL} > R_Ⅰ$，很可能梗死前已有左前分支阻滞。

不典型急性心肌梗死

　　前面讨论了限于左心室的典型急性心肌梗死（ST 段升高的急性心肌梗死）的心电图系列变化，以下将讨论临床可见的其他类型的急性心肌梗死，着重心电图变化。由于其心电图变化不够"典型"，诊断时联系临床其他有关资料，较之典型的 ST 段升高的急性心肌梗死显得更为重要。

右心室心肌梗死

　　由于右心室壁远较左心室壁薄，过去有的学者认为右心室壁缺血不至于引起心肌坏死。20 世纪 50 年代以前病理解剖学家在大体解剖时能发现的右心室局限性心肌梗死，其检出率低于 3%，而且认为由于右心室壁薄，即使有部分坏死，亦不构成血流动力学障碍，故右心室梗死没有引起临床心脏病医生的注意。常规的 12 导联心电图也不能提供右心室梗死的诊断依据。

20 世纪 60 年代以后对于急性心肌梗死，采用集中处理。应用漂浮导管进行血流动力学监测发现一部分下壁或正后壁心肌梗死患者，心排出量下降，血压降低，但肺毛细血管压却不高，而右心房、右心室压甚至腔静脉压增高，出现"右心室低排综合征"，这些患者经核素心肌及血池扫描证实右心室游离壁梗死及右心室扩张，右心室射血分数下降，重者出现三尖瓣关闭不全、颈静脉怒张等临床右心室衰竭症状。对数组后下壁心肌梗死死亡患者做细致的病理检查，右心室游离壁梗死率最高者达 43%（平均 19%），因而进一步引起临床医生的注意。

常规 12 导联心电图对右心室梗死的诊断无价值。由于右心室供血也起源于右冠状动脉，右心室心肌梗死几乎均合并下、后壁梗死，右胸添加 V_{3R}、V_{4R}、V_{5R}、V_{6R} 导联，并在这些导联出现相应的 Q、ST、T 波具有急性心肌梗死特征的改变，则可据此诊断。但从治疗的角度看，更重要的是发现临床有右心功能不良的体征与血流动力学障碍。图 4-31 示一种安排恰当的"右侧胸前导联"检出右心室心肌梗死的方法。这是一例急性下后壁心肌梗死又合并右心室心肌梗死的患者，第 1 纵列 6 个肢体导联，第 2 纵列为 $V_1 \sim V_6$ 的 6 个左侧胸前导联，第 3 列 V_2、V_1、V_{3R}、V_{4R}、V_{5R}、V_{6R}，6 个"右侧胸前导联"。试加分析：II、III、aVF 导联的 ST 段显著上升，I、aVL 导联 ST 段对应性压低及 Q 波形成可诊断急性下壁梗死，由于 V_2、V_3 导联 R 波的振幅较高（与 r_{V_1} 比较而言）及 ST_{V_2} 明显压低（与左右相邻的 V_3、V_1 导联相比较，就更突出）可考虑有正后壁急性心肌梗死。而在 V_{4R}、V_{5R}、V_{6R} 导联则可见到较典型的提示右心室心肌梗死的 Q 波形成及 ST-T 的单向曲线式上升，$ST_{V_1 \sim V_{3R}}$ 也上升。综合这些特点，右心室心肌梗死的心电图诊断是很可靠的。

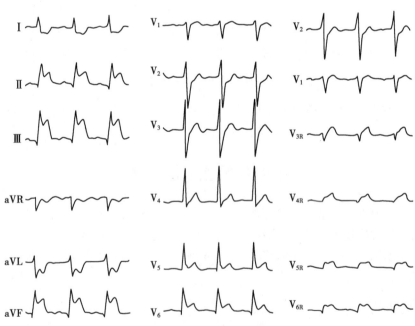

图 4-31 下后壁及右心室心肌梗死心电图
（引自 Brant S H. Br Heart J, 1983, 49: 368.）

非 ST 段升高的急性心肌梗死

"典型"的急性心肌梗死，心电图变化为 ST 段抬高，继之出现 Q 波，过去曾称之为透壁性（transmural）心肌梗死或 Q 波型心肌梗死。对没有明显 ST 段升高，而只具有 T 波规律或不规律变化者称为心内膜下心肌梗死或非透壁性、非 Q 波型心肌梗死，这类心肌梗死目前已被称为"非 ST 段升高的心肌梗死"（图 4-32）。急性心肌梗死是否有 ST 段升高，具有不同的发病机制，处理原则也不同。据国内外大宗病例的观察，非 ST 段升高的心肌梗死较多见于多支冠状动脉病变，有复发梗死趋向，冠状动脉阻塞以斑块表面血小板聚集及活性增加有关，处理应以抗血小板活性治疗为主。这类患者心电图因无 Q 波形成，ST-T 改变亦不具特异性，诊断应密切结合血清心肌标记物的升高。应注意与一般的心绞痛、急性心包炎、电解质紊乱及药物影响、急性脑血管疾病鉴别。一般心绞痛为短暂缺血，ST-T 改变较为轻微，持续时间短暂，血清心肌标记物不升高。急性心包炎为较广泛的多导联 ST 段轻度升高，持续时间短暂，继之以长时期 T 波倒置，没有进行性演变，临床常有发热及心包积液等伴随

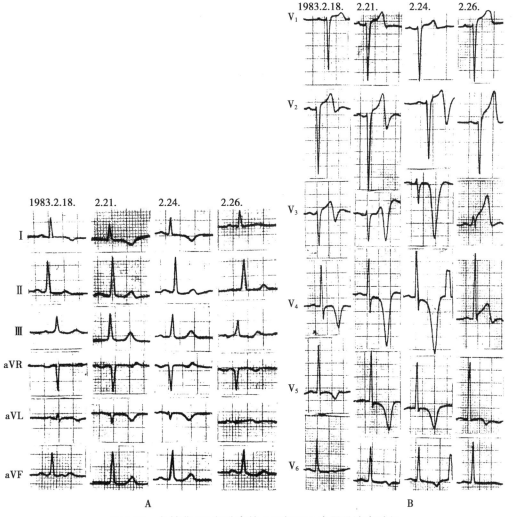

图 4-32　急性非 ST 段升高的心肌梗死心电图及演变过程

情况。脑出血、蛛网膜下腔出血等可在胸前导联出现宽而深的 T 波倒置，伴有 Q-T（u）延长。这些变化也可见于肢体导联，T 波的倒置情况也可出现逐渐增深、变浅，再恢复至基线的与心肌梗死所见无法区别的现象。此种情况下是否合并急性心肌梗死，应该尽力寻找其他证据。例如，血清心肌标记物升高变化以及由超声或核素检查发现有无局部心壁运动障碍和持久的血流灌注缺损区。急性脑血管性疾病引起此种 T 波倒置及 QT 间期延长的机制尚无定论，较受注意的解释是正常左心室前壁、后壁交感神经的支配属于左、右两侧不同的交感神经节。正常情况下保持一定平衡，前、后壁心肌复极时间保持同步状态（synchronization）。急性脑血管疾病时，脑部自主神经中枢受到压迫等，造成急性紊乱状态，引起双侧交感神经节发出激动的张力与强度不同，各部位心肌复极失去同步性能而引起此种宽而深的 T 波倒置。至于电解质及药物影响，则有临床代谢紊乱以及患者接受不同药物治疗的有关资料及特点。

持续性 ST 段升高的心肌梗死

急性心肌梗死引起的 ST 段升高，因坏死区周围心肌逐渐受到再灌注，往往在数小时或数日内便逐渐降低直到接近正常水平。多数患者在冠状动脉阻塞后不久，"损伤型"的 ST 向量改变也逐渐为"缺血型"的 T 向量改变所代替（即自 ST 段升高变为仅有 T 波倒置）。但在一小部分病例中，未能及时地接受介入处理或梗死范围较广泛的患者，ST 段升高可以持续数月之久，此时心肌梗死的急性阶段已经度过，没有理由认为这种持续性的 ST 段升高意味着急性期的损伤持续存在。一般认为，如 ST 段升高持续 6 个月以上，可考虑有心室壁瘤，因为这时梗死区已为致密的瘢痕组织所代替。心室壁瘤产生持续性 ST 段升高的机制尚未完全阐明。有的作者认为，可能是由于心脏收缩时贴近心室壁瘤边缘的正常心肌的反常运动产生电流所致。Sodi-pallares 则认为，当心脏收缩时，心室壁瘤的瘢痕组织与邻近的正常心肌

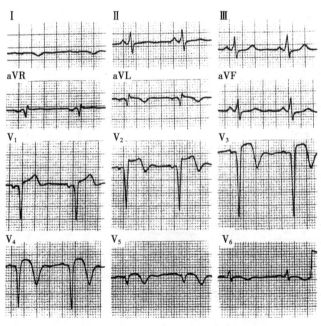

图 4-33　广泛前壁心肌梗死合并心室壁瘤一例

间相反的运动导致损伤电流，因而产生 ST 段向量异常。目前已有确切、便利的方法检查心室腔大小及室壁运动的变化，例如二维超声心动图以及核素血池扫描等。临床医生在没有有关临床资料佐证的情况下，不宜只凭 ST 段持续升高做出心室壁瘤形成的诊断（图 4-33）。

心 房 梗 死

在心室壁梗死时，心房肌亦可能被波及，没有心室肌梗死不可能从心电图做出心房梗死诊断。当心室肌梗死合并有如下心电图改变及临床背景时，可考虑同时有心房梗死的可能：①系列检查中发现 PR 段升高或压低；②宽性 P 波形态畸形并有动态变化；③在血流动力学稳定的情况下出现较为持久的房性异位心律。是否合并有心房梗死的临床意义并不重大，处理仍根据心室梗死及周身情况而定。

陈旧性心肌梗死

心脏病临床工作者都有这个体会，心电图对于诊断急性心肌梗死是相当可靠的，如某些导联在 ST 段上升及进行性 T 波倒置的基础上新发生了异常 Q 波，或 R 波较以往明显减低，即可作为诊断急性心肌梗死的根据。但是对于陈旧性心肌梗死的诊断却不是这样简单，有时甚至很困难，原因如下。

1. 陈旧性心肌梗死除了最初 0.03~0.04s QRS 向量异常（在某些导联上表现为异常 Q 波）以外，ST 段及 T 波可以恢复正常，这时只能根据某些导联的异常 Q 波来诊断。但也可能因梗死范围过小，瘢痕收缩，或是梗死区呈网状、片状而分布弥散，使心肌所产生的异常向量互相抵消，因而不出现异常 Q 波。此外，由于束支阻滞使心室除极顺序发生了改变，因而遮盖了心肌梗死瘢痕的"窗口"作用，在窦性心律时不见 Q 波，而室性期前收缩时反而可能暴露出 Q 波。就心电图与尸检的对照研究来看，1971 年 Horan 等根据 1500 例陈旧性心梗患者资料，取其中 1184 例正常传导的心电图及其心脏病理所见，着重研究了依靠心电图异常 Q 波判断陈旧性心肌梗死的问题。在 1184 例心电图中，845 例心电图无异常 Q 波的患者中，163 例的病理解剖发现有心肌梗死的瘢痕，即漏诊率近 20%。416 例病理证实有心肌梗死，其中有异常 Q 波的为 253 人，敏感性为 61%，假阴性率为 39%；768 例无心肌梗死者，无异常 Q 波的 682 人，特异性为 89%，假阳性率为 11%。

2. 异常 Q 波并不完全是心肌梗死或其瘢痕所致。这点在临床上相当重要，因为不少人因这种并不存在的"陈旧性心肌梗死"，无端的加重不必要的心理负担，甚至失去了工作能力。

3. 右侧胸前导联 V_1、V_2 一般认为系反映间壁心肌梗死的较好导联，但这两个导联出现的异常 Q 波或 QS 波，有许多并不是由于心肌梗死所致。前述一组作者的观察，在心电图 V_1、V_2 导联有异常 Q 波或 QS 波的 39 例患者中，尸检心肌没有坏死的瘢痕者竟达 21 例，就值得我们注意。除心肌梗死以外，一般在下列情况中，可于 V_1、V_2 导联出现 Q 波或 QS 波：①正常初始 0.03~0.04s QRS 向量是指向左下方略向后的，大部分右侧胸壁应该记录出正常的 Q 波，其边缘接近于 V_1 导联电极，因此该电极位置稍有变动，即可于 V_1 导联出现 Q 波或 QS 波。②当 QRS 综合向量指向左后时（如横位心脏、左心室肥厚、左束支阻滞），V_1、V_2 导联即可记录出 QS 波。③高度肺气肿由于膈肌下降，整个 QRS 综合向量环位置下移，并指向后方，此时 V_1、V_2 导联甚至 V_3 导联都可记录出 QS 波，在这种情况下，如将各胸壁电极向下移一肋间，便可描记出正常的 rS 波形。④当电轴右偏，右心室肥厚及右束支阻滞合并心脏显著转位时，正常的自左至右的室间隔除极向量，可能与 V_1 导联垂直，或投影于其负侧而记录出 qR 波。所以每当根据右侧胸壁导联出现 Q 波或 QS 波，在考虑诊断间壁陈旧性心肌梗死前必须注意除外上述情况。有的作者认为 V_1、V_2 导联如出现 qrS 波或 qRs 波，则不论其 Q 波的振幅、时间如何，都应考虑为心肌梗死或瘢痕病变。这是因为心肌梗死或侧支循环形成时，瘢痕中可有"岛状"的正常心肌存在，因而可以正常除极出现小 r 波。另外，正常的 QRS 开始部位的 $0.001 \sim 0.005$s 向量是室间隔左侧中部除极所产生的，指向右前方，理应在 V_1、V_2 导联产生小 r 波，该最初向量的消失，不论是心肌或传导组织病变所致，都是不正常的。但这种"轻微"改变的临床意义，则应结合其他资料而定。总之，目前看来，孤立地从 $V_1 \sim V_3$ 导联呈现 Q 波或 QS 波而没有 ST-T 改变来判断间壁陈旧性心肌梗死是不可靠的。

4. Ⅰ、aVL、$V_5 \sim V_6$ 导联　左心室侧壁梗死后，初始 $0.03 \sim 0.04$s QRS 向量在额面及横面都投影在这些导联的负侧，因而出现异常 Q 波。应该注意的是，正常的"间壁 q 波"，也出现在这些导联上，但宽度一般不超过 0.02s，振幅不超过 R 波的 1/4，自然不应该误认为心肌梗死。如果在这些导联上全部出现超过 0.03s 的 Q 波，则应认为是陈旧性侧壁梗死。根据较大数量的心电图与尸检的对照，在上述导联中出现异常 Q 波时，诊断陈旧性侧壁心肌梗死的可靠性较大。但应指出的是，近年来心肌病不像过去认为的那样少见。例如肥厚梗阻型心肌病，由于室间隔心肌常显著肥厚，这些病例心电图的一个明显特点就是在 Ⅰ、aVL 以及左侧胸前导联出现较深的 Q 波，通常还可见心室肥厚的心电图改变。此病常于青壮年时期发病，多有心脏扩大，胸骨左缘三、四肋间可听到收缩期杂音，超声心动图检查可见非对称性心肌肥厚。单独 aVL 导联出现宽于 0.03s 的 Q 波，判断是否有高侧壁梗死时，则与电轴的偏斜度有密切关系：如电轴右偏（aVL 的 QRS 主波向下），则这类 Q 波应该认为正常；如电轴左偏（aVL 的 QRS 主波向上），则该导联出现 >0.03s 的 Q 波应认为不正常。

5. Ⅱ、Ⅲ、aVF 导联　一般来说下壁（实际上是贴近膈肌的左心室心尖部）的心肌梗死，在这 3 个导联出现异常 Q 波。在这 3 个导联中如果个别或只一部分出现异常 Q 波，应具体分析，如Ⅲ导联由于正常初始 $0.03 \sim 0.04$s QRS 向量是指向左下方，便与Ⅲ导联的导联轴大致垂直，心脏位置稍有变化（如呼吸动作引起膈肌升降，平卧或直立对心脏位置的影响等），都可使初始 $0.03 \sim 0.04$s QRS 向量投影于Ⅲ导联的负侧而形成 Q 波，因此只是Ⅲ导联出现异常 Q 波，不能作为下壁梗死的依据，可以说大多数是正常的。如果只是 aVF 导联出现异常 Q 波，若电轴左偏，aVF 导联的 QRS 主波向下也属正常。Ⅲ、aVF 导联同时出现异常 Q 波，则有可能是陈旧性下壁梗死，也有可能系心脏转位或其他原因（如电轴左偏）所致。可使患者再做深吸气后心电图。如果深吸气后Ⅲ、aVF 导联的异常 Q 波消失或明显缩小，则有可能是心脏转位所致。Ⅱ、Ⅲ、aVF 三个导联都出现异常 Q 波，没有其他原因可以解释的，过去便认为可以肯定诊断为陈旧性下壁梗死。但这里应该指出两点：①前曾引证过的一系列心电图与尸检对照研究，作者发现Ⅱ、Ⅲ、aVF 导联有异常 Q 波的 56 例中，尸检时 31 例无心肌坏死；②某些急慢性肺部病变（肺栓塞、肺气肿），由于右心室的扩张、转位，以致电轴显著左偏，以及预激综合征中某些异常传导等，都可在Ⅱ、Ⅲ、aVF 三个导联中出现异常 Q 波。因此，目前看来若不结合临床资料，而仅凭Ⅱ、Ⅲ、aVF 导联的异常 Q 波来判断有无陈旧性心肌梗死是很困难的。

　　以上分别谈到各导联的异常 Q 波在诊断不同部位陈旧性心肌梗死的意义及其局限性。但就目前情况来说，分析常规 12 导联所出现的异常 Q 波仍不失为一个较实用的办法。一般来说，当个别导联出现异常 Q 波时，在诊断陈旧性心肌梗死前，必须注意除外一些非梗死情况。当较多导联都出现异常 Q 波时，诊断陈旧性心肌梗死相对可靠。

参 考 文 献

1. 王思让. 心肌梗死//黄宛. 临床心电图学. 第 5 版. 北京：人民卫生出版社，1998.

2. David MM, Ary LG. Myocarclial ischemia and infarction//Braunwald, Zipes, Libby's. Heart Disease. 6th ed. Vol Ⅰ. Philadelphia：Saunders Co, 2001.

3. Antzelevitch C, Sicouri S, Litovsky SH, et al. Heterogeneity within the Ventricular wall：Electrophysiology and pharmacology of epicardial, endocardial and M cells. Cir Res, 1991, 69：1427-1449.

4. Yan GX, Antzlevitch C. Cellular basis for the electrographic J wave. Circulation, 1996, 93：372-379.

第5章

心 肌 缺 血

⊙ 黄从新　江洪　黎明江

冠状动脉粥样硬化引起管腔狭窄达到一定程度，或因斑块不稳定、病变部位痉挛等，即可引起病变相关的冠状动脉供血不足。管腔的狭窄程度（固定狭窄）、粥样斑块的不稳定性（易损斑块）和病变部位痉挛（动力性狭窄）是心肌缺血严重程度的重要影响因素，临床上可表现为急性和慢性冠状动脉供血不足。急性冠状动脉供血不足多有心肌缺血的症状（心绞痛）和持续时间较短的动态心电图表现；慢性冠状动脉供血不足的患者常常无特殊的临床症状，心电图上可有 ST 段和 T 波的改变，这种改变相对稳定且持续时间较长。

急性冠状动脉供血不足的心电图诊断

急性冠状动脉供血不足多为一过性心肌缺血表现，持续时间多在 10（5～30）分钟左右，随着心肌缺血而出现心电图改变，随着缺血缓解心电图恢复正常或缺血发作前状态。

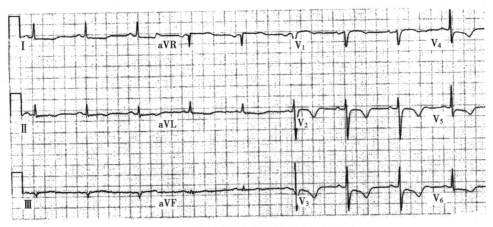

图 5-1　左心室前壁急性冠状动脉供血不足

男性患者，67 岁，稳定劳累型心绞痛发作时记录心电图，V_2～V_6 导联 ST 段水平型下移
0. 05～0. 15mV，伴 T 波倒置，提示左心室前壁急性冠状动脉供血不足，I 和 aVL 导联 ST 段也有下移提示左心室侧壁急性冠状动脉供血不足

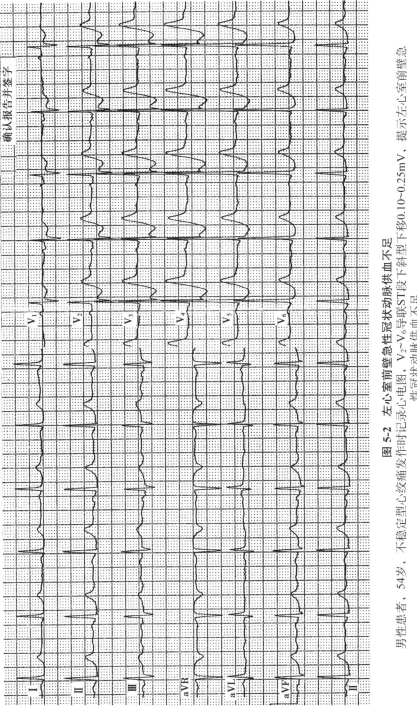

图 5-2　左心室前壁急性冠状动脉供血不足

男性患者，54岁，不稳定型心绞痛发作时记录心电图，V₂～V₆导联ST段下斜型下移0.10～0.25mV，提示左心室前壁急性冠状动脉供血不足

心电图表现

ST 段动态变化　　ST 段的动态改变是急性冠状动脉供血不足的特征性表现。严重的固定性狭窄因有长期慢性缺血的临床过程，冠状动脉分支间有一定的侧支循环形成，急性冠状动脉供血不足多引起心内膜下心肌缺血，ST 段表现为下移，可呈水平型或下斜型，下移幅度≥0.10mV，持续时间常在 1 分钟以上（图 5-1）。ST 段下移的幅度和持续的时间常反映心肌缺血的程度。下移的 ST 段与 R 波的夹角（R-ST 夹角）大于 90°时为下斜型下移，是严重心肌缺血的表现（图 5-2）。部分患者因慢性供血不足已有 ST 段下移，当急性供血不足时 ST 段可在原有的基础上进一步下移达 0.10mV 以上。

ST 段下移多提示相对稳定的心内膜下心肌急性缺血。当斑块不稳定而致管腔狭窄在短时间内加重，或在狭窄的基础上出现痉挛，此时由于冠状动脉分支之间没有侧支循环形成，急性冠状动脉供血不足多引起透壁性心肌缺血，ST 段弓背向上型抬高，幅度常达 0.10mV以上，部分患者伴有 QRS 波增宽和 T 波高尖（图 5-3）。急性缺血累及前壁可伴有血压升高，少数患者可诱发急性心功能不良，部分患者可出现室性心律失常，以室性期前收缩和短阵室性心动过速常见。急性缺血累及下壁常伴有窦性心动过缓或不同程度的房室阻滞（图 5-4）。缺血消失或缓解后 ST 段可回到正常状态或缺血发作前状态，部分患者可出现异常 Q 波，持续数小时后消失，提示严重缺血引起心肌顿抑。急性心肌缺血持续时间过长者可发展为急性心肌梗死。

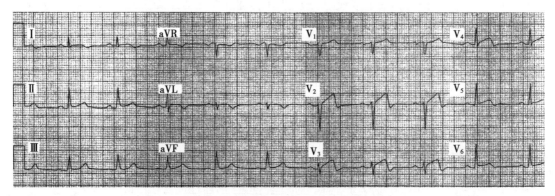

图 5-3　前间壁急性冠状动脉供血不足

男性患者，64 岁，静息型心绞痛发作时记录心电图，$V_2 \sim V_6$ 导联 ST 段抬高 0.05 ~ 0.15mV，伴 T 波双向，提示左心室前间壁急性冠状动脉供血不足

ST 段改变是急性冠状动脉供血不足的重要特点，不论 ST 段抬高还是下移很少局限在某一导联，应至少出现在相邻的两个或两个以上的导联。冠状动脉对心肌的血液供应呈区域性分布，某一区域急性冠状动脉供血不足常出现相应的 ST 段变化。急性左心室前间壁供血不足时，$V_1 \sim V_4$ 导联 ST 段改变（图 5-3）；缺血累及到左心室前壁则 $V_4 \sim V_6$ 导联出现 ST 段变化（图 5-1、图 5-2）；急性左心室高侧壁供血不足时 I 和 aVL 导联 ST 段异常（图 5-1）；左心室下壁和后壁供血不足时多发生 II、III、aVF 导联 ST 段异常（图 5-4）。上述 ST 段变化规律是以某一支冠状动脉供血不足而论的，临床上不少患者冠状动脉多支多处存在严重而弥漫的狭窄，常在慢性供血不足的基础上发生多区域急性供血不足，不同区域 ST 段变化相互影响而出现 ST 段变化规律、下移或抬高幅度等不典型表现，有时呈现伪性正常化改变。

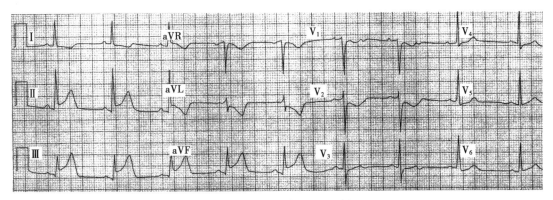

图 5-4　左心室下壁急性冠状动脉供血不足

男性患者，47 岁，夜间发作心绞痛时记录心电图，Ⅱ、Ⅲ、aVF 导联 ST 段抬高 0.10 ~ 0.15mV，伴 T 波高尖，Ⅰ、aVL 导联 ST 段下斜型下移 0.05 ~ 0.15mV，提示左心室下壁急性冠状动脉供血不足

此外，ST 段抬高的急性供血不足多为较大范围的透壁性心肌缺血，常有对应区域的 ST 段下移。如图 5-4 所示Ⅱ、Ⅲ、aVF 导联 ST 段抬高伴有Ⅰ、aVL 和 V$_2$ ~ V$_5$ 导联 ST 段对应性下移。

急性冠状动脉供血不足时 ST 段变化的另一特点为动态性或一过性，缺血发作和缺血缓解后分别记录心电图更具诊断意义。如图 5-5 所示，缺血发作时记录心电图（图 5-5A）显示Ⅱ、Ⅲ、aVF 导联 ST 段抬高 >0.10mV，伴 T 波高尖，Ⅰ、aVL 导联 ST 段水平型下移

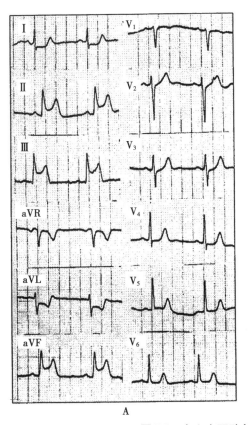
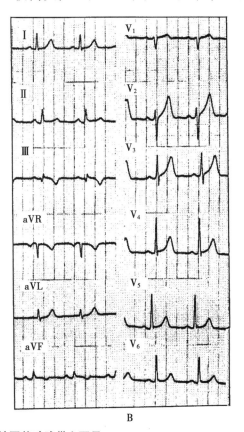

A　　　　　　　　　　　B

图 5-5　左心室下壁急性冠状动脉供血不足

>0.10mV，提示左心室下壁急性冠状动脉供血不足而出现 ST 段抬高，左心室高侧壁导联表现为对应性 ST 段下移。缺血缓解后记录心电图（图 5-5B）显示 Ⅱ、Ⅲ、aVF 导联 ST 段恢复正常，Ⅰ、aVL 导联 ST 段也恢复正常，Ⅲ导联出现 q 波提示严重缺血引起部分心肌顿抑，该患者三日后经冠状动脉造影证实为右侧冠状动脉近段重度狭窄（80%），无侧支循环形成，病变基础上发生痉挛导致血流中断是引起急性下壁透壁性心肌缺血的原因。

T 波动态变化 急性冠状动脉供血不足也可引起 T 波一过性变化，可表现为 T 波形态高尖、低平、双向或倒置，这种变化很少单独出现在急性心肌缺血的发作过程中，常常与 ST 段改变伴随出现。T 波改变也有一定的规律，透壁性缺血时心肌各层动作电位时限出现明显变化，以心外膜面动作电位时限缩短最明显，心外膜面过早复极但复极方向不变，缺血部位伴随 ST 段抬高而出现 T 波异常高尖。如图 5-5A 中下壁缺血时 Ⅱ、Ⅲ、aVF 导联 ST 段抬高伴 T 波高尖，伴随缺血的缓解，T 波形态逐渐恢复到缺血发生前的状态，部分患者可出现部分导联 T 波低平或倒置，如图 5-5B，Ⅱ 导联 T 波恢复正常，Ⅲ、aVF 导联 T 波由缺血时的高尖变为倒置，这种变化常可持续数小时。图 5-6 为严重急性下壁供血不足的心电图变化过程。上午 10 点 29 分 13 秒记录心电图正常，10 点 30 分患者突然发生心前区疼痛，10 点 31

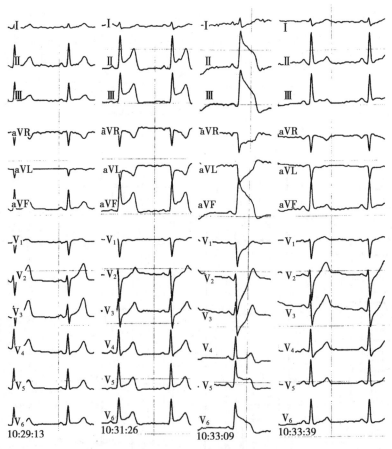

图 5-6 急性下壁供血不足

不同时间（左下角）记录的心电图，左图（10：29：13）为缺血发作前，右图（10：33：39）缺血缓解后，中间（10：31：26 和 10：33：09）为缺血发作中的 Holter 12 导联心电图

分 26 秒心电图显示 Ⅱ、Ⅲ、aVF、V₅ 和 V₆ 导联 ST 段抬高，T 波高尖，Ⅰ、aVL、V₂ 和 V₃ 导联 ST 段下移，T 波振幅降低或倒置。10 点 33 分 09 秒缺血进一步加重，ST 段变化更加明显，Ⅱ、Ⅲ、aVF 导联高尖的 T 波与抬高的 ST 段融为单向曲线，30 秒后缺血缓解，ST 段恢复正常，T 波也恢复到接近缺血发作前状态。心内膜下心肌缺血多为轻中度急性冠状动脉供血不足，此时仅有心内膜心肌层的动作电位时限缩短，导致心内膜面过早复极而使复极方向发生改变，伴随 ST 段下移出现 T 波低平或倒置（图 5-7）。

一过性 U 波变化　急性冠状动脉供血不足可引起 U 波一过性变化，U 波倒置相对多见，既可单独出现，也可与 ST 段和 T 波异常改变伴随出现。部分左心室前壁急性缺血可出现 U 波直立（图 5-8），常伴有心率增快或心动周期缩短。U 波变化与 ST 段和 T 波改变一样，通常为一过性，随着缺血缓解而恢复正常或恢复到缺血发作前状态。

异常 Q 波　急性冠状动脉供血不足可形成异常 Q 波，但多发生在严重心肌缺血时，尤其是 ST 段抬高的心肌缺血，往往 ST 段恢复后 Q 波不消失或出现新 Q 波。出现异常 Q 波可能反映透壁性缺血后一部分心肌发生顿抑而出现电静止，此时血液中提示心肌坏死的血清心肌标记物并不升高，随着心肌缺血的缓解，异常 Q 波数分钟至数小时后消失，少数患者的异常 Q 波可持续长达数日。如为严重而持续时间较长的缺血，此时出现异常 Q 波可能已预示发生了小范围的心肌梗死。急性冠状动脉供血不足形成的异常 Q 波可以为 q、Q 或 QS 形，出现在有 ST 段改变的导联（图 5-4）或有 ST 段改变的部分导联（图 5-5）。

一过性心律失常　急性冠状动脉供血不足导致的心肌缺血性损伤可引起多种心律失常。室性快速性心律失常最为常见，急性 ST 段抬高和严重 ST 段下移的心肌缺血均可伴发频发室性期前收缩、短阵性或持续室性心动过速，其中多形性，且配对间期较短（R on T）的室性期前收缩和多形性室性心动过速可诱发心室颤动。发生室性心律失常与心肌缺血的部位无关，与缺血的范围和严重程度有一定关系。急性缺血引起的正常心肌、缺血心肌和损伤心肌之间的电流差异，以及复极离散程度的不均一性的增加是室性心律失常发生的重要基质和电生理机制。此外，冠状动脉供血恢复引起的灌注损伤也是发生一过性室性心律失常的机制和原因（图 5-9）。严重缓慢心律失常多出现在急性下壁心肌缺血时，可表现为窦性心动过缓、窦性停搏、窦房阻滞和不同程度的房室阻滞。少数患者可出现一过性左或右束支阻滞或分支阻滞。此外，急性心肌缺血也可以引起快速性室上性心律失常，以窦性心动过速和阵发性心房颤动相对多见。

急性心肌缺血的临床类型与心电图变化

无症状性心肌缺血　无症状性心肌缺血（silent myocardial ischemia）是指有心肌缺血的客观证据，但无心肌缺血的临床症状。虽然急性冠状动脉供血不足引起的心绞痛被认为是心肌缺血的经典临床表现，但不少患者没有心绞痛的症状，因此无症状性心肌缺血在临床上往往难以确诊。根据 Framingham 研究，近半数心肌梗死患者发作前并无心肌缺血的症状，说明即使冠状动脉粥样病变程度较重，但由于没有达到个体的心绞痛触发阈值，即使有相当严重的心肌缺血也可能没有显著的临床症状。心电图对这类患者的诊断有重要的临床价值。

动态心电图记录是发现无症状性心肌缺血患者的心电图变化的重要方法，将缺血发作时段还原成 12 导联心电图，对比分析其变化可以明确诊断。ST 段和 T 波改变主要表现为在缺血心肌对应区导联 ST 段水平型或下斜型下移，下移的幅值介于 0.05 ~ 0.15mV 之间，或在原先下移的基础上发生基线偏移，并且短时间内可以发生明显的动态变化，可以是下移程度

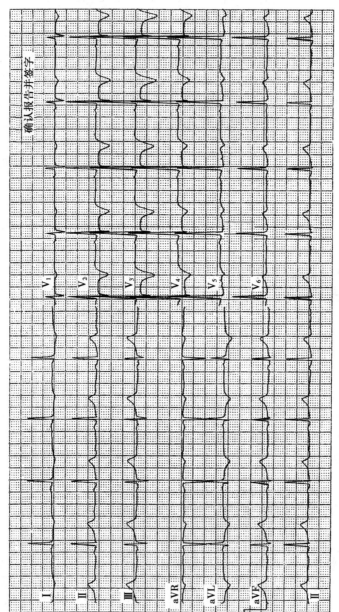

图 5-7 急性前壁缺血时T波变化

缺血发作时记录心电图，反映前壁的V₂~V₄导联ST段水平型下移0.05~0.15mV，相应导联T波双向和倒置

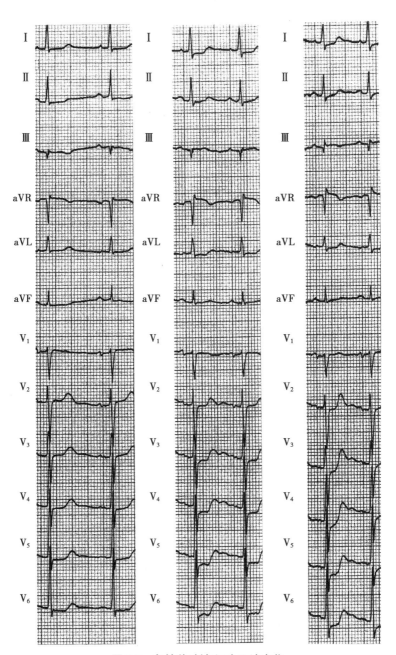

图5-8 急性前壁缺血时 U 波变化

分别为急性心肌缺血发作前（左图）和同一天两次（中图和右图）急性心肌缺血时的心电图记录。伴随 $V_2 \sim V_6$ 导联 ST 段下移而出现 U 波直立，振幅较缺血发作前明显增加，同时伴有窦性心动过速

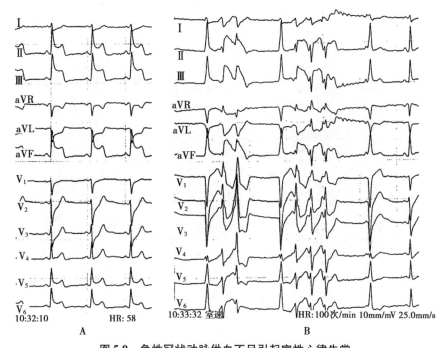

图5-9　急性冠状动脉供血不足引起室性心律失常

与图5-6为同一患者,急性心肌缺血时Ⅱ、Ⅲ、aVF导联ST段抬高（A）,伴随冠状动脉供血恢复出现短阵性室性心动过速（B）

加重,亦可以在严重缺血时发生抬高,甚至出现假性正常化（pseudo amelioration）等改变。伴随ST段异常出现T波改变,包括T波高尖、低平、双向或倒置。部分患者可出现一过性心律失常。

　　心绞痛　心绞痛（angina pectoris）是急性冠状动脉供血不足引起急性心肌缺血的重要和常见临床表现,以发作性胸痛或心前区痛为特点,临床上将其分为稳定型、不稳定型和变异型心绞痛。

　　1. **稳定型心绞痛**　稳定型心绞痛（stable angina pectoris）是劳力引起的急性心肌缺血,也称为稳定劳力型心绞痛。这类患者的静息心电图（无心绞痛发作）多表现为正常,部分患者有ST段和T波异常,主要表现为ST段轻度下移,T波低平、双向或倒置,提示这类患者已存在心肌慢性供血不足。伴随心绞痛出现的心电图动态变化具有一定的特征性,即ST段水平型或下斜型下移≥0.1mV,或在原先下移的基础上进一步下移。稳定型心绞痛发作时少有ST段明显抬高。T波改变虽然在反映心肌缺血的特异性方面不如ST段改变明显,但如果与平时的心电图进行比较,可发现明显的差别,也有诊断意义,例如静息心电图已有慢性缺血引起的T波低平或倒置,发作时可变为低平或倒置的假性正常化心电图。动态心电图记录是诊断稳定型心绞痛的有效方法,回顾分析心绞痛症状相关时段的心电图特征性改变,即可明确心肌缺血的诊断。

　　2. **不稳定型心绞痛**　不稳定型心绞痛（unstable angina pectoris）是急性冠状动脉综合征的常见类型,病理生理特点为动脉粥样斑块不稳定而病变段血管痉挛,或斑块破裂并血栓形成使血管不全堵塞,导致急性、严重的心肌供血不足。除稳定型心绞痛外的其他心绞痛均为不稳定型心绞痛。目前多将静息型心绞痛、初发型心绞痛和恶化型心绞痛归为不稳定型心绞痛的三大临床表现类型,虽然它们各自的临床表现特点不同,但心肌缺血的心电图表现相似：①如为 ST 段下移改变，则多为下斜型且幅度较大（图 5-2）；②ST 段抬高较为多见，尤其是初发型心绞痛，这类患者缺血相关血管多无侧支循环形成，急性供血不足时多为透壁性心肌缺血；③缺血发作时易出现室性心律失常和严重缓慢心律失常（图 5-9）；④心绞痛反复发作可出现异常 Q 波，提示严重缺血导致了一定范围的心肌顿抑。不稳定型心绞痛的心电图改变会随着症状的缓解而完全或部分消失。反复发作或发作持续时间较长者可出现心肌坏死，即发生了无 Q 波型心肌梗死。

3. 变异型心绞痛　变异型心绞痛（variant angina pectoris）实属不稳定型心绞痛的特殊类型，由 Prinzmetal 首先描述和提出，也称为 Prinzmetal 心绞痛。随着大量冠状动脉造影检查术的开展和资料积累，已发现变异型心绞痛患者冠状动脉造影可以是正常的，或者病变很轻微。这组患者，通过静脉注射麦角胺类药物即可诱发变异型心绞痛，心电图亦可出现相应地改变，此时冠状动脉造影显示有节段性的明显缩窄，若立即含服硝酸甘油，心绞痛可迅速缓解，ST 段亦恢复正常，这时再重复冠状动脉造影，原来显示缩窄的冠状动脉恢复正常管腔形态。因此，变异型心绞痛的发病，多为单纯冠状动脉痉挛所引起，亦可能由原有冠状动脉粥样硬化的基础上产生痉挛所致。

变异型心绞痛发作常与用力活动或情绪波动无关，心绞痛疼痛的程度较一般心绞痛剧烈，持续时间较久，而且心绞痛呈周期性，往往在夜晚、凌晨或白天的同一时间发作。变异型心绞痛的心电图改变和稳定型心绞痛明显不同，变异型心绞痛发作时心电图可见如下改变：①ST 段抬高的同时往往伴有对应导联 ST 段压低的改变，ST 段抬高有时呈单向曲线，但发作后可恢复正常，部分患者 ST 段呈先抬高后压低的表现；②T 波增高则相当常见，若发作时症状较轻，T 波可由原来低平变为直立，若发作时症状较重者，可见在 ST 段抬高的同时，T 波可变高尖，有时 T 波增高较 ST 段抬高更为显著；③若发作时症状较重，除 ST 段抬高移位外，亦可见到 QRS 波改变，即表现为 R 波增高、变宽及 S 波幅度减小；④部分患者在发作时可见 u 波倒置；⑤心律失常，以室性期前收缩较多见，亦见有房室阻滞，少数可有短阵性室性心动过速。

慢性冠状动脉供血不足的心电图诊断

慢性冠状动脉供血不足是冠状动脉粥样硬化性心脏病的重要病理生理过程，通常是严重、多支、弥漫性冠状动脉病变，同时又有丰富的侧支循环形成，使心脏处于长期的慢性缺血过程中。不同于急性冠状动脉供血不足，这类患者静息状态多不显示供血不足的临床症状，其心电图的改变也是长期的、相对稳定的异常变化，而且这些变化的敏感性和特异性相对较低，有时仅依据心电图的异常改变难以作出慢性冠状动脉供血不足的正确诊断。但是仔细观察和分析心电图的异常改变和变化特点常常能获得诊断线索和需要进一步检查的依据。

ST 段改变

慢性冠状动脉供血不足引起的慢性心肌缺血主要是心内膜下心肌的缺血，因而并不具备急性心肌缺血时 ST 段的明显升高、下移，以及伴随的 T 波有规律的变化，仅在部分导联记录出非特异性 ST 段轻度压低（0.05～0.15mV）及 T 波低平、双向或倒置。此外，在慢性缺血时，ST 段变化相对缓慢，有时历时数月或数年而改变仍然轻微，且多数改变呈波动性，即在接近正常与接近明确诊断标准的图形之间更替。因此当怀疑慢性冠状动脉供血不足时，往往需要对患者进行较长时间的跟踪随访，根据其病程进行一系列的心电图检查，或者对患者的不同时间的心电图演变状态进行详细的比较（图 5-10）。部分患者在慢性缺血的基础上可发生急性缺血，此时记录心电图并与以往进行比较，可见 ST 段在原已下移的基础上进一步下移，或原来下移的 ST 段恢复正常，即出现假性正常化表现。

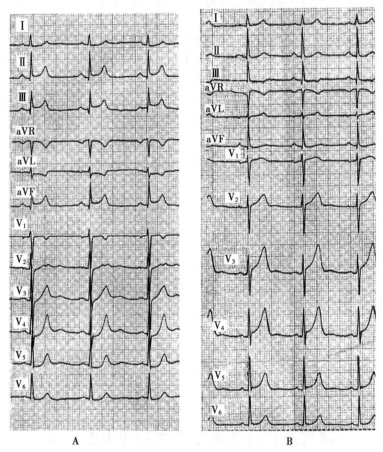

图 5-10 慢性冠状动脉供血不足

A 图显示Ⅱ、Ⅲ、aVF 导联 ST 段轻度抬高，Ⅰ、aVL、V₄ ~ V₆ 导联 ST 段轻度下移；B 图为两周后记录，Ⅱ、Ⅲ、aVF、Ⅰ、aVL、V₄ ~ V₆ 导联 ST 段恢复正常，Ⅱ、Ⅲ、aVF 导联 T 波低平和双向，冠状动脉造影证实左冠状动脉前降支慢性闭塞，远段与右冠状动脉形成侧支循环

T 波改变

慢性冠状动脉供血不足常有 T 波变化，包括 T 波低平、双向或倒置（图 5-11）。

T 波低平 T 波的改变最具非特异性和易变性特点，主要在于心肌复极影响因素较多且不同复极区域对 T 波不均一所致，心肌少量的或较轻微的缺血即可引起 T 波变化。T 波低平表现在以 R 波为主的导联上 T 波幅值 <1/10 的 R 波幅值，多在几个表示相同区域的导联如Ⅰ、aVL 或Ⅱ、Ⅲ、aVF 或 V₄ ~ V₆ 导联均表现为低平，为这些部位轻微缺血所致。

T 波双向 一般认为 T 波双向是左心室部分缺血心肌与正常心肌间复极不均一的表现，亦可能是除极后缺血心肌电兴奋性下降的结果。多表现为连续变化的 T 波变化趋势突然变

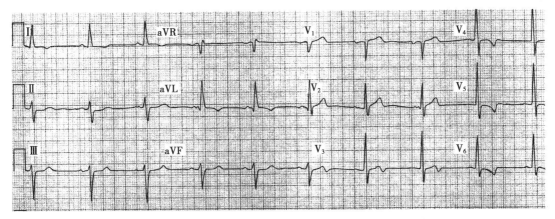

图 5-11 慢性冠状动脉供血不足

Ⅱ、Ⅲ、aVF 导联 ST 段轻度下移，Ⅰ、aVL 导联 T 波倒置，$V_3 \sim V_6$ 导联 T 波双向和倒置，冠状动脉造影证实左冠状动脉前降支和右冠状动脉多处重度狭窄

化或中断，如 $V_1 \sim V_6$ 导联中 $V_3 \sim V_5$ 导联呈双向而其他导联均呈直立。

T 波倒置 慢性冠状动脉供血不足的典型倒置 T 波呈窄基底且双肢对称、幅值较深图形，亦称"冠状 T 波"，多在短时间内呈动态变化，可以呈低平甚至直立，T 波的幅值也多变，所见导联与缺血部位相关程度较高。

QRS 波变化

由于慢性冠状动脉供血不足引起心肌坏死的几率较低，因而静息心电图上多无异常 Q 波形成，但心肌缺血可引起部分心室肌电传导速度减慢继而使静息心电图上 QRS 波时限延长，这一改变在信号平均心电图、高分辨心电图、高频 QRS 心电图或心向量图中更为显著。在怀疑冠心病且其他危险因素大致一致的人群中，QRS 时限≥105ms（男性≥118ms，女性≥101ms）的个体 5 年内发生缺血事件引起猝死的几率显著高于对照组，提示慢性冠状动脉供血不足患者 QRS 波时限延长是重要的独立预测因素。图 5-11 是慢性冠状动脉供血不足的典型心电图变化，除有 ST 段和 T 波的异常外，QRS 波增宽达 110ms，冠状动脉造影也证实该患者有两支血管多处重度狭窄。

心律失常

由于慢性心肌供血不足，心脏的起搏与传导系统功能被抑制，从而引起阻滞或异位心律失常。这类心电图改变将在心律失常各章中分别加以叙述。需要指出，引起上述心律失常原因可能还涉及自主神经、内分泌系统功能状态，以及全身代谢的影响、药物的作用等。如不能排除其他原发性心肌损害如心肌炎、心肌病等，仅凭阻滞或异位心律，而缺乏其他临床或实验室检查证据支持，不能诊断为慢性冠状动脉供血不足或慢性心肌缺血。

其他非特异性表现

U 波倒置也是慢性冠状动脉供血不足的表现之一，其出现提示由于缺血，正常心肌的负荷加重。此外，由于慢性心肌缺血引起左心室顺应性减低而致左心房负荷增加，V_1 导联 P 波终末电势（Ptf-V_1）绝对值≥0.03mm。

诊断冠状动脉供血不足的心电图试验

在冠状动脉供血不足的诊断中，对于那些心电图不典型的可疑患者，除了应用冠状动脉多排 CT、冠状动脉造影术、超声心动图及心脏放射性核素检查外，心电图工作者亦积极采用各种方法以检出冠状动脉供血不足，如增加患者体力负荷或者给予一定量的药物负荷，用以观察负荷前后的心电图变化，以确定冠状动脉供血不足的诊断。

心电图运动负荷试验

许多冠心病患者，尽管冠状动脉供血的最大储备能力已下降，但在静息状态下，其心肌耗氧量较少，冠状动脉血流量尚能满足心肌对氧的需要，并无冠状动脉供血不足的临床和心电图表现。此外，部分不典型心绞痛患者，平时心电图大多正常或只有一些非特异性改变，或者由于心绞痛发作时间短暂，难以在发作时描记心电图。通过运动使心肌耗氧增加，超过冠状动脉供血能力而诱发心肌缺血的心电图表现，用以明确诊断。目前应用于临床的心电图运动负荷试验主要有活动平板和踏车运动试验，后者的优点是踏车占地面积较小，运动时躯干动作幅度小，因而可以减少运动时心电图记录的伪差。

目前运动试验的运动量常采用次极量（submaximal）或极量（maximal），即在运动过程中连续监测心电图及血压直至患者体力的最大负荷（极量）为终点，当运动心率达最大心率的 85% ~90% 时为次极量运动（年龄预计的最大心率 = 220 - 年龄）。根据不同负荷程度的氧耗量得出不同年龄组相应的目标心率。老年人和冠心病患者可采用改良 Bruce 方案。满意的运动方案应能维持 6 ~12 分钟运动时间。有时需根据症状来确定运动终点，因为运动试验常在未达到极量或次极量运动水平时已出现重度心肌缺血（心绞痛、ST 段下移）而终止运动，这种症状限制性运动试验是以患者出现重度症状和体征为终止运动的指标，除心肌缺血外尚有血压下降、严重心律失常、呼吸困难、头晕、步态不稳等。

试验前描记受试者 12 导联卧位平静心电图，测量血压作为对照。正式试验前，检查者先作活动平板行走示范。运动中通过示波屏对心律及 ST-T 改变进行心电监测，运动中每 3 分钟记录 V_1、V_5、aVF 导联心电图及测量血压一次，并按方案自动或手动每 3 分钟增加一次速度级别及一次坡度级别。直到达到目标心率或出现下列情况为运动试验终点：①出现心绞痛；②ST 段下降达 0.2mV；③严重心律失常；④心率在 1 分钟内减少 20 次；⑤收缩压下降 20mmHg；⑥步态蹒跚或极度疲劳不能坚持试验。

冠状动脉供血不足的运动心电图改变

ST 段 运动诱发的心肌缺血，ST 段表现有三种：ST 段下移、抬高或正常化。

1. ST 段下移 是运动试验中常见的心肌缺血表现。运动中出现 J 点下移是一种正常反应，J 点后 ST 段快速（>1mV/s）上斜型下移 <0.15mV 也视为正常。J 点后 80ms 处 ST 段缓慢上斜型降低 ≥0.15mV 并持续到 J 点后 0.08s 视为异常。ST 段水平型下移和下斜型下移 ≥0.1mV，持续 80ms 为异常，是诊断心肌供血不足的重要根据（图 5-12）。ST 段下斜型下移较水平型下移更有意义，特异性最高，假阳性率小于 5%。运动前已存在 ST 段异常者，运动后诱发 ST 段的下移应在原有基础上再下移 0.1mV，并持续 2min 以上，其特异性较运动前无 ST 段下移者低。ST 段压低的程度、涉及的导联数、出现的时间、持续的时间与冠心病的

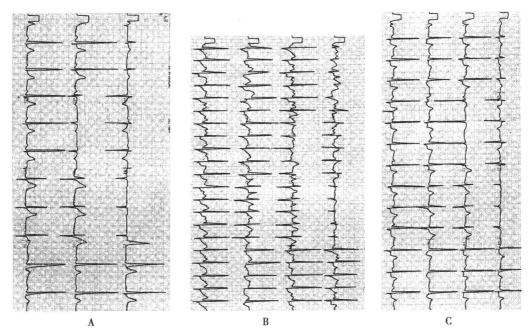

图 5-12　运动试验诱发冠状动脉供血不足

A. 运动前显示正常心电图；B. 运动中（心率：142 次/分）出现Ⅱ、Ⅲ、aVF 和 $V_4 \sim V_6$ 导联 ST 段下移 $0.1 \sim 0.15\text{mV}$；C. 运动终止后 6 分钟（心率：88 次/分）仍显示Ⅱ、Ⅲ、aVF 导联 ST 段水平型下移 $0.05 \sim 0.1\text{mV}$，$V_4 \sim V_6$ 导联 ST 段下斜型下移 $0.05 \sim 0.1\text{mV}$

危险度及严重程度相关。在较低的运动负荷和心率、血压双乘积时出现 ST 段下移提示预后较差，可能为多支血管病变。

2. ST 段抬高　ST 段抬高 $\geqslant 0.1\text{mV}$ 提示严重透壁性心肌缺血。ST 段抬高出现于有心肌梗死病史且遗留病理性 Q 波的导联或无病理性 Q 波的导联，其意义不同，有病理性 Q 波的导联的 ST 段抬高是由于局部心肌运动障碍或心室壁瘤形成。无病理性 Q 波导联出现 ST 段抬高，提示病变可能位于血管近端或由于冠状动脉痉挛引起。运动诱发 ST 段抬高者更易发生室性心律失常（图 5-13）。

3. ST 段正常化或无变化　静息时心电图已有 ST 段下移，运动时恢复正常，可能是心肌缺血的一种表现，但不特异。

4. 最大 ST/HR 斜率　正常人运动时 ST 段下移程度轻，很少超过 0.1mV，且最大 ST 段下移多发生在心率接近 140 次/分时。冠心病患者在心率并不很快时就出现 ST 段下移。ST 段下移经心率校正能提高运动试验的敏感性。各导联根据不同心率时 ST 段下移绘制成曲线，用统计学方法求出回归方程的最大斜率。随运动负荷的增加，同样的心率变化引起的 ST 段下移逐渐加重，到运动终点前达最高值。最大 ST/HR 斜率 $\geqslant 2.4\text{mV/}（次·\text{min}）$ 视为异常，$\geqslant 6\text{mV/}（次·\text{min}）$ 常提示三支血管病变。

U 波变化　U 波倒置可出现于左心室肥厚、冠心病、主动脉及二尖瓣反流患者，由左心室舒张功能异常引起。静息心电图正常，运动诱发 U 波倒置提示心肌缺血病变可能在左前降支。

QT 间期　有研究表明 QT 间期延长与冠心病、高血压性心脏病相关性好。正常人运动使 QT 间期缩短，冠心病患者运动使 QT 间期延长或不变。

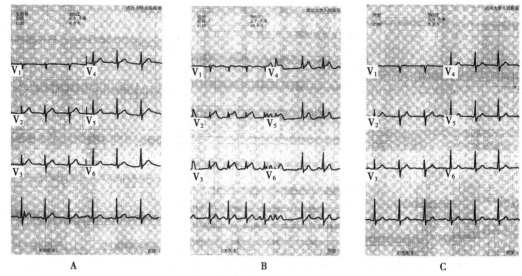

图 5-13　运动试验诱发冠状动脉供血不足

A. 运动前显示正常心电图（心率：75 次/分）；B. 运动中（心率：100 次/分）出现 $V_2 \sim V_5$ 导联 ST 段抬高 0.1 ~ 0.15mV，并出现室性期前收缩；C. 运动终止后 8 分钟（心率：72 次/分）$V_2 \sim V_5$ 导联 ST 段恢复正常

诊断冠状动脉供血不足的阳性标准

1. 早，尤其是运动开始后的前 3min 出现；ST 段下移在恢复期持续 5min 以上；运动中或运动后出现 ST 段水平型或下斜型下移 ≥0.1mV 或 ST 段指数异常，即 ST 段下移 ≥0.1mV，ST 段下降值（mm）与 ST 段倾斜值（mm·s^{-1}）之和 ≤0。

2. 运动中出现心绞痛　以心绞痛症状作为冠状动脉供血不足的诊断，其敏感性较差。1000 例运动试验发现运动诱发心绞痛者占 37%。另在 2703 例运动试验阳性者中，心绞痛在运动中发生率仅为 26%。

3. 运动中收缩压下降 ≥20mmHg，舒张压升高 ≥15mmHg。

4. 运动中出现严重心律失常，如多源性室性期前收缩、室性心动过速、心房颤动、不完全性或完全性房室阻滞、窦房阻滞等。

运动试验中出现下列情况常提示严重冠状动脉供血不足：①症状限制性运动试验运动耐量 <6METs；②运动高峰收缩压不能达到 120mmHg 或低于静息水平；③下斜型 ST 段下移或下移 ≥0.2mV；④出现 ST 段下移导联超过 5 个；⑤ST 段下移出现于运动负荷 <6METs 时；⑥除 aVR 导联外，其余出现运动诱发的 ST 段抬高；⑦运动中出现心绞痛；⑧出现持续或有症状的室性心动过速。

下列情况运动试验中可出现假阳性：①服用洋地黄类药物或有低钾血症时；②凡能引起 ST 段下移的其他非冠心病原因，如心肌病、瓣膜病或先天性心脏病等均可造成运动试验假阳性。出现假阴性的情况有：①抗心绞痛药物的使用，如 β 受体阻滞剂、钙拮抗剂、硝酸酯类等；②陈旧性心肌梗死或仅有单支冠状动脉血管病变者；③运动量不足；④心率反常增快。有典型心绞痛症状或冠心病高危人群中应注意运动试验的假阴性；而心绞痛症状不典型的冠心病低危人群（如绝经期前女性）应注意运动试验的假阳性。

运动试验在冠状动脉供血不足诊断中的价值

冠状动脉供血不足诊断不明确时，可进行运动试验辅助诊断，但不能单纯依靠运动试验结果的阴性或阳性来排除或诊断冠心病。运动试验的阳性预测价值直接与受检人群疾病的流行情况相关，流行率越高，其预测价值越大。根据 Bayes 原理，运动试验阳性者患病可能性（即阳性预测价值）的计算公式＝该人群冠心病患病率×敏感性/（冠心病患病率×敏感性）＋［（1－患病率）×假阳性率］。运动试验作为不典型冠心病的辅助诊断，不适宜人群普查。运动试验前应评价其患冠心病的可能性，依据冠心病易患因素，包括病史（年龄、性别、胸痛性质）、体格检查及医生的经验并结合以前心肌梗死的病史、心电图异常 Q 波、ST-T 改变等进行综合判断。有冠心病易患因素，活动时出现气短，静息心电图异常，均提示冠心病的可能。但价值最大的还是胸痛或胸部不适的病史。心肌缺血是胸痛的主要原因，三支病变较单支病变及老年人较年轻人的运动试验敏感性高。假阳性人群（心脏瓣膜病、左心室肥厚、静息心电图 ST 段压低、服地高辛者）运动试验特异性低。与冠状动脉造影对比发现：左主干病变、前降支病变运动试验阳性率高，而右冠状动脉或左回旋支任意一支病变阳性率较低。冠状动脉病变较轻者，运动试验假阴性率高。应注意冠状动脉病变狭窄程度不足以由运动试验诱发心肌缺血时，运动试验阴性。但这些运动试验阴性的人群仍可由于冠状动脉痉挛、粥样硬化斑块破裂、血栓形成等引起心脏事件。冠状动脉造影正常但冠状动脉储备能力异常的患者，运动试验可诱发缺血性 ST 段降低。通过比较冠状动脉造影结果与运动试验结果评价运动试验诊断冠心病的敏感性及特异性，研究结果表明，运动试验选择 ST 段水平型及下斜型下移≥0.1mV 作为阳性标准，其特异性为 84%，敏感性平均为 66%（单支病变为40%，三支病变为 90%）。

总结心电图运动试验与冠状动脉造影结果对照的研究，得到以下结论。

1. 活动平板运动试验的敏感性约为 60% ~ 70%，即证实有冠状动脉供血不足的病例，30% ~40% 显示阴性，这种现象常见于单支冠状动脉病变，提示预后较好。

2. ST 段变化出现时间和持续时间 临床研究表明，运动后 ST 段下移出现的时间愈早，冠状动脉病变程度愈严重。此外，运动停止后 ST 段恢复时间的长短亦提示冠状动脉的病变程度，若运动后 ST 段仍下移，并持续 8min 或 8min 以上，冠状动脉造影结果常显示为二支或三支冠状动脉病变。

3. ST 段降低程度 若出现下斜型或水平型 ST 段降低达 0.15mV 或 0.15mV 以上，冠状动脉造影常显示严重的冠状动脉病变，且多属于三支病变或左冠状动脉主干病变。

4. 运动后出现的其他重要特征 心绞痛，有诊断意义；低血压，提示左心室功能异常；出现第三心音或二尖瓣关闭不全的杂音，提示左心室功能不正常。

将运动心电图试验与心肌核素（^{201}铊）扫描结合起来，可以提高诊断冠状动脉供血不足的准确性。根据冠状动脉造影对照研究的结果，诊断的敏感性可在原运动试验的基础上提高约 20%，特异性提高约 10%。方法是在运动试验终点前约 1 分钟，静脉注入^{201}铊 1.5 ~ 2.0mCi，由于^{201}铊静脉注射后 10 分钟内即被心肌吸收，按常规记录运动心电图，并于运动后即刻及 4 小时后，分别进行心脏 γ 线照相机摄影，再经电子计算机运算转换，最后显示心肌缺血部位及范围大小。诊断冠状动脉供血不足的标准为运动后显示心肌相应部位核素"充盈缺损"，但在 4 小时后重复 γ 线照相时该"充盈缺损"消失。

心电图药物负荷试验

除运动负荷外，对部分因各种疾病而行走不便或年老体弱不能进行运动试验者，或合并预激综合征、静息心电图ST段下移≥0.1mV、左束支阻滞、心室起搏心律及既往曾行血管重建术的患者，可采用心电图药物负荷试验和药物负荷心肌灌注成像作为初始检查，以诊断疑有慢性冠状动脉供血不足的患者。药物负荷试验的优点有：①药物所致的冠状动脉血管扩张强于运动试验；②药物试验可以统一标准化，而不完全取决于患者的耐受性和合作程度；③药物试验不受抗心绞痛药物的影响。

1. 双嘧达莫负荷试验 双嘧达莫（dipyridamol，又称潘生丁）通过非同比地扩张病变和正常冠状动脉，诱导两者间的窃血现象而出现心肌缺血。一般采用静脉注射法，受试前3小时停用氨茶碱类药物、血管活性药物及咖啡等饮料，双嘧达莫0.5mg/kg稀释于5%葡萄糖注射液20ml，在4分钟内静脉注射完毕。在注射前、注射后分别描记即刻、2分钟、4分钟、6分钟、8分钟、10分钟、12分钟的静态心电图、血压和心率。阴性者于次日用大剂量，即双嘧达莫0.75mg/kg于10分钟内注入。若试验中出现难以忍受的心绞痛、头痛或心电图已达阳性诊断标准时，应立即于1~2分钟内静脉注射氨茶碱50~150mg（稀释于10ml液体中）。阳性标准：①出现典型心绞痛症状或原有心绞痛症状加重，且静脉注射氨茶碱后3分钟内缓解者。②心电图出现ST段水平型或下斜型下移≥0.1mV，持续2分钟以上，或原有ST段下移者，用药后ST段再下移≥0.05mV，并能在静脉注射氨茶碱3分钟内恢复者。③ST段抬高≥0.20mV。④心电图ST段下移幅度在0.05~0.1mV之间，但伴有下列可疑阳性标准之一者：a. 双嘧达莫诱发心绞痛自行缓解者；b. 双嘧达莫注射中或注射后出现不典型的心绞痛，且在静脉注射氨茶碱3分钟内缓解者；c. 双嘧达莫注射中、注射后在心电图R波占优势的导联上，T波从直立变低平、倒置或双向者。自1979年Tauchert提出并肯定了双嘧达莫负荷试验对冠心病的高度特异性诊断价值之后，国内外学者进行了广泛的临床研究，多数认为敏感性为45%~67%，特异性约为80%。随着病变血管支数的增多，双嘧达莫负荷试验的敏感性亦增加。而对冠状动脉正常或狭窄程度≤50%的患者，试验结果可为阴性。

近年来，双嘧达莫负荷试验与放射性核素心肌断层显像相结合，其敏感性和特异性进一步提高，适应证更广。方法是静脉注射双嘧达莫（0.14mg/(kg·min)）后4分钟，即可使冠状动脉血流增加3~4倍，2分钟后注射核素示踪剂。显像时间为即刻和4小时后，双嘧达莫注射前、注射后15分钟及30分钟分别记录心电图。当冠状动脉狭窄程度>50%，其供应区血流量不能相应增加，作为示踪剂的核素摄取也相对减少，表现为"充盈缺损"，同时心电图也会在相应的导联记录到具有诊断意义的ST段下移，阳性标准同上述。

2. 腺苷负荷试验 腺苷负荷试验原理与双嘧达莫负荷试验原理相似，外源性腺苷与冠状动脉上A_2受体结合后激活鸟苷酸环化酶使单磷酸环鸟苷浓度增加而使正常冠状动脉直接、快速地扩张，其扩张程度远大于狭窄血管，导致血流由缺血区向非缺血区分布，即"窃血现象"使狭窄血管供血区血流减少，暴露出潜在的冠状动脉供血不足，并产生症状以及心电图或影像学改变。具体方法为腺苷静脉注射，用量为0.14mg/(kg·min)，于6分钟内注射完。注射过程中连续记录静态心电图，每2分钟描记1次，直至注射结束后10分钟，并观察心率、血压及胸痛等临床症状。对照分析受检前、后的心电图变化，阳性标准同双嘧达莫负荷试验。

3. 多巴酚丁胺负荷试验 多巴酚丁胺负荷试验由于特异性和敏感性较低，现已较少应用。目前临床较常应用的是多巴酚丁胺超声负荷试验。前者的原理是多巴酚丁胺是 β_1 受体兴奋药，对正常和有病变冠状动脉供血心肌的血流灌注有不同效应，它显著增加正常冠状动脉供血区的心肌血流量，而使病变冠状动脉供血区的心肌血流量不变，其结果是使整个心脏的心肌灌注血流量分布不均。多巴酚丁胺通过兴奋心脏 β_1 受体，使心肌收缩力增强、心率增快、收缩压增高，致使心肌耗氧量增大。与双嘧达莫、腺苷相比，多巴酚丁胺的心血管效应更类似于运动试验，且其有效半衰期仅 120s，更适合做心脏负荷试验。由于心率增快、血压增高，导致心脏舒张期缩短，冠状动脉灌注不足，尤其使心内膜下侧支供血减少，并使心脏后负荷增加，加之冠状动脉血流分布不均匀，心肌耗氧量增加，从而诱发心肌缺血，故亦称多巴酚丁胺诱发试验。具体方法是多巴酚丁胺初始剂量为 $2.4\mu g/(kg \cdot min)$，每间隔 3 分钟递增 $5\mu g/(kg \cdot min)$，极量为 $30 \sim 40\mu g/(kg \cdot min)$。在静脉滴注前，每一剂量滴注后 3 分钟和终止滴注后 5 分钟各记录静态心电图，测量心率与血压。出现典型心绞痛或 ST 段压低 $\geqslant 0.1 mV$ 为多巴酚丁胺负荷试验阳性，提示冠状动脉供血不足。多巴酚丁胺负荷试验检测冠状动脉多支狭窄的敏感性为 74%，特异性为 64%，准确性为 72%。

4. 异丙肾上腺素负荷试验 原理为异丙肾上腺素为拟肾上腺素药物，能与肾上腺素能受体结合表现出强烈的 β 受体兴奋作用，使心率增快，心肌收缩力增强，心肌糖原分解力增加，从而使心肌耗氧量增加，类似运动负荷试验。适宜于临床疑似冠心病而患者又不适宜做运动负荷试验者。由于此试验有诱发异位心律甚至心室颤动的危险，故要严格掌握适应证与禁忌证，凡近期发作心绞痛、急性心肌梗死、高血压、心动过速、心功能不良者应禁用。亦有报道异丙肾上腺素负荷试验使交感神经过度兴奋后反射性引起迷走神经张力增高，诱发心动过缓及血压下降。所以必须熟知异丙肾上腺素的药理作用，又需在充分准备急救措施的前提下，方可开展此项负荷试验。试验方法为先描记十二导联静态心电图作为对照，然后用异丙肾上腺素 0.2mg 加入 5% 葡萄糖注射液 200ml 内，静脉滴注 $1 \sim 2\mu g/min$（$1 \sim 2ml/min$）直至心率增加达 130 次/分或出现 ST 段下移、心绞痛。停止滴注后分别描记即刻、2 分钟、4 分钟、6 分钟或 8 分钟心电图。出现下列改变之一者为阳性：①出现典型心绞痛；②ST 段水平型或下斜型下移 $\geqslant 0.075 \sim 0.1 mV$；③T 波由直立转为倒置或负正双向且持续 15 分钟未恢复者。该试验为一种应用时间较长的心脏负荷试验，据文献报道对心电图干扰小，与冠状动脉造影对照显示，其敏感性为 60% ~ 80%，特异性为 80% ~ 100%。异丙肾上腺素负荷试验对慢性冠状动脉供血不足的诊断具有较大作用，但由于具有较大的风险性，故临床应用受到很大限制，目前很少使用。

参 考 文 献

1. 卢喜烈. 冠心病心电图学. 天津：天津科学技术出版社，2004，43-81.
2. 向定成，黄大显. 实用心脏负荷试验手册. 北京：人民军医出版社，1999，87-92.
3. 张开滋，胡大一，王红宇，等. 临床动态心电图学. 北京：中国医药科技出版社，2005，621-659.
4. Eugene Braunwald. Heart Disease：A Textbook of Cardiovascular Medicine. 7th ed. Philadelphia：W. B. Saunders Company. 2005，611-622.
5. Bosch X, Théroux P, Pelletier GB, et al. Clinical and angiographic features and prognostic significance of early postinfarction angina with and without electrocardiographic signs of transient ischemia. Am J Med, 1991, 91：493-501.
6. Lachterman B, Lehmann KG, Detrano R, et al. Comparison of ST segment/heart rate index to standard ST cri-

teria for analysis of exercise electrocardiogram. Circulation, 1990, 82: 44-50.

7. Froelicher VF, Lehmann KG, Thomas R, et al. for the Veterans Affairs Cooperative Study in Health Services (QUEXTA) Study Group: Quantitative Exercise Testing and Angiography. The electrocardiographic exercise test in a population with reduced workup bias: Diagnostic performance, computerized interpretation and multivariable prediction. Ann Intern Med, 1998, 128: 965-974.

8. Singh JP, Larson MG, Manolio TA, et al. Blood pressure response during treadmill testing as a risk factor for new-onset hypertension: The Framingham heart study. Circulation, 1999, 99: 1831-1836.

9. Pollack CV Jr, Braunwald E. 2007 update to the ACC/AHA guidelines for the management of patients with unstable angina and non-ST-segment elevation myocardial infarction: implications for emergency department practice. Ann Emerg Med, 2008, 51 (5): 591-606.

10. Stein RA, Chaitman BR, Balady GJ, et al. Safety and utility of exercise testing in emergency room chest pain centers: an advisory from the Committee on Exercise, Rehabilitation, and Prevention, Council on Clinical Cardiology, American Heart Association. Circulation, 2000, 102: 1463-1467.

11. ACC/AHA. 2002 guideline update for exercise testing: summary article: A report of the American College of Cardiology/American Heart Association Task Force on Practice Guidelines (Committee to Update the 1997 Exercise Testing Guidelines). JACC, 2002, 40: 1531-1540.

12. Kenigsberg DN, Khanal S, Kowalski M, et al. Prolongation of the QTc interval is seen uniformly during early transmural ischemia. J Am Coll Cardiol, 2007, 49: 1299-1305.

13. Elhendy A, Hammill SC, Mahoney DW, et al. Relation of QRS duration on the surface 12-lead electrocardiogram with mortality in patients with known or suspected coronary artery disease. Am J Cardiol, 2005, 96: 1082-1088.

14. ACC/AHA guideline for ambulatory electrocardiography. a Report of the American College of Cardiology/American Heart Association Task Force on Practice Guidelines (Committee to Revise the Guidelines for ambulatory electrocardiography). JACC, 1999, 34: 913-939.

15. ACC/AHA. Clinical Competence Statement on Electrocardiography and Ambulatory Electrocardiography: A report of the ACC/AHA/ACP-ASIM task force on clinical competence (ACC/AHA Committee to develop a clinical competence statement on electrocardiography and ambulatory electrocardiography) endorsed by the International Society for Holter and noninvasive electrocardiology. Circulation, 2001, 104: 3169-3178.

第 6 章

肺 栓 塞

◎ 程显声

　　肺动脉栓塞症（肺栓塞）是国内外重要的医疗保健问题之一，在西方国家其发病率颇高，在我国也不罕见，是临床各科，特别是心脏科和呼吸科经常遇到的疾病。肺栓塞诊断困难，误诊、漏诊率通常在 70% ~ 80% 以上，有的医院可能更高，使多发病成为少见病。众所周知，肺栓塞的预后险恶，在美国死于肺栓塞的人数已超过急性心肌梗死或脑卒中的死亡人数，其中约 1/3 的患者死于突发性肺栓塞。但肺栓塞又是可以治疗的，只要诊断及时（2 周内）、治疗正确，多数患者是可以治愈的。患者的生命主要掌握在医生手中，如果医生，尤其是首诊医生，能有足够的肺栓塞诊断意识和技术水平，在有效的溶栓治疗或抗凝治疗时间窗内尽早作出诊断，给予相应的治疗，患者的预后就会乐观。否则，经过数周、数月甚或数年的周折、检查，虽最终作出了诊断，但最佳的治疗时机已被贻误，不仅给治疗造成很大的困难，也对预后带来极不利的影响。肺栓塞患者约 90% 是基于临床表现怀疑和诊断的，主要根据病史、症状、体征（特别是深静脉血栓形成的体征）及某些基本实验室检查，如 X 线胸片、心电图、超声心动图和血浆 D-二聚体等，其中心电图是必查的重要项目。早在 1935 年 McGinn 和 White 首先报道了肺栓塞的心电图所见，并发现急性肺源性心脏病经典的 $S_1Q_3T_3$ 图形。实践表明，肺栓塞心电图改变是一把"双刃剑"，用得恰当对肺栓塞的诊断颇有帮助，用得不当常会误诊为其他疾病，特别是掉入冠心病的"陷阱"，因此要充分了解肺栓塞的心电图表现，从而掌握这一诊断肺栓塞常用并有价值的检查方法。

肺栓塞心电图改变的病理生理学基础

　　肺栓塞的病理生理学改变主要取决于堵塞的肺动脉大小、受累血管的截断面积、栓塞速度、原心肺功能、体液反应和血管内皮纤溶功能状态等。可以由 1 ~ 2 个肺段堵塞无任何血流动力学改变，到 15 ~ 16 个肺段堵塞，或骑跨血栓阻断肺动脉血流致猝死不等。由于病理生理学改变不同，临床表现各异，相应的心电图所见也多种多样，大致可分为急性肺栓塞、复发性肺栓塞和慢性栓塞性肺动脉高压的典型或不典型心电图改变。急性肺栓塞心电图改变的基础是栓子机械堵塞、神经体液激活（5-羟色胺、儿茶酚胺等）和肺动脉机械受体牵拉刺激，导致肺动脉压突然升高，急性右心室扩张和右心功能不良，右心室排血量下降，左心室前负荷减少，心室间隔左移，左心室充盈不足，心搏量下降，血压降低，冠状动脉灌注减少，引发心肌缺血。慢性栓塞性肺动脉高压心电图改变是基于长期右心室后负荷增加所致的右心室肥厚。复发性肺栓塞可能兼有右心室扩张和肥厚，多出现相应的急性肺栓塞心电图改变。典型心电图改变多由大块肺栓塞引起，不典型者或由非大块肺栓塞引起，或同时存在其他心血管疾病，或受药物治疗的影响。

肺栓塞心电图所见

急性肺栓塞

急性肺栓塞患者约有82%出现急性右心劳损的心电图改变，可多达28项。常见的典型改变有：①心律失常（窦性心动过速、心房扑动、心房颤动、房性心动过速及房性期前收缩等）；②非特异性ST、T改变，右侧胸前导联T波倒置；③QRS电轴右偏、左偏及其他电轴改变；④S_1Q_3或$S_1Q_3T_3$形；⑤右束支阻滞；⑥其他。急性肺栓塞的心电图也可以完全正常（约10%~25%）。

1. 心电图改变

（1）窦性心动过速：是最常见的心律失常，心率通常在100~125次/分之间，>90次/分对肺栓塞的诊断可能就有意义。心率加快与心排出量生理需要增加有关。房性心律失常，特别是心房颤动（9%）和心房扑动也常见于急性肺栓塞，可能由右心房扩大引起，并可并

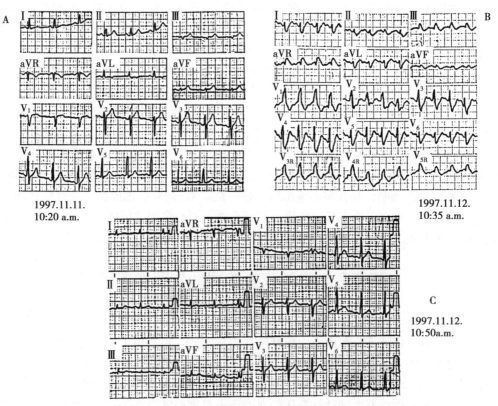

图6-1 射频消融术后并发急性肺栓塞，心电图示完全性右束支阻滞
A. 射频消融术前；B. 射频消融术后并发肺栓塞时心电图示完全性右束支阻滞；
C. 15min后完全性右束支阻滞消失

存肺栓塞的其他图形改变，如 $S_1Q_3T_3$、右束支阻滞等。

（2）右束支阻滞：可分为完全性或不完全性右束支阻滞，发生率各家报道不一，低至 6%，高达 67%，比较可靠的数字约为 25%。有时右束支阻滞程度较轻，不表现在 V_1 导联上，而出现在 V_{3R}、V_{4R} 或 V_{5R} 导联上，其意义与 V_1 导联相似，因此肺栓塞做心电图检查必须记录右胸各导联。右束支阻滞可合并 ST 段抬高，V_1、V_2 导联的 T 波直立，类似前壁或后壁心肌梗死图形。与肺栓塞有关的右束支阻滞经常是一过性的（图 6-1），随右心血流动力学好转、恢复而消失，也可持续数月以上，提示肺栓塞的右束支阻滞是非特异性的，非诊断性的。Petrov 分两组比较了 50 例急性肺栓塞动态心电图变化，一组为肺动脉主干大块肺栓塞，20 例；另一组为外周肺动脉栓塞，30 例；结果大块肺栓塞组新出现右束支阻滞 16 例，占 80%（完全性 10 例，不完全性 6 例），外周组未见一例，因此，认为新发生的右束支阻滞是肺动脉主干完全堵塞的标志。

（3）QRS 电轴：急性肺栓塞患者 QRS 电轴可以呈现右偏、左偏或不可测电轴变化。典型的电轴改变多为右偏，但电轴左偏或正常者也不少见，其中有的可能与共存的其他心肺疾病或病情较轻等有关。

（4）P 波振幅增加：当 $P_{II} > 0.25mV$ 时，即所谓"肺型 P 波"，也可见于肺栓塞（2% ~ 30%），其发生可能源于右心房肥厚或右心房扩大。

（5）典型的 $S_1Q_3T_3$ 形：是急性肺栓塞常见而重要的心电图改变，但不是确诊性图形。其发生率约 15% ~ 25%，在著名的尿激酶肺栓塞试验（UPET）中仅发现 12% ~ 50%，我院为 61.5%。该图形的特征是 I 导联出现 S 波或 S 波变深，III 导联出现 Q 波和 T 波倒置（图 6-2）。

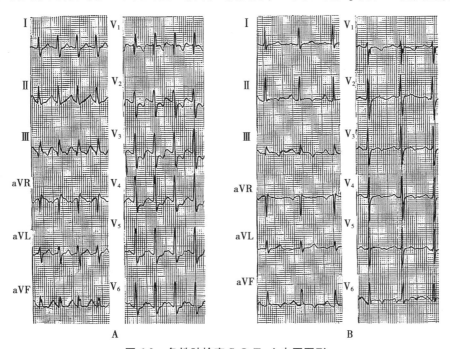

图 6-2　急性肺栓塞 $S_1Q_3T_3$ 心电图图形

A. 为溶栓前图形：窦性心动过速（心率 150 次/分），$S_1Q_3T_3$ 型，不完全性右束支阻滞，胸前导联 ST-T 改变；B. 为溶栓后第二天心电图：心率减慢至 86 次/分，$S_1Q_3T_3$ 仍存在，但 S_1 变浅，不完全性右束支阻滞变成 S_{V_1} 上升支错折，胸前导联 ST-T 改变好转，表现急性右心室扩张减轻

Q_3T_3 图形也可扩展到 aVF 导联，也可合并下壁 ST 段轻度抬高。$S_1Q_3T_3$ 图形的出现反映急性右心室扩张，QRS 初始向量向右上偏移。也有作者提出，急性肺源性心脏病时 S_1Q_3（McGinn White）图形的短期现象可能是继发于左后分支缺血，一过性左后分支阻滞。$S_1Q_3T_3$ 图形诊断肺栓塞的敏感性约为 50%，有无肺栓塞的患者都可以出现该图形。该图形通常持续时间不长，多在肺栓塞后 2 周内消失，也有持续时间较长者。

（6）其他 S 波改变：除典型 $S_1Q_3T_3$ 图形外，还有 $S_1S_2S_3$ 征（3S 征），发生率约为 25%，系急性右心室扩张，额面平均向量指向右上象限所致。另外，反映 QRS 终末向量改变的其他 S 波异常有单纯 S_1 加深、粗钝、小错折。根据我们的统计，急性肺栓塞患者 S_1 平均电压为 0.19mV，文献报道达 0.15mV 即有诊断意义；I 和 aVL 导联 R/S 比值大于 1 或 aVR 导联的 R 波变宽（70%），或 V_1、V_{3R}、V_{5R} 导联的 S 波切迹、错折、粗钝、变宽（50%），结合病情动态观察也有助于诊断。

（7）ST 段改变：急性肺栓塞心电图既可出现 ST 段下降（33%），也可出现 ST 段抬高（11%）。ST 段下降程度一般较轻，较明显的下降可出现在前壁、下壁和侧壁各导联，其发生机制与肺栓塞引起的冠状动脉痉挛或其本身"劳损"引起的心肌缺血有关。ST 段抬高一般也较轻，多小于 1mm，常出现在 $S_1Q_3T_3$ 形时的下壁各导联，右束支阻滞时，右胸导联（V_1、V_2）也可出现 ST 段抬高。我们曾遇到一例酷似前间壁、下壁心肌梗死的 ST 段抬高患者（图 6-3），经冠状动脉造影证实冠状动脉正常。

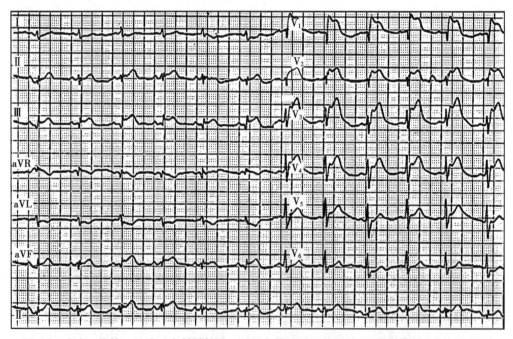

图 6-3 患者，男性，42 岁，急性肺栓塞，酷似急性下壁、前间壁 ST 段抬高性心肌梗死图形
（冠状动脉造影正常）

（8）T 波改变：胸前导联 T 波倒置是急性肺栓塞最常见的改变之一（40% ~ 68%）。T 波倒置多出现在 V_1 ~ V_3 导联（50%），也可扩展到 V_4、V_5 导联（13.6%），V_1、V_2 导联出现 T 波倒置已有诊断价值。急性肺栓塞胸前导联的 T 波倒置多呈对称性，倒置的深度不等，作者曾遇一例年轻急性肺栓塞患者，胸前导联 T 波倒置达 1.7mV（17mm），见

图 6-4。肺栓塞胸前导联 T 波倒置的深度由右向左逐渐变浅，与冠心病不同。T 波倒置可在病后数天发生，与肺栓塞的严重程度有关，多为大块肺栓塞。Ferrari 等发现，胸前导联 T 波倒置患者 Miller 指数（评估肺栓塞程度的方法）多在 50% 以上（90% 患者），肺动脉平均压多大于 30mmHg（81% 患者），并可作为评价疗效的指标（如溶栓治疗）。关于急性肺栓塞 T 波倒置的机制尚不清楚，有人认为是由于迅速增加的右心室压力超过负荷、右心室扩张引起的急性肺源性心脏病，导致严重的右心室缺血或儿茶酚胺-组织胺引起的心肌缺血所致；也有人认为是左束支阻滞引起的心脏记忆现象，或心外膜与心肌 M 区和心内膜与心肌 M 区间相反压力阶差（跨室壁复极离散度）所造成。

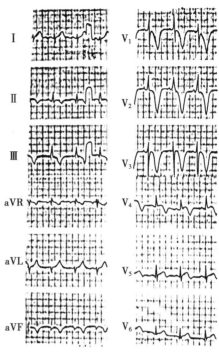

图 6-4 患者，男性，23 岁，突发急性肺栓塞，心电图示：$S_I Q_{III} T_{III}$ 型、胸前导联 T 波倒置明显（17mm）

Kosuge 等研究了急性肺栓塞心电图 T 波倒置的预后意义，他们观察了 40 例急性肺栓塞的严重程度与入院心电图 T 波倒置导联数的相关性。根据 T 波倒置的导联数将患者分为 3 组：15 例 ≤ 3 个导联（轻症组），12 例 4～6 个导联（中症组）和 13 例 ≥7 个导联（重症组）。轻、中、重 3 组超声心动图右心功能不良的检出率分别为 47%、92% 和 100%（$P < 0.01$），住院并发事件率（包括死亡或因血流动力学不稳定需儿茶酚胺支持、心肺复苏或机械心血管支持）分别为 0、8% 和 46%（$P = 0.004$）。根据多变量分析，表现有低血压，入院心电图 T 波倒置 ≥7 个导联者是仅有的预测住院并发事件的独立因子。作者认为 T 波倒置的导联数可能是有效且简单的预测急性肺栓塞早期并发症增加的危险因子。

（9）其他改变：急性肺栓塞除比较常见的一些心电图表现外，尚有一些少见的图形变化，如：①顺钟向转位（至 V_4 或 V_5）；②低电压；③V_1 导联上 R 波振幅大于 S 波振幅；④V_1 导联呈 QR 形；⑤Ⅲ导联 ST 段抬高；⑥右侧胸前导联 ST 段抬高；⑦一度房室阻滞；⑧酷似心肌梗死图形；⑨左束支阻滞、左心室肥厚等。

Sreeram 等复习 49 例住院肺栓塞并发肺动脉高压的患者，提出符合以下 3 条或 3 条以上者可能有肺栓塞：①完全性或不完全性右束支阻滞伴 V_1 导联 ST 段抬高或 T 波倒置；②Ⅰ、aVL 导联 S 波振幅 >1.5mm；③胸前 QRS 波移行，左移至 V_5 导联；④Ⅲ、aVF 导联出现 Q 波，但Ⅱ导联缺如；⑤QRS 电轴右偏或不可测电轴；⑥肢体导联低电压，QRS < 5mm；⑦Ⅲ、aVF 或 V_2～V_4 导联 T 波倒置。

Iles 等研究了 229 例急性肺栓塞心电图评分预测肺灌注缺损的最大百分比，发现：①肺灌注缺损 <30% 者心电图平均得分为 2.6 分；②缺损 30%～50% 者为 3.2 分；③>50% 者为 5.3 分。心电图评分为③者预测肺灌注缺损 >50% 的敏感性为 70%，特异性为 59%。心电图评分方法见表 6-1。

Toosi 等分析 159 例经核素 V/Q 扫描或螺旋 CT 诊断的急性肺栓塞患者的心电图和超声

表 6-1 心电图评分方法

心电图特征	得分	心电图特征	得分
心动过速 >100 次/分	2	>2	3
不完全性右束支阻滞	2	V_3 的 T 波倒置（mm）	
完全性右束支阻滞	3	<1	1
$V_1 \sim V_4$ 的 T 波倒置	4	1~2	2
V_1 的 T 波倒置（mm）		>2	3
<1	0	S_I	0
1~2	1	Q_{III}	1
>2	2	T_{III} 倒置	1
V_2 的 T 波倒置（mm）		$S_1Q_3T_3$	2
<1	1	总分（最高分 =21）	21
1~2	2		

心动图，比较了有无右心功能不良的 21 分评分心电图和 2 个主要终点（住院并发症或死亡），有右心功能不良的患者心电图得分（$P<0.001$）和住院事件（$P<0.05$）明显较高。心电图得分 ≥3 分者预测右心功能不良的敏感性、特异性、阳性预测值和阴性预测值分别为 76%、82%、76% 和 86%，预测住院事件和死亡的敏感性、特异性、阳性预测值和阴性预测值分别为 58%、59%、60%、58%、16%、10%、89%、95%。作者认为，现行的心电图 21 分评分方法可较好地预测急性肺栓塞的右心功能不良，但预测住院事件是有限的，不过心电图得分 <3 分的患者其短期转归是比较好的。

Escobar 等研究了 644 例急性症状性肺栓塞血流动力学稳定患者心电图所见的预后价值。前瞻性观察了血流动力学稳定的门诊肺栓塞患者，发现心电图异常是：①窦性心动过速（>100 次/分）；②ST 段或 T 波异常；③右束支阻滞；④$S_1Q_3T_3$ 形；⑤新发房性心律失常。结果，诊断后 15 天死于肺栓塞心电图异常者为 5%，正常者为 2%。多变量分析发现，急性症状性肺栓塞患者窦性心动过速和新发房性心律失常是预测肺栓塞预后不良的独立因子，但在肺栓塞危险度分层上其有用性存在限制。

2. 急性肺栓塞心电图改变的时序性变化 急性肺栓塞心电图各项改变的发生率各家报道不一，除了观察对象的病情可能不同以外，最重要的是与心电图记录与发病不同时间有关。因为急性肺栓塞心电图变化具有明显的时序性特点，举例说明如下。患者男性，81 岁，一过性意识丧失 10 分钟，于 2006 年 3 月 21 日住北京良乡某医院。既往史：高血压 5 年，脑梗死 4 年。增强螺旋 CT 扫描证实：左、右肺动脉主干及左下肺动脉充盈缺损（中央型肺动脉栓塞）。给予低分子量肝素及华法林抗凝治疗。患者的系列心电图变化见图 6-5。该例心电图时序性变化总结如下：①完全性右束支阻滞（短暂！）→②$S_1Q_3T_3$ 形及 V_1、$V_{3R} \sim V_{5R}$ 导联的 S 波改变→③T 波倒置→④q_{III} 变成 rS，S_1 变成 R 波降肢，等电位线粗钝→⑤T 波倒置持续→⑥T 波倒置变浅、消失、直立。该例急性肺栓塞心电图时序性变化的意义是：①患者需多次做心电图，动态观察比较；②就诊时心电图可有一项或多项改变，不能求全；③注意心电图微小变化和残留变化；④注意合并情况的心电图反映；⑤治疗会影响心电图改变；⑥根据心电图改变可粗略推测病程；⑦任何心电图改变的解释都必须结合临床（本例可能合并有冠心病！）。

3. 急性肺栓塞有效溶栓治疗后的心电图变化 溶栓治疗是急性肺栓塞重要疗法之一，在

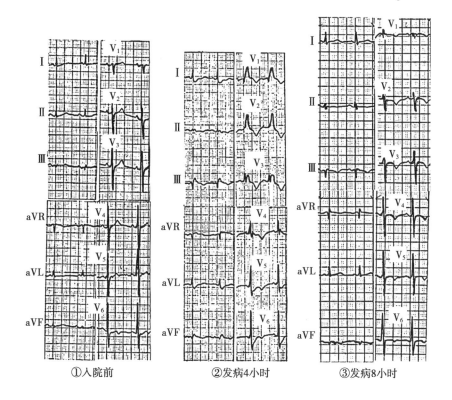

①入院前　　　②发病4小时　　　③发病8小时

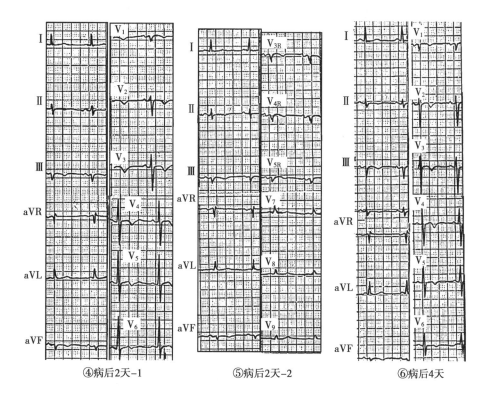

④病后2天-1　　　⑤病后2天-2　　　⑥病后4天

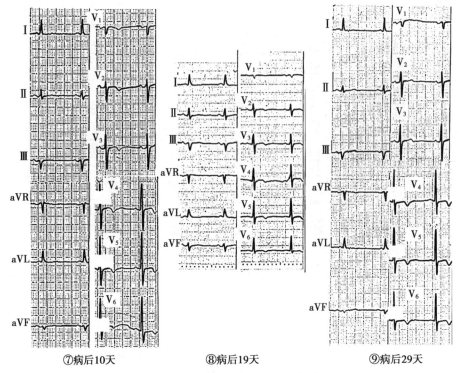

⑦病后10天   ⑧病后19天   ⑨病后29天

图6-5　急性肺栓塞心电图的时序性变化

评价溶栓治疗疗效时，除症状、呼吸频率、心率等体征及实验室检查的相应变化外，心电图也会发生改变。根据作者的观察分析，有效溶栓治疗后，心电图主要变化有心率减慢，QRS电轴左移，S_1变浅，Q_3T_3好转，Q_3变小、变窄或消失，右束支阻滞消失，S_{V_1}加深，顺钟向转位减轻或消失。至于胸前导联T波的变化，不同于冠心病急性心肌梗死溶栓成功后倒置T波变浅或直立，而多是T波倒置加深（图6-6），但少数也可倒置变浅或转为直立。溶栓好转后T波倒置加深的机制不清，但至少不意味病情恶化，可能是溶栓成功后右心室负荷减轻的反映。

慢性栓塞性肺动脉高压

　　急性肺栓塞，如患者能渡过危急期，血栓多数都能有某种程度的溶解，血流再通，因此心电图也随血流动力学的改善而变化，可完全正常，也可遗留某些图形改变。约3.1% ~ 5.0%的急性肺栓塞患者发展为慢性栓塞性肺动脉高压，脉动脉平均压升高程度与预后有关，肺动脉平均压>30mmHg者，3年病死率达90%。中重度慢性栓塞性肺动脉高压患者可呈现不同程度的右心室肥厚图形。从轻中度右心室肥厚 QRS 的主体向量环移向右后或偏前，心电图 V_1 导联呈 rS 形或 rsr′形；到重度右心室肥厚环体移向右前，V_1 导联呈 qR 形的典型右心室肥厚图形，通常呈明显的电轴右偏，Ⅱ、Ⅲ、aVF、$V_1 \sim V_4$ 导联 ST 段下降，T 波倒置明显，且不呈对称性，下降支多大于上升支，顺钟向转位明显。此时的 Q_3T_3 已不反映右心室扩张，而是右心室肥厚的结果。对某例肺栓塞患者心电图变化究竟是反映急性右心室扩张，还是慢性右心室肥厚，除病程不同外，就心电图而言，需进行多参数、多指标综合分析判断。

病案号369050　诊断 急性肺栓塞 1996年10月28日 溶栓前

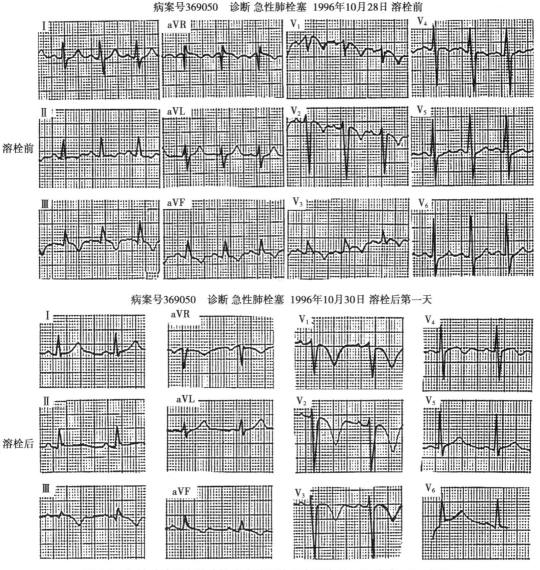

病案号369050　诊断 急性肺栓塞 1996年10月30日 溶栓后第一天

图6-6　急性肺栓塞有效溶栓治疗前后的心电图变化：S_1 变浅，S_{V_1} 变深、
上升支切迹消失，右侧胸前导联 T 波倒置加深

　　复发性肺栓塞心电图改变与原栓塞面积和再栓塞面积有关，多数出现电轴右偏加重，再现 Q_3T_3 图形，V_1 导联示右束支阻滞或 S 波错折、粗钝，电压变小或胸前导联出现新的 T 波倒置或倒置加深等。也有报道可出现 QTc 延长，V_5、V_6 导联的 ST 段下降，顺钟向转位和新的心律失常。

如何避免将肺栓塞误诊为冠心病

　　肺栓塞和冠心病都常发生于中老年人，两者的症状、生物标记物及心电图改变有不少相似之处，因此国内外文献多报道，肺栓塞最易误诊的疾病是冠心病（冠状动脉供血不足、非 ST 段升高型心肌梗死、源于冠心病的猝死）。误诊为冠心病的最大陷阱是心电图改变，

如 $V_1 \sim V_4$ 导联的 T 波倒置，$Q_3 T_3$ 形（有时波及 aVF 导联），或伴有 ST 段抬高或下降。医生如不认真询问和分析病史，做全面身体检查，常将心电图改变归因于冠心病，有的直到患者做完冠状动脉造影，结果正常时才想到肺栓塞的可能，再令其去做有关的检查，得以明确诊断。甚者有的患者冠状动脉造影检查正常，而未做进一步检查，医生就令其出院。

为避免将肺栓塞误诊为冠心病，就心电图而言，kosuge 等研究了急性肺栓塞与急性冠状动脉综合征间 T 波倒置的心电图差异。他们连续观察了 40 例经肺动脉造影（31 例，78%）、肺灌注显像（27 例，68%）或螺旋 CT（26 例，65%）检查确诊的急性肺栓塞（APE）患者和 87 例经冠状动脉造影证实的急性冠状动脉综合征（ACS）患者，这些患者的入院心电图均有 $V_1 \sim V_4$ 导联 T 波倒置。77 例（89%）急性冠状动脉综合征患者病变血管是左前降支。急性肺栓塞特异性心电图改变有"肺型 P 波"、$S_1 S_2 S_3$ 征、$S_1 Q_3 T_3$ 形、低电压及顺钟向转位。急性肺栓塞患者 T 波倒置常见于 Ⅱ、Ⅲ、aVF、V_1 和 V_2 导联，而少见于 Ⅰ、aVL 和 $V_3 \sim V_6$ 导联（$P < 0.05$）。急性冠状动脉综合征患者在 Ⅲ 和 V_1 导联出现 T 波倒置者仅为 1%，而急性肺栓塞患者则为 88%（$P < 0.001$）。这些所见对急性肺栓塞诊断的敏感性、特异性、阳性预测值及阴性预测值分别为 88%、99%、97% 和 95%。作者认为 Ⅲ 和 V_1 导联都有 T 波倒置，对鉴别急性肺栓塞与有胸前导联 T 波倒置的急性冠状动脉综合征是简单而准确的心电图特征。另外，以下诸点对两者的鉴别可能更为重要。

1. 提高对肺栓塞的诊断意识，绝不能再认为在我国肺栓塞是一少见疾病。

2. 要注意寻找肺栓塞发生的诱因，70% 以上的患者是有诱因可查的。

3. 仔细鉴别"胸闷"是劳力性心绞痛，抑或劳力性呼吸困难；胸痛是缺血性心绞痛，抑或胸膜性疼痛。

4. 注意检查颈静脉，重症肺栓塞患者常可发现颈静脉充盈，而冠心病则少见。

5. 认真询问和检查双下肢深静脉血栓形成或血栓性静脉炎的病史和体征。

6. 肺栓塞患者胸部 X 线平片 72% 提示有肺栓塞征象，如区域性肺血减少，肺血分布不匀，或有肺阴影、胸腔积液等，而冠心病胸部 X 线平片多数正常，有心功能不良者，可显示肺淤血改变，与肺血减少或分布不匀不同。

7. 肺栓塞超声心动图显示右心室、右心房扩大，心室间隔左移，左心室内径缩小，肺动脉压升高，与以左心室病变为主的冠心病截然不同。

8. 动脉血气检查，症状性肺栓塞患者多有二氧化碳分压（$PaCO_2$）下降，pH 升高，氧分压（PaO_2）下降或正常，$P_{(A-a)}O_2$ 增加，而冠心病除非合并肺淤血，一般血气正常。

当初步排除冠心病，疑及肺栓塞时，再进一步做肺栓塞的确诊性检查。

心电图诊断肺栓塞的价值在于紧密结合临床

尽管 82% 的肺栓塞患者心电图可出现改变，且图形改变之多达 28 种，但都是非特异性的，非诊断性的。然而若能将心电图改变与病情紧密结合，对肺栓塞的诊断却帮助很大。对一位有高危因素的患者，如制动（包括长途乘机或乘车）、骨折、外伤、手术、肿瘤等，突发劳力性呼吸困难，胸痛呈胸膜性，与呼吸、咳嗽有关，伴呼吸频率、心率加快，颈静脉充盈，下肢或盆腔深静脉血栓形成或血栓性静脉炎，胸部 X 线平片有提示肺栓塞的征象，动脉血气检查有改变等，此时上述"肺栓塞心电图表现"就具有重要的诊断参考价值。因肺栓塞患者有或无 $Q_3 T_3$ 图形各占 50%，若能认真注意患者的病情，就不会将其诊断为下壁心肌梗死，而多考虑有肺栓塞的可能。另外，急性肺栓塞心电图改变多呈一过性、多变性，因此，当疑有肺栓塞时，如同心肌梗死一样，需要一日数次做心电图复查，以便动态比较，特别要观察微小的 S_I、Q_3 和 $S_{V_1, V_{3R} \sim V_{5R}}$ 切迹、错折、粗钝等变化，有助于肺栓塞的诊断。

　　肺栓塞是一较难识别的疾病，诊断比较困难，确诊的方法有赖于肺动脉造影、CT肺动脉造影、磁共振肺动脉造影、核素肺显像等。而心电图检查是一柄"双刃剑"，为使其成为对肺栓塞诊断有用的工具，在提高对肺栓塞诊断意识的基础上，对心电图的解释必须紧密结合病情和其他实验室检查所见，进行全面分析，综合判断，走出肺栓塞心电图诊断的误区，提高心电图诊断价值。

参 考 文 献

1. Heit JA. The epidemiology of venous thromboembolism in the community. Arterioscler Throb Vasc Biol，2008，28：370-372.

2. Scott RC. The S_1Q_3 (McGinn White) pattern in acute cor pulmonale：A form of transient left posterior hemiblock? Am Heart J，1971，82（1）：135-136.

3. Ferrari E，Imbert A，Chevalier T，et al. The ECG in pulmonary embolism，predictive value of negative T waves in precordial leads-80 case reports. Chest，1997，111（3）：537-545.

4. Ullman E，Brady WJ，Perron AD，et al. Electrocardiographic manifestations of pulmonary embolism. Am J Emerg Med，2001，19：514-519.

5. Petrov DB. Appearance of right bundle branch block in electrocardiograms of patients with pulmonary embolism as a marker for obstruction of the main pulmonary trunk. J Electrocardiol，2001，34：185-188.

6. 程显声，马秀平，程芮，等. 心电图在急性肺栓塞诊断中的应用. 中华心血管病杂志，2001，29（5）：274-276.

7. Yan Gan-Xin，Antzelevitch C. Cellular basis for the normal T wave and the Electrocardiographic manifestations of the long-QT syndrome. Circulation，1998，98：1928-1936.

8. Livaditis IG，Paraschos M，Dimopoudos K. Massive pulmonary embolism with ST elevation in leads $V_{1 \sim 3}$ and successful thrombolysis with tenecteplase. Heart，2004，94：e41.

9. Watanabe T，Kikushima S，Tanno K，et al. Uncommon electrocardiographic changes corresponding to symptoms during recurrent pulmonary embolism as documented computed tomography scans. Clin Cardiol，1998，21：858-861.

10. Iles S，Le Heron CJ，Davies G，et al. ECG score predicts those with the greatest percentage of perfusion defects due to acute pulmonary thromboembolic disease. Chest，2004，125：1651-1656.

11. Toosi MS，Merlino JD，Leeper KV. Electrocardiographic score and short-term outcomes of acute pulmonary embolism. Am J Cardiol，2007，100（7）：1172-1176.

12. Escobar C，Jimenez D，Marti D，et al. Prognostic value of electrocardiographic findings in hemodynamically stable patients with acute symptomatic pulmonary embolism. Rev Esp Cardiol，2008，61：244-250.

13. Kosuge M，Kimura K，Ishikawa T，et al. Electrocardiographic differentiation between acute pulmonary embolism and acute coronary syndromes on the basis of negative T waves. Am J Cardiol，2007，99（6）：817-821.

第 7 章

与疾病相关的心电图改变

◎ 江洪　黎明江　黄从新

心 肌 炎

心肌炎通常由感染引起，近年来随着抗生素的广泛应用，风湿性心肌炎的发生率明显降低，白喉、立克次体、真菌、螺旋体等引起的心肌炎则更加少见。多种病毒可以引起心肌炎，其中以柯萨奇 B 组病毒最为常见。急性心肌炎导致多个炎症病灶广泛且不规则分布，引起心肌缺血、心肌损伤或心肌坏死。急性心肌炎可以影响心房、心室和传导系统。由于炎症病灶的不均一分布，一个区域可以影响其他区域。急性心肌炎通常引起心室扩张，但不导致心室肥厚。

心电图是急性心肌炎患者就诊的首选检查项目之一，尤其当患者存在心慌、心悸等不适症状时，心电图检查具有一定的临床价值。急性心肌炎引起心电图异常是由于心肌缺血、损伤和坏死所致，其心电图特点是非特异性的，而且变化多样。

1. QRS 波异常　急性心肌炎由于有功能的心室肌面积缩小，出现 QRS 波低电压，表现为 QRS 波的高度降低，但心肌炎时 QRS 波低电压应排除心脏以外的低电压原因，如胸部皮下脂肪过多、胸腔积液、气胸、肺气肿、心包的脂肪等。由于心肌发生炎症损伤，激动通过损伤或炎症心肌时发生传导减慢，引起传导阻滞，因而出现心室激动时间延长；此外，激动通过损伤或炎症心肌时遭遇的阻抗也可引起 QRS 波形态变得不规则，如出现切迹和粗钝。心内膜至心外膜的激动通过炎症或水肿的心肌发生传导减慢和延迟可引起 QRS 波时限增宽或延长。

病毒性心肌炎以心律失常和复极改变为主，重症者可发生除极改变，出现异常 Q 波，预示病情严重（图 7-1）。急性心肌炎时异常 Q 波与急性心肌梗死时出现的 Q 波不同：①心肌炎好发于儿童及青壮年，而心肌梗死好发于中老年。②急性心肌炎常无明显易患因素，可有病毒感染史，而心肌梗死常有高血压、糖尿病、肥胖及吸烟等易患因素和冠心病史。③心肌炎以胸闷、心悸为主要症状，而心肌梗死以胸骨后压榨样痛及烧灼痛为主，难以忍受，持续时间长，可伴大汗淋漓及放射痛。心肌标记物的改变是心肌受损的实验室依据，心肌梗死者心肌标记物含量增高显著。④心电图改变两者也有本质的不同，心肌炎是炎症引起的心肌电位丧失，常呈一过性和可逆性改变，一般在短期（3~7 天）内消失，心肌损害程度较均一，多呈 QS 型。ST 段抬高和无对应导联 ST 段压低，治疗后 ST 段恢复的同时 T 波逐渐恢复。而心肌梗死为冠状动脉阻塞引起心肌坏死。除非冠状动脉再通，Q 波一旦出现常持续存在，由于心肌坏死程度不均匀，QRS 波可呈 QS、Qr 及 QR 等多种形态；损伤型的 ST 段有对应导联 ST 段压低改变，ST 段演变由抬高渐恢复正常，T 波由直立转倒置，逐渐加深后再逐渐恢复浅倒或直立。

此外，心肌炎时炎症或水肿的心肌组织可压迫左前分支，造成左前分支阻滞，表现为电轴左偏 > − 30°。此外，通常还可见既不像右束支阻滞（RBBB），又不像左束支阻滞（LBBB）的多形、不规则的室内传导。

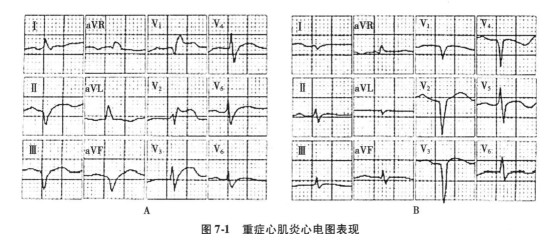

图 7-1　重症心肌炎心电图表现
A. 发病时广泛导联 ST 段抬高伴 Ⅱ、Ⅲ、aVF 导联 Q 波形成；B. 随着抬高的 ST 段回位，
下壁导联 Q 波消失，但 V₁ ~ V₄ 导联深 Q 波形成

2. ST-T 改变　ST 段改变在心肌炎的心电图改变中出现的频率很高（图 7-2），约 50%。ST 段压低或抬高均可发生，取决于内膜下或外膜下心肌损伤。当 ST 段抬高时，表现为 ST 段快速降低，与倒置 T 波相连。值得注意的是有时候 ST 段改变与急性心包炎类似，如 ST 段呈弓背向下型抬高。T 波异常是十分常见的。在标准导联和左侧胸前导联可见 T 波降低、倒置。T 波异常是心肌炎敏感的，但非特异性的诊断标准。此外，少数重症心肌炎患者可见 ST 段上抬与 T 波形成单向曲线，类似心肌梗死的图形。多个导联出现一过性坏死型、损伤型、缺血型 ST-T 改变，类似急性心肌梗死样改变者，多系病毒严重侵犯心肌和心脏传导系统引起心肌细胞溶解、坏死、变性与肿胀，损伤坏死面积较大且损害心肌代谢，影响供血所致。

应当注意的是心电图 ST-T 改变在临床非常常见，但不能据此诊断或者排除心肌炎。心脏神经症患者也可有 ST 段移位或者 T 波变化，与交感神经兴奋有关，此时运用普萘洛尔试验可协助判断 ST-T 改变是器质性或功能性的，但普萘洛尔试验也存在重叠交叉现象，所以普萘洛尔试验阳性者，亦不能完全排除心肌炎的可能，需结合临床体征；同样普萘洛尔试验阴性者，仅提示有冠心病的可能，需结合其他资料才能明确诊断。此外，某些感染性疾病，也可引起一过性的 ST-T 改变，需与其他临床资料结合，才可作出诊断。

3. QTc 间期延长和 QT 离散度增加　心肌炎时由于除极和复极过程减慢，QTc 间期延长较为常见，文献报道 QTc 间期可达 0.60 ~ 0.70s。此外，心肌炎还常发生 QT 离散度增加，

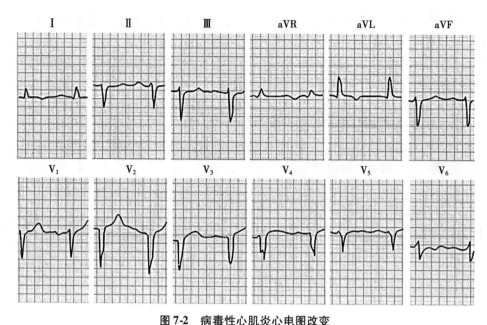

图7-2　病毒性心肌炎心电图改变

男性患者，19岁，一度房室阻滞（PR间期0.24s），电轴左偏−70°，QRS波增宽，
呈左前分支阻滞和室内阻滞，Ⅰ、aVL、V₆导联T波倒置

并可作为鉴别和估计心肌炎患者心律失常发生及预后的辅助指标。

4. 心律失常和房室阻滞　心肌炎患者可以出现各种心律失常，窦性心动过速和室性期前收缩最常见，也可出现房室交界性心动过速。心房扑动或颤动、心室扑动或颤动等是较少发生的严重心律失常。

心肌炎可累及传导系统而出现异常，房室阻滞比较多见，尤其是一度房室阻滞，其他类型房室阻滞相对少见，但少数严重病例可见二、三度房室阻滞，是心肌炎患者猝死的重要原因。当心肌炎出现莫氏二度Ⅱ型和三度房室阻滞、左束支阻滞时，往往反映心肌炎症广泛，侵犯双侧束支和分支。房室阻滞通常是暂时的，在治疗后可消失，但偶尔也可长期存在而成为永久性房室阻滞。有些患者急性心肌炎经治疗后，房室阻滞可从三度转为二度、一度，逐渐恢复正常，但也可在一定环境和条件下，如感冒等，再次出现或复发房室阻滞。

心肌炎经治疗后，或随着病情转归，心电图的异常改变可以恢复正常，有时左侧胸前导联的倒置T波可能持续数周，甚至数月。如果急性心肌炎转为慢性心肌炎，其心电图改变则类似于扩张性心肌病的心电图表现。

心　肌　病

1995年，世界卫生组织和国际心脏病学会（WHO/ISFC）把原发性心肌病分为四型：肥厚性心肌病、扩张性心肌病、限制性心肌病和致心律失常性心肌病，保留不定型的心肌病。但随着心脏分子遗传学的迅速进展，对心肌病的发病机制认识不断深入，这一分类不能满足临床需要，2006年美国心脏病协会（AHA）将心肌病分为原发性心肌病和继发性心肌病。其中原发性心肌病又分为遗传性、混合性和获得性三种。遗传性心肌病包括肥厚性心肌病、致心律失常性心肌病等；混合性心肌病包括扩张性心肌病和限制性心肌病；获得性心肌病包括炎症性心肌病、应激性心肌病、围生期心肌病、酒精性心肌病等。原发性心肌病的心电图改变虽多种多样，不同类型的原发性心肌病，有些心电图改变有一定的特异性，对临床诊断有重要的辅助作用。

肥厚性心肌病　肥厚性心肌病是一种由心肌肌小节基因突变所致的、以心肌肥厚、心肌纤维排列紊乱为特征的原发性心肌疾病，其病理改变以心室肌肥厚为主，典型者以左心室和室间隔为甚，因此多表现为非对称性的左心室肥厚。绝大多数肥厚性心肌病患者心电图异常，甚至在超声检查尚未发现心肌肥厚时其心电图已见异常变化，Ryan 等报告仅 8% ~18% 的肥厚性心肌病患者心电图正常。因此，心电图异常是肥厚性心肌病的重要表现。

1. 左心室肥厚　多数肥厚性心肌病患者心电轴正常，电轴左偏的发生率为 10% ~30%，电轴右偏很少见。心电图发现左心室肥厚占所有肥厚性心肌病患者的 1/3 ~2/3。心电图上左心室肥厚的表现与超声心动图的表现的相关性存在争议。有学者认为，左心室肥厚心电图改变与室间隔厚度、左心室后壁或广泛左心室肥厚有关。但也有学者研究未能证实这种关联。但是当肥厚性心肌病患者出现进展性心肌肥厚心电图改变时，其预后常常较差。

（1）非对称性室间隔肥厚：由于室间隔增厚引起的自左向右的心室初始除极向量增大，出现深而窄的 Q 波。肥厚梗阻性心肌病患者病理性 Q 波的发生率可达 20% ~32%。肥厚性心肌病时这种类似于前壁或下壁心肌梗死的表现，是肥厚性心肌病常见的心电图表现，也是诊断肥厚性心肌病的重要依据之一，年轻患者出现此种改变要高度怀疑肥厚性心肌病。

病理性 Q 波呈多导联性分布，常出现在前侧壁导联（ I 、aVL、V_4 ~V_6），也可见于下壁和前壁导联。Q 波形态可呈 QS、QR、Qr、qR 形或 QS 波中有顿挫的"W"形，多窄而深（振幅≥1/4R 波，时限通常 <30ms），且同导联 T 波常直立，即 Q 波与 T 波出现分离现象。出现病理性 Q 波的导联一部分有 ST 段下移，T 波负正双向，但大部分导联不伴有 ST 段偏移，T 波直立。不出现病理性 Q 波的导联可合并 ST 段下移，T 波倒置。

肥厚性心肌病产生病理性 Q 波的发生机制与室间隔增厚有关，研究发现切除肥厚的室间隔后病理性 Q 波变小或消失，这也证实了这种观点。但 Savage 等对 184 例肥厚性心肌病患者研究后发现，病理性 Q 波的出现与超声心动图上室间隔厚度或室间隔/左心室游离壁的比值并无显著性关联。Vandam 等在 10 例肥厚性心肌病患者手术中利用心外膜和室内电描记图研究后发现，病理性 Q 波可能与左心室内层的初始除极异常有关。Cosin 等对 6 例肥厚性心肌病患者进行电生理研究发现，病理性 Q 波起源于室间隔部位，而且病变的室间隔心肌电生理特性与其余心肌明显不同。

病理性 Q 波既可在梗阻性心肌病时发生，也可出现在非梗阻性心肌病。在梗阻性病例中，病理性 Q 波与梗阻程度无显著相关。在肥厚性心肌病发展过程中，病理性 Q 波可能出现由无到有、由浅而深的变化，但也可能逐步减小甚至消失，因为室间隔和左心室游离壁的向量是相反的，在疾病不同阶段它们的肥厚比例决定了 Q 波的幅度。例如，发病初期患者仅有室间隔肥厚，随后因左心室流出道梗阻而引起左心室游离壁肥厚，从而部分抵消室间隔除极向量，使原有的病理性 Q 波减小或消失。在疾病晚期，由于肥厚室间隔被纤维组织取代，病理性 Q 波也会发生减小。

（2）左心室游离壁肥厚：解剖上，左心室游离壁肥厚可以是流出道梗阻的结果，也可是疾病本身的病理过程。心电图上表现为 V_5、V_6 导联高 R 波，V_1、V_2 导联深 S 波。由于收缩期超负荷，相对性心肌缺血，可出现 T 波倒置，ST 段压低。

（3）心尖区肥厚：心尖肥厚型心肌病（AHCM）以左心室乳头肌以下的心尖部心肌肥

厚为特征，是肥厚性心肌病的一种特殊类型。对称性巨大倒置 T 波是 AHCM 的特征性心电
图表现，主要出现在中胸及左侧胸前导联，最深可达 4.0mV 以上，酷似"冠状 T 波"，典型
时 $T_{V_4} > T_{V_5} > T_{V_3}$，部分病例在 I 、II、aVL、aVF、$V_2$、$V_6$ 导联也可出现 T 波倒置，但深度
较浅。有研究表明，倒置 T 波最深振幅和 R 波最高振幅分别与心尖部厚度、心尖部与左心
室后壁厚度之比显著相关。Hiroshi 等认为肥厚心肌纤维排列紊乱，自心内膜至心外膜面的
动作电位时限明显延长，可能是产生巨大倒置 T 波的电生理基础。运动时，巨大倒置 T 波
可出现变浅或变为直立等"伪正常"改变，同时可伴有 ST 段水平型或下斜型下移 0.05 ~
0.40mV。ST 段下移与 T 波倒置的导联可以不一致，但 ST 段下移程度与 T 波倒置深度呈正
相关。QT 间期可轻度延长。可伴有左心室高电压，$R_{V_5} \geqslant 2.5mV$，$R_{V_5} + S_{V_1} \geqslant 3.5mV$，且 R_{V_4}
$> R_{V_5} > R_{V_3}$。心尖肥厚性心肌病主要在心室壁下 1/3 明显增厚，而心室除极先从室间隔开
始，一般无异常 Q 波出现，但极少数病例左心室心尖部形成室壁瘤时，R 波电压可由高逐
渐变低，并出现异常 Q 波。AHCM 的心电图异常表现常早于超声心动图异常改变。

  图 7-3 为一例左心室心尖肥厚性心肌病的心电图表现，患者为中年男性，心电图示窦性
心律，左心室面导联 R 波异常增大，I 、II、aVL、aVF 导联 T 波倒置，而胸前导联 V_3 ~ V_6
则 T 波深倒，其中以 V_4 最显著。彩色超声心动图发现左心室心尖部肥厚达 15mm，证实是
肥厚的心尖部引起的特征性心电图变化。

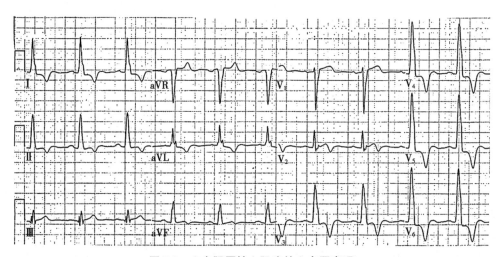

图 7-3 心尖肥厚性心肌病的心电图表现

  （4）室间隔和左心室游离壁混合性肥厚：如前所述，非对称性室间隔肥厚主要表现为
前侧壁和下壁导联 q 波，左心室游离壁肥厚表现为左侧胸前导联高 R 波，右侧胸前导联深 S
波。此外，还出现相应的 ST-T 改变，如，ST 段呈弓背向上型抬高，T 波倒置。

  2. 右心室肥厚 肥厚性心肌病出现右心室肥厚不太常见，但发生右心室肥厚时，常累
及室间隔和右心室游离壁，心电图表现为右侧胸前导联（V_1、V_2）高 R 波，左侧胸前导联
（V_5、V_6）持续性 S 波，右侧胸前导联 T 波倒置。常常伴随发生右心房肥厚，表现为 II、
III、aVF 导联出现 P 波。由于传导组织受压，完全性或不完全性右束支阻滞也可发生。电轴
右偏也可出现，QRS 额平面出现在右下 1/4 象限，甚至出现在 ±180°区域。此外，大多数病
例也出现病理性 Q 波，归因于同时存在的室间隔肥厚。

  3. 心房肥厚 左心房增大是肥厚性心肌病常见表现，心室顺应性降低增加了心房收缩

的阻力，导致了心房肥厚。如果合并二尖瓣关闭不全，就进一步促进了心房腔扩大。右心房和（或）左心房增大可继发于心室肥厚，表现为相对应的 P 波异常。当双心房肥厚或增大时，Ⅱ 导联可出现高而宽、有切迹的 P 波。已有的研究认为当出现左心室肥厚、劳损伴右心房肥厚时高度提示肥厚性心肌病。

4. 传导障碍　肥厚性心肌病时窦房结功能不良和高度房室阻滞较少发生，而且与扩张性心肌病相比，室内阻滞的发生率也较低。右束支阻滞较少发生，常见的传导异常是左前分支阻滞和左束支阻滞。

（1）左前分支阻滞：大约 1/3 的肥厚性心肌病患者发生左前分支阻滞，表现为平均 QRS 电轴额平面左偏至 -30° 以上。儿童肥厚性心肌病患者电轴左偏更加显著。

（2）左束支阻滞：可表现为完全性或不完全性左束支阻滞，但不常见，主要发生在没有流出道梗阻的有症状患者。手术后发生完全性左束支阻滞较常见。不完全性左束支阻滞心电图表现为 V_5、V_6 导联 q 波消失，这也可能是并非全部肥厚性心肌病患者都出现深 Q 波的原因之一。

5. WPW 综合征　在肥厚性心肌病时并不常见，Braunward 观察了 123 例肥厚性心肌病患者，典型 WPW 综合征有 4 例，此外还有 11 例非典型 WPW 综合征患者，出现 WPW 综合征三联征之一（短 PR 间期、δ 波和 QRS 间期延长）。有报道显示肥厚性心肌病患者心电图有 δ 波或 δ 样波通常有严重的流出道梗阻。一些病例报道将 δ 波或 δ 样波的形成归因于室壁压力导致的不完全性左束支阻滞，而不是真正的 WPW 综合征。

6. QTc 间期延长，QT 离散度增加　有些时候肥厚性心肌病可出现 QTc 间期延长和 QT 离散度增加。QTc 间期延长和 QT 离散度增加与肥厚性心肌病时不对称心肌细胞肥大、心肌纤维排列紊乱、心肌缺血以至纤维化、心肌细胞结构紊乱、心肌异构，与部分心肌细胞复极过程延长及复极不一致有关，而且有研究证实 QT 离散度增加与肥厚性心肌病患者发生恶性室性心律失常、晕厥和猝死有关。

7. 心律失常　肥厚性心肌病合并心律失常并不少见，可合并多种心律失常（图 7-4）。识别节律紊乱对于肥厚性心肌病患者是十分重要的，这类患者最主要的死亡原因是猝死。McKenna 等对 254 例肥厚性心肌病患者随访 1 ~ 23 年（平均 6 年）后发现，58 例死亡患者中有 32 例为猝死。如此高的猝死发生率其他学者也观察到。

不管是有症状的患者，还是无症状的患者，肥厚性心肌病发生室性心律失常较室上性心律失常多见。室上性心律失常中常见室上性心动过速，可见于 1/4 ~ 1/2 的患者，24 小时或 48 小时动态心电图显示室上性心动过速的发生率为 15% ~ 46%。心房颤动较少发生，占 7% ~ 16%，通常发生在疾病的晚期，而且与流出道梗阻程度没有相关性，常在临床上疾病出现明显恶化时发生。室性心律失常包括室性期前收缩、室性心动过速和心室颤动，多个研究观察到复杂室性期前收缩发生率为 33% ~ 48%，而室性心动过速为 15% ~ 26%。Maron 等发现肥厚性心肌病合并非持续性室性心动过速患者发生猝死的风险是没有合并此类心律失常患者的 8 倍。动态心电图显示室性心动过速后发生心室颤动是猝死的主要机制。

致心律失常型心肌病　致心律失常型心肌病是一种以右心室心肌组织不同程度地被纤维脂肪组织取代的心肌疾病，其临床特征主要表现为室性期前收缩、室性心动过速、猝死。致心律失常型心肌病早期约 40% 的患者心电图正常，随着疾病的发展，右心室除极、复极均出现异常，并发生右心室源性室性心律失常，常呈左束支阻滞形室性心动过速。

1. 心律失常　多表现为室性期前收缩、阵发性或持续性室性心动过速。根据右心室心

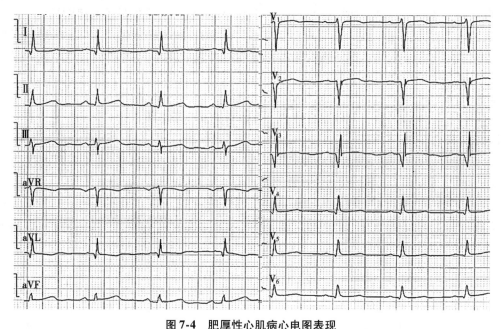

图 7-4　肥厚性心肌病心电图表现

患者男性，32 岁，V_1 ~ V_3 导联呈 QS 波或病理性 Q 波，多个导联 T 波低平

肌病变程度的不同，室性心律失常的严重程度可有很大差异，轻者仅见偶联间期极短的室性期前收缩，重者出现持续性室性心动过速或心室颤动。室性心动过速形态多为单形性、左束支阻滞形，表明起源于右心室。疾病晚期亦可呈多形室性心动过速，提示右心室存在多个异位激动病灶。室性心动过速 QRS 波平均电轴有助于判断激动起源部位，呈左束支阻滞形，QRS 波电轴向下，提示起源于右心室流出道；呈左束支阻滞形，QRS 波电轴向上，提示起源于右心室下壁。此外，偶见窦性停搏、逸搏心律、房室阻滞、房性心动过速、心房扑动及心房颤动等心律失常。致心律失常性心肌病也可合并右束支阻滞和前间壁阻滞，Fontaine 等描述 14% ~ 18% 致心律失常性心肌病患者合并右束支阻滞，且右束支阻滞与右心室受累的严重程度相关，前间壁阻滞在心电图上表现为在 V_1、V_2 或 V_3 导联 QRS 波时限比 V_6 导联 QRS 波时限增宽≥25ms，它在致心律失常性心肌病合并右束支阻滞患者心电图中的出现频率要明显高于不合并右束支阻滞的患者。致心律失常性心肌病合并右束支阻滞并非真正的右束支阻滞，电生理检查显示右束支并无病理性改变，心向量图也未发现右前、右后方向的传导减慢，故所谓右束支阻滞实为心室壁内传导障碍（parietal block）所致。

2. Epsilon 波　1977 年 Fontaine 在致心律失常性心肌病患者心电图上发现 QRS 波后有一个小波，并命名为 Epsilon 波（图 7-5）。Epsilon 波常出现在 QRS 波末尾或 ST 段起始处，呈低电压且持续几十毫秒的不规则小波，多数表现为向上的小棘样，故也被称为小棘波，偶呈凹缺状。Epsilon 波在 V_1、V_2 导联最为明显且持续时间长，有时 V_1 ~ V_4 导联均可记录到，部分病例只见于 I、II 和 aVF 导联，少数患者几乎在所有的 12 导联上均有 Epsilon 波。常规心电图的检出率约 30%，如能充分进行皮肤准备，减少基线干扰，同时心电图信号为 20mm/mV，纸速为 50mm/s，可提高检出率。采用 Fontaine 双极胸前导联（将右上肢导联电极放在胸骨柄处作为阳极）记录心电图，检出 Epsilon 波的敏感性可提高 2 ~ 3 倍。Epsilon 波是致心律失常性心肌病的一个特异性较强的心电图指标，具有重要的病因学诊断价值，其产生机制是由于患者右心室部分心肌组织被脂肪浸润，形成脂肪组织包绕的岛样有活性心肌细胞，导致其延迟除极所致。

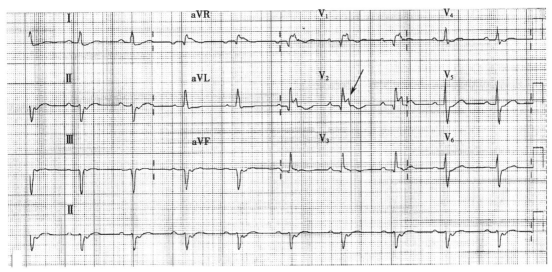

图 7-5　致心律失常型心肌病特有的 Epsilon 波
在胸前导联 V_2 QRS 波之后可见一小波（箭头所示）

3. 局限性 QRS 波增宽　致心律失常性心肌病右心室部分心肌细胞延迟除极，导致 QRS 波增宽，如局限性 $V_1 \sim V_3$ 导联 QRS 时限≥110ms，诊断致心律失常型心肌病的特异性为 100%，敏感性为 55%；如（$V_1 + V_2 + V_3$）QRS 时限/（$V_4 + V_5 + V_6$）QRS 时限≥1.2，则特异性为 100%，敏感性为 98%，并且在症状严重的患者和几乎没有症状的患者之间没有差异，反映右心室部分心肌激动延迟，同时右侧胸前导联 QT 间期亦相应延长。致心律失常性心肌病可合并右束支阻滞，并发右束支阻滞亦可使 QRS 波增宽，如在右束支阻滞基础上，$V_1 \sim V_3$ 导联 QRS 时限比 V_6 导联延长 50ms 以上，则具有重要的诊断意义。Hugh Calkins 工作组报道右侧胸前导联 S 波升支时限≥55ms，在致心律失常性心肌病患者的发生率为 95%，认为该指标诊断致心律失常型心肌病不仅敏感性高而且特异性强，特别是对于那些没有心电图异常的致心律失常性心肌病患者，右侧胸前导联 S 波时限升支≥55ms 的诊断价值更大，而且其与疾病的严重性和在电生理检查时可诱发室性心动过速具有相关性。

4. ST-T 改变　部分致心律失常性心肌病患者合并 $V_1 \sim V_3$ 导联 ST 段自发性抬高。Peters 研究报道 25% 致心律失常性心肌病患者有 ST 段抬高，ST 段抬高伴不完全性右束支阻滞占 17%，伴完全性右束支阻滞占 2%。胸前导联 T 波倒置是致心律失常型心肌病的特征性表现之一，85% 的患者可出现 $V_1 \sim V_3$ 导联 T 波倒置，偶见 $V_1 \sim V_6$ 导联广泛性 T 波倒置。对于致心律失常性心肌病患者，如果 T 波倒置超过 V_3 导联则说明有左心室受累的可能性。

5. 其他心电图异常　QT 间期延长和 QT 离散度增加在致心律失常性心肌病不少见，反映了该病心肌复极异常。

扩张性心肌病　扩张性心肌病为原发性心肌病中最为常见的类型，其主要特征是一侧或双侧心腔扩大，心室收缩功能减退，产生充血性心力衰竭。心脏扩大、心力衰竭、心律失常是扩张性心肌病的临床特点。扩张性心肌病患者的心电图通常是异常的，但无特异性。

1. 心房增大　扩张性心肌病心脏收缩功能降低，心室射血障碍，继而引起心房负荷，出现心房增大。扩张性心肌病患者在窦性心律时，P波异常者达14%～32%。心电图上左心房增大最常见的表现为肢体导联出现宽、有切迹的P波，或V₁导联出现大的负相波。单独出现右心房增大的心电图表现很少见，有时在 V₁ 导联可见大的双相 P 波，提示双心房增大。

2. QRS 波异常　扩张性心肌病心电图出现左心室肥厚的改变（电压标准）是最常见的表现，大约1/3以上的患者可有此改变。由于解剖上左心室肥厚通常在活检时才被发现，因此，左心室肥厚的发生率可能比心电图上表现的更高。左侧胸前导联如 V₅～V₆ 可同时出现继发 ST 段改变（ST 段凸面向上压低）和 T 波倒置。扩张性心肌病时左心室肥厚的发生率明显低于肥厚性心肌病，这与扩张性心肌病以扩张为主而心室壁增厚不明显有关，但也可能由于其他心电图异常（如左束支阻滞、室内阻滞、完全性房室阻滞和低电压等）掩饰了左心室肥厚的心电图诊断。由于广泛的心肌细胞退行性变、坏死、纤维化及心肌细胞消失，因而心室激动时产生的电位明显减小，额面导联出现 QRS 波低电压以及胸前导联出现 R 波递增不良十分常见。扩张性心肌病时提示双心室肥厚的心电图表现者通常较少发生，如果患者发生充血性心力衰竭，通常合并心房（左或右）肥厚。扩张性心肌病出现单独的右心室肥厚是极其少见的。

室内阻滞是扩张性心肌病常见的心电图改变，尤其是左束支阻滞（LBBB）。Flowers 和 Horan 等在 1000 例扩张性心肌病患者人群中发现9例 LBBB（图 7-6），但更多学者研究报道其发生率约为 10%～15%，造成这种差异的原因可能与研究的人群和疾病的严重程度不同有关。Stapleton 等在一组活检的扩张性心肌病患者中发现 LBBB 比例高达 40%。扩张型心肌病人群中 LBBB 的发生率高于缺血性心肌病。由于室间隔纤维化，左侧胸前导联 q 波缺失，LBBB 可能是不完全性的。左前分支阻滞，电轴左偏（>-30°）是 LBBB 常见的表现之一，发生率大约为 42%。病变累及左后分支而出现电轴右偏（>120°）则不太常见。右束支阻滞（RBBB）较少发生（图 7-7），发生率低于 4%。少数报道发现扩张性心肌病可发生

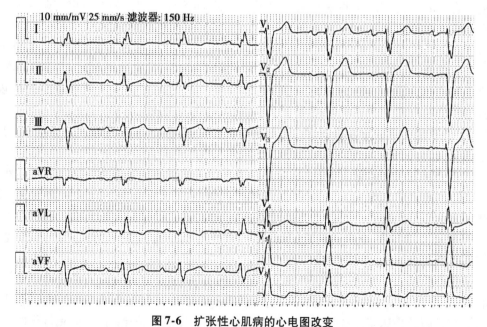

图 7-6　扩张性心肌病的心电图改变
男性，48 岁，窦性心律，左心房增大，PR 间期 0.20s，呈完全性左束支阻滞图形

RBBB 和电轴左偏（双分支阻滞）。有些扩张性心肌病病例可见 QRS 间期延长，但 QRS 的形态既不像左束支阻滞的表现，也不像右束支阻滞的表现。

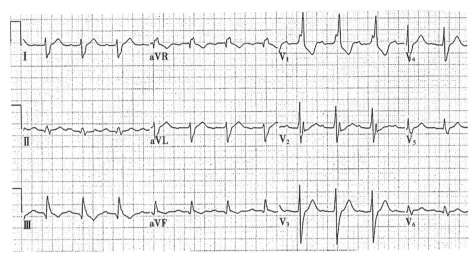

图 7-7　扩张性心肌病心电图特征
患者男性，56 岁，多次晕厥病史，左心室射血分数 24%，冠状动脉正常，心电图示窦性节律，
PR 间期 240ms，QRS 波时限 148ms，合并右束支阻滞和左后分支阻滞

病理性 Q 波（图 7-8）在扩张性心肌病比较常见，反映了心肌已有较严重的病理学改变，常常出现在右侧胸前导联和中胸前导联。扩张性心肌病的病理性 Q 波的发生率低于肥厚性心肌病，大多数患者心肌纤维化是出现类梗死性病理性 Q 波的主要原因，但在少数病例未见心肌纤维化，此时传导异常可能是主要机制。病理性 Q 波时限大多≥0.04s，半数患

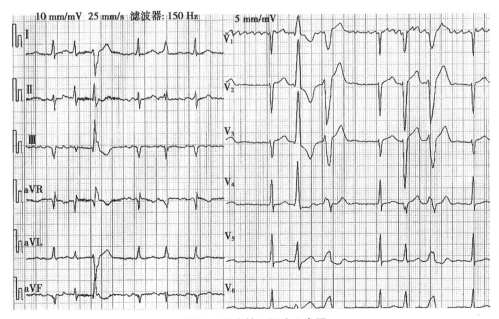

图 7-8　扩张性心肌病心电图
患者男性，全心扩大，左心室直径 80mm，心房颤动伴多源室性期前收缩，
不完全性左束支阻滞，Ⅲ、aVF 导联 QRS 呈 QS 形

者伴有同导联的 T 波倒置，个别病例还伴以 ST 段呈弓背向上型抬高以及 ST-T 的动态改变，酷似心肌梗死，而与肥厚性心肌病的病理性 Q 波不同。

3. ST-T 异常改变　是扩张性心肌病患者常见的心电图异常之一，大多继发于心室肥厚或传导异常。有些患者仅出现 ST-T 异常改变，可在左侧胸前导联和下壁导联出现 ST 段压低、T 波倒置，主要反映心肌损伤。扩张性心肌病不会出现类似"冠状 T 波"的对称性 T 波倒置和巨大 T 波倒置。

4. QRS-T 角度增宽　宽 QRS-T 角度（>45°）是扩张性心肌病患者常见的心电图异常。

5. 传导异常和心律失常　心脏节律异常是扩张性心肌病的重要特征。心房颤动和室性期前收缩最常发生，Huang 等利用 Holter 监测 35 例扩张性心肌病患者，发现室性期前收缩可见于所有患者，其中 83% 表现为频发（每小时大于 30 次），77% 表现为复杂的室性期前收缩。此外，21 例患者（60%）可出现非持续性室性心动过速。已有报道在扩张性心肌病患者，频发房性期前收缩、室上性心动过速、心房扑动和交界性心律都可出现。在一些患者，室性心动过速和心室颤动是猝死的原因之一。PR 间期延长（一度房室阻滞）较常发生，文献报道发生率为 6%～30%，在活检病例其发生率更高。而其他类型的房室阻滞则很少见。

限制性心肌病　基本病理改变是心内膜和内层心肌的纤维化和附壁血栓形成，导致心内膜明显增厚、心壁变硬，导致心室腔缩小，心室的舒张和充盈受限，充盈压升高，心排出量降低和房室瓣关闭不全。

限制性心肌病常伴有非特异性 ST-T 改变，绝大部分患者胸前导联可见 ST 段轻度倾斜型抬高，但也有部分患者 ST 段出现压低。T 波异常大多表现为胸前导联 T 波有切迹或双向 T 波，T 波高峰出现延迟，校正 QT 间期延长。P 波异常也是较常见的心电图改变，通常可见反映双心房增大的 P 波高尖和双相 P 波。此外，限制性心肌病还可见到反映双心室肥厚的 QRS 高电压，但 QRS 波一般是窄的。

限制性心肌病最常见的心律失常是心房颤动、室性期前收缩、房性期前收缩和室内阻滞等。此外，病程中有时还可见房性心动过速、心房扑动、室性心动过速等。

限制性心肌病病程中其心电图常会发生变化，如 ST-T 没有变化的患者随诊几年后会出现异常变化，早期通常出现心室肥厚的变化，晚期这种变化可能减轻或消失。

心　包　炎

心包炎不同的临床和病理过程中，心电图上可以出现几个明显的阶段性表现。临床上多数心包炎患者心电图呈现具有诊断意义的改变，而且动态观察心包炎患者的心电图可以帮助分析疾病进展或痊愈趋势，因而心电图对患者的诊断、治疗及预后具有较大的价值。心包炎引起心电图异常主要有以下三个病理因素：①心包炎产生渗出液，使心肌激动产生的电流发生"短路"，出现低电压的改变；②液体或纤维素使心外膜下心肌产生损伤，引起 ST-T 及 PR 段的改变；③浅表性或局灶性心肌炎使心室除极波改变。临床上，各种不同病因的心包炎，由于其损害心肌及其传导系统的病理过程类似，故其心电图的特征亦基本相似。

QRS 波低电压

通常低电压定义为每个肢体导联 QRS 波振幅均低于 0.5mV，每个胸前导联 QRS 波振幅均低于 1.0mV。低电压是由心包积液造成心肌激动产生的电流发生"短路"引起，心电图上可见 QRS 波振幅降低，但肢体导联 P 波振幅多表现正常，这可能是由于解剖上心房后方一部分没有心包，表面没有积液。值得注意的是超声心动图检查表明 QRS 波低电压对心包积液的预测价值较低，心包积液量和电压降低程度并不一致。多数情况下，当炎症消退，渗出液吸收后，或心包穿刺后 QRS 波振幅会增高，通常可以恢复正常，如果未出现增高的现象，那么低电压则可能是由于纤维素沉积所引起。

值得注意的是临床上除了心包积液，其他疾病也可出现 QRS 波低电压，如甲状腺功能低下时，由于心肌黏液性水肿，心电图可出现 QRS 波低电压。慢性缩窄性心包炎和其他弥漫性心肌疾病，如硬皮病、淀粉样变、心脏肿瘤等也可见 QRS 波低电压。慢性缺血性心脏病时，心肌纤维化可使 QRS 波电压降低。心脏以外的低电压原因最常见的有胸部皮下脂肪过多、胸腔积液、气胸、肺气肿、心包的脂肪等。

电交替

急性心包炎有心包积液时有时可以见到电交替现象，其原理是心包积液时心脏悬在渗出液中出现转动性、钟摆样运动所致，电交替分为不完全性电交替（仅心室波发生交替）或完全性电交替（心房波和心室波都发生交替）。完全性电交替是心包积液的病理性特征，但较少出现，只有在心包大量积液、有心脏压塞征象和心包壁有很多浸润病变时可见到。不完全性电交替虽然较常见，但缺乏特异性，可作为心包积液的辅助诊断之一，但如持续存在并极为显著，则是心包积液的有力证据。

正常情况下，心脏沿着长轴旋转由螺旋形心肌收缩和大血管的舒展引起，受肺和纵隔松弛、充填和轻度压迫影响。心包炎心包积液时抵消了这些影响，使心脏在收缩时更加自由地旋转，而舒张时不容易完全恢复，使 QRS 波振幅出现类似心室复极或室内传导交替性变化引起的"电交替"的变化。心包炎时这种 QRS 波振幅的"交替性"变化是由于心包积液时心脏悬在渗出液中，心脏左右旋转、上下运动引起心脏位置变化所致。

多数大量心包积液患者的 QRS 波振幅可发生微小变化，有时 P 波发生类似改变。P 波、QRS 波和 T 波均发生交替时，称为"完全性电交替"，它只有在心包大量积液、有心脏压塞征象和心包壁有很多浸润病变时可见到，但这种现象对心包积液的敏感性较低，Guberman 等报道的 56 例心包压塞患者中仅 4 例出现完全性电交替。

ST 段改变

心包积液对心肌的压力可产生损伤电流，在心电图上表现为 ST 段呈凹面向上抬高，但在不同导联其抬高形态可有变化。ST 向量几乎与 QRS 波电轴平行朝向心尖，亦即朝向左下和向前，除 aVR、V_1 导联（有时 V_2 或 aVL）ST 段压低外，其余导联如 Ⅰ、Ⅱ、aVF 及 $V_2 \sim V_6$ 导联 ST 段抬高（图 7-9）。心包炎时深层心肌无损伤，故 ST-T 改变幅度小，ST 段抬高一般不超过 0.5mV，不出现病理性 Q 波，且无对应性 ST 段改变。Surawics 和 Lassiter 报道发现 90% 的急性心包炎患者十二导联心电图上有 ST 段抬高，70% 以上的患者 Ⅰ、Ⅱ、V_5、V_6 导联出现 ST 段抬高，32% ~ 55% 患者Ⅲ、aVL、aVF、V_3、V_4 导联出现 ST 段抬高，只有一例（3%）患者 V_1 导联出现 ST 段抬高，64% 患者出现 ST 段下移，但通常出现在 aVR、V_1 导联，1 例患者Ⅲ导联出现 ST 段下移。

Spodick 将心包炎时 ST-T 改变分为 4 期。1 期：正对心室外膜表面的导联 ST 段抬高。2

期：ST 段的 J 点回到等电位线，T 波振幅开始降低、变平。3 期：T 波倒置。4 期：T 波逐渐正常化或回到等电位线，心电图恢复正常。一些患者可能没有某个或多个期的变化，与疾病过程中的记录时间、观察次数、疾病的严重性等有关。研究报道 90% 以上的急性心包炎患者有典型的 ST 段改变。

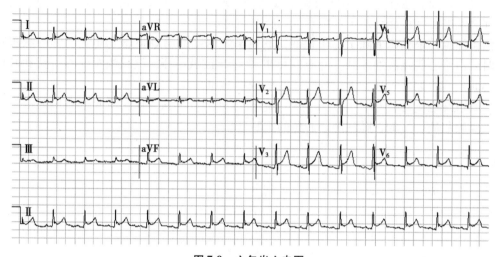

图 7-9　心包炎心电图
除 aVR 外，其余 11 导联 ST 段呈弓背向下型抬高，提示心肌广泛损伤

PR 段偏移

Spodick 于 1971 年首先发现急性心包炎时 PR 段偏移的现象，指出 PR 段偏移与 ST 段抬高的发生率相仿，且 PR 段偏移持续时间可比 ST 段抬高时间长，具有同等诊断价值，其报道的 50 例急性心包炎患者中 41 例（82%）有 PR 段偏移。Baljepally 报道 50 例确诊的急性心包炎患者中，27 例（42%）有 ST 段改变，32 例（62%）有 PR 段偏移，其中 11 例 PR 段偏移在胸痛第 1 天即出现，作者强烈提示 PR 段偏移是急性心包炎最早期的心电图表现。Charles 等认为 PR 段压低 >0.8mV 或抬高 >0.5mV 提示心房损伤。

急性心包炎时 PR 段改变在 Ⅱ、Ⅲ、aVR、aVF、$V_4 \sim V_6$ 等导联表现最为明显，除了 aVR 导联（偶尔 V_1 导联）PR 段抬高外，其他导联的 PR 段通常压低，以 TP 段为基线，PR 段偏移幅度范围为 0.05～0.15mV，偏移形态多呈水平型。此外，PR 段偏移方向与 ST 段向量相反，故 ST 段抬高导联其 PR 段压低，反之，ST 段压低导联则 PR 段抬高，尤以 aVR 导联更为明显。

应当指出，判定 PR 段压低需要确立参考线（如等电位线），可以用 TP 段来代替，但在心动过速或 ST 段抬高时可能难以识别。

T 波改变

除了少数心包炎患者可发生一过性的 ST 段改变而无 T 波改变外，大多数心包炎患者出现 T 波异常，多由浅表性心肌炎（心外膜炎）引起。心包炎时 T 波向量特征性地指向右、上、下，因此，正常情况下 T 波直立的导联出现 T 波倒置。典型心包炎除 aVR 和 V_1 导联外，所有标准导联 T 波倒置，但倒置 T 波的振幅通常较低，而且 T 波倒置不完全，罕见情况下 T 波呈深而对称的倒置。不完全倒置的 T 波如正负双向、T 波切迹等也是心包炎心电图特征，Surawics 和 Lassiter 发现 40% 心包炎患者在 ST 段恢复到基线前 T 波顶峰有切迹。

心包炎时 T 波异常常需与急性心肌梗死的 T 波异常相鉴别：①心包炎时导致 T 波异常的心肌表面损伤比心肌梗死时广泛；②导致 T 波异常的复极异常的心肌纤维较心肌梗死时少；③心包炎时炎症改变比急性心肌梗死时心肌损伤更缓慢而隐匿。

QTc 间期

Surawics 和 Lassiter 分析 16 例心包炎患者相同导联的 QTc 间期在 T 波倒置时和 T 波恢复到直立后不久的变化，发现两种情况下多数病例 QTc 间期正常，QTc 间期的差别很小。但应该注意的是这些病例未包括手术后心包炎的患者，后者 QTc 间期通常延长，可能是由于外科手术本身的影响，而非心包炎引起。

心律失常

急性心包炎时心律失常少见，且多为室上性。Spodick 回顾性分析 100 例急性心包炎患者，发现 7 例有心律失常，其中 5 例为心房颤动，1 例为交界性心动过速，1 例为心房扑动，而且发生心律失常患者均有基础疾病，尤其是瓣膜病。

右 位 心

临床上广义的右位心是指心脏的大部分或全部位于右侧，可原发也可继发于肺部、膈肌或胸骨等疾病，如右侧肺不张、肺切除、气胸和胸廓畸形等，心脏被推移或牵拉至右侧。原发病因包括镜像右位心和右旋心，两者的共同特点是均属先天性位置畸形，心脏在右侧胸腔中的位置呈现为左侧正常位置在镜中的映象，只是后者与前者不同，不伴有内脏的倒置，其形成原因都是心脏在胚胎发育过程中的转位与正常相反，心脏主体在右胸腔中，生理上的左心房、左心室及心尖部在解剖上位于右侧，而生理上的右心房及右心室则位于左侧，心尖仍由左心室构成。

由于心房与心室的完全转位，肢体导联 I 的电轴极性完全相反，右心房内的窦房结移至心脏的左上象限，因此，P 波向量转向右下方取代了原先正常的左侧向量，使 I 导联的 P 波倒置而 aVF 导联的 P 波直立，而且平均 QRS 电轴亦转向右下及后方。与正常位置心脏相比，不同导联电轴向量的改变见表 7-1。由于先天畸形的种类不同，右位心可分以下 3 型，其心电图表现也略有不同。

1. 镜像右位心　镜像右位心在 I、aVL 导联可见 P 波、QRS 波、T 波均向下倒置，即 QRS 主波向下，当伴发先天性心脏畸形时，可因右心室肥厚或发生束支阻滞而电轴右偏时，I 导联 QRS 波才呈直立图形；而且 II、III、aVR 与 aVL 导联的心电图波形互换；但 aVF 导联图形不变，与正常心脏位置时的 aVF 相同；$V_1 \sim V_6$ 导联均呈 rS 形，且自右向左 R 波逐渐减小而 S 波逐渐相对增深，R/S 比逐渐减小；V_1 导联 R 波高尖；$V_{3R} \sim V_{6R}$ 导联均呈 qR 图形（图 7-10、图 7-11）。

诊断右位心时首先要排除技术上是否有误差。若在安置导联线时误将左右两上肢的导线互相颠倒，正常位置的心脏亦可将发现上述前三项心电图异常，但其胸前导联心电图则无前

表7-1 右位心各导联电轴改变

Ⅰ（完全相反，因此该导联 P 波、QRS 波、T 波均倒置）

Ⅱ（Ⅱ、Ⅲ导联图形互换，Ⅲ导联出现Ⅱ导联图形）

Ⅲ（Ⅱ、Ⅲ导联图形互换，Ⅱ导联出现Ⅲ导联图形）

aVR（导联向量极性与正常相反）

aVL（导联向量极性与正常相反）

aVF（唯一向量极性不发生改变的导联）

所有左侧胸前导联（$V_1 \sim V_6$）记录到的电信号来源于右心室及心底；而右侧胸前导联（$V_{3R} \sim V_{6R}$）则记录到左心室电信号

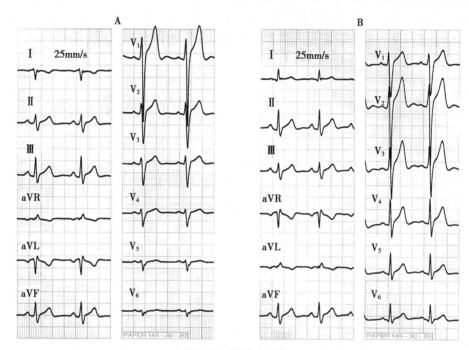

图7-10 镜像右位心

常规电极放置时记录的心电图，Ⅰ导联 P-QRS-T 倒置，Ⅱ与Ⅲ、aVR 与 aVL 导联心电图形互换，$V_1 \sim V_6$ 导联形似正常人 V_2、$V_{1R} \sim V_{6R}$ 导联序列图形，左右手反接电极导联后 12 导联图形恢复为正常心脏解剖位置的心电图形态

述表现。其次，除了诊断右位心的先天畸形外，也应注意是否合并存在其他异常（如心室肥厚、心肌缺血、束支阻滞等）。

为了准确阅读右位心及其可能合并的其他异常心电信息，凡是疑诊右位心者，除常规12 导联心电图外，必须加做记录左右手反接的 6 个肢体导联心电图和 V_1、V_2、V_{3R}、V_{4R}、V_{5R} 导联心电图。一般情况下，为适应正常位置（左位心）的心电图判读标准，可把右位心的心电图 aVL 导联看做 aVR，将 aVR 导联看做 aVL 导联，Ⅱ导联看做Ⅲ导联，Ⅲ导联看做Ⅱ导联；把Ⅰ导联上下翻转，加上用加做的 V_2、$V_{3R} \sim V_{6R}$ 代替 $V_1 \sim V_6$，便可按左位心的标准进行判断，不至于因有右位心而忽略了比它更重要的诊断。右位心的患者可同时合并有心室肥厚或房室束支阻滞。单纯右位心电极反接后记录的十二导联心电图是一份"正常"心电图，合并的其他心血管畸形所导致的心室肥厚、束支及其分支阻滞、预激综合征、心肌梗死和心律失常等此时也就容易判断。同样，如果不加做反接后的十二导联心电图，

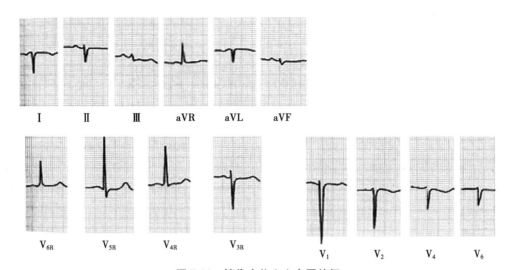

图 7-11　镜像右位心心电图特征

Ⅰ 导联 P-QRS-T 倒置，Ⅱ 与Ⅲ、aVR 与 aVL 导联心电图形互换，$V_1 \sim V_6$ 导联呈 rS，
形似正常人右心导联图形，而 $V_{3R} \sim V_{6R}$ 导联同左侧胸前导联呈 qRS 图形

上述合并的异常情况便不易诊断，如心肌缺血损伤、房室肥厚和束支阻滞等，心电异常就会被漏诊。

2. 右旋心　右旋心又称孤立型右位心，只是心脏位于右侧胸腔，但不伴内脏转位。多数情况下，其心电图改变与镜像右位心心电图特征相似。但由于此病常合并有其他心血管畸形，如房间隔缺损、室间隔缺损及动脉导管未闭等，此时除具有镜像右位心的特点外，也可同时有心房、心室肥厚或束支的阻滞等。

3. 心脏右移　心脏右移又称假性右位心，只是心脏的位置偏移至右侧，而左、右心室的相互位置并不改变，血液循环的生理关系亦正常，因此其心电图波形除电轴改变外，并无其他特征性的变化。此型以前述继发性肺组织和胸廓的改变为主要原因，而先天性的病因很少见，后者亦常合并其他常见先天性心血管畸形。

房间隔缺损

房间隔缺损（atrial septal defect，ASD）系指房间隔在发育过程中出现异常，左、右心房之间仍残留半闭的房间孔，是最为常见的先天性心脏病，约占 10% ~ 20%。绝大多数 ASD 的成年患者可维持相当长一段时间的窦性心律，随疾病的进展，可出现显著的心房增大，可伴有房性心动过速、心房扑动和心房颤动。后者见于约 20% 的成年患者。患者中女性多于男性。按发生学机制可分为原发孔型和继发孔型，两者的心电图表现亦有所不同，故以下分别叙述。

1. 原发孔型房间隔缺损　原发孔型 ASD 是胚胎发育过程中，原发间隔发育不良或心内膜垫发育不良，使原发间隔和心内膜垫不能融合连接所致。由于其血流动力学改变限于心房水平的左向右分流，因此其对血流动力学的影响不显著，只有存在其他复合畸形时才会有明显改变。

（1）P 波：表现为正常或双心房扩大。约 35% 的患者有左心房扩大，Ⅱ、aVF 导联 P

波振幅及时限均增大，额面 P 波电轴介于 +40°~ +60°之间。如 P 波仅增宽而振幅无明显增高，提示患者仅有左心房扩大而房间隔缺损面积较小。反之，若 P 波振幅及时限均增大，则提示缺损面积较大，在 V_1 导联可见双向 P 波的正负向振幅均增大。

（2）QRS 波形：平均 QRS 波电轴在 0°~ +180°之间，绝大多数在 +20°~ +90°。可见额面电轴左偏，这是区别继发孔型室间隔缺损的特征性改变（图 7-12、图 7-13）。表现为类似左前分支阻滞图形，电轴左偏的发生率接近 100%，其机制可能是房室结和希氏束位置偏后下，致使心室除极的最大向量指向左上方。当合并有继发孔型室间隔缺损或房室共同通道畸形时，电轴将逆钟向转至 -90°~0°之间；电轴偏转的程度取决于缺损对传导通路的影响，巨大的心内膜垫缺损可以影响左前分支继而引起前向电兴奋传导延迟，引起电轴偏转。绝大多数原发孔型 ASD 患者的电轴左偏在 -30°以上。合并有肺血管疾病时常有电轴右偏。QRS 波时限一般正常，<0.11s。当缺损较大时，QRS 波形态表现为右侧胸前导联（V_1、V_2）呈 rSr′或 rSR′图形，是最特征性的心电图变化，提示右心室肥厚相关的完全性或不完全性右束支阻滞（图 7-13），此点与继发孔型房间隔缺损的心电图改变大致相同。当合并二尖瓣关闭不全时，在左侧胸前导联（V_5、V_6）可见 R 波高尖，提示左心室负荷增大或肥厚；左心室负荷加重时则伴有 q 波。ASD 右侧胸前导联呈 rSR′或 rSr′图形，这种图形可能反映右心室负荷过重而不是真正的传导延缓。当肺动脉压力逐渐增大时，心电图出现右心室肥厚的图形，特点是 V_1 导联 R 波（或 R′波）振幅增加，或呈 qR 图形。

（3）T 波：T 波呈对称性，高尖且直立。

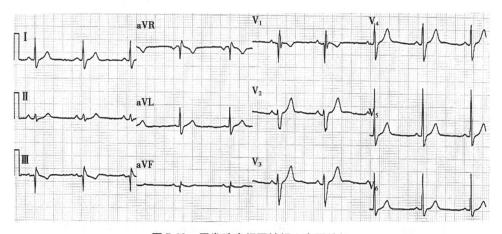

图 7-12 原发孔房间隔缺损心电图特征
患者男性，30 岁，电轴左偏（-24°），右心房轻度肥厚，伴不完全性右束支阻滞

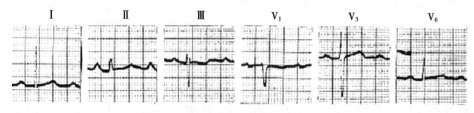

图 7-13 原发孔房间隔缺损心电图特征
患者女性，37 岁，一度房室阻滞，电轴左偏（-20°），胸前导联 QRS 波形正常

（4）PR 间期延长：随着年龄的增长，完全性右束支阻滞并不少见，PR 间期延长见于 6%～19% 的患者，部分可发展为更高度的房室阻滞。PR 间期延长和进行性房室阻滞的发生率在原发孔型房间隔缺损患者比继发孔型房间隔缺损患者更多，主要表现为一度房室阻滞，发生率约 70%。心内膜垫发育不良的发生率约为 50%，其原因是房室结后移，右心房扩大，使窦房结与房室结之间的传导时间延长，因而使 PR 间期延长。

2. 继发孔型房间隔缺损　继发孔型 ASD 系由于继发间隔发育不良或原发房间隔组织被吸收过多，致第二房间孔不能闭合所致。缺损部位多数为中央型（70%），其次为下腔型、上腔型及混合型。患者早期可无症状，多数在成年后 40 岁左右发生肺动脉高压、右心衰竭和心律失常等临床表现。对于房间隔缺损较小（一般 $0.5cm^2$ 左右），左向右分流少者，其心电图可以是正常表现。除此之外，此型 ASD 患者多有心电图改变。

（1）P 波异常：P 波高尖，提示右心房负荷过重，如 P 波增宽有切迹，则示心房间阻滞。上腔型 ASD 电轴可左偏，Ⅱ、Ⅲ、aVF 导联 P 波倒置，可能与伴随的窦房结附近组织缺损有关。额面 P 波电轴介于 +40°～+60°之间；如 P 波仅增宽而振幅无明显增高，提示患者仅有左心房扩大而房间隔缺损面积较小，反之，若 P 波振幅及时限均增大，则提示缺损面积较大，在 V_1 导联可见双向 P 波的正负向振幅均增大。

（2）QRS 波形

1）电轴：可见额面电轴转向右下，顺钟向转至 +90°～+120°之间。

2）时限：由于右心室轻度扩张，QRS 波时限略有延长，但一般 <0.12s；完全性右束支阻滞少见。

3）形态：在右侧胸前导联（V_1、V_2），由于右心室舒张期负荷增加，右心室增大，使 V_1 导联出现三相波形，通常为 rSr′，也可见 rSR′ 或 rsR′ 形态，即类似完全性或不完全性右束支阻滞的图形，这是右心室舒张期负荷增加和肺动脉圆锥肥大的特征性心电图表现（图 7-14、图 7-15）。机制为扩大的右心室牵拉右束支使之受损。rSr′ 图形的第二个 r 波起源于右心室流出道肥厚引起的复极延迟，该复合波在 V_1 导联因 R 波振幅增高或 q 波出现转为 Rs 或 qR 形，提示肺动脉高压形成，随右心室肥厚的程度进一步加重，可转变为艾森门格综合征。在左侧胸前导联（V_5、V_6）R 波振幅减小且合并 S 波增宽，由于左心室舒张期负荷加重，q 波振幅增加，表现为 qRs 图形。Heller 等研究发现不论有无右束支阻滞，继发孔型或静脉窦

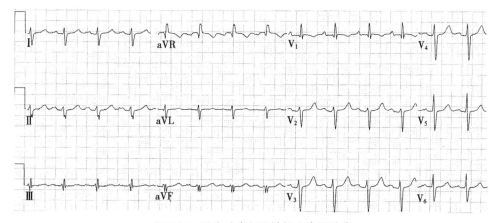

图 7-14　继发孔房间隔缺损心电图改变
QRS 时限 0.11s，电轴右偏，右心室肥厚合并不完全性右束支阻滞

型 ASD 的患者可见下壁肢体导联的 R 波有切迹。此种图形被称为"钩型"，可见于 73.1%的 ASD 患者。出现此种图形的原因尚不清楚。ASD 患者若存在较大的左向右分流时此种波形的发生率增加，手术修补缺损后 35.1% 的患者可见此种波形消失。当伴随不完全性右束支阻滞或三个下壁导联存在"钩型"R 波，对诊断 ASD 的敏感性和特异性均较高。

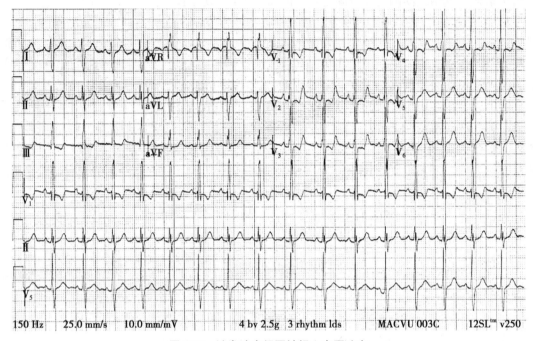

图 7-15　继发孔房间隔缺损心电图改变

患者男性，8 岁，心率 105 次/分，QRS 时限不宽，电轴右偏，右心室肥厚合并不完全性右束支阻滞

（3）水平面顺钟向转位：表现为轻微偏向 V₅、V₆ 导联。aVR 导联可见 R 波，V₁ 导联的 rsR′图形可以见于 V₃、V₄ 导联。

（4）T 波：多为直立，若发生肺动脉高压，右侧胸前导联可见深倒的 T 波。

（5）PR 间期：右心房负荷增加引起的心腔扩大可导致窦房结或房室结内传导距离增加从而使兴奋传导延迟，继而引起 PR 间期延长或房室交界区传导延缓，发生率约占 20%。

（6）心律失常：部分患者中年（40 岁）以后，可发生心房扑动、心房颤动、室上性心动过速等心律失常。介入封堵术或外科修补术后，部分患者可恢复为窦性节律。有些心律失常在手术矫正后仍持续存在，一部分患者则在术后首次出现。回顾性分析发现 60% 的术后患者存在房性心律失常，术后可发生心房颤动，88% 的阵发性心房颤动患者可转为持续性心房颤动，而阵发性室上性心动过速逐渐减少至消失。

室间隔缺损

室间隔缺损（vebtricular septal defect，VSD）是在胚胎发育期间，当自心室尖部由下而上、心球嵴处自上而下形成肌性间隔，并与心内膜垫的膜部间隔相融合形成完整的心室间隔时发生障碍，引起室间隔部位异常缺损，造成在心室水平的血液分流。VSD 是较常见的先天性心脏病，约占 20% ~ 40%。在所有先天性心脏病中 70% 左右合并 VSD。国内一组 7393

例先天性心脏病手术治疗患者中，单纯 VSD 占 25.5% 。按缺损部位，可分为膜部、漏斗部和肌部缺损，其中膜部缺损最常见。

　　VSD 病理生理变化系由于左心室压力高于右心室，室间隔缺损所引起的分流系自左向右分流，一般无发绀。分流增加了右心室、肺循环、左心房和左心室的负荷。小型缺损（缺损直径 <0.5cm）的病例因分流量较小，可无症状，心电图亦可正常；中型缺损（缺损直径 0.5～1cm）及大型缺损（缺损直径 >1cm）的病例则分流量较大，肺循环血流量可达体循环的 3～5 倍。随着病程进展，由于肺循环量持续增加，致使肺小动脉发生痉挛，产生动力型肺动脉高压。此时左向右分流显著减少，最后出现双向分流或反向分流而呈现发绀。当肺动脉高压显著，产生右向左分流时，即称为艾森门格综合征。

　　室间隔缺损心电图的变化取决于缺损的大小、部位和肺血管阻力的改变。小面积的缺损心电图可正常。Marsico 等研究发现在缺损面积小且分流量不大，以及肺动脉压未见增高时，其心电图各参数均正常；而当缺损仅限于膜部且面积与体表面积之比 ≤0.0001 时，由于左向右分流量较少，肺动脉压力基本正常，心电图亦无明显变化。但当缺损较大且病程较长时，初期阶段可有左心室高电压、左心室肥厚表现。随着肺血管阻力增加和肺动脉压力增大，则随之出现右心室肥厚扩张的心电图改变。

　　左心室肥厚伴左心房增大的图形提示中度左向右分流，不伴肺动脉高压；肺动脉高压是 VSD 的重要并发症之一，文献报道其发生率为 20%～30%（图 7-16）。随着缺损面积和分流量的增大及肺动脉压的增高，由于血流分流量大，肺动脉压力接近甚至超过左心室收缩压，出现右向左分流后，心电图逐渐分别出现左心室肥厚、右心室肥厚或双室肥厚等图形，在标准肢体导联和中胸前导联也可出现左、右心室肥厚图形伴大的双向 QRS 波，则提示缺损较大。进展到不可逆性肺动脉高压的过程中，大缺损和双向分流患者的心电图常表现为相当特异性的 $S_I S_{II} S_{III}$ 图形，或者 I、II 导联可见深 S 波，而 III 导联没有。标准肢体导联的深 S 波常伴随 V_1 导联的 R' 波，V_5、V_6 导联的深 S 波和 V_6 导联的深 Q 波。与房间隔缺损的患者相

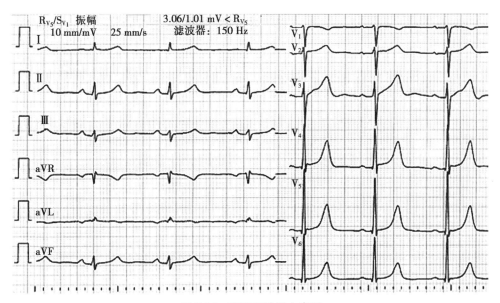

图 7-16　室间隔缺损心电图
患者男性，21 岁，P 波时限、振幅正常，胸前导联示左心室肥厚，$R_{V_5}=2.7mV$

似，以上心电图变化与右心室容量负荷过重、室上嵴肥厚有关。一般来说，心电图征象可间接反映 VSD 肺动脉的阻力和缺损的大小。VSD 的部分心电图表现与预后相关。

1. QRS 波电轴　　QRS 波电轴的变化与病情和预后相关。VSD 的新生儿出生时电轴约为 90°～130°，若数月内电轴降至 60°～70°，提示肺循环阻力已逐渐下降，病情转归较好。如电轴右偏程度继续加重，说明肺循环阻力仍在增高，预后不良。此外，QRS 电轴左偏提示缺损多为流出道部位。

2. T 波改变　　部分 VSD 分流量大的幼儿，胸前导联 T 波出现前半部圆顶伴后半部高尖的征象，其前峰代表左心室复极，后峰代表右心室除极，两者间裂隙可能是前室间沟延迟复极所致。

3. Katz-Wachtel 现象　　多见于巨大室间隔缺损的患者，心电图可见双心室肥厚征象，表现为中胸前导联（V_2～V_4）QRS 波双向电压增大（图 7-17）。

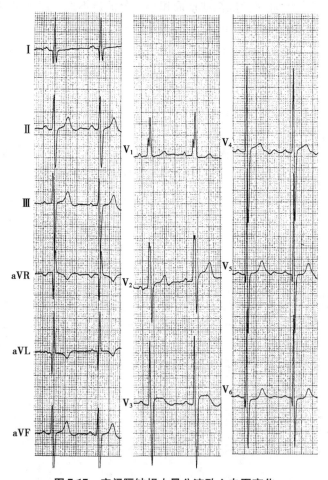

图 7-17　室间隔缺损大量分流致心电图变化

女性，15 岁，心率 92 次/分，可见 Katz-Wachtel 现象，即中胸前导联（V_4～V_5）示双心室容量负荷增大，提示来自双侧心腔的电位平衡所致，其 P 波和 QRS 波正常

4. 心律失常　　约 10% 的室间隔缺损患者可有右束支阻滞（图 7-18）。膜周部缺损者，希氏束处于缺口的后下部，行手术修补时，易发生房室阻滞或右束支阻滞。膜部缺损形成先天性膜部瘤也是诱发心律失常的重要因素。

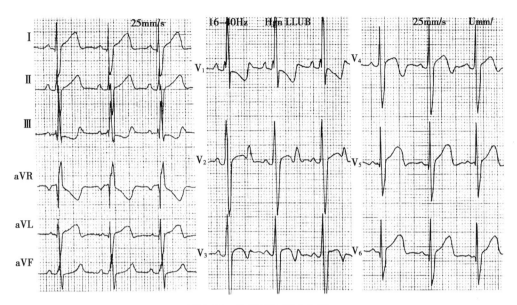

图 7-18　室间隔缺损心电图

男性，20 岁，心率 89 次/分，可见右心室增大伴完全性右束支阻滞

VSD 常见的心电图特征归类见表 7-2。

表 7-2　室间隔缺损类型、分流程度、血流动力学改变及相应心电图表现一览表

缺损	分流程度	血流动力学改变	心电图表现
孤立膜部小缺损	少量左向右分流，无肺动脉升高	基本正常，偶见心腔扩大	基本正常
	中度左向右分流伴轻度肺血管阻力升高	1. 左心室舒张期负荷加重，左心房扩大	1. Ⅰ、Ⅱ 导联 P 波增宽或正常，V₁ 导联 P 波双向 2. Ⅱ、Ⅲ、aVF、V₅、V₆ 导联可见深而窄的 Q 波 3. V₅、V₆ 导联可见高 R 波 4. ST 段轻度抬高 5. T 波直立且振幅有所增加
		2. 除左心室舒张期负荷加重，右心室收缩期负荷也加重	1. 除以上表现外，还有右心室负荷增大的表现如：V₁ 导联 R 波振幅增加，呈 qR 形或 QRS 波起始部出现切迹 2. T 波直立或倒置
	重度左向右分流伴高度肺血管阻力	双心房、双心室肥厚/扩大	1. Ⅱ、Ⅲ、aVF 导联 P 波增宽 2. 电轴右偏 > ＋120° 3. 双心室肥厚/扩大表现：V₃、V₄ 导联呈 RS 图形 V₄ 导联出现高 R 波，V₅、V₆ 导联呈 qR 图形 4. V₁ 导联 T 波倒置
	肺血管阻力增大引起右向左逆向分流	双心房、双心室肥厚/扩大，右心室内压大于左心室	1. 与上述相同的双心室肥厚表现 2. V₁ 导联高 R 波伴或不伴 qR 图形 3. 电轴极度右偏 4. 明显顺钟向转位 V₁ ~ V₃ 导联 T 波呈对称性，倒置
膜部缺损伴主动脉瓣脱垂	主动脉瓣脱垂引起主动脉反流	左心室舒张期及收缩期负荷均增大且更明显	1. V₁、V₂ 导联 S 波加深，V₅、V₆ 导联 R 波增高，达到左心室高电压标准（如 $R_{V_5} + S_{V_1} > 35mm$） 2. PR 间期延长 3. 逆钟向转位

动脉导管未闭

动脉导管是位于主动脉和肺动脉之间的一条肌性管道，是胎儿连通降主动脉、循脐动脉到胎盘进行氧气交换的重要通道。出生 7 个月后 95% 以上婴儿的动脉导管自行关闭成纤维化的动脉韧带。如果出生后动脉导管关闭机制有缺陷，便成为有临床意义的动脉导管未闭（patent ductus arteriosus，PDA），其发生率为 0.05%，女性和男性比为 3:1。

由于主动脉内压力（13.3/7.8kPa）远高于肺动脉内压力（2.6/0.78kPa），动脉导管细小时，分流量小，肺动脉压力正常或接近正常，对房室大小无影响。若动脉导管的直径较大，肺血流量增多，回到左心的血量随之增多，导致左心房扩大，而且由于此时肺动脉压力低于主动脉压力，故右心室并不增大。当动脉导管足够大其主动脉压力直接转到肺动脉，即可引起右心室负荷加重，使右心室肥厚，随着右心室压力进一步增高，左向右分流反而减少，甚至出现右向左分流，左心室亦由舒张期负荷增高转变成收缩期负荷加重，此时左心室亦可发生肥厚。有时可见左侧胸前导联 T 波直立（即"舒张负荷过重图形"）。左心室容量负荷过重或引起 V_1 导联深 S 波和 V_5、V_6 导联高 R 波特征性的变化，可以伴有非特异性的复极改变。肺动脉高压伴双向或反向分流时，出现右心室肥厚或双心室肥厚。

临床上常根据血流动力学变化和心室肥厚的程度，将 PDA 分为以下三种类型，其心电图改变也各具特征，其中动脉导管未闭伴中重度肺动脉高压的心电图特征如图 7-19。

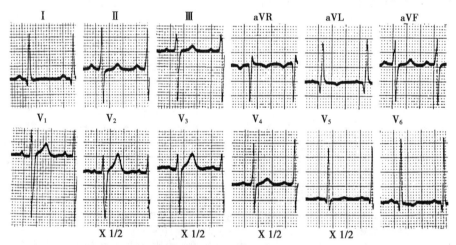

图 7-19 动脉导管未闭伴中重度肺动脉高压的心电图特征
窦性心律，心率 100 次/分，电轴左偏，右侧胸前导联 V_1 的 R 波增高，右心室负荷增重，
V_5、V_6 导联 R 波异常增大示左心室肥厚，伴有 ST-T 低平、倒置

1. PDA 伴轻度肺动脉高压　这类患者有左心室舒张期负荷增加的心电图表现，即在下壁导联和 V_5、V_6 导联出现异常增高的 R 波，伴 ST 段上抬，T 波直立。同时也可有左心房扩大的征象，表现为 Ⅱ、Ⅲ、aVF 导联的 P 波明显增宽。

2. PDA 伴中度肺动脉高压　除上述左心室舒张期负荷增加和左心房扩大的心电图特征外，右侧胸前导联 V_1、V_2 的 R 波增高，呈 qR、Rs 形，而且其 ST 段下移，T 波低平、双向或倒置，提示右心室肥厚。

3. PDA 伴重度肺动脉高压　心电图表现为心房增大和双侧心室显著肥厚，由于右心室顺钟向转位，可以掩盖或部分掩盖左心室肥厚的变化，表现为 V_5 或 V_6 导联的 R/S 比下降，并伴电轴右偏。

艾森门格综合征

艾森门格综合征（Eisenmenger syndrome）广义的概念是指包括房间隔缺损、室间隔缺损、动脉导管未闭等各种左向右分流性心脏病伴显著肺动脉高压，导致血液通过心内或心外异常通路产生双向性或右向左分流并出现发绀的一种病理生理综合征，其产生的心电图改变在以上各病种中已分别叙述。

狭义的艾森门格综合征是指由室间隔缺损、主动脉骑跨、右心室肥厚、正常或扩大的肺动脉三种病理改变构成，狭义的概念与法洛四联症的区别仅为无肺动脉口狭窄。此类先天性心脏病患儿在婴儿期即显症状，常有呼吸急促、体重不增及反复发生肺炎等表现。随着年龄渐长，肺动脉压力进一步增高，患儿出现明显呼吸困难、活动受限，并出现皮肤发绀，伴杵状指、趾及红细胞增多症。

由于血流动力学紊乱随病变畸形的严重程度和病程的延长而加重，最终血液双向分流还可累及左心室，但多数患者主要表现为右心负荷增加，其心电图示右心室肥厚及劳损，以及右心房肥厚的征象。

1. 右心室肥厚　胸前导联 V_1、V_{3R} 呈 Rs 形，V_5 或 V_6 导联呈 rS 形。此外，肢体 Ⅲ 导联可出现 Q 波，而 V_5、V_6 导联 q 波减小或消失，这是由于从右心室向左分流的体静脉血流大部分进入主动脉，左心室仅接受其中一小部分，从而使左心室容量不足，产生失用性相对萎缩，导致心脏前向抬举和顺钟向转位所致。一般情况下，右心室肥厚的程度比法洛四联症程度轻（图 7-20、图 7-21）。

2. 右心房肥厚　70% 左右的患者心电图上显示有右心房肥厚的 P 波改变，即下壁导联，

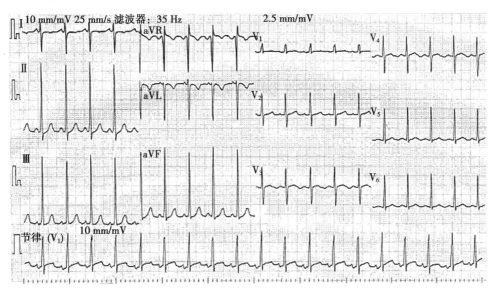

图 7-20　VSD 合并艾森门格综合征患者的心电图改变
心率 115 次/分，QRS 波正常，由于发生了双向分流，左、右心室均已出现肥厚扩张

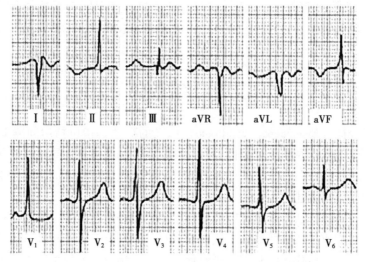

图 7-21   VSD 合并艾森门格综合征患者的心电图改变
P 波正常，QRS 波右偏，左侧胸前导联无 q 波，右心室肥厚

尤其是 Ⅱ 导联的 P 波振幅≥0.25mV。

3. 左心室肥厚   一般发生在合并 VSD、ASD 或 PDA 等先天性心脏病患者出现左向右分流的情况下，通常已经是这类疾病的终末期，基本失去缺损或异常通道的手术修补机会，提示预后差。

4. 额面电轴改变   额面 QRS 电轴轻度和中度右偏者分别占 30% 和 60% 左右，重度右偏者较少。无电轴左偏病例的报道。电轴右偏是右心室负荷增大的心电图表现。

5. T 波改变   大多数情况下，胸前导联除 V₁ 的 T 波可呈浅倒，V₂ ~ V₆ 导联 T 波均为直立。若发现前壁导联 T 波倒置，则提示右心室心肌弥漫性损害。

6. 心律失常   该病患者很少出现严重心律失常，偶见一度房室阻滞、房性和室性期前收缩、交界性节律及心房颤动等。缺氧引起的窦性心动过速较常见。

心脏瓣膜病

心脏瓣膜病常导致相关心腔发生机械重构，继而发生电重构，引起心脏电生理基质改变，介导多种心肌电活动异常，心电图可反映出这种疾病引起的心脏各腔的形态异常并表现出的各种心律失常。

二尖瓣狭窄

二尖瓣疾患包括二尖瓣狭窄和二尖瓣关闭不全，前者最常见的病因系风湿性心内膜炎引起，老年退行性改变、先天畸形（Lutembacher syndrome）和结缔组织疾病为罕见原因，后者的慢性病因有风湿热、二尖瓣脱垂和老年退行性改变，而缺血、感染及先天性因素很少见。本病多见于青壮年，女性多于男性，性别比约为 2:1。单纯二尖瓣狭窄约占 1/3，合并关闭不全占 40% 以上。心电图对于轻度二尖瓣狭窄诊断敏感度较低，但其对中、重度二尖瓣狭窄具备一定的特异性。当二尖瓣狭窄发展至一定程度时（瓣口面积 <1cm²），血液从左心房进入左心室的阻力急剧增大，引起左心房肥厚扩张、肺

循环压力升高，最终右心室肥厚扩张，其中以右心室腔室扩张更为多见，心电图的表现也与以上病理生理改变相关。因此，当心电图呈现下列综合图形时，有助于诊断为二尖瓣狭窄。

1. 左心房肥厚　由于左心房的显著肥厚所产生的特征性 P 波改变，心电图学上称为"二尖瓣型 P 波"，表现为Ⅰ、Ⅱ、aVL、aVR 导联中 P 波增宽达 0.12s 以上，并呈切迹、双峰或尖部平缓，双峰间距离可达 0.04s（图 7-22）。同时在 V_1 导联中往往有电压增高的（ > 0.20mV）双向 P 波存在，其终末负电势 >0.003mV/s，该表现与二尖瓣型 P 波共同被认为是二尖瓣狭窄的特征性表现，见于 90% 的显著二尖瓣狭窄患者。P 波的图形改变与二尖瓣瓣口面积、左心房内压及腔室大小相关。目前认为 P 波增宽不仅由于左心房肥厚扩张和 P 波电轴左偏（ +45°～ -30°），右心房至左心房的房间传导障碍，也是构成二尖瓣型 P 波的病理基础。Peters 等认为二尖瓣型 P 波的形态有助于判断二尖瓣瓣口狭窄程度与左心房扩张的严重程度，$Ptf-V_1$ 的负值与左心房内径存在正相关。但是这一表现对二尖瓣狭窄不具特异性。

需要注意的是，在正常人以及高血压、动脉粥样硬化性心脏病患者中，某些导联的 P 波也可能有错折，但时限和电压均未达到上述标准，因此不应诊断为二尖瓣型 P 波。

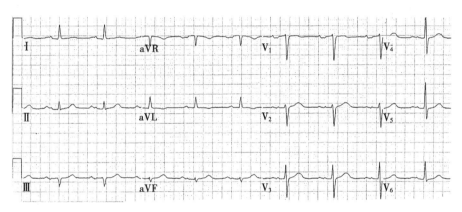

图 7-22　二尖瓣狭窄患者心电图的特征
患者男性，66 岁，重度二尖瓣狭窄，Ⅱ、Ⅲ、aVF、aVR、V_5 导联的 P 波均增宽达 0.12s，伴有明显切迹，V_1 导联 P 波呈双相

2. 右心室肥厚　是否存在右心室肥厚的心电图表现依赖于右心室收缩压。右心室收缩压低于 70mmHg 时往往不能见到右心室肥厚图形，右心室收缩压介于 70～100mmHg 之间时约半数患者可具备该心电图表现，若收缩压 >100mmHg，则几乎所有患者均具有此表现。

此外，由于右心室心肌逐渐转为优势，心脏呈顺钟向转位，还可表现为 QRS 电轴右偏，电轴往往介于 +80°～ +120°之间，且右偏的程度与肺动脉的压力成正比。额面 QRS 电轴的改变与瓣口的狭窄程度及肺血管阻力显著相关，当电轴介于 0°～ +60°之间时瓣口面积多 > 1.3cm²，当电轴 > +60°时，瓣口面积多 < 1.3cm²；肺循环阻力接近体循环阻力时，平均额面电轴多 > +110°。

右心室肥厚提示存在肺动脉高压，如出现，则患者预后不良。

3. QRS 形态改变　二尖瓣瓣口狭窄程度不同，左心房血液进入左心室的压力不同，左心房与肺动脉压力上升幅值存在差异，右心室容量相对增加而左心室容量负荷相对减少，这种心电向量优势的转移是 QRS 波形态学改变的基础，通常表现为代表左、右心室除极幅度的 R 波振幅发生相对改变及 QRS 波向量的异常。

二尖瓣狭窄所致左心房和右心室增大，水平面上 QRS 向量环常居右前方，投影于 V_1 导联上呈 Rs、RS 或 R 形。故右心室 R 波幅度升高而左心室 R 波幅度下降。而且这一改变与狭窄程度相关，也可在一定程度上有助于判断预后。

（1）轻度二尖瓣狭窄：右侧胸前导联（V_1、V_2）QRS 波正向及负向振幅均减少，提示中度右心室负荷。而左侧胸前导联（V_5、V_6）QRS 波多为正常（呈 qR 或 QRS 图形），提示左心室负荷并未明显下降。

（2）中度二尖瓣狭窄：右侧胸前导联（V_1、V_2）R 波振幅增至与 S 波相同，RS 波时限 >0.12s，提示右心室受累肥厚。左侧胸前导联（V_5、V_6）R 波振幅减少及 S 波加深，提示已出现了左心室负荷明显减少。

（3）重度二尖瓣狭窄：右侧胸前导联（V_1、V_2）可见高尖 R 波或呈 qR 图形，V_1 导联 R/S>1，提示右心室负荷加重，而左侧胸前导联（V_5、V_6）呈 rS 或 RS 图形及 S 波加深，提示可能以右心室负荷为主。

4. 传导阻滞　因右心室负荷引起右心室肥厚，少数患者可出现完全性或不完全性右束支阻滞。合并急性风湿活动时约 20% 的患者会出现房室阻滞，表现为 PR 间期延长，提示右心室负荷较重，预后不良。

5. ST-T 改变　由于右心室肥厚，平均额面 QRS 电轴右偏与 T 波电轴左偏的共同效应，右侧胸前导联（V_1~V_3）可以出现倒置 T 波及 R 波振幅增加，或者在 II、III、aVF 导联出现倒置 T 波。V_1~V_3 导联可见 ST 段轻度下移，提示右心室容量负荷加重，如在右侧胸前导联同时出现 T 波倒置，提示由于右心室肥厚引起心肌受累及相对缺血。

6. 心律失常

（1）房性心律失常：在各种器质性心脏病中，风湿性心脏病的房性心律失常发生率最高。心电图表现为单源或多源性房性期前收缩、阵发性房性心动过速（心房率快者可伴干扰性或阻滞性房室传导中断）、心房颤动和心房扑动（发生率高达 50%~100%）。其中心房扑动更常见，但最终往往转变为心房颤动。其发生基础是解剖性传导障碍，现已基本证实由下腔静脉和三尖瓣环构成的折返环参与。如心房扑动转化为心房颤动说明心肌牵张和内膜纤维化程度有所加重。Peter 等研究认为同一患者 V_1 导联 P 波的终末电势与心房颤动发作时的粗颤波有关，颤动波 ≥1mm 时可考虑有左心房扩大或劳损。但也有文献表明 V_1 导联心房颤动波形的大小与左心房大小无明显关联，且无法为判明心房颤动的病因提供帮助。

（2）室性心律失常：多伴随心房颤动出现，半数为多源性或多形性室性期前收缩，与心肌损害、电解质紊乱、洋地黄毒性作用等因素有关。

二尖瓣脱垂

二尖瓣脱垂定义为心室收缩期瓣叶脱入左心房，伴或不伴二尖瓣反流，多数为良性表现，症状不明显，主要引起心室扩大。心电图改变与相关的室性心律失常与瓣膜结构如腱索等受累引起的心功能不良相关。

二尖瓣脱垂发生心电异常的机制可能为：①二尖瓣脱垂对左心房壁产生的机械性张力引发房性心律失常；②脱垂的瓣膜成为异位激动起源点；③乳头肌张力增加或脱垂引起的冠状

动脉痉挛造成心肌缺血；④左心房、左心室肥厚扩张所致的结构重构导致心电重构。

多数无症状的二尖瓣脱垂患者的心电图正常，少数无症状以及相当一部分有症状的患者可有心电图异常，但均属非特异性。这些患者中约 1/3 心电图在 Ⅱ、Ⅲ、aVF 导联出现 ST 段压低、T 波低平或倒置，偶尔在胸前导联也可见到。ST-T 改变在吸入减轻心脏前负荷的药物或运动后更加显著，可能与脱垂瓣膜牵拉腱索引起乳头肌或左心室内膜缺血相关，但也不能排除结构性心脏病的可能。有时仅因体位变化引起瓣膜脱垂即可诱发，而且这种表现在服用普萘洛尔后消失，提示与交感神经的活性增加有关。

此外，部分非特异性表现如中胸前导联显著 U 波，左心房、左心室肥厚，高尖 T 波、一度和二度 Ⅰ 型房室阻滞及 QT 间期延长等改变也可被记录到。

二尖瓣脱垂患者可见多种心律失常，发生率约为 40%～70%，但绝大多数属非致命性心律失常，如房、室性期前收缩和房性、室上性、室性心动过速及窦房结功能不良或房室阻滞相关的心动过缓，但严重的心律失常如室颤较为罕见。室性心律失常发生在后叶脱垂者多于前叶脱垂，且多见于静息心电图出现 ST-T 异常的患者（表 7-3）。

表 7-3　二尖瓣脱垂常见心律失常及其发生率

心律失常	发生率	心律失常	发生率
房性心律失常	35%～90%	室性期前收缩	54%～63%
房性期前收缩	64%	频发室性期前收缩	54%～56%
房性心动过速	28%	多形室性期前收缩	88%
心房颤动	25%	成对室性期前收缩	65%
室性心律失常	58%	短阵室性心动过速	35%

1. T 波

（1）下壁导联（Ⅱ、Ⅲ、aVF）T 波倒置：额面 QRS 电轴一般介于 +80°～+100°之间，而 T 波电轴则指向 -40°左右，使 QRS-T 夹角增大。由于 QRS 电轴指向下方，在 Ⅱ、Ⅲ、aVF 导联可见高 R 波，而 T 波电轴则偏离下方导联，因此在这些导联 T 波往往倒置；QRS 波与 T 波电轴的指向形成了所谓"两点半"时钟图形，是该疾病的特征性表现。

（2）中胸前导联（V_3、V_4）T 波倒置：T 波倒置可见于所有胸前导联，但以中胸前导联更为多见。该异常可在体力活动后一过性消失，Grant 于 1957 年发现并将其命名为"孤立性 T 波负向综合征"。

2. ST 段　往往与心肌缺血有关，表现为 ST 段基线下移及 ST-T 交界处成锐角，运动后，下移可以加重，以下壁导联（Ⅱ、Ⅲ、aVF）明显（图 7-23）。

3. QT 间期延长及 QT 离散度增大　较罕见，但与心脏性猝死和室性心律失常的发生息息相关。此类患者若服用洋地黄或普萘洛尔则存在引起折返性心动过速的风险。

4. 心律失常　部分合并心律失常称为二尖瓣脱垂综合征，具有临床意义。有临床症状的二尖瓣脱垂者，其症状 40% 由房室结折返性心动过速引起，10% 由房室折返性心动过速引起。伴二尖瓣反流的患者，其房性心律失常的检出率明显大于无二尖瓣反流的患者，Holter 检查中，33%～80% 的二尖瓣脱垂可见房性期前收缩，5%～10% 可见房性心动过速。室性心律失常多见于合并有二尖瓣反流的患者，常见为室性期前收缩或室性心动过速，可表现为右束支（亦可表现为左束支）阻滞图形，其起源非常接近二尖瓣瓣叶（图 7-23）。

心脏性猝死是二尖瓣脱垂最为严重的合并症，此类患者往往可观察到由于自发或运动诱发的室性期前收缩，甚至可见"R on T"现象。构成猝死的直接原因是心室颤动，尤其是严重二尖瓣关闭不全或重度瓣膜畸形，流出道乳头肌缺血引起局部电活动异常时，猝死的危险性增加。

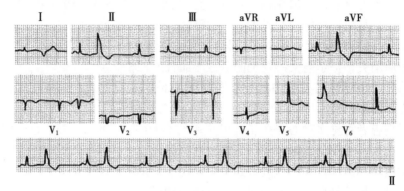

图7-23　二尖瓣脱垂的心电图表现

患者女性，58岁，心率83次/分，Ⅱ、Ⅲ、aVF导联ST段压低伴T波倒置，提示下壁缺血，$V_1 \sim V_2$导联幼稚波形改变，同时伴有室性期前收缩二联律

主动脉瓣狭窄

主动脉瓣狭窄的血流动力学改变仅限于左心，由于左心室流出道梗阻，左心室收缩负荷加重，引起不同程度的左心室肥厚扩大。心电图表现有助于判断疾病的严重程度与预后。严重主动脉瓣疾病常伴有不同程度的心电图异常，但有时即使严重的老年钙化性或硬化性主动脉瓣狭窄患者，其心电图仍可正常（图7-24）。

1. 额面QRS电轴正常　仅有病程较长引起心内膜纤维化与心室肥厚电轴才略有左偏，当主动脉瓣严重钙化时可出现左前分支阻滞。

2. 左心房增大　80%以上的严重单纯性主动脉狭窄患者可见左心房增大图形，表现为V_1导联P波呈高尖、倒置，且P波时限略有延长，可能出现切迹。Ⅱ导联P波时限未见延长，提示左心房肥厚。

3. 左心室收缩期负荷加重　85%的严重主动脉狭窄患者可见左心室肥厚（图7-24），但是其阴性预测值却相对较低。儿童患者中胸前导联QRS振幅绝对值增高的程度与狭窄的严重度具有相关性，但在成人患者则不然。无左心室肥厚的心电图表现，不能排除主动脉瓣狭窄的存在。

左心室肥厚伴劳损的表现仅见于不到50%的患者，而绝大多数重度患者具备ST段及QRS异常改变，而发生此表现的几率依赖于主动脉瓣跨瓣压力差的大小。在右侧胸前导联（V_1、V_2）可见S波加深，T波直立，ST段正常；在左侧胸前导联（V_5、V_6）可见R波增高，V_6导联R波>27mm，同时$R_{V_6} > R_{V_5}$；q波变浅，ST段轻度下移。

4. 心律失常　一般患者均为窦性心律，但老龄阶段患者或左心室射血功能不良患者例外。单纯性主动脉瓣狭窄患者不易发生心房颤动，若发生则提示合并二尖瓣狭窄。动态心电图监测发现绝大多数患者有室性心律失常发生，但其发作的性质与频度均与狭窄程度无关，而与心功能不良相关。

5. 心肌缺血相关改变　较少见，以左侧胸前导联或QRS波主波向上的导联中ST段压低

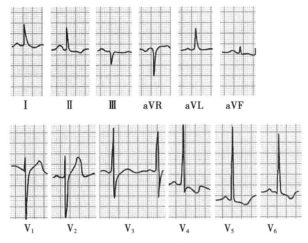

图 7-24　严重主动脉瓣狭窄心电图表现

患者男性，80 岁，心率 50 次/分，为房室交界性心律，此外
胸前导联可见左心室负荷增大征象

和 T 波倒置为主要表现，年轻人相对多见。若患者 ST 段基线下移 > 0.2mV，则提示严重左心室肥厚伴劳损，当 ST-T 改变呈进行性时，提示心室肥厚处于进展期。偶见"假性梗死"图形，表现为右侧胸前导联 r 波丢失。

6. 传导阻滞　伴有二尖瓣环钙化的患者传导阻滞多见。近 10% 的主动脉环病变患者伴有左前分支阻滞。如钙化性浸润的范围从主动脉瓣扩大到传导系统，则可以引起各种不同程度的房室阻滞、室内阻滞、分支阻滞及电轴左偏，q 波有可能缺失，同时心室激动时间延长，可能由于牵拉心肌引起的室间隔损伤所致。

参 考 文 献

1. Nakashima H, Honda Y, Katayama T. Serial electrocardiographic findings in acute myocarditis. Intern Med, 1994, 33: 659-666.

2. Angelini A, Calzolari V, Calabrese F, et al. Myocarditis mimicking acute myocardial infarction: Role of endomyocardial biopsy in the differential diagnosis. Heart, 2000, 84: 245-250.

3. Adabag AS, Casey SA, Kuskowski MA, et al. Spectrum and prognostic significance of arrhythmias on ambulatory Holter electrocardiogram in hypertrophic cardiomyopathy. J Am Coll Cardiol, 2005, 45: 697-704.

4. Kelly BS, Mattu A, Brady WJ. Hypertrophic cardiomyopathy: Electrocardiographic manifestations and other important considerations for the emergency physician. Am J Emerg Med, 2007, 25: 72-79.

5. Nasir K, Bomma C, Tandri, et al. Electrocardiographic features of arrhythmogenic right ventricular dysplasia/cardiomyopathy according to disease severity: A need to broaden diagnostic criteria. Circulation, 2004, 110: 1527-1534.

6. Peters S. Advances in the diagnostic management of arrhythmogenic right ventricular dysplasia-cardiomyopathy. Int J Cardiol, 2006, 113: 4-11.

7. Hayashi T, Tsuda E, Kurosaki K, et al. Electrocardiographic and clinical characteristics of idiopathic restrictive cardiomyopathy in children. Circ J, 2007, 71: 1534-1539.

8. Ammash NM, Seward JB, Bailey KR, et al. Clinical profile and outcome of idiopathic restrictive cardiomyopathy. Circulation, 2000, 101: 2490-2496.

9. Baljepally R, Spodick DH. PR-segment deviation as the initial electrocardiographic response in acute pericardi-

tis. Am J Cardiol, 1998, 81: 1505-1506.

10. Khairy P, Marelli AJ. Clinical use of electrocardiography in adults with congenital heart disease. Circulation, 2007, 116: 2734-2746.

11. Silversides CK, Siu SC, McLaughlin PR, et al. Symptomatic atrial arrhythmias and transcatheter closure of atrial septal defects in adult patients. Heart, 2004, 90: 1194-1198.

12. Cohen JS, Patton DJ, Giuffre RM. The crochetage pattern in electrocardiograms of pediatric atrial septal defect patients. Can J Cardiol, 2000, 16: 1241-1247.

13. Demangone D. ECG manifestations: noncoronary heart disease. Emerg Med Clin North Am, 2006, 24: 113-131.

14. Freed LA, Levy D, Levine RA, et al. Prevalence and clinical outcome of mitral-valve prolapse. N Engl J Med, 1999, 341: 1-7.

第 8 章

原发性心电疾病心电图

⊙ 杨新春 李延辉

原发性心电疾病涵盖了一组有较高猝死风险的人群，在对疾病的认识过程中出现了一些不同的概念和名称（这些概念和名称反映了人们当时对疾病认识的程度和深度，具有一定的局限性），这些患者一般都不伴有明显的器质性心脏疾病。到目前为止，对这些疾病的认识过程大致可以分为三个阶段。第一阶段，在早期报道了不明原因猝死综合征和婴儿猝死综合征，这仅仅是基于临床结果的一组症候群。第二阶段，从临床表现及过程，诸多研究揭示了这些患者发病时的临床心电学特征，比如，揭示猝死直接原因的心电学特征为特发性室颤、多形室速（儿茶酚胺性多形室速和尖端扭转性室速）。而对这些患者无恶性心律失常发作时的心电图特征的认识，又相继出现了长 QT 综合征、Brugada综合征和短 QT 综合征等，这一时期人们将这一组无明显器质性心脏疾病、有较高的恶性心律失常所致猝死风险的临床心电图综合征笼统地称为原发性心电疾病，或一些相似的概念如原发性心律失常综合征和遗传性心律失常综合征等。这一时期人们已经开始认识了这组患者的临床遗传学特征。第三阶段，随着分子生物学的发展和进步，对这一组疾病的认识不断深入，即遗传基因不断被确定，和基因异常所导致的离子通道异常的明确，现在已有人称这些疾病为心脏离子通道病，包括心脏钠离子通道异常的 Brugada 综合征（BrS1、BrS2）和长 QT 综合征（LQT3、LQT9、LQT10），心脏钾离子通道异常的长 QT 综合征（LQT1、LQT2、LQT5、LQT6、LQT7）、短 QT 综合征（SQT1、SQT2、SQT3），心脏钙离子通道异常的儿茶酚胺性多形室性心动过速（CPVT1、CPVT2）和 Timothy 综合征（LQT8）等等。在此时期不再是单独强调心脏性猝死，也包括了一些其他的心律失常（如：病态窦房结综合征、房室阻滞、房速和房颤等）。随着分子生物学研究的不断深入，人们发现同一家族的不同个体（相同的基因型）可以有不同的临床心电图（不同的表现型），而具有相似的临床心电图（表现型）的患者可以有不同的遗传学基础（基因型），这些也成了当前研究的热点和难题，但由于基因型和表现型的复杂关系至今尚未阐明以及基因筛查的难度，目前这种命名方式尚未被大多的临床工作者所接受。本章将重点阐述这些原发性心电疾病的心电图特点、形成机制和诊断方法等。

长 QT 综合征

尽管先天性长 QT 综合征（LQTS）是一种不十分常见的心律失常，但对临床电生理专家及对心律失常感兴趣的心脏病专家来说是相当重要的。自 1975 年以来，这种疾病被统一命名为"长 QT 综合征"。LQTS 包括两种变异型：一类与耳聋相关而另一类则否，分别被称为 Jervell-Lange-Nielsen 综合征以及 Romano-Ward 综合征（R-W）。

目前对 LQTS 的广泛关注源自以下几点：一是此病严重的临床表现，也就是晕厥事件，经常导致患者发生心脏骤停和猝死，且受累患者常是处于生理或心理压力下的健康年轻个体，大部分是儿童和青少年；二是治疗可以明显改善这些患者的预后；三是控制心室复极离子的基因特殊突变和关键性心电图改变之间的深刻关系使这种综合征成为展示基因型与表现型之间关系的独特范例，在心脏性猝死领域的分子生物学与临床心脏病学之间架起了桥梁。

LQTS 的遗传学

1991 年首次报道了 LQTS 与 11 号染色体存在遗传连锁。不久以后证实在染色体 7、3、4 也有连锁关系。到目前为止共确定了 10 种基因型（表 8-1）。

表 8-1　长 QT 综合征（LQTS）和婴儿猝死综合征（SIDS）的基因分型

基因	定位	综合征	蛋白及亚单位	功能异常	发生率
KCNQ	11p15.5	LQT1，SIDS	Kv7.1α	$I_{Ks} \downarrow$ KvLQT1	30%~35%
KCNH2	7q35	LQT2，SIDS	Kv11.1α	$I_{Kr} \downarrow$ HERG	25%~30%
SCN5A	3p21	LQT3，SIDS	Na$_v$1.5α	$I_{Na} \uparrow$	5%~10%
ANK2	4q25	LQT4，ABS	Ankyrin-B	$I_{Na,K} \downarrow I_{NCX} \downarrow$	1%~2%
KCNE1	21q22.1	LQT5	minKβ	$I_{Ks} \downarrow$	1%
KCNE2	21q22.1	LQT6，SIDS	MiRP1β	$I_{Kr} \downarrow$	罕见
KCNJ2	17q23	LQT7，ATS	Kir2.1α	$I_{K1} \downarrow$	罕见
CACNA1C	12p13.3	LQT8，TS	Ca$_v$1.2α$_{1c}$	$I_{CaL} \uparrow$	罕见
CAV3	3p25	LQT9，SIDS	Caveolin-3	$I_{Na} \uparrow$	罕见
SCN4B	11q23	LQT10	Na$_v$1.5β4	$I_{Na} \uparrow$	罕见
KCNQ1	11p15.5	JLNS1	Kv7.1α	$I_{Ks} \downarrow$ KvLQT1	罕见
KCNE1	21q22.1	JLNS2	minKβ	$I_{Ks} \downarrow$	罕见

注：ABS：Ankyrin-B 综合征；ATS：Andersen-Tawil 综合征；TS：Timothy 综合征；JLNS：Jervell-Lange-Nielsen 综合征

LQTS 的临床表现

目前被确诊的患者数量越来越多，这极大地改变了对此病自然病史的理解和认识。20 世纪 70 年代早期报道了第一批 LQTS 患者，以晕厥或心脏骤停为典型的临床表现，在生理和心理应激时诱发，多数具有体表心电图 QT 间期延长。如果有症状的患者未接受治疗，晕厥事件会反复发生，且已证实多为致死性事件。这种概念的形成是由于早先诊断的患者都是很严重的患者，后来逐渐明确，除了严重的病例外，也有许多病程良性的患者。然而猝死的发生率还不能预测。LQTS 患者的临床表现具有高度不均一性，可能与修饰基因介导的自主神经介质释放相关。

进行家族筛查，若家族成员有晕厥史或无其他原因可以解释的年轻猝死者，且 QT 间期延长存在家族聚集性便能确诊 LQTS。然而也有相当多（30%）的散发病例，患者有晕厥和 QT 间期延长但缺乏相关的家族性临床证据。反复在情感激动或运动应激时发作意识丧失事件是其特征性表现，医生在遇到这种情况时应想到 LQTS 的可能性。但是，LQTS 的临床表现不总是很典型，有时不易诊断。

LQTS 患者的晕厥发作多是由于尖端扭转性室速（TdP）演化成室颤所致。TdP 的发作因其特殊的形态已被充分研究。LQTS 的病例多能记录到 TdP 或室颤，一般的 TdP 发作多与心率变化和（或）短-长-短间期有关，但 LQTS 的 TdP 发作时可无心率变化或短-长-短间期。典型晕厥事件与突然增高的交感神经兴奋相关，如处于强烈的情绪（打架，尤其是生气）或运动（特别是游泳）。这种触发 TdP 的方式大部分是 LQT1 的病例。突然惊醒对部分患者是一种特殊的 TdP 触发方式。有研究表明，月经期和分娩期晕厥事件频发。频繁发作惊厥常被误诊为癫痫。也有报道，一些家族和散发病例心脏骤停发生于休息时，甚至频繁发生于睡眠时，这些发生于休息中的病例极少是 LQT1 型，它们多见于 LQT2 和 LQT3 的病例。

LQTS 的心电图表现

LQTS 患者的特异性心电图表现应该容易被识别（图 8-1）。根据临床经验 T 波有多种形态，易被识别，各型之间 T 波形态虽然难以区分，但对诊断非常有用。而且存在基因特异性的表现形式（后文详述）。LQT1 的 T 波有平坦、宽阔的底部；LQT2 是低振幅带有切迹的 T 波；LQT3 患者为晚发高尖的 T 波。但它们形态的差别并不好定义，之间有一定程度的重叠，且在一些家族观察到形态非常不均一的 T 波（图 8-2）。

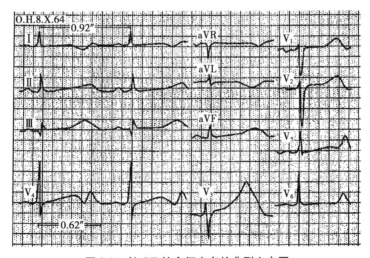

图 8-1　长 QT 综合征患者的典型心电图
该图描记于 1964 年 10 月 8 日，RR 间期 0.92s，QT 间期 0.62s，多个
导联 T 波异常（引自 Am Heart J，1966，72：582-593.）

QT 间期　尽管 Bazett 的心率校正公式经历了 70 多年的争论，但仍被认为是个有用的临床工具。传统认为，QTc 超过 440ms 为 QT 延长；但正常年轻女性的 QTc 可以超过 460ms。

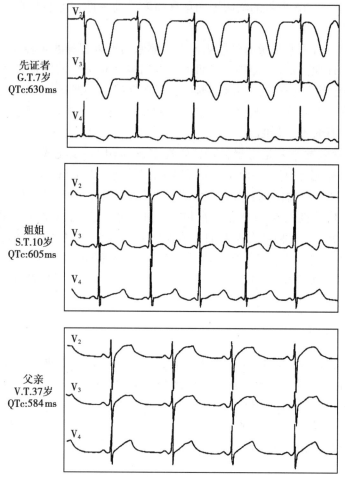

图 8-2　同一家族内患病成员不同的心电图 T 波形态

先证者有心脏骤停史，其姐姐无症状，其父亲有两次晕厥史（引自 Schwartz PJ，Piori SG，Napolitano C.∥Zipes DP，Jalife J. Cardiac Electrophysiology. From Cell to Bedside. 3rd ed. Philadelphia：WB Saunders，2000，597-615.）

除了在出生时，女性 QT 间期延长在青春期后更明显。QT 间期延长的程度是变化的，不与青春期的晕厥事件密切相关，甚至对于频繁发生恶性心律失常事件的、具有明显 QT 间期延长（QTc＞550～600ms）的患者也是如此。起初认为 QT 间期延长是 LQTS 所必需的观点现已受到挑战。1980 年有学者提出部分 LQTS 患者体表心电图可有正常的 QT 间期。这种概念的合理性得到早期观察 LQTS 患者家族内存在 QT 间期正常成员的证实，他们未发生晕厥事件，现在也证实存在具有正常 QT 间期的基因携带者。1989 年，来自国际注册的 LQTS 资料表明，有 6% 的 QTc 小于 440ms 的 LQTS 家族成员发生晕厥或心脏骤停事件。类似的，Garson 及其同事报告的 287 个 LQTS 患者中 6% 具有正常的 QTc。Vincent 及其同事证实在 3 个家族中一些基因携带者首次记录到心电图有小于 440ms 的 QTc。最近，正在研究的 9 个基因型家族带有明显的散发性（其他的家庭成员具有正常的 QT 间期），发现在其中的 5 个家族中，有多个家族成员是"沉默"（silent）基因携带者，外显率低于 17%。最近有人分析了 401 个 LQTS 患者，均有症状并进行了直接基因分型，显示其中 8% 的 QTc 小于 450ms。因而，现在的 LQTS 表型不均一性和低外显率与 20 年前的假设相符。这个概念有重要的临床实践意义，即不能认为具有正常 QTc 患者的同胞不是 LQTS 患者。

　　T 波形态　LQTS 患者不仅复极间期改变，而且它的波形也有改变。在多数典型表现中，T 波可以是双向或有切迹的（图 8-3），表明心室复极时限的区域性差异。这些异常在胸前导联特别明显，有助于 LQTS 的诊断，它们经常是比单纯的 QT 间期延长更直接的心电图表现。与相同年龄和性别的健康个体相比，LQTS 患者的双向或带切迹的 T 波明显多见。在正常个体出现上述 T 波形态改变时，通常仅限于 V_2 和 V_3 导联，而在 LQTS 患者，常能从 $V_2 \sim V_5$ 导联见到，并在 V_3 与 V_4 导联最明显。这些不正常复极现象在伴有心脏骤停的患者中更常见。对诊断重要的是，患者在运动的恢复期出现带切迹的 T 波比健康对照者要明显多见。

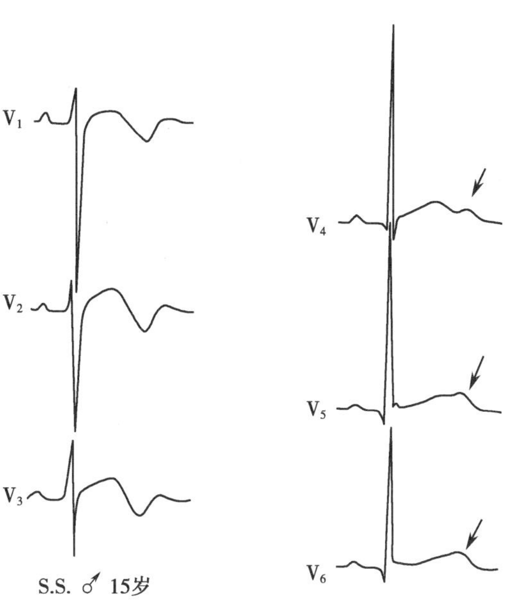

　　T 波电交替　在休息时可以有短暂的 T 波的极性或振幅的逐条交替变化表现，但大部分在心理或生理应激下出现（图 8-4），并产生 TdP，它是识别电不稳定性和高风险患者的标志。1975 年，就有人提出 T 波电交替是

图 8-3　一 LQTS 患者胸前导联双向和切迹的 T 波形态

在 V_2、V_3 导联 T 波是清楚的双向波；而在 V_4、V_5 和 V_6 导联有清楚的切迹（凹口）（见箭头指示），产生了 T、U 复合形态（引自 J Am Coll Cardiol，1994，23：296-301.）

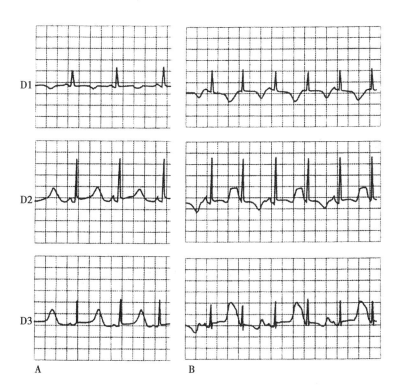

图 8-4　T 波交替
A. 基础条件下 QTc 0.61s；
B. 惊吓期间描记心电图：T 波电交替，振幅（D1）和极性（D2 和 D3）的变化很明显（引自 Am Heart J，1975，89：45-50.）

LQTS 的第二个心电图特征。T 波电交替的短暂性限制了对它的观察，即使 24 小时动态心电图记录未发现 T 波交替，也不能排除该患者在其他情况下发生 T 波交替。T 波电交替可出现多种形态（图 8-4 和图 8-5），这是一个不应忽视的重要现象。

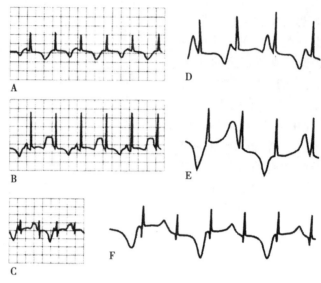

图 8-5　LQTS 患者 T 波电交替的示例
图 A 和图 B 是一个 9 岁女孩的心电图，T 波电交替在非故意的惊吓期间发生；图 C 是 3 岁男孩的心电图；图 D 和图 E 是 14 岁女孩惊吓后 1 分钟（图 D）和 3 分钟（图 E）心电图；图 F 是 7 岁女孩的心电图，T 波电交替发生在运动期间。（A-C，引自 Am Heart J, 1975, 89：45-50；D-E, 引自 Q J Med, 1964, 33：361-385；F, 引自 Adv Intern Med, 1971, 17：425-438.）

窦性停搏　LQTS 患者可有多个窦性停搏，突然出现超过 1.2s 的窦性心律静止（长间歇）且不与窦性心律不齐相关，间歇后常常可触发 TdP。在多数患者中，这些长间歇后通常出现 T 波切迹，反复的室性搏动也大部分在这些切迹后发生（图 8-6）。左侧心脏交感神经切除术（LCSD）可消除这些切迹。

心率　1975 年 Schwartz 和同事注意到大部分 LQTS 患者的心率低于正常人，在儿童尤其明显，这是一个普遍存在的现象。在运动期间，大部分 LQTS 患者达到的心率水平低于由年龄和性别配对的健康对照组的心率。这种现象是否是由于基因控制的心脏神经支配发生变化，或者，更可能是由于多种突变产生的离子通道异常与窦房结肾上腺受体间的相互作用，现在仍不十分明确。

心电图表现与基因型的关系

基因特异的心电图图形　1995 年，基于 6 个家族的研究，Moss 和他的同事提出三个主要的 LQTS 基因可产生不同的心电图表现。这引起一个大规模涉及约 300 个基因携带者的研究，并且证实含有主要基因型的 LQTS 患者存在典型的 ST-T 形态改变，由此可识别约 80% 的患者。回顾分析提示 90% LQTS 家族的基因型属于两个亚组之一（LQTS1 或 LQTS2）。2000 年，Zhang 等将 LQTS 的 ST-T 改变分为 10 种类型，其中 LQT1 有 4 种 ST-T 改变模式（图 8-7）：

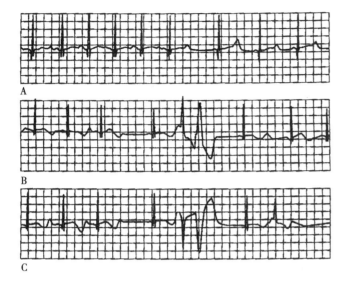

图8-6　长 QT 综合征患者短-长周期后的 T 波改变及室性波动

这些心电图摘自未被治疗患者的 Holter 记录，它们显示 T 波形态的改变由窦性停搏诱发（A），T 波末端出现室性期前收缩（B 和 C）（引自 J Cardiovasc Electrophysiol，1992，3：295-305.）

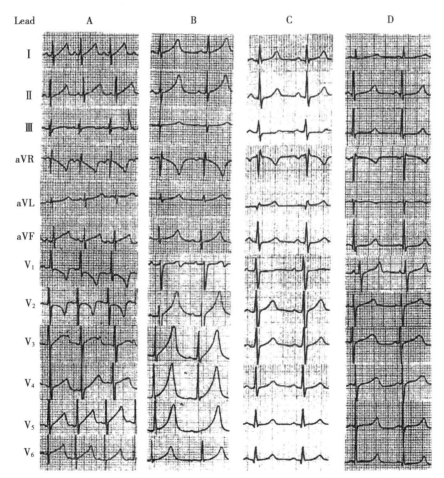

图8-7　LQTS1 的 4 种心电图 ST-T 改变模式

A. 婴儿型；B. 宽大 T 波型；C. 正常 T 波型；D. 晚发 T 波型

（引自 Circulation，2000，102：2849-2855.）

①婴儿型 ST-T 波形：ST 段短促，与 T 波上升支融合，呈直斜线状，T 波基部较宽，顶部尖锐，T 波的下降支陡立，呈非对称状，QT 间期可为临界值或明显延长。②宽大 T 波：T 波呈单峰状，基部宽大，上升及下降支光滑，QT 间期可为正常或明显延长。③正常 T 波：T 波形态表现正常，QT 间期可为正常或明显延长。④晚发正常 T 波：ST 段延长，T 波形态正常，QT 间期多为明显延长。LQT2 的主要心电图特征是多导联双峰 T 波，T 波幅度常偏低，QT 间期可为正常或明显延长。双峰 T 波可分 4 种亚型（图 8-8）：①明显型双峰 T 波：T 波两峰分明，第 2 峰常位于 T 波下降支的早期（I 型）。②表浅型双峰 T 波：T 波双峰（或切迹）表浅，有 2 种形态，第 2 峰可位于 T 波顶部（II 型）或 T 波下降支上（III 型）。③低钾血症型双峰 T 波：T 波低矮，两峰间距离较大，第 2 峰常与 U 波融合，类似于低钾血症时的心电图改变（IV 型）。LQT3 有 2 种 ST-T 改变模式（图 8-9）：①晚发尖锐/双向 T 波：ST 段平直或斜性延长，T 波尖锐，起始和终止分明，双向 T 波常见，QT 间期多为显著延长。②非对称高尖 T 波：T 波高尖，下降支陡立，呈非对称型，QT 间期正常或明显延长。心电图形态可用于提示首先检测某一基因

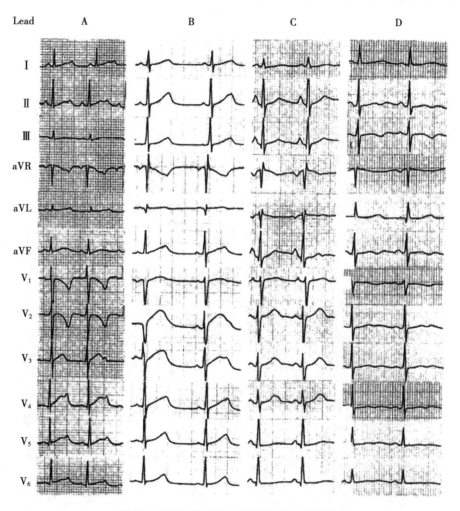

图 8-8　LQT2 的 4 种心电图 ST-T 改变模式
A. 明显型双峰 T 波；B. 表浅型双峰 T 波，第 2 峰位于 T 波顶部；C. 表浅型双峰 T 波，第 2 峰位于 T 波降支；D. 低钾血症型双峰 T 波（引自 Circulation，2000，102：2849-2855.）

的突变，因此可以节约分子生物学诊断的时间。但是，心电图形态不是实际基因型的确凿代表，不应被用来作出分子生物学诊断。

Na⁺ 通道阻断的基因特异的 QT 间期缩短　LQT3 患者的突变发生在心脏 Na⁺ 通道基因 *SCN5A*。Na⁺ 通道阻滞剂美西律能缩短全部亚组（LQT1、2、3）的 QT 间期，但各基因组之间有显著差别，LQT1 和 LQT2 患者平均缩短 30ms，无临床意义，而 LQT3 患者平均缩短 90ms，有潜在的临床意义。另一种 Na⁺ 通道阻滞剂氟卡尼比美西律在缩短 LQT3 患者的 QT 间期方面更有效，但不少患者可出现 Brugada 综合征样 $V_1 \sim V_3$ 导联的 ST 段抬高（≥2mm）。

特定基因 QT 间期改变对心率变化的适应　在正常人当心率增快时，QT 间期的长度将适应性地缩短。而在多数 LQT1 患者，心率增快对 QT 间期的缩短程度远小于正常人——即减少所预期的 I_{Ks} 电流少，与正常人有一个明显的重叠；在 LQT3 患者，心率加快时会产生明显的 QT 间期缩短；在 LQT2 患者心率变化对 QT 间期影响很小。QTc 变化的昼夜规律：LQT1 患者 QTc 没有明显昼夜变化，LQT2 患者 QTc 夜间有增加的趋势，LQT3 患者夜间 QTc 有显著的增加。从这两种观测得出一个合理的推断是，LQT3 患者在体力运动时具有较少发生晕厥的危险，

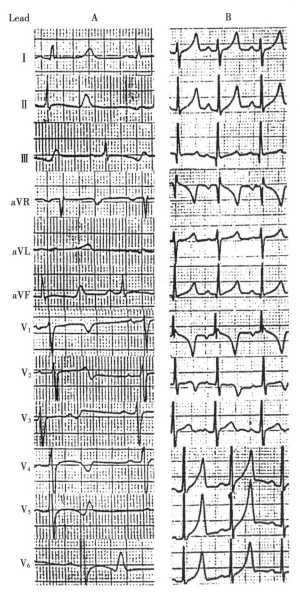

图 8-9　LQT3 的 2 种心电图 ST-T 改变模式
A. 晚发尖锐/双向 T 波；B. 非对称高尖 T 波（引自 Circulation, 2000, 102: 2849-2855.）

因为逐渐增加的心率可引起 QT 间期缩短，但在夜间因心率下降，QT 间期延长，则有较高的风险。

基因型与恶性室性心律失常的关系　LQT1 患者大部分（62%）心脏事件（恶性心律失常事件）发生在运动中，非常少（3%）发生在休息或睡眠时；LOT2 和 LOT3 在运动时较少发生心脏事件（都是 13%），较多发生于休息和睡眠时（29% 和 39%），这些差异如仅限于致死性事件时会更明显。LQT2 和 LQT3 相对的相似性反映了这两组患者有一种保护性的电流 I_{Ks}，在心率增加时促进 QT 间期的适应性变化。游泳可引起绝大部分（99%）LQT1 患者的心脏事件，而听觉刺激是大部分（80%）LQT2 患者发生心脏事件的原因。

不完全外显率和表现变异性   在多个家族中发现，仅有一个个体有临床症状，而多个个体为基因携带者，具有正常 QT 间期。在这些家族中，LQTS 的外显比例为 17%～45%，这意味着至少在一些家族中，用临床方法每确诊 1 个患者，通常就有 2～4 个家族成员（基因携带者）被不适当地认为没有患 LQTS。

"不完全外显型" LQTS 的恶性心律失常表现   LQTS 突变的不完全外显提示，携带沉默突变的个体可不表现 LQTS 的临床型，但在特殊环境下也有室性心律失常的高度易感性。实际上，一些发生药物诱发 TdP 的患者可能携带静止的突变。相当数量的药物诱发的 TdP 可能与"不完全外显型" LQTS 相关。

LQTS 的诊断

LQTS 的临床诊断   通过掌握 LQTS 的特征性表现，典型病例的临床诊断不难。但是，对疑似病例的诊断非常复杂，需要评价临床病史和体表心电图及以外的许多因素。为克服这些困难，1985 年提出了首个积分诊断标准并在 1993 年重新修订（表 8-2）。分值范围从最小的 0 分到最大值 9 分。主观上将这些分值分为三类：≤1 分为低度可能性 LQTS；2～3 分为中等可能性 LQTS；≥4 分为高度可能性 LQTS。当心率加快时，QTc 可被过度校正，因此当诊断心率过快的患者或快心率的婴幼儿时应格外谨慎。当一个患者根据 QT 间期的测量达 2～3 分时，因 LQTS 患者的 QTc 值可随时变化，所以还应取得更多的心电图记录。在这组中等可能性的 LQTS 患者中，近期出现的异常征象（如 QT 的过度离散、不正常的体表标测、运动恢复期出现有切迹的 T 波或心脏超声的异常）有助于确定诊断。

表 8-2   1993 年 LQTS 诊断标准

			分值
心电图表现[*]	A. QTc[†]	≥480ms$^{1/2}$	3
		460～470ms$^{1/2}$	2
		450ms$^{1/2}$（男性）	1
	B. 尖端扭转性室速[‡]		2
	C. T 波电交替		1
	D. 3 个导联的 T 波切迹		1
	E. 相对于同年龄组低心率[§]		0.5
临床表现	A. 晕厥[‡]	有应激因素	2
		无应激因素	1
	B. 先天性耳聋		0.5
家族史[‖]	A. 家族成员确诊 LQTS[¶]		1
	B. 不能解释的 30 岁以下直系家族成员心脏性猝死		0.5

注：[*]，没有药物或其他影响心电图的因素；[†]，QTc 以 Bazetts 公式计算，即 QTc = QT/$\sqrt{RR}$；[‡]，互相排斥；[§]，静息心率低于本年龄组 2 个百分点；[‖]，同一家庭成员不能被计入 A 和 B 中；[¶]，明确的 LQTS 是定义为 LQTS 得分 >4；<1 分，低等可能性 LQTS；2～3 分，中等可能性 LQTS；>4 分，高度可能性 LQT2。引自：Schwartz PJ, Moss AJ, Vincent GM, et al. Diagnostic criteria for the long QT syndrome：Circulation，1993，88.

LQTS 的分子诊断　LQTS 的分子诊断并不像想象的那样可以作为 LQTS 诊断的金标准，原因主要有以下三方面。①分子遗传学诊断花费较高（3000 美元/人左右），时间较长（3 周至 7 年）；②并不是所有的 LQTS 患者都可以查出致病基因（30%～50% 未检出致病基因）；③携带致病基因的家族成员的临床表现不同，可以早年发生猝死，也可以终生无症状。但另一方面，分子诊断对于 LQTS 的危险分层和治疗也有重要帮助。LQT1 和 LQT2 基因携带者比 LQT3 基因携带者有更高的心脏事件发生率。但是，LQT3 患者与 LQT2 和 LQT1 患者有同样的死亡率，LQT3 表现为较高的致死率。分子诊断的另一重要作用是识别无症状的基因携带者（特别是当他们具有正常 QT 间期时）。

QT 间期延长的心电图诊断　心电学上的 QT 间期延长和临床上的长 QT 综合征是截然不同的两个概念。仅凭心电图表现不足以作出长 QT 综合征的诊断，心电图可以仅诊断为 QT 间期延长，也可以结合家族史和临床表现诊断为符合长 QT 综合征（某型）的心电图表现。

LQTS 的鉴别诊断

鉴别诊断主要包括 QT 间期延长的病因的鉴别诊断。QT 间期延长的原因包括：先天性 QT 间期延长和获得性 QT 间期延长，先天性 QT 间期延长包括家族性和散发性；获得性 QT 间期延长的原因包括电解质紊乱、药物影响、心脏阻滞、蛛网膜下腔出血和心肌缺血等。前文已经述及，家族性长 QT 综合征患者家族中可以仅有 1 人表现为长 QT 综合征，这就很难和散发病例相鉴别；先天性长 QT 综合征的家族成员携带者可以不表现为长 QT 综合征，但在某些药物作用下可以出现 QT 间期延长以及恶性心律失常发作，这些又和获得性 QT 间期延长难以鉴别。

Brugada 综合征

1992 年，Brugada 报道了一种新的引起心脏结构正常患者猝死的综合征，这种综合征约占无器质性心脏病患者猝死的 50%，在南亚是 <50 岁男性患者自然死亡的首要原因，比如在老挝，每年占居民总死亡率的 1%。这种综合征为遗传性疾病，医学上现称之为"Brugada 综合征"。这种综合征的特点为：①心电图右侧胸前导联 V_1～V_3 有特殊的 ST 段抬高（图 8-10）；②多形室性心律失常，在自发终止时引起晕厥，持续时间较长时及没有进行心肺复苏时引起猝死；③有创与无创的检测及心肌活检心脏结构正常；④在家族病例中至少有一半为常染色体遗传，其中心脏事件发生率约 50%；⑤编码人类心脏钠离子通道的 *SCN5A* 基因突变，及编码某些钾离子通道的基因突变，其他通道也可能参与其中，表明这种疾病的不均一性。电生理学方面，Brugada 综合征为长 QT 综合征中 LQT3 的镜像变异，也是由于 *SCN5A* 基因的异常。Brugada 综合征的其他特点还包括：①心电图上 PR 间期延长，通过电生理检查发现是因为 HV 间期延长；②V_1～V_3 导联 T 波终末向量变负；③心电图随时间不同有很大的变异，依赖于自主神经的平衡、应用抗心律失常药物及其他影响离子通道功能的药物、体温变化，以及其他目前尚不清楚的因素；④单形而非多形室速，尤其在应用抗心律失常药物时（Brugada 综合征常见的是多形室速，单形室速是一种少见表现）。

Brugada 综合征的流行病学和遗传学

Brugada 综合征的发病率在亚洲一些国家（包括日本、泰国等）远远高于西方国家，

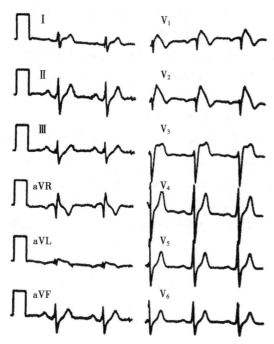

图 8-10 典型的 Brugada 综合征心电图改变

请注意，PR 间期延长，$V_1 \sim V_3$ 导联 ST 段抬高同时伴有 T 波终末向量变负

Brugada 综合征常常在成年发病，平均死亡年龄为（41±15）岁，80%～90%的患者为男性，为常染色体显性遗传病（发病率的性别差异可能和男性激素有关）。心脏事件多发生于夜间或睡眠时。第一个确定的与 Brugada 综合征相关的基因是 *SCN5A*，该基因位于 3P21～24，是编码心脏钠离子通道 α 亚单位的基因，到目前为止，发现的与 Brugada 综合征相关的突变超过 80 种。但 *SCN5A* 基因突变仅见于 18%～30% 的 Brugada 综合征患者。*SCN5A* 基因突变导致钠离子通道失活恢复变慢或钠离子通道功能性失活。而动作电位 0 相钠离子电流的幅度和时间决定 1 相开始的电压水平，将直接影响瞬时外向钾电流 I_{to} 和间接影响 I_{Ca} 的激活/失活特性。这些电流紊乱可导致心外膜动作电位穹隆消失，动作电位时限缩短，从而产生 Brugada 综合征特征性的心电图表现。因为右心室基底部心外膜 I_{to} 电流密度比左心室更大，所以其心电图表现也就特征性的定位于右侧胸前导联 $V_1 \sim V_3$。

Brugada 综合征的心电图表现

心电图异常是 Brugada 综合征的特点，包括在没有器质性心脏病和能引起右侧胸前导联 ST 段抬高的药物或其他情况下出现的复极和除极异常（表 8-3）。已认识到的复极异常有 3 种（图 8-11）：1 型，报告于 1992 年，特点是明显的拱形 ST 段抬高，J 波幅度或 ST 段抬高 ≥2mm（0.2mV），T 波倒置，几乎无等电位线；2 型，右侧胸前导联 ST 段高抬呈鞍背形，J 波幅度抬高 ≥2mm，继之下降并与抬高的 ST 段（高于基线 ≥1mm）相延续，T 波正向或双向；3 型，右侧胸前导联 ST 段抬高 <1mm，呈鞍背形，T 波直立。应该强调的是，对 J 波的描述有时是不确切的（如图 8-11 的中间一份心电图），尽管对于临床高度可疑患者（SCD 幸存者、Brugada 综合征患者的家庭成员，见后），胸前导联电极放置高一肋间可描记到特征性心电图，从而揭示产生心律失常的基础存在（图 8-12），但心电图的描记仍宜采用正确

表 8-3 $V_1 \sim V_3$ 导联的 ST 段异常

	1 型	2 型	3 型
J 波幅度	≥2mm	≥2mm	≥2mm
T 波	负向	正向或双向	正向
ST-T 形态	拱形	鞍背形	鞍背形
ST 段（终末部分）	逐渐降低	抬高 ≥1mm	抬高 <1mm

注：1mm，0.1mV，ST 段终末部分指 ST 段的后半部分

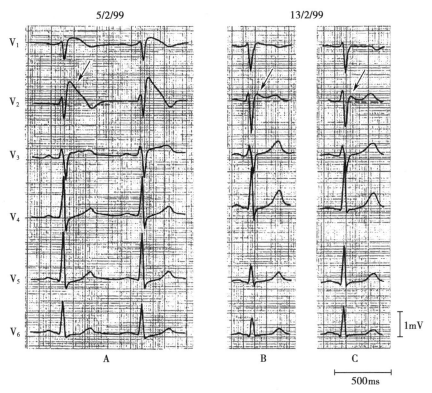

图 8-11　Brugada 综合征心电图表现的 3 种类型

一个经复苏的 Brugada 综合征患者的胸前导联心电图，注意几天内心电图的动态变化，3 种模式都有，箭头所指为 J 波，左侧显示一个明确的 1 型 Brugada 综合征心电图，1999 年 2 月 7 日～13 日出现 2 型和 3 型表现（引自 Circulation，2002，106：2514-2519.）

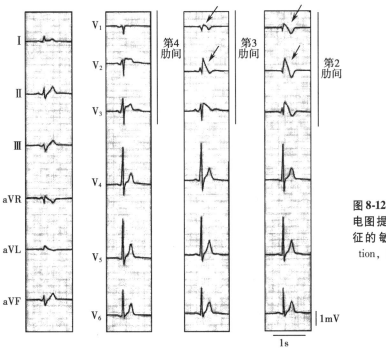

图 8-12　高位右侧胸前导联心电图提高诊断 Brugada 综合征的敏感度（引自 Circulation，2005，111：659-670.）

电极位置。在某些情况下，甚至可以考虑将电极位置右移记录，但对记录的 V_{3R}、V_{4R} 等导联的 r′波的解释应慎重。在复苏后最初几小时或直流电击后即刻记录到的特征性心电图形不能用以诊断 Brugada 综合征。如图 8-11 所示，ST 段可呈动态变化，在同一患者或因某种药物影响可观察到不同的心电图形态。

Miyazaki 报道自主神经和抗心律失常药物对 Brugada 综合征 ST 段的影响。他们对 4 例 Brugada 综合征患者使用交感神经兴奋剂和阻滞剂以及抗心律失常药物进行了研究发现，I A 类抗心律失常药物（普鲁卡因胺、阿义马林）、α 受体激动剂〔去甲肾上腺素、甲氧明（methoxamine）〕、M 受体激动剂（新斯的明、乙酰胆碱）和 β 受体阻滞剂可增加 ST 段的抬高，而 β 受体兴奋剂（异丙肾上腺素）和 α 受体阻滞剂（酚妥拉明）可使 ST 段下降。I B 类药物对 ST 段无明显影响。另有报道 6 例患者心电图正常时，静脉滴注阿义马林（ajmaline，1mg/kg）（图 8-13）或普鲁卡因胺

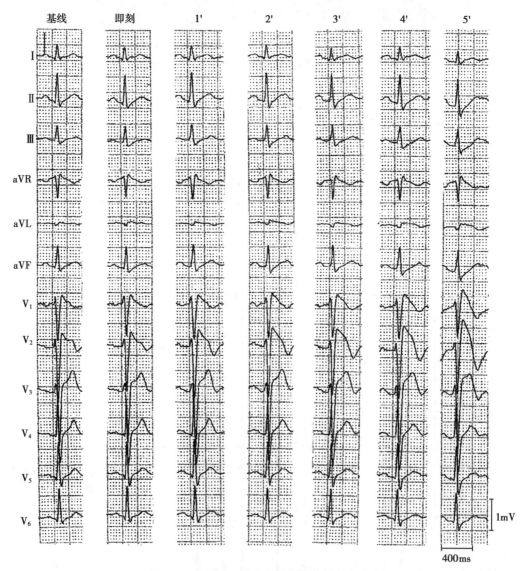

图 8-13　Brugada 综合征患者的药物激发试验

一位隐匿型 Brugada 综合征患者快速静脉应用阿义马林 50mg 后的效果，请注意 V_1 ~ V_3 导联 ST 段抬高的急性恶化（引自 Circulation，2002，106：2514-2519.）

（10mg/kg），心电图均变为以前的异常心电图。国内单其俊等报道静脉滴注普罗帕酮也可使 Brugada 综合征患者心电图由隐匿正常变为典型的异常心电图。

QT 间期多在正常范围（未用抗心律失常药物时），亦可延长。在 Brugada 的最初系列报告中（1992），6 位男性患者有 3 位 QTc≥440ms。在泰国男性右束支阻滞（RBBB）和 ST 段抬高患者，平均 QTc 也略长于常人。ST 段抬高（药物诱导）合并 QT 间期延长的家系亦有报道。

传导系统受损可以无特异性，也可特异性累及传导系统的任何部位（无药物影响时）。前者常表现在 I、II、III 导联出现明显宽大的 S 波，电轴极度左偏，电轴左偏也提示左前分支阻滞。也可见到真正的完全性 RBBB 伴（或不伴）电轴偏转。前述 ST 段抬高可类似 RBBB 图形，但左侧导联缺乏 S 波可除外右心室传导延迟。

PR 间期延长（≥200ms）可能反映 HV 传导延迟（≥55ms），最近在对 21 名 Brugada 患者调查发现 20 名患者存在 HV 传导延迟，传导时间多在 65ms 以内，但可长达 110ms。然而，Eckdrat 等报道的 35 名患者，平均 HV 间期为（49±12）ms，仅有 6 名患者超过 60ms。

因缺乏对照资料，胸廓形态差异及年龄相关的右心室电压占优势是儿科的一些特殊问题。但在婴儿已观察到典型心电图表现，其致死性心律失常表现类似婴儿猝死综合征。所以，对于有可疑的症状伴典型心电图表现和（或）SCD 家族史者，即使年龄很小，儿科医生也应注意到 Brugada 综合征的可能。

电生理检查（EPS）有利于识别恶性心律失常高发的患者，在某些情况下也有利于诊断，建议所有有症状的患者均进行 EPS。对室颤的幸存者，EPS 几乎无诊断价值。由于缺乏有关 EPS 方案的敏感性和特异性的资料，建议要进行 2 个部位刺激（右心室心尖部、右心室流出道），至少 3 种刺激周长（600ms、430ms、330ms），分别使用 1 个、2 个和 3 个额外刺激，最短的联律间期为 200ms。现在尚不清楚联律间期缩短至不应期是否更有用（Brugada 综合征患者不应期可能很短），这种方案通常在早期即可诱发，不能诱发者亦有报道。大约半数患者可由流出道诱发，异丙肾上腺素并不增加诱发的几率，理论上讲应该有相反的作用。I 类抗心律失常药物治疗（或诱发）后重复 EPS 的诊断价值尚未充分肯定；同样，心外膜刺激和右心室单向动作电位标测的价值也不清楚，有阳性 SCD 家族史的无症状患者应进行类似的检查。对有 Brugada 综合征心电图表现但无症状也无家族史的患者是否需要 EPS 尚存疑问，对 EPS 预测预后的价值也存在争议。文献报道其阳性预测值 50%～37%，阴性预测值 46%～97%。

变异型 Brugada 综合征的心电图表现

变异型 Brugada 综合征的体表心电图和电生理检查特点如下：①J 波和 ST 段抬高可呈"穹隆形"或"马鞍形"，与典型 Brugada 综合征的三种心电图表现相似，但其改变局限于下壁导联。②同一病例在不同的时间，ST 段抬高程度可发生改变，甚至完全正常。心率缓慢时，ST 段抬高明显。③PR 间期轻度延长（≥200ms），但 QTc 和 QT 间期在正常范围。④患者可伴发室性期前收缩、心房颤动，症状明显或猝死样发作时可记录到极短联律间期的室性期前收缩，进而发生心室颤动、心搏骤停。室性期前收缩可起源于右心室下壁近心尖部。⑤平板运动试验时，在运动高峰时，ST 段抬高幅度减少，甚至完全正常，在运动后恢复期，ST 段（抬高）恢复至原来水平。⑥采用吡西卡尼、普萘洛尔、丙吡胺等药物行激发试验，可以发现 ST 段抬高更加明显。部分病例在右侧胸前导联（V₁ 和 V₂）上亦出现了 ST

段的抬高。其中一例患者发生了房内阻滞。⑦行心内电生理检查，部分患者易在右心室心尖部或右心室流出道诱发出室速和室颤。

Brugada 综合征患者的恶性心律失常

Alings 等报道的 104 例有症状患者中，76 例（73%）发生室颤，28 例（27%）发生晕厥，另外 59 例患者，常规心电图检查或有家族猝死史而发现异常，所有有症状患者均未使用抗心律失常药物且无电解质紊乱。行心电生理检查的 21 例患者中，20 例的 HV 间期延长，加上心电图存在心电轴左偏，反应希氏-浦肯野系统存在较普遍的传导缺陷。

Brugada 等报道的 63 患者例中，46 例行电生理检查，其中 37 例（80%）诱发出室颤（30 例）和非持续性多形室速（7 例）（持续时间大于 10s）。有症状组诱发率（25/32，78%），与无症状组诱发率（12/14，86%）相似。76 例患者行程序刺激，58 例（76%）诱发室性心律失常，其中 50 例为室颤，8 例为非持续性多形室速，1 例患者需在给予二甲胺情况下诱发心律失常，另 1 例需在 α 受体激动剂和二甲胺同时应用时诱发心律失常。

在药物诱发试验中 Brugada 综合征患者不仅心电图出现特异的变化，而且可以出现多种室性心律失常。

Brugada 综合征心电图改变和心律失常的发生机制

Brugada 综合征发生 ST 段抬高和室速、室颤的机制尚不完全清楚。目前的研究，对 Brugada 综合征的特点有了更多的了解，尤其是 Matsuo 等报道一例 Brugada 综合征患者在室颤发作前、后的 12 导联心电图上可观察到大 J 波和 ST 段逐渐抬高，且 ST 段抬高的程度和发作前 RR 间期有密切关系，因而理论和活体实验均支持 Brugada 综合征患者 ST 段抬高和室颤的发生与右心室心外膜一过性显著外向电流（I_{to}）有关，导致心室复极不均一性的假设。

动作电位形成过程中，一过性外向电流（I_{to}）产生动作电位 1 相，反映动作电位尖峰和平台之间的切迹。在许多动物及人均观察到心外膜细胞一过性外向电流（I_{to}）较心内膜细胞显著，且右心室较左心室明显，导致了两者动作电位的差别。"尖峰-平台"形态至少由三种不同的电流，即 Na^+ 电流（I_{Na}）、一过性外向电流（I_{to}）和 L 型 Ca^{2+} 电流（I_{Ca}）形成，0 相 I_{Na} 时限和振幅决定 1 相开始的电压水平，这些电流的紊乱能导致心外膜动作电位缩短，可能引起依赖于心外膜、心内膜复极不一致性的再激动。在动物实验模型，动作电位尖峰-平台形态与体表心电图的 J 波一致，在心室激动时心外膜细胞显著的动作电位切迹引起心肌不同部位之间的电位差，反映在心电图上呈 J 波和 J 点的升高。动物实验发现在不同的情况下（Na^+ 通道阻滞和缺血），显著的 I_{to} 介导的切迹易使右心室心外膜细胞出现全或无的复极，即在心外膜细胞动作电位切迹加重到一定程度出现动作电位平台的缺如，而心内膜细胞动作电位平台依然存在，可引起透壁性复极不均匀，形成异常大的 J 波，以及 ST 段的抬高，与 Brugada 综合征心电图表现一致。这种心外膜动作电位平台的消失，导致动作电位明显缩短（40%~70%），但在心肌其他部位动作电位平台仍然存在，引起复极的明显离散。在平台消失和平台存在的心肌之间存在明显的电位差，电流从仍然持续存在平台的部位向平台消失的部位传播，引起局部的再兴奋，这被称为 2 相折返。它可以产生非常早的期前收缩，并可引起折返性心动过速或室颤，这时的心律失常多表现为多形室性心律失常。另外，I_{to} 介导的 1 相复极右心室较左心室明显，右心室壁薄，故心外膜动作电位对心电图的影响在右心室较左心室更明显，因此心电图改变主要反映在右心室流出道的 $V_1 \sim V_3$ 导联。在离体组织标本观察到，Na$^+$通道阻滞剂氟卡尼可促使犬右心室动作电位平台消失，引起 ST 段抬高和 2 相折返。这些说明右心室心外膜动作电位平台缩短是 ST 段抬高的基础，2 相折返为 Brugada 综合征患者室速和室颤发作的触发因素。

理论上，I$_{Na}$或 L 型 I$_{Ca}$减少或 I$_{to}$的增加，以及其他任何时间依赖性 K 电流的变化都可引起上述变化。Na$^+$通道受阻滞，0 相振幅减少，I$_{to}$的存在将持续减少 1 相的最低点并使 L 型 I$_{Ca}$的效力减少，可导致瞬间全或无复极。实际上，氟卡尼引起犬心外膜细胞动作电位时限缩短而不影响心内膜，使心外膜细胞动作电位平台消失，因此氟卡尼可引起电不均一性，故可出现心电图改变和 2 相折返。

这些发现与所报道的对 Brugada 综合征患者 Na$^+$通道阻滞药物造成的影响相一致，Ⅰ类药物（丙吡胺、普鲁卡因胺、氟卡尼和阿义马林）增加 ST 段抬高，使得 Brugada 综合征患者一过性正常的心电图和 Brugada 综合征部分家族人员的心电图变为不正常。

Miyazaki 认为自主神经和抗心律失常药物对 Brugada 综合征患者 ST 段存在影响。β 受体兴奋可期望通过增加 L 型 I$_{Ca}$，恢复心外膜动作电位平台减少的电不均质性。事实上，生理性和药源性所致的 β 受体兴奋可持续减少右心室 ST 段抬高，β 受体阻滞可增加右心室 ST 段抬高。α 受体和毒蕈碱受体兴奋可加剧 ST 段抬高，α 受体兴奋的作用可被 α 受体阻滞剂减轻。Miyazaki 等认为这种自主神经和抗心律失常药物对心外膜细胞动作电位的尖峰-平台形态产生影响，从而导致 ST 段的变化。这项变化是由于上述药物影响了 I$_{to}$、I$_{Na}$和（或）内向钙电流（I$_{Ca}$）而产生的。有趣的是 Chinnshi 等发现丙吡胺也可使 ST 段抬高加重，但却使心律失常不易诱发，提示该药有抗心律失常作用，但似乎还不能单独通过对心电图的影响来评价对心律失常的影响。

心律失常的原因的另一假设是建立在信号叠加心电图和体表标测心电图上，这些资料显示右心室流出道前壁和间隔部之间部位传导延缓，可被迷走神经兴奋加重，不依赖于动作电位尖峰-穹隆形态的存在，心外膜有意义的传导延缓也可以引起 J 波，然而 ST 段抬高，心外膜动作电位的缩短是必然的，这些研究可帮助说明室颤易于夜间发作的原因。

Brugada 综合征的诊断

下列情况强烈提示 Brugada 综合征：①不管是否应用钠离子通道阻断剂，在超过一个右侧胸前导联（V$_1$～V$_3$）出现 1 型 ST 段抬高表现（拱形，表 8-3）并有下列之一：已证实的室颤、自行终止的多形室速、SCD 家族史（<45 岁）、家族成员中有拱形心电图表现（即上述拱形 ST 段抬高）、电生理检查可诱发 VT、晕厥或夜间濒死呼吸。心电图异常无其他原因可解释。有前述心电图表现而无上述临床症状者称为特发性 Brugada 心电图现象（不是 Brugada 综合征）。②基础条件下超过一个右侧胸前导联上出现 2 型 ST 段抬高（鞍背形），用钠离子通道阻断剂激发后转变为 1 型 ST 段抬高可与上述①的情况同样对待。当存在上述一个或多个临床标准时，若药物诱导的 ST 段抬高超过 2mm，Brugada 综合征的可能性大。基于目前有限的认识，药物激发试验阴性者（对钠离子通道阻断剂无 ST 段变化反应）似乎不宜诊断为 Brugada 综合征；药物诱发的 ST 段抬高 <2mm 者不能确诊。③在基础条件下超过一个导联出现 3 型 ST 段抬高，钠离子通道阻断剂激发后转变为 1 型者应与上述①所述同等对待，宜进行相应筛查。但药物激发试验转变为 2 型 ST 段抬高者不能确诊。

不完全符合前述标准（如 J 波幅度仅有 1mm 的 1 型心电图）但符合上述一个或多个临床标准者应慎重考虑，药物激发试验常可明确 Brugada 综合征的诊断。此外，在某些情况下，EPS 可能有用。

Brugada 综合征的鉴别诊断

引起 ST 段抬高的病症较多，包括右束支阻滞、左束支阻滞、左心室肥厚、急性心肌缺血或梗死、急性心肌炎、右心室缺血或梗死、主动脉夹层分离、急性肺动脉栓塞、各种中枢和自主神经系统疾病、杂环类抗抑郁药过量、Duchenne 肌营养不良、Friendreich 共济失调、维生素 B_1 缺乏症、高钙血症、高钾血症、可卡因中毒、纵隔肿瘤压迫右心室流出道致心律失常性右心室发育不良（致心律失常型右心室心肌病）、LQTS3、早期复极综合征及其他正常变异（尤其是男性）等，上述情况所致 ST 段抬高可类似于 2 型和 3 型心电图改变，也可出现 1 型心电图改变。男性正常范围内右侧胸前导联 ST 段抬高与 2 型和 3 型 Brugada 综合征心电图相似，药物激发试验可能为正确诊断提供线索，临床诊断时应注意除外这些原因。致心律失常型右心室心肌病（ARVC）有时可出现类似 Brugada 综合征的表现，且其心脏结构异常有时仅能在尸检时发现，故两者鉴别有时较困难。在作出 Brugada 综合征诊断之前，应着实努力除外 ARVC。钠离子通道阻断剂激发试验有助于两者鉴别。从直观上判断，ARVC 患者会出现 ε 波。表 8-4 列出了两者的特征以资鉴别。

表 8-4　致心律失常型右心室心肌病（ARVC）和 Brugada 综合征的鉴别

临床特征	ARVC	Brugada 综合征
发病年龄	25～35	35～40
性别（男：女）	3：1	8：1
分布	全世界*	全世界*
遗传	AD（AR）	AD
染色体	1，2，3，10，14（17）	3
基因	*hRYR2*，盘状球蛋白	SCN5A
症状	心悸、晕厥、心脏骤停	晕厥、心脏骤停
外部因素	用力	休息
影像	形态-功能性右心室（和左心室）异常	正常
病理	纤维脂肪化	正常
心电图复极	胸前导联 T 波倒置	$V_1 \sim V_3$ 导联 ST 段抬高
心电图除极	ε 波；QRS 延长	RBBB/LAD
房室传导	正常	50% PR/HV 间期异常
房性心律失常	晚期（继发）	早期（原发 10%～25%）
心电图变化	固定（大多数）	可变
室性心律失常	单形 VT/VF	多形 VT/VF
心律失常机制	瘢痕相关	2 期折返
Ⅰ类药物效应	↓	↑
Ⅱ类药物效应	↓	↑
Ⅲ类药物效应	↓	-/↑
Ⅳ类药物效应	-/↓	-
β 刺激	↑	↓
自然史	猝死、心力衰竭	猝死

注：*ARVC 在意大利东北部多见，Brugada 综合征在东南亚尤多；箭头表示 ST 段变化（↓，降低；↑，升高；-/，变化不大或无变化）

儿茶酚胺诱导的多形室性心动过速

　　儿茶酚胺在心律失常发生、发展中的作用目前已经较为肯定，肾上腺素能效应的致心律失常电生理机制在动物实验与临床研究中被不断报道，然而其离子基础只在近几年才有零星阐述。在很多病理状态下，交感神经的突然兴奋可以诱发致命性心律失常，这些病理状态包括较宽的疾病谱，如心肌缺血、心力衰竭以及原发性心电疾病（如长 QT 延长综合征等）。另外，还发现在没有器质性心脏病的情况下儿茶酚胺亦可诱发恶性室性心律失常，这被称为儿茶酚胺诱导的多形室性心动过速。该病最早由 Coumel 及其同事在 1978 年报道，他们将这种疾病描述为可以表现为晕厥或猝死的家族性或散发的室性心律失常，并将这种临床综合征定义为儿茶酚胺诱导的多形室性心动过速（catecholaminergic polymorphic ventricular tachycardia，CPVT）。该病有三个特点：①心律失常的发生与肾上腺素能兴奋（躯体或情感的应激状态）有直接联系；②发作时呈典型双向室性心动过速，而静息时心电图无明显异常；③无任何器质性心脏病。近年来 CPVT 被认为是一种遗传性心电疾病，有关其病理生理机制的报道越来越多。

CPVT 的遗传学基础和分子机制

　　CPVT 患者有明显的家族聚集倾向，现已明确的基因突变包括 RyR_2 和 $CASQ_2$。

　　RyR_2 相关性 CPVT　典型双向性室性心动过速以及儿茶酚胺在该病中的关键作用是该病的特点。Leenhardt 等人的研究首次提出该病发生是由于触发活动，因为其心电图表现酷似洋地黄中毒的常见表现，而洋地黄中毒导致的心律失常往往由延迟后除极引起。延迟后除极是指舒张期膜电位的自动去极化，去极化到达阈电位时会引起 I_{Na} 内流从而引起动作电位升支。动物离体实验显示 β-肾上腺素能刺激会诱发浦肯野纤维以及心肌细胞的延迟后除极。RyR_2 基因变异导致细胞内钙离子超载。基因变异可使功能蛋白的正常折叠与同源四聚体组合发生改变，亦可影响调节稳定蛋白分子（如 FKBP12.6）的功能，这些均可使舒张期钙离子释放，同时，离子通道又可因为"调控瀑布"的过度反应而反应过度。Wehrens 等的研究显示 CPVT 患者心肌细胞膜脂质双分子层上的 RyR_2 通道有三种变异。静息情况下其生物物理特性与野生型通道无明显不同，但是，当应用蛋白激酶 A（PKA）来模拟运动刺激时，RyR_2 变异会导致单通道开放及门控频率明显增加。这些提示 CPVT 患者对蛋白激酶 A 反应敏感，且在运动刺激时单通道开放明显增加。因此，"渗漏"RyR_2 通道会在一定条件下（运动刺激、情感应激）诱发致命性 CPVT 发作。

　　$CASQ_2$ 相关性 CPVT　$CASQ_2$ 突变导致的分子功能异常尚未在动物离体实验中深入研究。Lahat 等的研究提示 $CASQ_2$ 突变会通过改变 $CASQ_2$ 蛋白酸性钙离子结合中心的构象而影响 $CASQ_2$ 正常的钙离子螯合作用，这会导致心肌细胞肌浆网网腔内游离钙离子浓度明显增加。

CPVT 的临床表现

　　由躯体运动或情感应激诱发的晕厥往往是 CPVT 患者的最早症状。猝死可发生于无症状的 CPVT 患者。大约30%的病例，在患者发生猝死前的儿童时期（大多在 20 年前）往往会发生过一次或多次猝死前征兆（晕厥）。大多数患者在儿童时期会出现晕厥症状，极少患者在成年才出现第一次晕厥症状。Leenhardt 等人的研究提示患者发生首次症状的平均年龄是（7.8±4）岁，晚近 Priori 等对 RyR_2 基因突变的 CPVT 患者的研究显示其发生首次症状的平均年龄是（8±2）岁。

CPVT 的心电图表现

CPVT 患者静息时的心电图无明显异常，但有报道在少数患者可表现为轻度窦性心动过缓，患者房室传导功能正常，信号平均心电图亦无明显异常（图 8-14）。

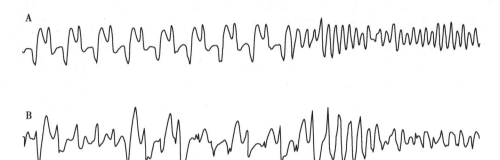

图 8-14　CPVT 患者的双向性室速和多形室速
CPVT 患者静息心电图的形态无明显异常，QT 间期在正常范围内，但心率普遍偏慢，发作时，特征性心电图是双向性 VT（A）或多形性 VT（B），发展至室颤（引自 Circulation，2002，106：69-74. ）

躯体运动或情感的应激是患者发生心律失常的特异性诱发因素。在运动负荷试验中，当患者心率达到 120～130 次/分时，心律失常往往可以诱发（图 8-15）。而随着负荷量的增加，室性心律失常表现可进行性复杂化，从单个室性期前收缩发展到二联律，再到非持续性室性心动过速。此时患者继续进行运动负荷试验，室性心律失常发作的持续时间可以进行性增加，短阵室速可以转变为持续性室性心动过速。心脏搏动间隔时出现的 QRS 电轴 180°的变化，即所谓双向性室性心动过速，往往是 CPVT 相关性心律失常的典型表现。然而近年来

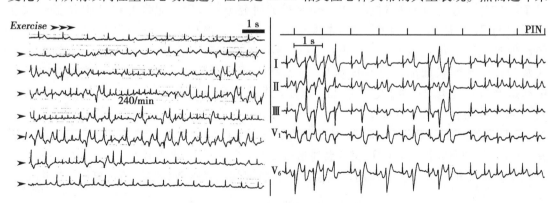

图 8-15　运动对 CPVT 患者心电图的影响
CPVT 患者在运动负荷试验中的心电图表现：当心率达到 120～130 次/分时，开始出现室早，随后室早的次数逐渐增多，呈二联律或三联律，并表现出多形性，最终导致双向 VT 或多形性 VT；如果停止运动，VT 就会转为室早，并逐渐恢复为窦性心律，右图为 CPVT 患者运动试验结束时记录的心电图：表现出典型的双向性心动过速（引自 Circulation，1995，91：1512-1519. ）

不少人观察到 CPVT 相关性心律失常发作时亦可表现为不规则的室性心律失常，此时可以不表现为 QRS 电轴的规律变化。与长 QT 综合征或 Brugada 综合征不同，运动诱发的非持续性室上性心动过速在 CPVT 患者中较为常见。患者血清中儿茶酚胺浓度正常，这提示患者心房与心室对病理性交感神经激动的易感性增加。

因为 CPVT 患者往往无任何器质性心脏病，所以折返机制可能不是肾上腺素能刺激诱发 CPVT 的原因。相反，不正常的自律性增高以及触发活动可能是 CPVT 发生的原因。在运动负荷试验中，随着心率的增加，患者发生室性期前收缩的联律间期会进行性缩短，这强力支持 CPVT 相关性心律失常的发生机制是延迟后除极或触发活动这一假说。

短 QT 综合征

短 QT 综合征是一种单基因突变引起心肌离子通道功能异常而导致恶性心律失常的遗传性疾病。临床上，该综合征以 QT 间期和心室或心房有效不应期（effective refractory period，ERP）明显缩短、胸前导联 T 波对称性高尖、心脏结构无明显异常、阵发性心房颤动（atrial fibrillation，AF）、室性心动过速（ventricular tachycardia，VT）或心室颤动（ventricular fibrillation，VF）、晕厥的反复发作和心脏性猝死为特征，是 2000 年以来才被逐渐正确认识并引起广泛关注的一种新的临床猝死综合征。编码快速激活的延迟整流钾电流（rapidly activated delayed rectifier potassium current，I_{Kr}）HERG 基因错义突变后，引起 I_{Kr} 通道的功能增益是短 QT 综合征的离子基础。到目前为止，总共报告的病例数仍十分有限，对其流行病学特征、诊断标准和治疗方法的认识也十分有限。尽管临床上该病并不十分常见，但通过对这些患者的研究有可能揭示相关心律失常的发生机制。

遗传学基础和发生机制

遗传学基础 受累的家系男女成员均可发病，提示该综合征以常染色体显性遗传方式进行传递。短 QT 综合征是一种单基因遗传病，目前已经确定的基因突变见表 8-5。

表 8-5 短 QT 综合征（SQTS）相关的基因突变及离子通道

SQTS	染色体	基因	离子通道（功能）	蛋白
SQT1	7q35	*KCNH2*	$I_{Kr}\alpha$ subunit（HERG）↑	Kv11.1
SQT2	11p15.5	*KCNQ1*	$I_{Ks}\alpha$ subunit（KvLQTS1）↑	Kv7.1
SQT3	17p23.1-24.2	*KCNJ2*	I_{K1} ↑	Kir2.1
SQT4	12p13.3	*CACNA1C*	I_{Ca} α1 subunit	
SQT5	12p13.3	*CACNB2b*	I_{Ca} β2b subunit	

电生理机制 根据现有的基础电生理知识推测，任何导致心肌细胞复极过程中外向离子流强度或密度增加或动力学过程加快、任何导致内向离子流强度或密度降低或动力学过程减慢的基因突变都可能引起动作电位时限、有效不应期和 QT 间期缩短，进而引起心室肌和心房肌的易损性增加，因此都可能是短 QT 综合征的分子生物学基础。在已知的短 QT 综合征家系中发现，编码快速延迟整流钾电流（rapidly activating delayed rectifier potassium current，I_{Kr}）通道的 HERG（KCNH2）基因或编码缓慢延迟整流钾电流（slowly activating delayed rectifier potassium current, I_{Ks}）通道的 *KvLQTS1*（*KCNQ1*）基因错义突变，分别导致 I_{Kr} 或 I_{Ks} 显著增强，从而导致复极增快，QT 间期变短。最近研究又表明编码内向整流钾电流（inwardly rectifier potassium current, I_{K1}）通道的 *KCNJ2* 基因错义突变，引起复极末期外向钾电流增大，亦可导致 QT 间期缩短。Brugada R 等人用突变基因在肾胚细胞进行异种表达后应用膜片钳进行全细胞钳制的研究结果表明：I_{Kr} 的功能增益是短 QT 综合征患者动作电位时限、不应期和 QT 间期缩短的根本原因。有效不应期是代表心房肌和心室肌易损性的重要参数。但仅有不应期的缩短并不意味着就会出现心律失常，心肌有效不应期的缩短仅是短 QT 综合征患者易于发生室速、室颤和房颤的一个前提，室速、室颤和房颤的持续通常还需要折返机制来维持，因此，Brugada R 等人推测：短 QT 综合征患者除 QT 间期和不应期缩短外，心室壁或心房壁跨壁不应期的不均一性缩短是患者发生 VT/VF 或 AF 的另一个前提。短 QT 综合征患者，T 波常表现为高尖而对称。T 波顶点到终末的间期延长，表明跨壁复极离散度增加。Extramiana 和 Antzelevitch 在犬左心室楔形组织，利用 Pinacidil 模拟短 QT 综合征模型来验证了这一假设，该研究证实了跨壁复极离散度与多形室速诱发之间的相关性。

临床表现

心悸、眩晕、房颤、VT/VF、晕厥的反复发作和心脏性猝死是短 QT 综合征患者的主要临床表现。既有仅 QT 间期持续性缩短而无症状的患者，又有以心脏性猝死作为首发症状的患者，说明和长 QT 综合征、Brugada 综合征一样，短 QT 综合征也可能具有突变基因的不完全外显的临床表现型的不均一性，从无症状患者到猝死者之间，短 QT 综合征也可能代表了一个较宽的临床病谱。大部分短 QT 综合征患者具有明显的晕厥和猝死等家族史，但也有散发病例。包括心脏彩色超声、心脏 MRI 和运动负荷试验在内的现有各种客观检查及尸检并未发现器质性心脏病证据。

患者出生后第一年内发生心脏性猝死的情况在短 QT 综合征中并不少见，提示短 QT 综合征可能是新生儿猝死综合征的一个重要原因。

心电图和电生理特点

QT 间期明显缩短 目前报道的大部分患者其 QTc 间期均 < 300ms，患者心电图胸前导联上 T 波高尖而且对称是特发性短 QT 综合征突出的心电图表现。短 QT 综合征患者的 QT 间期缩短无频率适应性，在生理情况下，QT 间期具有频率适应性，即 QT 间期随心率的加快而缩短，而短 QT 综合征患者甚至在心率减慢时出现 QT 间期缩短。从目前报告的 SQTS 的几种基因型及其心电图表现看，存在基因型和表现型的交错，即同一基因型心电图表现不同，相同的心电图表现基因型不同，目前尚未能明确各种基因型的心电图特点（图 8-16）。国内有学者将短 QT 综合征的心电图表现分为 3 种类型（A 型：ST 段与 T 波均缩短；B 型：以 T 波缩短为主；C 型：以 ST 段缩短为主），目前尚不清楚这种分类对 SQTS 的基因分型和治疗策略选择是否有帮助。

ST-T 改变 短 QT 综合征患者心电图常有 ST 段缺失，半数以上的短 QT 综合征患者心电图胸前导联 T 波高尖对称，也有非对称高尖 T 波，降支陡峭，也有报道 T 波的峰-末间期延长，提示心室肌细胞的跨壁复极离散。

心室有效不应期明显缩短及室性心律失常 患者心室的有效不应期均明显缩短，程序电

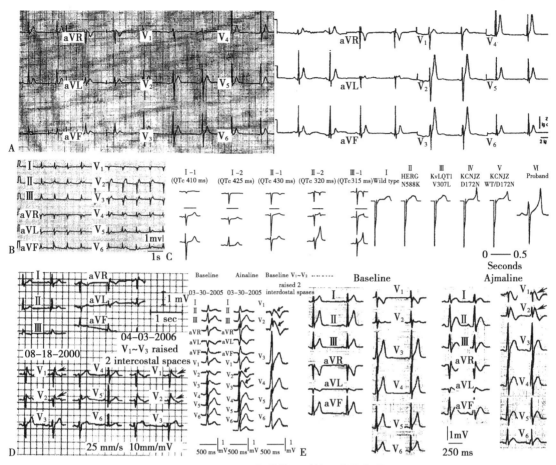

图 8-16 SQTS 各种基因型的心电图表现

A. SQT1 型心电图（引自 Circulation，2004，109：30-35.）；B. SQT2 型心电图（引自 Circulation，2004，109：2394-2397.）；C. SQT3 型心电图（引自 Circ Res，2005，96：800-807.）；D. SQT4 型心电图（引自 Circulation，2007，115：442-449.）；E. SQT5 型心电图（引自 Circulation，2007，115：442-449.）

刺激（$S_1S_2S_3$）期间，在不同的位点和不同的基础刺激周长下，接受检查的患者（来自两个家系共 4 例）心室的有效不应期均 <170ms，心室易损性增加，单形 VT 易于诱发。

心房有效不应期明显缩短及房性心律失常 部分患者有阵发性 AF，这部分患者的心房不应期也明显缩短，对伴有阵发性 AF 者，心房程序刺激期间可诱导出 AF。

诊断和鉴别诊断

现有的临床资料太少，不足以形成短 QT 综合征的临床诊断标准，更不足以形成像长 QT 综合征一样的量化诊断标准，但在下列情况下，应考虑短 QT 综合征。

QT 间期明显缩短 作为短 QT 综合征的一项主要的临床诊断指标，目前对 QT 间期缩短的下限尚无一致意见。Gussak I 等认为，按照 Rautaharju PM 等人提出的 QT 间期预测公式 [QTp(ms)=656/(1 + 心率/100)]，低于正常预测值的 88% 即为 QT 间期缩短，而 Gaita 等人则认为，排除 QTc 间期缩短的其他临床情况后，只要 QTc 间期 <300ms，就要考虑短 QT 综合征。

临床表现 患者有心悸、阵发性 AF、晕厥、VT/VF 的反复发作或心脏性猝死的个人史或家族史。现有的客观检查排除器质性心脏病。排除高钙血症、高钾血症、酸中毒等引起 QT 间期继发性缩短的其他临床情况。

短 QT 综合征需要和少数 QT 间期较短、V₁ ~ V₃ 导联 ST 段抬高不明显的 Brugada 综合征患者进行鉴别，Gaita 等人所用的方法是药物激发试验：应用强钠离子通道阻滞剂后，以 V₁ ~ V₃ 导联 ST 段抬高为主者为 Brugada 综合征，否则为短 QT 综合征。

多形室性心动过速

概述

多形室性心动过速（polymorphic ventricular tachycardia，PMVT）最初是基于心电图的一种诊断，是和单形室性心动过速相对而言，其定义为以 QRS 综合波在形态和（或）电轴方面发生频繁而快速改变为特征的频率超过 100 次/分的心室节律，其节律常不匀齐，可自发

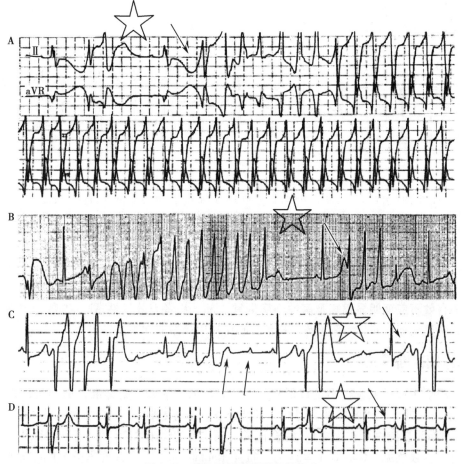

图 8-17 药物及长间歇引起的 TdP

A. 应用多非利特后诱发 TdP，由长-短周期诱发，后转为单形室性心动过速；B. 氟哌啶醇诱发的典型的 TdP 发作；C. 心脏传导阻滞诱发的 TdP；D. 明显的长间歇导致的复极延长，易发生 TdP，☆指示长间歇；箭头指示复极延长或未下传的 P 波（引自 Circulation，1994，90：2534-2539.）

终止，亦可退化为心室颤动。根据心电图表现可以分为尖端扭转性室性心动过速（torsades de pointes）（图 8-17）、双向室性心动过速（bidirectional ventricular tachycardia）（图 8-18）、短配对间期室性心动过速（图 8-19）和儿茶酚胺诱致的多形性室速（图 8-20）等。其临床谱较广，从短暂、无症状、自限性发作到反复晕厥乃至心脏性猝死。

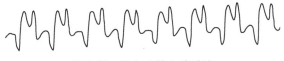

图 8-18　双向室性心动过速

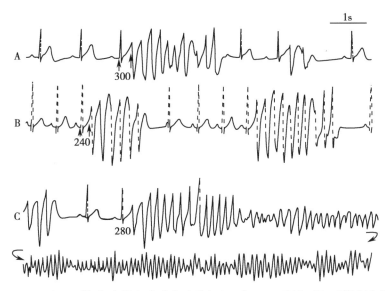

图 8-19　短配对间期室性心动过速（引自 Circulation，1994，89：206-215.）

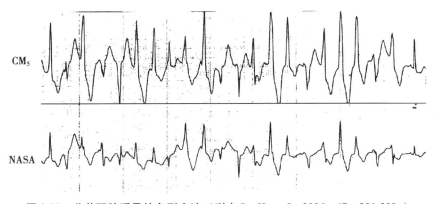

图 8-20　儿茶酚胺诱导的多形室速（引自 Int Heart J，2006，47：381-389.）

　　尽管最初多形性室性心动过速是基于心电图的诊断，但目前随着对其临床意义及与一些临床疾病实体的联系认识的日趋深入，多形室性心动过速既可以见于器质性心脏病患者，也可以见于心脏无明显器质性改变的患者，还可以见于非心脏情况。器质性心脏病患者主要见于心肌缺血、梗死、再灌注等；无器质性心脏病的患者常见于长 QT 综合征、短 QT 综合征、

Brugada 综合征、儿茶酚胺诱导的多形室性心动过速、短配对间期室性心动过速和特发性室速/室颤患者；一些非心脏情况主要是代谢紊乱、电解质紊乱和药物引起的多形室性心动过速。本节仅阐述原发性心电疾病的多形室性心动过速。多形室性心动过速是诸多原发性心电疾病临床症状和心脏事件的关键。

心电图诊断 多形室性心动过速的心电图诊断并不困难，其心电图诊断主要基于以下两点：①室性心动过速的心电图表现；②QRS 波形态不一。其心电图鉴别诊断主要包括预激综合征伴心房颤动、单形室性心动过速和心室颤动。对于多形室性心动过速的患者应注意有无原发性心电疾病的心电图表现。

临床表现和临床评估 多形室性心动过速的临床表现不一，轻者可以没有症状，也可以表现为反复的晕厥发作，严重者表现为心脏性猝死。多形室性心动过速可见于器质性心脏病患者；也可以见于原发性心电疾病患者，这是造成一些未成年人和年轻人猝死的主要原因；另外，一些非心脏情况（如代谢紊乱、电解质紊乱和药物）也可以引起多形室性心动过速，导致一些患者发生猝死。

尖端扭转性室性心动过速

尖端扭转性室性心动过速（TdP）一词已为人们所熟知，描述的是一种非常有特征的多形室性心动过速（PMVT）。尖端扭转性室性心动过速一词来自法语 Torsades de Pointes，Torsade 是一种面包的名称，这种面包被做成了扭曲的形状，法国医生 Dessertenne 首先使用 Torsades de Pointes 一词来描述一种 QRS 综合波形态持续改变，看起来就像沿着一条假想的基线扭转。这一有趣的心电图特征引起了心电学者的注意，并且在某种程度上，它也是近来推动重视遗传和心脏离子通道病理生理在心律失常方面价值的动力。更重要的是，它使我们重新重视了心室复极离散在恶性室性心律失常发生中的作用。TdP 多见于 QT 间期延长的患者，有时也可见于 QT 间期不长的患者。

TdP 的心电图特征 TdP 是一种过速性室性心律失常，心电图主要表现为频率 > 100次/分的异位室性节律，其节律表现为快频率的成串的电活动，RR 间期不甚匀齐，其频率通常在 180 ~ 300 次/分。QRS 综合波和 T 波不甚清楚，成串的 QRS 波可以分为快速的时相（QRS 波）和缓慢的时相（T 波），这种快速的时相和缓慢的时相的振幅往往每隔 4 ~ 9 次围绕等电位线发生一次极性逆转，"尖端扭转"一词正是这种 QRS 形态改变的真实写照。QRS 波的振幅通常超过窦性节律时的 QRS 波的振幅，这往往是与心室颤动的鉴别点，同时，TdP 时 QRS 波存在上述规律，而心室颤动的心室激动是无序的，这也是鉴别点之一。TdP 往往不持续，要么自限性终止，要么蜕化为心室颤动，偶尔也可以转化为单形室性心动过速，其终止时的最后一个 QRS 波通常可以分辨出清楚的 QRS 波和 T 波。TdP 通常发生在 QT 间期延长的情况下，其起始通常有典型的长-短周期现象，第一个室性激动的联律间期通常较长（600 ~ 800ms）。El-Sherif 对 26 名获得性 LQTS 患者的 80 阵非持续性室速进行分析，心律失常的长度从 3 次（非持续性室速的定义）到 117 次，平均为（15 ±9）次。这些心律失常的周长为 193 ~ 364ms，平均（286 ±47）ms。这种心律失常的起始常有前面所说的长-短周期现象，也就是说，往往先有一个室性期前收缩，这个室性期前收缩的代偿间歇使其后的 QRS 波的 QT 间期延长，随后发生的期前收缩刚好落在延后的 T 波上，易发生 TdP。一阵快速室性心律失常终止后，常常可以见到一个或多个形态多变的异位搏动，与室速相比，其周长更长。室速时 QRS 综合波形态的改变可表现为几种形式。室速频率快时，整个 QRS-T 复合波幅度的周期性缩减伴随着较短距离的 QRS 轴的转变（图 8-21A）。室速频率较慢时，典型的 QRS 波轴从大部分正向扭转到大部分负向，伴有数量不等的过渡形态，反之亦然（图8-21B）。有时，没有前两个特征形态（如多个同步导联所示，图 8-21C，中间记录），也可见到多形 QRS 波，同一患者不同的室性心动过速发作时可见到不同形态的 QRS 波（图 8-21C）。

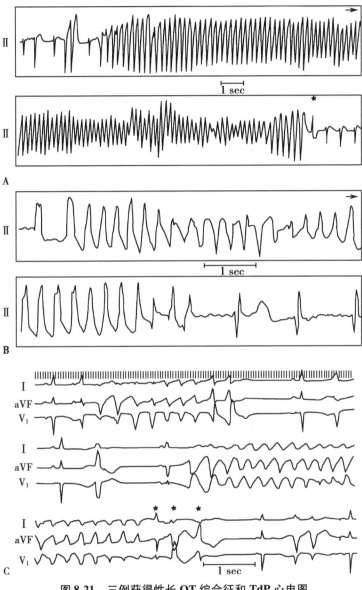

图 8-21　三例获得性长 QT 综合征和 TdP 心电图

（引自 PACE，1999，22：91-110.）

A. 23 岁女性，HIV（＋），接受戊烷脒（pentamidine）治疗，由于严重腹泻和低钾血症入院；B. 62 岁男性，高血压，慢性房颤患者，使用洋地黄和氢氯噻嗪治疗，血钾 3.2mmol/L，该患者为转复窦性心律而服用 4 片奎尼丁后 12 小时发生 TdP；C. 64 岁男性，为治疗频发室性期前收缩而口服普鲁卡因胺治疗

TdP 发生的离子机制　先天性长 QT 综合征是由于心肌钾离子和钠离子通道基因突变引起。LQT1（由编码 I_{Ks} 的 *KVLQT1* 基因突变）和 LQT2（由编码 I_{Kr} 的 *HERG* 基因突变），共占已知基因类型的 LQTS 中的大多数（87%），LQT3 约占 8%，而 LQT5、LQT6 很少见，在 LQTS 中比例小于 5%。纯合子的 *KVLQT1* 和 *KCNE1* 突变伴有先天性耳聋（Jervell and Lang-Nielsen 综合征），所占比例小于 1%。目前这些基因上已发现了 200 多个不同的突变。由于基因及突变的不同，其心电图特征（T 波形态）、心律失常事件的触发因素，以及心脏事件的危险因素都有显著的表现型差异。由于并非所有的 LQTS 事件都是由以前所发现的基因突变引起，故还有引起该疾病的其他基因等待确定。最近的资料表明，一些药物诱发的 LQTS 和 TdP 患者其心肌离子通道基因可能有"沉默的"基因缺陷。这可能就构成了一个易损基质，在适当的触发因素下，例如 I_{Kr} 阻断剂，就可能在非显性基因携带者中诱发 LQTS 和 TdP。

TdP 的发生机制　应用神经毒素 Anthopleurin-A（AP-A）建立了犬的 LQTS 和 TdP 模型。这些药物通过减慢钠离子通道的失活，引起平台期持续内向电流而使动作电位时限（APD）延长。该模型预见了最近发现的 LQT3 患者钠离子通道 α 亚单位（*SCN5A*）基因突变。这一突变通道在除极时产生了一持续内向电流，与钠离子通道暴露于 AP-A 或 ATX-Ⅱ 时十分相似。尽管这一模型只是模拟 LQT3，且 LQT3 在先天性 LQTS 中也相对少见，但该模型发生 TdP 的基本电生理机制，加上一些必要的变更，就可以应用于所有类型的先天性和获得性 LQTS 中。经过一系列研究报道，从离子通道异常到伴有特异性心电图形态的心律失常，TdP 发生的机制逐渐明确。

图 8-22A 显示的是单个钠离子通道暴露于 AP-A 时的情况。图 8-22B 显示的是 AP-A 对犬浦肯野纤维动作电位的影响。心内膜组织及 M 细胞，均来自于放置在相同的器皿和用相同浓度的 AP-A 灌注的跨壁组织条。药物导致了浦肯野纤维的 APD 延长，产生了一系列 EAD。相反的，药物导致 M 细胞 APD 显著延长以及 2 期末低幅的 EAD，随后的动作电位显示 2 期末动作电位的产生更是电紧张性的相互作用而不是 EAD。图 8-22C 是在心外膜、M 细胞和心内膜同时记录从 12 周龄的幼犬左心室游离壁分离的跨壁心肌组织动作电位，用 AP-A 灌注，记录显示 M 细胞与心内膜和心外膜相比，动作电位延长更为明显；心外膜和 M 细胞之间的阻滞以及组织条不同步激动表明折返激动的发生。图 8-23 进一步显示了 TdP 发生的电生理机制。图中显示了 12 跳的非持续性 TdP 的三维激动模式。图 8-23A 是 TdP 起源于心内膜下局灶激动的起始搏动。该激动的波阵面遇到了多部位的功能性阻滞，这些阻滞是由于相邻部位不同的不应期而形成。该波阵面沿着左心室腔以缓慢的逆时针方向循环，直到在 3 和 4 部位的等时线#20 触发第一个折返周期。图 8-23B 显示了所有由不同三维激动模式折返激动诱发的 TdP。当折返波阻滞而折返激动结束时，TdP 终止。TdP 的 QRS 电轴扭转在下壁导联 aVF 更为明显。起始 QRS 电轴的过渡（V_7 ~ V_{10} 之间）与大多数单一旋转波阵面和两个围绕左心室和右心室腔旋转的独立激动的波阵面分叉有关。QRS 电轴的最后过渡（在 V_{10} ~ V_{11} 之间），与右心室的回路终止及单个左心室循环波阵面的重建有关。

长-短周期现象和 TdP 的发生　由于心室二联律而产生的一个或多个长-短心脏周期，常常预示着恶性室性心律失常的产生。常见于有器质性心脏疾病而 QT 间期正常的患者和先天性或获得性 LQTS 患者。最近应用犬 AP-A 模型，模拟 LQT3 进行了研究。二联律搏动始终起源于心内膜下相同或不同的局灶激动（SFA），而在复极离散的基质下 SFA 的侵犯可导致

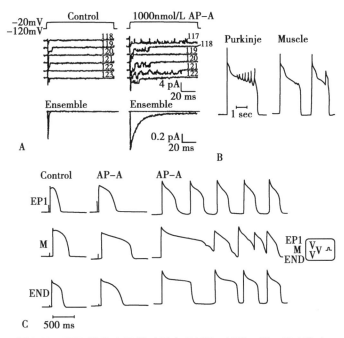

图 8-22　TdP 的发生机制（引自 PACE，1999，22：91-110.）

A. 神经毒素（AP-A）对单个钠离子通道的影响。图形记录的是两个兔心肌细胞从 -120～ -20mV 除极过程中的一系列单个钠离子通道电流。左侧为对照条件下的记录，右侧为 1000mol/L AP-A 时的膜片钳记录。-20mV 时，对照条件下，给予实验电压后很快钠离子通道短暂开放，平均只有一次。相比之下，处于 AP-A 中的钠离子通道显示出持续较长时间的自由反复长开放，间以短暂关闭组成的簇，有些簇历时整个实验电压时程。下面显示的是两个膜片钳下的整体电流。对照组的整体电流很快衰减，而 AP-A 作用下的钠离子通道整体电流表现出显著的缓慢衰减，在 95ms 末期电流才完全衰减。动力学分析显示 AP-A 可导致模态门控钠离子通道。B. 从心内膜组织浦肯野纤维及跨壁组织中层心肌 M 细胞记录的动作电位。两者均取自 10 周龄的幼犬左心室，并置于相同的房间，以 50mg/L AP-A 灌流。以 3000ms 循环周长刺激两组织，浦肯野纤维表现出一系列的早期后除极（EAD），在最终复极之前幅度逐渐增大。相反，中层 M 细胞的第一个动作电位表现出显著延长的动作电位时程（APD），以及 2 期末低幅的 EAD。随后的动作电位在 2 期末产生的一个动作电位代表了电交互作用而不是 EAD。C. 更能反映这一点。从 12 周龄的幼犬左心室取得跨壁组织条，同时记录外膜细胞、M 细胞和内膜细胞的动作电位，以 50mg/L 的 AP-A 灌注，以 4000ms 的刺激驱动。对照条件下，M 细胞与外膜、内膜细胞相比，体现出 APD 较长的特性。AP-A 导致三层细胞 APD 延长，在 M 细胞效果更明显。图 C 中，在以 1200ms 循环周长刺激组织时发生自发规律的活动。在外膜细胞为 1：1 反应，而在 M 细胞和内膜细胞则为不规律的反应。尤其 M 细胞，APD 显著延长，表现出 3 期的变形（inflection），显示出电交互作用。该组织也显示出非同步活动证据（可能是折返激动的基质）。在其他 4 个跨壁组织中，中层 M 细胞显示出 APD 与循环周长之间的紧密关系，但与浦肯野纤维相比，在相同的循环周长和 AP-A 浓度下，很少在这些细胞见到 EAD 振荡反应的特征

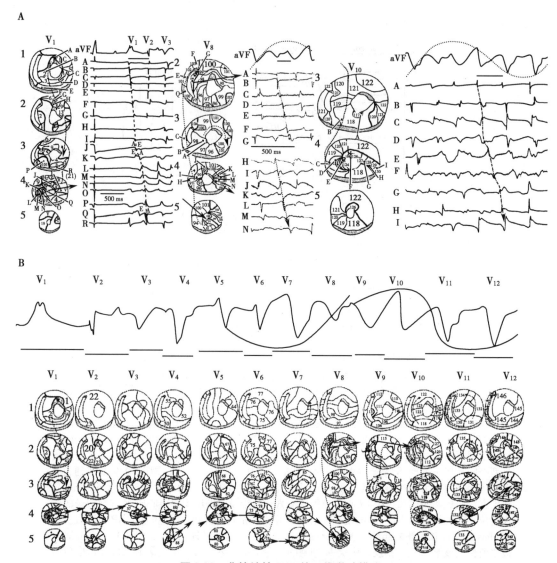

图 8-23 非持续性 TdP 的三维激动模式

该图将心脏横切为 5 层，上端为心底部，下端为心尖部，以 1 到 5 表示，以 20ms 为间期的封闭轮廓画出等时线，并标以 1、2、3 等，便于跟随室速连续的激动顺序，功能性阻滞在图中以粗实线表示。体表心电图下的粗线段标志每个三维图表示的时限，体表心电图为 aVF 导联。图 A 左侧为 TdP 的第 1 跳（V_1），中间为第 8 跳（V_8），右侧为第 10 跳（V_{10}）。A. 心脏断层切面图中用大写英文字母 A、B、C 等标记了双极心电图的位置。V_1 是 TdP 起源于心内膜下局灶激动的起始搏动，该激动的波阵面遇到了多部位的功能性阻滞，这些阻滞是由于相邻部位不同的不应期而形成。该波阵面沿着左心室腔以缓慢的逆时针方向循环，直到在 3 和 4 层的等时线触发第一个折返周期，第 4 层的折返环慢径部分记录的双极心电图表现出宽的多组分形态，在靠近功能性阻滞弧近端记录的心电图表现出双电位，分别代表电位（E）和激动电位（A）。注意，这一电位与功能性阻滞弧相反位置的激动同步（心电图 J、K 和 Q）。B. 自左向右依次显示了 12 跳的非持续性 TdP 的三维激动模式。当折返波阻滞而折返激动结束时，TdP 终止。（引自 Circulation，1997，96：4392-4399.）

折返性心律失常而引起 TdP。在多局灶二联律存在的情况下，诱发 TdP 的 SFA 具有起源的关键部位和局部的与基础的复极离散度模式有关的联律间期，可导致折返。在单一二联律节律存在的情况下，TdP 发生的机制包括：①源自不同部位的第二个 SFA 侵犯第一个 SFA 的复极离散度而启动折返。②由于中层心肌区域与心外膜区域局部复极增加的不同，引起周长的轻度延长，导致关键部位复极离散度的增大，由此新生的功能性传导阻滞弧导致传导减慢而启动折返。因此二联律过渡到 TdP 是由于预期发生的明确的电生理变化导致折返兴奋。

QT/T 交替和 TdP 很早已知心动过缓依赖的 T 波交替发生于先天性或特发性 LQTS，可能预示着 TdP 的发生。在多种实验和临床条件下可见体表心电图复极波间期或形态改变，或两者同时的改变，通常是指 QT 或 T 波的交替。对复极的改变感兴趣是基于这样的假说，即复极可反映潜在的心脏复极离散度。尽管心电图明显的 T 波改变并不常见，最近几年的数字信号处理技术已使得心电图工作者可以探查到精细程度的 T 波改变。这意味着该现象可能比之前认识到的更常见，并且通常可能是室性心律失常易损性的一个重要标志。

最近应用 AP-A 的 LQT3 模型研究了 LQTS QT/T 交替的心律失常产生的电生理机制。QT/T 交替的心律失常产生是由于交替时空间复极离散度的增大，而不是由于与交替不相关的心率缓慢。左心室游离壁中层心肌和心外膜间的局部复极离散度［用激动/恢复间期（ARIs）表示］最显著。当复极离散度达到一定程度时，激动波阵面的传播在这些区域就会受阻，从而启动激动折返和 PMVT（图 8-24）。在短的心动周期时，两个因素调整 QT/T 交替时的复极，导致中层心肌和心外膜区域复极离散度进一步加大：①与心外膜相比，中层心肌区域的恢复动力学，表现为 ΔARI 更大，时间常数（τ）更慢。②舒张期的间期不同，这会导致在相同的周长下，恢复曲线输入不同。在第一个短周期时，中层心肌较长的 ARI 引起较短的舒张间期，因此 ARI 更大程度地缩短。后来其他的一些实验模型也都证实了以上结果。

一个重要的发现是，显著的复极交替在局部心电图可以存在而在体表心电图不表现出 QT/T 交替，后者可见于临界的短心动周期，伴有心外膜和中层心肌区域复极梯度反转时，导致交替周期内心肌的 QT 波极性的反转。这一观察结果为最近的数字信号处理技术试图发现精细程度的 T 波交替提供了理论基础。

自主神经系统与 LQTS 临床观察显示，Na^+ 通道突变的 LQT3 患者多在休息或睡眠时发生 TdP，可能与相对的心动过缓有关。相反，K^+ 通道突变的患者，尤其 LQT1 患者，常于应激情况下发生晕厥或心脏骤停，可能是由于儿茶酚胺的致心律失常作用，或 QT 间期对周长缩短适应的频率及程度不同，或两者兼具。Schreick 及其同事对三种不同的Ⅲ类抗心律失常药物的 β-肾上腺素能受体激动对频率依赖性电生理作用的不同进行了研究。这三种药物是多非利特（选择性 I_{Ks} 阻断剂）、氨巴利特（非选择性 I_{Ks} 阻断剂）以及 chromanol 293B（选择性 I_{Ks} 阻断剂）。多非利特延长动作电位的作用被异丙肾上腺素明显减弱，而氨巴利特则不明显。相比之下，chromanol 293B 延长动作电位的作用在应用异丙肾上腺素时加强了。这一观察结果很有趣，因为自主神经兴奋与 TdP 发作之间最显著的关系见于 I_{Ks} 通道突变的 LQT1 患者。在 chromanol 293B 存在时，这种异丙肾上腺素的反转效果的可能机制仍然还只是推测。最近的研究表明，LQT1、LQT2、LQT3 心室复极对交感神经兴奋的动态反应的不同，可能解释为什么不同基因型之间心脏事件的触发会有不同。

从机械电生理的角度来看，自主神经系统可能通过两种相关联的机制在 LQTS 中产生心

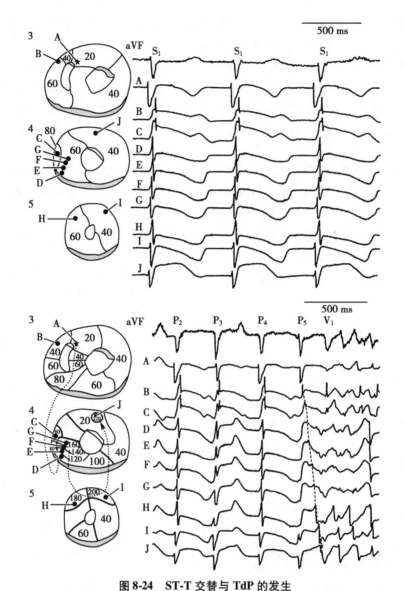

图 8-24 ST-T 交替与 TdP 的发生

上图示以 700ms 的周长进行刺激，ST-T 正常；下图示突然将刺激周长
缩短至 350ms，出现 ST-T 电交替，并诱发 TdP

律失常：①通过增强或抑制 EAD 的产生以及它们在心脏的传导。②增强或抑制复极离散度。后者对折返是否发生更重要。LQT1 患者，由于 I_{Ks} 功能减弱，自主神经兴奋对心外膜与中层心肌细胞，以及心内膜区域的 APD 产生不同的影响，这增大了复极离散度，导致了折返激动的发生。

短配对间期室性心动过速

短配对间期室性心动过速是一种恶性室性心律失常，表现为典型的尖端扭转性室速而具有较短的联律间期。与 Dessertenne 最初描述的 TdP 不同，其 QT 间期正常而第一个期前收缩的联律间期常小于 300ms。目前仅有一项研究对该病进行了系统阐述，即 Leenhardt 等的研究，他们初次对该病的临床表现和心电图特征进行了描述。对于大部分短配对间期室性心动过速，晕厥是该病的典型表现。约 30% 患者的家族史可以提示具有无法解释的突然死亡事件。大部分患者可以应用维拉帕米或 β 受体阻滞剂治疗，但长期应用仍有部分患者发生猝死或 ICD 放电事件。

心电图表现　短配对间期室性心动过速静息时的心电图改变不明显，有创或无创检查往往显示患者没有任何器质性心脏病。发作时典型的心电图表现为 QRS 电轴围绕等电位线扭转（TdP），第一个期前收缩的联律间期常小于 300ms，发作时间从数秒至 10 秒或 15 秒不等，患者心率常常在 200 次/分以上，多会导致心室颤动或猝死。

分子机制　短配对间期室性心动过速的发生机制目前尚不明确。该病常发生在无任何器质性心脏病的基础上，由不正常的自律活动或触发活动所致。大部分患者常无可诱发的室性心律失常。与 CPVT 不同，肾上腺素能神经系统被证明仅在部分亚组患者中有致病作用。在非对照研究中提示心室复极离散以及右心室内流复极期缩短与该病发生相关。猝死的家系调查提示该病与基因变异有关。

心 室 颤 动

心室颤动（室颤，VF）是最严重的心律失常，是心脏性猝死（sudden cardiac death，SCD）的首要原因。室颤导致心血管衰竭、循环骤停，常伴有心脏停搏。室颤发生于心肌和传导系统的许多疾病状态，广义上分成两类：①遗传性（家族性）；②获得性。心肌和（或）特殊传导纤维的遗传性缺陷，可导致室性心动过速和室颤的发生，在临床上呈家族聚集性。心室颤动是原发性心电疾病患者发生猝死的直接原因。本节主要介绍原发性心电疾病的心室颤动。另外，还有一些所谓的"特发性室颤"，这也是一个"与时俱进"的概念，比如，在认识 Brugada 综合征之前，可能当时诊断的特发性室颤包括了一些 Brugada 综合征患者，而目前所谓的特发性室颤患者可能包括了目前尚未认识的一些原发性心电疾病，故特发性室颤亦在本节介绍。

心室颤动的分期

Wiggers 等建议将室颤分为 4 期：Ⅰ期持续不到几秒钟，其特征为单一的螺旋波或"8"字折返，在保护带给予第 2 个期前刺激可以终止或防止室颤的发生；Ⅱ期持续 15～40 秒，表现为多个波阵和有序的复合折返；Ⅲ期持续 2～3 分钟，室颤的频率开始下降，心内膜和心外膜之间出现频率阶差，可能是由于心内膜心肌细胞较其他部位的心肌细胞更能耐受缺血、缺氧所致；Ⅳ期是"静止性颤动"，心肌没有可见的收缩性。

心室颤动的基质

复极和不应期的不均一性　早期认为多种解剖和功能性的基质可以导致颤动动力学的发生、发展。室颤的早期研究提示不应期不均一性是心脏颤动的必需基质。随后研究显示室颤可以发生在没有明显不应期离散的心脏（即正常心脏），或发生在使用电学均一模拟组织的模型研究中，但这些研究可能与临床情况不同。在正常心脏很难诱发室颤，绝大多数心室颤动的发作发生在病变的心脏，而病变心脏的复极动力学梯度（和相应的不应期）几乎肯定异常。近来许多研究强调复极在折返基质形成中的重要作用，阐明跨壁复极特性本身就不均匀。复极的跨壁不均一性对各种药物或诱发的疾病状态下折返基质的形成起了重要作用。

Rosenbaum 等近期提出了一种假说，该假说解释了复极不均一性究竟严重到什么程度才能提供折返形成的基质，从而形成折返。已经发现心脏动作电位时限（APD）前后两个心动周期的变化构成了 T 波电交替，T 波电交替是与 SCD 危险相关性较好的心电图指标。目前已经证实当心肌不同区域以"无序"方式发生电交替时（即一些区域处于长-短-长周期，而另一些区域处于短-长-短周期），产生了陡峭的复极梯度并且前后两个心动周期梯度方向相反，从而形成阻滞、折返和室颤。Laurita 等的相关工作阐明了期前收缩影响复极离散度，对室颤的易患性具有直接作用。随着 S_1S_2 间期缩短，复极梯度下降，与之相应的室颤易患性也下降，但是当 S_1S_2 间期进一步缩短时，复极梯度上升，与之相应的室颤易患性也提高。这种对于离散的双向调节作用可追溯到"易损期"的概念。该概念源自 Moe 等的重要研究，阐明了心电图 T 波是最易发生室颤的时间窗。因此，复极离散和不应期显然在折返室颤的机制中起重要作用。

心室颤动的遗传基质　Brugada 综合征是一种以 ST 段抬高为特征，与缺血、QT 间期延长、电解质异常或器质性心脏病无关的心脏疾病。Brugada 综合征患者由于易发生心室颤动而有高 SCD 风险。该综合征是由编码心脏钠离子通道的基因（*SCN5A*）突变造成，常见于东南亚，是该地区年轻男性第二大死亡原因。Brugada 综合征患者经常在睡眠中死亡，提示可能与婴儿猝死综合征（sudden infant death syndrome，SIDS）有关。Brugada 综合征患者发生心室颤动的机制与突变的晚期延迟内向钠电流功能减退相关，该电流控制着利于复极的平台期电流的平衡。这就是为何任何加重钠离子通道功能的损伤（如使用钠离子通道阻滞剂）会加重这类疾病的心电图表现和致心律失常发作的原因。由于心外膜（而非心内膜）的细胞具有瞬间外向钾电流（I_{to}），它们特别容易受 Brugada 综合征钠离子通道突变复极作用的影响。相对于心内膜动作电位，明显选择性地缩短心外膜动作电位可以在平台期形成跨壁电压梯度。反过来，这也是这些患者出现特征性 ST 段抬高表现的原因。跨壁动作电位梯度也是室颤的可能机制（例如 2 相折返）。总之，室颤是一种伴随许多明显不同电生理机制的复杂心律失常。毫无疑问，它与上述疾病状态密切相关。

特发性室颤的诊断

特发性室颤的临床诊断多数是对室颤引起晕厥或猝死的幸存者做出的回顾性诊断。诊断包括"室颤"及"特发性"两方面。

室颤的诊断　患者必须有经心电图记录证实的室颤才能考虑本病的诊断，有些学者强调记录的室颤应是原发性室颤，但有些学者认为相当一部分患者最初发生的可能是多形室速或心脏停搏，进而发展或恶化为室颤，而伴有晕厥或猝死，对这种情况也可诊断为室颤。

"特发性"诊断　特发性室颤是一个排他性的诊断，心电图证实发生了室颤后，需进行心脏明显器质性病变的排除性诊断，还需要排除目前已知的一些原发性心电疾病。

特发性室颤的发病机制

特发性室颤的发病机制目前尚不清楚，研究的热点集中在 M 细胞和心室复极异常。

M 细胞及其电生理特点　1991 年 Sicouri 等在定量研究犬心内膜、心外膜心肌细胞动作电位梯度时，发现室壁中层的细胞具有独特的电生理特性，提出了 M 细胞（M cells）的概念，晚近的资料证实了人类心肌中也存在着 M 细胞，占左心室构成的 30% 左右。M 细胞有多种电生理学特性，M 细胞的动作电位时限比心外膜心肌细胞明显长，复极早期 M 细胞动作电位呈典型的尖峰-圆顶（spike and dome）形态，与心外膜心肌细胞相似，而不同于心内膜心肌细胞。M细胞的分布、数量及独特的电生理特性决定其在触发性和折返性心律失常中可能起重要作用。

M细胞和U波　U波可在40%的正常人心电图上出现，U波的发生机制一直无定论。1994年Antzelevitch提出U波可能是M细胞的复极形成，因为M细胞在心外膜下距胸壁较近，其动作电位时限长，M细胞的数量占心室肌构成的30%~40%，模拟研究也提示U波源于M细胞所在区域。某些特发性室颤的患者发作前后心电图U波比对照组更明显，提示室颤的发生可能与U波有关，即与M细胞有关。

特发性J波和2相折返　J波是继QRS波之后向上的较小的复极波，也称Osborn波。1994年Bierregarrd和日本的Aizawa分别报告了特发性室颤患者的体表心电图可有J波，认为这种特发性J波与室颤的发生有关。目前认为，特发性J波与心外膜层和中层M细胞关系密切，M细胞动作电位1相、2相的切迹形成了J波，J波又是诊断和预测2相折返的重要指标。Antzelevitch等认为，心外膜层及中层M细胞有时可表现为全或无的复极形式，可使动作电位的平台期（2相）抑制或消失，3相快速复极波提前出现，这种"早期复极"可使动作电位时限缩短40%~70%，引起相应部位的ST段抬高。结果，动作电位的平台期丢失区和正常区之间的电的不均一性，不同区域心室肌细胞间复极的差异和离散，导致了折返性室性心律失常的发生，多部位的室内微折返可引发室颤。总之，心肌复极异常与心室颤动的发生有直接而密切的关系，体表心电图的各种复极波变化，已成为临床医生和研究者注意的热点。

缓慢传导与碎裂电位　最近，Saumarez应用一种新技术测定了特发性室颤患者与对照组的室内传导时间。结果表明，前者的室内传导时间明显比对照组长，并在心电图记录到缓慢传导形成的碎裂电位，这些与室颤的发生可能有一定的关系。

参 考 文 献

1. Chinushi M, Rsetivo M, Caref EB, et al. Electrophysiologic basis of arrhymogenicity of QT/T alternans in the long-QT syndrome: Tridimensional analysis of the kinetics of cardiac repolarization. Circ Res, 1998, 83: 614-628.

2. El-Sherif N, Chinushi M, Caref EB, Restivo M: Electrophysiological mechanism of the characteristic electrocardiographic morphology of torsade de pointes tachyarrhythmias in the long QT syndrome. Detailde analysis of ventricular tridimensional activation patterns. Circulation, 1997, 96: 4392-4399.

3. El-Sherif N, Turitto G. The long QT syndrome and torsade de pointes. Pacing Clin Electrophysiol, 1999, 22: 91-110.

4. Schwartz PJ, Piori SG, Napolitano C. The long QT syndrome. In: Zipes DP, Jalife J. Cardiac Electrophysiology. From Cell to Bedside. 3rd ed. Philadelphia: WB Saunders, 2000, pp597-615.

5. Antzelevitch C, Brugada P, Borggrefe M, et al. Brugada syndrome. Report of the second consensus conference. Endorsed by the Heart Rhythm Society and the European Heart Rhythm Association. Circulation, 2005, 111: 659-670.

6. Zhang L, Timothy KW, Vincent GM, et al. Spectrum of ST-T-wave patterns and repolarization parameters in congenital long-QT syndrome: ECG findings identify genotypes. Circulation 2000, 102: 2849-2855.

7. Zipes DP, Camm AJ, Borggrefe M, et al. ACC/AHA/ESC 2006 guidelines for management of patients with ventricular arrhythmias and the prevention of sudden cardiac death: a report of the American College of Cardiology/

American Heart Association Task Force and the European Society of Cardiology Committee for Practice Guidelines (writing committee to develop Guidelines for Management of Patients with Ventricular Arrhythmias and the Prevention of Sudden Cardiac Death): developed in collaboration with the European Heart Rhythm Association and the Heart Rhythm Society. Circulation, 2006, 114: e385-e484.

8. Schwartz PJ, Priori SG, Spazzolini C, et al. Genotype-phenotype correlation in the long-QT syndrome: gene-specific triggers for life-threatening arrhythmias. Circulation, 2001, 103: 89-95.

9. Antzelevitch C, Pollevick GD, Cordeiro JM, et al. Loss-of-Function Mutations in the Cardiac Calcium Channel Underlie a New Clinical Entity Characterized by ST-Segment Elevation, Short QT Intervals, and Sudden Cardiac Death. Circulation, 2007, 115: 442-449.

10. Bellocq C, van Ginneken AC, Bezzina CR, et al. Mutation in the KCNQ1 gene leading to the short QT-interval syndrome. Circulation, 2004, 109: 2394-2397.

11. Priori SG, Pandit SV, Rivolta I, et al. A novel form of short QT syndrome (SQT3) is caused by a mutation in the KCNJ2 gene. Circ Res, 2005, 96: 800-807.

12. Gaita F, Giustetto C, Bianchi F, et al. Short QT syndrome: a familial cause of sudden death. Circulation, 2003, 108: 965-970.

13. Schimpf R, Wolperta C, Gaitab F, et al. Short QT syndrome. Cardiovascular Res, 2005, 67: 357-366.

14. Priori SG, Napolitano C, Memmi M, et al. Clinical and Molecular Characterization of Patients With Catecholaminergic Polymorphic Ventricular Tachycardia. Circulation, 2002, 106: 69-74.

15. Priori SG, Napolitano C, Tiso N, et al. Mutations in the cardiac ryanodine receptor gene (hRyR2) underlie catecholaminergic polymorphic ventricular tachycardia. Circulation, 2000, 103: 196-200.

16. Tiso N, Stephan D, Nava A. Identification on mutations in the cardiac ryanodine receptor gene in families affected with arrhythmogenic right ventricular cardiomyopathy type 2 (ARVD2). Hum Mol Genet, 2001, 10: 189-194.

第 9 章

药物及电解质紊乱对心电图的影响

◎ 王思让

　　临床应用的某些药物及血清电解质浓度异常，可以影响心肌的除极特别是复极过程，因而引起心电图的改变。

　　一般说来，药物或电解质通过五种途径影响心电图波形：①通过细胞膜离子通透性的改变直接作用于心房或心室肌细胞的动作电位（action potential），因而改变 P 波或 QRS 波的形态；②作用于心脏传导组织细胞的动作电位，从而影响心率、心律以及心脏激动的传导；③影响血流动力学及心肌代谢过程，间接地使心电图发生改变；④药物引起了心肌器质性改变；⑤以上四种影响的不同组合。前三种影响往往随着药物代谢或排泄而消失，但第四种影响则不同，即使药物已经清除，它在心肌中所引起的器质性改变仍难消失，心电图变化仍将继续存在。至于心电图恢复的时间决定于药物影响的性质、程度、范围及恢复过程的快慢。

　　在动物实验中，同时记录心室肌的动作电位图以及心电图，可以了解两者之间变化的联系。正常心室肌动作电位各时相，其形态、时程由不同离子流出入细胞膜引起的电位变化而定，也受制于体液的生理、生化精密调节。0 相决定于心室肌纤维的除极速度，相当于心电图 QRS 波。1、2、3 时相则为复极过程，其延续时间明显较除极时间长（图 9-1）。心室肌纤维的 0 相，其上升速度若减慢，表示传导减退，心电图出现 QRS 波幅增宽

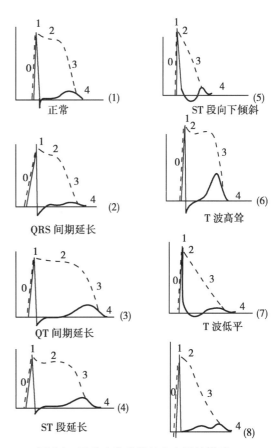

图 9-1　动作电位曲线的心电图的联系

（图 9-1），心室肌动作电位的终点，相当于 T 波终点，因此，如心室肌动作电位时限延长，则 QT 间期延长（图 9-1），反之，QT 间期缩短。

动作电位的 2 相延长则 ST 段延长，反之，ST 段缩短（图 9-1）。

心室肌除极若迅速转入快速复极期，即 1 相立即变为 3 相，2 相消失，心电图表现为 ST 段倾斜下降（图 9-1）。

心室肌动作电位的 2 相突然转为 3 相的复极，速度又较快，则表现为 T 波高耸（图 9-1）。

若心室肌动作电位 3 相呈均匀性倾斜，接近一直线，心电图表现为 T 波振幅降低（图 9-1）。

若心室肌动作电位复极阶段的终末部位延长，则心电图 U 波升高（图 9-1）。

上述心肌动作电位曲线改变与心电图波形的联系，是动物试验单个心肌细胞电生理实验的结果。临床心电图所见药物及电解质影响，则为心室肌细胞群体电生理变化的综合结果，其所产生的 ST-T 变化属原发性变化，如果药物引起了心肌除极障碍，出现 QRS 波改变，也可因之而发生继发性 T 波改变。这种情况下 ST-T 改变便不一定完全符合心肌动作电位曲线变化与心电图波形之间的规律。

洋地黄类制剂

洋地黄类制剂仍是重要的强心药物，也用于控制某些室上性异位心律。洋地黄的应用会引起心电图波形的改变，而洋地黄中毒引起的各种心律失常尤为常见。治疗剂量的洋地黄制剂，通过迷走神经作用，释放出较多的乙酰胆碱，因此减慢窦性心律。在心力衰竭时，洋地黄制剂通过加强心肌收缩力，提高心排出量，从而反射性地使心率减慢。此外，它使房室结传导速度减慢，因而起着"减慢快速心室率"的治疗作用。

通过了解洋地黄对心室肌复极的影响过程，对理解洋地黄影响的 ST-T 改变甚为重要，洋地黄直接作用于心室肌，改变动作电位曲线的形态，它使心室肌动作电位的 2 相缩短以致消失。减少 3 相坡度，因而动作电位时限缩短，形成具有特征性的洋地黄影响的 ST-T 形态，QT 间期缩短，ST 段呈倾斜性下降，然后突然上升，到达或略超过基线。当然达到这种改变有一个动态过程，首先是 T 波振幅减低及 QT 间期缩短，继之出现 ST 段下降，T 波倒置、降低、双向，最终 ST-T 之间已无明确的分界了。这一过程，实际是心室肌除极后，立即快速复极而致水平位置的 ST 段消失，而出现一个与 QRS 波相反的 ST-T 波，说明近内膜部分心肌复极完成先于近外膜部分心肌。20 世纪 90 年代 Antzelevitch 等发现的心室肌三层细胞复极速度的不均一性，提示洋地黄可改变心室肌三层细胞的复极速度的差异，而且作用的程度是不同的。洋地黄作用后，这种具有特征性的 ST-T 改变，在一些以 R 波为主的导联表现最为明显，如该导联以 S 波为主，则其 ST-T 形态与上述变化相反（图 9-2 ～ 图 9-4）。

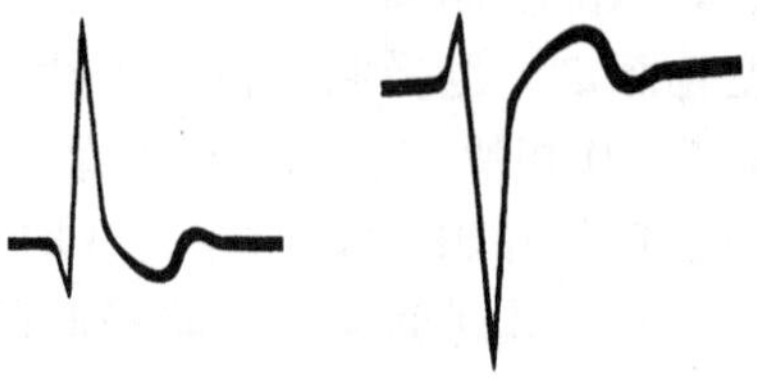

应该指出的是上述 ST-T 改变，只要应用一定剂量的洋地黄制剂即可出现，洋地黄影响不能视为洋地黄的毒性反应，其出现时间、持续时间与制剂品种、应用方法，及心肌本身状态有关。快作用制剂如毒花毛苷及毒毛旋花子素 K，ST-T 改变可在静注后 10 ～ 15 分

图 9-2　洋地黄所致的典型 ST-T 改变示意图

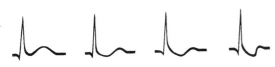

图 9-3　洋地黄型 ST-T 改变形成过程示意图

钟出现，两小时内即可消失。但慢作用的洋地黄及洋地黄苷引发的 ST-T 改变可能持续 2～3 周，甚至 6 周之久。ST-T 改变程度与洋地黄剂量并无一定联系，而与个体差异、原有的基础心电图变化、心率、心律有关。个别患者甚至出现了恶心、呕吐以及心律失常等中毒表现，心电图却不出现上述"洋地黄影响"的 ST-T 改变。值得注意的是，心室肥厚、缺血，其他药物及电解质影响等都会引起心肌复极改变，有时与洋地黄影响难以区别。因此在临床心电图诊断工作中，要求临床医生申请做心电图检查时，注明是否有近期使用洋地黄的病史，由于洋地黄会使运动负荷试验出现假阳性反应，故使用洋地黄的患者不宜做此检查（图 9-5、图 9-6）。

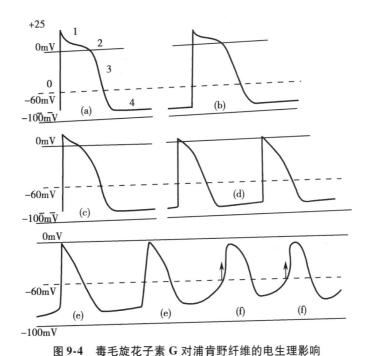

图 9-4　毒毛旋花子素 G 对浦肯野纤维的电生理影响

将一个浦肯野纤维浸渍于毒毛旋花子素 G 溶液中，逐渐增加其浓度。可以看到一系列变化；浦肯野纤维的传导性降低，自搏性提高，以至呈现异位自搏点的特点。图中的虚线是 -60mV，代表阈电位，每当达到此阈电位时，便发生一次激动的 0 相。图中第三行的箭头便说明出现了"自搏"，该激动传布至心室肌便为期前收缩

　　洋地黄的毒性作用最常见的是各种心律失常及阻滞，洋地黄有抑制心肌细胞膜"钠-钾泵酶系统"（Na^+-K^+ATPase pump system）的作用，因而在细胞内有较多的钠离子，而钾离子却相对较少。结合一些其他机制，可出现下列一些电生理变化：①对起搏传导系统各部位作用不同，抑制窦房结 4 相除极，而使窦房结频率减慢，同时也有迷走神经影响在内，但对具有起搏性能的快纤维如心房肌、交界区及心室浦肯野纤维膜电位减少，更接近阈值，4 相除极速度增加，因此易于出现心房，以及交界区的心动过速（快纤维电位"负值"减少与细胞内钠离子较多或有关）（图 9-4）。②抑制房室结 0 相除极，使动作电位振幅减少，促进递减性传导，延长其有效不应期，可引起一、二、三度阻滞。使心室内浦肯野纤维膜电位

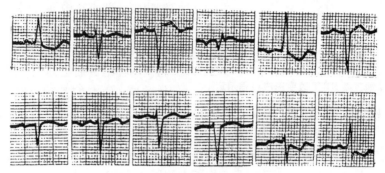

图 9-5 洋地黄影响的心电图一例

患者 44 岁，女性，风湿性心脏病，二尖瓣狭窄。经服用洋地黄后，除显示右心室肥厚外已出现典型的洋地黄 ST-T 改变；Ⅱ、Ⅲ、aVF、V_3、V_5 的 ST 呈倾斜型下降，与 T 波上行肢融合，使 T 波形成"先负后正"的双向性变化。这个患者的心电图除 ST-T 改变外，无其他的洋地黄中毒现象。仍按临床的需要继续服用

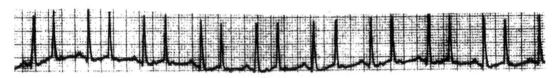

图 9-6 洋地黄毒性反应心电图一例
Ⅱ导联，房性心动过速合并 3:2 文氏型房室阻滞

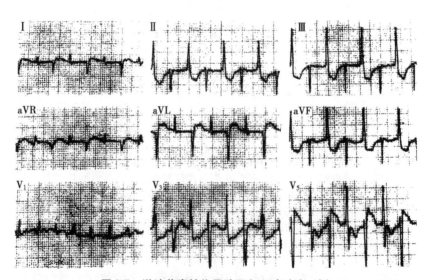

图 9-7 洋地黄毒性作用致双向心动过速一例
各导联无可见 P 波，于 V_1 导联可见纤细的心房颤动波（F 波），除 V_1 导联外各导联有两种形态的 QRS 波，呈交替性变化，其频率较快，为双向性心动过速

减低，膜反应及传导速度也受到抑制，局部纤维的传导障碍或各部位传导速度的差异是形成折返性心律失常的重要机制，如室性二联心律、室性心动过速。③据 Rosen 等（1975）报告，洋地黄过量时，浦肯野纤维正常的 4 相除极机制及快钠内流通道失活，可出现振荡电位（oscillation）或称迟延后除极电位（delayed after depolarization），当这种振荡电位达到阈电位时可触发一系列快速激动，这可能是某些洋地黄中毒时室性快速心律的电生理基础。

　　临床心电图所见的洋地黄毒性反应所致的心律失常往往是使某一部分心肌自律性增强而另一部分心肌出现传导障碍的综合表现，如房性心动过速合并房室阻滞（图9-6）。图9-7为一例原有风湿性心脏病二尖瓣病变心房颤动患者因应用过量洋地黄而出现"双向性心动过速"，但综观全部导联，该心电图表现实为"心房颤动，完全性房室阻滞、交界性心动过速（其心室率166次/min），右束支及左前支、左后支交替性阻滞"。图9-8则为在房颤的基础上，因洋地黄中毒出现了完全性房室阻滞，规律而缓慢的逸搏性交界性心律与室性异位搏动交替出现形成二联心律，室性异位搏动起源于心室内浦肯野纤维传导障碍引起的折返激动。

　　临床情况下决定哪些改变属于"疗效"作用，哪些改变属于"毒性"作用，应根据具体情况而定，例如风湿性心脏病二尖瓣病变心房颤动合并心力衰竭的患者，洋地黄治疗目的除增强心室肌收缩力外，主要是利用洋地黄对房室结的抑制产生一有治疗作用的房室阻滞。我们曾经治疗过不少患者，必须将心室率减慢至50次/分左右，患者的心力衰竭才得到适当

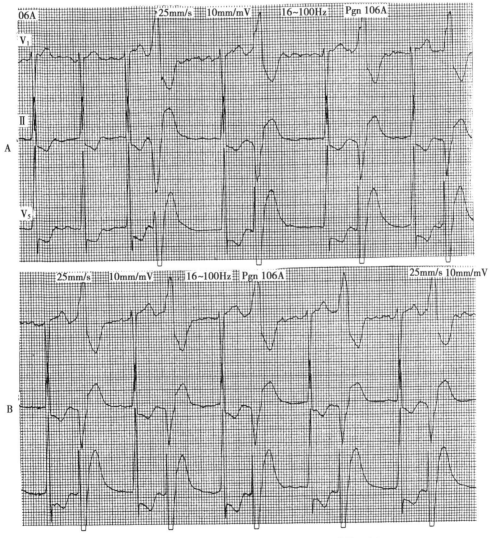

图9-8　洋地黄中毒毒性作用房室阻滞及二联律一例
aVF导联连续记录，心房颤动，洋地黄ST-T影响，几乎完全的房室阻滞，
缓慢的交界区逸搏激动与室性异位激动交替出现形成二联律

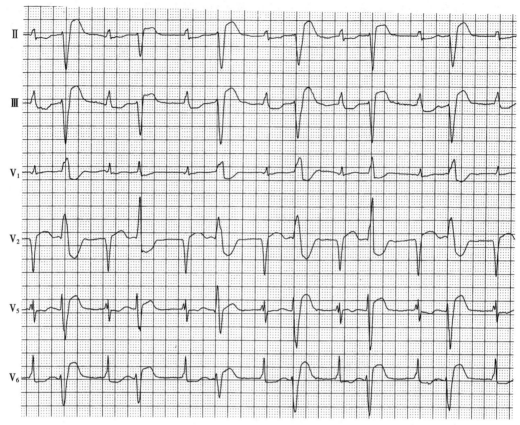

图9-9　洋地黄毒性反应引致多形室性期前收缩二联律

各导联未见 P 波，出现大小不等，间隔不齐的 QRS 波，RR 略不齐，为心房颤动。此外，每间隔一正常的 QRS 波出现一宽大而形态错综的 QRS 波，其 T 波与主波方向相反，并在同一导联中有两种形态，即因室性期前收缩形成二联心律，又有多源性期前收缩

的控制。如果不考虑具体情况定会认为此人是洋地黄过量而给予减量处理，这样反而未能达到治疗目的。当然这绝不意味着对于一些明显的毒性反应产生的心律失常，如室性二联律、室性心动过速、完全性房室阻滞等不予紧急处理（图9-9）。洋地黄毒性作用常明显受其他情况影响，如患者年龄、心肌原来情况、感染、电解质酸碱平衡紊乱等。在应用洋地黄治疗中，一定要根据不同的病情对给药方式、频率、剂量、追随检查等"个别化"对待。观察中充分利用心电图的变化，方能发挥最大"疗效"作用，而不致出现"毒性"作用。同样剂量的洋地黄，对于一些患者为治疗剂量，而对于另一些患者特别是心肌损害较重者，则可出现中毒反应。对合并使用利尿剂、低钾血症的患者，在使用洋地黄制剂时，尤应随时保持警惕，及时的心电图追随检查是及时发现洋地黄中毒的重要方法。此外同时应用的某些抗心律失常药物，如胺碘酮等，也可提高洋地黄的血药浓度，引起毒性反应。

抗心律失常药物

根据对心肌细胞主要电生理作用的不同，常用的抗心律失常药物可分为Ⅰ、Ⅱ、Ⅲ、Ⅳ共四类。

上述药物中仅Ⅰa类奎尼丁以及Ⅲ类药物胺碘酮及索他洛尔易引起心电图改变，Ⅰb及

Ⅰc 类药物虽在药理作用上各有特性，但对心电图影响较少。Ⅱ类药物是各式各样的 β_1、β_2 及 α 受体阻滞剂。总的说来大多数对心率有减慢作用，其毒副作用在心电图上无特殊表现。

有重要电生理作用而引起心电图或心律、心率变化的主要为Ⅰa 类的奎尼丁及Ⅲ类的胺碘酮。以下只介绍具有代表性的奎尼丁和胺碘酮。

奎尼丁

曾是常用的抗心律失常药物，在 20 世纪 70 年代Ⅲ类药物胺碘酮广泛应用以前，奎尼丁是主要用于转复心房颤动的药物，其电生理作用机制及临床毒副作用，积累的资料也较多。

奎尼丁主要的电生理作用是抑制心肌细胞膜快钠内流（I_{Na}），减缓 0 相上升速度。并抑制 2、3 相钾外流（I_{Kr}、I_{Ks}），使动作电位时限延长。其对心电图的作用是使室内传导变缓（QRS 波延长），不应期延长（QT 间期延长）（图 9-10 和图 9-11）。

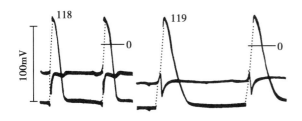

图 9-10　离体兔心灌注奎尼丁 12mg/dl 之后心室肌动作电位及相应心电图变化

A. 图为灌注前的对照；B. 图为灌注后的变化，动作电位 0 相上升速度自 A 的 85V/s 降至 B 的 36V/s。与此同时，心电图上 QRS 时限也延长。此外，B 的 2、3 相的倾斜度也显著地减缓，因而动作电位时限也延长。与此相应地，心电图示 T 波改变及 QT 间期延长

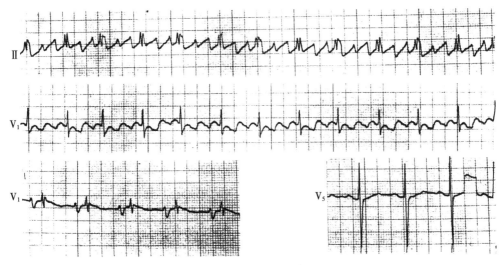

图 9-11　奎尼丁作用的心电图变化

男，42 岁，风湿性心脏病，二尖瓣狭窄合并心房扑动。上面两条心电图于 1971 年 4 月 18 日 7 时 30 分记录，示 3∶1 心房扑动。给予口服奎尼丁，日量达 1.4g。于当日下午 4 时记录心电图已经恢复窦性心律（下面导联 V_1、V_5）。但又呈现 T 波低平，PR 间期及 QT 间期为正常最高值，无 ST 段下降。这些改变可能是由于奎尼丁影响所致

奎尼丁可以产生两种毒性反应。一种与剂量大小有关，当每日口服 3g 以上奎尼丁时，往往产生 QRS 增宽，有时达 50% 以上。房室阻滞及明显的窦性心动过缓是停药的指征。另一种毒性反应却与剂量大小无关，例如每日服用 0.2 ~ 2.0g 奎尼丁时，约在 2% ~ 4% 的患者中，发生室性期前收缩、尖端扭转性室性心动过速（图 9-12），甚至心室颤动、死亡。目

前认为系由于奎尼丁延长了心室肌的复极时间（常有 QT 间期明显延长），增加了心肌各部分复极离散度（dispersion），同时对于早期后除极（EAD）具有触发作用。

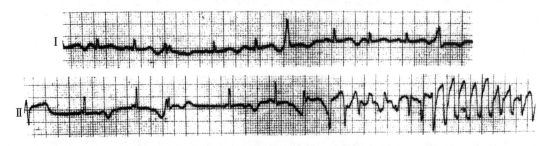

图 9-12　奎尼丁中毒引起尖端扭转性室性心动过速心电图一例

胺碘酮

　　Ⅲ类药物中胺碘酮及索他洛尔最重要的电生理作用是阻滞 2、3 相钾离子外流（I_{Kr}、I_{Ks}）而致动作电位时限延长。胺碘酮还具有减慢 0 相上升速度，非竞争性阻滞 α 及 β 受体，阻滞慢反应细胞钙内流（I_{Ca-T}）的作用，所以胺碘酮是以Ⅲ类药物作用为主，而兼具Ⅰ、Ⅱ、Ⅳ类药物作用的广谱抗心律失常药，目前已广泛应用于转复心房颤动，防止反复发作，以及终止室性心动过速。索他洛尔可以用于转复心房颤动。以上二药应用时一般有降低窦性心律以及延长 QT 间期的作用。如果心动过缓，或同时存在低血钾症者，则有可能出现尖端扭转性心动过速。

高　钾　血　症

　　高钾血症时细胞外钾离子浓度增高。钾离子由细胞内流出细胞外速度增快［主要通过延迟整流钾离子通道（I_{Kr}、I_{Ks}）］，动作电位 3 相缩短，坡度陡峻，整个动作电位时限缩短。心电图表现为 T 波高尖，QT 间期缩短。一般当血钾浓度超过 5.5mmol/L 时，即可出现上述改变（图 9-13、图 9-14）。血钾浓度增高时，由于细胞内外钾离子浓度梯度（concentration gradient）减少而致静息期膜电位减少，因而 0 相上升速度减慢，幅度减低，出现 QRS 增宽，心室内阻滞。高钾血症影响的心室内阻滞在心室肌内各部位都是均匀的，因此可以和左、右束支阻滞或预激综合征等具有特征性的 QRS 波增宽加以区别。当血钾浓度超过 6.5mmol/L 时，即可出现 QRS 增宽（图 9-15、图 9-16）。血钾浓度超过 7.0mmol/L 时，心房肌的激动与传导受到抑制，P 波振幅减小，时限延长。当血钾浓度达 8.5mmol/L 以上时，P 波消失。窦房结是否受到抑制，在此种情况下很难判断。可能窦房结仍在发出激动，而心房肌因受抑制不能受激。但激动仍循三个结间束通过交界区下传心室，称之为窦室传导（sinoventricular conduction）。此时的 QRS 波激动起源点到底是交界区还是心室是不好区别的。有时可借迷走神经刺激是否影响心室率而加以臆测。血钾浓度高达 10mmol/L 以上时，即出现缓慢、规则、越来越宽大的 QRS 波，甚至与 T 波融合成正弦波状，致使在同时期内各部位心室肌除极与复极参差并存，无法分别，最后患者死于心脏停搏或室颤。

　　高钾血症在不少急性肾衰竭患者晚期或临终出现，常可观察到上述心电图变化的连续过

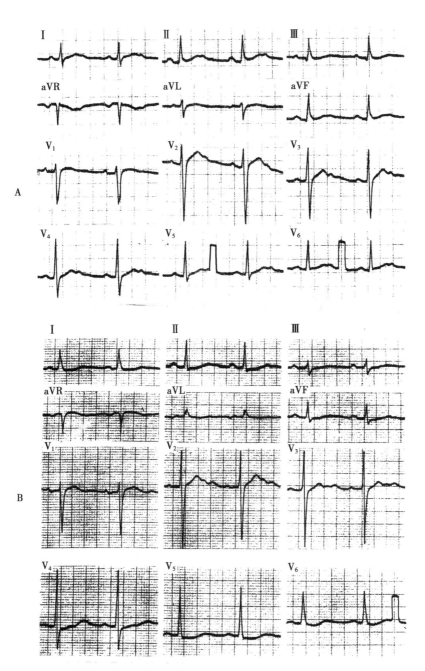

图 9-13 胺碘酮作用的心电图两例（A、B）

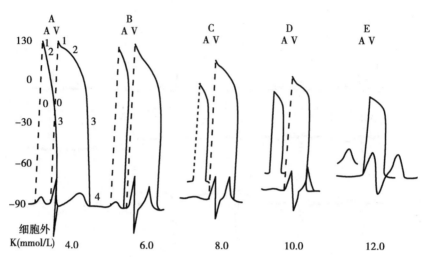

图9-14　高钾血症时心房肌（A）及心室肌（V）动作电位变化以及相应的心电图波形改变

图 A 示动作电位振幅达 130mV（0 相超射 + 30mV），注意随着细胞外钾浓度的升高，动作电位 0 相振幅逐渐降低，其上升断线越密集，表示上升速度越慢，最后（D、E 图）面一连续线，3 相陡度逐渐增加（T 波高耸），静息膜电位亦逐渐变小，随着上述一系列动作电位曲线的变化，心房肌及心室肌的传导障碍逐渐明显，如 P 波由低平而消失，QRS 逐渐增宽，而且心房肌的变化较心室肌更为显著，应注意的是动作电位曲线单个心肌纤维的变化，而心电图是全部心房肌心室肌的综合结果，D、E 心电图 QRS-T 的范围超出了动作电位曲线，这是因为心肌明显传导障碍之后还出了继发性复极改变之故

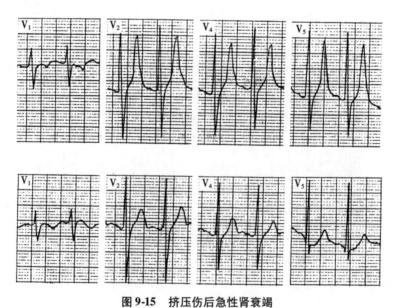

图9-15　挤压伤后急性肾衰竭

女，43 岁，无尿，心电图 T 波高尖，QT 间期缩短。尿素氮 21.06mmol/L，CO_2 结合力 9.0mmol/L，血钾 7.4mmol/L

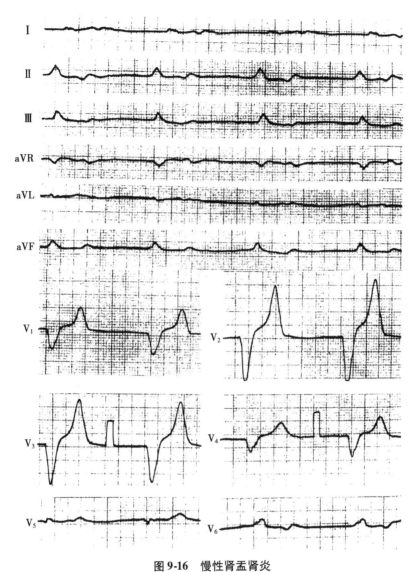

图 9-16 慢性肾盂肾炎

女，55 岁，血钾 7.8mmol/L，心电图改变：P 波消失，QRS 波时限增宽，
T 波高尖，$V_1 \sim V_4$ 导联明显，心率缓慢

程。但临床所见血钾浓度与心电图变化关系并不能完全与上述所举血钾测量数字吻合，这种差异是可以理解的。因为患者常存在其他电解质紊乱，例如钠、钙离子可对抗钾离子的某些电生理作用（临床医生也利用钠、钙离子作为高钾血症的治疗手段），另外如果患者原有心电图改变如心肌肥厚（长期高血压、肾功能不良者常存在）、缺血，或使用药物（如洋地黄），都可以使高钾血症的有关心电图表现变得不典型，应注意区别。图 9-17 就是一例高钾血症合并低钙血症患者的心电图，综合表现了两者特征。

低 钾 血 症

当细胞外钾离子浓度降低时，细胞膜钾外流离子通道［延迟整流钾离子通道（I_{Kr}、I_{Ks}）］性能减低，细胞内外钾离子浓度差更为显著。细胞静息期膜电位增加，但一般不超过

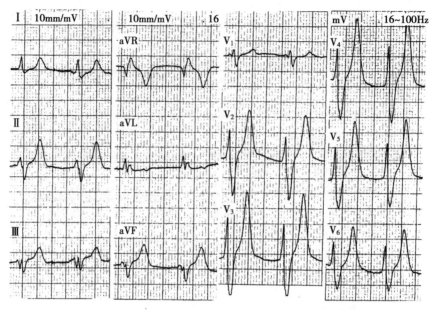

图9-17　高钾血症、室内阻滞及T波高尖

女性，76岁，慢性肾衰竭。P波消失，心率77次/分，窦室传导节律，QRS波增宽至
150ms，不定型室内阻滞，Ⅱ、V₂~V₆导联T波异常高尖，高钾血症

−90mV，所以不会出现传导障碍。由于2、3相钾离子逸出缓慢，动作电位2、3相呈平缓延长。此
作用在浦肯野纤维及心室肌尤为明显，因而使动作电位时限延长，而且浦肯野纤维延长超过心室
肌。低钾时心电图表现为QT间期延长，T波低平，U波明显。此时T-U波可融合成驼峰状，QT
间期常不易精确测量。血钾低时使起搏细胞舒张期除极速度增加，且可使一般心室肌细胞成为
起搏细胞。因此低钾血症时可引起各种异位心律（图9-18、图9-19、图9-20、图9-21），如期前收缩

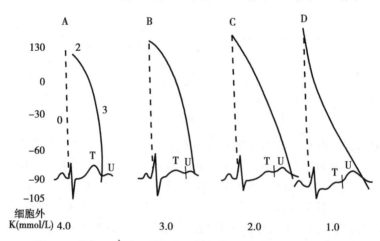

图9-18　低钾血症时心室肌动作电位变化以及相应的心电图改变

注意随着细胞外血钾浓度的降低，2相坡度逐渐增加以致消失，而3相则逐渐
延长，动作电位时限也逐渐延长，心电图T波逐渐变平，而U波越来越明显突
出，并注意静息膜电位也逐渐增大，动作电位的振幅也增加了，不过0相上升
速度最好的是−90mV，虽然静止膜电位增加，并不增加上升速度，甚至还略有
减慢（D图0相上升断线密集），所以低钾血症一般不影响心室肌传导，明显
的低钾血症却可有轻度的传导阻滞表现

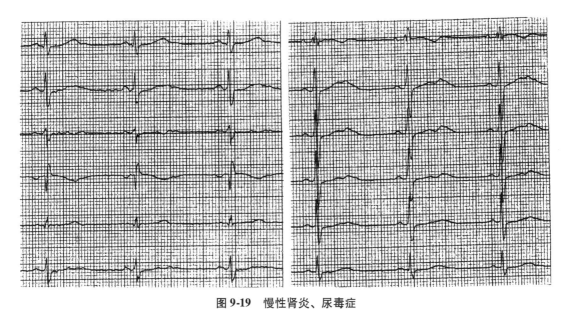

图 9-19　慢性肾炎、尿毒症

女性，56 岁。血钾 3.2mmol/L，各导联可见 T 波起始段不明显，QT 间期显著
延长，但因 T-U 融合而难以测定

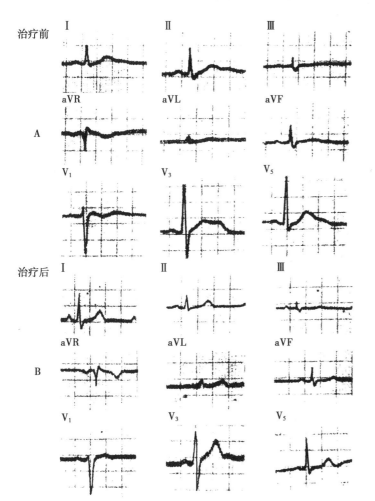

图 9-20　慢性肾炎

A. 血钾 2.7mmol/L 各导联 T 波
起始段不明显，QT 间期延长，
V₃、V₄ 导联可见 T-U 融合；
B. 低钾血症纠正后（血钾
6.0mmol/L）心电图恢复正常

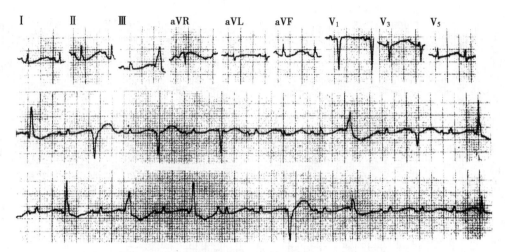

图 9-21　低钾血症患者出现多发多源性室性期前收缩

血钾 2.2mmol/L，QT 间期明显延长，V_3 导联 T-U 呈驼峰状，Ⅲ导联
连续记录可见多发室性期前收缩，呈二联心律

及心动过速，室性较室上性多见。低钾血症与洋地黄过量两者相互加重对方对心肌的不良电生理作用。因此，临床情况下对血钾代谢的监测是使用洋地黄类药物时必须注意的因素。很多洋地黄的毒性作用可因纠正缺钾而消失。

低钾血症的心电图改变是否如上述描写的那样典型，也同时受血钠、钙离子浓度的影响，钙离子内流（I_{Ca-L}）是 2 相形成的重要离子流，原来或合并存在的其他原因引起的 ST-T 改变会使轻度的低钾血症改变不易察觉。由于自主神经系统功能紊乱而致的各部位心肌复极不均匀、呼吸性碱中毒、体位影响、焦虑等引起的非特异性 T 波改变，可在口服钾盐后恢复正常。图 9-22 系低钾血症合并低钙血症患者，出现扭转性室速。显然是由于两者的综合作用，使心室肌复极离散度增加而出现严重的室性心律失常。

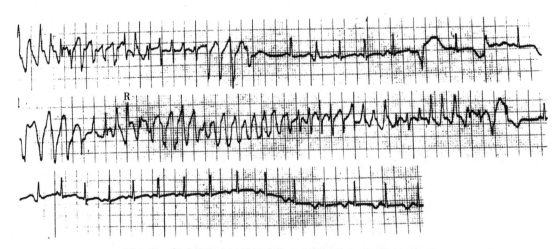

图 9-22　肾功能不良及骨质疾病一次晕厥发作时记录的心电图

非蛋白氮 42.8mmol/L，血钙 3.01mmol/L，血钾 3.6mmol/L。心电图显示有低钙血症特征（ST 段延长），也不能除外低血钾因素（T 波倒置，及 RonT 引发的尖端扭转性室速），上述两种作用都导致 QT 间期明显延长，上图系Ⅰ导联连续记录

低钙血症与高钙血症

慢性肾功能不良晚期尿毒症患者，由于肾脏丧失了重吸收离子的功能，使尿钙排出量增加而致血清低钙者并不少见，而且常与血钠、血钾异常同时存在。有骨质代谢障碍而又无尿、少尿者亦可出现高钙血症。但临床仍以低钙血症者较多见。血钙浓度一般需明显降低或升高才会出现心电图改变（正常血清钙值为 8.7~10.5mg/dl）。同时存在的血钾浓度异常也会影响血钙异常的心电图形态。钙离子流是正常状态下心肌细胞 2 相由细胞外进入细胞内的离子流（I_{Ca-L}），与延迟整流的外向钾离子流（I_{Kr}、I_{Ks}）互相平衡而使 2 相保持于"0"电位，此时相当于心电图 ST 段。血钙降低，钙离子流进入细胞速度缓慢而使 2 相延长，心电图表现为 ST 段延长，T 波宽度正常，总的 QT 间期延长。如合并高钾血症时可见延长的 ST 段后出现高尖的 T 波（图 9-23）。合并低钾血症时则 T 波平坦，U 波突出。

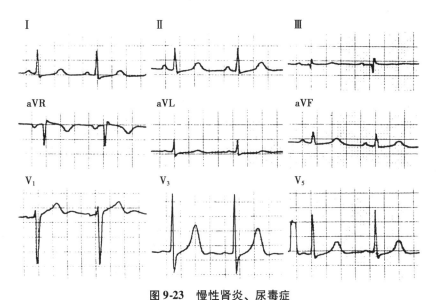

图 9-23　慢性肾炎、尿毒症
血钙 2.57mmol/L，血钾 5.3mmol/L，心电图呈现低钙血症（ST 段延长）
及高钾血症（T 波高尖）的各自特征

图 9-24 系一急性肾衰竭患者，临终前因无尿、酸中毒及低钙血症死于心室停搏。低钙时动作电位 2 相进入细胞内（离子流 I_{Ca-L}）的钙离子明显减少，心肌内收缩蛋白不能发挥作用，心室停搏随之发生。此例心电图死前除有明显 ST 段延长之外，ST 段明显压低提示其他原因引起的心肌损伤。严重代谢障碍的患者，死亡前心电图常为多种因素综合表现。

高钙血症时则由于钙离子流进入细胞内加快，动作电位 2 相缩短，可使 ST 段不明显，QT 时限缩短。其对心电图 ST-T 的影响几乎与洋地黄类似。故使用洋地黄时务必避免同时静脉滴注钙剂，有出现心室强直收缩、突然死亡的危险。但钙剂的适量使用却对高钾血症引起的室内及房室阻滞有一定的对抗作用。

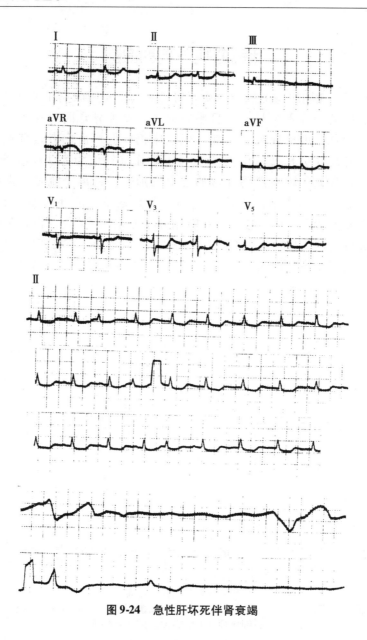

图 9-24 急性肝坏死伴肾衰竭

参 考 文 献

1. 王思让. 药物影响. 中毒及电解质紊乱对心电图的影响. 见：黄宛. 临床心电图学. 第 5 版. 北京：人民卫生出版社，1998.

2. Goldberger AL. Clinical elecfrocardiography：A simplified approach. 6th ed. st, Louis：CV Mosby, 1999.

第 10 章

心律失常概论

◎ 张澍　熊为国

心脏传导系统解剖

正常的心脏传导系统由窦房结、结间束、房室结、希氏束、左、右束支和浦肯野纤维等组成，其主要功能为形成及传导冲动。冲动在窦房结形成后，随即由结间通道和普通右心房肌传递，抵达房室结及左心房。冲动在房室结内传导速度极为缓慢，抵达希氏束后传导再度加速。冲动在左、右束支与浦肯野纤维的传导速度均极为快捷，使全部心室肌几乎同时被激动。最后，冲动抵达心外膜，完成一次心动周期。

窦房结

是维持心脏正常窦性心律的"天然起搏点"，位于上腔静脉入口与右心房交界处的界沟上端。窦房结可呈长梭形、半月形或马蹄形，长约 10～20mm，宽 2～3mm，窦房结（sinoatrial node）的长轴与界沟平行。窦房结由穿行其中的窦房结动脉供血，后者起源于右冠状动脉者占 60%，起源于左冠状动脉回旋支者占 40%。窦房结主要由 P 细胞（起搏细胞）和 T 细胞（移行细胞）组成，P 细胞主要位于窦房结动脉周围的中央部，具有起搏作用，是起搏冲动的形成部位。T 细胞位于窦房结动脉的外周，连接 P 细胞与一般心肌，是窦房结内的传导细胞。冲动在 P 细胞形成后，通过 T 细胞传导至窦房结以外的心房组织，直至房室结。

结间束

是连接窦房结与房室结的传导纤维，分为前、中、后三束，多走行于冠状静脉窦的周围和房间隔内。前结间束由窦房结的上端发出，向左行，弓状绕上腔静脉左前方和右心房前壁，在此分为两束，一束纤维向左延伸入左心房前壁，称 Bachmann 束，是房间传导的主要纤维束；另一束向下，经卵圆窝前方入房间隔，下降入房室结的上缘。中结间束由窦房结的后上缘发出，向右、向后弓状绕上腔静脉右侧和后面，向下进入房间隔，经卵圆窝的前、后缘下降，止于房室结的上端。后结间束由窦房结的尾部发出，向下沿界嵴下行，在下腔静脉瓣处转向内侧，经冠状静脉窦口的上方至房室结的后上端，然后急转向下入房室结。

房室结

是一扁椭圆形结构,大小约为 8mm×4mm×1mm,位于房间隔的右后下部,冠状静脉窦口前,三尖瓣环的上方。房室结(atrioventricular node)的纤维细小,排列紊乱,交织成网,其内 T 细胞多,P 细胞散在其间。结间束的纤维在房室结后上部交织,然后分为两部分:一部分是以前、中结间束为主的大部分纤维,从房间隔向下进入房室结的后上部;另一部分是以后结间束为主的小部分纤维,绕过房室结的主体而止于房室结的下部或房室束,此为旁路纤维。房室结的血液供应通常来自右冠状动脉,约占 90%,仅有 10% 的血液由左冠状动脉供应。

希氏束

希氏束(His bundle)为索状结构,长 15mm,起自房室结前下缘,穿越中央纤维体后骑跨在室间隔顶部,然后分成左、右束支。左束支主干呈扁带状,沿室间隔的左侧面下降约 16mm 后,即多在室间隔的中上 1/3 交界处依次发出分支。先分出的纤维形成左束支后组,即左后分支,再分出的形成前组,即左前分支;左前和左后分支分别进入前、后两组乳头肌。右束支呈圆索状,沿室间隔右侧面行进,至前乳头肌根部再分成许多细小分支。左、右束支的终末部在行进中继续细分,呈树枝状分布,最终成网,即浦肯野纤维,潜行于心内膜下。这些组织的血液供应通常来自冠状动脉前降支和后降支。

冲动在窦房结形成后经结间束、房室结、希氏束、左、右束支及浦肯野纤维,最终抵达心室并使之激动。正常情况下,冲动不仅沿上述顺序传导,激动相应区域的心肌,且途经各部位也有一定时限。而且,心脏传导系统接受副交感和交感神经的支配。迷走神经兴奋性增加能抑制窦房结的自律性和传导性,延长窦房结与周围组织的不应期,减慢房室结的传导速度并延长其不应期。交感神经兴奋则发挥与副交感神经相反的作用。

心脏传导系统细胞的生理特性

心肌细胞的生理特性包括兴奋性、自律性、传导性和收缩性。其中,与心律失常有关的主要是前三者。根据细胞的组织学特点、电生理特性以及功能,可将心肌细胞分为两大类:一类是普通的心肌细胞,又称为工作细胞,包括心房肌和心室肌细胞,具有收缩性、兴奋性和传导性,但不具有自律性,是非自律细胞;另一类是特殊分化了的、组成心脏特殊传导系统的心肌细胞,主要包括 P 细胞和浦肯野细胞,具有产生节律性兴奋的能力,故称为自律细胞。

自律性

自律性指心肌能自动按一定节律产生兴奋的能力。其机制是自律细胞的动作电位在 4 相开始自动除极,除极达到阈电位水平即激活离子通道,引起一个新的动作电位。也就是说,4 相自动除极是自律性的基础。组织、细胞单位时间(每分钟)内能够自动产生兴奋的次数,即自动兴奋的频率,是衡量自动节律性高低的指标。在人体,只有心脏传导系统才具有自律性,且自律性高低不一。以窦房结为最高,正常约 60~100 次/分;房室交界区次之,为 40~60 次/分,浦肯野纤维仅 15~40 次/分。正常情况下,窦房结自律性最高,通过抢先占领和超速驱动抑制而成为心脏活动的起搏点,主导心脏的节律,即窦性心律。其他部位的自律性受窦房结的抑制,不表现其自律性,只起到兴奋传导的作用,即"潜在"的起搏点。

如在某些情况下异位起搏点频率超过了窦性频率，则将转而成为主导节律并形成快速异位心律失常。

兴奋性

兴奋性是指心肌细胞在受到刺激后作出应答性反应的能力，表现为细胞膜对离子通透性的改变诱发离子的跨膜流动，从而产生动作电位。心肌细胞在发生一次兴奋后其兴奋性会发生周期性变化，依次为：绝对不应期——无论给予多大的刺激都不能使心肌细胞产生反应；有效不应期——强刺激可以产生膜的部分除极或局部兴奋，但不足以产生动作电位；相对不应期——大于正常阈值的强刺激能产生动作电位；超常期——低于正常阈值的刺激即可引起动作电位，表现为心肌的兴奋性超过正常。其中，在相对不应期和超常期引出的动作电位，传播速度缓慢，易导致折返形成。

传导性

心肌在功能上是一合胞体，心肌细胞膜的任何部位产生的兴奋不但可以沿整个细胞膜传播，并且可以通过闰盘传递到另一个心肌细胞，从而引起整块心肌的兴奋和收缩。一处心肌激动时能自动向周围扩布的能力称为心肌的传导性。由于各种心肌细胞的传导性高低不等，兴奋在心脏各个部分传播的速度是不相同的。这一传导的不一致性对于心脏各部分有次序地、协调地进行收缩活动具有十分重要的意义。影响传导性的主要因素是动作电位的幅度和 0 相除极速度，以及邻近部位膜的可兴奋性。心肌传导功能异常可表现为完全性阻滞、单向阻滞、隐匿性传导、传导延迟、折返激动等，均可导致心律失常。

病因与诱因

生理性改变

健康人即可发生某些心律失常，如运动员容易出现窦性心动过缓。此种生理性改变通常情况下不会导致明显的血流动力学异常，对人体无明显危害。

器质性心脏病

各种器质性心脏病诸如缺血性心肌病、扩张性心肌病等是引发心律失常的最常见病因，原因是伴随发生的心肌缺血、炎症、损伤等可导致心肌细胞的电生理异常。此外，遗传性心律失常如长 QT 综合征、Brugada 综合征也常常因合并恶性心律失常而导致严重的临床后果。

心脏原因之外的疾病

除心脏原因之外，诸如慢性阻塞性肺病、妊娠期高血压疾病、急性脑血管疾病、甲状腺功能亢进等其他系统的疾患也可引发心律失常。

电解质紊乱和酸碱平衡紊乱

钾、钠等电解质紊乱和酸碱平衡紊乱通过影响心肌细胞的自律性、传导性等均可导致心律失常。

物理化学因素

物理（中暑、电击等）、化学（如农药、工业毒物）、生物（如蛇毒）因素都可导致心律失常。

医源性

医源性因素也可导致心律失常，如抗心律失常药物本身即存在致心律失常作用，在介入治疗日益成熟的今天，介入操作通过刺激心肌、影响血流灌注等亦可促发心律失常。

心律失常的分类

心律失常（cardiac arrhythmia）是指心脏冲动的频率、节律、起源部位、传导速度与激动次序的异常。按其发生原理，可分为冲动形成异常和冲动传导异常两大类。按照心律失常发生时心室率的快慢，可分为快速与缓慢心律失常。根据心律失常的发生机制和部位进行如下分类。

冲动形成异常

1. 窦性心律失常　窦性心动过速、窦性心动过缓、窦性心律不齐、窦性停搏。
2. 异位心律失常
（1）被动性异位心律：逸搏（房性、房室交界性、室性）、逸搏心律（房性、房室交界性、室性）。
（2）主动性异位心律：期前收缩（房性、房室交界性、室性）、阵发性心动过速（房性、房室交界性、室性）、非阵发性心动过速（房性、房室交界性、室性）、心房扑动与颤动、心室扑动与颤动。

冲动传导异常

1. 生理性传导障碍　干扰及干扰性房室分离。
2. 病理性阻滞　窦房阻滞、房内阻滞、房室阻滞、室内阻滞（左、右束支及左束支分支阻滞）。
3. 房室间传导途径异常　WPW 综合征、LGL 综合征（目前趋于废除这个名称）、结室或束室纤维传导。

人工心脏起搏性心律失常

心律失常的发生机制

心律失常的发生机制包括冲动形成异常、冲动传导异常或两者兼而有之。

冲动形成异常

窦房结、结间束、冠状静脉窦口附近、房室结的远端和希氏束-浦肯野系统等处的心肌细胞均具有正常自律性。自主神经系统兴奋性改变或其内在病变，均可导致不适当的冲动发放。此外，原来无自律性的心肌细胞，如心房、心室肌细胞，亦可在病理状态下出现异常自律性，诸如心肌缺血、药物、电解质紊乱、儿茶酚胺增多等均可导致异常自律性的形成。

1. 自律性异常（abnormal automaticity）　起搏与传导系统的心肌细胞，其动作电位 4 相跨膜电位常不稳定，发生缓慢舒张期自动除极（spontaneous diastolic depolarization），后者达到阈电位后便引起新的动作电位，即产生冲动。不同部位的自律细胞其自发除极的能力不同，窦房结自律性最高，产生冲动的能力最强，房室结次之，其他部位（希氏束、束支和浦肯野纤维）较低。在生理或病理因素的影响下，上述各部位心肌细胞的自律性如发生改变，冲动的频率和节律也随之发生变化，即可形成心律失常，可以是快速或缓慢心律失常。

2. 触发活动（triggered activity）　触发活动本质上是"自律性异常"，其产生的根本原因是后除极（afterdepolarization）。后除极是指当局部出现儿茶酚胺浓度增高、低钾血症、高钙血症及洋地黄中毒时，心房、心室与希氏束-浦肯野组织在动作电位后产生除极活动。若后除极的振幅增大并达到阈值，便可引起反复激动。触发活动与自律性不完全相同，但亦可导致持续性快速心律失常。

（1）早期后除极（early afterdepolarization）：正常心肌细胞的动作电位 3 相复极达最大舒张电位后方进入 4 相。如果 3 相复极不完全，在未进入 4 相时再次除极，即早期后除极。连续的早期后除极可触发激动。

（2）延迟后除极（delayed afterdepolarization）：发生在 3 相复极完成后。这种后除极造成的膜电位震荡达到阈电位时便能引发新的动作电位而形成触发激动。

冲动传导异常

传导障碍（conduction disturbance）　冲动传导至某处心肌，如适逢生理性不应期，可形成生理性阻滞或干扰现象。传导障碍并非由于生理性不应期所致者，称为病理性阻滞。传导障碍主要表现为传导速度减慢和传导被阻滞。发生传导障碍的主要机制如下：

1. 组织处于不应期　不应期是心肌电生理特性中十分重要的概念。冲动在心肌细胞中发生连续性传导的前提条件是各部位组织在冲动抵达之前，脱离不应期而恢复到应激状态，否则冲动的传导将发生延迟（适逢组织处于相对不应期）或阻滞（适逢组织处于有效不应期）。

2. 递减传导　冲动在传导过程中遇到心肌细胞舒张期膜电位尚未充分复极。此时，由于其"静息期"电位值较低，0 相除极速度及振幅都相应的减小，引起的激动也较弱，其在冲动的传导中，所引起的组织反应性将依次减弱，即传导能力不断降低，传导性能递减而发生传导障碍。

3. 不均匀传导　冲动在心脏传导时受各部位组织的解剖生理特征的影响，有的可致局部传导性能不匀一而失去同步性，波阵面前进速度参差不齐，冲动传导的效力减低。

传导途径异常（abnormal conduction pathway）　正常情况下，心房和心室之间仅能通过房室结-希氏束-浦肯野纤维进行房室或室房传导。各种类型的异常传导途径（旁路），其解剖分布和传导特点与房室结-希氏-浦肯野系统迥然不同，冲动经此途径传导时可引起组织的激动时间和顺序发生异常，进而形成不同类型的异常心律。

折返激动（reentrant excitation）　冲动在传导过程中，途经解剖性或功能性分离的两条或两条以上径路时，在一定条件下冲动可循环往复，即形成折返激动。折返激动是心律失常的重要发生机制，尤其是在快速异位心律失常的发生中占有非常重要的地位。临床常见的各种阵发性心动过速、心房扑动或颤动、心室扑动或颤动，其发生及延续往往都是由于发生了折返激动。折返激动的形成需具有如下条件：①存在两个或多个解剖或功能上相互分离的径路，传导性与不应性各不相同，但相互联结形成一个闭合环；②其中一条通道发生单向阻滞，为冲动沿另一通道传导提供条件；③另一通道传导缓慢，使原先发生阻滞的通道有足够时间恢复兴奋性；④原先阻滞的通道再次激动，从而完成一次折返激动。当然，折返激动循折返环运行一周所需的时间（折返周期）要长于折返环路任意一部位组织的不应期，这样才能保证折返激动在其环行传导中始终不能遇上处于不应状态的组织，因而使折返激动得以持续存在。冲动在环内反复循环，产生持续而快速的心律失常。

心律失常的诊断

病史

采集详尽的病史是诊断心律失常的第一步，尽量让患者描述心律失常的诱发因素（烟、酒、咖啡、精神刺激等），心律失常发作时的感受和对其产生的影响（心律失常是否突发突止，有无头晕、黑蒙等伴随症状，持续时间多长，发作频繁程度，如何才能终止心律失常等）。

体格检查

心律失常发作时心率、心律可出现相应的异常表现，如窦性心动过缓时心率减慢 < 60次/分、心房颤动时表现为心律绝对不等。除此之外，仔细的心血管查体亦可提供有效的诊断依据。如完全性房室阻滞时，出现房室分离现象，如心房与心室同时收缩，则第一心音（S_1）极响亮，即"大炮音"。

心电图

作为一项最基本的无创性检查技术，体表心电图是诊断心律失常最普遍、最便捷的方法。其在诊断心律失常和传导障碍方面的价值尚没有其他方法可以替代。记录的心电图要求清晰、完整。通常情况下要求记录十二导联心电图同时记录 P 波显示清楚导联的长条（如 II 导联、V_1 导联）以备分析。分析的内容包括定性分析和定量分析：P、QRS、T 各波的形态和相互关系以及 ST-T 的形态；节律是否为窦性，是否规则，频率多少？PR 间期长度，规则与否？QRS 波有无增宽变形，QT 时限如何等等。但是，心电图记录的只是心肌激动的电学活动，而且受互相拮抗和个体差异等多方面因素的干扰，如心肌梗死、心肌病或脑血管意外都可以导致异常 Q 波。因此，诊断心电图前需结合患者病史和必要的体格检查。此外，由于体表心电图仅能记录几十秒到几分钟的心电图，对间歇、随机、短阵发作的心律失常几乎无诊断价值。

动态心电图记录

常规心电图对症状短暂的心律失常和不明原因晕厥的诊断率仅为 2% ~ 11%。动态心电图记录即 Holter 却能提供连续 24 小时及以上的心电图记录，信息量比常规心电图增加千倍。而且，借助小型便携式记录器，患者日常工作和活动均不受限，易于被患者接受。目前，除最常规应用的 24 小时动态心电图监测外，心律失常捕捉仪、植入式 Holter 也已应用于临床。心律失常捕捉仪可随身携带，在症状发作时将其背面的电极贴于胸前，或两手分别握住捕捉仪的电极，即可记录到当时的心电图，使心律失常检出的机会增加。植入式 Holter 其实就是可植入的环路心电记录器，可连续描记双极心电图并存储，新描记的心电图不断滚桶式冲刷、替代以前的心电信息。一旦患者触发或记录仪自动触发记录，便可冻结并储存触发点前后一段时间内环路中所记录的心电信息，以备医生通过遥测技术查询、分析。这种体外环路心电记录器连续应用时间可以长达 14 个月以上，提高了不明原因晕厥、短暂发作的心律失常的诊断率。此外，随着起搏器功能的日益完善，其内置的诊断功能亦可监测、记录包括自身心电活动事件和起搏事件在内的所有心电信息，自动分析、处理并选择性存储异常心电信息的功能，为临床诊断提供了依据。

运动试验

激发心律失常运动试验的原理是，通过改变机体交感神经系统的兴奋性和体内微环境，增加心律失常的发作几率。血管迷走性晕厥作为晕厥的常见原因之一，其根本原因是自主神经功能紊乱，交感神经与迷走神经间张力不平衡。通过由平卧至倾斜的被动体位改变即直立倾斜试验即可增加该晕厥的发生率。原因是正常人由平卧位突然变为倾斜位时约有 300 ~ 800ml 的循环容量淤积在下身静脉内，造成回心血量减少，分布于心血管系统内的压力感受器接受的刺激减轻，传到脑干的神经冲动减少，结果交感神经兴奋性加强，迷走神经兴奋性减低，致心率加快，外周血管收缩以维持血压。在自主神经功能紊乱、交感神经与迷走神经间张力不平衡者，这种正常反射消失或减弱，就会使心率和（或）血压下降，从而诱发晕厥。

经食管电生理检查

经食管电生理检查是应用食管与左心房紧密相邻的解剖学特点，应用程序刺激的方法，在食管内间接起搏心脏，达到检查、治疗和研究心律失常的目的。作为一种无创性心脏电生理检查方法，经食管电生理检查技术在我国应用广泛。食管心电图能清晰识别心房与心室电活动，便于确定有无房室分离；通过快速起搏，借助有无房室结跳跃现象等有助于判断室上性心动过速发生机制；通过测定窦房结恢复时间等数据有助于判断有无窦房结功能不良。而且，作为一种治疗手段，经食管快速心房起搏可用于终止部分药物治疗无效的室上性心律失常。

无创性电生理指标

无创性电生理指标主要包括：心室晚电位、心率变异性、QT 离散度、T 波电交替、心率振荡等。心室晚电位（ventricular late potential，VLP）是位于 QRS 波终末部的高频低幅的碎裂电位，是心室肌内存在有非同步性除极和延迟传导的电活动表现。心率变异性（heart rate variability，HRV）是指心率快慢随时间所发生的变化。HRV 缩小提示心脏自主神经受损，恶性心律失常和猝死发生的几率大。QT 离散度（QT dispersion，QTd）是指标准 12 导联心电图中最大 QT 间期与最小 QT 间期之差。T 波电交替（T wave alternans，TWA）是指 T 波或 T-U 波的形态、幅度甚至极性发生交替性改变，而不伴 QRS 波形态和心动周期的明显改变。其发生机制可能与心肌细胞复极不一致及心肌细胞离子通道功能障碍有关。近年来发展的微伏级 T 波电交替检测技术比传统 T 波电交替检测技术更为灵敏，在缺血性心脏病伴发心律失常的预测中有较高价值。心率振荡（heart rate turbulance，HRT）是最近提出的一项预测指标，窦性心率振荡是指在室性期前收缩发生后，窦性心率出现短期的波动现象，是自主神经在单发室性期前收缩后出现的快速调节反应，它反映了窦房结的双向变时功能。

心内电生理检查

心脏标测技术是借助经静脉/动脉置入到心腔内不同部位的电极导管采集各部位的电信息，结合心脏解剖学、电生理学知识，综合判断，正确识别、分析、定位及描述心电活动以反映心脏电活动的状态。其主要用途包括：①诊断性应用，应用程序刺激或快速起搏等方法诱发心律失常，确定心律失常的类型，了解心律失常的起源部位和发生机制；②治疗性应用，以电刺激终止心动过速发作或者通过电极导管，以射频等能量消融参与心动过速的心肌；③判断预后，通过电刺激确定患者是否有发生心脏性猝死的危险，从而指导治疗的强度。

传统标测技术是通过心内接触式标测导管记录心脏电信号的，导管顶端借助电极与心肌接触，电极通过导管体内的电缆把记录的心电信号传入电生理记录仪进行处理，处理后的心电信息以电位图（与体表心电图相区别，称为腔内心电图）的方式在显示器上显示。不足之处在于上述仅系二维资料，这仅适用于相对简单的心律失常，若面对复杂心律失常，医生往往需要有更准确、更直观的三维资料。三维标测又称电学空间标测，它应用计算机手段，尤其是三维成像技术，在电极导管与相应设备的协同下，利用电压、时间和解剖信息资料绘制三维心腔图，动态、立体地反映心电激动与传导，用于心律失常发生机制的研究和导管治疗的指导，在指导导管治疗时，还引用了导航技术。目前，临床应用较为成熟的是 Carto 系统（接触式心内膜标测系统）和非接触式心内膜标测系统（Ensite 3000）。

Carto 系统是一种新型的心脏电解剖三维标测系统。通过特制线圈导管在三个不同角度的低磁场发生器中移动，根据物理学上的电磁转化原理（金属线圈放在磁场中能产生电流，电流的大小与磁场强度和线圈的方向成正比），确定导管在三维空间的位置，并经图像处理系统将标测所获得的解剖和电生理信息以较直观的图形显示出来。它有机地将心内电生理信息与腔内空间解剖结构结合在一起，可以确定激动的起源、传导序列、环行激动及瘢痕组织等，便于导管消融致心律失常病灶，同时可使患者和操作者免受 X 线的危害。

Ensite 3000 通过非接触式多电极矩阵导管记录心内电位并经计算机处理后重新构建"虚拟的（virtual）"三维心内等电位标测图，直观地显示心腔内心律失常的起源点及激动顺序。确定了消融靶点后，采用系统的"导航"功能，在基本无需放射显影的情况下指导消融电极定位和消融。已被用于复杂的房性或室性心律失常的标测。

心律失常的治疗

心律失常治疗的目的主要是缓解或消除心律失常相关症状，及时纠正心律失常引起的血流动力学异常。临床实践中，需首先判断心律失常是功能性、潜在有害的还是恶性需立即处理的。如无器质性心脏病患者发生室性期前收缩可以是功能性的，可继续观察；若器质性心脏病患者如急性心肌梗死患者发生室性期前收缩，常需积极干预。根据病情采取适当的治疗策略是非常关键的。目前的治疗手段主要包括以下几方面。

病因治疗和去除诱因

心律失常的治疗首先需治疗原发病并去除可以纠正的诱因，如电解质紊乱、贫血等。

抗心律失常药物

应用抗心律失常药物是心律失常的治疗基石。长期以来，抗心律失常药物治疗是控制心律失常的主要方法，是当今临床上不可缺少的、最为方便的治疗手段。但心律失常抑制试验（CAST）结果的发表在临床引起巨大震动，其结果表明，用Ⅰ类抗心律失常药物治疗心肌梗死患者的室性期前收缩和非持续性室速，非但不能改善预后，反而显著增加死亡率。这使得临床实践中日益重视并强调抗心律失常药物的致心律失常作用（proarrhythmia）以及负性变力性、脏器毒性作用等。因此，针对心律失常患者进行药物治疗前，需权衡利弊，评估获益与风险比。在规范化方案指导下，根据患者具体情况采用个体化治疗。

电复律

电复律是指应用高能脉冲使心肌在瞬间同时除极，从而中断折返激动、抑制异位兴奋灶，使快速心律失常转复为窦性心律的方法。转复是否成功主要取决于复律的时机和心律失常的病因。目前电复律主要适用于伴随血流动力学障碍的心律失常，如心室扑动或颤动、室性心动过速、药物或其他方法治疗无效或伴显著血流动力学改变的室上性心律失常如快心室率的心房颤动等。

植入型装置

心脏起搏器主要是通过发放电脉冲刺激心脏，使心脏产生激动和收缩。最初的起搏器主要用于缓慢心律失常，目前新型起搏器如抗房颤起搏器、抗心动过速起搏器等已应用于临床。由 Mirowski 最早设计的植入型心律转复除颤器（implantable cardioverter defibrillator，ICD）为恶性室性心律失常的治疗开辟了一个新的领域。ICD 能在十几秒内自动识别室颤、室速并释放电击能量除颤，使心律恢复至正常窦性心律，成功率几乎 100%。随着设计的不断更新，工艺的日趋精巧，ICD 的功能日臻完善，现已发展为具备自动诊断心动过速、抗心动过速起搏、抗心动过缓起搏、低能量转复和高能量除颤功能，而且同时具有除颤和改善心功能双重功能的第五代装置，即 CRT-D 也已应用于临床。

经导管消融

导管消融是通过置入到心腔内的电极导管，应用激光、射频电流、冷冻、超声等高能，使病灶局部心肌损坏或坏死，从而根治心律失常的一种治疗方法。目前导管消融应用最广泛的能源是射频电流，即射频消融（radiofrequency catheter ablation，RFCA）。该电流形式可在局部心肌组织产生阻抗性热效应，使心肌细胞脱水、干燥，形成边界清楚的凝固性坏死，而不破坏周围组织。导管消融已被作为一线治疗方法来"根治"大多数室上性或室性心动过速。已用于临床或正在进行临床试验的经导管消融，其适应证包括心房颤动、器质性室性心动过速、心室颤动等。

外科手术

外科手术治疗快速心律失常是另一重要的治疗策略，它不仅与射频消融等治疗措施相互补充，而且对一些难治性心律失常如房颤、室速等也有一定疗效。自 1968 年 Cobb 首先成功通过外科手术根治了预激综合征后，手术适应人群已拓展至心房颤动、心肌梗死后室性心动过速、室上性心律失常等的心律失常患者。

参 考 文 献

1. 张旭明. 心律失常. 见: 叶任高. 内科学. 第5版. 北京: 人民卫生出版社, 2000: 172-218.

2. In: Camm AJ, Luscher TF, Serruys PW. Heart Disease: A Textbook of Cardiovascular Medicine. Oxford: Blackwell Publishing Ltd, 2006: 949-972.

3. Management of Cardiac Arrhythmias: Pharmacological, Electrical, and Surgical Techniques In: Camm AJ, Luscher TF, Serruys PW. Heart Disease: A Textbook of Cardiovascular Medicine. Oxford: Blackwell Publishing Ltd, 2006: 871-890.

4. Zipes DP, Camm AJ, Borggrefe M, et al. ACC/AHA/ESC 2006 guidelines for management of patients with ventricular arrhythmias and the prevention of sudden cardiac death: a report of the American College of Cardiology/American Heart Association Task Force and the European Society of Cardiology Committee for Practice Guidelines (Writing Committee to Develop Guidelines for Management of Patients With Ventricular Arrhythmias and the Prevention of Sudden Cardiac Death). J Am Coll Cardiol, 2006, 48: e247-346.

5. Fuster V, Rydén LE, Cannom DS, et al. ACC/AHA/ESC 2006 guidelines for the management of patients with atrial fibrillation: a report of the American College of Cardiology/American Heart Association Task Force on practice guidelines and the European Society of Cardiology Committee for Practice Guidelines (Writing Committee to Revise the 2001 guidelines for the management of patients with atrial fibrillation) developed in collaboration with the European Heart Rhythm Association and the Heart Rhythm Society. Europace, 2006, 8: 651-745.

6. Epstein AE, DiMarco JP, Ellenbogen KA, et al. ACC/AHA/HRS 2008 Guidelines for Device-Based Therapy of Cardiac Rhythm Abnormalities: a report of the American College of Cardiology/American Heart Association Task Force on Practice Guidelines (Writing Committee to Revise the ACC/AHA/NASPE 2002 Guideline Update for Implantation of Cardiac Pacemakers and Antiarrhythmia Devices) developed in collaboration with the American Association for Thoracic Surgery and Society of Thoracic Surgeons. J Am Coll Cardiol, 2008, 51: e1-62.

第11章

心脏电生理检查

◎ 单其俊

近20年来,临床心脏病学取得了令人瞩目的成就,主要表现在:①介入心脏病学;②循证医学;③分子遗传学。心脏介入电生理学作为介入心脏病学的一部分,所取得的成就也是巨大的。正如美国著名的电生理学家 Eric N. Prystowsky 在 *Clinical Electrophysiology Review* 一书前言中所说:"我们学生时代临床电生理处于发展初期,对临床上常见的心律失常的机制知之甚少。每份心电图都是一个谜,刺激人们进行学术讨论、做各种假说和准备一些将来的研究计划。十多年后,我们进入了令人兴奋的介入电生理学时代,当我们满怀信心走进导管室,在导管拔除前,我们不仅弄清楚了心律失常的机制而且治愈了患者。"心脏介入电生理目前尚无统一定义,作者参阅了大量的国内外的文献和著作表述如下:心脏介入电生理是体表心电图的延伸,加上心内记录导联、程序电刺激、消融术和诊断治疗器的植入。心脏电生理检查(electrophysiological study, EPS)技术和基本原理是心脏介入电生理学的基础。电生理检查的目的是从窦房结、心房、房室结、希氏-浦肯野系统和心室及其相关的结构如肺静脉等心脏的各个层面进行检查,确定正常或异常,任何层面的异常均可引起心动过速和(或)心动过缓,轻者可引起患者心悸不适的症状,重者可引起患者低血压、黑朦和晕厥等血流动力学不稳定的情况。严重者可发生心脏性猝死危及生命。现在很少进行单独的电生理检查,经常是检查与介入治疗合二为一。

电生理检查的适应证

电生理检查的适应证请参阅北美起搏电生理协会(North American Society of Pacing and Electrophysiology, NASPE)[现在为心脏节律协会(Heart Rhythm Society)]和中华医学会起搏与电生理分会已经出版的心脏电生理检查和导管消融的指南。由于心脏电生理学比如心房颤动导管消融进展很快,这些指南可能将很快更新,但电生理检查的主要目的是为临床诊断和治疗服务,这一点不会变。并不是所有已知和怀疑心律失常患者均需要行电生理检查。有时一份简单的心电图或一项无创伤性检查即可作出明确的诊断。

心脏电生理检查准备

电生理专家

应掌握丰富的心脏电生理知识,应有电生理检查技术、导管消融和起搏器植入术训练的经历，需获得介入电生理准入资格，并已掌握了这些检查技术和治疗方法，对每一个异常结果的临床意义均能根据目前心脏电生理学发展水平做出合理的解释，应了解每个患者做电生理检查的特殊要求，尽可能个体化，同时应了解每一项检查可能带来的益处和可能出现的并发症及处理方法。心脏电生理工作者应不断学习、交流和总结，以使自身能力不断提高成为电生理专家，而不是导管消融匠或起搏匠。

电生理检查实验室（导管室）

如何建立合格的电生理检查实验室（导管室）已超过本章节的范畴，总体情况与冠心病介入相似，有些限于诊断，有些同时进行检查、治疗。电生理检查实验室可单独使用或与冠状动脉、先天性心脏病和其他介入学科共用。一个电生理检查实验室通常需要以下设备：①X线影像及X线防护设备；②电生理记录仪、刺激仪和射频仪或三者合一；③穿刺针、各种血管穿刺鞘、电生理检查导管和射频消融导管及连接线；④高级电生理中心还需要有三维电生理标测系统如非接触性球囊标测（ensite 3000/NaVx）和（或）Carto电解剖标测系统和（或）磁导航标测系统；⑤各种抗心律失常药物，诊断和抢救用药；⑥除颤器和心肺复苏设备；⑦血压、氧饱和度；⑧心胸外科急诊手术后备。

术前准备工作

应尽可能收集较完整的病史和病历资料，如血常规、血生化、出凝血时间、X线胸片、超声心动图、静息时和心律失常发作时的心电图。特别是发作时的心电图，对心律失常的分类、机制的理解、心动过速起源部位的确定和手术方案的制订，有重要的参考价值。对于疑难和危重病例，术前应组织相关专家讨论，制订确实可行的诊疗方案。

患者准备

电生理手术通常是择期手术,术者应尽早通知患者,与患者及家属进行交流与沟通,并需要签署书面知情同意书。患者常认为电生理检查所需时间不长,且绝对无风险,所以术前应该告知患者根据各人的不同情况,检查可能需要数小时,手术有一定的风险,包括出血、血肿、感染、穿孔、血栓形成、血栓栓塞、卒中、心肌梗死、死亡和需要植入起搏器治疗等。这些并发症可能但不一定发生,重要的是告知患者,由于检查的情况不同,其相应并发症发生的概率也不同,如房室结折返性心动过速射频导管消融国际注册其三度房室阻滞发生率为3‰,但对于某个患者一旦发生即为100%,而且一定需要植入永久性心脏起搏器。对于并发症常用比喻的方法,患者可能更易理解并发症的发生情况,想象一下过马路时可能发生交通事故,尽管很小心,但仍有事故发生。如果患者服用抗心律失常药物、抗血小板聚集药物和抗凝药物,在术前要决定是继续用药还是停药,一般来说抗心律失常药物可能需要停用5个半衰期以上,以免影响电生理检查的结果。导管室工作人员友好和善与肯定的态度也有助于减轻患者的焦虑,使检查更加顺利地进行。对于手术时间较长的情况,如心房颤动的射频导管消融,患者术前可能需要导尿。

手术人员安排

简单的电生理手术，通常需要一位电生理医生，一个助手，一个护士和一个负责刺激、标测、记录和发放射频消融的医生或训练有素的工程师。有些手术可能需要全身麻醉（如小儿不能配合手术），还需要一位麻醉师。复杂电生理检查病例可能需要多位电生理医生一起讨论，明确心律失常的机制和治疗的策略。

体表心电图对心动过速起源部位的定位诊断

根据体表心电图对心动过速起源部位作出较准确的定位，有助于确定电生理检查和介入

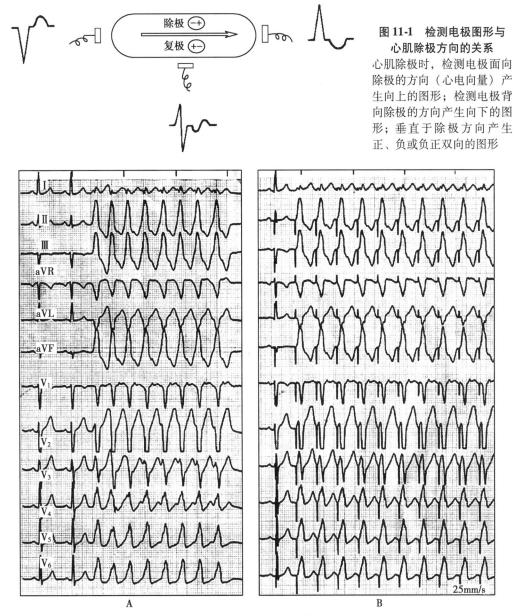

图 11-1　检测电极图形与心肌除极方向的关系
心肌除极时，检测电极面向除极的方向（心电向量）产生向上的图形；检测电极背向除极的方向产生向下的图形；垂直于除极方向产生正、负或负正双向的图形

图 11-2　右心室流出道室性心动速

A. 是自然发作时室性心动过速图形，根据心电向量分析，其下壁心肌导联（Ⅱ、Ⅲ和 aVF）QRS 波向上（正向），说明心室除极的方向由上而下；其右侧胸前导联（V_1、V_2）QRS 波向下（负向），说明心室除极的方向由右向左，由前向后；综合分析，室性心动过速来源于右心室流出道，位于心脏的右上前方；B. 是标测导管在右心室流出道用与自然发生心动过速相同的周长进行起搏，起搏时的 12 导联体表心电图与自然发作心动过速图形完全一样，并在此点射频导管消融成功，进一步说明心动过速发作时体表心电图对诊断心动过速起源部位的价值

治疗方案。权威的电生理专家根据体表心电图能对约80%心动过速起源部位作出准确的判断。体表心电图对心动过速起源部位的定位主要是根据检测电极与心肌除极方向关系原理判断的。其原理如下：心肌除极时，检测电极面向心肌除极的方向时（心电向量）产生向上的图形；检测电极背向心肌除极的方向则产生向下的图形；垂直于心肌除极方向产生正负或负正双向的图形。如图11-1所示，这一点在确定心动过速的起源部位、鉴别诊断和标测消融时有极其重要的作用。如右心室流出道室性心动过速（图11-2）、左心室特发性室性心动过速等均可根据心动过速发作时体表心电图作出准确的定位诊断；室上性心动过速可根据逆向传导P波对左右侧和房室间隔旁路作出定位诊断（图11-3）；显示左右侧房室间隔旁路和房性心动过速，用消融大头单极心电图进行靶点标测定位有较好的指导和实用价值。由于心脏解剖结构及其电活动相当复杂，致使诸多心电向量间的关系变得复杂，然而一般均按下列原理合成为"心电综合向量"（resultant vector）：同一轴的两个心电向量的方向相同者，其幅度相加；方向相反者则相减。两个心电向量的方向构成一定角度者，则可应用"合力"原理将两者按其角度及幅度构成一个平行四边形，而取其对角线为综合向量。可以认为，由体表所采集到的心电变化，乃是全部参与电活动的心肌细胞电位变化按上述原理所综合的结果。

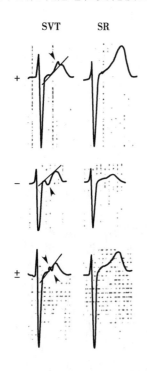

图11-3　P波向量在室上性心动过速鉴别诊断中的应用

所有QRS波均为V₁导联记录的图形，左侧上、中和下三个图形为室上性心动过速时V₁导联心电图（SVT），与右侧相应的三个窦性心律时的心电图（SR）相比，在ST段上新出现的逆向传导P波向量分别向上（＋）、向下（－）和正负双向（±），经腔内心电图标测和射频导管消融证实为左侧、右侧和房室间隔旁路。P波向量分析，V₁导联位于右前胸，左侧房室旁路逆向传导P波由左向右，由后向前，P波向量方向面对V₁导联，所以为正向P波；右侧房室旁路逆向传导P波由右向左，由前向后，P波向量背V₁导联，所以为负向P波；房室间隔旁路逆向传导P波向量的方向与V₁导联垂直，所以为正负双向

电生理检查体表心电图导联和心内导联的选择

　　为了方便对心律失常的电生理机制分析和治疗效果的观察，根据不同的心律失常类型选择不同的体表导联和心内导联。不管什么样的心动过速，一般至少选择三个相互垂直的体表导联即Ⅰ、aVF和V₁导联，分别代表X、Y和Z轴，有助于心电向量的分析，确定心动过速的起源部位。如普通室上性心动过速选择三个体表导联（Ⅰ、aVF和V₁）和多个腔内导联，通常是高位右心房、希氏束、冠状静脉窦、右心室导管和标测消融导管（HRA、HIS、

CS_{1-10}、RVA、ABL）；典型心房扑动的电生理检查和射频导管消融治疗还可能加用 Holo 导管，而冠状静脉窦只选择 CS_{9-10}；心房颤动标测和消融左心房肺静脉要加一根或两根 Lasso 导管。为了能记录到各种心律失常体表 12 导联心电图，同时标测或消融时不至于在一个屏幕上将 12 个体表导联与多根腔内导联放在一起，为了便于分析，一个通常的做法是，多设几个页面同时记录，一个页面可单独记录 12 导联体表心电图，另外页面根据需要设置，操作和（或）分析时只显示一个页面，这样既有利分析操作又不至于丢失想要的资料。

电生理检查参数的设置

电生理检查时，关注的事件从大到小，比如 QRS 波是什么时候开始的，其宽度如何，这些是大的事件；而激动从希氏束到右束支传导需要多少毫秒则是小的事件。区别这些大小事件是通过信号滤波和电极间距（signal filtration and interelectrode spacing）来实现的。

低频滤波和宽电极间距（low and wide）：测量 QRS 波时最好心电图滤波是 0.5～100Hz。因为心跳最大电能是发生在低频的范围内，另外低频端的信号比高频端的传播得更远。这些其实是体表心电图的原形。建议的 0.5～100Hz 滤波范围记录到的 QRS 波形可能与 0.5～20Hz 略有不同。临床上所用的心电图机设定的滤波范围可能不尽相同，但都是大同小异，比如 GE Marquette MAC 1200 型心电图机设的滤波范围为 0.08～20Hz，相对来说电极间距也较大，比如左右手臂、上下肢和胸壁与 Wilson 中心电站之间。腔内电极用较低频的滤波和较宽的电极间距除记录到电极近端最大心内电图外还可能记录远端的远场（far field）电位。比如右心室电极用 0.5～100Hz 记录，可能记录到一个宽的心内电图，第一个波可能是振幅相对低的心房波，第二个波可能是振幅较高的心室波，第三个波可能是较宽和圆钝的 T 波，记录到的心室波可能有多个成分。

高频滤波与较短电极间距（higher and closer）：记录"局部"事件，如希氏束电位，最好将滤波频率设置为 30Hz 或 40～500Hz 或更高。实际上希氏束几乎没有心肌纤维，所产生的电量也小，用 30Hz 或 40～500Hz 和较短的电极间距（2～10mm）可记录到最大的希氏束电位；同时较高的滤波频率其电信号传播相对差，可排除远场电位和较大的电信号。其他心内电图的滤波频率设置与希氏束相同。

信号滤波术语：高通与低通（high pass and low pass）经常会引起混淆。"高通"并不是频率范围较高端，而是指高于此频率信号将被记录，可以理解为"高通"即高于此频率"通过"；同样"低通"是指低于此频率信号将被记录，"低通"即低于此频率"通过"。典型滤波范围为 30～500Hz，其高通是 30Hz，而低通则是 500Hz。

穿刺与导管放置

虽然无统一的电生理检查方法，但穿刺技术（seldinger technique）都是相同的。贵要静脉、锁骨下静脉、颈内外静脉和双侧的股静脉均可作为穿刺点，插入导管数量和穿刺点同样是由电生理检查的目的和操作者习惯决定的。一般的室上性心动过速电生理检查时通常插入四根导管，即高位右心房、希氏束、右心室和冠状静脉窦导管（图 11-4）。笔者所在的导管室习惯从左右侧股静脉插入高位右心房、希氏束和右心室导管，从左锁骨下静脉插入冠状静脉窦导管，冠状静脉窦导管也可以从左侧贵要静脉、颈内外静脉和股静脉插入。在右心系统做电生理检查时是否使用肝素，各家单位情况不同，但进入左心系统则必须使用肝素并需肝素化。

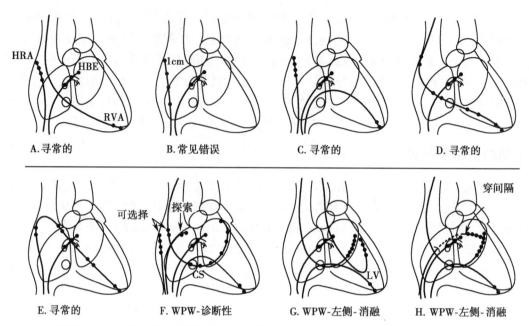

图 11-4 电生理检查与导管放置方法（引自 Fisher JD//Saksena S. Electrophysiological Disorders of the Heart.）

A. 常用方法之一,右心室心尖部导管(RVA)由上腔静脉(锁骨下或颈内外静脉)插入,高位右心房(HRA)和希氏束导管(HBE)由下腔静脉插入(股静脉)。三根导管均位于理想位置,且电极间距短,如高位右心房导管允许 1～2 极同时刺激和记录,或 1～2 极刺激而 3～4 极记录,记录的位置仍然在高位右心房;B. HRA 电极间距太大,不适合用 3～4 极记录,因为 3～4 极已不在高位右心房的位置;C. 与 A 图相似的目的,但所有的导管均从下腔放置(左、右侧股静脉);D. 与 A 图相似的目的,由上腔静脉插入一根多极导管,代替 HRA 和 RVA 两根导管的作用;E. 与 D 图相仿,只是多极导管由下腔静脉插入;F. 用于 WPW 综合征的诊断,冠状静脉窦由上腔静脉插入;G. 逆向法从二尖瓣下心室侧消融左侧房室旁路;H. 穿刺间隔从左心房侧消融房室旁路

锁骨下静脉和颈内静脉穿刺

两种方法均可选。颈内静脉发生气胸危险性低,但导管操作较困难,由于操作时靠近头部,长时间操作保持无菌较困难。锁骨下静脉穿刺有发生气胸的风险,但在大的医疗中心,气胸的并发症并不高,从锁骨下静脉插入导管较易送入冠状静脉窦和右心室心尖部。穿刺时最好用空针筒,这样可区分是动脉血或静脉血,另外动脉压力高,静脉的压力低。一旦穿刺成功后,导引钢丝应保证顺畅无阻力,绝对避免使用暴力,放入 6F 的导引钢丝后,应 X 线透视确保钢丝在静脉内,以防误穿入锁骨下动脉,最好证实导引钢丝已进入下腔静脉,这样可放心地插入 6F 动脉鞘,再插入 6F 电生理导管,常常是 10 极的冠状静脉窦导管。有一种例外的情况,行左侧锁骨下静脉穿刺时,患者存在左上腔或双上腔,其发生的机率大约为3‰,这时导引钢丝的走行与动脉的走行相似,应在 X 线透视下,将导引钢丝送到右心房,证实导引钢丝在静脉系统中,方可插入动脉鞘。放置冠状静脉窦导管时有些操作者习惯用左前斜位,有些则用后前位。一般电生理检查锁骨下静脉只穿刺一次放置一根导管。但植入起搏器时可能要穿刺两次或三次,置入两根或三根起搏器导管。如果穿刺进入锁骨下动脉,仅是导引钢丝进入,拔出钢丝压迫数分钟即可,一旦插入动脉鞘,绝不能直接拔出,需外科医生介入取出并缝合动脉,因为锁骨下动脉其后壁无组织压迫,动脉压力又高,不易止血,易

造成血胸、低血压休克，甚至威胁生命。

股静脉穿刺

股静脉穿刺是做电生理检查最常用的穿刺方法。主要用于放置右心系统导管如高位右心房、希氏束和右心室导管等。用可控性导管，此途径同样可放置冠状静脉窦导管。但下腔静脉放置冠状静脉窦导管不利于房室结慢径和典型房扑峡部消融时导管操作。此种穿刺方法虽然常用且相对较安全，但如果穿刺点位置不正确或过度穿刺，同样有损伤动脉血管、血肿、血栓、后腹膜出血和动静脉瘘形成的危险。

指引鞘

近年来用一些特殊的鞘来固定导管，如 Schwartz 鞘，主要用于右侧房室旁路消融、房间隔穿刺、左心房和肺静脉造影及肺静脉隔离治疗房颤。一些电生理实验室也用这些特殊的鞘穿刺房间隔进行左侧房室旁路的消融。这些特殊的鞘通常较长，与标准的动脉鞘不同，其远端通常在心腔内，并根据不同操作部位设计特定的造型，导管在鞘外仅几个厘米。

房间隔穿刺和左心房导管技术

房间隔穿刺技术可追溯到 20 世纪 50 年代，当时主要是用于风湿性心脏病二尖瓣狭窄的球囊扩张，20 世纪 80 年代后期随着介入电生理学的发展，房间隔穿刺在国外主要用于左侧房室旁路消融治疗。近十年来，房颤的射频导管消融，确定左心房是消融的靶心房，特别是肺静脉为靶静脉，房间隔穿刺技术是消融术过程中所必需的。房间隔穿刺技术请参考相关介入电生理学书籍，但必须牢记，在相对薄壁结构的左心房内操作相对僵硬的导管，心脏穿孔引起心脏压塞的危险始终存在，特别是左心房的后壁。左心房消融时可发生很少见的但很严重的并发症——左心房食管瘘。国内外多数电生理实验室通常用穿刺动脉逆行方法于二尖瓣环的心室侧消融左侧房室旁路，对于双侧股动脉严重扭曲畸形无法用逆行方法进行而又必须要治疗的左侧旁路患者，房间隔穿刺不失为一种很好的补充。

刺激技术

刺激单位　频率和间期或周长（rate and intervals or cycle lengths）频率经常用每分钟心跳多少次或起搏多少次（beats per minute，bpm）来表达。通常所说的递增起搏（incremental pacing）是指按照每分钟多少次进行性加快起搏的频率。对于计算一个规则心律，或者计算心房颤动时平均心率用频率是没有问题，但在计算一个房性或室性期前收缩的提前下及其对诱发房性或室性心律失常的影响时就无法用频率来描述。这就引入了一个间期或周长（intervals or cycle lengths）的概念，通常是用毫秒（milliseconds，ms）作为计算单位，来精确地描述连续心跳或刺激对心律失常特殊事件及其后果的影响。但是周长与每分钟心率成反比关系，即频率 =60 000/周长或间期（ms），比如起搏的周长是 400ms，则起搏的频率 =60 000/400 =150 次/分。发放早搏递增刺激（进行性加快）同时伴有的起搏周长或间期的递减（越快、越短），观察到的房室结传导速度递减（传导越慢，周长越长）。这些术语可能相互混淆，但在相应背景中是很清楚的。

刺激强度和脉宽（stimulus amplitude and pulse duration）　这一点对于早搏刺激特别重

要，因为较高的刺激强度和脉宽较宽时可以在更短的联律间期刺激时"夺获"心脏或使心脏除极，但过强的刺激可能引起心房或心室颤动。正是因为这些原因，绝大多数电生理实验室采用起搏阈值2～4倍［计量单位为毫安（mA）或伏特（V）］刺激强度和1～2ms刺激脉宽。一般采用导管顶端（贴近心内膜一端，通常称为1极）作为起搏刺激的负极，导管的近端（通常称为2极）作为起搏刺激的正极。

刺激方法

（1）直接起搏（straight pacing）或刺激：以固定的频率或周长进行起搏刺激（S_1S_1刺激）。可用频率递增刺激或间期递减刺激。起搏持续时间可长可短，如用于电生理检查可能只需几个刺激或几秒钟刺激，临时起搏则时间较长。

（2）早搏刺激（extrastimulus technique）：在一固定数目的心跳（可以是自发心跳，或以固定周长起搏的心跳即标为S_1S_1）后引入一周长较短的刺激称为早搏刺激（S_1S_2），图11-5所示。观察刺激的反应后，重复这一过程，进行性缩短S_1S_2间期。有时需要引入两个（S_2S_3）或三个早搏刺激（S_3S_4）。早搏刺激技术常用来评估组织不应期，在诱发和终止心动过速、心动过缓时作为诊断工具。

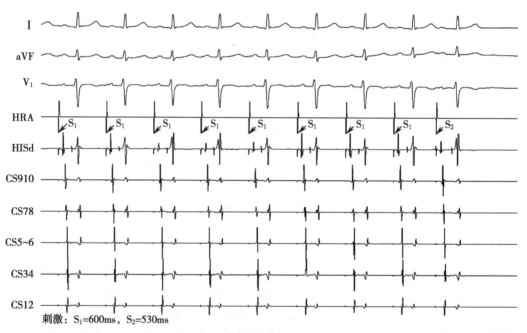

图11-5　期前收缩刺激（S_1S_2）

图为标准电生理检查设置，由上而下分别3个体表心电图（Ⅰ、aVF、V_1）导联、高位右心房导联（HRA）、希氏束导联（HISd）和冠状静脉窦导联（由近而远CS910～12）。基础刺激8个（S_1S_1=600ms），加一个期前收缩刺激（S_1S_2=530ms）

（3）ramps刺激：为一组连续刺激，后一组刺激与前一组刺激间期不同。通常采用率递增刺激或间期递减刺激，直到达到设定的心率为止。比如ramps开始刺激400ms（150次/分），每刺激10次递减10ms，共10组，ramps结束时为300ms（200次/分）。具体的过程可表达为：400ms×10→390ms×10→380ms×10→370ms×10→360ms×10→350ms×10→340ms

×10→330ms×10→320ms×10→310ms×10→300ms×10。每一组刺激的数目（比如每组刺激 4、6、8 或者 10 次）和间期递减的幅度（5ms、10ms 或 20ms）均人为设定。ramps 刺激可用来评价心脏传导，诱发和终止心动过速。ramps 刺激方法常常用于植入性心脏复律除颤器（ICD）编程，治疗心动过速。偶尔用 ramps 率递减或间期递增刺激治疗心动过速。电生理检查时则常用直接起搏或刺激。

（4）超速序列刺激（ultra-rapid train stimulation）：以非常快的频率（常用的周长为 10～60ms）发放一系列刺激，在植入心脏复律除颤器时为了测试除颤阈值等参数，需要诱发室颤，如果 T 休克不能诱发，常用这种高频和较强刺激来诱发室颤。用常规的刺激强度行超速序列刺激，也可以用来诱发或终止规则的心动过速。可用非常低的刺激强度（阈下刺激，subthreshold）行超速序列刺激，观察局部组织对一些心动过速的影响。

刺激方案（stimulation protocols）　不同的电生理检查实验室有不同的电生理刺激方案，实际上无统一的"完整"的电生理刺激方案，不同的刺激方案、不同的刺激强度和脉宽对检查结果的敏感性和特异性可能产生不同的影响。多年来人们一直呼吁建立统一的电生理刺激方案，这似乎是不可能实现的，不同的电生理检查实验室用他们自己的刺激方案建立自己的资料库，而且新的刺激方案不断出现，所以在发表文章和出版电生理方面专著时均需要说明具体的刺激方案。为了解决不同的刺激方案对特异性和敏感性的影响，普遍采用以结果为基础的指南方案（outcomes-based guidelines）。比如 NASPE 指出冠心病伴持续性室性心动过速的患者不管采用什么刺激方案，室性心动过速的诱发率至少要达到 90%。

早搏刺激和直接刺激（S_1S_1）**是最常用的刺激方案**　主要用于心动过速的诱发和终止，

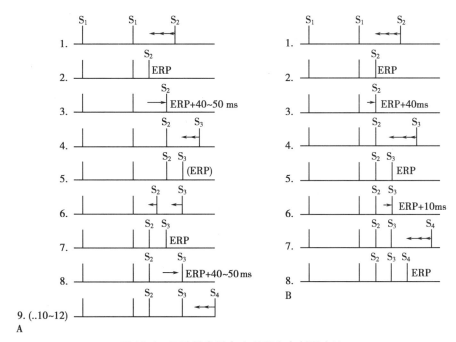

图 11-6　两种最常见电生理程序电刺激方法

A. 串联法：S_1S_2 每一步减少 10ms 直到 S_2 不能夺获，然后 S_1S_2 增加 40～50ms，引入 S_3 直至 S_3 不能夺获。交替改变 S_2S_3 直至 S_3 不应期，然后 S_3 增加 40～50ms，再引入 S_4，一般 S_4 结束。有些电生理实验室增加 S_5 和 S_6。B. 直接序列法：S_1S_2 每一步减少 10ms 直至 S_2 不能夺获，然后 S_1S_2 增加 10ms 或直至可夺获 S_2，引入 S_3 并重复上述程序，最后引入 S_4

两者前面已简要叙述,但期前收缩刺激有不同的缩短 S_1S_2、S_2S_3 和 S_3S_4 的方法,最常见的有串联法(tandem method)和直接序列法(simple sequential method),图 11-6 所示。①串联法:S_1S_2 每一步减少 10ms 直至 S_2 不能夺获,然后 S_1S_2 增加 40～50ms,引入 S_3,直至 S_3 不能夺获。交替改变 S_2S_3 直至 S_3 不应期,然后 S_3 增加 40～50ms,再引入 S_4。一般 S_4 结束,有些电生理实验室增加 S_5 和 S_6。②直接序列法:S_1S_2 每一步减少 10ms 直至 S_2 不能夺获,然后 S_1S_2 增加 10ms 或直至可夺获 S_2,引入 S_3 并重复上述程序,最后引入 S_4。上述两种早搏刺激方法在诱发临床心律失常方面无显著差异,直接序列法操作更简单。用较快的频率进行直接刺激(S_1S_1)又称为 Burst 刺激,也常用于心动过速的诱发和终止。

拖带(entrainment)**刺激** 以较心动过速更快的频率起搏,起搏停止后心动过速未终止恢复到本身固有的频率称之为拖带(图 11-7)。拖带刺激主要用于判断心律失常的机制。常见快速心律失常机制是折返,可能是功能性或解剖性,可能是微折返也可以是大折返,虽然电解剖标测技术可清楚看出心动过速是局灶性或折返性,但在此技术出现前,介入电生理检

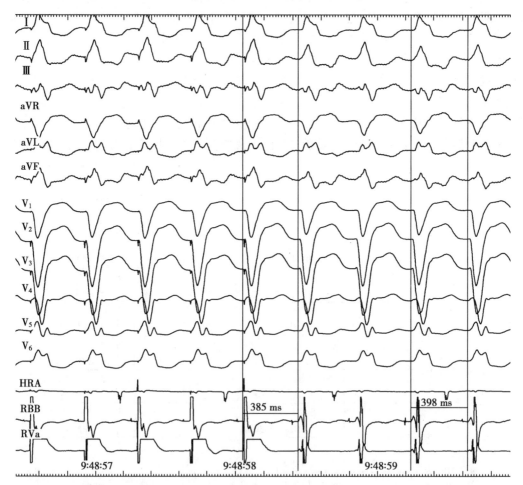

图 11-7 拖带示意图及诊断标准(引自单其俊. 中华心血管病杂志,2007,35:960-962.)束支折返性室性心动过速,HRA、RBB 和 RVa 分别代表高位右心房、右束支和右心室心尖部。右心室心尖部(RVa)用周长 370ms S_1S_1 起搏成功拖带心动过速,起搏图形与室速图形十二导联一致,呈隐匿性拖带,起搏后间期 385ms 与室速周长(398ms)之差小于 30ms。高位右心房在心动过速和起搏拖带时,可见室房分离;右束支电图在心动过速时每个心室波前均可见右束支电位,其激动顺序在起搏拖带时与之相同

查不能打开心脏，即使打开心脏，在体外循环心脏停搏的情况下也无法看到折返环，怎样将折返、自律性增加和触发活动的电生理机制区别开来，这对于确定标测和消融心动过速策略非常重要。拖带是确定心动过速折返机制划时代的技术，被认为是射频导管消融的基石。现在很多实验室仍在应用此项技术。特别是在确定房性心动过速、心房扑动和室性心动过速的机制和用隐匿性拖带标测心动过速关键峡部（缓慢传导区）方面起着重要的作用。当然一些机制很明确的心动过速不再需要应用此技术以节省手术时间，如房室结、房室折返性和特发性左右心室室性心动过速等。

心电传导时间

心脏传导既不是电也不是光的传导，而是离子流的传导。因此传导时间不是以光速计算，通常是用"mm/s"或"m/s"计算。这就意味着可以通过心内电图的出现顺序来测量心电活动（除极）先后。观察心内电图激动的先后顺序、导管的位置、滤波和电极间距非常重要。如果导管电极非常靠近心室除极（心动过速起源点）部位，这时记录的心电图（或内源性偏转）在所有同时记录的心电图中最早。特别是用单极记录时更明显，最初的快速的负向内源性偏转说明记录电极在除极最初的位点。这一点常用于显性左右侧房室旁路和局灶性心动过速标测定位消融。限幅（limiting）：比如记录的希氏束的电位很小，这时可能需要提高增益才能看清，同时由于增益较大，相应的心房波和心室波也很大，与其他记录的同步导联心内电图重叠，不利于心电事件的测量和观察，通过限幅功能可解决这一问题。陷波（notch）：为了记录重要的生物电信号，使其免受外界电磁场的抗干扰（干扰最小化），用此功能可使重要的生物电信号免受交流电（50Hz）的干扰。

电生理检查

不应期（refractoriness）

心肌细胞前一次电激动后防止再兴奋的基本阻抗（fundamental resistance）称为不应期。通过观察组织对期前刺激（期前收缩）的反应可以测定心脏组织的不应期。临床电生理通常用三个术语表达不应期，即相对、有效和功能不应期，这些术语的含义与细胞电生理学中所用的相关术语略有不同。

（1）相对不应期（relative refractory period，RRP）是指基础起搏时，引起传导延迟的期前刺激的最长联律间期值。因此 RRP 标志着整个恢复期的结束，在这个区带内期前刺激和基础起搏的传导相同。

（2）有效不应期（effective refractory period，ERP）是指基础起搏时，期前刺激的传导未能通过某一组织的最长联律间期。ERP 必须在不应期组织的近端进行测定。

（3）功能不应期（functional refractory period，FRP）是指能通过该组织的两个连续可传导性激动的最小间期。FRP 反映了某组织的输出能力，需在其远端测定。只有在近端组织 FRP 短于远端组织 ERP 时，才能测定该组织的 ERP。例如，希氏-浦肯野系统的 ERP 仅在它超过房室结的 FRP 时才能测得。

不应期测量的概念适用于房室传导系统的每一部位，它们可用房室传导系统任意一部分的传入、传出绘图进行说明。房室传导系统各个部位前向和逆向传导不应期的定义列于表11-1。

表 11-1 各种术语的定义

S_1、A_1、H_1、V_1：基础刺激信号，基础起搏的心房波、希氏束波和心室波

S_2、A_2、H_2、V_2：期前刺激信号，期前刺激期前收缩的心房、希氏束波和心室波

前向不应期

心房有效不应期（ERP）：	不能引起心房除极的最长 S_1S_2 间期
房室结有效不应期：	希氏束电图上不能传导到希氏束的最长 A_1A_2 间期
希氏-浦肯野系统(HPS)有效不应期：	不能引起心室除极的最长 H_1H_2 间期
房室传导系统有效不应期：	不能引起心室除极的最长 S_1S_2 间期
心房功能不应期（FRP）：	对任何 S_1S_2 间期反应的最短 A_1A_2 间期
房室结功能不应期：	对任何 A_1A_2 间期反应的最短 H_1H_2 间期
希氏-浦肯野系统功能不应期：	对任何 H_1H_2 间期反应的最短 V_1V_2 间期
房室传导系统功能不应期：	对任何 S_1S_2 间期反应的最短 V_1V_2 间期
心房相对不应期（RRP）：	S_2A_2 间期超过 S_1A_1 间期时最长的 S_1S_2 间期
房室结相对不应期：	A_2H_2 间期超过 A_1H_1 间期时最长的 A_1A_2 间期
希氏-浦肯野系统相对不应期：	H_2V_2 间期超过 H_1V_1 间期或引起差传导 QRS 波时最长的 H_1H_2 间期

逆向不应期

心室有效不应期：	未能引起心室反应的最长 S_1S_2 间期
希氏-浦肯野系统有效不应期：	S_2 或 V_2 在希氏束以下阻滞时的最长 S_1S_2 间期或 V_1V_2 间期，仅在逆向阻滞发生前记录到 H_2 时，才能进行这种测量
房室结有效不应期：	H_2 不能传导到心房的最长 S_1H_2 或 H_1H_2 间期
室房传导系统有效不应期：	不能传导到心房的最长 S_1S_2 间期
心室功能不应期：	由任何 S_1S_2 间期引起的最短 V_1V_2 间期（在体表心电图或局部心室电图测量）
希氏-浦肯野系统功能不应期：	对任何 V_1V_2 间期反应的最短 S_1H_2 或 H_1H_2 间期
房室结功能不应期：	对任何 H_1H_2 间期反应的最短 A_1A_2 间期
室房传导系统功能不应期：	对任何 S_1S_2 间期反应的最短 A_1A_2 间期
心室相对不应期：	S_2V_2 超过 S_1V_1 间期时最长的 S_1S_2 间期（自体表心电图或心室刺激部位的局部电图测量）
室房传导系统相对不应期：	S_2A_2 超过 S_1A_1 时最长的 S_1S_2 间期

房室旁路的有效不应期（accessory pathway，ERP）：未能通过房室旁路传导的最长的 S_1S_2 间期。需要注意的一点是发放刺激的位点尽可能在房室旁路附近区域。如果刺激位点在高位右心房，房室旁路位于左侧壁房室环，高位右心房 S_1S_2 与 A_1A_2 到达左心房侧壁的时间可能有很大的不同。房室旁路功能不应期（accessory pathway，FRP）：对任何 A_1A_2 间期反应的最短的预激的 V_1V_2 间期。由于受功能不应期决定，刺激位点需要考虑。

实际上电生理检查常与治疗合二为一，很少单独测量组织的不应期。测量心房或心室不应期的临床意义在于，如果心房或心室不应期较短，可能更容易诱发心房颤动或心室颤动。室上性心动过速是由房室旁路引起的，只要在射频导管消融前诱发室上性心动过速并确定其位置，消融后房室旁路不复存在，测量房室旁路有效不应期或功能不应期已无临床实际意义。

传导

传导定义为组织对递增较快的刺激产生脉冲的传导能力。早搏刺激不在此列。为了测试组织的传导能力，通常用直接递增刺激法和较慢的 ramp 刺激法。直接递增刺激法开始几次刺激由于起搏周长短于窦性周长，组织通常需要 10～15s，最长需要 45s 才能适应。直接递增刺激或起搏通常用于测量窦房结恢复时间（sinus node recovery time）和脉冲从高位右心房传导至心室的能力。ramp 刺激法常用于评价房室或室房传导。

传导间期（conduction intervals）：做电生理检查时常要注明房室结文氏点和发生阻滞的周长。其方法类似于测量房室结的有效不应期和功能不应期。

刺激的部位和顺序

常用的方法是从高位右心房刺激开始，然后刺激心室或其他部位，如临床需要可刺激冠状静脉窦。心室常先刺激右心室心尖部，如需要可以进一步刺激右心室流出道、室间隔或左心室。刺激的部位和方法取决于临床情况。如决定测量某一部位的不应期或诱发某种心律失常，室上性心律失常通常在高位右心房刺激诱发，室性心律失常常在心室刺激诱发，但也不是绝对的，如慢慢型或快慢型房室结折返性心动过速或低位房间隔部位的房性心动过速有时在心房不能刺激诱发，在心室可能更易刺激诱发。左心室特发性室性心动过速在心室和心房均可诱发。刺激的顺序通常是先心房后心室，但也不尽相同。例如患者做电生理检查前已经记录到室上性心动过速，当然可以按部就班地先刺激心房诱发心动过速。目前国内大多数电生理检查实验室常常先刺激心室，观察室房激动顺序。如果呈偏心型传导，可确定其位于左侧或右侧房室环的房室旁路，若无房室旁路的证据则行心房刺激以诱发心动过速，导管消融阻断房室旁路后再行心室和心房刺激，观察原有心动过速能否再诱发，或是否存在原来未发现的心动过速。要注意的是几种心动过速可能同时存在，另外应避免非临床性心动过速的诱发。

"针对性"对"全面"电生理检查

有时可能做些针对性或选择性电生理检查，如验证某种抗心律失常药物对心律失常诱发的影响和测量植入性心脏复律除颤器（ICD）的除颤阈值。有时可能由于电生理检查术安排、工作负荷和患者情况不许可等因素造成无法进行全面的电生理检查而仅进行针对性检查，如果临床需要，可选择以后进行全面的电生理检查。

不管是已知或怀疑某种心律失常以及是否需要同时做导管消融，一般需要进行全面的电生理检查。因为进行电生理检查的患者可能同时合并多种心律失常，故应进行全面的电生理检查以尽可能的弄清所有的问题，选择合理治疗方案。例如不明原因晕厥的患者可能有窦房结、房室结、希氏-浦肯野系统和心动过速等多种心律失常，这些异常可能影响患者治疗的选择。再比如窦房结功能异常同时合并室性心动过速，患者如条件许可可能需要双腔 ICD 的治疗。室上性心动过速约有 15% 患者同时合并一种以上的心动过速，房室旁路患者合并房室结双径路也很常见，临床上记录到的这些心动过速在心率上是相似的，不能排除这些都是临床心动过速的可能。对于多数心电生理医生来讲，消融了他们认为主要的临床心动过速后，最好是进一步进行全面电生理检查，消融可诱发其他所有类型心动过速的因素，避免患者再次进行无创性检查或治疗。

全面系统的电生理检查只是相对的。例如一次电生理检查不可能获得所有的药物试验的电生理资料。所以,电生理医生必须选择最重要的项目尽可能满足"全面"标准。

一个全面系统的电生理诊断包括:窦房结、房室结和希氏-浦肯野系统功能的评价;室房逆向传导功能评价;室上性和室性心律失常诱发。一组简单程序电刺激可以对心脏多个层面进行评价。例如,心房心率递增刺激可提供下列信息:窦房结恢复时间、房室结和希氏-浦肯野系统的传导功能。房性早搏刺激可提供窦房传导时间、房性心动过速诱发、房室结双径路是否存在、房室结和房室折返性心动过速诱发,以及关于各个层面(心房、房室结和希氏-浦肯野系统)不应期的资料。同样,心室刺激可提供室房逆传和室性心律失常诱发的信息。

电生理报告

心脏电活动从窦房结开始到心室结束,电生理检查对心脏传导系统的各个层面进行检测,这种方法是合理的、简单的,一次简单的程序电刺激就可以完成多个参数的检查,电生理检查报告应对各个层面进行评价,是正常、异常或处于临界状态均应标明。

基础间期 (baseline intervals)

无需电刺激静息状态下记录希氏束电图结合体表心电图就可以获得关于 PA、AH、H、HV 间期的信息,具体的测量方法如图 11-8 所示,这些间期的正常值如表 11-2 所示,电生

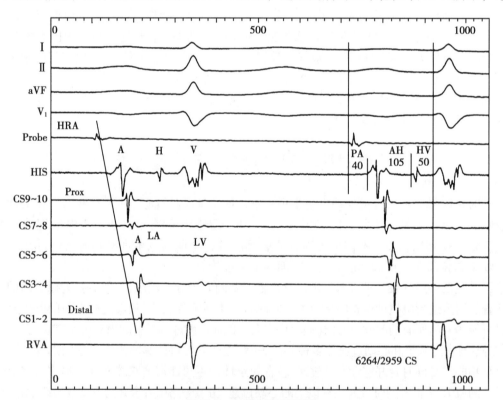

图 11-8 正常间期的测量

窦性心律心房激动由高位右心房至冠状静脉窦的远端(HRA→HIS→CS9~10→CS1~2),斜线所示;PA(40ms) = 体表心电图 P 波起点至希氏束电图 A 波的起点,AH =(105ms)希氏束电图 A 波起点至 H 波起点,HV(50ms) = 希氏束电图 H 波起点至所有导联最早心室波(QRS 或 V 波)起点,通常是体表导联 QRS 波最早(引自 Fisher JD//Saksena S. Electrophysiological Disorders of the Heart.)

理医生应在电生理报告上标明这些指标是否正常及其临床意义。

表 11-2　正常传导间期（毫秒，ms）

	PA 间期 房内传导	AH 间期 房室结	H 波 希氏束	HV 间期	P-LA 左-右心房
基础	10 ~ 45	55 ~ 130	< 25	30 ~ 55	40 ~ 130
心房起搏	10 ~ 75	*	< 25	30 ~ 55	65 ~ 150

*：进行性延长

窦房结功能检查

包括窦房结恢复时间（SNRT）和窦房传导时间（SACT）。窦房传导时间由于影响的因素颇多，现在临床上很少使用。窦房结恢复时间的测量方法：用 100 ~ 175 次/分频率长时间（通常是 60s）心房起搏超速抑制窦房结，突然终止起搏观察窦房结重新恢复激动所需的时间称为窦房结恢复时间，正常值通常小于 1500ms。校正的窦房结恢复时间（CSNRT）能更准确地说明窦房结功能是否正常，计算的方法是将所测得的窦房结恢复时间减去窦性 PP 间期，正常值 ≤ 550 ~ 600ms。

变时功能不全

一个患者可能在静息时窦性心律正常，但对应激因素（如运动、情绪激动等）不能起适当的反应，产生相对性和症状性心动过缓称变时功能不全。运动、异丙肾上腺素和阿托品药物试验可检测这一指标。

固有心率

由于窦房结功能受神经激素的影响，所测的窦房结恢复时间或窦房传导时间异常是真正的固有异常，还是由于神经张力影响的异常难以明确，因此提出了关于固有心率的概念，即用普萘洛尔和阿托品阻滞交感和副交感神经，测算出固有心率。具体方法和正常值见最新版的内科学教材。

颈动脉窦按压

颈动脉窦按压后出现 3s 以上间隙（心脏抑制型）可能是由于窦房结静止或房室阻滞。不管房室结有没有受影响，如果出现窦性静止提示需起搏治疗。如果在颈动脉窦按压同时测量血压可以确定有无血管抑制效应。

心房

心房常需要评价心房传导、不应期和心律失常的诱发。房内传导测量方法和正常值见图 11-8 和表 11-2。心房起搏时，PA 延长的可能性原因：①生理性：起搏点位置不同、起搏从刺激点传出缓慢；传导结构异向性；传导不在窦房结至房室结传导的优势径路上。②病理性：心房本身病变、外科手术后的瘢痕或其他异常。左右心房之间的传导时间通过测量高位右心房 A 波起始部和冠状静脉窦远端电极上 A 波起始部获得，不应超过 130ms。

心房的早搏刺激用于测量不应期和诱发心律失常。长时间较强烈快速心房刺激任何人均可以诱发心房颤动。直接和间接地增加迷走神经张力的因素如使用腺苷或 ATP 均可以增加心房颤动的诱发率。心房扑动特别持续性很少见于正常人。

房室结功能

房室结和窦房结均易受自主神经张力的影响。房室结是体表心电图 PR 间期的主要决定因素,PR 间期的延长和缩短受生理需要和心脏活性药物的影响。交感神经兴奋如运动焦虑趋于 AH 缩短,副交感神经兴奋使房室传导时间延长,甚至于正常人或训练有素的运动员夜间发生房室阻滞。阿托品、腺苷和 ATP 常用于窦房结和房室结功能的评价。心房递增刺激起搏,一般 AH 逐渐延长,呈平滑曲线,直到房室阻滞。文氏传导或文氏周期(Wenckebach periodicity)是房室结对心房递增、迷走神经张力增高、药物和疾病最常见的反应,其机制相当复杂。

房室结双径路或多径路:房室结及其周围的结构相当复杂,简而言之房室结可分为前上部快径(fast anterior)、后下部慢径(slow posterior)和左心房输入纤维(left atrial fibers)。后下部可以分单独延伸和左、右侧延伸,其左侧后延伸常与冠状静脉窦肌袖相连接。部分人群可能存在中间径路。房室结某一径路在一定间期周长进行刺激起搏时可处于不应期,从另外径路传导,使得心房率递增刺激起搏时 AH 间期平滑曲线中断产生跳跃征(jumps),跳跃征可产生一次或多次,称之为双径路或多径路。跳跃定义为 S_1S_2 刺激减少 10ms 时 AH 间期延长超过 50ms,图 11-9 所示。绝大多数房室结折返性心动过速的患者可以见到这种跳跃征。极少一部分房室结折返性室上性心动过速的患者无 AH 间期跳跃呈平滑曲线。反复心悸患者如排除其他原因引起的心动过速,而又不能诱发心动过速同时存在双径路或多径路,研究表明消融慢径后房室结折返性心动过速发生率与未做慢径消融相比明显减少,具有统计学意义。

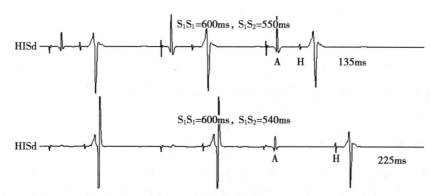

图 11-9　房室结双径路 AH 跳跃

此图为希氏束记录图,高位右心房 S_1S_2 刺激,当 S_1S_2 由 550ms 递减至 540ms 时(递减 10ms),AH 间期由 135ms 增加到 225ms,增加了 90ms(>50ms)称之为 AH 跳跃

希氏-浦肯野系统

电生理检查时记录到希氏束电位,可以分析 AH 和 HV 间期,以及对心房程序刺激起搏和药物的反应。

如何证实希氏束电位:有时记录的希氏束电位需要与双心房电位及右束支电位相鉴别。具体方法是刺激记录希氏束电极电管,如果刺激信号与心室波间期(stimulus-V interval)、怀疑可能是希氏束电位的 HV 间期相等而 QRS 波形与基础心律时 QRS 波形相同，即可证实记录的电位就是希氏束电位而不是其他电位。有时这种方法是很困难的，因为希氏束导管起搏时不能保证刺激了右心室流出道，一部分引起 QRS 波图形的改变。有时可以通过增加脉冲宽度而不是起搏强度来解决这一问题。另一方法就做频率递增刺激起搏高位右心房导管，观察 AH 和 HV 间期变化，如果 AH 间期逐渐延长而 HV 间期不变，即可证实此电位为希氏束电位，但需除外房室旁路。

导管损伤希氏束和束支：导管摆放时可能损伤希氏束、束支系统而影响 AH 和 HV 间期。最常见右束支阻滞，一般很少持续数小时。很少发生完全性房室阻滞，除非原来就存在左束支阻滞，摆放导管时又损伤了希氏束或右束支。

希氏-浦肯野系统对起搏刺激的反应：心房频率递增刺激或早搏刺激时对 HV 间期的影响很小。如果房室结功能正常，在到达希氏-浦肯野系统不应期前，刺激的脉冲依次传导到相应部位。随早搏刺激提前度增加，最常见到的现象是出现右束支阻滞，这种现象在心房颤动时较短心动周期时也可以见到，随着期前收缩提前度进一步增加，右束支阻滞消失，称为 Ashman phenomenon 或裂隙（gap）现象。这种裂隙现象是一种正常现象。由于 AH 进一步延长导致后续的 HH 间期延长，右束支脱离了不应期恢复了传导。一般来讲，心房率递增刺激起搏时，周长大于等于 400ms 时很少发生 HV 阻滞。如果心房起搏时房室结并未发生文氏传导而发生 HV 阻滞，这是一种严重的异常，是起搏器治疗的指征。

室房逆传

在临床电生理检查中，经常使用前向传导和逆向传导的概念，由上而下的传导称为前向传导，反之由下而上的传导称为逆向传导。如阵发性室上性心动过速，其前向传导顺序为：心房→房室结和（或）房室旁路→心室；其逆向传导顺序为：心室→房室旁路和（或）房室结→心房。再比如常见特发性左心室室性心动过速，其前向传导是左前分支，逆向传导是左后分支。房室结前向传导功能正常者 20% ~ 50% 没有逆向传导或室房传导。这是一种正常的变异。在这种情况下，用异丙肾上腺素可以改善并引起正常室房逆向传导。对于逆向传导正常的人最早的心房激动波出现在希氏束电图上，相对于前间隔的位置，即从快径逆传，称之为向心型传导。偶尔，最早逆传的心房激动波出现较后的位置相当于冠状静脉窦近端的位置上即从慢径逆传。如果最早逆传的心房激动波出现在其他部位，称之为偏心型传导，可能意味着房室旁路的存在。

心室递增或早搏刺激起搏引起逆向室房递减传导，如果无逆向递减传导应高度怀疑房室旁路的存在。此特点常用于隐匿性房室旁路的诊断和消融后房室旁路是否阻断的验证。

室房逆传阻滞可以发生在希氏-浦肯野系统的任何部位。当束支远端的浦肯野纤维不应期较长（称之为 "the distal gate"）也可能发生阻滞。作为临床电生理检查的一部分，观察室房逆向传导非常重要，国内大多数电生理检查实验室在室上性心动过速电生理检查和消融治疗时，习惯于先从心室做程序电刺激，如果室房逆传呈偏心型传导，说明房室旁路的存在，消融阻断房室旁路后再从心房做程序电刺激诱发心律失常，观察有无合并其他室上性心动过速。如果临床上有记录到的室上性心动过速，而一开始检查时无房室逆向传导或无偏心型室房逆向传导，最大的可能是房室结折返性心动过速或其他类型的室上性心动过速如房性心动过速。

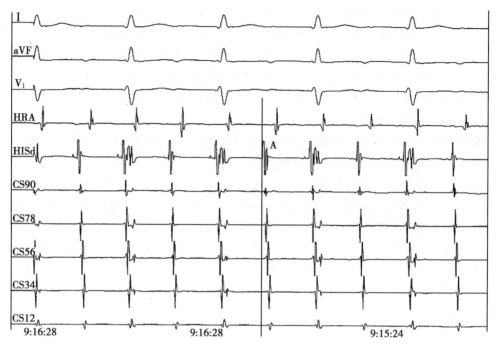

图 11-10 室房逆向传导向心型传导（房室结）

此图为房室结折返性心动过速伴房室 2∶1 传导，由上而上分别是体表 I、aVF、V₁ 导联，高位右心房（HRA），希氏束（HISd）和冠状静脉窦电图（CS₉₀₋₁₂）。前向传导通过房室结慢径，逆向传导通过房室结快径，最早的 A 波出现在希氏束电图上，称为向心型传导，同时可见希氏束下方发生阻滞（希氏束电图上有 H 波），引起房室 2∶1 传导，说明在房室结折返性心动过速时，心室不是折返环必需的部分

心室

心室电生理检查特别的重要，主要是能否诱发持续性单形室性心动过速，是否具有重复性。在心室做电生理检查时，较强烈刺激任何人均可能发生心室颤动，心脏结构正常者这种诱发的室颤是非特异性，除非被检查者有如心肌病（缺血性或非缺血性）、Brugada 综合征和短 QT 综合征等情况。先天性长 QT 综合征尖端扭转性室性心动过速的诱发率约为 50%。

如前所述，无统一刺激方案，实际上所有的刺激方案均可以用于心室的电生理检查，包括用两个基础周长从两个心室部位（通常右心室心尖部或右心室流出道）行一个、两个或三个早搏刺激。有许多电生理检查实验室也用快速短阵（burst）或斜坡（ramps）刺激。如果高度怀疑患者室性心律失常而基础刺激又不能诱发，可能要辅助以静脉滴注异丙肾上腺提高窦性心率至 120 次/分或与基础心率相比提高 25%（或其他比例），以提高诱发成功率。缺血性心脏病特别是急性心肌梗死和高血压患者应禁止或限制使用异丙肾上腺素。心室诱发 6 个心搏以内单形、多形或心室扑动是正常的，特别是使用强烈的刺激方案时，有些电生理实验室放宽到 10～15 个心搏。诱发持续性室性心动过速定义各有不同，一些实验室以心动过速持续 15s 作为标准，另一些实验室以心动过速持续 30s 作为标准，绝大多数可能接受的标准是心动过速持续需要介入（电复律、药物或其他方法）终止。持续单形室性心动过速的形态可按束支阻滞类型进行分类，如表 11-3 所示。

表 11-3 室性心动过速图形分类（按照束支阻滞相似类型）

	2 种电轴分类法	QRS 波所在的导联			
BBB	例子	I	II	aVF	V$_1$
RBBB	上偏	+ / −	−	−	+
RBBB	下偏	+ / −	+	+	+
LBBB	上偏	+ / −	−	−	−
LBBB	下偏	+ / −	+	+	−
	4 种电轴分类法（4-choice axis）				
RBBB	右束支电轴正常	+	+	+	+
RBBB	右束支电轴左偏	+	−	−	+
RBBB	右束支电轴右偏	−	+	+	+
RBBB	右束支电轴极偏	−	−	−	+
LBBB	左束支电轴正常	+	+	+	−
LBBB	左束支电轴左偏	+	−	−	−
LBBB	左束支电轴右偏	−	+	+	−
LBBB	左束支电轴极偏	−	−	−	−

注：BBB，束支阻滞；RBBB，右束支阻滞；LBBB，左束支阻滞；电轴极偏（extreme axis），电轴位于第二象限；＋，QRS 所在导联正向；－，QRS 波所在导联负向

电生理检查中常用的药物

异丙肾上腺素

异丙肾上腺素具有见效快和半衰期短的特点，是电生理检查中最常用的药物。异丙肾上腺素是纯粹的 β 受体（β$_1$ > β$_2$）激动剂，具有强大的正性变力性和正性变时性的作用（β$_1$ 作用），即具有增加心肌收缩力和提高心率作用，同时具有微弱的扩血管作用（β$_2$ 作用）。无 α 和多巴胺受体作用。异丙肾上腺素具有诱发心律失常的作用。由于此药具有增加心肌收缩力和增加心率的作用，因此增加心肌耗氧量，加重心肌缺血。静脉用此药提高基础心率后，缩短了心脏各个系统组织的不应期，提高心肌和传导系统传导能力，电生理检查时常用此药增加室上性和室性心律失常的诱发率，和验证导管消融是否成功。用法：开始时以 0.5 μg/min，根据血流动力学和心率的反应增加到 5 μg/min。禁用于冠心病和高血压的患者。

阿托品

对于有高血压和冠状动脉粥样硬化性心脏病患者，同时无青光眼、前列腺肥大等禁忌证的患者可用阿托品代替异丙肾上腺素，以增加心律失常诱发率。

三磷酸腺苷/腺苷

ATP/腺苷具有强有力的扩张冠状动脉的作用，同时具有强大的和复杂的电生理作用。临床上主要用于终止阵发性室上性心动过速，其急性终止率达 90% ~100%，其转复室上性心动过速疗效与维拉帕米相似。由于 ATP 或腺苷具有半衰期短、代谢快、副作用小、可反

复使用特点，主要对房室结和窦房结有短暂抑制作用，同时可能缩短心房肌的不应期和房室旁路的不应期，对心室肌几乎无影响。ATP 用作心动过速鉴别主要是利用其明显短暂的负性房室结传导作用，而房室结是阵发性室上性心动过速最薄弱的环节，同时心动过速发作时房室关系或有无室房传导也是判断室上性心动过速类型（房速、房扑或阵发室上性心动过速）或室性心动过速的重要依据，所以，ATP 或腺苷是电生理检查中常用的药物之一。由于 ATP 注射后在体内迅速代谢成腺苷，所以其作用与腺苷相似，且性价比好，国内常用 ATP。ATP 在电生理检查时主要用于下列几个方面。①隐性预激综合征患者，大多数显性预激综合征的患者在窦性心律时表现为 PR 间期缩短、预激波（δ 波）和宽 QRS 波，但有些患者虽然有房室旁路前传但可能仅表现为很小程度的预激或无预激波。这些患者用 ATP 短暂阻断房室结后，心室预激成分加大，预激波更加显明，从而得以明确诊断和定位。②对于隐匿性间隔旁路患者，由于逆传偏心型传导现象不明显，很难与房室结折返性室上性心动过速相鉴别，用 ATP 后如不能阻断室房传导，说明间隔房室旁路的存在。但有部分患者 ATP 不能阻断房室结快径，因此，用于间隔房室旁路的诊断有一定的假阳性。③宽 QRS 心动过速伴 1:1 室房逆传时，需要将室性心动过速与室上性心动过速伴差异性传导进行鉴别。对绝大多数器质性心脏病，ATP 不能终止持续性室性心动过速。但可以终止部分无器质性心脏病伴左右束支阻滞的室性心动过速，这些心动过速常被运动或儿茶酚胺诱发，被 β 受体阻滞剂、非二氢吡啶类钙通道阻滞剂和钾通道开放剂抑制。在电生理检查时，快速推注 ATP 后，阻断室房传导而心动过速持续存在，诊断为室性心动过速。如果心动过速被终止，则多数诊断为室上性心动过速，但不能排除部分无器质性心脏病特发性室速。④房性心动过速伴 1:1 房室传导，房性心动过速对 ATP 作用反应不一，静脉注射 ATP 后心动过速不终止，出现不等比例的房室传导，有助于房性心动过速的诊断。但部分房性心动过速能被 ATP 终止。有报道 ATP 只能终止非折返性房速（自律增加或触发活动），但不能终止折返性房速。⑤房室结双径路电生理，存在房室结折返型（普通型由慢径前传和快径逆传）心动过速患者窦性心律时用 ATP，76% 显示房室双径路特征。房室结折返性心动过速消融慢径后，96% 患者双径路特征消失。慢径改良后 60% 双径路特征消失。ATP 试验用于房室结折返消融后复发预测，房室结折返消融后仍然有心悸，如果消融前有双径路特征消融后 ATP 试验双径路特征消失，强烈提示心悸症状与房室结折返性心动过速的复发无关。⑥房室旁路导管消融终点判断，显性或隐性房室旁路消融后如果没有完全阻断只是损伤，用 ATP 后原来消失的预激波可重新出现，有些前传阻断但逆传仍然存在，如果消融前通过房室旁路传导很好，消融后用 ATP 后室房逆传消失（或称之为房室分离），说明房室旁路消融成功。但部分房室旁路如慢旁路也能被 ATP 阻断。所以，在电生理检查时，用 ATP 进行诊断和鉴别诊断时，有一定的假阳性和假阴性，应视具体情况作合理解释。

　　总之，本章简单介绍了进行"全面"电生理检查的设置、记录、刺激部分、方法类型和刺激后心脏各个不同层面（窦房结、心房、房室结、希氏-浦肯野系统和心室）所出现顺序反应，所有这些都是电生理检查最基本的概念和临床电生理工作者需要掌握的内容。

参 考 文 献

1. Zipes DP, DiMarco JP, Gillette PC, et al. ACC/AHA task force report-guidelines for clinical intracardiac electrophysiological and catheter ablation procedures. A report of the ACC/AHA task force on practice guidelines (committee on clinical intracardiac electrophysiological and catheter ablation procedures), developed in collabo-

ration with NASPE. J Am Coll Cardiol, 1995, 26: 555-573.

2. Tracy CM, Akhtar M, DiMarco JP, et al. ACC/AHA clinical competence statement on invasive electrophysiology studies, Catheter ablation, and cardioversion. A report of the American College of Cardiology/American Heart Association/American College of Physicians-American Society of Internal Medicince Task Force on the Clinical Competence. Developed in collaboration with NASPE. Circulation, 2000, 23: 9-20.

3. NASP-Heart Rhythm Society. ACC/AHA/ESC Guidelines for the Management of Patients with Supraventricular Arrhythias-Executive Summary. Circulation, 2003, 108: 1871-1909.

4. 中国生物医学工程学会心脏起搏与电生理分会，中华医学会心电生理和起搏分会. 射频导管消融治疗快速心律失常指南，中国心脏起搏与心电生理杂志，2002，16：81-95.

5. Josephson ME. Clinical Cardiac Electrophysiology: Techniques and interpretations. 3rd ed. Philadelphia: Lippincott Williams & Wilkins, 2002.

6. Zipes DP, Jalife J. Cardiac Electrophysiology: From Cell to Bedside. 3rd ed. Philadelphia: WB Saunders, 2000.

7. Saksena Sanjeev. Electrophysiological Disorders of the Heart. Philadelphia: Elevier, 2005.

8. Huang SK. Radiofrequency Catheter Ablation of Cardiac Arrhythmias: Basic concept and clinical applications. 2nd ed. NY: Futura, 2000.

第12章

常见的心电现象

◎ 张澍　葛堪忆　熊为国

本章将要阐述的常见电生理现象是指早期的所谓心电图现象，即心电图上表现出来的特殊图形或周期改变，伴或不伴有临床意义，但可以某种电生理机制去解释，临床上需要进行鉴别诊断。

超 常 传 导

人们对超常传导（supernormal conduction）的认识经过了漫长的过程，早在 1912 年 Adrian 和 Lucas 在对神经细胞电生理研究中发现了"超常应激"现象；嗣后，Lewis 和 Master 等在 1924 年报道一例高度房室阻滞患者，其传导功能发生了"超常"暂时性改善的现象，提出了"超常传导"的概念。当时的超常传导概念几乎涵盖了当时及后来诸如韦金斯基现象、裂隙现象、房室结双径路以及房室传导的分层阻滞等心电图表现。但随着对心肌电生理的不断认识和深入研究，现已证实这些现象有着不尽相同的机制，因此多数专家认为，它们不属于真正的超常传导范围，而应称为伪超常传导。只有那些原因未明的、不能用已知机制解释的意外传导改善才是真正的超常传导。

定义

病态心肌在传导抑制状态下，其传导性发生意料之外的、暂时性的改善。超常传导的实质是传导异常的心肌发生了不明原因的、暂时性的传导改善，是在原有的传导异常基础上的改善，而并非意味着传导性能超过正常。

心电图表现

心电图表现包括：矛盾的 RP 和 PR 关系，在长的 RP 之后 PR 延长，短的 RP 之后 PR 反而缩短；文氏型房室阻滞时，本该脱落的 P 波未脱落，而其后的 PR 间期缩短使文氏周期变得不典型；三度或高度房室阻滞时的心室逸搏-夺获现象（图 12-1）；室内阻滞时发生的房性期前收缩下传心室，原有阻滞消失，QRS 形态变得正常。

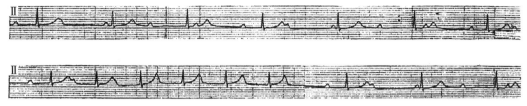

图 12-1　超常传导

上、下图为同一患者记录的 II 导联心电图。上图显示为三度房室阻滞。心房频率 70 次/分，心室频率 41 次/分。P 波在 QRS 波前后游走，但始终未能夺获心室。下图前半部 $R_1 \sim R_6$ 突然变成一度房室阻滞。心房频率 71 次/分，呈 1：1 下传心室，PP 间期 ≈ RR 间期。PR 间期 0.44～0.52s。自 R_7 始又恢复为三度房室阻滞。心电图诊断：三度房室阻滞伴超常传导现象

电生理机制

心肌细胞的兴奋性随心动周期而变化，同时阈电位也随之而改变。正常情况下，在心肌细胞除极期末（动作电位 0 相末），阈电位升高约 1000 倍，此时心肌细胞失去兴奋性，对任何强大的外界刺激都不能产生应激反应，此即为绝对不应期。随着心肌细胞复极过程（动作电位第 1～3 相），阈电位逐渐恢复至舒张期水平（－60mV），兴奋性也逐步恢复正常。在动作电位第 3 相末，心肌细胞复极至 －80～－90mV 时，由于膜电位距离阈电位较近，引起再次兴奋所需的刺激强度不仅低于第 3 相初，而且低于第 4 相。此时阈下刺激即可引起心肌兴奋。因此称为超常期兴奋。一系列心肌细胞在超常期序贯发生兴奋，就形成了超常传导。正常心肌的超常期时间很短，大约在 T 波后 0.28s，持续仅几十毫秒，不易形成超常传导现象。但在心肌病理状态下（如低钾血症），超常期会明显延长达数百毫秒，易发生超常传导现象。

超常传导与伪超常传导的鉴别

超常传导与伪超常传导在心电图上均表现为传导改善，区别在于病因的不同。伪超常传导有明确的原因或有确切的发生机制。超常传导发生在意料之外，不能用其他已知的电生理机制去解释。

超常传导的临床意义

超常传导的概念不仅可以用于解释在阻滞中出现的一些复杂心电图现象，而且有助于理解一些复杂的电生理机制。

裂 隙 现 象

裂隙现象（gap phenomenon）是心电图和心脏电生理中的一种伪超常传导现象。早在 1965 年，Moe 等在研究功能性束支阻滞的动物实验中就已经观察到这种现象；1970 年，Wit 和 Damato 首次提出裂隙现象概念；1973 年 Narula 经希氏束电图证实此现象的存在。过去很长一段时间裂隙现象被归在超常传导的范畴，但心脏电生理研究发现，其本质是激动传导方向上不同水平面的不应期各不相同造成的，又被称为伪超常传导。

定义

由于心脏传导系统的不同部位的不应期和传导速度离散度较大，使得在心动周期的某一时限内到达远端的激动不能传导，而较早或较晚的激动都能传导的现象为裂隙现象。这一时限为裂隙带。

心电图表现

对于同一患者，联律间期不同的激动可以引起相互矛盾的心电现象：①联律间期长的激动均能下传；②联律间期短的激动下传受阻；③联律间期更短的激动反而下传。图12-2中，房性期前收缩出现矛盾性下传时，并伴有近端传导延缓的心电图表现（即PR间期延长）。

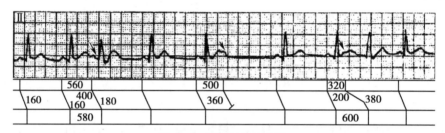

图12-2 裂隙现象心电图

图为3个不同联律间期的房性期前收缩（房早）下传过程中发生的裂隙现象。箭头处为房性期前收缩，可见联律间期为560ms的房早下传到心室，传导时间为180ms，联律间期为500ms的房早未能下传到心室。之后联律间期更短的（320ms）的房早又能下传到心室，但在房室区发生传导延缓，传导时间为380ms

电生理机制

1. 正常下传 正常心动周期时，传导系统近远端都处于兴奋期，激动可以正常的从近端下传到远端。

2. 阻滞 期前收缩时，联律间期缩短，激动落入了远端水平面的有效不应期而被阻滞，不能下传。

3. 阻滞消失 当期前收缩的联律间期进一步缩短时，其将落入近端水平面的相对不应期。激动在近端发生传导延缓，当其传导到远端时，远端组织已脱离有效不应期，使激动得以下传。

因此，裂隙现象的发生机制不是远端组织的阻滞发生了意外改善，而是近端组织进入相对不应期激动缓慢下传的结果，其本质是一种伪超常传导。

临床意义

裂隙现象在临床心电图及心脏电生理检查时并非罕见，在房室传导系统的正向与逆向传导中都可能发生，并可以分成数种类型。了解其发生机制和心电图表现有助于正确解读复杂心电图和心脏电生理现象。此外，裂隙现象的发生受心动周期长短、抗心律失常药物等多种因素的影响。

韦金斯基现象

1886—1903 年 Wedensky 在研究蛙神经肌肉标本时发现并命名了韦金斯基（Wedensky）现象；1966 年，Castellanos 用高于起搏阈值数倍的右心室刺激证实了人类心肌存在韦金斯基现象。1968 年 Schamroth 首次报道心电图韦金斯基现象。由于翻译的原因，韦金斯基现象在国内曾被译为魏登斯基现象，两者实际上是同一概念。

定义

韦金斯基现象分为韦金斯基易化作用和韦金斯基效应。前者是指阻滞区远端的阈下激动使得近端原来阻滞的一个刺激得以传导；韦金斯基效应指原来处于阻滞状态的传导系统，在阻滞的远端受到一次强的刺激（例如期前收缩）后，近端的激动得以通过阻滞区连续下传。

心电图表现

高度房室阻滞时，发生韦金斯基现象的心电图表现（图 12-3）：①连续数个 P 波不能下传到心室。突然出现一个室性、交界性逸搏或期前收缩，使其随后的 P 波能够下传到心室，第 1 个 P 波下传激动心室的现象称为韦金斯基易化作用，随后连续 P 波下传夺获和激动心室的现象称为韦金斯基效应；②韦金斯基易化作用常延续为韦金斯基效应，但也能单独出现。

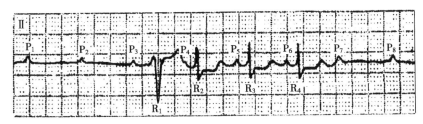

图 12-3　韦金斯基现象

$P_1 \sim P_3$ 均未下传心室，R_1 为室性期前收缩使随后 P_4 下传心室，即韦金斯基易化作用。P_5、P_6 连续下传心室的现象为韦金斯基效应

电生理机制

韦金斯基现象的实质是强刺激降低了阻滞区心肌的阈电位，使原先阻滞区的阻滞程度降低，进而改善传导。高度房室阻滞时，阻滞区传导的阈电位异常升高，使心房或其他室上性激动变为阈下刺激而被阻滞，不能下传心室。此时，阻滞区远端出现的强刺激，如交界性、室性异位激动、心室起搏刺激等，能使阻滞区阈电位降低，并使紧随其后的一次室上性激动通过阻滞区而下传心室，发生韦金斯基易化作用。该下传的心房激动又成为一次强刺激，降低阻滞区传导阈电位，并使随后的数个室上性激动成为阈上刺激，穿透阻滞区下传心室，发生韦金斯基效应（图 12-4）。

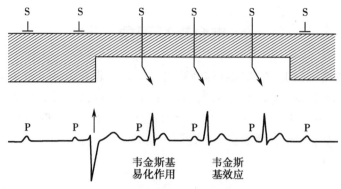

图 12-4　韦金斯基现象的发生机制

图中斜线代表阻滞。箭头代表阻滞区远端的室性逸搏，作为强刺激在阻滞区的反向作用于阻滞区。结果使阻滞区"变薄"，并使随后阻滞区近端的激动反常地下传心室。第 1 个下传的室性激动称为韦金斯基易化作用，随后数个室上性激动连续下传的现象称为韦金斯基效应。S 代表室上性激动

鉴别诊断

1. 与阵发性阻滞的鉴别　阵发性阻滞也可以发生阻滞与阻滞消失交替出现的现象。但韦金斯基现象中，传导改善之前多有发生在阻滞区远端的逸搏或期前收缩，而阵发性传导阻滞多无上述现象，这可以作为两者的鉴别。

2. 与超常传导的鉴别　同样，在超常传导发生之前，也不需要阻滞区远端的促发性激动。另外，一般认为，超常传导持续的时间较短，而韦金斯基现象发生传导改善的时间相对较长。

临床意义

认识韦金斯基现象的心电图特征与发生机制有重要的临床意义。

1. 有助于复杂心电现象的诊断与解释　发生在房室结、左右束支、分支、预激旁路的阻滞突然改善的情况并非少见，这可能是发生了超常传导、裂隙现象、不应期回剥、间歇性阻滞、韦金斯基现象等情况。对韦金斯基现象的了解有助于解析复杂心电图。

2. 韦金斯基现象是心脏严重阻滞时的一种代偿机制　阻滞可能发生在心脏的不同部位，对于高度或完全性房室阻滞的患者，韦金斯基现象是防止发生心脏停搏的重要代偿机制。心脏过长停搏的主要代偿机制是阻滞部位以下的节律点发放逸搏心律。韦金斯基易化作用和韦金斯基效应可视为逸搏心律之后防止心脏过长停搏的另一个代偿机制，在一定程度上减弱了阻滞的程度，缓和血流动力的恶化及其造成的严重后果。

3. 韦金斯基现象发生的影响因素　韦金斯基现象的发生受多种因素的影响。其中重要的因素包括逸搏心律对阻滞区隐匿性传导影响的深度及强度。激动的强度越高，促发传导改善的可能性越大。此外还要看逸搏心律与之后室上性激动配对间期。

隐匿性传导

隐匿性传导（concealed conduction）是心电活动中的一种基本现象。1948 年 Langendorf

在他题为"隐匿性传导：受阻滞冲动对随后冲动形成与传导的影响"一文中提出这一名词，1949 年 Lins 用微电极技术证实了隐匿性传导的存在。当激动沿心脏传导系统和心肌细胞间传导时，由于传导受阻未能引起心房和（或）心室的除极并形成 P 波或 QRS 波，此现象在心电图中不能表现出来，但它产生了一次局部兴奋，并对下一次激动的形成和（或）传导产生影响，由此引起各种心电图现象甚至复杂心律失常。

定义

隐匿性传导（concealed conduction）是指一个窦性搏动或异位搏动激动了心脏特殊传导系统（例如房室交界区的一部分），虽未传抵心房或心室形成 P 波或 QRS 波，但由于它在该区产生的不应期影响下一个激动的传导或形成，从而获得间接证实。所以隐匿性传导并非真正"隐匿"，而是一种"不完全性穿透性激动"（incomplete penetration of impulse）。

隐匿性传导的发生机制

心脏传导系统因生理性干扰或病理性阻滞发生了激动传导延缓或中断，是形成隐匿性传导的电生理基础。隐匿性传导的实质是在传导过程中发生了一系列的递减传导。当激动在传导过程中，恰值某部位正处于从绝对不应期向相对不应期过渡的临界状态时，此刻该处兴奋性较低，一旦兴奋，该部位所产生的动作电位 0 相的上升速率和振幅均低于正常，如果连续发生这种动作电位幅度递减现象，最终激动将不能向周边扩散而被淹灭。这种递减传导易发生在相对不应期，而且发生越早则递减传导现象越明显。这种被淹灭的局部兴奋所产生的新的不应期将对下一次激动的形成和传导产生影响。后者是判断隐匿性传导存在的依据。

隐匿性传导的心电图表现

隐匿性传导可发生于心脏传导系统的各个部位，以房室交界区的隐匿性传导最为多见。根据其产生的影响不同，隐匿性传导的心电图表现可分为：①对随后激动形成的影响，表现为起搏点的节律重整，提前或延迟出现。②对随后激动传导的影响，表现为传导延缓、阻滞或改善，也可发生蝉联现象。③对随后的激动形成和传导均产生影响，表现为兼有①和②的心电图表现。根据隐匿性传导的方向又可分为前向性隐匿性传导和逆向性隐匿性传导。

隐匿性传导对其后激动形成的影响

1. 房性期前收缩逆向性隐匿性传导至窦房结，使其节律重整，窦性心律延迟出现形成不完全代偿间歇。

2. 快速起搏心房或发生房性心律失常时的逆向性隐匿性传导对窦房结产生抑制，终止后出现一过性窦停。

3. 房颤时的前向性隐匿性传导干扰房室结传导，出现较长的 RR 间期。

隐匿性传导对其后激动传导的影响

1. 未下传房性期前收缩其后出现窦性（或房性）P 波不能下传或 PR 间期延长，或使原有阻滞改善，是由于未下传房性期前收缩在交界区受前向性隐匿性传导的影响（图 12-5）。

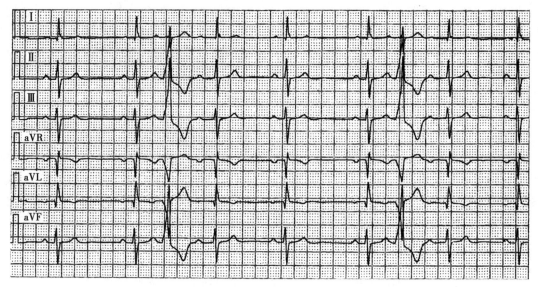

图 12-5 逆向性隐匿传导

图中 R_3 为室性期前收缩，逆向隐匿传导至交界区，使其后的激动传导延缓，PR 间期从

0.20s 延长至 0.28s。心电图诊断：窦性心律不齐，室性期前收缩，逆向性隐匿传导

2. 心房扑动发作时房室传导比由 2：1 变为 4：1，也是因为发生了交界区前向性隐匿性传导，使房室传导比下降。

3. 房颤发作时，不规则快速心房激动在交界区发生前向性隐匿性传导并形成不应期，其后激动部分落在不应期内无法下传，部分落在不应期之外方可下传。由此造成心室律绝对不整。

4. 室性期前收缩逆向性隐匿性传导至交界区使其后心房激动传导延迟，造成 PR 间期延长（图 12-6）。

5. 室性期前收缩逆向性隐匿性传导至交界区使其后心房激动不能下传，形成完全代偿间歇。

隐匿性传导的临床意义

隐匿性传导既可发生于正常心脏，也可发生于病变心脏。其性质可以是生理性的，也可以是病理性的。例如在快速室上性心律失常时，由于隐匿性房室传导的存在，可以阻止过多的室上性激动传至心室，以减轻心室负担。这种情况下发生的隐匿性传导实际上属生理性范畴。但在病理情况下，特别是病变累及房室交界区时，则较多见。由于许多复杂心律失常，往往或多或少地存在着某种形式的隐匿性传导，因此识别隐匿性传导，必然有助于复杂心律失常的诊断和合理治疗。

隐匿性传导本身并不引起任何临床症状或体征，但可导致心率突然减慢或心室停搏。相反，当心房颤动转变为心房扑动时，由于房室交界区内隐匿性传导消失，可使心室率突然加速。不论心室率过分减慢或加速，均可使心搏出量降低，严重的可引起心源性脑缺血综合征或心力衰竭。因此在治疗和预后方面，除了和原有心脏病的病因及心脏病变程度的轻重有关外，还取决于隐匿性传导所引起的后果。应着重指出的是，使用某些药物特别是洋地黄中毒时，易影响房室传导功能，因此隐匿性传导非常多见。这也是洋地黄中毒时往往出现复杂心律失常的一种原因。

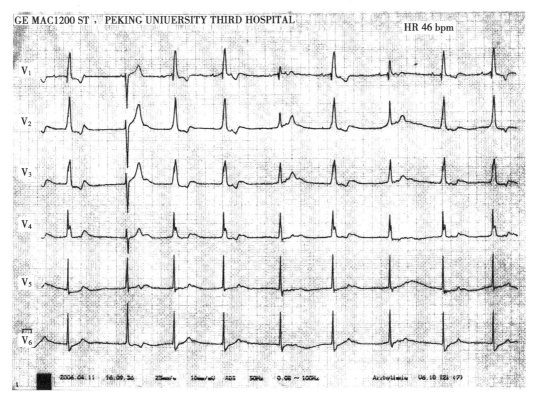

图 12-6　前向性隐匿传导

$V_1 \sim V_6$ 同步记录，PR 间期 0.22s，V_1 导 R 波形态呈 rsR′型

箭头示：R_1 后可见房性期前收缩，P′落在 T 波尾部。该期前收缩在交界区发生隐匿性传导，虽未下传心室，但使其后的 P-QRS 波发生一过性传导改善，PR 间期和 QRS 波形态均恢复正常。PR 间期 0.10s，R 波形态呈 rS 型。心电图诊断为：一度房室阻滞、完全性右束支阻滞、韦金斯基现象

蝉 联 现 象

　　1972 年，Rosenbaum 首次将束支间连续的跨室间隔发生的隐匿性传导，并引起一侧束支持续的功能性阻滞的心电现象命名为蝉联现象。之后的研究显示，在传导系统中，只要前向传导途径上存在两条并行的通路，就可能发生蝉联现象。

定义

　　当激动传导的前向出现两条径路时，一侧径路由于处于不应期而发生功能性阻滞，激动沿着另一条径路下传，同时向阻滞侧的径路发出逆向性隐匿性传导，而引起一侧径路持续性功能性阻滞的现象称为蝉联现象。

电生理机制

　　心脏内存在解剖或功能上的两条传导径路，其不应期及传导速度不同。基础心率突然加快或发生期前收缩时，激动在下传过程中遇到其中一条径路不应期而阻滞，激动沿着另一条径路下传。同时，下传的激动还向阻滞侧径路发出隐匿性传导，连续的逆向性隐匿性传导造

成阻滞侧径路的连续性功能性阻滞，发生蝉联现象。在心率较恒定情况下，蝉联现象可持续存在。以下情况，蝉联现象便终止：①心率减慢，阻滞侧径路的传导性或不应期改善。②心率增快，两侧径路同时发生阻滞。③阻滞侧径路因超常传导或阻滞得到改善，出现一次正常QRS波群。

心电图表现

左、右束支间蝉联现象　室上性激动下传时，遇到一侧束支不应期（通常为右束支）便沿另一侧束支（左束支）下传，并同时经室间隔隐匿性逆向传至对侧束支（右束支），使之后的室上性激动反复落入该侧束支的不应期，而发生功能性阻滞。束支间蝉联现象常见于窦性心动过速、房性心动过速、心房扑动、心房颤动和顺向性房室折返性心动过速等室上性心动过速。心电图表现为一系列连续 3 次以上的快速、宽大、畸形的 QRS 波。根据阻滞部位，心电图可表现为右束支阻滞、左束支阻滞及交替性左右束支阻滞现象（图 12-7）。

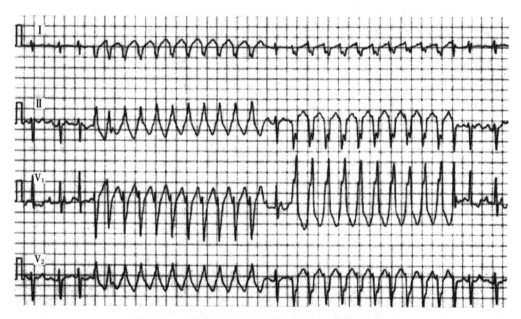

图 12-7　心房扑动时发生交替性左右束支蝉联现象
图中 $R_1 \sim R_3$、R_{15} 的 QRS 波时限正常，$R_4 \sim R_{14}$ 的 QRS 波宽大畸形，表现为左束支阻滞图形，为左束支蝉联现象，$R_{16} \sim R_{26}$ 的 QRS 波宽大畸形，表现为右束支阻滞图形，为右束支蝉联现象

预激综合征正路和旁路间的蝉联现象　预激综合征的蝉联现象有两型：①旁路蝉联现象（房室传导系统下传型）：旁路的不应期长于房室结，较快的窦性或房性激动下传时，旁路处于不应期不能下传，发生旁路功能性阻滞，则激动沿希氏-浦肯野系统下传。激动沿房室结下传，激动心室的同时，又向旁路产生逆向性隐匿性传导，这种连续的隐匿性传导可产生旁路持续的功能性阻滞。心电图中，心动过速时 QRS 波时限正常。②正路蝉联现象（旁路下传型）：心房激动下传时，遇到房室传导系统不应期出现功能性阻滞，激动沿旁路下传，同时向房室传导系统产生逆向性隐匿性传导，引起持续性房室传导系功能性阻滞。心电图上表现为宽大、畸形的完全性预激的 QRS 波。应当指出，隐匿性预激综合征的旁路无正向传导功能，仅有逆向传导功能，因此不存在旁路与房室传导系统之间的蝉联现象。

房室结慢快径路间的蝉联现象　房室结内慢快径路存在时，由于两条径路传导速度及不应期的不同，可能出现蝉联现象。由于快径不应期长，慢径不应期短，当心房激动下传中遇到快径不应期发生功能性阻滞，激动沿慢径下传，使心电图 PR 间期突然跳跃式延长，慢径下传的同时还向快径产生连续的隐匿性传导，使之出现持续的功能性阻滞。

鉴别诊断

房颤伴发的左右束支间蝉联现象与室性期前收缩或室性心动过速鉴别　室性期前收缩或室性心动过速的 QRS 波在 V$_1$ 导联多为单向（R）或双向（qR、RS 或 QR），在 V$_6$ 导联多有深 S 波，其后常有代偿间期，并有室性融合波等特点。蝉联现象时，多出现右束支阻滞图形，这与右束支有效不应期比左束支长有关。右束支阻滞时，V$_1$ 导联多为三相波（rsR′、rSR′、RsR′）。另外，发生蝉联现象时 QRS 的初始向量与激动正常下传时相同，而室性期前收缩或室性心动过速的 QRS 波初始向量与正常激动时的完全不同。

房颤伴发的左右束支间蝉联现象与单侧束支功能性阻滞的鉴别　一般性单侧束支功能性阻滞是由于过快的激动下传时，连续遇到其有效不应期所致，不伴有束支间隐匿性传导。两者之间的鉴别，可用发生束支阻滞的最短 RR 间期与正常形态的 RR 间期比较。如前者长于后者则可能为蝉联现象，相反时就可能为功能性阻滞。

传 出 阻 滞

　　心脏起搏点发出的冲动向周围心肌组织传导过程中发生延缓或中断称为传出阻滞。传出阻滞可发生于心脏正常起搏点，也可发生于各种异位起搏点或折返环路内。在折返环路内发生的传出阻滞可终止心动过速。

传出阻滞的病因

　　心脏传导系统由于各种疾病，如：高血压、心功能不良导致心房和（或）心室扩大而受到牵拉，或因传导系统缺血、退行性改变、电解质紊乱、药物影响等，使其受损而出现不应期延长、传导速度减慢或阻滞。

传出阻滞的发生机制

单向传出阻滞　正常心肌纤维本身具有双向传导功能，不会发生单向阻滞。但由于缺血、心肌纤维损伤或纤维化和心肌纤维走行方向的不同，造成了局部兴奋性的差异，当激动从兴奋性高的部位向兴奋性低的部位进行扩散的过程中就会发生递减传导，最终发生传出阻滞。

功能性阻滞　由于心肌组织中的不应期存在差异，某激动在传出时如果恰遇周边组织正处于不应期，就会发生传出阻滞。

电流与电导的改变　由于心肌纤维几何形状的变化及各部位电流密度分布的不同，当冲动从主干向分支进行扩散时常因电流密度的逐渐减少而最终发生传出阻滞。

生理性保护机制　当起搏点频率过快时，周边组织由于生理性保护机制使不应期递增延长，部分激动在传出时会遇到前一激动的不应期而发生传出阻滞。

传出阻滞的分类

心脏正常节律点和异位节律点发出的激动均可发生传出阻滞。根据阻滞部位的不同可分为以下几种类型。

1. 窦性激动的传出阻滞 ①窦房阻滞；②房内阻滞；③房室阻滞；④室内阻滞。

2. 异位激动的传出阻滞 ①异位节律点-心房连接处阻滞；②异位节律点-交界区连接处阻滞；③异位节律点-心室连接处阻滞。

3 起搏信号的传出阻滞 根据阻滞程度的不同又可分为：一度阻滞、二度阻滞、三度阻滞。其中一度和二度阻滞称为不完全性阻滞，三度阻滞又称为完全性阻滞。

传出阻滞的心电图诊断

窦房阻滞（sina-atrial block，SAB） 窦房阻滞常见的阻滞部位在窦房结与心房肌连接处，因此处传导速度较慢。从理论上讲，窦房阻滞可分为三度：

一度窦房阻滞时，窦房结发出的所有激动都能传至心房并形成 P 波，只是传导延缓。故体表心电图无法分辨，必须依靠窦房结电图方能诊断。

二度窦房阻滞时，由于有部分 P 波脱落，根据体表心电图即可诊断。分为两型：二度Ⅰ型 SAB 的诊断标准是：①PP 间期逐渐变短，直至一次 P 波脱落。②P 波脱落前的 PP 间期最短。③长 PP 间期小于 2 倍的短 PP 间期。④P 波脱落后的 PP 间期长于 P 波脱落前的 PP 间期。二度Ⅱ型 SAB 的诊断标准是：规律的 PP 间期中出现长的 PP 间期，长 PP 间期是短 PP 间期的倍数。

三度窦房阻滞时，窦性激动全部不能传入心房，在体表心电图中亦无 P 波出现，与窦性停搏不易区分。虽然阵发性三度阻滞从理论上讲可以通过测量长 PP 间期是基础 PP 间期的倍数来确定，但往往由于存在窦性心律不齐或心率变异而难以判断，持续性三度窦房阻滞与窦性停搏不易鉴别。

房内阻滞（intraatrial conduction block，IAB） 激动在心房内的传导主要靠前、中、后三条结间束下传至房室交界区，同时沿房间束（Bachmann 束）自右心房传至左心房。当其发生传导延缓时即可发生房内阻滞。

1. 不完全性心房内阻滞在体表心电图中可表现为：①P 波形态改变而无时间节律变化；如 P 波高尖而时间正常考虑为不完全性右心房内阻滞；②P 波形态及时间均变化但节律不变，如 P 波呈双峰，P 波时间≥0.11s，双峰间距 >0.04s 考虑为不全性左心房内阻滞。

2. 完全性心房内阻滞临床较罕见。心电图表现为：P 波消失，规律出现的 QRS 波酷似交界性心律。较难与窦性停搏、三度窦房阻滞鉴别。

房室阻滞（atrio-ventricular block，AVB） 房室阻滞是临床最常见的阻滞类型，可发生在房室传导通路的不同水平。体表心电图常不能区分阻滞部位，阻滞程度也分为三度。

一度 AVB 时，心房激动均可下传心室，但传导时间延长，心电图表现为 PR 间期延长 >0.20s。

二度 AVB 时，心房激动间歇发生传出阻滞，不能下传心室，心电图表现为 QRS 波脱落，分为两型。二度Ⅰ型 AVB 的诊断标准是：PR 间期逐渐延长，终致 QRS 波脱落；二度Ⅱ型 AVB 的诊断标准是：PR 间期不变，间歇 QRS 波脱落。

三度 AVB 时，心房激动全部发生传出阻滞，不能下传心室，心电图表现为 P 波与 QRS

波无关，而心室律为逸搏心律，规整而缓慢（一般≤45 次/min），又称完全性房室阻滞。

室内阻滞（intra-ventricular block，IVB） 指发生在希氏束以下的室内传导系统或心室肌内的传导障碍。包括左、右束支及其分支，浦肯野氏纤维及心室肌发生前向传导延缓或中断。心电图表现为 QRS 波形态及时间改变。

1. 单侧束支阻滞（bundle branch block，BBB） 左或右束支传导延缓或传导中断。根据 QRS 增宽的程度推测阻滞为完全性（传导较对侧延迟≥0.04~0.06s）和不完全性（传导较对侧延迟≤0.04~0.06s）。其心电图诊断标准为：①左束支阻滞：QRS 时间延长≥0.12s；左侧胸前导联 R 波（R_{V_5}、R_{V_6}）增宽，可有切迹或顿挫，q 波消失。右侧胸前导联 S 波（S_{V_1}）增宽。②右束支阻滞：QRS 时间延长≥0.12s，右侧胸前导联 R 波（R_{V_1}）形态呈 rsr′、rsR′或 M 形，且 r < r′。左侧胸前导联 S 波（S_{V_5}）增宽。

2. 分支阻滞 左束支向前延伸分为左前分支及左后分支。左前分支较左后分支更易发生阻滞。①左前分支阻滞（left anterior hemiblock）：额面 QRS 电轴左偏 -45°~ -90°。下壁导联（Ⅱ、Ⅲ、aVF）呈 rS 形，且 $S_{Ⅲ} > S_{Ⅱ}$，aVL 导联呈 qR 形，R 峰时间≥45ms，QRS 时限<0.12s。②左后分支阻滞（left posterior hemiblock）：额面 QRS 电轴左偏 +80°~ +180°。Ⅰ、aVL 导联呈 rS 形，下壁导联呈 qR 形（Ⅲ、aVF 导联必有 q 波，q 波时间<0.04s），QRS 时限<0.12s。

3. 双分支阻滞（bifascicular block） 由于左束支自希氏束分出后即分为前、后两支，所以通常把室内传导系统称为三分支系统，即右束支、左前分支和左后分支。其中任意两支发生传导延缓或阻滞即称为双分支阻滞。由于血液供应来源的不同，最常发生的双分支阻滞是右束支阻滞伴左前分支阻滞，其次为右束支阻滞伴左后分支阻滞。心电图诊断标准为：①右束支阻滞伴左前分支阻滞：QRS 时限≥0.12s，额面电轴左偏 -45°~ -90°；QRS 波形态在 aVL 导联呈 qR 形；V_1 导联 R 波呈 rsr′、rsR′或 M 形，且 r < r′。V_5 导联 S 波增宽（图12-8）。②右束支阻滞伴左后分支阻滞：QRS 时间≥0.12s；额面电轴右偏 +90°~ +180°，QRS 波形态在Ⅰ、aVL 导联呈 rS 形，下壁导联呈 qR 形（Ⅲ、aVF 导必有 q 波，且 q 波时间≤0.04s）。V_1 导联 R 波呈 rsr′、rsR′或 M 形，且 r < r′。V_5 导联 S 波增宽。

4. 室内三分支阻滞（trifascicular block） 当右束支、左前分支及左后分支均发生完全性阻滞时，心电图表现为完全性房室阻滞。当三分支阻滞程度不同时心电图可有以下几种表现：①右束支阻滞伴左前分支阻滞，同时有 PR 间期延长或间歇 QRS 波脱落（图12-4）。②右束支阻滞伴左后分支阻滞，同时有 PR 间期延长或间歇 QRS 波脱落。③完全性左束支阻滞，同时有 PR 间期延长或间歇 QRS 波脱落。④交替或间歇出现右束支阻滞、左前分支阻滞和左后分支阻滞。三分支阻滞最终明确诊断需希氏束电图定位。

5. 非特异性室内阻滞 激动在心室内传导时，室内传导系统末梢-浦肯野纤维或心室肌细胞水平发生阻滞。心电图无束支或分支阻滞的特定图形，仅表现为各导联 QRS 时限≥0.11s。常发生于心脏扩大患者。

6. 异位心律的传出阻滞 异位节律点向周围组织传导发生障碍即为异位心律的传出阻滞。常见房性及室性并行心律。并行心律具有三个特点：①存在一个或多个能规律发放冲动的异位兴奋灶（并行节律点）；②其外周有保护性的传入阻滞屏障；③同时存在不同程度的传出阻滞。并行节律点发放的冲动并不能每次都引起心脏除极，因为如果冲动传出时恰遇心肌的不应期，或冲动传出时起搏点周围发生阻滞均可使冲动不能传出，后者即为并行心律的传出阻滞。并行节律点的传出阻滞是一种单向阻滞。

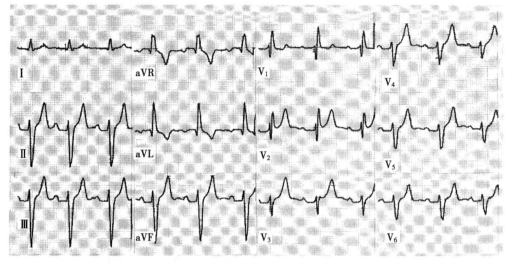

图 12-8　窦性激动的传出阻滞

图中示窦性激动在传出时发生室内三分支阻滞，其中包括完全性右束支阻滞伴左前分支阻滞，激动沿左后分支传导延缓造成 PR 间期延长（0.24s）。该病例经动态心电图及心内电生理检查发现：HV 延长 163ms，心室停搏长达 3.66s。证实传出阻滞部位在室内。心电图诊断：窦性心律伴传出阻滞，室内三分支阻滞

7. 起搏心律的传出阻滞　发生在起搏电极与周围组织间的电传导障碍。表现为起搏电脉冲之后无相应的心脏除极波或脉冲信号与心脏活动（PR）的时限延长。在起搏器导线心电图学中，又称心肌起搏阈值增高。对永久起搏器而言，在恒压输出，脉宽与心肌阻抗相对固定时，起搏阈值主要与导线与心内膜接触状态、导线与心内膜接触时间、心内膜组织学变化，以及药物对心肌兴奋性及传导的影响有关。

干扰脱节现象

干扰现象（interference phenomenon）是心律失常中常见的现象。是指心脏节律点在发放激动或被激动后，处于不应期，不能被其他节律点的激动兴奋的现象称为完全性干扰现象或可被其他节律点激动兴奋，但激动传导速度明显减慢称为不完全性干扰现象。这种因生理性不应期而发生的生理性传导障碍，称为干扰性传导障碍。脱节现象（dissociation phenomenon）：当心脏两个频率相近的独立节律点产生的激动发生连续 3 次或 3 次以上的完全性干扰，称为干扰脱节现象，简称脱节现象。根据脱节的部位可以分为房内脱节、房室脱节、交界区内脱节和心室内脱节。

房室脱节时，心房和心室分别由两个起搏点控制，形成双重节律。各自发出的冲动互不侵入对方，造成房室之间完全脱离关系。广义的房室脱节包含干扰性房室脱节和阻滞性房室脱节两种。前者是由于两个节律点起搏频率接近，各自发出的冲动在传导过程中受到对方生理性不应期的干扰而致传导受阻，心房和心室各自独立激动的原因是来自对方的生理性干扰。后者则由于心房激动因完全性或高度房室阻滞不能下传心室，心室异位节律点替代起搏形成房室脱节。心房和心室独立激动的原因是房室传导系统的病理性阻滞。

干扰性房室脱节

干扰性房室脱节的发生机制　是心房和心室内同时存在着的两个节律点，各自发出的冲动在交界区相遇时产生各自相应的不应期，处于不应期内的细胞对其他冲动不产生反应，从而影响了对方节律的传导，造成了房室各自独立的现象。正常情况下窦房结自律性应明显高于心房或心室，能有效抑制低位起搏点发放冲动。只有在以下情况发生时，①窦性频率过缓，使低位起搏点有机会发出逸搏心律控制心室，②异位节律点自律性增高，抢先发出冲动控制心室，才会形成两个节律点同时存在的现象，连续发生于房室交界区的干扰导致了房室分离现象，即干扰性房室脱节。

干扰性房室脱节的分类及心电图诊断　根据房室脱节的程度分为完全性干扰性房室脱节和不完全性干扰性房室脱节两类。

1. 完全性干扰性房室脱节时，心房和心室分别由各自起搏点控制，无脱节中断现象。心电图表现为：窦性 P 波与 QRS 波分别规律出现，P 波在 QRS 波前后游走，与 QRS 波无固定关系，始终不能夺获心室（图 12-9）。

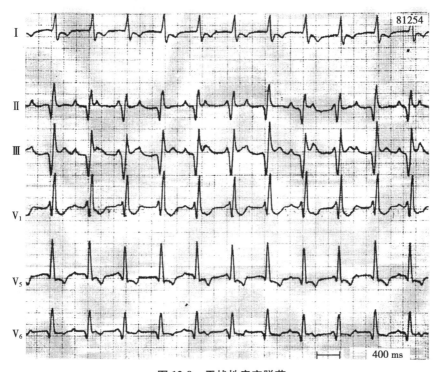

图 12-9　干扰性房室脱节
图示 P 波与 QRS 波均规则出现，心房频率 176 次/分，心室频率 107 次/分，Ⅱ 导联可见清晰的 P 波在 QRS 波前后游走，但两者无固定关系，心电图诊断：干扰性房室脱节

2. 不全性干扰性房室脱节时，心房和心室分别由各自起搏点控制，但偶见心室夺获或心房夺获使干扰性房室脱节中断。其心电图表现为：①心室夺获时，夺获的 QRS 波提前出现，其前有相关的 P 波；PR 间期 > 0.12s；QRS 形态为室上性。②心房夺获时，室性 QRS 波后继以提前出现的逆行 P′波，且 RP′间期固定。如心房夺获的逆行 P′波能下传再次夺获心

室，则形成反复心律。

阻滞性房室脱节

由于各种病理性原因导致心房激动完全或几乎不能下传心室，心室由替代起搏点控制，形成房室双重节律。心室的频率远低于心房频率（图12-10），心电图诊断同完全性或高度房室传导阻滞。详见"传出阻滞"一节。

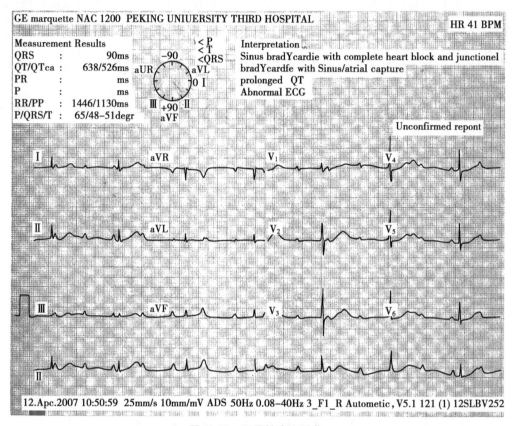

图 12-10　阻滞性房室脱节

图示 P 波与 QRS 波均规则出现，心房频率 94 次/分，心室频率 41 次/分，各导联可见清晰的 P 波在 QRS 波前后游走，但两者无固定关系，房室频率相差悬殊，故两节律点相互干扰的可能性小。

心电图诊断：三度房室阻滞、阻滞性房室脱节

钩 拢 现 象

钩拢现象（acchrochage phenomenon）属于一种特殊的心电干扰现象，临床心电图并非少见，连续发生时可引起等频心律、等频脱节等。

定义

是指在心脏内存在两个节律点时，出现副节律点对主节律点产生正性变时性作用，使主节律点的频率增快的现象，甚至出现主、副节律点的频率接近或同步化的现象。钩拢现象是一种正性变时性作用的干扰现象。

心电图表现

　　1. 心电图中同时存在两个节律点，一个为主导节律，另一个为副节律。

　　2. 副节律点的频率高于主导节律点。

　　3. 主导节律点的自律性随副节律暂时升高，频率加快。当副节律终止后，主导节律会逐渐减慢，恢复为原先频率。

电生理机制

　　一般情况下，一个节律点自律性电活动的出现，尤其提前出现时，对另一个节律点将产生负性频率、负性传导的干扰作用，而钩拢现象发生时却产生了正性频率的作用。其发生机制主要有两个：①反射性作用：一个节律点自主的电活动提前或连续较快发生时，能暂时使动脉血压下降（例如室性期前收缩）。动脉血压的下降将引起机体的升压反射，代偿性使血压和心率增加。②直接作用：动脉血压下降时还能引起窦房结中央动脉内压力的下降，中央动脉内压力的变化对其血管壁产生弛张不同的作用，进而能影响分布在中央动脉周围的窦房结 P 细胞的自律性，使窦性心率暂时性升高。

鉴别诊断

　　钩拢现象需和另一种心电现象——等频现象（isorhythm phenomenon）相鉴别。等频现象是指任何原因引起的窦性心律与异位心律的频率，或两种异位心律的频率相等的现象，也称为等频心律。钩拢现象与等频现象不同，它是频率不同的两种心律之间形成正性变时性作用。当然，在正性频率的作用下，钩拢现象中的两种心律有可能会出现等频现象，但不是钩拢现象一定会出现等频现象。另一方面，等频现象之间可能会形成干扰性或阻滞性脱节。

临床意义

　　钩拢现象说明人体中的各种生理性调节十分迅速、快捷而准确，即使室性期前收缩引起微弱、细小的动脉血压变化也能引起生理性的调节反应。因此。钩拢现象的存在说明患者体内自主神经调节功能十分正常，而自主神经功能受到损害时，这种反射作用将减弱或消失，这也是临床应用窦性心率震荡技术检测的原理。

电张性 T 波改变现象与心肌记忆现象

　　1982 年 Rosenbaum 等发现对正常心脏施加心室起搏刺激一段时间后，若停止刺激，恢复为正常窦性节律，在心电图上 T 波仍与起搏刺激时 QRS 波方向接近。于是在正常情况下出现 T 波与 QRS 波反向的现象，而且这种现象在维持一段时间后才会消失。因此，在起搏停止后，T 波"记住"了起搏时 QRS 波的形态，说明心肌有记忆现象，由于心肌记忆现象出现的 T 波的这种记忆也被称为 T 波的电张调整（electronic modulation）。

定义

　　电张调整性 T 波（electrotonic modulation of T wave）：是一种继发于心室除极顺序变化的 T 波变化，是心脏适应异常的心室激动顺序改变，通过电张调整机制，使 T 波方向与改变前的 QRS 波方向一致的 T 波改变。心脏记忆现象（cardiac memory）：心脏经过一定时间的激动顺序改变之后，重新恢复正常的激动顺序时，心电图上仍显示出与激动顺序改变时的 QRS 波极性一致的 T 波改变，称为心脏记忆现象（图 12-11）。

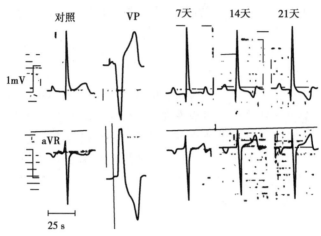

图 12-11 心室起搏后，T 波电张性改变和心肌记忆现象

心电图表现

电张性 T 波改变包括以下几个条件：①临床上无器质性心脏病依据（右心室心尖部临时或永久性起搏后的电张调整性 T 波不受此限制，但要求起搏前 T 波正常）。②T 波改变的极性与心脏激动顺序改变时 QRS 波主波方向一致。③T 波改变时无 ST 段移位，T 波改变未经任何处理可自行恢复。特发性室性心动过速终止后、右心室心尖部起搏后、预激综合征射频消融后都可诱发电张调整性 T 波改变。

电生理机制

研究发现心脏记忆与心脏节律的控制密切相关。为了适应起搏或心律失常时心率和心脏激动顺序的变化，心肌细胞离子通道表达和缝隙连接等生理状态会发生变化，这主要与 Ca^{2+} 离子通道电流的变化，尤其是与瞬时外向 K^+ 电流 I_{to} 的变化有关。阻断 I_{to} 电流的药物 4-aminopyridine 可以抑制短期记忆现象的出现。

在正常心室激动过程中，由于电张力相互作用，使心室先除极部位的心肌动作电位时限长，不应期长，而后除极心肌的动作电位时限短，不应期短，故心室先除极的后复极，而后除极的先复极。除极从心内膜向心外膜，复极从心外膜开始向心内膜扩展，除极与复极方向相反，致使 T 波与 QRS 波同向。

动作电位复极 1 期的主要电流是瞬时外向性 K^+ 电流 I_{to}。I_{to} 在心外膜比心内膜分布的密度大，且呈频率依赖性，频率越快，I_{to} 越小。因此，快速刺激下，I_{to} 电流将减小，使心外膜和心内膜动作电位时限（action potential during，APD）均延长，但心内膜延长的程度较心外膜小。同时，中层肌细胞 APD 基本保持不变。因此，心脏记忆明显地减小了复极跨壁梯度，造成 T 波在心电图上方的倒置，出现记忆现象。当心室壁的这种跨壁复极离散性由于记忆现象的出现而减小或消失后，心室壁不同位置细胞的复极趋于均一，即先除极的细胞首先复极，这样就使 QRS 波方向向上时，T 波方向向下，出现 T 波的倒置，呈现出记忆特征。

鉴别诊断

不论何种原因，电张调整性 T 波的产生都有一个共同的特点，即心室除极顺序正常时，QRS 主波向上的导联（Ⅰ、Ⅱ、Ⅲ、aVL、aVF、$V_1 \sim V_6$）在心室除极顺序异常时 QRS 主波方向总是向下（尤其在 Ⅱ、Ⅲ、aVF 导联）。其 S 波的深度在 Ⅱ、Ⅲ、aVF 导联亦有一定的规律，往往是 $S_Ⅲ \geq S_{aVF} \geq S_Ⅰ$；当心室除极顺序恢复正常时，上述导联电张调整性 T 波倒置的深度也呈 $T_Ⅲ \geq T_{aVF} \geq T_Ⅱ$ 的特征。但它们亦存在一些不同的分布特点。

1. 右心室起搏后电张调整性 T 波　除 Ⅱ、Ⅲ、aVF 导联外，此类患者起搏心律时 QRS 波主波方向在 $V_1 \sim V_4$ 导联总是向下的。V_5、V_6 导联则与心室起搏电极的位置有关：一般电极越靠前，QRS 波主波方向常常向下；反之可能向上。因此，除 Ⅱ、Ⅲ、aVF 导联外，还在胸前导联广泛分布。且胸前导联电张调整性 T 波的深度在 V_3、V_4 较深，V_1、V_2 和 V_5、V_6 较浅，即呈"中间深，两头浅"的分布特征（图 12-12）。这种深倒的 T 波有别于急性肺梗死时的 T 波倒置（$V_1 > V_2 > V_3 > V_4$）及冠心病心肌缺血时的 $V_4 \sim V_6$ 导联 T 波倒置及 ST 段改变，亦不同于心尖肥厚性心肌病的 T 波倒置（$V_4 > V_5 > V_3$ 或 V_6，同时伴有 ST 段明显压低）。

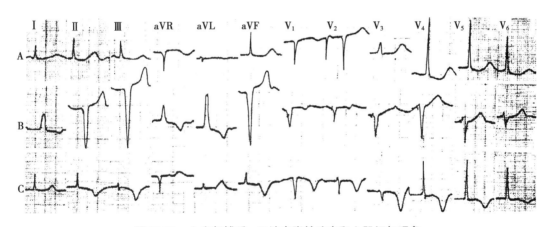

图 12-12　心室起搏后，T 波电张性改变和心肌记忆现象

A 示三度房室阻滞，房室交界区逸搏心律，T 波在 Ⅰ、Ⅱ、Ⅲ、aVF、$V_2 \sim V_6$ 导联直立，V_1 导联正负双向。B 示右心室起搏心律，其 QRS 波在 Ⅱ、Ⅲ、aVF、$V_1 \sim V_6$ 导联主波向下，呈 Qs 或 rS（r/S <1）型。C 将临时起搏频率调至 30 次/分时房室交界区逸搏心律复现，其 QRS 形态与 A 相似，ST 段基本在等电位上，但 T 波在 Ⅱ、Ⅲ、aVF、$V_1 \sim V_6$ 导联由直立转倒置，其深度 Ⅲ ≥ aVF ≥ Ⅱ，胸前导联呈 $V_1 \sim V_2 < V_3 \sim V_4 > V_5 \sim V_6$ 的特征

2. 特发性室性心动过速终止后电张调整性 T 波　除 Ⅱ、Ⅲ、aVF 导联外，其电张调整性 T 波常在 $V_4 \sim V_6$ 导联出现，部分患者累及 V_3 导联，其深度以 V_4、V_5 导联较深，V_3、V_6 导联较浅，分布特征与冠心病、心尖肥厚性心肌病的 T 波改变有类似之处，但不伴有 ST 段改变。

3. 后间隔预激综合征伴电张调整性 T 波　除 Ⅱ、Ⅲ、aVF 导联外，其他导联未见电张调整性 T 波改变。

临床意义

电张调整性 T 波改变并非少见。产生电张调整性 T 波的心室除极顺序改变的起源点呈聚集性而非随机性分布，说明有好发电张调整性 T 波的心室除极顺序异常。对不同部位除极顺序异常所产生的电张调整性 T 波，根据除极顺序异常时宽大畸形的 QRS 波特征及心室除极顺序恢复正常时 T 波倒置的分布特征（与心室除极顺序异常时宽大畸形的 QRS 波主波向下的导联相吻合，不伴 ST 段改变）作出电张调整性 T 波的诊断是可行的，可避免不必要的冠状动脉造影等特殊检查。

节 律 重 整

节律重整（rhythm reset）是心电图最常见的心电现象之一。节律重整理论可用于解释多种疑难心电图。

定义

心脏内常常同时存在两个节律点发放冲动，在没有传入保护机制时，频率较高或占主导地位的节律点（主导节律点）的电活动能被另一节律点（干扰节律点）发放的冲动侵入，触发隐匿性冲动。主导节律点规律的电活动被干扰的同时，又以干扰点为起始，以原有的节律间期重新安排自己的节律活动，这种心电现象称为节律重整。重整节律点常为窦性心律、起搏器心律、各种心动过速等。发生节律重整的条件包括：心内同时存在主导节律点和干扰节律点，且位置邻近，干扰节律点的冲动提前出现，主导节律点没有完全性传入保护机制。

心电图表现

1. 心电图上可以确定心脏同时存在两种心律点，主导节律点和干扰节律点。两者位置相距较近，同在心房或心室内，如分别位于一侧的心房、心室内时，需具备完善的房室结前向性传导或逆向性传导功能。

2. 在主导节律点规则的心电周期中，突然出现提前的干扰节律点的冲动，对主导节律点发生干扰，使其原有的冲动隐匿性除极。之后，主导节律点按照原先频率重新发放冲动。干扰冲动和之后主导节律的间期与主导节律的基本周期相等。

3. 期前收缩伴完全性代偿间歇发生时可以排除节律重整的发生。凡提前激动（期前收缩）的联律间期与代偿间期之和等于基本心律间期的两倍时，称为完全性代偿间歇，说明基本心律的起搏点具有传入保护机制，不受期前收缩的影响，没有发生节律重整。

拖 带 现 象

1977 年 Waldo 等首次报道心房扑动的拖带现象，以后陆续有心房内折返性心动过速（IART）、心房扑动（AFL）、房室结内折返性心动过速（AVNRT）、房室折返性心动过速（AVRT）和室性折返性心动过速（VRT）拖带现象的报道。

定义

在心动过速时，用高于心动过速的频率进行超速起搏，由于缺乏保护性传入阻滞，起搏刺激进入心动过速的起搏点或折返环，心动过速的节律发生重整，频率升高到起搏频率；一旦停止刺激，心动过速频率恢复到原来的频率的现象称为拖带现象。拖带就是连续发生的周期重整，是持续性心动过速对超速起搏的一种反应。

电生理机制

折返性心动过速的环形运动中，在折返波的波阵面（wave front）与波尾（wave tail）间，总有一个处于兴奋期或相对不应期的区域，此区域随时可以被激动，称为可激动间隙。折返环路相当于心动过速周期长度，而折返波长相当于该处组织的有效不应期。因此可激动间隙也就等于折返周期减去有效不应期。适时的期前刺激可侵入折返性心动过速的可激动间隙，然后沿折返环路顺传或逆向传导。①逆向传导激动，激动传导方向与心动过速折返激动方向相反，两者发生反向碰撞而抵消。②顺传激动，激动传导方向与心动过速折返激动方向相同，即激动尾随波长的波尾而运行。当期前激动尾随波尾沿折返环传导，形成以期前刺激为起点的心动过速的节律重整，称顺向重整（orthodromic resetting）。导致周期重整的第 1 个期前刺激（n）及随后的一串期前刺激（n＋1、n＋2、……）均以同一重整周期长度继续进行，已被重整周期的折返环继续发生周期重整，就发生了拖带现象（图 12-13）。

心电图表现

心动过速时，频率高于心动过速的起搏刺激不但未能终止心动过速，反而使心动过速的频率提高到起搏频率。起搏停止后，经过一定周期，心动过速频率又回降到原来频率。发生拖带时，伴有融合波称为显性拖带（manifested entrainment）（图 12-14），不伴融合波则称为隐匿性拖带（concealed entrainment）。

临床意义

拖带标测技术在复杂心律失常的诊断与消融治疗中有重要价值，应用广泛。起搏后间期（PPI）是指刺激部位发放的最后一个刺激到恢复心动过速时第一个波起点的间期。通过 PPI 及是否存在隐匿性拖带可以判断起搏点是位于折返环上还是位于其他部位。此外，凡能被拖带的心动过速，都为折返性心动过速。超速起搏频率略快于心动过速频率时，能引发拖带现象的起搏刺激部位常是心动过速射频导管消融的有效靶点。

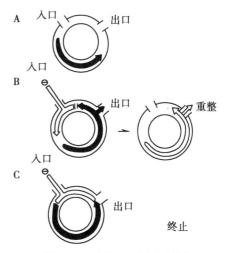

图 12-13　折返环对进行性提前的期前刺激的反应

A. 折返环示意图，折返环内有心动过速激动在传导：黑区代表组织处于有效不应期，白区代表组织处于完全兴奋期；B. 期前刺激引起周期重整，期前刺激（S）逆向的与前一个心动过速的激动碰撞（反向碰撞），同时，又继续在折返环内顺向传导，直到通过折返环的出口传至周围心肌，引起心动过速周期重整；C. 期前刺激更提前时，除发生反向碰撞外，又顺向地追上前一个心动过速激动，落入其不应期而阻滞时（同向碰撞）心动过速便终止（引自 Josephson，1993）

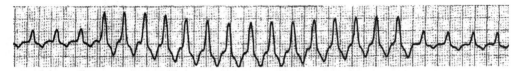

图 12-14 室性心动过速伴暂时性拖带

室性心动过速周期长度 400ms，频率 150 次/分。超速刺激起搏后发生显性拖带，
周期长度 300ms，频率 200 次/分

参 考 文 献

1. 庄亚纯，等. 常见和少见的心电生理现象//陈新. 临床心律失常学. 北京：人民卫生出版社，2000，395-515.
2. 张海澄. 超常传导和韦金斯基现象//郭继鸿主编. 心电图学. 北京：人民卫生出版社，2002，999-1009.
3. 卢喜烈. 现代心电图诊断大全. 北京：科学技术文献出版社，1996，578-763.
4. 马向荣. 临床心电图学词典. 第 2 版. 北京：军事医学科学出版社，1998，350-525.
5. 陈琪. 裂隙现象. 临床心电学杂志，2006，15（4）317.
6. 赵易. 裂隙现象. 心电学杂志，2004，23（2）：120-124.
7. 陈琪. 韦金斯基现象. 临床心电学杂志，2006，5（4）316.
8. 郭继鸿. 魏登斯基现象. 临床心电学杂志，2007，16（1）57-68.
9. 张海澄. 隐匿性传导//郭继鸿. 新概念心电图. 第 2 版. 北京：北京医科大学出版社，2002，205-218.
10. 赵易. 蝉联现象. 心电学杂志，2005，24（1）：52-56.
11. 赵东华，蝉联现象的发生机制及其心电图特征. 山东医药，2007，47（17）98-99.
12. 刘春燕，等. 心房扑动伴心室内差异传导呈交替性左右束支蝉联现象 1 例，临床心血管病杂志，2007，23（3）：233-234.
13. 杨钧国，等. 现代心电图学. 科学出版社，1997，646-774.
14. 耿仁义. 导线与起搏阈值室. 北京：人民军医出版社，2004，88-90.
15. 吴立荣译. 起搏电极导线//Fred M. Kusumoto & Nora F. Goldschlager 主编（郭继鸿等主译）. 实用心脏起搏学. 北京：北京大学医学出版社，2003，3-36.
16. 周益锋. 钩拢现象. 临床心电学杂志，2006，15（6）：471.
17. 孙瑞龙. 什么是电张调整性改变. 中华心血管病杂志，1994，22：164.
18. 张虹. 心脏记忆现象及其产生机制的研究现状. 生物医学工程与临床，2004，8（4）：240-243.
19. 林加锋，张建华，王毅，等. 不同原因右胸导联 T 波倒置的比较. 中国心脏起搏与心电生理杂志，2005，19（5）：365-367.
20. 魏留臣，电张调整性 T 波改变的研究现状及其鉴别诊断. 实用心电学杂志，2007，16：（4）：276-278.
21. 李鼎. 拖带现象. 临床心电学杂志，2007，16：319.
22. 赵易. 拖带现象. 心电学杂志，2005，24（3）：184-188.

第13章

窦性心律失常

◉ 陈柯萍　赵新然

　　窦房结功能紊乱是缓慢心律失常最常见的原因。植入永久性心脏起搏器的患者半数以上是罹患病态窦房结综合征者。鉴于窦房结本身的电活动在常规体表心电图难以记录到，故窦房结节律紊乱的心电图诊断需依据心房激动的 P 波表现，诸如 P 波是否存在，P 波形态、时限，以及与心室激动的关系（PR 间期），可提供诊断窦性心律失常的依据。如能尽早进行有创电生理检查，对心律失常的起源和发生机制可提供有价值的资料，但目前认为无创性检查如常规体表心电图和动态心电图检测，已可满足对大多数此类患者的诊断。

窦房结的解剖及其电生理特性

　　窦房结位于高位右心房和上腔静脉的交界处（图 13-1），呈扁椭圆形，长轴为 15 ~ 20mm，短轴为 3 ~ 5mm，厚度约 1.5 ~ 2mm。窦房结中央有一支动脉称为窦房结动脉，它是供应窦房结血液的唯一动脉，该动脉 55% 来自右冠状动脉，45% 来自左冠状动脉的回旋支。窦房结动脉为一细长的动脉，最细直径为 1mm，最粗为 3mm，它不仅供应窦房结血液，而且沿途分出许多细支供应心房组织。窦房结紧贴在心内膜下，但它呈楔形排列，其头端又与心外膜接触，距心外膜很近，一般不到 1mm。因此，心包炎、心内膜炎或心内膜血栓形成，均可累及窦房结，影响窦房结起搏功能。在窦房结中部及其周围有许多交感神经与迷走神经纤维分布。

　　窦房结电生理的基本特性是其跨膜电位具有 4 相自动除极化的性能，目前大多数作者认为，在内向背景电流（由 Ca^{2+} 和 Na^+ 所形成的慢内向电流 I_{si}）的基础上，慢钾外向电流进行性衰减而失活的速度，要比浦肯野纤维的慢钾通道失活速度快得多，故窦房结的

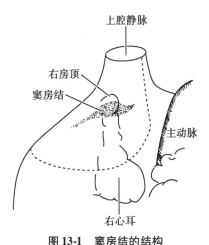

图 13-1　窦房结的结构

窦房结位于上腔静脉和心耳的连接部位，组成窦房结的细胞位于终末嵴附近的心外膜下，常围绕在窦房结动脉的周围

自律性明显高于浦肯野纤维。心脏其他部分组织如房室交界区和浦肯野纤维的自律性较窦房结为慢。窦房结的激动频率为 70 次/分，而房室结为 40～50 次/分，希氏束以下常低于 40 次/分。节律快的激动往往能抑制其他节律较慢的起搏点，当窦房结功能减退或受抑制时，这些潜在起搏点即能产生激动，出现逸搏或逸搏心律。此外，某些因素如洋地黄过量、缺血和缺氧等，能提高潜在起搏点的舒张期自动除极化速率，倘若超过正常窦性心律，就会引起异位性节律。

心脏受双重性的自主神经支配，即为迷走神经和交感神经。在安静状态时，迷走神经占优势，心率减慢；当运动或紧张状态时，交感神经占主导作用，自律性增强，心率加快。这对判断窦房结功能是否衰退很重要。

正常窦性心律

窦房结具有最高的固有发放冲动频率和自律性的特性，故在正常情况下，心脏的激动由窦房结支配。凡是由窦房结冲动引起的心律称为窦性心律，正常人窦性心律的频率为 60～100 次/分，频率低于 60 次/分为窦性心动过缓，高于 100 次/分者为窦性心动过速。窦性心律的个体差异性受许多因素影响，包括年龄、性别和自主神经调节。健康婴幼儿心率最快，为 110～150 次/分，至 6 岁之后随着年龄增大心率逐渐减慢。青少年和成年人安静时心率大约 65～85 次/分，到老年心率更趋缓慢。窦房结自律性除受自主神经调节外，还受温度、血氧饱和度和其他代谢过程的影响。体温升高加速窦性心率，体温每升高 1℃，窦性心率增快 8 次/分。血氧饱和度的增加可减慢窦性心率，血氧饱和度的降低则使窦性心率增加。

电生理检查时的多部位心内记录表明，心房激动顺序最早是高位右心房除极，其次为低位右心房，然后为冠状静脉窦的近端和远端，最后为左心房除极，心房除极向量自右前上向左后下方向，正常 P 波的额面电轴范围为 0～+90°，一般为 +40°～+60°。P 波电轴往往与标准 II 导联的轴向平行，投影在 II 导联上的 P 波振幅最高，这对识别 P 波很重要。

正常窦性心律时 P 波有规律地出现，P-P 间距规则，相差不超过 0.12s，有些作者提出最大 P-P 间距不超过最小 P-P 间距的 10%，倘若超越上述范围，则称为窦性心律不齐。PR 间期代表激动从心房传导到心室的时间，正常窦性心律的 PR 间期必须大于 0.12s，否则需考虑有房室旁路存在的可能。PR 间期延长表示房室传导延缓，但房内阻滞也可导致 PR 间期轻微延长。

总之，正常窦性心律必须符合下述条件。

1. 窦性 P 波有规律地发生；
2. P 波的频率 60～100 次/分；
3. P-P 间距互差不超过 0.12s；
4. PR 间期 >0.12s。

如果不符合上述条件则称为窦性心律失常。窦性心律失常包括窦性心动过速、窦性心动过缓、窦性心律不齐、窦性停搏及窦房阻滞等。若在一系列窦性 P 波中同时合并有异位激动或传导障碍，诸如房室分离、逸搏、阻滞或过早搏动等，只要窦性 P 波有规则地发生，其基本心律仍应诊断为窦性心律。

窦性心律失常

窦性心动过速

　　窦性激动的频率≥100 次/分称为窦性心动过速（图 13-2）。其 P 波形态、P 波电轴及 PR 间期一般正常，但 P 波电压可略有增高。PR 间期可较正常略短，并可与前一心搏的 T 波重叠，致使 T 波末端造成切迹，P 波不易辨认。窦性心动过速的 QT 间期随着窦性周期的缩短也相应缩短，但 QTc 仍然正常。如窦性心动过速持续时间过久，ST 段可轻度下移，T 波呈双向或倒置，倘若心脏原有病变者，则这种变化将更趋明显。

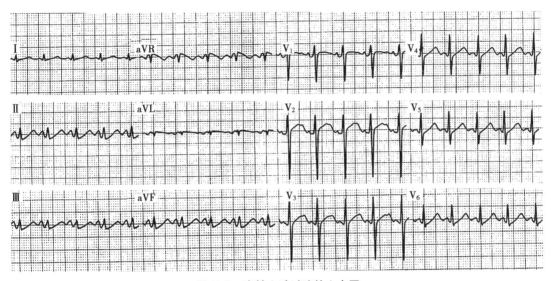

图 13-2　窦性心动过速的心电图

　　窦性心动过速的心电图特征如下。

1. P 波为窦性。
2. P 波频率≥100 次/分。
3. PR 间期 >0.12s。

　　窦性心动过速是人体生理性或病理性应激反应的表现，通常是由于迷走神经张力减弱，或交感神经张力增高的结果，如运动、恐惧、情绪激动、发热、低血压、心力衰竭或甲状腺功能亢进等均可引起窦性心动过速，窦性心动过速不应作为原发性心律失常治疗，而应针对病因予以对症处理。常见病因包括：窦房结自律性增高、婴幼儿、交感神经兴奋、贫血或出血、低氧血症、甲状腺功能亢进、发热、心肌缺血、心力衰竭、休克、药物（比如拟交感胺或其他肾上腺素能激动剂、阿托品和其他抗胆碱能药物、乙醇、咖啡因类、尼古丁等）。

窦性心动过缓

　　窦性心律慢于每分钟 60 次称为窦性心动过缓，一般为 45～59 次/分，偶尔可慢至 40 次/分，倘若窦性频率 <40 次/分，则应疑为 2∶1 窦房阻滞。常见于健康成人，尤其是运动员、老年人和睡眠时，其他常见原因药物影响如 β 受体阻滞剂、钙通道阻滞剂（硫氮䓬

酮、维拉帕米）、洋地黄等。心电图为窦性心律，心率低于 60 次/分，常伴有窦性心律不齐，严重窦性心动过缓时可产生逸搏（图 13-3）。此时，心电图可发生房室分离，需与房室阻滞鉴别。前者窦性心率慢于逸搏心率，后者窦性心率快于逸搏心率。

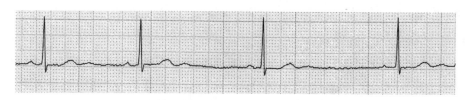

图 13-3　窦性心动过缓的心电图（同时伴有心律不齐）

窦性心动过缓的心电图特征如下。

1. P 波具有窦性心律的特点。

2. PR 间期 >0.12s。

3. P 波的频率 <60 次/分；<45 次/分为严重的窦性心动过缓。

4. 常伴有窦性心律不齐或出现逸搏、干扰性房室脱节。

正常儿童和成人睡眠时心率可慢至 30~40 次/分，训练有素的运动员或强壮的体力劳动者安静时心率可在 50 次/分左右。迷走神经张力过度增高产生明显窦性心动过缓，属于病理性，难以解释的严重窦性心动过缓常是窦房结功能障碍的表现，或为心脏停搏的先兆。有许多因素可直接作用于窦房结的起搏细胞，影响或减慢窦性冲动的释放。

窦性心动过缓多见于正常人，其心血管状态良好，不引起临床症状，就本身而言应当分析原因，针对原发病因处理。常见窦缓的原因主要有：正常人（特别在睡眠中）、运动员或高强度体力劳动者、应用心血管药物（比如 β 受体阻滞剂、钙拮抗剂、胺碘酮、迷走神经刺激药物或应用拟副交感神经药物）、病态窦房结综合征（慢-快综合征）、中枢神经影响、革兰阴性杆菌败血症、颈部肿瘤、纵隔肿瘤、阻塞性黄疸、呕吐反射、低温、心肌梗死（尤其急性下壁心肌梗死）、黏液性水肿、其他药物（如可乐定、西咪替丁等）。当心率过于缓慢或同时存在心脏病变时，表现头晕、胸闷、心绞痛、心功能不良、中枢功能障碍甚或晕厥时，应考虑植入起搏器。

窦性心律不齐

凡由于窦房结不规则发放冲动而产生节律不匀齐的心律，称为窦性心律不齐，按其表现形式不同可有以下几种类型。

呼吸性窦性心律不齐　这是最常见的心律失常之一，与呼吸时迷走神经张力变化有关。其心电图表现特点是 PP 间期相差 >0.12s，同一导联 P 波形态一致，但由于呼吸时心脏解剖位置改变，P 波形态可轻微变化，PR 间期 >0.12s（图 13-4）。此型心律不齐随着呼吸周期性变化，多见于正常青少年，为生理性反应，随年龄增加渐变得不明显，且屏住呼吸可使心律不齐消失或变得不明显。

非呼吸性窦性心律不齐　窦性心律不齐与呼吸周期无关，常是病理性表现，多见于冠心病、颅内压增高、洋地黄与吗啡等药物作用时，老年人也常发生此型心律不齐。

窦房结内游走节律　窦性冲动的起搏点不固定，在窦房结内游走所形成的窦性节律不齐，称为窦房结内游走节律。窦房结内游走节律的心电图特征是 P 波仍为窦性，PR 间期 >

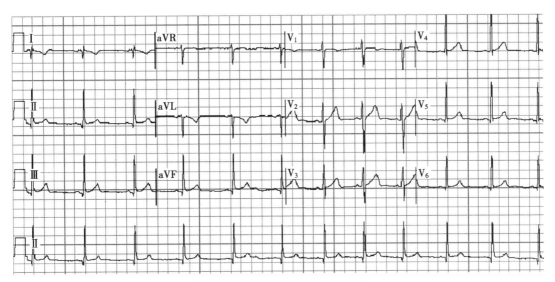

图 13-4　窦性心律不齐的心电图

0.12s，PP 间期相差也常 >0.12s，但同一导联 P 波形态、振幅及 PR 间期可略有变化，不过 P 波不会倒置，如图 13-5，常见于正常健康人。

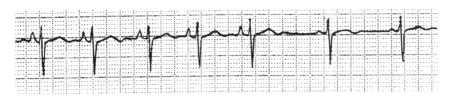

图 13-5　窦房结内游走心律

心房内游走节律　窦房结内游走节律是窦性起搏点在窦房结内游走所形成的，窦性起搏点可从窦房结逐渐移行到心房甚或房室交界处，而后，又逐渐移回窦房结，这便是窦房结至房室交界处的游走节律。此型心律不齐亦常与呼吸周期引起迷走神经张力变化有关，常见于健康青少年、运动员及老年患者。

心房内游走节律的心电图表现特征是同一导联至少有 3 种以上形态的 P 波，往往缺乏主导心律，心脏激动不是由窦房结单独控制，偶尔房室交界区起搏点发放冲动传入心室引起心室除极。但 PP 间期相当恒定，P 波形态、大小、方向及 PR 间期随起搏点位置的改变而变化，当起搏点从窦房结向房室交界区游走时，心率逐渐减慢，P 波变小，甚至倒置，PR 间期逐渐缩短，但一般 ≥0.12s。总之，在同一导联，心率、P 波形态及 PR 间期三者间存在着内在关联的同步变化是该心律失常的基本特征（图 13-6）。

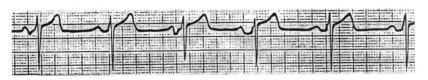

图 13-6　心房内游走节律

病态窦房结综合征

窦房结功能障碍是引起症状性心律失常的常见原因，可由窦房结冲动形成和（或）传导障碍所致，表现形式有窦性停搏、窦房阻滞、严重窦性心动过缓，临床上统称为病态窦房结综合征（病窦综合征）。其中近半数患者在心动过缓时，发生室上性心动过速（心房颤动居多），称为慢-快综合征，是病窦综合征的一个临床表现。

窦性停搏

窦性停搏是指窦房结不能发放冲动导致一段时间内不产生冲动，心房无除极和心室无搏动。心电图示在一段较平常 PP 间期显著延长的时间内不见 P 波，或 P 波与 QRS 波均不出现，而长的 PP 间期与基本的窦性 PP 间期之间无公倍数关系（图 13-7）。长间歇后可出现结性或室性逸搏，如窦性停搏时间过长，可出现交界性或室性自主性心律。若房室交界区或心室未能及时发出冲动，患者可有头晕，甚至发生昏厥和抽搐，即 Adams-stokes 综合征。窦性停搏往往突然出现，常由强烈迷走神经反射引起，窦性停搏的常见病因主要见于：急性心肌梗死、心肌缺血、急性心肌炎、窦房结和心房肌退行性纤维化、迷走神经张力过高、电解质紊乱如血钾过高、抗心律失常药物毒性作用、心脏手术损伤窦房结。

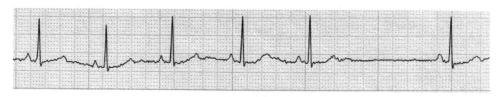

图 13-7　窦性停搏的心电图

窦性停搏需与二度窦房阻滞鉴别，二度窦房阻滞长间歇的 PP 间期为基本窦性心律 PP 间期的 2 倍或 3 倍，但在窦性停搏时长间歇 PP 间期与短 PP 间期不成倍数关系。窦性停搏与三度窦房阻滞在体表心电图上无法区别。

窦房阻滞

不同于窦性停搏，窦房阻滞是指窦房结冲动的短暂阻滞，即窦房结产生的冲动，部分或全部不能到达心房，引起心房和心室停搏。窦房阻滞按其阻滞程度可分一度、二度和三度。一度和三度窦房阻滞在心电图上无法表现，只有二度窦房阻滞才能在心电图上表现出来。心电图表现为 P 波之间出现长间歇，是基本 PP 间期的倍数（图 13-8）。窦性停搏则没有这样的倍数关系，可据此进行鉴别诊断。有些病例可见文氏现象，与二度房室阻滞中的文氏现象

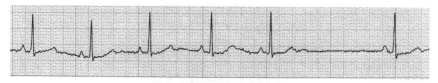

图 13-8　二度窦房阻滞的心电图
长 PP 间期为短 PP 间期的 2 倍

相似，表现为 PP 间期而不是 RR 间期进行性缩短，直至出现长间歇（图 13-9）。窦房阻滞后可出现结性或室性逸搏。

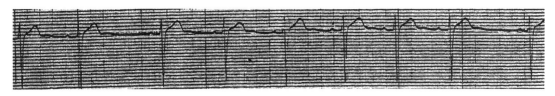

图 13-9　二度窦房阻滞文氏现象

　　窦房阻滞是一种少见的心脏传导障碍，多为间歇性，常见于迷走神经亢进或颈动脉窦过敏者，持续窦房阻滞多见于器质性心脏病患者，此外高血钾及应用洋地黄、奎尼丁、β 受体阻滞剂也可引起窦房阻滞。

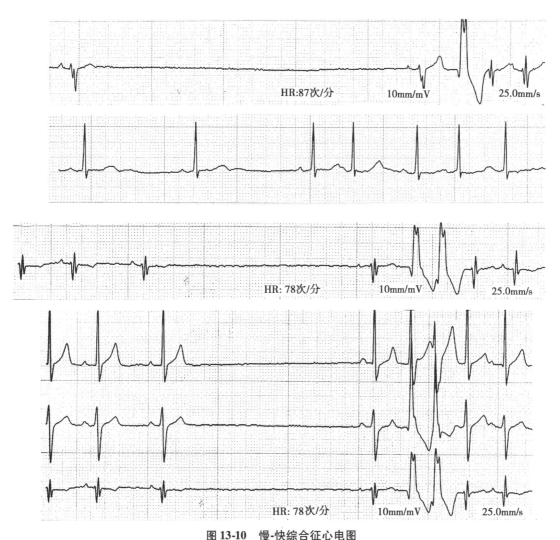

图 13-10　慢-快综合征心电图
动态心电图记录过程出现窦性停搏，随后出现快速房性心律失常，
第 5、6 个 QRS 波伴有功能性束支阻滞

慢-快综合征

临床上可见许多患者在缓慢心律失常基础上可出现多种快速心律失常（如阵发性室上性心动过速、房性心动过速、心房扑动、心房颤动），心电图表现为心动过缓与心动过速交替出现（图 13-10），常称之为慢-快综合征。慢-快综合征患者中晕厥发生率较高，尤其由快速心律失常自发终止后的长时间窦性停搏诱发。快速心律失常发生的电生理基础是由于窦房结器质性病变使其功能受损，窦性心律减慢或停止，而窦房结以下部位易损性的敏感度高；同时，窦房结外的心房组织甚至心室等组织由于疾病引起心肌膜电位降低，除极化的速度或幅度降低，冲动的传导减慢引起单向阻滞。局部电流改变还可以引起相邻部位电活动的不一致，从而形成结构或功能上的折返环路。在缓慢心律时，这些异常的心肌兴奋性得以表现。

对于有症状的病窦综合征患者，起搏治疗占有重要地位，目前在植入起搏器的患者中，因病窦综合征植入者占一半以上。Sutton 的统计数字还显示：17% 的患者在诊断为病窦综合征时有不同程度的房室传导功能障碍，以后新发生房室传导异常的概率为每年 2.7%。

参 考 文 献

1. 陈新，孙瑞龙，王方正. 临床心电生理学和心脏起搏. 北京：人民卫生出版社，1997，252-286.
2. 郭继鸿. 心电图学. 北京：人民卫生出版社，2002，353-375.
3. ACC/AHA/NASPE 2002 Guideline Update for Implantation of Cardiac Pacemakers and AntiaR-Rhythmia Devices：Summary Article. Circulation，2002，106：2145-2161.
4. Task Force on Syncope，European Society of Cardiology. Guidelines on management（diagnosis and treatment）of syncope. European Heart Journal，2001，1256-1306.
5. Kusumoto FM，Goldschlager N. Cardiac pacing. N Engl J Med，1996，334：89-97.
6. Reiffel JA，Kuehnert MJ. Electrophysiological testing of sinus node function：diagnostic and P-Rognostic aP-Plication-including updated information from sinus node electrograms. Pacing Clin Electrophysiol，1994，17：349-365.
7. Dreifus LS，Michelson EL，Kaplinsky E. BradyaR-Rhythmias：clinical significance and management. J Am Coll Cardiol，1983，1：327-338.

第14章

房室交界区性心律

◎ 王祖禄　陈新

概　　述

自从 1896 年 Tawara 发现心房与希氏束之间有一独特的传导系统——房室结以来，人们一直认为它是继窦房结之后心脏最重要的次级起搏点。以往从房室结发生的逸搏及各种心律称为"房室结性逸搏及心律"，我国以往简称为"结性逸搏"及"结性心律"。随着研究的深入和进展，发现产生"结性逸搏"及"结性心律"的兴奋灶或起搏点并非局限于"房室结"，而且严格地说，真正的房室结区（N 区）并未证实具有自律性，故产生"结性逸搏"及"结性心律"的起搏点应包含有其他房室结周围组织，故应用房室"交界区"的概念来代替传统"房室结"的概念，与其相对应，近年来已应用"房室交界区心律"来替代传统名称。

目前认为，房室交界区指心房和心室之间的特殊（或者称房室）传导系统，包括心房进入房室结的纤维，房室结本身以及希氏束的主要部分。而希氏束分叉以下的束支、分支和浦肯野纤维则属于室内传导系统。尽管目前仍认为可以将房室结分为上、中、下三个电生理功能不同的部分，即房-结区（A-N 区）、结区（N 区）及结-希氏束区（N-H 区），但房-结区（A-N 区）的研究已有较大进展，Becker 和 Anderson 将心房肌与真房室结之间的移行细胞区分成三个小区，即表浅区、后区和深区，表浅区汇入房室结的前上部分，后区汇入房室结的后下部分，深区将左心房和房室结的深部连接在一起。Enoue 和 Becker 在人类房室结的解剖重建研究中发现，房室结存在着两条后延伸，右侧后延伸（right posterior extension）和左侧后延伸（left posterior extension）（图 14-1），分别相当于 Becker 和 Anderson 早期研究中移行细胞区的后区和深区。研究发现表浅区有较短的传导时间和较小的递减特性，为房室结快径的传入和传出径路；而后区（房室结右侧后延伸）和深区（房室结左侧后延伸），尤其是后区，有更明显的递减特征和更长的传导时间，为房室结慢径的解剖学基础。故目前房室交界区的范围至少包括心房进入房室结移行细胞区的纤维、移行细胞区（表浅区、深区和后区；或房室结快径、右侧后延伸和左侧后延伸）、真房室结本身以及希氏束的主要部分（图 14-1）。

了解以上房室交界区解剖和电生理特性将有助于理解房室交界区性心律或心动过速

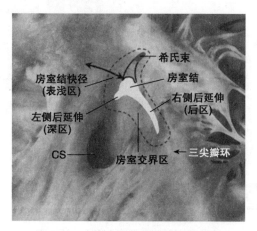

图 14-1　人类房室交界区的可能范围
（虚线内区域）
仿自 Inoue S 和 Becker AE. Circulation.

（房性交界区性心律或心动过速）时的逆向传导 P′波形态和 QRS 波与 P′波和窦性心律 P 波的时间关系：①房室结快径逆向传导：因房室结快径有较短的传导时间和较小的递减特性，故在体表心电图上可出现逆行 P′波与 QRS 波非常接近，P′波通常隐没在 QRS 波中，但也有在 QRS 波略前或略后，部分病例 V₁ 导联出现假性 r′波，或 Ⅱ、Ⅲ、aVF 导联出现假性 s 波；当然，在少数病例中由于交界性心律经房室结快径逆向传导或下传心室速度减慢，故 P′波可能位于 QRS 波之前或之后。由于房室结快径最早逆向传导心房激动部位位于前间隔希氏束近端，故其产生的逆向传导 P′波在肢体导联 Ⅱ、Ⅲ、aVF 上无明显倒置，多为轻微倒置或低平，且 P′波时限多较短（图 14-2、图 14-3）。②房室结慢径逆向传导：因房室结慢径有更明显的递减特征和更长的传导时间，故在体表心电图上逆行 P′波多与 QRS 波相距较远；由于其最早逆向传导心房激动部位位于右心房后间隔冠状静脉窦口附近，故其产生的逆向传导 P′波在肢体导联 Ⅱ、Ⅲ、aVF 上出现明显倒置（图 14-4）。③分别经房室结快径和慢径逆向传导：体表心电图上将分别表现为上述两种表现。④无交界区-心房传导：交界

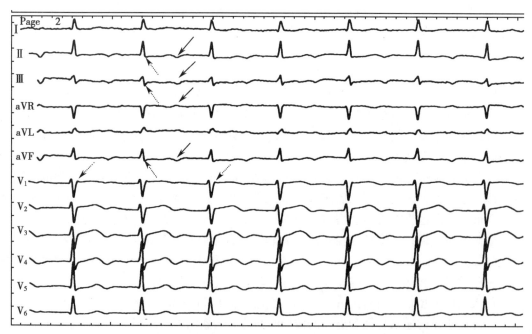

图 14-2　慢快型房室结折返性心动过速房室 2：1 传导时逆行 P′波形态
慢快型房室结折返性心动过速时心房经由房室结快径逆行上传心房，当房室呈 1：1 传导时逆行 P′波与 QRS 波融合，但 V₁ 导联可见假性 r′波，Ⅱ、Ⅲ、aVF 导联出现假性 s 波（见虚线箭头）；当房室呈 2：1 传导时可见逆行 P′波在 Ⅱ、Ⅲ、aVF 导联轻微倒置，aVR 导联直立（见实线箭头）。注：尽管房室折返性心动过速并不属于交界性心律，但其逆传心房的方式与交界性心律相同

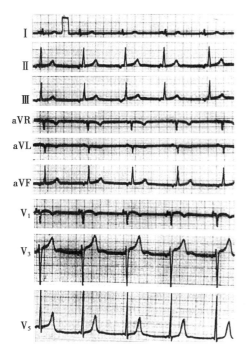

图 14-3　被动性交界性心律心电图一例

心率约 54 次/分，QRS 波前都有逆行 P 波，位于 QRS 波前，PR 间期为 0.08 ~ 0.12s，QRS-T 均属正常。Ⅱ、Ⅲ、aVF 导联 P 波轻微倒置，aVR 导联 P 波直立，符合交界性心律经房室结快径逆向传导心房

性心律均不能经快径或慢径逆向传导，心电图将表现为交界区心律产生的 QRS 波与窦性或房性心律分离（图 14-5），或产生部分夺获。

根据心电生理和心电图研究的进展，目前关于交界性心律的一些错误观点已基本得到澄清：①上、中、下房室结性心律：以往心电图学者们曾根据体表心电图上 P 波与 QRS 波的前后关系，分为上、中、下房室结性心律。如前所述，经电生理学研究，目前人们认识到 P 波与 QRS 波的前后关系，绝不仅仅取决于节奏点接近心房或是心室，还必须考虑到激动逆向心房及下行至心室的传导速度。因为，激动下传及逆行传导的速度往往是不同的，节奏点若位于房室结的上部，但是如果激动逆行上传的速度慢，下传的速度快，便将先传抵心室，产生 QRS 波，后传抵心房，产生 P 波。因此 P 波即使位于 R 波以后，并不说明激动是发源于房室结的下部。②"冠状窦性心律"：以往的心电图学工作者们曾把具有逆行性 P 波而 PR 间期超过了 0.12s 的心电图称为"冠状窦性心律"（图 14-6），但自体表心电图中，实际上难与交界区任何一点发出的激动或心律（下行传导迟缓者）相互鉴别。从近年来经导管射频消融治疗

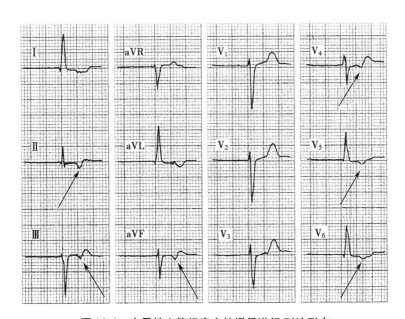

图 14-4　交界性心律经房室结慢径逆行 P′波形态

由于慢径递减传导特性，逆行 P 波多与 QRS 波相距较远，且其产生的逆行 P′波在肢体导联Ⅱ、Ⅲ、aVF 上出现明显倒置，aVR 导联直立

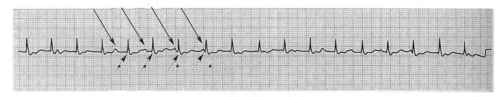

图14-5　交界性心动过速不能逆传心房

Ⅱ导联心电图，地高辛中毒。实线箭头示直立P波，虚线箭头示交界性心动过速，
交界性电活动与P波无关

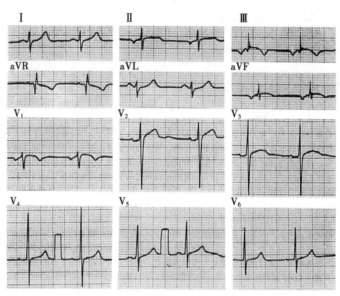

图14-6　"冠状窦性心律"心电图一例

Ⅱ、Ⅲ、aVF导联P波明显倒置，aVR导联P波直立，PR间期
为0.14s（大于0.12s），QRS时限及ST-T均属正常。这类心电图
过去称为"冠状窦性心律"，后来称为交界性心律，目前看来其
机制更可能为起源于冠状静脉窦附近的房性节律或房性心动过速

心律失常所取得的结果来看，所谓"冠状窦性心律"更可能为起源于冠状静脉窦附近的房性节律或房性心动过速，而非交界性心律或交界性心动过速。③"冠状窦结性心律"：关于"冠状窦结性心律"的定义为其P波是直立的，类似于窦性心律，但PR间期短于0.12s。以往认为是属于"房室结性心律"的一种，但目前认为是"Lown-Ganong-Levine综合征"，其特征为PR间期缩短（在0.12s以内）而QRS波形态正常。目前一般认为这是预激综合征的一个变异型或由于房室结传导功能增强所致，不属于"交界区心律"，故不在本章所讨论的范围以内。④房室结折返性心动过速（A-V nodal reentrant tachycardia，AVNRT）：传统上，此种类型心动过速被认为是在房室交界区内形成折返所致，故曾命名为"房室交界区折返性心动过速（A-V junctional reentrant tachycardia，AVJRT）"，近年来的研究结果（尤其是经导管射频消融治疗的结果）表明，此种类型心动过速的折返环并非局限于房室结或交界区内，至少交界区周围心房组织也参与心动过速的折返，故其内容也不在本章的讨论范围之内。⑤双重性交界性心律：以往对心电图上出现两个各自独立的节奏点共存，即逆行P′波（P波在Ⅱ、Ⅲ、aVF导联倒置，aVR导联中直立时）与QRS波无一定关系，各自以不同频率出现的情况定义为双重性交界性心律。认为其机制为交界区内并存着两个节奏点，一个节

奏点逆行上传而控制着心房；而另一个节奏点控制着心室，从而形成房室脱节。但从近年电生理和经导管射频消融治疗房性心律失常的研究结果来分析，所谓双重性交界性心律更可能为心房下部的房性心动过速（表现为逆行 P′波）伴不同程度房室阻滞合并交界性心动过速。此种情况多发生在以前"洋地黄化量"的时代，近年来由于心力衰竭治疗策略的改变，洋地黄用量已大大减少，所谓"双重性交界区心律"已非常罕见。⑥逆行 P′波：由于历史原因，曾经认为如果 P 波在 Ⅱ、Ⅲ、aVF 导联倒置，在 aVR 导联中直立，就定义为"逆行 P′波"，认为其起源于房室交界区，为"交界性心律"，上述所谓"双重性交界性心律"也与"逆行 P′波"的定义有关。但从近年电生理和经射频导管消融治疗房性心律失常的研究结果来分析，与室-房或交界区-心房逆向传导无关的"逆行 P′波"更可能为心房下部的房性节律或房性心动过速，而不应属于交界性心律或交界性心动过速。

在进行了以上的探讨以后，可以很明显地看出，凡是自房室交界区内发生的被动性（逸搏性）或主动性搏动或心律，在体表心电图上都具有一个共同的特征，即：如果可以看到 P′波，该 P′波为逆行性的。关于 P′波与 R 波间的时间关系，却可能因受逆行或下行传导延迟的影响，差别很大，有些是逆行性 P′波在 QRS 波前面，有些则是 P′波与 QRS 波相重叠，有些逆行 P 波却出现于 QRS 波之后；至于 PR 间期在 0.12s 以上，则难以与房性期前收缩、房性节律或房性心动过速相鉴别。既然有以上种种情况，而在体表心电图上仅能根据具有逆行 P 波或无 P 波这一点判断激动发源于房室交界区内，而无法更确切地测定其发源点，故不宜再采用"房室结性心律"或"冠状窦性心律"等名称，而应统称为房室交界性心律。

交界性心律和其他异位心律同样可以分为被动性及主动性两种。被动性交界性心律或被动性交界性搏动属于生理现象。它们的发生是由于窦性激动持久地不能传入交界区，因此交界区内某一个部位便"被迫"发出激动。这种被动性搏动或心律大多发生于窦性停搏、窦性心动过缓时有过长的窦性停顿、不完全性房室阻滞、期前搏动后过长的补偿性间歇（图 14-7）、快速心律失常终止等情况下。这时房室交界区内某一个节奏点便发生一个交界性搏动，或在相似情况下连续发出一系列（3 次以上）交界性搏动，成为被动性交界性心律（图 14-3）。这明显是为了避免心室停搏过久而发生的，因而显然是一种生理性的、保护性搏动或心律。

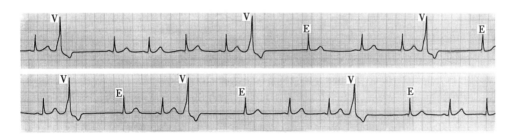

图 14-7　交界性逸搏心电图一例
此为一例期前收缩后引起的交界性逸搏，图中凡注有 V 字形的 QRS 波都是室性期前收缩（室性早搏），注有 E 字形的便是交界性逸搏，其特征是 QRS 波延迟发生，形态与窦性者相同，QRS 波前后的 P 波是被干扰的窦性 P 波

自动性交界性心律的发生机制是由于某种原因房室交界区内某个节奏点的自律性增高，超过了窦房结的自律性。它下传入心室引起心室搏动，也可能逆传入心房，引起逆行性 P 波。若这种情况仅偶然出现，而基本上仍是窦性心律，便称为交界性期前收缩（或称为交界性过早搏动）。但是交界区的节奏点若持续地比窦房结快，便在较长时间内取代窦房

结而呈自动性交界性心律。交界区发出的激动通常较慢（40～50次/分），而在自动性交界性心律中与正常情况不同，反而超过了窦房结的搏动率，所以又称为交界性心动过速。它往往是由于交界区内存在着病理情况，方才出现这种自动性交界性心律或交界性心动过速。

分析心电图时应了解被动性交界性心律是更常见的一种现象。自动性交界性心律则往往在病理情况下出现，但应注意的是上面所提的"病理情况"，与临床上所提的"病理改变"有区别。换句话说，即使出现了自动性交界性心律，并不能据此判断患者有或没有器质性心脏病。这一点对心脏病学工作者及心电图工作者都是不容混淆的概念。

被动性交界性心律

房室交界性逸搏 （A-V Junctional escape beat）

房室交界性逸搏并非病理现象。当窦房结发出的冲动过于缓慢时，或是窦性冲动由于种种原因，过迟的下传至交界区时，交界区便发出逸搏。图14-7是在室性期前收缩后的补偿间歇时发生的房室交界性逸搏。图14-8的房室交界性逸搏是由于窦性心动过缓及不齐引起的。它们的共同点都是由于窦性冲动后的间歇过长而引起的。此外在二度及三度房室阻滞中，往往可以发生房室交界性逸搏。一般说来，房室交界性逸搏在心电图中是不难辨识的。典型的房室交界性逸搏的诊断要点是：①过迟发生，出现在较长的间歇之后。②QRS形态与窦房结性心室波相同或仅有较小的差别。③一个QRS波前面，即使有窦性P波，但PR间期必须短于0.10s（说明此QRS波并非由该P波下传所产生），或则没有P波，或在QRS波附近有个逆行P波。因为房室交界性逸搏可以逆行上传激动心房，这种P波通常在Ⅱ、Ⅲ、aVF导联倒置，aVR导联中直立，与窦房结性P波不难区别（图14-3、图14-4）。

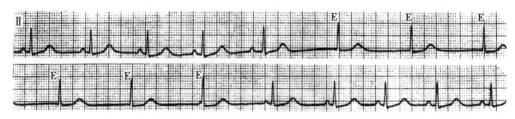

图14-8　被动性交界性心律心电图一例
男，16岁，发热，体温39℃。图中凡注有E字的QRS波为交界性逸搏及心律。
本图为窦性心动过缓及窦性停搏所引起的交界性逸搏及心律

在房室交界性逸搏前面不到0.10s的一段时间内如有一个窦性P波，这时该P波与房室交界性逸搏间的PR间期并不代表激动自心房传抵心室的时间，而仅代表当时心脏中有两个独立而并行的节奏点。窦房结控制着心房（P波），交界区的节奏点控制着心室（交界性逸搏的QRS波）。窦房结的激动传至交界区时，由于交界区刚刚在它本身发出的激动之后，正处于有效不应期，因而窦房结的激动便不能通过交界区下达心室。实际上，这两个来自不同节奏点的激动在交界区中互相抵消了，在心电图学中称这种现象为"干扰"。这种情况可以连续地发生在若干次搏动中，这便称为"干扰性房室分离"（图14-9）。这种现象之所以能发生，也由于在一般情况下交界区组织中可以有单向传导的性能，交界区节奏点发出逸搏时的激动往往只能下传至心室，而不能上传至心房，因而心房便连续地由窦房结所控制，在心电图上如出现了干扰与干扰性房室分离的现象，初学者往往感到诊断上的困难。我们必须将干扰性房室分离与房室阻滞辨别清楚，因为房室阻滞是有病理意义的，而干扰性房室分离则是生理现象。

房室交界性心律（A-V junctional rhythm）

房室交界性心律是被动性心律。在心电图中连续地出现了若干个交界性逸搏，这便是被动性交界性心律，或称为交界性逸搏性心律（图 14-3、图 14-8、图 14-9）。它的特点是节率相当匀齐，比窦房结的频率缓慢，一般在 40～50 次/分之间（图 14-10）。根据这个特点才能将被动性交界性心律与下面将要讨论的主动性交界性心律相互鉴别。

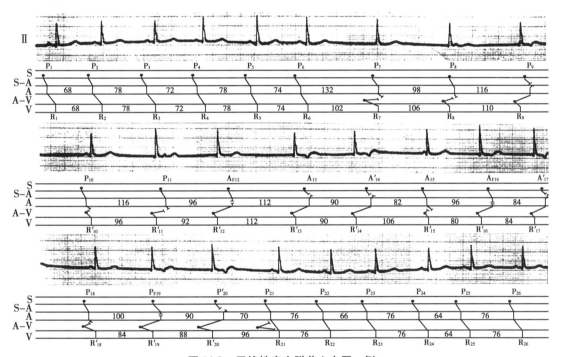

图 14-9 干扰性房室脱节心电图一例

（1）本例第 1 行心电图的前 6 个 QRS 波起源于窦房结激动。第 7 个 QRS 波发生在一个较长的间歇以后，它前面没有窦性 P 波。显然是个交界性逸搏。自第 1 行直至第 3 行的前 4 个 P-QRS-T 波之间连续有 14 个被动性房室交界性搏动，形成了交界性心律及干扰性房室脱节。（2）一般当发生交界性心律时，频率是很恒定的。但在一系列 14 个 QRS 波，RR 之间的距离却在 0.80～1.20s 之间变动着，很不匀齐，这很可能是由于交界性节奏点虽然频率稳定，但窦房结传下的激动可能引起不同程度的隐匿性传导而发生了干扰所致。（3）在交界性逸搏中有时出现典型的逆行 P 波（P′波），但心房有时却为窦房结夺获而出现直立的 P 波（如 P₈、P₁₀、P₁₁、P₁₅、P₁₈），另外 3 个 P 波（F₁₂、F₁₆、F₁₉）却是平坦的，说明是窦房结与交界性激动各自激动心房，是较典型的房性融合波。（4）在交界性心律控制着心室时，窦房结的具体活动状态在某些交界性搏动后自体表心电图中难以确切了解，例如在有明显的逆行性 P′波时，心房激动就有可能对窦房结的激动产生影响。（5）第 3 行第 4 个 P-QRS-T 波及其以后的 5 个心房及心室搏动，都是由窦房结重新夺获而控制了心房及心室的激动，转为窦性心律。本图加用的 P′代表逆行的心房激动，F 代表房性融合激动

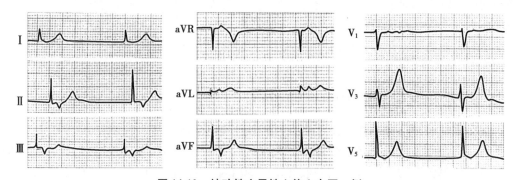

图 14-10　被动性交界性心律心电图一例
心率约 44 次/分，QRS 波后在 ST 段上都有一逆行 P 波。P′波在 II、III、aVF、V₃、
V₅ 导联倒置，aVR 导联中直立。RP′间期为 0.12s

主动性房室交界性心律

前面所提到的交界性逸搏或被动性交界性心律，都是由于交界区对于延缓发来的窦性冲动，如由于窦性心动过缓、窦房阻滞、期前收缩后的过长的代偿性间歇、心房颤动转复后一个较长间歇中窦房结未发出激动、不完全性房室阻滞等，因而交界区在一段较长时间未受激动，作为次级起搏点，便由该处发出一个激动，以保证心室不致过迟地激动收缩，这完全是一生理现象。一般说来，自体表心电图上辨识出被动性交界性搏动及心律也是较容易的。主动性交界性心律或交界区心动过速则不同，它与被动性交界性心律有以下两方面区别：①种类较多，因而在体表心电图上做出诊断常较困难。②它又常与一些电生理现象（如隐匿性传导、折返现象、传出性阻滞）合并存在，使心电图表现得复杂多变，增加了诊断上的难度。

主动性交界性心律或心动过速临床上并不少见，多发生于急性心肌梗死、心肌缺血后再灌注、药物影响（例如洋地黄制剂过量）、代谢性改变、电解质紊乱、心肌炎（特别是急性风湿性心肌炎）、缺氧、心脏手术等。但有关这类心律失常的详细电生理检查却很少。在接受心电生理检查的患者中，多数可见房室交界性冲动逆传激动心房，部分可见完全性或不完全性房室分离。希氏束图中显示交界性心搏的室波前总是有希氏束电位，其形态以及 HV 间期与心室夺获射的完全一致，以上发现说明交界性心动过速时冲动的形成部位在希氏束部位以上。研究发现交界性心动过速的机制可能为自律性增加，但并不能排除晚期后除极引起的触发活动作为其机制的可能。

主动性交界性心律包括交界性心动过速及非阵发性交界性心动过速。房室结折返性心动过速由于其机制已明确为折返，且其折返环并未局限于房室结或交界区内，故不在本章讨论。

交界性心动过速（Junctional tachycardia）

交界区细胞具有自律功能，是窦房结以下的次级节奏点，通常它本身的节律只有 40～55 次/分。临床上交界性心律和交界性心动过速的区别在于频率，将慢于 70 次/分的称为交界性心律，快于或等于 70 次/分而未达到 130～140 次/分的称为交界性心动过速。交界性心动过速时的心率多在 100 次/分左右。与下述的非阵发性交界性心动过速的不同之处在于这种心动过速时，不出现窦性心律，心房及心室都由交界区节奏点控制，因而常见有"逆行性"P 波，且多在 QRS 波前，说明逆行传导无阻碍，P′R 间期为 0.12s 或稍短于此（图 14-11）。多数心律匀齐，少数因节奏点在交界区内"游走"而略不匀齐，P′波形态稍有差异。由于这种心律虽不多见，但与下述的非阵发性交界性心动过速不同，因此列为单独一类。在它的发生机制尚未完全阐明以前，便名之为"交界性心动过速"。需要指出的是，由于历史原因部分心电图文献对"交界性心动过速"的理解有误，将 P′R 间期大于 0.12s 的非窦性 P 波（尤其 P′波在 Ⅱ、Ⅲ、aVF 导联倒置，aVR 导联中直立时）的心动过速多归于交界性心动过速。近年来随着电生理研究尤其是经射频导管消融治疗房性心律失常技术（房性心动过速、心房扑动和心房颤动）的进展，我们已认识到，此种节律多为房性节律或房性心动过速，而不是交界性心动过速。电生理研究中，窦性心律时 PR 间期正常的患者，罕见交界区心动过速时会出现延长的下行传导时间而导致 P′波提前，QRS 大于 0.12s。

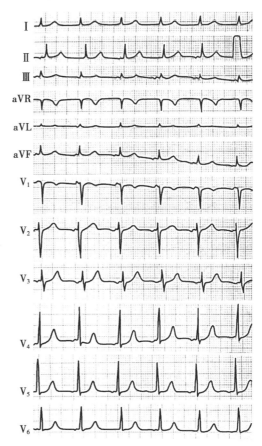

图 14-11 交界性心动过速心电图一例

本例心室率约 86 次/分。P′波在 Ⅱ、Ⅲ、aVF、$V_3 \sim V_6$ 导联倒置，aVR 导联中直立。P′R 间期 <0.12s（约为 0.10s），说明系交界性心动过速

非阵发性交界性心动过速（nonparoxysmal junctional tachycardia，NPJT）

非阵发性交界性心动过速（nonparoxysmal junctional tachycardia，NPJT）又称加速性交界性心动过速（accelerated junctional tachycardia，AJT）。这一组主动性交界性心律失常是由于交界区内传导功能或激动形成异常而引起的一种短阵发作的心律失常（图 14-12、图 14-13）。洋地黄制剂用量过大、风湿热、急性心肌梗死、心脏外科手术后是这种心律最为常见的病因，但其他疾病，以致无明显疾病也偶尔发生这种心律失常。它的特征是心率一般在 70～130 次/分之间，心律匀齐，往往与窦性心律交替出现（与交界性心动过速不同，图 14-11～图 14-14），由于以上原因临床上的听诊往往不易识别，而几乎全凭心电图检查才能发现。

非阵发性交界性心动过速的心电图特征：①心率多数在 70～130 次/分之间，大多数在 70～100 次/分，其节律与窦房结节律无关。②发作是由于交界区异位节奏点自律性增加所致，交界区的激动控制心室（因而心室的 QRS 波基本与窦性心律时相同），心房却根据该节奏点能否逆传入心房而决定为窦性 P 波（图 14-14）或逆行性 P 波（图 14-12、图 14-13）。③当窦性心律与非阵发性交界性心律接近时，心室的激动便时而受窦房结控制，时而又受交

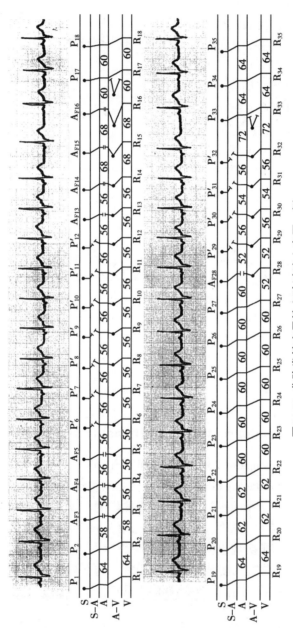

图14-12 非阵发性交界性心动过速心电图一例

由于交界区发出激动的频率多在70~130次/分，接近窦房结的频率，因此心电图常表现为交界心律（R₁、R₁₇~R₂₇及R₃₃~R₃₅）与窦性心律（R'₃~R'₁₆及R'₂₈~R'₃₂）彼此交替出现，这种交替是逐渐的，因两者互相转换时有不同形式的房性融合波出现（图中注有 ┳ 字之P波），这些是非阵发性交界性心动过速的常见特点。本例的"非阵发性交界性心律"，频率高达111次/分（RR间期约为0.54s），是在一般非阵发性交界性心动过速的范围内

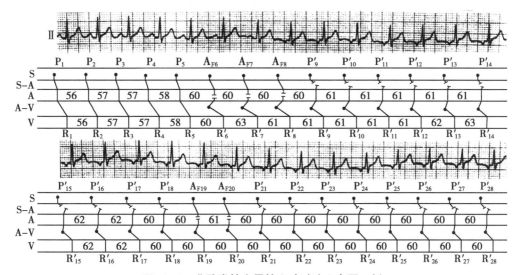

图 14-13 非阵发性交界性心动过速心电图一例

在 Ⅱ 导联中，第 1 至第 5 个 P-QRS-T 波为正常窦性激动，第 9 个以后的 P-QRS-T 波群，其前都有逆行 P′波，表示交界性激动不但控制了心室，同时也逆向传导控制了心房，因而 P 波是倒置的。"非阵发性交界性心动过速"时，其频率 97～100 次/分（RR 间距 = 0.60～0.62s）。第 6、7、8、19、20 个 P 波为房性融合波（图中注有 AF 字之 P 波）

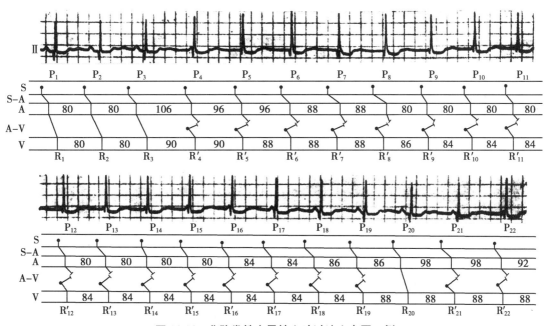

图 14-14 非阵发性交界性心动过速心电图一例

本图上下两条是连续描记的。图中第 1 至第 3 个 P-QRS-T 波群为窦房结激动下传的，以后由交界区中发出激动较快的一个节奏点开始控制了心室，直至第 20 个 P-QRS-T 波群时才又由窦房结控制心房及心室一次，在自第 4 至 19 个 P-QRS-T 波群这一段"非阵发性交界性心动过速"中，可以明显看出心房仍由窦房结控制。窦房结控制心室仅一次（R₂₀）后，又发生了一段"非阵发性交界性心动过速"。自这帧心电图中可看出，在非阵发性交界性心动过速中，心室率（代表着交界性节奏点的频率）平均为 70 次/分（RR 间距为 0.86s），比一般交界区的心率快了近一倍，因而名为非阵发性交界性心动过速

界性心律控制。这样一种逐渐出现交界区节奏点控制心室的心律，又逐渐转为由窦房结控制心室的心律的现象，是"非阵发性交界性心动过速"很重要的一个特征。④在心电图上可以见到各种形式的房性融合波，QRS 波为一规律的节奏。图 14-11、图 14-12 显示在少数情况下交界性激动可以逆传至心房，因而 Ⅱ、Ⅲ、aVF 导联的 P 波是倒置的。但在多数的病例中，心房是由窦房结（或异位房性节律）控制（图 14-14）。因此当同时出现房性心动过速、心房扑动或心房颤动时 QRS 波仍按交界区节奏点的频率搏动，并与 P 波、FL 波或 F 波在时间上没有关系。

交界性异位性心动过速（junctional ectopic tachycardia，JET）

交界性异位性心动过速（JET）与非阵发性交界性心动过速（NPJT）的机制相同，均为交界区自律性增加或触发活动所致，从广义的角度也属于非阵发性交界性心动过速。与通常较为常见的非阵发性交界性心动过速不同的是，JET 心率通常更快。

JET 首先在婴儿和儿童中发现，称先天性 JET。先天性 JET 是一种罕见的心动过速，其临床特征首先由 Coumel 等在 1976 年描述。随后的多项研究证实了此病在婴儿中的恶性病程。在多中心研究中，婴儿中 JET 的平均心室率为 230 次/分（140 ~ 370 次/分）。JET 也可以在较大的儿童中出现，可伴有或不伴有器质性心脏病。JET 具有家族倾向。在老年人中，JET 多为良性，通常不伴器质性心脏病，患者通常症状为心悸，或者在体检中偶然发现。如果心动过速为无休止性，患者可能出现心动过速性心肌病。

JET 体表心电图的最主要特点为窄 QRS 波心动过速伴房室分离（图 14-15）。心室率通常在 110 ~ 250 次/分，房室分离可见于所有患者，尽管在 80% 的患者中，可见短暂性室房传导。通常最早逆传心房的激动位于 QRS 波前或隐藏在 QRS 波中。JET 通常为窄 QRS 波心动过速，但可继发于心脏外科手术所致的束支阻滞或心率增快所致的功能性束支阻滞。

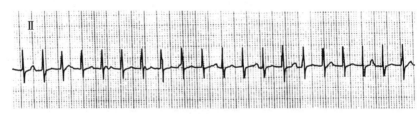

图 14-15　交界性异位性心动过速心电图一例
窄 QRS 波心动过速，心室率 188 次/分，伴室房分离

JET 的心室率通常极不规则，当体表心电图表现为心室率极不规则且 P 波看不清，JET 可能被误诊为房颤或多源性房速。识别间断性窦性夺获对明确诊断非常重要。当 JET 为宽 QRS 波心动过速且伴房室分离时，体表心电图可能类似室性心动过速。隐匿性交界区期前收缩可能表现为不同形式的房室阻滞。JET 可与其他原因引起的心动过速合并存在，如房性心动过速或房室结折返性心动过速，可使 JET 的诊断更加困难。

JET 也为先天性心脏病矫正术后即刻出现的较为常见的心律失常，约占先天性心脏病矫正手术后心律失常的 8%。心动过速一般发生在先天性心脏病术后 24 小时内，由于心室充盈障碍和房室收缩不同步，有报道其病死率较高。与其有关的心脏手术包括法洛四联症、大动脉转位矫正术（Mustard 手术）、室间隔缺损修补术、心内膜垫缺损手术、完全肺静脉异位引流畸形矫正术和右心房或上腔静脉与肺动脉吻合（Fontan 手术）等。与先天性 JET 相似，矫正术后 JET 的心室率常超过 140 次/分，其发生机制可能多与自律性增高有关。

在结束这一节讨论时我们认为"非阵发性心动过速"这个名词是很不理想的。因为"非阵发性"一词只是用于与习惯上称为阵发性心动过速鉴别，但另一方面这种交界性心律也具有时隐时现的阵发性质。因此，这个命名虽在心电图学界中，自 20 世纪 50 年代以来便已逐渐推广应用，但它并不是个妥帖恰当的名词。但迄今中外书籍上，尚未能给予这种心律以更恰当的命名。

反 复 搏 动

在被动性交界性心律中偶尔出现反复搏动（reciprocal beat），其心电图特征是一个 QRS 波以后出现一逆行 P 波，又继之以一个 QRS 波（图 14-16）。这些逆行 P 波正如图 14-16 下所附梯形图解所示，是由交界区逆行传入心房的。逆行传导往往延长（多经由房室结慢径逆传），故 RP′间期多在 0.14s 以上。

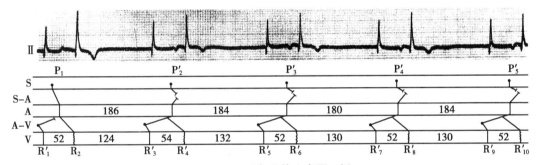

图 14-16　反复心律心电图一例

第 1、3、5、7、9 个 QRS 波系交界性逸搏。第 2 个 QRS 波前有个窦性 P 波，并夺获了心室。第 4、6、8、10 四个 QRS 波前均有一逆行 P 波，这个逆行 P 波前后的 RR 间距离为 0.52s。这是交界性逸搏的激动逆行传入心房，又再度下传心室，可能在交界区内折返（如图）。通过 RP′和 P′R 的时间来分析，可能经房室结慢径逆传激动心房，又经房室结快径进入交界区激动心室，成为反复心律。图中第 2、4、6、8、10 五个 QRS 波略增宽，T 波倒置，可能系室内差异性传导之故

反复搏动是"折返激动"（reentry）的一个类型。交界性心律中折返现象的形成是由于一个交界性激动顺利地下传心室而产生一个搏动（R′），同一个激动通过房室结慢径逆行上传进入心房，产生逆行 P′波，名为房性回搏（atrial echo）。此逆行 P′波又经由房室结快径下传，如心室已度过前一个交界性搏动后的有效不应期，便可以再次激动心室产生一个 QRS 波（图 14-16 及所附梯形图解）。实际上这仅是一个折返激动。如果这激动下传中不仅产生上述的折返激动，同时又能逆行上传入心房（如心房已度过不应期），便再次产生逆行 P′波，而在逆行上传的缓慢过程中，又可再次下传入心室，如此循环地折返，反复地激动心房及心室，产生一系列心房、心室的激动，便称为反复心律。

在心电图学中诊断反复搏动或反复心律，一般习惯认为必须合乎下列的要求，即：两个 QRS 波的时间必须不超过 0.40 ~ 0.50s，在这两个 QRS 波之间必须夹有一个逆行 P 波。图 14-16 的反复搏动中 RR′间期为 0.52 ~ 0.54s，固然稍超过 0.50s，但其他条件均符合折返搏动，因此也不能机械地只根据 0.50s 这一时限来否定其为反复搏动。

逸搏-夺获性搏动

在分析反复搏动时，必须将反复搏动与"伪反复搏动"区别开来。所谓伪反复搏动实际上应称为"逸搏-夺获性搏动"。这种搏动或心律并不罕见。它是由于在一个交界性搏动以后，恰好自窦房结下传的激动，传抵心房时，心房已度过不应期，发生一正常的窦性P波。当此窦性P波冲动到达交界区及心室时，它们也都脱离了有效不应期，因而又能产生一个QRS波。它与真正的反复搏动的不同之处在于夹在两个QRS波之间的P波，并非逆行性的，而且自整份心电图上一系列的PP间期的测量上，也可以确定这个P波是由窦房结传来的（图14-17、图14-18）。在真正的反复搏动中，两个QRS波中间的P′波是逆行性的，此外这个逆行性P′波与其前后的PP间期（即与其前的PP′间期及与其后的P′P间期）必然不同于窦性激动的PP间期。图14-19中既有反复搏动，也有逸搏-夺获性搏动。该图中直立的P波，都是窦性心动过缓的窦性P波，但第2及6个P波却是倒置的，这是反复搏动，由折返激动引起的。第3、4个P波便是这一节所讨论的逸搏-夺获性搏动的窦性P波。过去称之为"伪反复搏动"，只说明了继交界性搏动后的P-QRS并不是来自房室结内的折返激动，

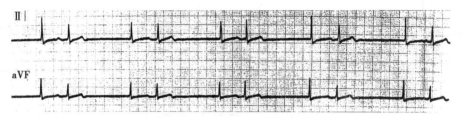

图14-17 逸搏-夺获性二联心律一例

上面导联Ⅱ中第1、3、5、7、9五个QRS波前无P波，为交界性逸搏。2、4、6、8、10五个QRS波前有一凸起，为窦性P波，其PR大于0.12s。当窦房结激动抵达时，恰好心室已脱离其不应期，所以能下传并夺获心室，但交界区还处于相对不应期，因而PR间期延长（干扰现象）。这与反复心律的最明显的差别是介于每一双QRS波间的P波是直立的（故为窦性的）

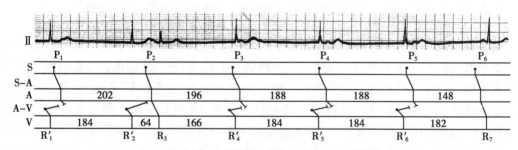

图14-18 被动性交界性心律合并少数窦性夺获

本图为Ⅱ导联心电图。由于有很显著的窦性心动过缓及窦性心律不齐，出现了一系列交界性搏动，形成被动性交界性心律。但由于交界性搏动并未逆行传入心房，所以没有逆行P波。既然未逆行上传入心房，则心房仍由缓慢而不匀齐的发出激动的窦房结控制着。若窦性P波发生在交界性激动后的绝对不应期以后，它便可以通过交界区夺获了心室（使心室发生激动）。本图中发生在交界性搏动后的第1、3、4、5个P波，都发生在交界区尚处于绝对不应期时，因而未发生心室夺获。但第2个P波达到交界区时，交界区已脱离了绝对不应期，便夺获了心室，暂时形成一次逸搏-夺获的情况

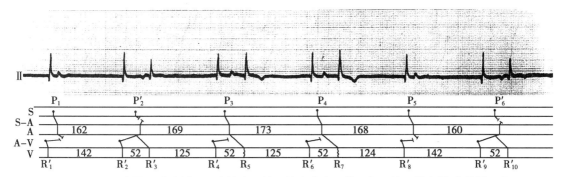

图 14-19　因窦性心动过缓而形成的交界性心律合并有：①反复心律；②逸搏-夺获性心律

图中 1、2、4、6、8、9 六个 QRS 波前都无 P 波，形成了交界性心律。但第 3、10（即最后一个）QRS 波前都有逆行性 P 波，其发生是由于前面一个 QRS 波逆行传入心房，激动了心房肌，因而有逆行 P 波。同时，激动在交界区内折返进入心室，形成反复搏动（属于折返激动的性质），但这时心室肌尚未完全脱离相对不应期，因而 QRS-T 波便与交界性激动有所差别。此外，本例的窦性心动过缓虽受抑制而未传入心房，但遇无逆行 P 波时便夺获了心房（$P_{3,4}$），并经过一个较长的 PR 间期夺获了心室形成"逸搏-夺获"的情况

却未能说明其发生机制。因此目前更确切的称之为"逸搏-夺获性搏动"，虽然命名较长，但更合理。

参 考 文 献

1. 黄宛. 房室交界区心律//黄宛. 临床心电图学. 第 5 版. 北京：人民卫生出版社，1998.

2. Tawara K. Die topogrephie and histogogie der bruckenfasern：ein beitrag zur lehre von der bedeutung der purkinjeschen faden. Zentralbl Physiol, 1896, 19：70-76.

3. Jackman WM, Beckman KJ, McClelland JH, et al. Treatment of supraventricular tachycardia due to atrioventricular nodal reentry by radiofrequency catheter ablation of slow-pathway conduction. N Engl J Med, 1992, 327：313-318.

4. Becker A, Anderson R. Morphology of the human atrioventricular junctional area//Wellens H, Lie K, Janse M, et al. The Conduction System of the Heart：Structure, Function and Clinical Implications. Philadelphia：Lea and Febiger, 1976, 263-286.

5. Inoue S, Becker AE. Posterior extensions of the human compact atrioventricular node：A neglected anatomic feature of potential clinical significance. Circulation, 1998, 97：188-193.

6. 王祖禄，Jackman WM，韩雅玲，等. 慢慢型房室结折返性心动过速的电生理机制和射频消融治疗. 中华心律失常学杂志，1405，9：17-24.

7. Haïssaguerre M, Gaita F, Fischer B, et al. Elimination of atrioventricular nodal reentrant tachycardia using discrete slow potentials to guide application of radiofrequency energy. Circulation, 1992, 85：2162-2175.

8. Jazayeri MR, Hempe SL, Sra JS, et al. Selective transcatheter ablation of the fast and slow pathways using radiofrequency energy in patients with atrioventricular nodal reentrant tachycardia. Circulation, 1992, 5：1318-1328.

9. Keim S, Werner P, Jazayeri M, et al. Localization of the fast and slow pathways in atrioventricular nodal reentrant tachycardia by intraoperative ice mappig. Circulation, 1992, 86：919-925.

10. Cox JL, Holman WL, Cain ME. Cryosurgical treatment of atrioventricular node reentrant tachycardia. Circulation, 1987, 76：1829-1836.

11. Antz M, Otomo K, Arruda M, et al. Electrical conduction between the right atrium and the left atrium via the musculature of the coronary sinus. Circulation. 1998, 17：1790-1795.

12. E Villain, VL Vetter, JM Garcia, et al. Evolving concepts in the management of congenital junctional ectopic

tachycardia. A multicenter study. Circulation, 1990, 81: 1544-1549.

13. MA Ruder, JC Davis, M Eldar, et al. Clinical and electrophysiologic characterization of automatic junctional tachycardia in adults. Circulation, 1986, 73: 930-937.

14. Cilliers AM, du Plessis JP, Clur SA, et al. Junctional ectopic tachycardia in six paediatric patients. Heart, 1997, 78: 413-415.

第 15 章

室上性心动过速

⊙ 王玉堂　苑洪涛

　　阵发性室上性心动过速（paroxysmal supraventricular tachycardia，PSVT）是泛指起源在心室以上或途径不局限于心室的一切快速心律。按此定义，应包括房室折返性心动过速、房室结折返性心动过速、窦房结折返性心动过速、加速性交界性心动过速以及起源于心房的房颤、房扑和房性心动过速等。如不伴有束支阻滞或旁路前传，均为窄 QRS 心动过速，本章主要讨论常见的几种室上性心动过速。

　　随着临床电生理检查的发展，对室上性心动过速的发生机制有了明确的认识。尤其是结合心电图表现，丰富和提高了临床诊断水平。针对不同机制，在药物和非药物治疗措施上有了很大的进展。目前认识到折返激动是阵发性室上性心动过速的主要机制，自律性增强占少数，理论上还可能是触发活动，但未获证实。折返机制的共同点是早搏刺激可以诱发也可以终止心动过速，心动过速都是突发突止，因而是阵发性质。折返途径可以是房室折返、房室结折返、窦房结折返，也可以是房内折返。

　　各类型的室上性心动过速发病率相差很大。按美国 Josephson 的资料，房室结折返性居多，占49％，房室折返性其次，占40％，房性心动过速和窦房结折返较少，共占11％。国内的电生理统计资料与国外不同的是多数医院观察到房室折返者多于房室结折返者，两者共计90％左右。其余房性心动过速、窦房结折返等不及10％。以上各类型发生比例仅是来院就诊的统计结果，并不代表人群中实际的发病情况，但仍能给出不同类型室上性心动过速间比例一个大致概念。

阵发性房室折返性心动过速

　　阵发性房室折返性心动过速（paroxysmal atrioventricular reentrant tachycardia，AVRT）是由旁路前传或逆传，心房、心室及正常房室传导系统均参与折返的一种室上性心动过速，约占室上性心动过速的50％。旁路（accessory pathway，AP）跨在二尖瓣或三尖瓣环的心内膜和心外膜间（只有二尖瓣环与主动脉根部相接处不存在旁路），近端搭在心房肌，远端附着在心室肌，形成房室间的短路。房室旁路可分为显性房室旁路、隐匿性房室旁路和慢传导房室旁路。显性房室旁路具有前传功能并可在心电图上表现出预激波。隐匿性房室旁路没有前传功能，只有逆传功能。慢传导房室旁路实际上是具有递减传导功能的隐匿性房室慢旁路。

旁路引起的阵发性房室折返性心动过速，按照折返方向的不同可分为顺向型（orthodromic）房室折返性心动过速和逆向型（antidromic）房室折返性心动过速两个类型。前者指激动由传导系统下传，旁路逆传，形成窄 QRS 心动过速；后者则正好相反，形成宽 QRS 心动过速。此外，激动还可以在多条旁路间折返。无论平时是显性预激还是隐性旁路，所合并的室上性心动过速都以房室顺向折返多见，约 20 倍于逆向折返者。有作者认为这是因为在旁路两端心室质量大，除极所产生的电势远比心房强大，激动在旁路由心室向心房逆传比较容易维持快速心律。本章主要讨论顺向型房室折返性心动过速。

一般来说，旁路传导速度较房室结为快，但不应期较长，因此需要 AV 传导延迟的时间足够长，以使房室间的旁路能够从不应期恢复从而逆传冲动。AV 间传导延迟最容易发生在房室结，但传导系统的任何部位，包括束支、心室肌等都可发生传导延迟。

房室折返性心动过速时，房室结传导速度慢，不应期短。旁路传导速度快，不应期长；冲动经房室结前传心室，再经旁路逆传心房，引起窄 QRS 波的顺向型房室折返性心动过速，其约占房室折返性心动过速的 90%。心动过速的发生往往是由一个期前收缩引起，房性期前收缩（房早）、室性期前收缩（室早）都可诱发心动过速。房早发生时，旁路仍处于前次激动后的有效不应期而发生前传单向阻滞，激动只能经房室结、希氏束下传心室，再经旁路逆传激动心房，形成房室之间的折返（图 15-1）。室早发生时，激动可经旁路逆传心房，再经房室结、希氏束下传心室，形成房室之间的折返。

综上可以看出，房室折返性心动过速的发生需具备折返的三个条件：有两条传导速度和不应期不同的通路；其中一条发生单向阻滞；另一条传导相对缓慢。激动经传导缓慢的通路（房室结）前传，经前传单向阻滞的通路（旁路）逆传，即发生折返性心动过速。心动过速

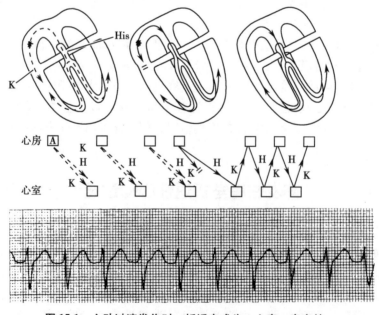

图 15-1　心动过速发作时，折返方式为：心房→房室结→
希氏束→心室→旁路→心房

时，心房、房室结、心室及旁路均是折返的必需成分，这一特点也是区别其他窄 QRS 波心动过速的要点。

心电图表现及特征

1. 窦性心律时，心电图既可有预激的表现，也可正常（隐匿性房室旁路）。

2. 心动过速呈突发突止，心电图表现（图 15-2）：①窄 QRS 波，频率 150～250 次/分；②RP′间期＞70ms，且 RP′＜P′R；③可见 QRS 波的电交替现象，心动过速频率越快，QRS 波电交替的发生率越高。

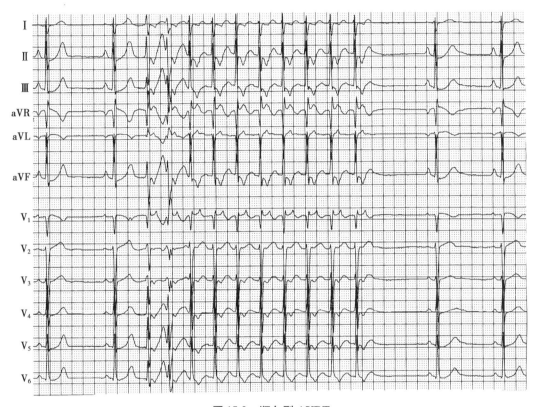

图 15-2　顺向型 AVRT

第二个心搏的 T 波上发生的房性期前收缩诱发了心动过速，P′波位于 R 波之后，RP′间期 0.13s，
心率 148 次/分，提示顺向型 AVRT，宽 QRS 波为时相形心室内差异传导

心动过速的 QRS 波形态虽然多为正常，但约在半数病例中出现束支阻滞形（BBB）波，以左束支阻滞形常见。尤其是用程序性期前收缩诱发心动过速，初始的几个搏动往往呈现 BBB 形（图 15-3）。这是因为期前收缩正遇束支处于相对不应期，激动在束支内传导延迟，造成室内差异性传导。继而激动在被阻滞的束支内不完全性隐匿逆传，造成"蝉联"现象（linking），致连续几个搏动呈 BBB 形。

除了心动过速开始时可出现 BBB 形的 QRS 波，在发作过程中出现的持续性 BBB 形 QRS 波具有重要临床意义。由于心室是组成折返环的必要成分，旁路同侧的束支阻滞将使心动过速的频率减慢。这是由于 VA 传导时间延长导致的折返环长度延长，在束支阻滞时心动过速周长延长≥35ms 是诊断束支阻滞同侧游离壁旁路的指标（图 15-3）。如果旁路对侧束支阻滞则心动过速频率不变。间隔 AVRT 在束支阻滞时心动过速周长不延长，或增加 < 25ms。另外由于右束支的有效不应期较长，易于在快速心率时发生 RBBB 形的室内差异性传导，因此 LBBB 形预测左侧旁路较 RBBB 形预测右侧旁路更为可靠。在游离壁旁路对侧出现束支阻滞或间隔旁路出现束支阻滞时，P 波可落在宽 QRS 波内，从体表心电图标准看，容易误诊为房室结折返。

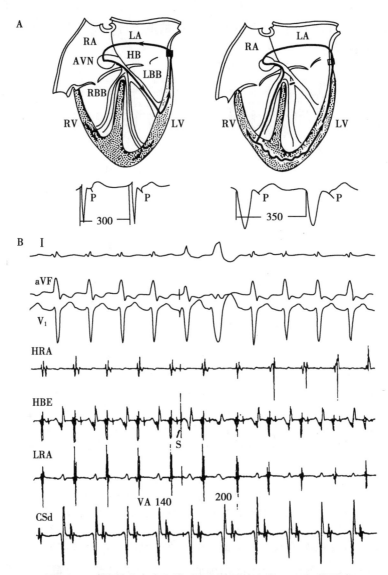

图 15-3　功能性左束支阻滞对同侧旁路参与的 AVRT 的影响

A. 左侧为左心旁路参与的顺向型房室折返性心动过速的折返环及周长示意图。右侧为发生功能性左束支阻滞时的折返环示意图此时周长与 VA 间期都延长；B. 心动过速时的电生理检查证明为左心旁路参与的房室折返性心动过速，心内标测示窦 A 波领先，VA 间期 140ms。中段心室期前刺激有一次心搏为功能性左束支阻滞，其 VA 间期延长为 200ms。RA, 右心房；LA, 左心房；AVN, 房室结；HB, 希氏束；RBB, 右束支；LBB, 左束支；RV, 右心室；LV, 左心室

旁路的定位

旁路定位决定于心内电生理检查结果。窦性心律时呈现显性预激，可在心室侧寻找最早的心室激动点。隐性房室旁路则只能在心动过速或心室起搏时，从心房逆传顺序找到最早激动的心房点。

多年来有数种预激心电图旁路定位的方案，北京协和医院和阜外心血管病医院总结了显性预激（1995 年），可以根据 δ 波的极向和 QRS 波主波方向定位。经统计学方法分析了 1945 年 Rosenbaum 提出的 A、B 两型，至今对定位仍有实用性。A 型预激在 V_1 导联以 R 波为主，全部提示左侧旁路，B 型预激在 V_1 导联以 S 波为主，绝大多数旁路位于右侧，但要注意有少数旁路可能位于间隔的左侧。肢体导联 δ 波的极向有助于分别前后位置，δ 波在 Ⅰ 和（或）aVL 导联极向为负向，提示左侧旁路较靠前，而较靠后的左侧旁路及右侧旁路，δ 波的极向是在水平线或朝上。Ⅱ、Ⅲ、aVF 导联 δ 波极向朝下，提示旁路位于后间隔或其两侧。由于定位仍有赖于心内电生理检查，体表心电图可作为定位的粗筛（表 15-1）。

表 15-1　肢体导联 δ 波的极向对旁路定位的参考

	左　侧			右　侧		
	前侧	侧	后侧及间隔	后侧及间隔	侧	前间
Ⅰ	−	±	±	+	+	+
aVL	−	±	+	+	+	+
Ⅱ	+		±（−）	±（−）	±	+
Ⅲ	+		−	−	±	+
aVF	+		−	−		+

隐性房室旁路伴有心动过速，首先从心电图上的频率，有无逆行 P′ 波，及 RP′ 时间超过 70ms，可以初步诊断为房室折返性心动过速。其可靠的定位仍需心内电生理检查。心动过速时心电图上 Ⅰ 导联的 P′ 波若为负向，提示左侧旁路，V_1 导联 P′ 波正向也提示左侧旁路，但在快速心律时 P′ 的形态往往不易辨识，同时也难以与快速的房性心动过速鉴别。

治疗

阵发性房室折返性心动过速是一种窄 QRS 波心动过速，其机制为折返，因此，凡是可以延缓或阻断折返通路上任何一个途径（比如房室结传导），多能终止心动过速发作。

迷走神经刺激法　通过压迫颈动脉窦、Valsava 等动作造成房室结阻滞可终止 AVRT。

药物治疗　药物对 AVRT 的作用是不可预测的，现有的许多药物对旁路及房室结有不同的作用，某些情况下，药物反而有助于心动过速的持续。主要影响房室结的药物包括：钙拮抗剂（维拉帕米）、β 受体阻滞剂、地高辛和腺苷，通过房室结阻滞可终止 AVRT，一次静脉注射维拉帕米 5～10mg 或腺苷 10～15mg 能迅速而有效的终止发作。终止心动过速前，通常先有房室结传导改变，引起周长长短规律的变化。I_A 类药物奎尼丁、普鲁卡因胺和 I_C 类药物如普罗帕酮、恩卡尼、氟卡尼主要是通过阻滞旁路而发挥作用的。胺碘酮对正常房室结、希氏-浦肯野系统和旁路的逆向传导都有抑制作用，通过对其中之一的作用可终止心动过速。

电生理及外科手术治疗 对于房室折返性心动过速，非药物疗法已是首选措施。尤其是经导管射频消融术（radiofrequency catheter ablation，RFCA）安全有效，一次成功率可达95%以上，并发症低于1%。少数射频消融术失败病例可能由于旁路走行特殊或靠近心外膜，需要外科手术治疗。

持续性交界区反复性心动过速

持续性交界区反复性心动过速（permanent junctional repciprocating tachycardia，PJRT）是一种少见的窄 QRS 波室上性心动过速，人群中发病率不详，Coumel 于 1967 年首先报告。近年来随着心内电生理检查技术的发展，已经证明 PJRT 实质上是具有递减传导功能隐匿性房室慢旁路参与的顺向型房室折返性心动过速（AVRT）。PJRT 多发生于儿童或青少年，其发作几乎是不间断的，由于心动过速长期反复发作，部分患者可出现心功能下降甚至"致心律失常型心肌病"。

Fishberger 等根据心动过速占 24 小时心搏数是否超过 90%，将其分为无休止型和阵发型两种。

PJRT 的逆传慢旁路可位于右心房室环任何部位及左心房室环的后部及侧部，以右后间

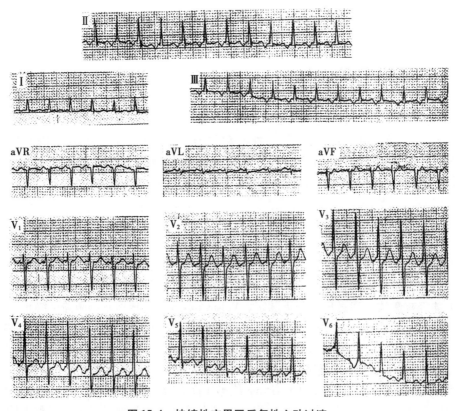

图 15-4 持续性交界区反复性心动过速
本例为一不间断发作的室上性心动过速。可见逆行 P 波位于 R 波之后，RP′≥P′R。心电生理检查证实为右后间隔具有递减传导性能的慢传导旁路，导管消融成功

隔为多发部位，可有多旁路并存，部分病例可记录到旁路电位。发生机制可为：①旁路的纤维比较纤细而且走行迂曲，是其传导速度慢、递减传导的原因；②慢旁路由类房室结样组织构成，因而其传导速度慢且有递减传导的特点。

心电图特点

窦性心律时 P 波形态、PR 间期及 QRS 波形均正常，无预激波；心动过速发作时无 PR 间期延长表现，心动过速有以下特点（图 15-4）：①心室率多介于 140 ~ 240 次/分之间；②心动过速时 P 波电轴 <0°或 >80°，心电图表现为 Ⅱ、Ⅲ、aVF 及 V_3 ~ V_6 导联 P 波负向，aVR 导联呈正向波；③窄 QRS 心动过速；④心动过速可由窦性心动过速、房性期前收缩、室性期前收缩和交界性期前收缩等诱发；⑤心动过速占 24 小时心搏数的绝大部分；⑥逆行 P 波位置：逆行 P 波常位于 QRS 波后较远，造成 RP′/P′R≥1。

治疗

PJRT 患者大多药物治疗无效，RFCA 因其高效、安全已作为治疗 PJRT 的首选方法。PJRT 可导致心律失常型心肌病，引起心功能损害，这种改变可随心动过速的纠正而得到显著改善而使心肌病逆转。因此心肌病不是 RFCA 的禁忌证，而应尽早对其进行治疗。

阵发性房室结折返性心动过速

房室结折返性心动过速（atrioventricular nodal reentrant tachycardia，AVNRT）占室上性心动过速的 40% 左右，因其特有的发生机制，使心电图的表现在一般情况下能与其他机制的室上性心动过速相区别。房室结在部分人群中存在传导速度和不应期截然不同的传导通路，表现为房室结出现纵向的功能性分离，即房室结双径路。由其引发的心动过速称为房室结折返性心动过速。该折返环部分包含在房室结内，此外还有其他传导组织参与形成折返环。多数情况下，快径路位于房室结内，而慢径路的心房插入点位于 Koch 三角内，这一区域位于下腔静脉口、冠状静脉窦口和三尖瓣环之间。

房室结折返性心动过速发生的三要素：①房室结内存在传导速度和不应期截然不同的两条径路，一条称为快径路，其传导速度快，不应期长；另一条称为慢径路，其传导速度慢，不应期短。因此，窦性心律时多数情况下心电图表现为 PR 间期正常；②适时的房性期前收缩使心房除极下传时，房室结快径路较早地进入有效不应期不能下传；激动只能沿慢径路下传，一方面经共同通道下传心室；同时又沿快径路逆传至慢径路并逆向激动心房；③此时，如果慢径路能够较快地脱离前次激动后的不应期，则可经快径路逆传激动心房，同时又能沿慢径路下传，再次激动心室，形成折返（图 15-5）。房室结折返性心动过速的折返环路大部分位于房室

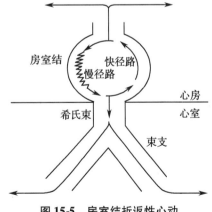

图 15-5　房室结折返性心动过速的示意图

本图显示折返发生在房室结（AVN）和（或）房室结区。结区可分为快径路（FP）和慢径路（SP）两条传导途径，折返多经慢径路下传，快径路逆传

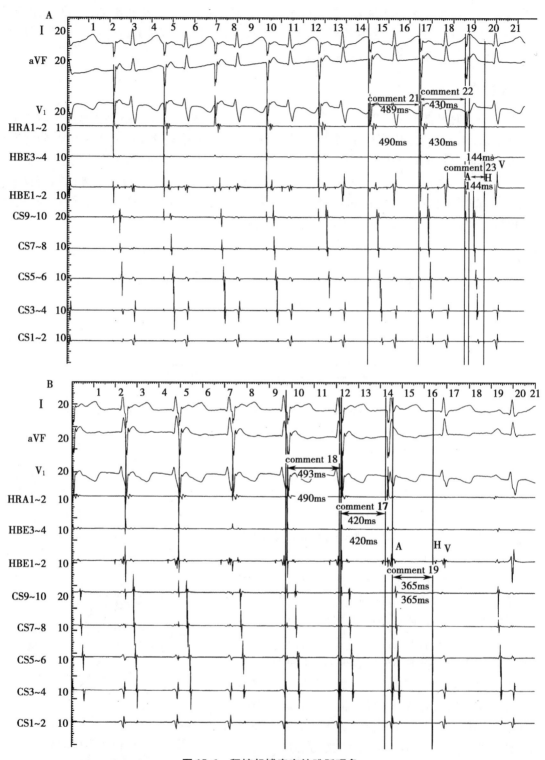

图 15-6　程控起搏房室结跳跃现象

S_1S_1 间期为 490ms，期前收缩联律间期（S_1S_2）以 10ms 递减，A. S_1S_2 间期为 430ms，A_2H_2 144ms，B. S_1S_2 间期为 420ms，A_2H_2 达 365ms，较前一 A_2H_2 延长约 220ms，出现"跳跃现象"，提示从慢径传导，后给予异丙肾上腺素后 S_2 诱发 AVNRT

结，部分位于房室结外的房室交界区。折返过程中，激动可以分别向心房和心室方向传导，向上逆行激动心房，向下前向激动心室。然而心房和心室都不是折返环路的必需成分。激动逆向传导和前向传导的速度可能相同，也可能不同。

电生理检查时程控刺激给予房性期前收缩，期前收缩联律间期（S_1S_2）以 10ms 递减，随联律间期缩短，期前收缩的房室结传导时间（A_2H_2）较基础传导时间（A_1H_1）逐渐延长。到一定联律间期，A_2H_2 突然延长，较前一次 A_2H_2 延长超过了 50ms 或更多（跳跃现象），心动过速可能被诱发（图 15-6）。心动过速同样具有被期前收缩诱发和终止的折返性质。

可以理解两条径路的电生理性能是心动过速发生的条件。由于房室交界区受自主神经影响，多种药物也可改变其传导和不应性能，临床上心动过速的发作时有时无。但是有心动过速病史者程控刺激多能诱发出 AVNRT。房性期前收缩较室性期前收缩更容易诱发和终止 AVNRT。在常规电生理检查时，有房室结"跳跃现象"但没有心动过速史者占 10% ~30%。至今，房室交界区的解剖及电生理特性以及 AVNRT 的机制仍存在未知及争议。

心电图表现及特征

房室结折返性心动过速根据前向传导径路可分成 3 种类型：慢快型、快慢型、慢慢型。其中慢快型的发生率约 90%，而其他两类仅占 10%。

1. 窦性心律时心电图表现　心电图正常，QRS 波时限 <0.10s。

2. 慢快型房室结折返性心动过速心电图表现

（1）RP′间期 <70ms。

（2）体表心电图只有 QRS 波而无逆传 P′波，提示折返激动的前传速度与逆传速度一致，引起心房和心室同时除极，发生率 48% ~66%。

（3）体表心电图出现假"s"波，提示激动前传慢于逆传的速度，心房落后于心室除极，逆传 P′波的后半部分露在 QRS 波之后，伪似"s"波，发生率 30% ~46%。

（4）V_1 导联出现 rSr′波，r′波为逆传 P′波在 V_1 导联的投影，其发生机制与假"s"波同理，但其发生率高（77.4%），特异性强（99.1%），对一些肢体导联无假"s"波的病例，结合 V_1 导联的 r′波，可提高对房室结折返性心动过速的诊断率（图 15-7）。

（5）体表心电图出现假"q"波：当折返激动逆向激动心房的速度快于前传激动心室的传导速度时，则心房略领先于心室除极，心电图出现逆传 P′波与前传 QRS 波重叠，逆传 P′波的前一部分露在 QRS 波之前，伪似"q"波，其发生率为 2.1% ~4%。

3. 快慢型房室结折返性心动过速心电图表现（图 15-8）

（1）RP′间期 >70ms，RP′ > P′R。

（2）体表心电图对此型房室结折返性心动过速不能确诊，必须辅以心内电生理检查。

心动过速发作时心率过快可能使束支处于相对不应期，多表现为 RBBB 形，但并不影响房室结折返性心动过速的周长。因房室结折返性心动过速时希氏束和心室不是折返环必需部分，因此心动过速有时可出现房室 2∶1 传导，致使心室率减慢，但心动过速并不终止，同样也可出现 2∶1 的逆向心房传导（图 15-9）。

一般情况下，两条径路很少能同时表现。但有时自主神经改变了径路的传导速度和不应期，在心电图上同时出现代表两条不同速度的下传。一次 P 波，下传两次 QRS 波，PR 一短一长。这个现象在心电图上无法判断，可能被误认为交界区期前收缩（图 15-10）。

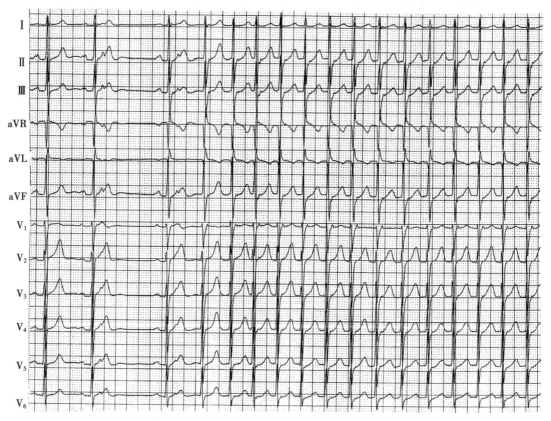

图 15-7　慢快型 AVNRT

男性，41 岁，反复发作阵发性心动过速 10 余年。动态心电图示第 1 与第 2 个心搏为窦性。第 2 个心搏的 ST 段上有一个未下传的房性期前收缩，第 3 个心搏的 ST 段上发生的房性期前收缩诱发了心动过速，诱发心搏的 P′R 间期延长，心动过速时 V₁ 导联出现了假性 "r" 波，心动过速的频率 142 次/分，为慢快型 AVNRT

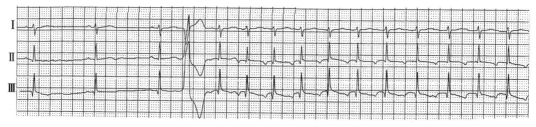

图 15-8　快慢型 AVNRT

女性，29 岁，阵发性心动过速史，心电图开始为窦性心动过缓，发生的室性期前收缩诱发了心动过速。室性期前收缩激动沿房室结慢径路逆传心房，RP′间期 0.45s，经房室结快径路折返回心室，P′R 间期 0.16s，激动沿房室结快径路前传，慢径路逆传，形成了快慢型 AVNRT

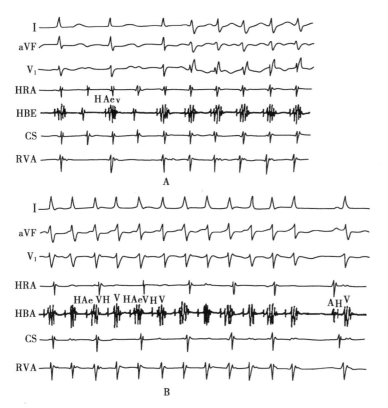

图 15-9
A. AVNRT 伴希氏束上段阻滞：前段为慢快型 AVNRT 伴 2∶1 希氏束以上阻滞，表现为第 2、4 个 A 波前后无 H 波及 V 波，这时仍维持着房室结折返性心动过速。其后恢复 1∶1 的 A、V 关系，是典型的房室结折返性心动过速。最后 5 个 QRS 波呈右束支阻滞，但不影响 AVN-RT 的周长。B. AVNRT 伴逆向心房阻滞：前部为典型的房室结折返性心动过速，V 波与 A 波呈 2∶1 关系，最后恢复窦性心律。H，希氏束；Ae，心房回波；V，心室波

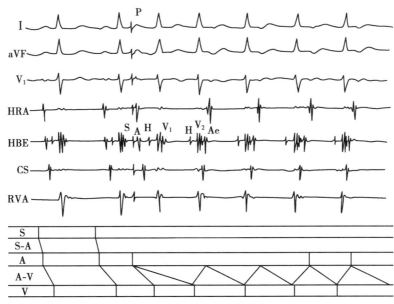

图 15-10　房室结双径路 1∶2 下传诱发 AVNRT
在两个窦性搏动后给予一个心房期前刺激，该激动先后从快径路和慢径路下传，形成两个心室反应。从慢径路下传的激动诱发了 AVNRT

房室结折返性心动过速与房室折返性心动过速的心电图鉴别

阜外心血管病医院对慢快型 AVNRT 与顺向型 AVRT 心电图进行统计分析发现以下 5 项 12 导联心电图指标对区分这两种心动过速机制具有显著意义：①假 r′波（V_1 导联）；②假 s 波（Ⅱ、Ⅲ、aVF 导联）；③逆传 P 波；④RP 间期；⑤出现 ST 段改变。V_1 导联逆传 P 波的极性对于区别 AVRT 的旁路位置有帮助。归纳心电图算法见图 15-11。

快慢型和慢慢型房室结折返性心动过速需与房室折返性心动过速、PJRT、房速等相鉴别。但体表心电图不能对其鉴别诊断提出可靠依据，需经心内电生理检查后才能做出鉴别诊断。

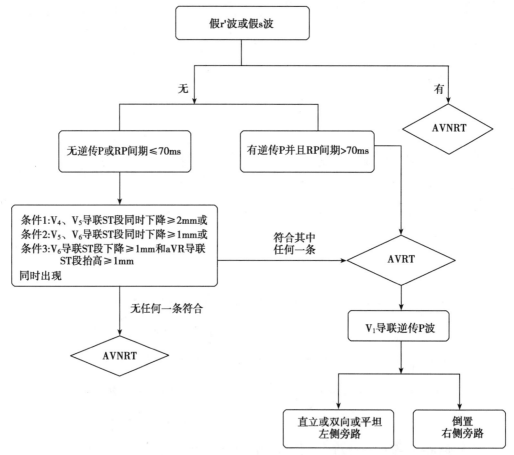

图 15-11　房室结折返性心动过速与房室折返性心动过速的心电图鉴别算法

治疗

房室结折返性心动过速与房室折返性心动过速相同，均可用迷走神经刺激疗法及药物终止。目前导管射频消融改良慢径已被证明是治疗 AVNRT 安全有效的方法，成功率可达 98% 以上，主要并发症为房室阻滞，发生率小于 1%。

窦房结折返性心动过速

窦房结折返性心动过速（sinoatrial node reentrant tachycardia，SANRT 或 SNRT）的临床发病率低，仅占室上性心动过速的 5% 左右，多发生于老年人和器质性心脏病患者。形成窦房结折返环原因尚不清楚，可能是基础心脏病变引起窦房结局部组织发生变形或坏死后形成缓慢传导区所致。1943 年 Barker 等曾提出窦房结折返可能是人类产生房性心动过速机制之一。接着在狗和兔实验中也能诱发出窦房结折返。近年来随着心脏电生理研究的不断深入，在人体中均清楚地显示折返部位可能在窦房结。但是，有人根据波长（传导速度和不应期乘积）的研究，对折返只限于窦房结内的论点提出了质疑。最有可能，窦房结和（或）周围组织提供了慢传导条件而形成折返，故有人称之"窦房折返性心动过速（SART）"。

窦房结内起搏细胞（P 细胞）为慢反应细胞，在正常情况下各群 P 细胞之间就存在着起搏频率和传导性能差异，传至窦房结的过早冲动可由于窦房结细胞群之间的不应期不同而构成折返运动。此外，在窦房结周围尚有一个生理上介于窦房结（慢反应）和心房肌（快反应）之间的区域，这一结周区也可成为折返的发生处。它在部分无器质性心脏病患者可能成为 SNRT 的发生机制。在病变条件下，窦房结及窦房交界区细胞的不应期长短差别增大，冲动在这些细胞中的传导速度也会显著减慢，在心动周期的早期，这些情况更加明显。SNRT 需要适时的期前收缩诱发，即 A_1A_2 在适当范围内才能引起 SNRT。能引起窦性折返的时相（A_1A_2 值）称为折返带，一些实验表明此带大致在 230～535ms 之间。

心电图表现

SNRT 的心电图（图 15-12）类似于窦性心动过速的心电图特点，但又有其特殊性，特征如下。

1. 适当的房性或室性期前冲动可以诱发或终止心动过速。
2. P 波形态、激动顺序与窦性节律时相同，频率在 120～200 次/分之间，心律可整齐，也可不整齐。
3. 出现房室结阻滞时不影响 SNRT 的存在。
4. SNRT 终止后的间歇等于或略长于窦性周期。
5. 兴奋迷走神经可终止心动过速。
6. PR 间期的长短与心动过速的心率有关。

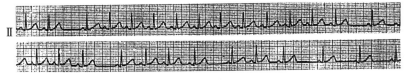

图 15-12　窦房结折返性心动过速心电图一例

本图为连续 Ⅱ 导联记录。P 波直立，PR 间期 0.14～0.16s。图的尾部有三个较慢的波群，为窦性搏动，频率 60 次/分左右。图中还出现一阵阵频率较快的波群，其形态和间期都与窦性搏动相同，只是频率较快，平均为 105 次/分，为窦房结折返性心动过速

治疗

首先去除诱因，针对基础心脏病进行治疗能减少心动过速的发生。由于病例不多见，对于 SNRT 的治疗仍无成熟经验，可以选择药物治疗或导管射频消融术，有时心动过速的频率不是很快，且为阵发性，对患者影响不严重，可不进行特殊处理。

1. 药物治疗　首选 β 受体阻滞剂或Ⅳ类药物如维拉帕米、地尔硫草，可选用莫雷西嗪和普罗帕酮，较少用Ⅲ类药物。

2. 目前主要应用导管射频消融治疗，但远期疗效有待进一步观察。

房性心动过速

房性心动过速（房速）是指起源于心房组织，与房室结传导无关的室上性心动过速。房速的发生率约占全部室上性心动过速的 7%～10%，随着射频消融术的开展，到 1998 年 Duke 大学医学中心的心律失常登记的资料显示房速的发生率在其登记的资料上已上升到 18%。房速在儿童中发生率较高，占儿童室上性心动过速的第二位。60 岁以上的患者中，房速的发病率超过室上性心动过速总数的 20%；而 40 岁以下非儿童患者的房速发生率约 10%，因此，房速似乎在儿童或老年人群中发病较高。典型房速的频率介于 150～250 次/分之间，常小于 250 次/分。

房速的分类

1. 按照电生理机制分为　自律性房速、折返性房速、触发活动性房速。
2. 根据发作持续的时间分为　短暂性或阵发性房速、无休止性或持续性房速。
3. 按照房速起源的部位分为　单源性房速、多源性房速、局灶性房速。

房速的心电图表现

1. P 波形态　房速时 P 波形态与异位起搏点的位置密切相关，根据 P 波形态可初步判断其起源部位。

（1）起源于窦房结附近的房速，P'波形态与窦性 P 波十分相似。

（2）起源于右心房上部的房速，Ⅱ、Ⅲ、aVF 导联的 P'波直立。

（3）起源于右心房下部的房速，Ⅱ、Ⅲ、aVF 导联的 P'波倒置（图 15-13）。如果Ⅰ、aVL 导联的 P'波倒置，高度提示房速激动起源于左心房，P'波额面电轴 91°～180°。

（4）多源性房速（紊乱性房速）时，同一导联的 P'波可有 3 种或更多种形态，且 P'P'、P'R 及 RR 间期均有变化。

2. 房速的节律

（1）自律性房速：①发作起始时，心动过速的频率可呈逐渐增快的"温醒"现象（warming up）；而心动过速终止前，心动过速的频率可呈逐渐减慢的"冷却（cooling down）现象；②刺激迷走神经和静脉注射腺苷不能终止心动过速；③心房刺激不能诱发、拖带和终止心动过速，但能出现超速抑制现象。

（2）折返性房速：①心动过速的发作呈突发突止；②刺激迷走神经和静脉注射腺苷可终止心动过速；③心房程序和短阵快速刺激可诱发和终止心动过速（图 15-14）。

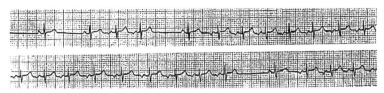

图 15-13　自律性房性心动过速心电图一例（连续 Ⅱ 导联记录）

本图第 1 和第 2 个心搏是窦性搏动。第三个是房性期前收缩（P′），随后
连续短阵发生中间夹以窦性搏动。房性心动过速频率 107 次/分，RP′ <
1/2RR。由于 P′波倒置，起搏点可能在心房下部

（3）触发活动性房速：依靠体表心电图该心动过速很难与折返性房速鉴别，结合心脏
电生理特点，触发活动性房速表现为：①心房 S_2 刺激的联律间期与心动过速的折返间期呈
正相关。即随着早搏刺激联律间期的缩短，被触发的激动也随之提前；②部分心动过速能经
刺激迷走神经的方法或静脉注射腺苷等药物终止。

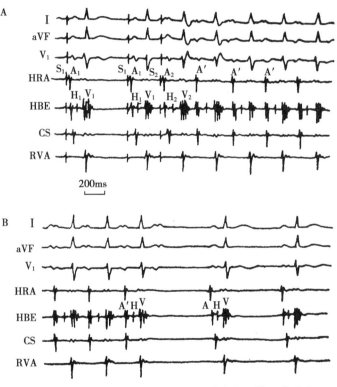

图 15-14　心房期前收缩刺激诱发心房内折返性心动过速

A. 心房刺激（S_1S_2）诱发了心房内折返性心动过速，心动过速
时心房标测示 HRA、HBE、CS 的激动几乎同时发生，不同于窦
性心搏的情况；B. 心动过速自动终止，恢复窦性心律

3. **房速的房室传导**　房速是起源于心房，与房室结传导无关的室上性心动过速。因此，
房速时 P′波能否经房室结 1∶1 下传心室或出现房室阻滞主要取决于房速的频率和房室结当
时的传导状态。房速 1∶1 下传心室时，容易与房室结依赖的室上性心动过速混淆。房速 1∶1
传导，而频率较慢时需与窦性心动过速鉴别。房速伴房室阻滞时，诊断相对容易。

房速的治疗

房速的有效治疗，有赖于对其起源点和产生机制的认识，期前刺激或增速起搏刺激不仅能诱发也能终止折返性房速，而对自律性房速则无效。对自律性房速，首先是针对原发有心肺疾病，纠正药物及异常代谢的影响，如低血钾、洋地黄过量、肺部感染、二氧化碳潴留等。各种类型的房速可根据其病情选用某些药物如腺苷、维拉帕米、洋地黄、胺碘酮、β受体阻滞剂等。慢性持续性或无休止性房速可采用根治性射频导管消融或药物控制其心室率以防治致心律失常型心肌病。多源性房速的重危患者更应重视对其基础病变进行处理。

参 考 文 献

1. 黄宛. 临床心电图学. 第 5 版. 北京：人民卫生出版社，2004，327-349.

2. 郭继鸿. 心电图学. 北京：人民卫生出版社，2002，455-486.

3. 董建增，马长生. 窄 QRS 心动过速的鉴别诊断//马长生. 介入心脏病学. 北京：人民卫生出版社，1998，657.

4. 陈刚，王方正，姚焰，等. 常规心电图对典型的房室结折返性心动过速和顺传型房室折返性心动过速的鉴别作用. 中华心律失常学杂志，2005，4：257-263.

5. 王智勇. 房室结折返性心动过速的心电图诊断. 临床心电学杂志，2004，3：165-166.

6. 鲜玉琼，许原，郭继鸿. 房室结折返性与隐匿性旁道参与的房室折返性心动过速的体表心电图诊断. 上海医学，2002，1：36-38.

7. 葛利军. 房室折返性心动过速的心电图诊断. 临床心电学杂志，2004，3：167-168.

8. 赵战勇. 房性心动过速的心电图诊断. 临床心电学杂志，2004，3：163-164.

9. 赵易. 房性心动过速. 心电学杂志，2006，3：179-183.

第 16 章

期 前 收 缩

◎ 杨虎

窦房结以外的异位起搏点提前发生的冲动，称为期前收缩或过早搏动。期前收缩可能由一个异位节奏点兴奋性增加，或折返激动，或触发活动所引起，也可能来自不同的节奏点。常规心电图记录时间有限，当一次心电图描记时未能发现期前收缩，不能排除在其他时间曾有期前收缩。动态心电图连续 24 小时心电图记录，证实几乎 90% 左右的正常各年龄组受检者均可见到偶发性期前收缩，且年长者较年轻人多见，有器质性心脏病或其他慢性疾患者多于正常人。按异位激动起源部位不同，将期前收缩分为房性、房室交界性及室性三种，临床上以室性期前收缩最为常见，房性期前收缩者次之，交界性期前收缩少见。

二联心律：每一个正常心搏之后出现一个异位期前收缩。以两个心搏为一组，连续出现三组（三组以上）称为二联心律。

三联心律：每两个正常心搏之后出现一个异位期前收缩。以三个心搏为一组连续出现三组（三组以上）称为三联心律。

联律间期：提前的异位搏动与其前面心搏之间的时距，称为联律间期。联律间期一致，表明异位激动为同一起源点，联律间期不一致，则可能是多源性的。

代偿间歇：当期前收缩出现后，往往代替了一个正常搏动，其后出现一个较正常窦性心动周期为长的间歇称为代偿间歇。不完全性代偿间歇是指期前收缩前后的两个窦性 P 波的间距小于基本窦性 PP 间距的两倍。完全性代偿间歇是指期前收缩前后的两个窦性 P 波的间距等于基本窦性 PP 间距的两倍。

由于房性期前收缩的激动点距窦房结较近，常逆传侵入窦房结，打乱了窦房结节律的基本周期，使其提前发放激动，引起窦房结节律重整，因此通常表现为不完全性代偿间歇。而室性期前收缩的激动点距窦房结较远，不易逆传侵入窦房结，并不打乱窦房结节律的基本周期，所以往往表现为完全性代偿间期。

当心率缓慢时，在两个正常的窦性激动之间夹着一个期前收缩，在心电图学上称为"间位性期前收缩"，其后并无代偿间歇，这种期前收缩才真正是额外地多加了一次心脏收缩，是名符其实的"期外收缩"。临床上更为常见的应是"期前收缩"（早搏）这是因为发生激动的时间提前之故，所以不宜称为"期外收缩"。

期前收缩的发生可能是由神经反射所引起，特别是通过胃肠道的感受器所激发的神经反射更为常见。当运动或饱餐使心率加快，随后在休息时心率又逐渐减慢时容易出现。亦有在卧床，准备入睡之际发生。过多的茶、烟、咖啡或腹内胀气、便秘、过度疲劳、紧张或忧虑等精神刺激或情绪波动也常常是发生期前收缩的诱因。此外胆道疾患，经气管插管的过程中亦容易发生期前收缩。心脏手术过程中特别是当手术进行到直接机械性地刺激心脏传导系统时，期前收缩几乎是不可避免的。此外，心脏导管检查术、冠状动脉造影术、心脏介入治疗时，当导管尖端与心室壁，特别是与心室间隔接触时或注射造影剂时，都往往引起各式各样的心律失常，其中期前收缩便是最常见的一种。有些药物如麻黄碱、肾上腺素、异丙肾上腺素亦可诱发期前收缩。器质性心脏病患者，特别是心脏功能代偿失调，发生了心功能衰竭时，期前收缩往往增多。服用强心药如洋地黄制剂后，心力衰竭得到控制，期前收缩即会减少或消失。若在继续服用洋地黄制剂过程中，反而引起更多的室性期前收缩，甚至发生二联心律，这往往是洋地黄中毒或过量的结果。综上所述，发生期前收缩的原因很多，因此，一般不能仅根据有无期前收缩来诊断是否有心脏疾患。

期前收缩是否引起症状，则应根据期前收缩发生的频率及患者的敏感程度而定。有些患者，期前收缩即使很频繁却毫无自觉症状，有些患者甚至每有一次期前收缩亦感觉心脏有偶然暂停感，他们感觉到的往往是期前收缩以后的代偿间歇，因而自诉心脏有漏跳或是感到代偿间歇后较强的心脏收缩感，有似心脏突然冲击或心脏在胸内翻动等感觉。若期前收缩过于频繁，有些患者可感到心慌、头晕、眩晕或心前区"说不出的难受感"等。上述种种症状往往在人们休息或入睡前发生，这是由于期前收缩多在这些情况下发生，也是由于人们此时的注意力未受外来情况干扰，容易感觉到期前收缩的发生。一般说来，在运动中或心率加快时方发生期前收缩者，则有心脏疾患的可能性大些，而当休息时始有期前收缩者，则多属于正常情况。

一般说来期前收缩往往是一种"良性的"心律失常，特别是健康人出现偶发性期前收缩，在临床上没有重要意义。但在有疾病的情况下，则必须根据不同情况进行分析并如患者原来就有冠状动脉供血不足，因心肌缺血而发生期前收缩，则一系列的期前收缩可能诱发心绞痛。若患者在发生急性心肌梗死后出现室性期前收缩，由于这时心肌的电稳定性及室颤阈降低，则可能是严重的阵发性室性心动过速的预兆，甚至是心室颤动的预兆，因此必须及时进行有效治疗。风湿性心脏病二尖瓣狭窄的患者发生了频发的房性期前收缩，则可能预示患者将发生心房颤动。不少药物的临床应用（如某些抗癌药、依米丁、锑剂等对心肌有损伤）可能是引起期前收缩的原因。总之，过于频发的期前收缩，在不同程度上加重了心脏负担，少数患者在已有病变的心脏中也可因此诱发或加重心力衰竭。临床心电图仍是对期前收缩诊断最可靠、最有决定性的检查方法。

房性期前收缩

房性期前收缩是心房内异位起搏点提前发生的激动，在心电图上出现一个期前发生的 P 波，其 P′R 间期大于或等于 0.12s。而该 P 波的形状又与窦性 P 波有一定的差别，称这个期前收缩为房性期前收缩。

在每一个期前发生的 ORS 波以前的 P 波，不一定就是房性期前搏动，因为在舒张期末段发生的室性或交界性期前搏动，可能在窦性 P 波刚刚发生后出现，因而必须测量出该 P 波确是期前发生的，而且形状与其他窦性 P 波不同，方能认为是房性期前收缩。若房性期前收缩出现较早，该 P 波常可重叠在前一个窦性搏动的 T 波上，可使 T 波发生顿挫、切迹或波幅增高、降低等各种变形，所以在描记时，应选取 T 波平坦而 P 波明显的导联。房性期前收缩若起源于心房下部则可出现逆行 P 波，与交界性期前收缩的逆行 P 波出现在 QRS 波之前者不易鉴别。此外，并非每一个期前 P 波后面都伴随有 QRS 波，在舒张期的早期所发生的期前 P 波，当传抵房室交界区时，正处于该区的绝对不应期时，这个房性期前收缩便不能传入心室，形成了"未下传房性期前收缩"。过早发生的房性期前收缩，由于房性期前激动到达房室交界区时，正逢该处处于相对不应期，故可以出现干扰性 PR 间期延长。若房性期前激动传抵心室时，心室的传导组织尚部分地处在相对不应期，则激动在心室内的传导方式必然要受到干扰，从而产生了心室内差异性传导。房性期前收缩的 QRS 波一般应与正常窦性的 QRS 波完全一样，若因伴有室内差异性传导，则 QRS 波形即呈不同程度的畸形，很像室性期前收缩，但仔细检查便发现 QRS 波前面有一个期前的 P 波。因此，在心电图上仅仅根据其 QRS-T 的错综或 QRS 时间的延长，不宜遽然判定为室性期前收缩，必须查明它前面是否有 P 波，以及是否在前一个 T 波中隐藏 P 波。

　　房性期前收缩常可逆传抵达窦房结，若它抵达时窦房结尚未发生下一个窦性激动，则此房性期前激动可侵入窦房结使其重整节奏。因此在房性期前搏动前后两个窦性 P 波的间隔之和常小于正常两个窦性心律的 PP 间隔之和，即该项期前收缩后的间歇并非"完全代偿性"的。少数房性期前收缩当其心房的异位激动尚未抵达窦房结时，这时若窦房结已经发出激动，这个窦性激动在窦房结周围或其附近受到房性期前搏动的干扰，所以不能激动心房，不产生 P 波，但窦房结的自律性并未被此期前收缩打乱，因而下一个窦性激动仍可按规定的时间发出，此时其代偿间歇可以是完全的。由于房性期前收缩本身的异位激动极易打乱窦房结本身的节律，故间位性房性期前收缩很少见。

　　房性期前收缩可以形成二联律、三联律或四联律等，有时与交界性期前收缩、室性期前收缩同时存在。舒张晚期出现的房性期前收缩，由于窦性激动已经出现，所以心房可同时受两个激动控制形成房性融合波。多源性房性期前收缩的 P 波形态变化较大，往往前一个房性期前的 P 波形状与后一个的形状不相同，这与窦房结游走节奏点不同之处在于后者 P 波的形态是逐渐变化的，而且"期前"性不明显。

房性期前收缩心电图表现

　　1. 提前出现的房性异位 P′波，该 P′波的形态与窦性 P 波不同，可以直立，也可以倒置（必须注意检查在它前一次正常窦性激动的 T 波，以辨认其中是否隐藏着房性期前的 P 波）（图 16-1、图 16-2）。

　　2. P′R 间期大于或等于 0.12s，若某个房性期前收缩的 PR 间期较其他房性期前收缩明显延长，应查明是否由于干扰性 PR 间期延长。

　　3. 提前出现的房性异位 P′波之后 QRS 波可以表现出三种形式。

　　（1）提前出现的房性 P′波之后无 QRS 波跟随，称为房性期前收缩未下传。

　　（2）提前出现的房性 P′波之后跟随一个正常的 QRS 波。

　　（3）提前出现的房性 P′波，跟随一个宽大畸形的 QRS 波（P′R 间期大于或等于 0.12s），多呈右束支阻滞图形，少数呈左束支阻滞图形，称为房性期前收缩伴室内差异性传导。

　　4. 房性期前收缩后大多伴有不完全性代偿间歇。

5. 房性期前收缩可以呈二联律、三联律。

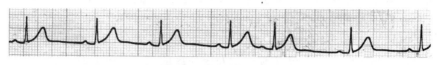

图 16-1　房性期前收缩

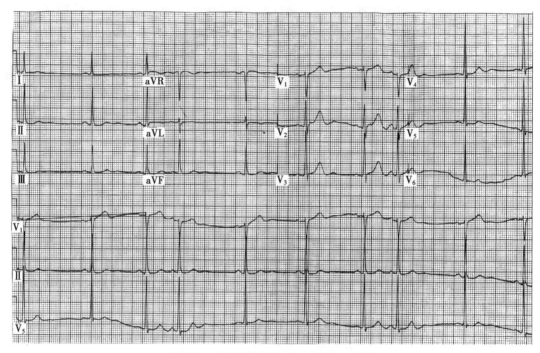

图 16-2　房性期前收缩（12 导联心电图）

房室交界性期前收缩

房室交界性期前收缩（简称交界区期前收缩）：房室交界区异位起搏点提前发生的激动称为房室交界性期前收缩。激动除前向传导激动心室外，也可以逆向传导激动心房，产生逆行 P′波。

期前的异位激动起源于房室交界区内即称为交界性期前收缩。由于交界性期前激动可能同时传向心房及心室，因此可以产生期前的 P 波及 QRS 波，这种异位的 P 波，可能发生在期前的 QRS 波之前，但 PR 间期应在 0.12s 以内，但不少情况下交界性期前收缩受到交界区内单向传导阻滞影响，只能下传而不能逆传至心房，因此在心电图上只表现为一个没有 P 波的期前的 QRS 波，其形态应该与正常窦性的 QRS 波没有明显区别。交界性期前收缩虽然亦逆向传导至心房，若逆行传导到心房的速度慢于它的下传心室的速度，则先激动心室而后激动心房，逆行的 P 波将出现在 QRS 波之后，其 RP 间期常小于 0.20s。

一般交界性期前激动不常逆行传入心房，更少传入窦房结，所以窦房结本身的节律往往保持不变，因此交界性期前收缩后的间歇也常是完全性的。但是若窦性心律较慢，交界性期前激动又出现较早，此时若此异位激动不仅逆行传入心房，并在窦房结发出正常节律前侵入窦房结从而打乱了窦房结自身的节律时，也会出现不完全性代偿间歇，但是这种情况比较少见。

当窦性心律比较缓慢时，若交界性期前收缩出现较早且又不伴有逆行传导时，可出现间位性交界性期前收缩。此外，交界性期前收缩也可以交界性并行心律的形式出现或呈二联律、三联律等。

房室交界性期前收缩心电图表现

1. 提前出现的 QRS 波，而该 QRS 波形态与正常窦性 QRS（≤0.12s）基本相同（也可以有差异性传导）（图 16-3）。

2. 激动前向传导激动心室 QRS 波之前之后可以无 P 波。

3. 激动逆向传导激动心房，产生逆行 P′ 波。P′ 波在 Ⅱ、Ⅲ、aVF 导联倒置，aVR 导联直立，有三种表现：①逆行 P′ 波出现于 QRS 波之前，P′R 间期多小于 0.12s。②QRS 波前后均未见 P′ 波。③逆行 P′ 波出现于 QRS 波之后，RP′ 间期多小于 0.20s。

4. 交界性期前收缩后多伴有完全性代偿间歇。

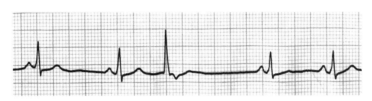

图 16-3　房室交界性期前收缩

室性期前收缩

室性期前收缩：心室内异位起搏点提前发生的激动，提前出现宽大畸形的心电图 QRS 波（时限大于或等于 0.12s）称为室性期前收缩（图 16-4）。

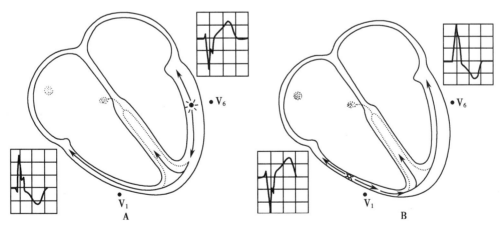

图 16-4　室性期前收缩

A. 室性期前收缩起源于左心室其激动传导示意图；B. 室性期
前收缩起源于右心室其激动传导示意图

自心电图上大致可以判定室性期前收缩的发生是位于左心室或右心室。自左心室发出期前搏动，先使左心室除极，然后激动经心室间隔传入右心室，再使右心室除极。因此在 V_1 导联便呈现迟到的 R 波，V_6 导联中有深而宽的 S 波。若室性期前收缩的节奏点右心室中，则依据同理可在 V_1 导联出现宽而深的 s 波，V_6 导联出现迟缓而高大的 R 波，T 波的方向一般都是与 QRS 的主波方向相反（继发性 T 波改变）。

此外，可以根据 QRS 波的时限粗略地估计异位节奏点与房室束分支处的距离。愈是接近房室束的异位节奏点，期前收缩的 QRS 波愈近似正常窦性搏动。反之，室内异位节奏点与房室束距离愈远则 QRS 波愈加宽，形状也愈错综。若窦性心律原来就伴有束支阻滞，QRS 波时限原就较正常时增宽，如在室间隔部位发生室性期前收缩，因其位置在束支阻滞的下方，距离两侧束支大致相等，则在该处产生的异位激动由于沿两侧束支的正常传导同时激动两侧心室，则室性期前收缩的 QRS 波时限反较窦性激动的 QRS 波时限为短。室性期前收缩的异位节奏点位于左或右束支时，所形成的 QRS 波便分别呈右或左束支 V_1 导联阻滞的波形。由于心室内的传导很复杂，在正常结构的心脏，根据期前收缩的形态可以推测异位节奏点的确切位置。但是当有明显的心脏疾病，如严重的扩张型心肌病，心肌梗死后等等，室内传导情况与正常很不相同，现有的检查尚不能清楚了解病变的传导情况，就难于根据期前收缩的图形查明其起源部位。室性期前收缩的异位激动较少能逆传至心房，并侵入窦房结，打乱其自律性，在较少的情况下，室性期前收缩的激动即使逆行上传到心房而产生逆行 P 波，也因在窦房结附近发生干扰，而不能影响或打乱窦房结本身原有的节奏，所以室性期前收缩后几乎都有一个完全性代偿间（即期前收缩以前的 RR 间隔及它以后的 RR 间隔之和，等于两个正常 RR 间隔）。

若窦性心律显著减慢，室性期前收缩的异位激动可逆行传至心房及窦房结，使窦房结重新安排节律，此时室性期前收缩后的代偿间便不完全，这种代偿不完全性室性期前收缩比较罕见。间位性室性期前收缩是插在两个正常窦性心律间，并不取代一次窦性激动对心室控制的室性期前收缩，故可称室性期外收缩。窦性心动过缓或舒张早期出现室性期前收缩，容易表现为间位性，间位性室性期前收缩由于它的后面没代偿间歇，故常对紧随其后的窦性激动产生干扰，最常见的干扰是使其后的窦性激动的 PR 间期延长，是因为室性异位激动逆传到房室交界时，使之进入相对不应期，因而影响下一个窦性激动在房室传导系统中下传的速度所致。若在间位性室性期外收缩后心室肌仍处在相对不应期，随之而来的窦性激动在心肌内传导速度减慢，便可出现 QRS 波畸形的室内差异性传导。应当注意的是必须把间位性室性期前收缩与室性期前收缩的逆行 P 波引起的反复心律区别开来。室性期前收缩后的反复心律的 RR 间距常明显短于两个正常窦性心律的 RR 之和。

室性期前收缩逆行至心房，并在心房与窦性激动互相干扰，这时心房部分由窦性激动除极，部分由逆行异位激动除极，因而出现了一个房性融合波，但这种情况比较罕见。室性期前收缩发生得晚一些，则干扰可能发生在心室中，形成室性融合波。由于室性期前收缩按时重复出现，可能形成二联心律或三联或四联心律。有些学者对于三联心律的定义要求更加严格，认为仅在一个正常搏动后继以两个期前搏动，才能称为三联心律，但比较少见。

室性期前收缩在同一导联上最常见的是它的 QRS 波形态相同，与前面窦性 ORS 波的联律间期也相同，是属于单源性室性期前收缩，这是由于室性期前的发生系因折返激动而引起的。若室性期前收缩仍由上述折返机制引起，但由于激动折返时，在心室内的途径不一致，则此期前收缩与前一个窦性激动偶联间期虽然相同，但室性期前收缩的 QRS 波形态不一，因此，尽管它仍属"单源性"室性期前收缩，但临床意义可能更重要。若室性期前收缩的 QRS 波不但形态不一，在同一导联上至少有两种以上的形态，而且在同一导联上，多个室性期前收缩的偶联时间亦互不相等，出现这种类型的心电图则称多源性室性期前收缩，临床上见于心肌梗死后、洋地黄类药物中毒、明显低血钾、严重心肌病等严重心肌损伤，其意义应结合临床其他发现而定。可能是某些情况下迅速出现的室性心动过速，甚而是心室颤动等严重后果的先兆。

心电图表现

1. 提前出现宽大畸形的心电图 QRS 波（时限大于或等于 0.12s）；伴有继发性 ST-T 改变；往往伴有完全性代偿间歇（图 16-5、图 16-6）。

2. 激动前向传导激动心室，QRS 波之前之后无 P 波。

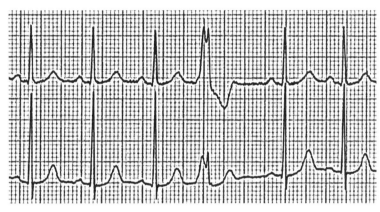

图 16-5 室性期前收缩

提前出现宽大畸形的心电图 QRS 波；伴有继发性 ST-T
改变；伴有完全性代偿间歇

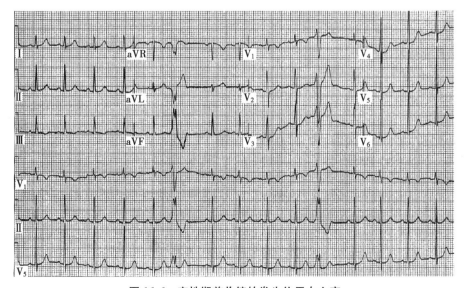

图 16-6 室性期前收缩的发生位于右心室

3. 激动逆向传导激动心房，产生逆行 P′波。P′波（在 Ⅱ、Ⅲ、aVF 导联倒置，aVR 导联直立），有三种表现：①逆行 P′波出现于 QRS 波之前，P′R 间期多小于 0.12s。②QRS 波前后均无 P′波。③逆行 P′波出现于 QRS 波之后，RP′间期多小于 0.20s。

4. 期前收缩后多伴有完全性代偿间歇。

5. 室性期前收缩常见的表现形式（图 16-7 ~ 图 16-10）：①单源性室性期前收缩：在同一导联中 QRS 波形态一致，联律间期一致。②多形性室性期前收缩：在同一导联中 QRS 波出现两种或两种以上形态，但联律间期固定。③多源性室性期前收缩：在同一导联中 QRS 波出现两种或两种以上形态，联律间期不一致。④成对室性期前收缩：连续出现两个室性期前收缩。⑤间位性室性期前收缩：在两个窦性搏动之间发生一次室性期前收缩，无代偿间歇。

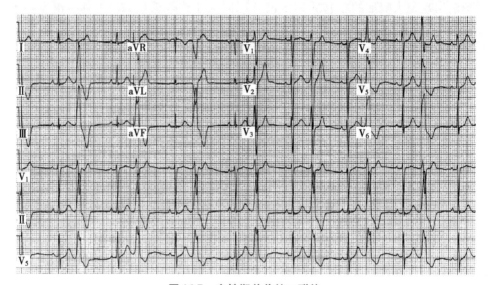

图 16-7　室性期前收缩二联律

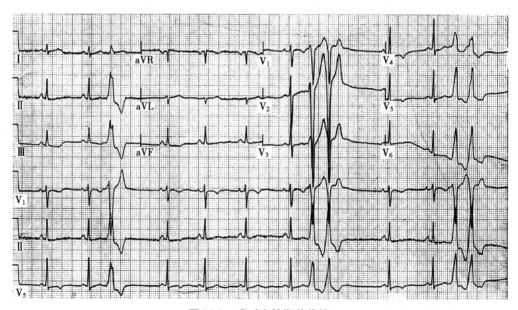

图 16-8　成对室性期前收缩
连续出现两个室性期前收缩

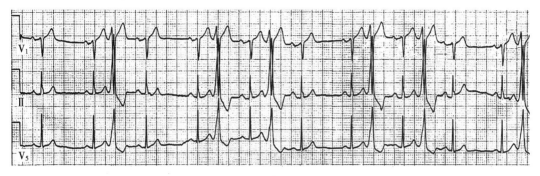

图 16-9　间位性室性期前收缩

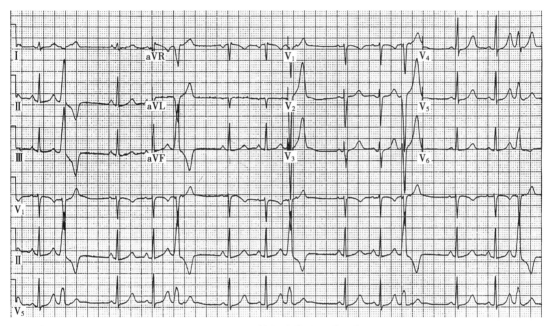

图 16-10　室性期前收缩三联心律

期前收缩的心电图特征与鉴别

期前收缩是发生于"期前"的，期前的 P 波（房性）或 QRS-T 波（室性）的形态是异位的。若找不到期前 P 波，则这个 QRS-T 是室性或是交界性期前收缩，若该 QRS-T 的形状与正常窦性的心室波很不相同，且时间超逾 0.12s，就往往是室性期前收缩。若期前的 QRS-T 与其他窦性心室波的形状相似，时间亦未延长，则应认为是交界性期前收缩或房性期前收缩。若查见一个期前发生的 P 波，则不论它以后是否继有 QRS 波，也不论它以后继续出现的 QRS 波是否与其他正常 QRS 波相似，只要其 PR 间期在 0.12s 以上，都应诊断为房性期前收缩。应该注意的是这个期前的 P 波的形状是与正常的窦性 P 波有一定的差别，而且 PR 间期必须大于 0.12s。若 PR 间期在 0.12s 以内或 P 波是逆行性的则应考虑是交界性期前收缩。若该 P 波以后未继以 QRS 波，则应诊断为"未下传的房性期前收缩"。

不论是房性、交界性或室性期前收缩，它的出现往往代替了一次正常窦性的激动。这个规律对于诊断极有帮助。凡发现一个较正常为短的 RR 间隔以后，继以一个较正常为长的间隔，其间大概便存在一个期前收缩。此外，尚应观察有无因期前收缩本身及其传导所引起的其他同一来源的心律失常，如房性期前收缩伴有逆行传导引起房性反复心律等。单纯的一个期前收缩在心电图并不难识别，但在各种期前收缩中，由于干扰现象而产生"差异性传导"是相当常见的，从而使期前收缩的波形复杂化。

期前收缩后的间歇中，也可能出现交界性逸搏。这一点在讨论交界性逸搏时曾经谈及。由于房室交界区的单向传导性能，房性期前搏动虽往往能侵入房室交界区而引起一室性搏动，但室性期前搏动却往往不能逆行侵入房室交界区。因此，在室性期前收缩后的间歇中很少发现逆行 P 波。此外固定性期前收缩后都有较长的代偿间歇，因而较房性期前收缩后更易出现交界性逸搏。它的诊断，主要是在期前收缩后的代偿间歇中出现一个无 P 波的 QRS波，这个 QRS 波的形状与正常窦性搏动差别极小。若 QRS 波附近有 P 波，则 PR 间期必须小于 0.12s，且有时是逆行性的，方才符合交界性逸搏的诊断。

此外，应注意的是在一室性期前收缩后，特别是间位性室性期前收缩发生后，随之而来的一个搏动，又与正常窦性搏动的形态不同，表现为 PR 间期延长，QRS 波时限增宽，很像有一个"期前收缩"。这往往是由于在第一次期前收缩后，房室交界区及心室肌尚未脱离相对不应期，故正常窦性激动传抵房室交界区时受到干扰，引起干扰性 PR 间期延长，或发生室内差异性传导所致（图 16-11）。因此，当心电图中看到有连续出现了两个形状不同的室性期前收缩时必须考虑到第二个"期前收缩"是否为一个窦性激动，只因在房室交界区受到干扰而出现 PR 间期延长，室内差异性传导，故 QRS 波时限延长，从而可能误认为又出现一个室性期前收缩。因为若心室内真正存在两个不同的异位节奏点连续地发出激动，可能有一定病理意义（图 16-12）。反之第二个搏动仅是一个受了干扰的窦性搏动，则纯系生理现象，临床上没有重要意义。

偶发性室性期前收缩，一般无重要临床意义。至于频繁出现的室性期前收缩，其临床意

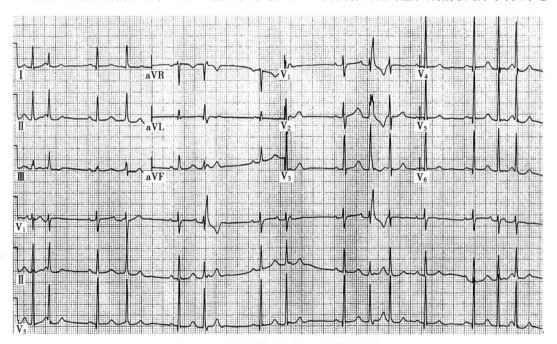

图 16-11　房性期前收缩伴室内差异性传导

提前出现的房性 P′波，跟随一个宽大畸形的 QRS 波，呈右束支阻滞图形

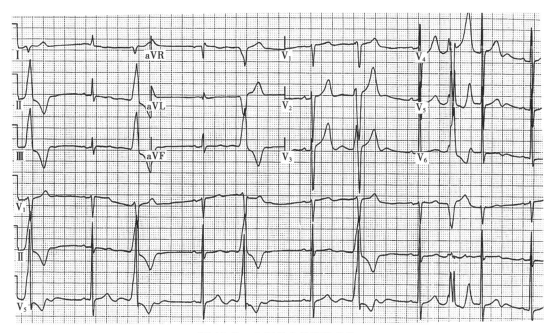

图 16-12 多源性室性期前收缩

V₅ 导联中 QRS 波出现两种形态，联律间期不一致

义应视心脏基础疾病情况而定。1971 年 Lown 及 Wolf 曾对 220 位患者心肌梗死后 1～24 个月进行连续 12 小时的监测。据此资料，结合作者在冠心病监护病房内处理急性心肌梗死、心律失常的经验，按"危险性"对这些患者所发生的室性期前收缩出现的形式进行分级。经适当修改，根据室性期前收缩的频繁程度和形态分为以下 6 级。

0 级：无期前收缩。

Ⅰ级：偶发，每小时少于 30 次或每分钟少于 1 次。

Ⅱ级：频发，每小时多于 30 次或每分钟多于 6 次。

Ⅲ级：多源性室性期前收缩。

ⅣA 级：成对的室性期前收缩，反复出现。

ⅣB 级：成串的室性期前收缩（三个或三个以上室性期前收缩）反复出现。

Ⅴ级：期前收缩的 R 波落在前一个窦性激动的 T 波上。

Lown 及 Wolf 文章发表后曾为不少心脏病学者所引用，认为分级越高，预后越差，"猝死"的机会越多。特别是有些医生将之应用于非心肌梗死后一般出现了室性期前收缩者，这显然是错误的。应该指出的，即使是 Lown 及 Wolf 观察的那些心肌梗死患者，也没有对他们进行随访。目前，对于 Lown 分级法，普遍认为对一般的室性期前收缩患者不具有"预后"的意义。

期前收缩发生的机制

期前收缩的发生机制不外乎异位节奏点兴奋性增高以及由于局部心肌纤维的传导障碍而产生的折返激动。而局部兴奋性增高及心肌纤维传导障碍产生折返激动又常常因不同的因素而促成。

1. 异位节奏点兴奋性增高　在左、右心室、房室交界区以及左、右心房内的传导组织中，都可以存在潜在的异位节奏点。在特定情况下，这些区域的起搏细胞4相上升速度突然升高，如果较窦房结起搏细胞更快地到达阈电位，便产生一个异位的期前激动。

2. 折返激动　如果折返只产生一次，就表现为期前收缩，此期前收缩与主导心律（为窦房结发生的激动）的心搏之间，常有固定的偶联时间，折返激动是临床上最常见的期前收缩发生机制。

3. 并行心律　若心电图记录的一系列室性期前收缩中，发现此期前收缩与前一个正常窦性激动没有固定的偶联关系，即窦性 R 波与室性期前收缩的 R 波的间期不固定。但这些期前收缩彼此之间的距离相等，或成一定间期的倍数，即这个最大公约数就是此异位激动点的频率周期。此外还常出现室性融合波，这种现象的出现，说明在心脏内存在两个或两个以上独立的起搏点，分别控制了心脏搏动，一个起搏点来自正常的窦房结，另一个则在心室、心房或房室交界区，但室性并行心律比较常见。

参 考 文 献

1. 黄宛. 临床心电图学. 第 5 版. 北京：人民卫生出版社，1998.
2. 陈新. 心律失常学. 北京：人民卫生出版社，2000.
3. 黄大显. 现代心电图学. 北京：人民军医出版社，1998.
4. 杨钧国. 现代心电图学. 北京：科学出版社，1997.
5. 杨虎. 心电图专业人员培训教材. 北京：北京大学医学出版社，2005.

第17章

心房扑动和心房颤动

◎ 方丕华　李晓枫

心房扑动（atrial flutter，AFL）简称房扑，心房颤动（atrial fibrillation，AF）简称房颤，是两种常见的快速房性心律失常，尤其房颤是仅次于期前收缩的心律失常。房扑和房颤是一类与左、右心房的功能和解剖结构密切相关的心律失常，彼此之间既相互独立又能彼此诱发或相互转化。

心 房 扑 动

历史与定义

1887 年，苏格兰著名生理学家 MacWilliam 在动物模型发现：电刺激心房后，心房壁呈现一种快速规律的收缩活动，当时称为"房扑"。1911 年，爱丁堡医生 Jolly 和 Ritchie 首次描述了房扑的心电图表现。1912 年，著名电生理学家 Tomas Lewis 描述了 16 例房扑的心电图特点，认为房扑是一种奇怪的并不少见的心律失常。

房扑是一种心房肌连续不断快速除极和复极的快速规律的房性心律失常。未经治疗时，心房率范围 240～340 次/分，房扑通常表现为 2:1 房室传导，导致心室率为 120～160 次/分（大多为 150 次/分）。常为阵发性，少数病例可持续数年，甚至引起致心律失常型心肌病，导致心脏扩大，心力衰竭。患者的症状及其严重程度不仅取决于心室率的快慢，也取决于心脏本身的病变程度。

流行病学与病因

有关房扑的流行病学研究发现，大约 60% 的房扑患者第一次发作都有某种特定的诱发因素，如外科手术、肺炎或急性心肌梗死等。其余患者房扑的发生与慢性疾病有关，如心力衰竭、高血压和慢性肺部疾病，只有 1.7% 的患者没有器质性心脏病或诱发因素。MESA（Marshfield Epidemiologic Study Area）研究显示，房扑的总发病率是 0.088%，其中 58% 的患者也伴有房颤。房扑的发病率随年龄增大而明显增高，从 50 岁的 5/100 000 增加到 80 岁的 587/100 000。房扑患者男性是女性的 2.5 倍。

房扑多见于有器质性心脏病的患者，最常伴发的疾病是冠状动脉硬化性心脏病（冠心病）、风湿性心脏病、心肌病、高血压等，房扑还见于心力衰竭、慢性肺病、脑卒中、心包疾病、先天性心脏病、房颤转复过程中（服用钠通道阻滞剂）、预激综合征、开胸心脏手术（瘢痕性房扑）等。房扑也与某些中毒或代谢异常有关，如酒精中毒和甲状腺功能亢进也可出现短暂性房扑。目前的研究显示房颤可能也存在遗传基因因素，但不像肥厚型心肌病等表现的那么明显。

电生理机制与解剖基础

房扑自 1911 年首次被 Jolly 等发现以来，关于它的电生理机制便受到电生理学家的广泛关注。随后的 50 年里，通过动物模型和临床研究，学者们认为房扑可能的机制有折返激动和局灶性自律性增高。目前更多的实验与临床证据表明房内折返是房扑发生的主要机制。自20 世纪 60 年代后，随着心内电生理研究的发展，特别是通过心房激动标测、起搏拖带技术以及局部心房电位的分析，对房扑的发生机制的认识取得了重大突破。1966 年 Rytand 用食管电极和右心房内电极对房扑患者进行标测，并结合心电图分析，提出了心房折返激动的运行方向，在左心房为尾头方向，在右心房为头尾方向。1970 年，Puech 等通过导管标测研究提出了扑动的整个周期只在右心房内进行，为右心房内折返所致。1977 年，Waldo 等发现用心房快速起搏可终止扑动，并首次观察到短暂拖带现象（transient entrainmant）。随着心内标测和导管消融技术的发展，目前已明确，房扑的电生理机制是心房内的大折返，折返环位于右心房或左心房，围绕解剖或功能性的传导障碍区而形成。

折返激动   折返激动是快速心律失常的主要的机制。折返激动有两个类型，大折返和微折返。大折返又称为解剖折返。它的特点是：①激动环绕着心脏结构上某一解剖障碍进行，如大血管开口或房室瓣环等，因此折返途径固定。②传导途径中有一单向阻滞区（缓慢传导区）。心内电图发现，程序起搏诱发出心动过速后，前期收缩的联律间期与心动过速的第一个周期成反比，即联律间期越短，第一个周期也就越长，说明激动形成折返需要在部分组织中有传导延迟或单向阻滞，使期前收缩激动传导缓慢，有足够时间等待其他部分不应期的恢复，使激动得以折返传导。③折返环的头端与尾端间存在可应激间隙。④由于存在可应激间隙，早搏刺激可能通过间隙进入折返环径，改变组织电生理性能，拖带至终止激动折返。微折返是功能折返，它的特点是①折返环的部位和大小都不固定，时刻变化，环径的长度决定于环组织的电生理性质；②组织不应期决定折返激动波长，不应期愈短，波长愈短，折返就愈快；③环的首尾之间没有可应激间隙，因此早搏刺激难于侵入折返环径，也就不能终止折返。现认为常见的典型房扑机制是心房内大折返和微折返综合的结果。

解剖基础   右心房和左心房存在许多生理性解剖障碍，如二尖瓣环、三尖瓣环，冠状静脉窦口，肺静脉和上、下腔静脉入口，以及其他部位，如界嵴和欧氏嵴等，心脏手术后的切口瘢痕形成的病理性解剖障碍，以及心房肌纤维的退行性改变等都可作为折返形成的解剖基础，这种折返环一般较大，有相对恒定的折返路径，心动过速的频率取决于折返环的长短及冲动的传导速度。如果该组织不应期比冲动的循环运动周期短，在折返环路上存在可激动间隙，程序刺激可进入此间隙干扰折返运动的进行而使房扑终止。

通过起搏拖带、标测等电生理技术的应用，认识比较清楚的房扑是右心房内围绕三尖瓣环逆时针或顺时针方向的大折返。引发折返的关键基质为缓慢传导区域，一般位于右心房的下腔静脉口至三尖瓣环之间的峡部（cavo-tricuspid isthmus, CTI），故越来越普遍地被称为峡部依赖性房扑或典型房扑。峡部依赖性房扑也可出现双环或低环折返。双环折返型房扑是指两种房扑同时共用典型房扑的折返路径的一部分。低环折返是指折返环通过界嵴绕下腔静脉折返。但这种房扑仍然依赖于 CTI 的传导，因此消融峡部有效。Waldo 认为，稳定的房扑必须有一定长度的阻滞线，阻滞线通常位于界嵴处，平均长度（24 ± 4）mm。三尖瓣环是心房激动向前传导的阻滞线（即折返环的前缘），终末嵴和欧氏嵴是心房激动向后的阻滞线（即折返环的后缘）。

而其他折返环不经过"峡部"的房扑，统称为"非峡部依赖性房扑"。折返环可围绕右心房内的瘢痕组织、房间隔膜部、手术切口或位于左心房，体表心电图绝大多数为非典型房扑的特点。另外，还有折返环在低位右心房、高位右心房、右心房游离壁以及与二尖瓣环、肺静脉、冠状静脉窦有关的房扑，一少部分房扑在右心房内存在两个折返环，或在右心房与左心房同时存在独立的折返环。

不仅是具体的解剖结构可以形成激动传导障碍，而心房肌的病变、肌束的厚薄不一等都是造成激动传导缓慢或不均匀的条件。房扑的形成并非必须有异常的解剖折返环，围绕功能性传导障碍区也能够形成的折返，称为主导环机制。其折返路径往往不固定，其心动周期取决于组织不应期。此种折返环内无可激动间隙，程序刺激不能干扰折返形成，这种机制的房扑属于不典型房扑。

分型

不同的研究者在不同的时期提出了各种不同的房扑分型方法。1979 年，Wells 提出将房扑分为Ⅰ型和Ⅱ型，Ⅰ型房扑的特征是扑动波的频率为 240~340 次/分，可被快速心房起搏终止，包括典型房扑和心脏手术后的瘢痕性房扑；Ⅱ型房扑的扑动波频率为 340~430 次/分，快速心房起搏不能终止。1997 年，Olgin 将房扑分为典型房扑（typical AFL，图 17-1、图 17-2）、非典型房扑（atypical AFL）和手术切口型房扑（图 17-3）。2001 年，Scheinman 在 22 届 NASPE 会议上提出根据房扑的发生机制和部位可以将房扑分为峡部依赖性房扑、非峡部依赖性房扑和左心房房扑。峡部依赖性房扑又可分为双环房扑、低环房扑（图 17-4），因为这类房扑的折返路径都要经过三尖瓣环和下腔静脉口之间的峡部（CTI），所以这类房扑称为峡部依赖型房扑，行常规峡部的线性射频消融可治愈此类房扑。非峡部依赖性房扑又可分为上环（upper loop）、瘢痕性和界嵴性房扑；左心房房扑又可分为瘢痕性、肺静脉、二尖瓣环和卵圆窝房扑等。

临床上常采用典型和非典型房扑的分类方法。根据折返环方向不同可将典型房扑分为"逆钟向折返型房扑"和"顺钟向折返型房扑"（图 17-1、图 17-2），心房激动标测显示这两种房扑是按同一解剖环路发生折返，但激动方向相反，其中逆钟向折返型房扑最常见，称为常见型房扑（common AFL），顺钟向折返型房扑较少见，故又称为少见型房扑（uncommon AFL）。典型房扑的折返环的前缘为三尖瓣环，后缘为终末嵴、下腔静脉、欧氏嵴、冠状静脉窦和卵圆窝。逆钟向折返的心房激动顺序为：沿三尖瓣环的间隔部向上至终末嵴→沿右心房前侧壁呈头-脚方向至瓣环侧壁→最后通过由下腔静脉口和三尖瓣环之间的峡部。顺钟向折返型房扑的心房激动顺序与逆钟向折返型房扑的折返方向相反：即从峡部开始沿右心房前侧壁呈脚-头方向传导→终末嵴→间隔部→峡部。由于折返环都经过由下腔静脉口和三尖瓣环之间的峡部，因此典型房扑又称"峡部依赖性房扑"。而其他折返环不经过峡部的房扑，统称为"非峡部依赖性房扑"。

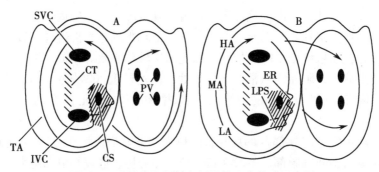

图 17-1 逆钟向和顺钟向折返性心房扑动示意图

A 图:心房扑动(房扑)时心房激动环绕三尖瓣环呈逆钟向折返运动,折返径路的前缘是三尖瓣环(TA),后缘是界嵴(CT)和欧式嵴(ER),左心房是被动地被激动,并不参与折返环。

B 图:与 A 图相似,只是房扑时心房激动呈顺钟向折返运动。SVC 代表上腔静脉,IVC 代表下腔静脉,CS 代表冠状静脉窦,CT 代表界嵴,PV 代表肺静脉,HA 代表高位右心房,MA 代表中位右心房,LA 代表低位右心房,LPS 代表低位后间隔,斜线区代表慢传导区

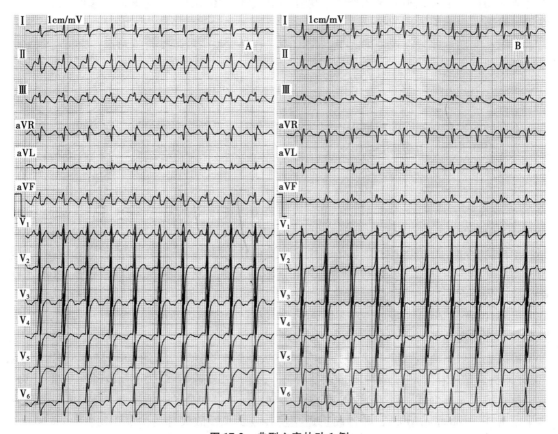

图 17-2 典型心房扑动 1 例

患者女性,52 岁,因阵发性心悸 4 年,加重 3 周于 2005 年 2 月 2 日入院。超声心动图检查发现有先天性心脏病,室间隔缺损(嵴内型 5mm),入院后行电生理检查,诊为峡部依赖性房扑,行射频消融成功。

A. 为入院后于 2 月 6 日发作时的心电图,为典型的逆钟向房扑,Ⅱ、Ⅲ、aVF 导联上 AFL 波倒置,呈锯齿状,AFL 波之间无等电位线。AFL 波的频率为 284 次/分,2:1 房室传导,心室率 142 次/分。V₁ 导联上 P 波直立,AFL 波之间有等电位线。B. 是同一患者,为 2 月 8 日发作时的心电图。图中可见 AFL 的形态与图 A 完全不同,Ⅱ、Ⅲ、aVF 导联 AFL 波直立,AFL 波的上升支平缓,下降支陡直,V₁ 导联上 AFL 波倒置,提示为顺钟向折返型房扑,AFL 波的频率为 260 次/分,仍为 2:1 房室传导,心室率为 130 次/分,与图 A 中逆钟向折返型房扑相似

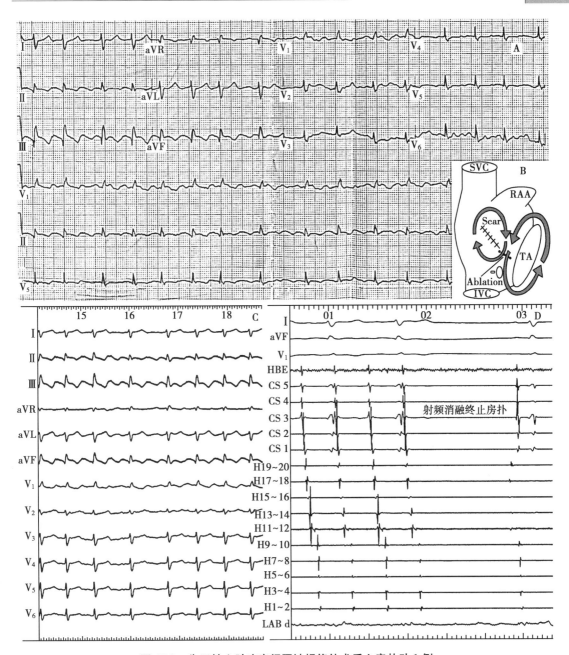

图 17-3　先天性心脏病房间隔缺损修补术后心房扑动 1 例

患者女性,45 岁,因先天性心脏病、房间隔缺损于 1977 年 11 月行外科修补术,2002 年行三尖瓣下移畸形成形术,术后 1 年出现间歇性心悸,入院前半年复发房扑后持续,故于 2007 年 11 月来我院复诊,经电生理检查和射频消融证实患者为"双环"房扑,图 A 为患者临床发生房扑的 12 导心电图,Ⅱ、Ⅲ、aVF 导联上 AFL 波倒置,V₁ 导联上 AFL 波直立,因与 T 波融为一体,不易辨认。图 B 为图 A 房扑的机制示意图,房扑时心房激动一方面环绕三尖瓣呈逆钟向折返,另一方面又环绕右心房外侧壁上的手术切口的瘢痕呈顺钟向折返,形成一个"8"字形的"双环"折返性房扑。A、B 来自同一患者,患者入院后行电生理检查,经常规电生理标测和 Carto 三维标测证实,患者的房扑是环绕三尖瓣环和心房外侧壁上手术瘢痕的双环折返性房扑。图 C 是房扑时的体表心电图,AFL 波形态与临床上记录的心电图相同,D 图是房扑时的心内电图,激动顺序符合经三尖瓣环逆钟向折返性房扑,同时经 Carto 三维标测证实,房扑同时环绕右心房外侧壁手术瘢痕折返,在手术瘢痕和三尖瓣环之间行线性消融终止房扑。SVC 代表上腔静脉,IVC 代表下腔静脉,Scar 代表手术切口瘢痕,RAA 代表右心耳,TA 代表三尖瓣环,Ablation 代表射频消融线

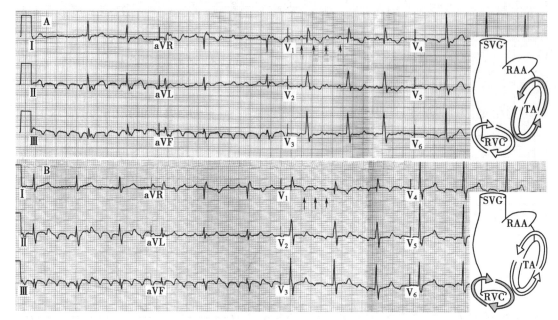

图 17-4   低环心房扑动 1 例

患者女性，57 岁。因反复心悸、胸闷 1 年，加重 1 天入院。入院后查胸片、超声心动图正常。心电图特征：图 A 为 P 波消失，代以规则的 AFL 波。Ⅱ、Ⅲ、aVF 导联上 AFL 波向下，AFL 波之间无等电位线。V_1 导联上 AFL 波向上，可见等电位线，AFL 波频率 206 次/分。呈 3:1 或 5:1 房室传导。图 B 为同一患者在另一天发生的心悸时描记的心电图。Ⅱ、Ⅲ、aVF 导联上 AFL 波的形态与图 A 相似，频率相同，但 V_1 导联上 AFL 波负向。图 A 的 AFL 波形态符合呈逆钟向绕三尖瓣环折返的典型房扑。图 B 为Ⅱ、Ⅲ、aVF 导联的 AFL 波形态亦符合典型房扑，但 V_1 导联呈负向，说明是不同于图 A 的非典型房扑。经心内电生理检查和射频消融证实，患者是一个双环折返的房扑。一个折返环绕三尖瓣环呈逆钟向折返。另一个折返环是绕下腔静脉呈顺钟向折返（从心脏底部看），AFL 波的形态变化取决于这两个折返环折返的速度。如以第一种折返为主则表现为典型房扑；如以第二种折返为主，则表现为不典型房扑

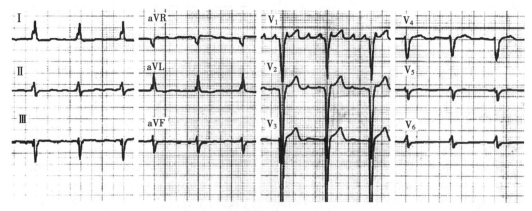

图 17-5   左侧房间隔心房扑动 1 例

Ⅱ、Ⅲ、aVF 导联上 AFL 波均不很清楚，V_1、V_2 胸前导联上 AFL 波正向，AFL 波之间有等电位线，经电生理证实为左心房间隔部的房扑，在右下肺静脉和二尖瓣环之间行线性消融，终止房扑

不典型房扑包括非峡部依赖性房扑、与右心房手术瘢痕相关的房扑、环绕肺静脉折返或消融后出现的房扑、环绕修补术后补片的房间隔折返的房扑（间隔性房扑）等。

由于不典型房扑的折返环位置不固定，各导联 AFL 波的方向和形态一般无规律可循，但间隔性房扑的心电图有其特殊性。间隔性房扑的折返环围绕间隔部的卵圆窝，由于心房除极方向与额面电轴垂直，体表心电图上的肢体导联均没有明显的扑动波，几乎成为等电位线，而胸前导联特别是 V_1 导联可见振幅较小的扑动波，存在等电位线，类似 P'波（图 17-5）。

另外还有一种不典型房扑，AFL 波的形态不完全一致，频率不完全规则，常超过 350次/分，但心电图表现仍以扑动为主，部分时间表现为房颤，习惯上称为不纯性房扑（图 17-6）。

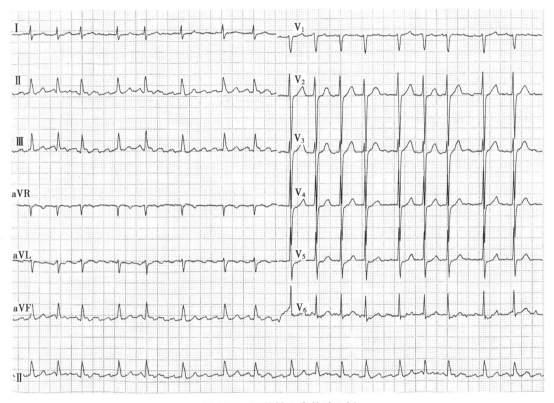

图 17-6　不纯性心房扑动 1 例

患者，男，45 岁，因发作性心悸二年入院，经检查诊断为风湿性心脏病，二尖瓣狭窄并关闭不全，心房扑动。心电图上可见 Ⅱ、Ⅲ、aVL 和 aVF 导联上 AFL 波形态不十分规则，但又不像房颤那样完全不规则，频率约 330 次/分，心室率不规整

心电图特征

房扑时心房搏动规则，在心电图上没有典型的 P 波，而代之以房扑波（AFL）。AFL 波是一种形态、方向及大小完全相同，连续形成一种近似锯齿样的扑动波（图 17-2），波与波之间的间隔极为匀齐，相差不超过 0.02s（往往不超过 0.01s）。这几项是区别房扑与房颤的重要特点。典型的 AFL 波形态在 Ⅱ、Ⅲ、aVF 导联上呈负向波，下降支平缓，上升支陡直，在 AFL 波之间无等电位线，在 V_1 导联上 AFL 波直立，可见等电位线。AFL 波多在 Ⅱ、Ⅲ、

aVF 导联（下壁导联）中清晰可见，而在其他导联中往往不甚清晰，特别是在 I 导联中最不明显，有时根本看不到 AFL 波的存在，若只做单个导联的记录常易于被忽视。因此当阅读心电图时，AFL 波如不清楚，必须记录十二导联心电图。凡在 II、III、aVF 导联中有这种典型的 AFL 波，即使在其他导联中难以辨认，也应判断其为房扑。在未经药物治疗的房扑，AFL 波的频率在 240～430 次/分。房扑波不清，可通过延缓房室传导以除去 QSR 波的干扰而明确房扑的诊断。

典型房扑的 AFL 波频率在 240～340 次/分。包括"常见型房扑"和"少见型房扑"。前者特点是：①心房激动呈锯齿样扑动波；②下壁导联基线消失且扑动波呈负相，即锐角尖端向下；③扑动波在 V₁ 导联呈正相，V₆ 导联呈负相（图 17-2A）。后者的特点是：①下壁导联为正相带切迹的扑动波，较圆钝或呈波浪样，凸面向上；②在 V₁ 导联呈负相，V₆ 导联呈正相（图 17-2B）。

体表心电图对于房扑的诊断很有价值，目前仍是诊断房扑的主要手段，但也有局限性。其敏感性和特异性较食管心电图低。

房室传导比例

未经药物治疗的房扑患者，其 AFL 波向心室的传导比例很少变动，因而其心率往往十分规律。多数未经治疗的房扑，房室传导比例多为 2:1，心室率约等于 150 次/分。因而窄 QRS 波的快速心律，心室率规则达 150 次/分，即使不能查见明确的 AFL 波，也应该考虑房扑的可能性。通过增强迷走神经张力（按压颈动脉窦），降低房室传导的比例，若能暴露 AFL 波就有助于鉴别诊断。

房室传导比例多呈双数（2:1 或 4:1）（图 17-7），也有较简单的单数比例（3:1），其他更不规则的比例（5:3、8:3 等）并不常见。房扑的房室传导比例呈双数的原理，可以用房室结内分为上、下两层水平不一致传导来解释。如房室结上层为 2:1 传导，下层为 3:2 文氏传导，结果房室传导为 3:1，在心电图上表现为有规律的不等比例的下传。

成人中很少见到 1:1 房室下传的房扑。在预激综合征合并房扑时，心房激动可以从旁路 1:1 下传到心室，形成极为快速、宽大的 QRS 波的心律，与室性心动过速或心室扑动鉴别困难（图 17-8），但是临床上很少见，房扑常转变为房颤伴快速心室率合并预激综合征。这种情况需要按急症处理，用药物或直流电终止发作，以免因心室率过快而出现不稳定的血流动力学改变。若 AFL 波心率低于 200 次/分，且兼有 1:1 传导，便不容易与阵发性室上性心动过速鉴别。

房室传导比例若低至 5:1、6:1 或更低，而又能排除药物（如洋地黄制剂、β 受体阻滞剂）的影响，便应考虑是否存在房室阻滞，而不属于生理现象。抗心律失常药物常使规则的房室传导比例发生改变，如服用奎尼丁转复心律的过程中，AFL 波频率可能降低，假设 AFL 波由 250 次/分下降至 220 次/分。由于 AFL 波频率降低，原来的 3:1 可能转为 2:1 下传，心室率便会加快，心室率可由原来的 83 次/分提高到 110 次/分。这种情况可能使心功能处于衰竭边缘的患者陷入急性心力衰竭。若事先用适量的洋地黄制剂或 β 受体阻滞剂，便可能使房室传导比例降低而不至于加快心室率。有的患者应用抗心律失常药物，特别是应用洋地黄制剂后，其房室传导比例便不是固定的，心室率也呈现一定程度的不匀齐。因此，在描述房扑的心电图时，应测出最小及最大的房室传导比例，如最小的是每 2 个 AFL 波中有一个 QRS 波，最大的比例是每 7 个 AFL 波中有一个 QRS 波，则应诊断为"心房扑动，房

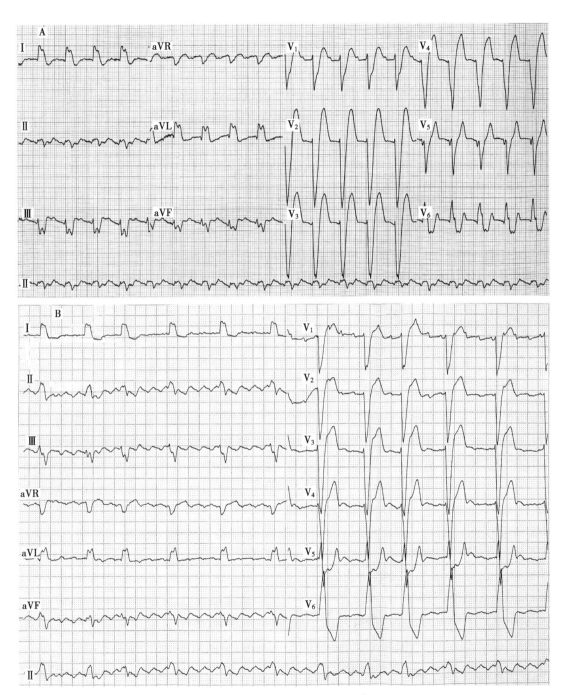

图 17-7 典型心房扑动 2:1，4:1 传导

患者，男性，53 岁，因发作性心悸、气短 16 年，加重 1 个月余入院，经检查诊断为瓣膜性心脏病、二尖瓣脱垂、心脏扩大、阵发性心房扑动、完全性左束支阻滞。图 A：心电图上 Ⅱ、Ⅲ、aVF 导联上 AFL 波呈负向，V₁ 导联上呈正向，房室传导 2:1，QRS 间期 0.16s，呈完全性左束支阻滞。图 B：与图 A 为同一患者，AFL 波形态相同，但房室传导比例由原来的 2:1 变为了多数是 4:1，个别是 3:1

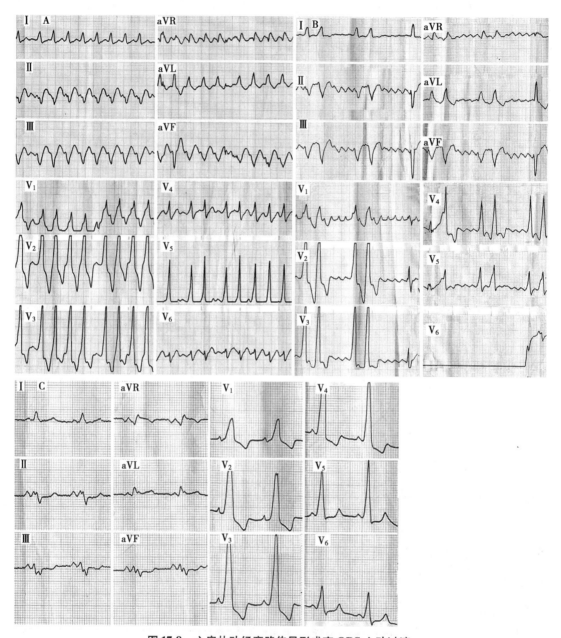

图 17-8　心房扑动经旁路传导形成宽 QRS 心动过速

患者，男性，因阵发性心悸 40 年，加重 50 天于 2002 年 4 月 18 日入院。图 A：呈右束支阻滞形宽 QRS 心动过速，心率 162 次/分，V_3、V_5 导联上可见预激波。图 B：与图 A 来自同一患者，入院后给予普罗帕酮静脉注射治疗，静脉注射普罗帕酮后出现旁路被间歇性阻断，因而显示出患者入院时的宽 QRS 心动过速是房扑伴 2∶1 房室传导所致。心电图示 Ⅱ、Ⅲ、aVF 导联 AFL 波倒置，V_1 导联 AFL 波直立，有等电位线。AFL 波频率 300 次/分，房室传导比例 6∶1～2∶1 交替，2∶1 传导时预激波更明显。图 C：房扑终止后可见明显的 A 型预激图形，PR 间期为 0.11～0.12s，预激波明显

室传导比例 2:1 至 7:1"。

鉴别诊断

房性心动过速　房扑与房性心动过速有以下不同。

1. 心房率　房速的频率范围在 160～220 次/分，房扑的频率范围在 240～340 次/分，然而两者的心房率范围有部分重叠，前者可高达 250 次/分，后者也可低于 220 次/分，因此依据心房率鉴别应慎重（图 17-9）。

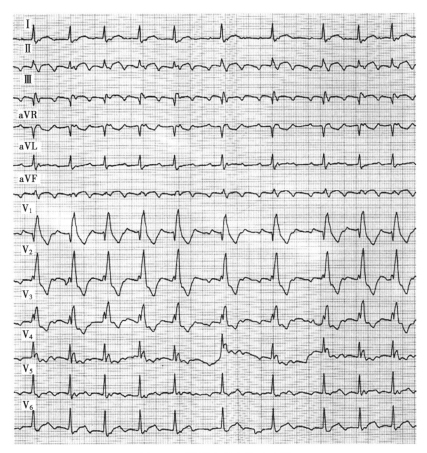

图 17-9　慢频率心房扑动 1 例

患者，男性，47 岁，因法洛四联症矫治术后 31 年、阵发性心悸 8 年入院。临床诊断：法洛四联症矫治术后，阵发性心房扑动，完全性右束支阻滞。心电图示 Ⅱ、Ⅲ、aVF 导联上 AFL 波负向，V₁ 导联正向，AFL 波频率为 214 次/分，低于一般的房扑频率，与房速的频率相同，但可见 Ⅱ、Ⅲ、aVF 导联上的 AFL 波之间无明显的等电位线，频率慢与药物治疗有关

2. 心室率　虽然房扑的心房率常快于房速，但是房扑大多数为 2:1 传导，心室率较慢。而房速常为 1:1 传导，因此，房速的心室率可大于房扑的心室率。

3. 心房波　房扑的心房波（AFL 波）常宽大异常，而房速的心房波（P'波）相对较小，但并不绝对。AFL 波在某些导联如（Ⅰ 和 V₁）相对较小，而房速伴有房内阻滞或心房肥厚时 P'波也可宽大。心室率过快时心房波的形态不易辨认，如房扑 2:1 房室传导，AFL 波在 QRS 波前清晰可见，另一个 AFL 波可隐匿在 QRS 波或 ST-T 段上，颇似房速或其他类型的室

上性心动过速。对此可借助刺激迷走神经的方法，如果为房扑，心室率可减慢，呈 3∶1、4∶1，甚至更高的房室传导比例，而不影响 AFL 波频率，同时房扑波也可以清晰地显露出来。

4. 等电位线　有无等电位线是鉴别房扑和房速的重要指标之一。房扑时多数导联等电位线消失，但有的导联上房扑波宽度较小或者频率比较慢时，两 AFL 波间便可有间歇，呈现等电位线。而房速可见等电位线，而且在任何可辨认 P 波的导联上都应有等电位线。

室性期前收缩和室性心动过速　房扑时发生连续性室内差异性传导或在房扑前即已存在室内阻滞时，QRS 波宽大畸形，需要与室性心动过速鉴别。当房扑的 2∶1 和 4∶1 房室传导交替出现时，容易发生室内差异性传导，形成二联律，酷似室性期前收缩二联律，长的间歇类似期前收缩后的代偿间歇。房扑与两者的鉴别要点如下。

1. QRS 波形态　室性期前收缩或室性心动过速的 QRS 波起始向量与室上性心动过速不同，V_1 导联 QRS 波多为单相或双相（qR、QR、RS 形），而室内差异性传导的 QRS 波起始向量与室上性心动过速相同，而且比较锐利，右束支阻滞形常见，V_1 导联 QRS 波多呈 3 相波（rSR 形）。

2. 应用食管导联心电图显示房波后较容易鉴别。

房扑伴高度房室阻滞与房室结隐匿性传导　房扑伴高度房室阻滞与房室结隐匿性传导的心室率均较慢，房室传导比例常为 5∶1、6∶1 或更高，QRS 波多为室上性，因此两者从心电图上较难区分，但两者的发生机制迥异。房室阻滞是由于房室结病变而导致其房室结不应期病理性延长，因而出现室上性激动不能下传心室；而房室结隐匿性传导时，房室结本身无病变，房室结的不应期正常，但在快速的室上性激动情况下，每一个室上性激动无论是否下传到心室都会在房室结产生一个不应期，当下一个室上性激动刚好落在上一个激动在房室结产生的不应期时，则传导被阻断。如果连续数个室上性激动因上述原因不能下传心室，则出现较长的 RR 间期，形似"房室传导阻滞"。由于室上性激动未下传心室，在心电图上看不到室上性激动下传到房室结，因而这种传导是"隐匿性"的。只能靠分析才能够推断有无室上性激动传导到房室结。

临床上有些根据心电图诊断为房扑伴高度房室阻滞的患者，恢复窦性心律后显示房室传导功能为正常，因此，诊断房扑伴高度房室阻滞应该慎重。但心电图上与 AFL 波无固定关系的 QRS 波越多越支持高度房室阻滞，同时高度房室阻滞可出现室性逸搏心律，而房室结隐匿性传导不会。

药物影响

在一个世纪之前，人们就认识到奎尼丁具有延长左、右心房传导和不应期的作用，能减慢房扑的频率。Ⅰ类抗心律失常药物可阻断心房肌细胞的钠离子通道，而钠离子通道主要参与动作电位的 0 相快速除极，因此抑制钠离子通道可抑制细胞的传导速度。I_c 类药物（氟卡尼和普罗帕酮）具有更强的钠离子通道阻滞作用，对心房的不应期影响较小，而减慢房扑频率的作用更强。钠离子通道阻滞剂减慢房扑频率的同时由于延缓房内传导，因此多伴有房扑波的增宽。应用这些药物的一个危险是由于药物具有抗胆碱能作用，能够提高房室结的传导功能，可能造成 1∶1 的房室传导，导致心室率加速，引起血流动力学障碍，因此使用中需要给予房室结阻滞剂，如 β 受体阻滞剂或钙离子拮抗剂。

治疗

房扑的治疗常包括直流电复律、抗心律失常药物、抗凝和导管消融。是否需要急诊处理取决于其临床表现。如房扑患者有严重的血流动力学障碍，应立即施行直流电复律。体外直流电复律的成功率为95%~100%。静脉注射依布利特、索他洛尔或Ⅰ_c类药物可以进行急诊药物复律。2003 年，ACC/AHA/ESC 发布的室上性心动过速治疗指南中指出同房颤患者抗凝治疗一样，房扑的抗凝治疗也很重要。新近研究显示，未经充分抗凝治疗的房扑患者直流电复律后血栓栓塞的发生率达 2.2%。因此，对房扑持续时间超过 48 小时的患者，在采用任何方式的复律前均主张给予抗凝治疗。有关房颤的抗凝治疗指南也适用于预防房扑的血栓栓塞并发症。由 20 世纪 90 年代早期开始，导管射频消融技术已用于阻断折返环并预防房扑的再发。研究表明，射频消融能够永久性根治房扑，最常见的有效放电部位是下腔静脉口至三尖瓣环之间的峡部。有效的射频消融需证实峡部传导已被双向阻滞。峡部双向阻滞的成功率为95%，且能避免长期使用抗心律失常药物带来的毒副作用，目前已经成为峡部依赖性房扑的首选治疗方法。而非峡部依赖性房扑的导管消融难度远远大于峡部依赖性房扑，常规消融方法难获成功，需采用三维标测系统确定折返的关键路径，然后进行线性消融方可成功阻断折返环。

心 房 颤 动

定义

心房颤动（房颤）是一种以心房不协调活动而导致心房机械功能恶化为特征的快速心律失常。房颤常发生于有器质性心脏病的患者，也见于其他疾病及未发现有心脏病变的正常人。房颤可以孤立发生，或合并其他心律失常，最常见合并的心律失常为房扑或房性心动过速。

房颤对患者可造成以下危害：①无论是持续性或是阵发性房颤，由于心室搏动极不匀齐，都给患者带来极大的不适，表现为心慌、乏力，不同程度影响患者的生活质量。②房颤时心房丧失泵血作用，降低心排出量，可使器质性心脏病患者的心功能恶化而出现心力衰竭。③潜在的血栓栓塞，血栓脱落引起的并发症比无房颤者高 5~15 倍，可引起全身各器官的栓塞，而体循环的栓塞以脑栓塞为主，造成较高的致残率。在缺血性脑卒中的病例中，房颤是最常见的病因之一。④心室反应快速的房颤，长时间会导致心动过速性心肌病，偶尔蜕变为心室颤动。

流行病学与病因

心房颤动是临床上最常见的心律失常，大约占因心律失常住院患者的1/3。多数有关房颤的流行病学、预后及生活质量的资料都是在北美和西欧获得的。据统计，有 220 万美国人和 450 万欧盟人患有阵发性或持续性房颤。过去的 20 年中，由于综合因素（包括人口老龄化、慢性心脏疾病发病率增加和应用动态监测设备后房颤的诊断率增加）的影响，因房颤而住院的患者增加了 66%。

流行病学　据 2006 年美国心脏病学会（ACC）和美国心脏协会（AHA）发表的《心房

颤动治疗指南》上资料显示，房颤发生率占总体人群的0.4%～1%，并且随着年龄增长而增加。交叉分层研究发现，>60岁的人群房颤发生率<1%，>80岁发生率>6%。年龄校正后发现男性发生率较高，从1970年到1990年，男性房颤发生率增加了一倍，而女性发生率没有变化。房颤患者的平均年龄大约为75岁，大约70%的患者年龄介于65～85岁。男性和女性房颤患者的人数基本相当，但是>76岁的患者中，60%是女性。人群研究显示，无心肺疾病史的房颤（孤立性房颤）的发生率占所有房颤的比例不到12%。但是在有些人群中，发生率却>30%，这种差异可能是由于在临床治疗中和在人群研究中入选病例不同所致。Euro Heart Survey on AF研究显示特发性房颤发生率为10%，其中阵发性房颤发生率最高，达15%；而14%的初发性房颤中，阵发性房颤为10%，持续性房颤仅为4%。

国内在13省、14个自然人群、29 079人中进行的大规模流行病学研究显示，中国房颤患病率为0.77%，男性（0.9%）高于女性（0.7%）。患病率有随年龄显著增加的趋势，80岁以上人群房颤患病率达7.5%。

病因

1. **急性病因** 房颤可能与急性、一过性病因有关。包括饮酒（假日心脏综合征）、外科手术、电击、心肌梗死、心包炎、心肌炎、肺栓塞或其他肺部疾病和甲状腺功能亢进或其他代谢紊乱。房颤还可以与房扑、WPW综合征、房室或房室结折返性心动过速有关。

2. **心血管疾病** 与房颤发生有关的特殊心血管疾病包括心瓣膜病（主要是二尖瓣疾病）、心力衰竭（充血性）、冠状动脉疾病和高血压，特别是左心室肥厚时。另外，房颤可以与肥厚性心肌病、扩张性心肌病、先天性心脏病，特别是成人房间隔缺损有关。病因还包括限制性心肌病（例如淀粉样变、血色素沉着症和心内膜心肌纤维化）、心脏肿瘤、缩窄性心包炎和老年性心房纤维化等。其他心脏疾病，如二尖瓣脱垂、二尖瓣瓣环钙化、肺源性心脏病和右心房特发性扩张等也与房颤的高发有关。房颤还常发生于睡眠呼吸暂停综合征的患者。

3. **其他病因** 肥胖是发生房颤的一个重要危险因素。房颤的病因还包括自主神经功能紊乱（交感或副交感神经功能亢进）、内分泌失调（嗜铬细胞瘤）、药物（酒精或咖啡因）或化学制剂中毒、手术（心脏、肺或食管手术后）和遗传因素（家族性房颤）。房颤的发生率随年龄而增加，不仅是由于疾病，还可能随着年龄增长，心脏发生老年性改变，窦房结细胞和结间心肌代以纤维和脂肪组织，心室顺应性降低导致心房不同程度的扩大，这些都是产生房颤的诱因。

电生理与解剖学基础

关于房颤的机制研究始于1914年，但至今也没有完全阐明。除了其机制固有的复杂性之外，还有以下影响因素，首先，缺乏理想的动物模型。文献报道的房颤动物模型有多种，包括乙酰胆碱房颤模型、无菌性心包炎房颤模型、持续快速心房/心室起搏模型等。但是，这些模型的制作手段均与临床上房颤的形成过程有一定程度的差异，难以充分全面反映临床房颤的病理生理过程。而且，迄今绝大多数模型均难以保证在停止干预手段后房颤会自发出现并维持，而多是需要进行心房的程序期前刺激或短阵快速刺激方能出现房颤。第二，缺乏理想的标测手段。由于心房具有复杂的解剖结构，因而不论是心外膜标测还是心内膜标测，迄今尚没有一种能够对全心房及其重要毗邻结构（肺静脉、上腔静脉及冠状静脉窦等）进行同步密集标测与分析的理想手段和分析软件，而仅仅通过对某一部位的心房组织进行密集标测或对左、右心房进行粗略标测难以反映房颤时心房电传导的规律性。第三，缺乏一种理想的房颤干预手段。自快速心律失常经导管射频消融治疗问世以来，不仅使这类心律失常的治疗发生了巨大的变化，与此同时也阐明了一部分快速心律失常的机制，特别是在阵发性房颤的机制方面，通过射频消融进行干预取得了很大进展。但在持续性和永久性房颤研究领域，仍缺少理想的干预手段来验证房颤的维持机制。

快速心律失常的发生与维持，需要诱发因素和解剖基础。对于房颤而言，其发生与维持基质通常更为复杂，2006 年美国 ACC 和 AHA 发表的《心房颤动治疗指南》上认为现有资料支持房颤是局灶自律性增高和多子波折返机制。

自律性局灶机制　1947 年，Scherf 应用乌头碱和起搏在兔心房诱发房颤，提出完整的房颤"局灶机制"的假说，即起源于心房的局灶发放高频电激动即可导致房颤。近十年来，随着更为精细的标测和导管消融技术的进步，当在人类心脏发现局灶起源点并且消融该点房颤会得到根治后该理论才引起重视。尽管肺静脉是快速心律失常最常见的局灶起源点，但局灶起源点也可以位于上腔静脉、界嵴、Marshall 韧带、左心房左后游离壁和冠状静脉窦等。

Jais 和 Haissaguerre 等报道肺静脉内快速触发灶能够持续地诱发阵发性房颤、射频消融去除这些触发灶能够消除大多数房颤。此后，人们开始认识到主要来自肺静脉的局部触发灶在房颤发生中的作用。肺静脉作为触发房颤的起源点，促使人们对肺静脉的解剖和电生理特点进行了大量的研究。组织学研究显示，具有电生理特性的心房肌可以延伸到肺静脉，即心肌袖细胞。与对照组患者或心房其他部位相比，房颤患者的肺静脉心肌组织（心肌袖细胞）的不应期较短，且肺静脉远端心肌组织的不应期较肺静脉-左心房连接部更短。与对照组比较，房颤患者肺静脉的递减性传导更常见，并且起搏肺静脉较起搏左心房更易诱发房颤。肺静脉与心房的交界部位（肺静脉前庭）的心肌纤维排列具有高度的非均一性，是心房各向异性传导最为显著的部位，而各向异性传导有利于形成折返，为持续性房颤的发作提供了基础。心房局灶起源点的自律性增高，可能与肺静脉电活动有关，而且肺静脉内存在形成折返的解剖基质。

无论房颤的发生机制为局灶机制还是微折返机制，左心房局部快速的激动并不能通过固定路径传导到右心房。Langendoff 灌注乙酰胆碱诱发的房颤山羊模型证实，激动由左心房向右心房传导的过程中，房颤的频率会逐渐降低，这种现象同样存在于人类阵发性房颤中。这种频率的变化导致不规则的心房激动频率，可以解释心电图表现为紊乱的心房节律。房颤的局灶触发机制并不是对心房基质调节作用的否定。在某些持续性房颤患者，隔离肺静脉和左心房之间的肌连接可以终止发作。另外一些房颤患者隔离局灶起源点房颤仍然持续，但是复律后房颤不再复发。因此，在一些存在异位起源点的房颤患者，持续性房颤的维持有赖于适当的解剖基质。

多子波假说　1959 年，Moe 等人根据对犬迷走神经介导的房颤模型研究的结果，首先提出"多子波假说"作为折返性房颤的机制，认为前向波通过心房时形成自身延长的子波，房颤的维持有赖于心房内一定数量（至少 3～5 个）的折返子波同时存在。这些折返子波在空间上随机运行和分布，其折返环路并不是由心房解剖结构所决定，而是由心房局部的有效不应期和可兴奋性决定。正是由于这个缘故，这些折返子波之间可以发生碰撞、湮灭、分裂、融合等多种作用方式，从而导致折返子波的数量、折返环的大小、速度等随时发生改变。该模型显示，任何时间波群的数量依赖于心房不同部位的不应期、体积及传导速度。心房体积大而不应期短和延迟传导可以增加波群数目，导致持续性房颤。多导电极同步记录支持人类房颤的多子波假说。

多年来，多子波假说是阐述房颤机制的主要理论。但是局灶机制的提出以及实验和临床标测研究均对该假说提出了挑战。即使如此，大量的研究支持心房基质异常在维持房颤中的重要作用。经过长时间的研究，人类电生理检查显示心房易感性在房颤发生中起着作用。房颤患者心房内传导时间延长，折返激动波长缩短，这些导致心房内子波密度增加，促进了房颤的发生和维持。研究发现，在接受复律治疗后恢复窦性心律的持续性房颤患者，心房内传导显著延长，特别是复律后房颤复发的患者延长更明显。有阵发性房颤病史的患者，其心房内不同部位不应期离散度较大，且房内传导缓慢，传导时间明显延长，心电图表现为 P 波增宽，V_1 导联 P 波终末负向电势（Ptf-V_1）增加。心房不应期会随年龄增大而增加，年龄相关的心肌纤维化加重心房内阻滞。心房不应期和传导时间的不均一变化，有利于房颤的维持，但是，何种程度的心房结构变化能够触发和维持房颤目前尚不清楚。

心房电重构　如果房颤持续时间＜24 小时，药物治疗或电转复具有较高的成功率，房颤持续时间越长，转复并维持窦性心律的可能性越小。这些观察产生了"房颤导致房颤"的说法。在山羊模型试验中，通过电刺激诱发房颤时发现：开始，电刺激引发的房颤可自动终止，但是重复诱发时，房颤发作时间进行性延长，直到维持在更高心房率水平上。房颤逐渐增加的倾向与发作持续时间延长后心房肌的有效不应期进行性缩短有关，这种现象称为"电生理重构"。心脏转复后，房颤患者的单相动作电位缩短，有效不应期缩短。快速心房率（包括房室折返性心动过速、房室结折返性心动过速、房性心动过速、房扑）持续一段时间后，电重构使细胞内钙超载，导致钙离子流失活。而钙离子流降低可以缩短动作电位的时限和心房不应期，有利于诱发持续性房颤。因此，心房电重构在房颤的维持机制中起着重要作用。研究发现持续性快速心房起搏也可以导致肺静脉心肌细胞发生电重构，导致动作电位时限缩短和早期或延迟后去极化。胺碘酮可以逆转心房电重构，甚至在房颤发作时也有逆转作用，这可以解释胺碘酮为何能把持续性房颤转复为窦性心律。

其他　其他涉及房颤诱发与维持的因素包括炎症、自主神经系统活动、心房缺血、心房过度牵张、各向异性传导和老化的心房结构改变。据推测炎症可能与房颤的发生有关，研究显示，房性心律失常患者的血清 C 反应蛋白水平高于无心律失常患者，且持续性房颤患者的水平高于阵发性房颤患者。

分类

2006 年美国 ACC 和 AHA 发表的《心房颤动治疗指南》提出的分类中，为了临床实用性和能显示出不同类型房颤的不同治疗特点，将房颤分为阵发性房颤、持续性房颤和永久性房颤。

首次发作的房颤为初发性房颤，持续时间不定。患者发作≥2 次即为复发性房颤。如果房颤能自行终止，复发性房颤则称之为阵发性房颤（paroxysmal AF），该类房颤通常≤7 天，大多数＜24 小时。如果房颤连续发作＞7 天，则称之为持续性房颤（persisitent AF），持续性房颤可用药物或电复律方法使其恢复并保持窦性心律。房颤如不能用药物或电复律方法恢复或不能维持窦性心律则称之为永久性房颤（permanent AF）。初发性房颤或持续性房颤均可首次出现，持续性房颤也包括时间较长而未被转复的房颤（如＞1 年），通常会成为永久性房颤。根据临床特征，房颤还可分为孤立性房颤、家族性房颤和非瓣膜病性房颤等。

孤立性房颤一般指除单纯的房颤外，无其他心肺疾病的患者（年龄＜60 岁）。就血栓栓塞和死亡率而言，这些患者预后较好。

家族性房颤是指家族中发生的孤立性心房颤动。父母患房颤的患者发生房颤的可能性较大，说明房颤的家族易感性，但是是否存在遗传性分子缺陷，目前尚不清楚。国内多个有关家族性房颤的研究显示，多个基因突变即可以导致心房不应期缩短。

非瓣膜病性房颤指那些无风湿性二尖瓣疾病或瓣膜置换术史患者发生的房颤。

临床表现及心电图特征

房颤临床表现有多种形式，大多数患者主诉心悸、胸闷、呼吸困难、疲劳、头晕或晕厥。房颤临床症状的轻重，取决于心律不规整的程度和心室率快慢、基础心功能状态、房颤的持续时间和患者自身因素。某些患者仅在阵发性房颤发作或在持续性房颤出现长间歇时有症状。永久性房颤患者常会感觉心悸症状越来越弱直至最后无临床症状，这种情况在老年患者尤为多见。

房颤在心电图上最显著的特征是：①P 波消失；②心室搏动（QRS 波）频率完全不规则；③在各导联中基线为不规则低振幅的快速摆动和颤动波，系大小不同、形态各异、间隔不均匀的 AF 波，其频率为 350～600 次/分；AF 波形态在 V_1 或 Ⅱ导联（右侧导联）中较容易辨识。按 AF 波形态和大小，有时临床上将房颤波分为"粗"颤（图 17-10）和"细"颤（图 17-11）。

一般说来，AF 波愈粗大者频率愈低；愈纤细者频率愈高，也愈不容易用药物或直流电转复为窦性心律。有时由于 AF 波过于纤细或基线不稳定难以辨认，因此房颤的心电图特征以前两点更为重要，其中以找不到 P 波为房颤的显著特征。个别情况下，有些粗 AF 波及显著的 U 波若不加以仔细观察也可误认为 P 波，因此心室搏动间隔不匀齐是最重要的诊断依

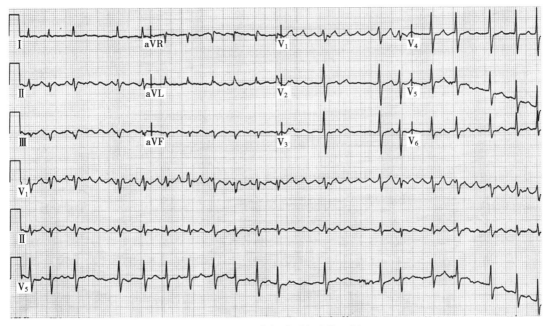

图 17-10　心房颤动"粗颤"1 例

患者，女性，48 岁。因发作性心悸、胸闷 3 年，加重 1 周入院，诊断为阵发性心房颤动，心电图上示各导联 P 波消失，代之以频率不一、振幅不一、形态各异的房颤波（AF 波），各导联上 AF 波较粗大，临床上称之为"粗颤"

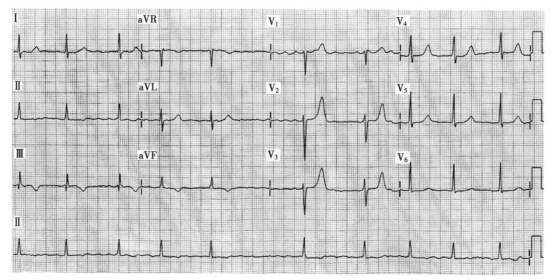

图 17-11 心房颤动"细颤"1 例

患者，女性，50 岁，因反复胸闷、心悸、头晕 12 年，加重 5 天入院。诊断为病态窦房结综合征，心房颤动。心电图示各导联 P 波消失，仅在 Ⅱ、Ⅲ、aVF 和 V₁ 导联可见极小的颤动波，心室率极不规律，心率平均约 60 次/分，其他导联上几乎呈等电位线，未见明显房颤波，临床上一般称此种房颤为"细颤"

据。但应注意，在房颤兼有完全性房室阻滞时（图 17-12）其心室频率是完全匀齐的。此外，当房颤的心室率极快时（图 17-13），大致看上去也似乎很齐，但是用分规测量便很容易辨识出 RR 间期实际上是参差不齐的。

房室传导 没有旁路或希氏-浦肯野纤维传导系统功能障碍时，房室结有限制房颤波向心室传导的作用。其他影响房室传导的因素包括房室结不应期、隐匿性传导和自主神经张力。心房传入的激动部分通过房室结，但未传入心室时就意味着发生了隐匿性传导，隐匿性传导在决定房颤时心室的反应中起重要作用。这些传入激动可改变房室结不应期，减慢或阻断随后的心房传入激动，因此可以解释房颤时不规则心室率。由于隐匿性传导的作用，房颤的心房率较慢时，心室率则趋于加快；相反，心房率加快则导致心室率减慢。

自主神经张力的变化可以导致房颤患者的不同心室反应。增加副交感神经张力和降低交感神经张力，对房室结传导产生负性效应。相反降低副交感神经张力和增加交感神经张力则产生相反效果。迷走神经张力可以增加房室结隐匿性传导，使房室传导减弱。患者可以表现为睡眠时心室率较慢，而运动时心室率加快。洋地黄通过增加迷走张力而减慢心室率，静息时可以很好控制心室率，运动时则效果较差。

房颤时的 QRS 波一般较窄，除非有固定或频率依赖性束支阻滞或旁路存在。差异性传导常见，并且心室反应的不规则性促使其发生。长 RR 间歇后出现相对短的"配对间期"时，使"短配对间期"结束的 QRS 波通常呈差异传导（图 17-14）。

房颤时经旁路传导，可以造成致命性的快心室率。提高交感神经张力，可以增加预激的心室率，但是改变迷走神经张力，似乎对旁路传导无效。WPW 综合征患者中，房室折返引发的房颤可以产生较快的心室率，并且容易恶化为心室颤动，导致心脏性猝死（图 17-15）。房颤时静脉应用洋地黄、维拉帕米或地尔硫草可以减慢房室传导，但是并不能阻断经旁路传导，甚至加快传导，因此预激综合征合并房颤时禁忌用上述药物，而 β 受体阻滞剂应慎用。

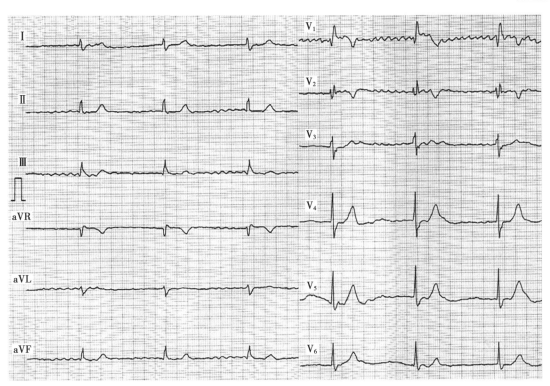

图 17-12　心房颤动伴三度房室阻滞

患者，男性，55 岁，因间歇性心悸、胸闷 11 年，加重 1 个月入院。临床诊断为扩张性心肌病，心房颤动伴三度房室阻滞。心电图示各导联上 P 波消失，代之以细小的颤动波，但 QRS 波规整，呈右束支阻滞图形，QRS 间期 0.11s，频率为 40 次/分，为心房颤动伴三度房室阻滞，室性逸搏心律

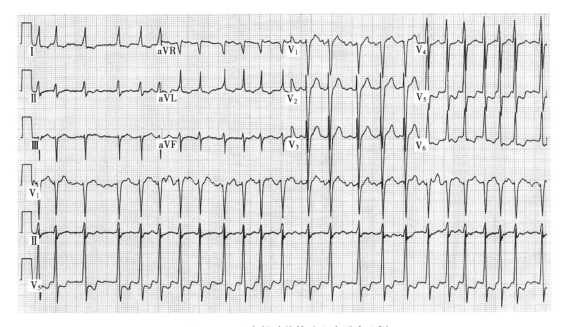

图 17-13　心房颤动伴快速心室反应 1 例

患者，女性，84 岁。因发作性心悸 1 年，晕厥 3 周入院，临床诊断为心律失常、阵发性心房颤动伴长 RR 间歇、高血压、类风湿性关节炎。心电图示各导联上 P 波消失，II、III、aVF 及 V₁ 导联上可见不规则的 AF 波，QRS 波呈室上性，频率快，平均 140 次/分，QRS 波的间期不规整，提示心房颤动伴快速心室反应

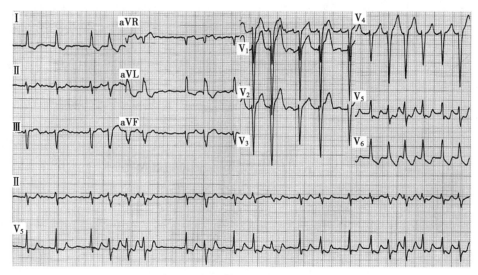

图 17-14　心房颤动伴心室差异性传导 1 例

患者，女性，48 岁，因活动后胸闷气短 5 年余，再发并加重半年入院，临床诊断为风湿性心脏病二尖瓣狭窄、主动脉瓣狭窄、三尖瓣狭窄并关闭不全、肺动脉高压心功能 Ⅱ 级。心电图示 Ⅱ、V_5 导联上第 4、5、6、8、10、11、13、15、16、17、18、19、20 个心搏的 QRS 波比其前的 QRS 的宽大畸形，而且第 4、8、10、13 和 15 个心搏前的 RR 间期较长，符合房颤伴差异性传导多发生在"长间歇，短配对"的规律。而且第 4 和第 15 个心搏之后因蝉联现象出现连续的差异性传导

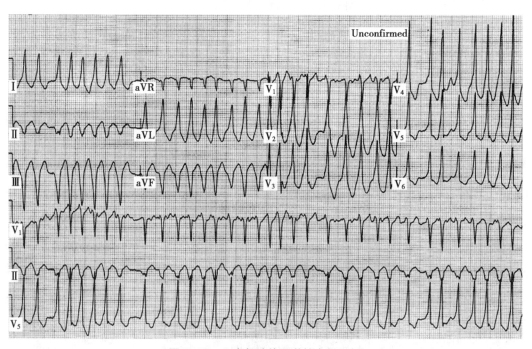

图 17-15　心房颤动伴预激综合征 1 例

患者，男性，30 岁，因阵发性心悸 10 余年，加重 1 天入院，入院诊断为心房颤动、心室预激。心电图示 V_1 导联上可见较明显的 AF 波，QRS 波间隔不规整，频率平均约 220 次/分，QRS 波宽窄不等，Ⅰ、aVL 和 $V_2 \sim V_6$ 导联上可见明显的预激波，V_1 导联 QRS 波呈 RS 形，而 V_2 导联呈 R 波形，且 Ⅰ、aVF 导联呈 R 波形，预激波正向，提示左后间隔旁路。房颤时经旁路前传时的最短 RR 间期为 200ms，提示这样的患者有引发室颤、猝死的危险

心室反应　房颤的心室反应依赖于房室结的电生理特性、迷走神经和交感神经的张力、是否存在房室旁路和药物作用。存在房室阻滞伴室性或交界区心动过速时，心动周期（RR 间期）可以非常规整。

房颤的心室率极为不匀齐的机制是房室交界区的隐匿性传导。快速而不匀齐的 AF 波，其中有若干仅激动了心房，根本未达到房室结；达到房室结的激动又有很多在房室结内受到干扰，不能通过或只能部分通过下传至心室，因此心室率呈现高度不匀齐。同时由于房波不同程度的通过房室结，AF 波与 R 波间的时距也非常不规则。

房颤时出现快速不规则持续的宽 QRS 心动过速，强烈提示房颤通过旁路传导或合并束支差异性传导。过快的心室率（>200 次/分），提示有旁路存在或室性心动过速。房颤时宽 QRS 波出现时需要鉴别是室性期前收缩或是室内差异性传导（图 17-14、图 17-16）。如出现较多的室性期前收缩，特别是服用洋地黄的患者出现室性期前收缩二联律及洋地黄型"鱼钩样"ST-T 改变时，应注意是否由于洋地黄过量所致，必要时停用洋地黄药物，以免引起更为严重的室性心律失常。但是，如果洋地黄用量不足，由于房颤波下传心室过快，激动到来时传导系统尚未脱离相对不应期，此时往往伴有室内差异性传导，这种情况下则需要增加洋地黄用量以减缓心室率。因此在持续性房颤中鉴别宽 QRS 波的性质有重要的临床意义。一般鉴别要点如下：由于室内差异性传导与传导系统的相对不应期有关，QRS 波多为典型的束支阻滞形。房颤的 RR 间期长短很不规则，传导系统的相对不应期随之变化。较长的 RR 间期后，相对不应期略有延长，若是接踵而来的 RR 间期较短，则 QRS 波便会落在相对不应期，极易发生室内差异性传导。因此，长间期后较早出现的 QRS 波考虑是室内差异性传导所致的宽 QRS 波，而且 QRS 波前半部分的形态与室上性搏动的 QRS 波相同。室性期前

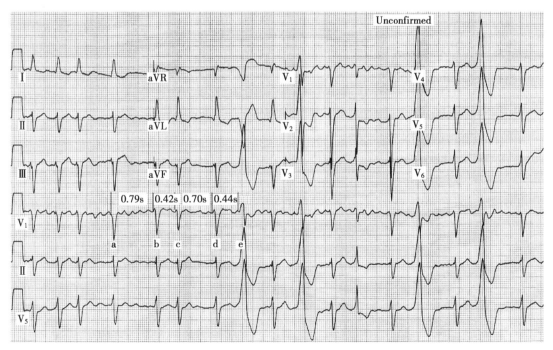

图 17-16　心房颤动伴室性期前收缩 1 例

图中 V₁ 导联上，ab 间期 > cd 间期，bc 间期 < de 间期，从房颤发生室内差异性传导的规律来看，心搏 c 理应比心搏 e 更容易发生室内差异性传导。但心搏 e 的 QRS 波宽大畸形，符合室性期前收缩的特征

收缩前没有上述 RR 间期的"长-短"规律，形状与室上性搏动的 QRS 波形状也完全不同。

治疗

房颤的治疗主要有三个目标：①心率控制；②预防血栓栓塞；③纠正心律失常。开始的治疗策略包括心率控制和节律控制。心率控制策略是指控制心室率，而心律并未转复和维持窦性心律。节律控制策略指试图转复并维持窦性心律。理论上，节律控制应当优于心率控制，但是 AFFIRM 研究显示，两种治疗策略在死亡率和卒中发生率方面、对患者生活质量的影响，以及对于心力衰竭的发生和恶化方面并无显著性差异。RACE 试验发现，心率控制组在预防死亡和降低发病率方面的疗效并不逊于节律控制组。对于症状较轻的老年房颤患者，心率控制治疗是合理的治疗手段。但无论哪一种策略都需要抗凝治疗，预防血栓栓塞并发症。

房颤的直接血流动力学危害是房颤时失去了心房的"泵血"作用，使心排出量降低 10% 以上。除此之外，过快和不规则的心室率进一步加重血流动力学损害，长期过快的心室率及心室激动的极不规则会损害心室功能和结构。快而不规则的心室率形成血栓的可能性较缓慢而均匀的心室率明显增大。

控制心率　房颤时，药物控制心室率的有效率为 80%。持续性或永久性房颤患者常口服 β 受体阻滞剂或钙通道阻滞剂（维拉帕米、地尔硫草）将心室率控制在生理范围。在需要快速控制心室率或不适合口服药物时，可以静脉应用药物，如果伴低血压或合并心力衰竭时要小心应用，因为此时钙通道阻滞剂可以导致血流动力学进一步恶化。心力衰竭患者应静脉给予洋地黄或胺碘酮。有房室旁路的患者，如果血流动力学状态稳定，可以静脉应用普鲁卡因胺和伊布利特。胺碘酮同时具有抗交感神和钙通道的拮抗活性，抑制房室传导，可以有效控制房颤时心室率。在其他药物无效或禁忌使用时，静脉注射胺碘酮有助于控制房颤的心室率。

复律治疗　对于可转复为窦性心律的持续性房颤患者，若房颤是造成急性心力衰竭、低血压或冠状动脉疾病患者心绞痛恶化的主要原因，则需要立即复律。实现复律一般靠药物或直流电复律的方法。

1. **药物复律**　房颤发生 7 天内应用药物复律的效果最好。指南推荐的复律药物包括氟卡尼、多非特利、普罗帕酮、伊布利特和胺碘酮。药物复律的主要危险是抗心律失常药物的毒性，如胺碘酮的不良反应包括心动过缓、低血压、视力障碍、甲状腺功能异常、恶心、便秘、静脉炎等，而奎尼丁由于疗效欠佳而副作用发生率较高，已不作为一线推荐药物。

2. **直流电复律**　房颤伴心肌缺血、症状性低血压、心绞痛、心力衰竭、预激综合征，快速心室率药物治疗无效时，或患者血流动力学状态不稳定，或症状难以耐受时应施行电复律。房扑直流电复律起始功率可以较低，但是房颤复律则需要高能量。一般 ≥200J。为避免损伤心肌，两次电击时间间隔不应 <1 分钟。直流电复律的主要危险是栓塞和各种心律失常。

抗凝治疗　所有房颤患者，特别是伴有糖尿病、高血压、肥胖和高龄等高危因素时，除有禁忌证者外，均应进行抗凝治疗，预防血栓栓塞。服用华法林时，监测 INR 的目标值国际上通常为 2.0~3.0，国人一般维持在 1.8~2.5 即可。开始治疗时应当至少每周监测一次，待结果稳定后，至少每月检测一次。对于无高危因素的年轻患者，可服用阿司匹林预防血栓。

非药物治疗

1. 导管消融　早期射频导管消融仿效外科迷宫术在心房内膜造成多条线性瘢痕，成功率约 40%～50%，但是并发症很高。随后的研究发现起源于肺静脉或其开口附近的电活动常诱发房颤，并且证明去除这些病灶可以终止房颤，由此导管消融治疗房颤广泛开展起来。随着房颤导管消融技术的日趋成熟，以及标测手段（电解剖标测系统和非接触标测系统）与消融器械的不断完善，目前该项治疗的成功率已经获得很大提高，目前对无器质性心脏病的阵发性房颤消融的成功率在 80%～90%，并发症发生率明显下降（<2%），因此导管消融为大多数药物治疗失败或电转复窦性心律困难的患者提供了一种较好的治疗方法。

2. 外科治疗　对一些顽固性房颤，还可采用外科迷宫术治疗。1989 年，Cox 报道了心房迷宫术，对房颤达到了较理想的效果，即达到消除房颤，保留房室同步激动，保留心房的传输功能。至 1996 年，Cox 报道了 178 例房颤和房扑患者的迷宫术，围术期病死率 2.2%，随访 3 个月以上，治愈率达 93%，复发率 7%，术后 2 例需植入永久起搏器，左心房存在收缩功能者占 86%，右心房存在收缩功能者占 98%。对房颤同时合并其他心脏病需手术矫治者，外科迷宫术不失为一种有效的治疗方法。近年来开展的微创经胸外科射频消融手术为房颤的治疗开辟了另一新途径。

心房扑动和心房颤动的关系

房扑与房颤在临床表现及发病机制中都有着密切关系，两者既可相互转换，亦可并存。临床上常见自然发作时两者互相转换，或在用药物转复过程中互相转换。随着射频消融技术用于治疗房扑与房颤，发现针对房扑或房颤的治疗可影响另一方的发作。有研究报道，当房颤和典型房扑并存时，房颤消融成功可以使房扑发作减少或治愈（但是房颤消融后可能现新的不典型左心房房扑），房扑的峡部消融可以使 50%～75% 的患者房颤发作减少。

对于两者相互转换的机制，Waldo 认为，稳定的房扑必须有一定长度的阻滞线，通常位于界嵴处，平均长度（24±4）mm。房颤时快速变化的电激动可促使右心房内形成一定长度的阻滞线，从而形成房扑。如果该阻滞线未形成，则房颤继续维持或转为窦性心律。若阻滞线缩短至（16±3）mm 以下或位置不固定（一般在右心房游离壁迁移），则心电图上仍表现为房颤。因此只有形成一定长度、固定位置（多位于界嵴附近）的阻滞线，经过特定的过程才能形成稳定持续的房扑，此为房颤可转化为房扑的机制。而短周期的房扑使得其余心房组织不能产生 1:1 的夺获，可以诱发房颤，即快房扑会产生房颤；或慢房扑引起心房电重构提供了房颤形成的基质，期前收缩作为触发因素诱发房颤。

参 考 文 献

1. MacWilliam JA. Fibrillar contraction of the heart. Journal of Physiology, 1887；8：296-310.

2. Jolly WA, Rilchie WJ. Auricular flutter and fibrillation. Heart, 1911, 2：177-221.

3. T. Lewis, Electro-cardiography and its importance in the clinical examination of the heart affections：Ⅲ. The analysis of cardiac irregularities, Brit Med J 2 (1912), 65.

4. Granada J, Uribe W, Chyou PH, et al. Incidence and predictors of atrial flutter in the general population. J Am Coll Cardiol, 2000, 36：2242-2246.

5. Puech P, Latour H, Grolleau R, et al. Le flutter et ses limites. Arch Mal Coeur, 1970, 63：116-144.

6. Waldo AL, MacLean WAH, Karp RB, et al. Entrainment and interruption of atrial flutter with atrial pacing. Cir-

culation, 1977, 71: 580-589.

7. Wells JlJr, Maclean WAH, James TN, et al. Characterization of atrial flutter. Studies in man after open heart surgery using fixed atrial electrodes. Circulation, 1979, 60 (3): 665-673.

8. Kalman JM, Olgin JE, Saxon LA, et al. Electrocardiographic and electrophysiologic characterization of atypical atrial flutter in man: use of activation and entrainment mapping and implications for catheter ablation. J Cardiovasc Electrophysiol, 1997, 8: 121-144.

9. Feinberg WM, Cornell ES, Nightingale SD, et al. Relationship between prothrombin activation fragment F1. 2 and international normalized ratio in patients with atrial fibrillation. Stroke Prevention in Atrial Fibrillation Investigators. Stroke, 1997, 28: 1101- 1106.

10. Go AS, Hylek EM, Phillips KA, et al. Prevalence of diagnosed atrial fibrillation in adults: national implications for rhythm management and stroke prevention: The Anticoagulation and Risk Factors in Atrial Fibrillation (ATRIA) Study. JAMA, 2001, 285: 2370-2375.

11. Feinberg WM, Blackshear JL, Laupacis A, et al. Prevalence, age distribution and gender of patients with atrial fibrillation. Analysis and implications. Arch Intern Med, 1995, 155: 469-473.

12. Flegel KM, Shipley MJ, Rose G, et al. Risk of stroke in non-rheumatic atrial fibrillation (published erratum appears in Lancet 1987, 1: 878). Lancet, 1987, 1: 526-529.

13. Wolf PA, Abbott RD, Kannel WB, et al. Atrial fibrillation as an independent risk factor for stroke: the Framingham Study. Stroke, 1991, 22: 983- 988.

14. Furberg CD, Psaty BM, Manolio TA, et al. Prevalence of atrial fibrillation in elderly subjects (the Cardiovascular Health Study). Am J Cardiol, 1994, 74: 236-241.

15. Kannel WB, Abbott RD, Savage DD, et al. Coronary heart disease and atrial fibrillation: the Framingham Study. Am Heart J, 1983, 106: 389-396.

16. Friberg J, Scharling H, Gadsboll N, et al. Sex-specific increase in the prevalence of atrial fibrillation (The Copenhagen City Heart Study). Am J Cardiol, 2003, 92: 1419-1423.

17. Kopecky SL, Gersh BJ, McGoon MD, et al. The natural history of lone atrial fibrillation. A population-based study over three decades. N Engl J Med, 1987, 317: 669-674.

18. Evans W, Swann P. Lone auricular fibrillation. Br Heart J, 1954, 16: 194.

19. Brand FN, Abbott RD, Kannel WB, et al. Characteristics and prognosis of lone atrial fibrillation. 30-year follow-up in the Framingham Study. JAMA, 1985, 254: 3449-3453.

20. Levy S, Maarek M, Coumel P, et al. Characterization of different subsets of atrial fibrillation in general practice in France: the ALFA study. The College of French Cardiologists. Circulation, 1999, 99: 3028-3035.

21. Murgatroyd FD, Gibson SM, Baiyan X, et al. Double-blind placebo controlled trial of digoxin in symptomatic paroxysmal atrial fibrillation. Circulation, 1999, 99: 2765-2770.

22. Nieuwlaat R, Capucci A, Camm AJ, et al. Atrial fibrillation management prospective survey in ESC member countries: the Euro Heart Survey on Atrial Fibrillation. Eur Heart J, 2005, 26: 2422-2434.

23. 周自强, 胡大一, 陈捷, 等. 中国心房颤动现状的流行病学研究. 中华内科杂志, 2004, 43: 491-494.

24. Scherf. Studies on auricular tachycardia caused by aconitine administration. Proc Soc Exp Bio Med, 1947, 64: 233.

25. Jais P, Haissaguerre M, Shah DC, et al. A focal source of atrial fibrillation treated by discrete radiofrequency ablation. Circulation, 1997, 95: 572.

26. Haissaguerre M, Jais P, Shah DC, et al. Spontaneous initiation of atrial fibrillation by ectopic beats originating in the pulmonary veins. N Engl J Med, 1998, 339: 659.

27. Lazar S, Dixit S, Marchlinski FE, et al. Presence of left-to-right atrial frequency gradient in paroxysmal but not persistent atrial fibrillation in humans. Circulation, 2004, 110: 3181- 3186.

28. Moe GK, Abildskov JA. Atrial fibrillation as a self sustaining arrhythmia independent of focal discharge. Am Heart J, 1959, 58: 59-70.

29. Wijffels MC, Kirchhof CJ, Dorland R, et al. Atrial fibrillation begets atrial fibrillation. A study in awake chronically instrumented goats. Circulation, 1995, 92: 1954-1968.

30. Hart RG, Halperin JL. Atrial fibrillation and thromboembolism: a decade of progress in stroke prevention. Ann Intern Med, 1999, 131: 688-695.

31. Feinberg WM, Seeger JF, Carmody RF, et al. Epidemiologic features of asymptomatic cerebral infarction in patients with nonvalvular atrial fibrillation. Arch Intern Med, 1990, 150: 2340-2344.

32. Kempster PA, Gerraty RP, Gates PC, et al. Asymptomatic cerebral infarction in patients with chronic atrial fibrillation. Stroke, 1988, 19: 955-957.

33. Chung MK, Martin DO, Sprecher D, et al. C-reactive protein elevation in patients with atrial arrhythmias: inflammatory mechanisms w persistence of atrial fibrillation. Circulation, 2001, 104: 2886-2891.

34. 任振芳, 方丕华, 马坚, 等. 永久性心房颤动合并长 RR 间期的临床意义. 中国医刊, 2007, 42: 27-28.

35. Van Gelder IC, Hagens VE, Bosker HA, et al. A comparison of rate control and rhythm control in patients with recurrent persistent atrial fibrillation. N Engl J Med, 2002, 347: 1834-1840.

36. Wyse DG, Waldo AL, DiMarco JP, et al. A comparison of rate control and rhythm control in patients with atrial fibrillation. N Engl J Med, 2002, 347: 1825-1833.

37. Hagens VE, Ranchor AV, Van SE, et al. Effect of rate or rhythm control on quality of life in persistent atrial fibrillation. Results from the Rate Control Versus Electrical Cardioversion (RACE) Study. J Am Coll Cardiol, 2004, 43: 241-247.

38. Cox JL, Schuessler RB, Cain ME, et al. Surgery for atrial fibrillation. Semin Thorac Cardiovasc Surg, 1989, 67-73.

39. Cox JL, Schuessler RB, Lappas DG, et al. An 8 1/2-year clinical experience with surgery for atrial fibrillation. Ann Surg, 1996, 224: 267-273; discussion 273-275.

第18章

预激综合征

◎ 方丕华　姚述远　孙瑞龙

在胚胎发育的早期，心房和心室肌是相互连接的。发育过程中，因中央纤维体和房室环的形成，分离了心房和心室肌之间的连接，房室交界区成为心房和心室之间唯一的正常传导通道。但在少数患者中，心房和心室肌之间的连接并没有完全分离，还可残存附加肌束，这种附加的肌束即为旁路（bypass tract）。旁路在人群中的发病率约为 0.1% ~ 0.3%，不同人群、年龄及性别略有不同。具有旁路的患者，大多数无器质性心脏病，而伴有器质性心脏病的患者中，以先天性心脏病为多见，特别是 Ebstein 畸形。有人报道，在 Ebstein 畸形的患者中，旁路的发生率可高达 5% ~ 25%，而且都是右侧房室之间的旁路。其他如房间隔缺损、室间隔缺损，大动脉转位、二尖瓣脱垂等伴有旁路的几率也比自然人群高。

一般而论，房室结组织属于慢反应纤维，其传导速度较慢，且具有频率依赖性递减传导的特征；而旁路纤维为普通的心肌细胞，属于快反应纤维，传导速度快，没有明显的频率依赖性递减传导的特征。因此，在具有显性旁路前传的患者中，心房的冲动可沿两条传导途径同时下传激动心室。由于激动在房室结的生理延迟作用，从旁路下传的激动波先于房室结到达心室的某部，使该处心室肌提前激动，比从正常房室结-希氏-浦肯野系统下传的预期时相更早，这种房室间经旁路"加快"传导的综合征称为预激综合征。

旁路的解剖

关于心房和心室之间的肌束联系，1893 年 His 描述了房室之间有一股肌束相连，后人称之为希氏束（His bundle），房室结-希氏-浦肯野系统被认为是心房和心室之间传导系统的正道。同年 Kent 也报告在心房和心室之间另有一股肌束相连，后人称之为 Kent 束。1930 年 Louis Wolff、John Parkinson 和 Paul White 将预激综合征描述为"健康青年人有束支阻滞伴异常的短 PR 间期和阵发性心动过速"。他们把 QRS 波的形态畸变，用功能性束支阻滞来解释，反映当时的认识还不够全面。后来有些学者联想到用 Kent 束的参与解释这些心电图特征，1932 年 Scherf 和 Holzman 认为这种 QRS 波改变，并非束支阻滞，而可能是由于冲动从旁路下传所致，从而提出了"预激"这一概念。1943 年 Wood 和 Wolferth 及 1944 年 Öhnell 先后宣称找到房室附加肌束，而且后者首先把这类心电图现象称之为预激综合征。以后陆续有一些类似的临床病理报告，学者们逐渐倾向于认为 Kent 束是 WPW 综合征的解剖生理基础。1967 年 Durrer 和

Roos对一例 WPW 心电图伴阵发性心动过速患者进行心外膜标测，在右心室游离壁记录到心室最早激动点，指出该处是异常旁路从心房连接心室处，阐述了心动过速大折返环径，从而启发了新的治疗对策。1967 年 Burchnell 对一例伴有预激综合征的房间隔缺损患者，于手术修补房间隔缺损时，用心外膜电极探查到心室最早激动处，在该处施加机械压力，及注射普鲁卡因胺，都可使预激波暂时消失。但企图从心内膜面横向切断旁路，未能成功。1968 年 Dreifus 等对一例 WPW 综合征伴有难治性反复发作的心动过速患者，施行了阻断房室结的外科手术，术后成为永久性的预激心电图，但心动过速却不再复发了。1968 年 Cobb 对一例 WPW 综合征伴难治性心动过速患者，施行外科手术，用心外膜标测法确定旁路位于右心室游离壁，切断旁路成功，心电图预激波消失。从此对 WPW 综合征的解剖生理学基础，就再无争议了。

关于 LGL 综合征的解剖基础，认识仍有分歧。1931 年 James 提出 "后结间束" 的纤维并不是止于房室结的顶部，而是绕行止于房室结的下部，称为 "James（旁路）纤维"，心房冲动如从此纤维下传，则不需经过房室结的生理延迟就向下传播，PR 间期短于正常，似乎可以圆满解释 LGL 综合征的机制。但是上述 "James 纤维" 在正常心脏中普遍存在，并非 LGL 综合征患者所独有。1975 年 Brechenmaker 报告发现从心房至希氏束的 "旁路"，但这种结构甚为罕见，亦不能认为是 LGL 综合征的唯一基础。后来心脏电生理工作者提出 "房室结加速传导"（enhanced A-V nodal conduction）的概念，把它归结为一种电生理现象，在电生理检查中的表现为：①AH 间期小于正常底限（60ms）；②增加心房激动频率至 200 次/分，仍能保持 1∶1 房室传导；③增加心房激动频率时，AH 间期延长有限（延长值 <100ms）。对这种 "房室结加速传导" 现象的基础，除了上述的解释以外，还曾提到过：房室结内部的 "旁路"、房室结发育短小、房室结双径路概念中快径路的极端表现等。关于变异型预激综合征的解剖基础，有 Mahaim 报告的连接房室结-房室束系统和室间隔顶部的副特殊纤维（para-specific fiber），统称 Mahaim 纤维。按照其起止点位置不同，从房室结中、下部发出，止于室间隔顶部者又称为结-室纤维；从希氏束-房室束支发出，止于室间隔顶部者，又称为束-室纤维。从心房下传的冲动，要经过房室结，所以 PR 间期正常，甚至可以延长，冲动在房室结以下传播时，一方面通过 Mahaim 纤维提前激动心室，一方面从希氏-浦肯野系统下传，与前者形成室性融合波，表现为本型的心电图特征。近年来随着电生理学知识的深化，以及射频消融治疗技术的发展，对 Mahaim 纤维的认识，有了新的观点。关于 "旁路" 的形成，现认为是心脏发育过程中遗留的。在胚胎时期和出生后短期内，心肌结构不断地在进行形态发育（morphogenesis）。在胚胎早期，房、室心肌是相连的，发育过程中，心内膜垫和房室沟组织形成中央纤维体和房室环，替代了房、室间心肌相连（房室结-希氏-浦肯野系统是发育的房-室相连正路），但仍遗有一些散在心肌相连，出生后短期内继续形态发育，这些遗留的相连心肌自动毁灭，但在少数人中并没有完全毁灭，则成为异常房室旁路。这种形态发育过程中，细胞自行毁灭，是一种非炎症性过程的细胞死亡，本质上是受基因控制的程序性细胞死亡（programmed cell death），称为细胞凋亡（apoptosis）。把各种类型的预激综合征的心电图及临床电生理与各种解剖学 "旁路" 相联系，确可得到比较满意的解释。加上外科手术与射频消融针对 "旁路" 的治疗成功，更是上述认识的有力支持。若干年来，基本上统一于上述概念。

旁路与预激综合征的分类

1975 年欧洲学者 Anderson 等提出对命名的建议，他们承认预激综合征确具解剖上及功能上的 "旁路"，但指出实际上大多数病例不可能获得解剖学上的证实，故不主张用冠以人名的专门名词命名"旁路",而是主张用"旁路"在功能上的起止点命名之,新旧命名对比如表 18-1。

表 18-1　旁路的功能起止点命名

建议采用的新名词	往日习用的旧名词
房室旁路	Kent 束（位于房室间隔者称 Paladino 束）
房束旁路	心房-希氏束纤维
房室结内旁路	James 纤维
结室旁路	Mahaim 纤维
束室旁路	Mahaim 纤维

虽然多年来对"旁路"的认识还在不断发展,但上述命名原则仍可作为参考,例如近年来认为 Mahaim 纤维的起止点是房室结和右束支,故称之为"结-束旁路"或者认为是从心房至右束支的具有慢传导特征的"房-束旁路"。

房室旁路如具有前传功能,体表心电图上可见典型的预激图形,称为显性预激。如患者同时有与旁路相关的阵发性室上性心动过速,则称为经典的预激综合征（WPW 综合征）,如果仅有预激图形而没有与旁路相关的阵发性室上性心动过速,则只能称为心室预激。有时房室旁路前传功能呈间歇性出现,即体表心电图上可见预激图形时隐时现,这种情况称为间歇性预激。如果房室旁路没有前传功能,只有逆传功能,并因发生阵发性室上性心动过速而行电生理检查得以证实者,称之为隐匿性旁路或隐匿性预激。由房室结内旁路（James 纤维）所致的预激综合征称为短 PR 综合征或 LGL 综合征。由房束旁路、结室旁路和束室旁路等 Mahaim 纤维所致的预激综合征统称为变异型预激综合征。

经典的预激综合征

房室旁路的电生理特点

房室旁路的电生理特征与正常房室结传导完全不同。大部分房室旁路纤维属于快反应纤维,不应期短,传导速度较快,具有全或无的特点,没有明显的频率依赖性递减传导。因而可使快速的心房激动全部或大部分传入心室,引起危险的快速心室反应,尤其是在预激合并房颤时,如伴有短不应期的旁路,则可因快速的心室率导致室性心动过速甚至心室颤动的发生而危及生命。

少部分房室旁路具有较长的不应期。长不应期的房室旁路的概念由 Rosenbaum 等于 1983 年提出,他们发现在有些合并预激综合征的患者中,当心率加快时其预激图形反而消失,而只有当心率较慢甚至缓慢时才出现预激的心电图表现,这种长不应期的房室旁路一般在临床上很少发生严重的心律失常,即使发生,心率也较慢,对药物的反应亦较好。另外,近来的研究亦表明少部分房室旁路传导速度较慢,并具有递减传导特征,类似房室结的传导,阿托品、异丙基肾上腺素和运动能够加速这种慢传型旁路的传导。

房室旁路的另一个重要的电生理特征是电阻抗的不匹配性。典型的房室旁路多具有心房到心室的前向传导和心室向心房的逆向传导功能,而部分房室旁路只表现出逆向传导功能,称为隐匿性旁路，房室旁路束和心室的电阻抗不匹配是造成房室旁路单向阻滞的原因。由于房室旁路在进入心室的过程中分成许多分支，这种分支可能使通过房室旁路前传的心房激动波的波阵面和大面积的心室肌细胞之间出现电阻抗的不匹配，从而不能使足量心室肌细胞的兴奋达到阈值，因而不能引起心室的激动。

房室旁路所致预激综合征的心电图特点

窦性心律下，预激综合征的心电图特点为：①PR 间期 < 0.12s；②QRS 间期 > 0.10s；③QRS 波的起始部分模糊、粗钝，形成所谓的 δ 波；或称为预激波；④PJ 间期正常，多 > 0.26s；⑤继发性的 ST-T 改变（图 18-1）。如果具有这种典型的预激心电图，同时又有阵发性室上性心动过速，则称为经典的预激综合征（WPW 综合征），如果只有预激心电图而没有阵发性室上性心动过速，则称为心室预激。预激的程度反映了通过房室旁路激动心室肌的数量，亦决定了预激时的 PR 间期和 QRS 波的形态和时限，因此预激波是否存在，明显与否是判断 WPW 综合征心电图的关键。一般而言，右侧房室旁路预激波明显，左侧房室旁路预激波相对不明显（图 18-2）。对于预激波不典型而不易判断者，心率增快、房性期前收缩或抑制房室结的传导功能，常会引起正常房室传导和经房室旁路下传的时间关系发生改变，使预激波显现。

只具有逆向传导功能的隐匿性房室旁路可无任何异常心电图表现，还有些房室旁路，即使有前向传导功能，亦可以在体表心电图上不呈现预激的表现，或者预激波间歇出现，称为间歇性预激（图 18-3）。另有些伴有房室旁路的病例，其预激心电图表现也不恒定，而是多变的。

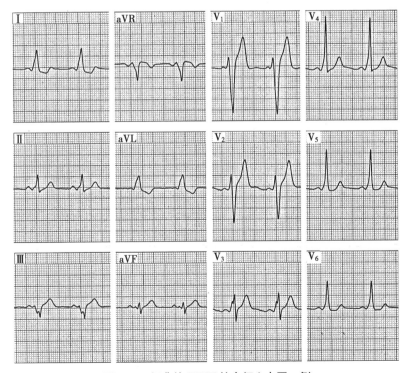

图 18-1　经典的 WPW 综合征心电图一例

患者男性，16 岁。阵发性心悸 3 年。Ⅰ、Ⅱ、V₄ ~ V₆ 导联上可见 QRS 波初始部分粗钝，（δ 波直立），PR 间期 < 0.12s，QRS 时限 > 0.10s，PJ 间期 0.24s；ST-T 呈继发性改变，符合经典的 WPW 综合征。另外，aVF 导联 δ 波呈等电位线，电生理标测和射频消融证实为右侧游离壁旁路。

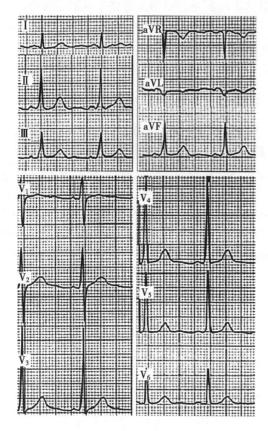

图 18-2   左侧房室旁路预激波不明显心电图一例

患者男，29 岁。平素身体健康，有阵发性心悸病史 10 余年。心电图 II、III、aVF、V₃、V₄ 导联上可见预激波，PR 间期 < 0.12s，其余导联上预激波不明显。I 导联可见小 q 波，aVL 导联上 QRS 主波呈负向，V₁、V₂ 导联上 R 波幅度增高，提示旁路位于左侧

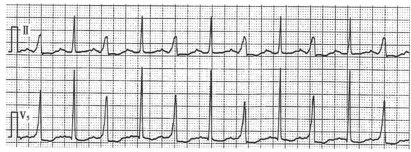

图 18-3   间歇性心室预激心电图一例

患者女性，26 岁。劳力性胸闷，不能平卧 9 个月，2007 年 4 月正常分娩 1 男婴后，以上症状加重。5 年前因心动过速，当地诊断为心肌炎。超声心动图报告：左心房、心室内径明显增大，室间隔及心室后壁变薄，运动幅度明显减低，二尖瓣关闭欠佳，中量反流。临床诊断：扩张性心肌病，预激综合征。心电图为 II、V₅ 导联同步描记，基础心律为窦性，频率 104 次/分；PR 间期长短交替，长 PR 间期 0.21s，短 PR 间期 0.11s；QRS 波宽窄交替，窄 QRS 波振幅增高，V₅ 导联 R 波振幅达 2.8mV，宽 QRS 波起始见粗钝、模糊之预激波；并伴有继发性 ST-T 改变。体表心电图表现为间歇性心室预激图形

房室旁路的分型和定位

1. 预激综合征的分型和定位   1945 年，Rosenbaum 和 Wilson 等依据胸前导联的心电图，把 WPW 综合征分为 A、B 两型。A 型的预激波在所有胸前导联中均为正向，QRS 波以 R 波为主（图 18-4）。在 V₁～V₃ 导联的预激波为负向或正向，QRS 波以 S 波为主，V₄～V₆ 导联

的预激波和 QRS 波均为正向者为 B 型（图 18-5）。后有人把 V$_6$ 导联的 QRS 波出现深 Q 波或 QS 波者称为 C 型（图 18-6），C 型 WPW 综合征实际上是左侧旁路的一个亚型，该型旁路一般位于左前或左前侧壁，目前临床上已很少作此诊断。但临床上仍常用 A 型和 B 型 WPW 综合征的诊断，A 型代表左侧房室旁路，B 型代表右侧房室旁路。这种分型方法简单易行，且可粗略地反映旁路的位置，直到现在还在临床中沿用。

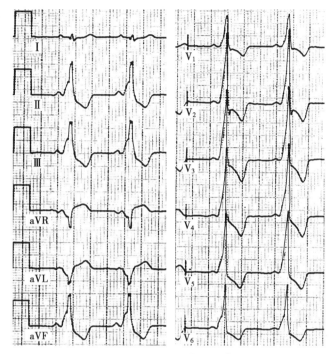

图 18-4　A 型 WPW 综合征心电图一例

患者男性，37 岁。既往有心动过速病史，临床其他检查未见异常。心电图检查示窦性心律，PR 间期 0.08s，QRS 宽 0.14s、初始部有预激波，胸导联 V$_1$ ~ V$_6$ 预激波及 QRS 主波均向上，属于 Rosenbaum 分类 A 型。电生理检查和射频消融证实为左心室侧壁旁路

2. 近代的分型和定位　近年来，随着导管消融技术的广泛应用，对房室旁路的定位有更高的要求。当今一般在上述分型的基础上，充分利用常规 12 导联心电图，增加肢体导联的预激波的方向、额面 QRS 波电轴、胸前导联 R 波的移行区等特点作为定位的依据。

（1）体表心电图对显性房室旁路定位的基本标准。

1）δ 波极性的确定：δ 波极性测定标准由 Lemery 等首先提出。目前已被普遍采用。静息状态下记录 12 导联体表心电图，具有预激特征的 QRS 综合波的起始 40ms 规定为 δ 波，如果某导联初始 40ms 向量在等电位线上，则为正向 δ 波，表示为（＋）；如果某导联初始 40ms 向量偏离等电位线倒置向下，则为负向 δ 波，表示为（－）；等电位线 δ 波表示为（±），指与有明确预激导联同步记录的某导联 QRS 综合波，在预激时无可见 δ 波（位于等电位线）或 δ 波起始偏离等电位线，但在 QRS 波开始之前又回到了等电位线（图 18-7）。

2）胸前导联 QRS 波的移行区：QRS 波的移行区是指胸前导联 R/S 比例的变化。R/S ＝ 1 的导联则为移行区所在导联。如胸前某一导联 R/S ＞ 1，则移行区在其左侧，如 R/S ＜ 1，则移行区在其右侧。

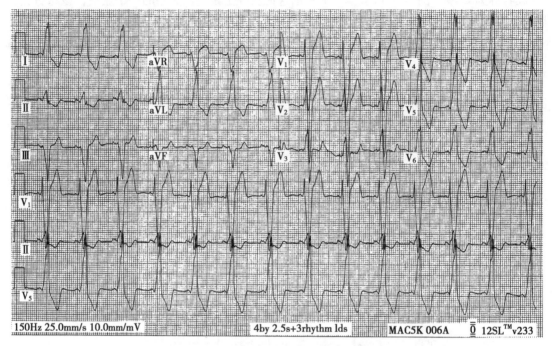

图 18-5　B 型 WPW 综合征心电图一例

　　患者女性，36 岁。有心动过速病史。心电图示窦性心律，PR 间期 0.10s，QRS 宽达 0.16s，初始部可见预激波，$V_1 \sim V_3$ 导联 QRS 主波向下，$V_4 \sim V_6$ 导联预激波及 QRS 主波向上，PJ 间期 0.26s，ST-T 继发性改变，符合 Rosenbaum 分类 B 型

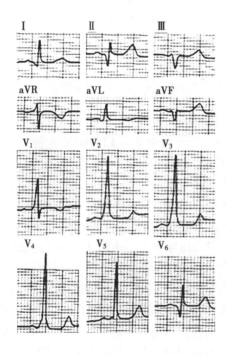

图 18-6　C 型 WPW 综合征心电图一例

　　患者女性，60 岁。发作性心悸 8 年，再发 2 小时入院。心电图示：窦性心律，58 次/分。PR 间期 0.11s，QRS 初始部有预激波，Ⅰ、Ⅱ、V_6 导联预激波负向，呈 qR 形。属于 C 型心室预激心电图。经电生理检查证实为左室侧壁显性旁路，行射频消融术成功

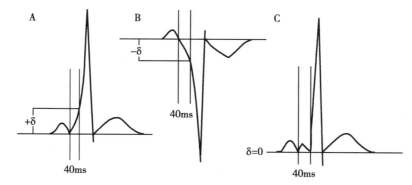

图 18-7　δ 波极性的确定

在十二导联体表心电图上，具有预激特征的 QRS 综合波的起始 40ms 规定为 δ 波，初始 40ms 向量在等电位线上，则为正向 δ 波，表示为（＋）；初始 40ms 向量偏离等电位线倒置向下，则为负向 δ 波，表示为（－）；等电位线 δ 波表示为（±），在预激时无可见 δ 波（位于等电位线）或 δ 波起始偏离等电位线，但在 QRS 波开始之前又回到了等电位线

（2）体表心电图对显性房室旁路定位的流程：国内学者根据显性房室旁路的体表心电图特征，提出了房室旁路的定位流程。首先根据 V_1 导联主波方向，将旁路分为左侧或右侧。若 V_1 导联主波向上则为左侧旁路，如 V_1 导联主波方向向下，而 I 和 aVL 导联 δ 波为负向或等电位线者，也为左侧旁路（图 18-8）；若 V_1 导联呈 rS 或 QS 形态，且 I、aVL 导联 δ 波呈正向者为右侧显性旁路（图 18-9）。

对于初步确定为右侧旁路者，根据 V_1 导联 δ 波的极性将其进一步分为右侧游离壁和右侧间隔部旁路。V_1 导联 δ 波直立者为右侧游离壁旁路（图 18-10），V_1 导联 δ 波负向或等电位线者为右侧间隔部旁路（图 18-11）。右侧间隔部旁路中，若 aVF 导联 δ 波直立则为右前间隔旁路（图 18-12），aVF 导联 δ 波为负向或等电位线者则为右中间隔或右后间隔旁路。另外，II 导联 δ 波负向者旁路多位于右后间隔（图 18-13），δ 波直立者旁路多位于右中间隔（图 18-14）。对于右侧游离壁旁路，同样可根据 II 导联和 aVF 导联 δ 波的极性进一步划分，若 aVF 导联 δ 直立则为右前游离壁旁路（图 18-15），aVF 导联 δ 波倒置或呈等电位线则为右侧壁或右后游离壁旁路，其中 II 导联 δ 波直立者为右侧壁旁路（图 18-1），δ 波倒置或等电位线者为右后侧壁旁路（图 18-16），少数也可为右后间隔旁路。

对于确定为左侧旁路者，若 I 和 aVL 导联 δ 波直立，则为左间隔旁路，当 aVF 导联 δ 波倒置和（或）V_1 导联 QRS 波呈 rsr′形时为左后间隔旁路（图 18-17），否则可能为左中间隔旁路。若 I、aVL 导联 δ 波位于等电位线或呈负向则为左侧壁旁路。旁路离开冠状窦口越远，I 和 aVL 导联负向 δ 波倒置越明显，且 q 波越深。随着旁路的位置远离冠状窦口的距离，一般情况下，aVL 导联负向 δ 波早于 I 导联出现，且 aVL 导联的负向 q 波深度大于 I 导联。左后侧壁旁路 I、aVL 导联 δ 波可位于等电位线或 aVL 导联出现 q 波。左前侧壁旁路 I、aVL 导联可全部呈 QS 形态，δ 波倒置（图 18-18）。左侧显性旁路 I、aVL 导联 δ 波及 q 波的深度介于左前侧壁和左后侧壁旁路之间。

对于 V_1 导联呈 rS 形，I、aVL 导联 δ 波位于等电位线或负向者属于左侧旁路，V_1 导联 R／S＜1 可能因为预激程度较小，从而预激不改变 V_1 导联主波方向而表现为 R／S＜1（图 18-19）。此类病例可通过 ATP 试验或心房起搏，观察阻断房室结前传后 δ 波及 QRS 主波方向的改变，进一步对旁路定位。

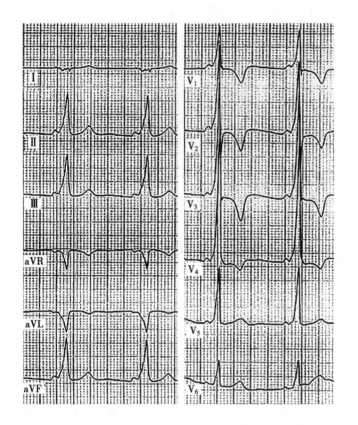

图 18-8　左侧壁显性旁路心电图一例

患者女性，24 岁。曾有心动过速病史。心电图示显性心室预激图形。V_1导联 QRS 主波向上，I、aVL 导联负向，旁路位于左心室侧壁

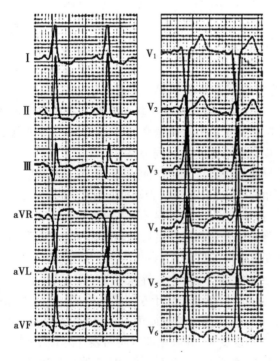

图 18-9　右侧显性旁路心电图一例

患者男性，33 岁。发作性心悸 11 年，心率最快 240 次/分，为进一步诊治来院。心电图示心室预激图形。V_1 导联 QRS 主波向下，移行区位于 V_2、V_3 导联，I、aVL 导联预激波及 QRS 主波直立向上，电生理检查证实为右心室侧壁显性旁路，射频消融成功

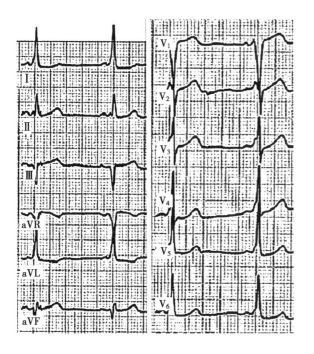

图 18-10　右侧游离壁显性旁路心电图一例
心电图示心室预激图形。V_1、V_2 导联 QRS 主波向下，呈 rS 型，Ⅰ、aVL 导联预激波及 QRS 主波均向上，Ⅱ 导联预激波呈等电位线，胸前导联 R/S 移行区位于 V_2、V_3 导联，体表心电图表现为右侧游离壁显性旁路，因 Ⅲ 和 aVF 导联上 QRS 主波向下，提示旁路位于右后

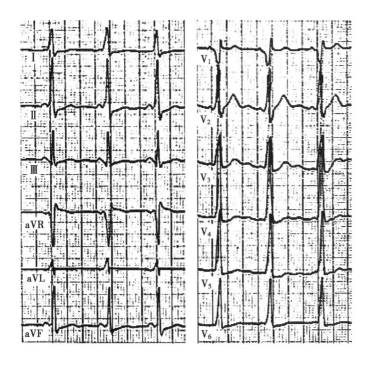

图 18-11　右侧间隔显性旁路心电图一例
心电图的特点是 V_1 导联预激波为负向，aVF 导联上预激波呈等电位线，提示旁路位于右中间隔或右后间隔

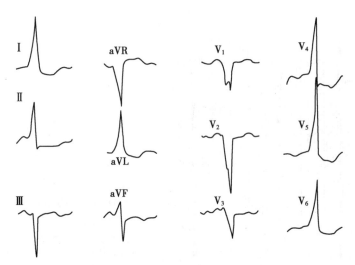

图 18-12   右前间隔旁路心电图一例

心电图的特点是 V_1 导联预激波为负向，Ⅱ、aVF 导联上预激波呈正向，而且胸前导联的 R/S 移行区位于 V_3 和 V_4 导联之间，提示旁路位于右前间隔

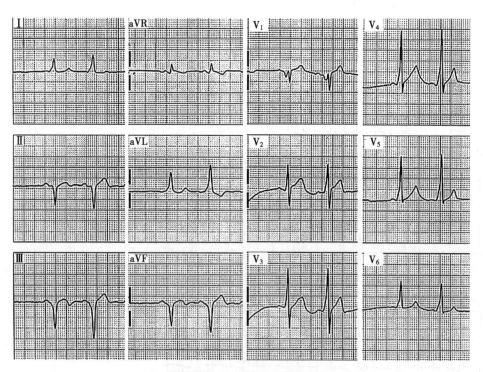

图 18-13   右后间隔旁路心电图一例

心电图的特点是 V_1 导联预激波为负向，Ⅱ 导联上预激波呈等电位线，Ⅲ、aVF 导联上预激波呈负向，而且胸前导联的 R/S 移行区位于 V_1 和 V_2 导联之间，提示旁路位于右后间隔

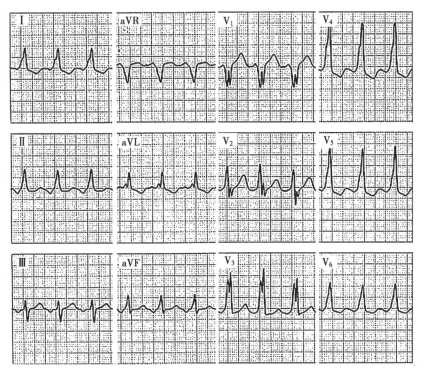

图 18-14　右中间隔旁路心电图一例

患者，男性，56 岁。正常窦性心律下，预激波不明显，但在行电生理检查时，CS 内起搏，可见预激波非常明显，Ⅱ、Ⅲ、aVF 导联上 P 波倒置是因为 CS 内起搏所致。V₁ 导联预激波为负向，Ⅲ、aVF 导联上预激波呈等电位线，Ⅱ 导联上预激波呈正向，而且胸前导联的 R/S 移行区位于 V₁ 和 V₂ 导联之间。经心内电生理标测和射频消融，证实旁路位于右中间隔，射频消融成功

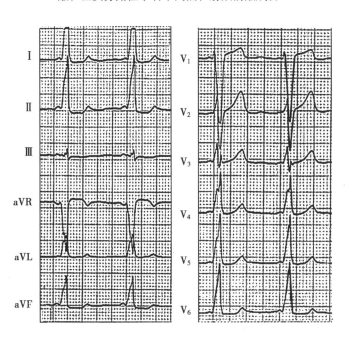

图 18-15　右前游离壁旁路心电图一例

患者，女性，33 岁。阵发心悸 12 年，加重 2 个月，诊断为预激综合征，为行射频消融治疗来院就诊。心电图示 V₁、V₂ 导联 QRS 主波向下，胸前导联移行区在 V₃、V₄ 导联，Ⅱ、aVF 导联预激波及 QRS 主波均向上，提示旁路位于右前游离壁

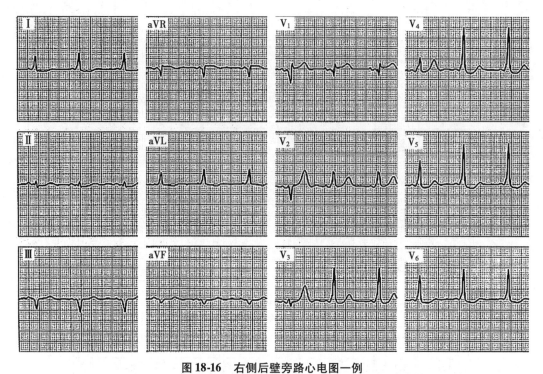

图 18-16 右侧后壁旁路心电图一例

患者，男性，16 岁。aVF 导联 δ 波呈等电位线，R 波倒置，Ⅱ 导联 δ 波亦呈
等电位线，电生理标测和射频消融证实为右侧后壁旁路

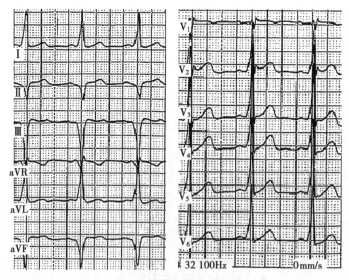

图 18-17 左后间隔旁路心电图一例

患者，男性，49 岁。查出 WPW 综合征 20 年，本次因酒精中毒入院。
心电图特点为：胸前导联 V₁ 呈 rsr′ 形，胸前导联 QRS 移行区右移，
V₂ ~ V₆ 导联主波正向，呈 Rs 或 R 形，Ⅰ、aVL 导联预激波及 QRS 主
波正向，Ⅱ、Ⅲ、aVF 导联负向，额面电轴左偏 - 60°，提示房室旁路
位于左后间隔

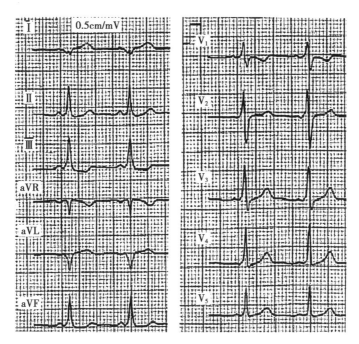

图 18-18　左前侧壁旁路心电图一例

患者，男性，20 岁。既往有心动过速史，临床检查未发现其
他异常。本图为 1/2 电压描记。其心电图特点是：V_1 导联
QRS 波呈 RS 形，Ⅰ、aVL 导联预激波倒置，QRS 波呈 QS 形，
Ⅱ、Ⅲ、aVF 导联预激波及 QRS 主波均直立向上，提示旁路
位于左前侧壁

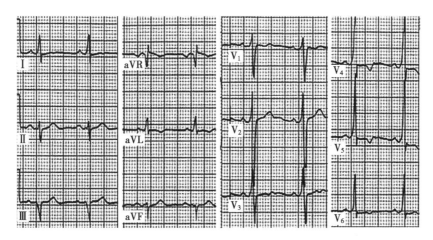

图 18-19　左侧旁路心电图

图中Ⅰ、aVL 导联预激波位于等电位线，V_1 导联呈 rS 形。由于心室预激成分
少，仅在 V_4 ~ V_6 导联上可见明显的预激波，致使旁路定位困难。此时，只有通
过阻断正常的房室传导，使预激波变得更明显后方能判断其部位

（3）影响房室旁路定位的因素：多种因素可以影响房室旁路的定位，临床上应该予以重视。预激程度的大小是最主要的影响因素，定位应以最大预激时的图形为准，如预激程度很小则往往会得出错误的分型和定位。加快心房起搏的速率或兴奋迷走神经的措施，可以延长房室结不应期和减慢房室结的传导，从而加重预激程度，使预激波增大，可帮助分型和定位。其他可影响房室旁路定位的因素有：①多个旁路并存时可使预激图形不典型或不显现；②器质性心脏病如心室肥厚、束支阻滞和心肌梗死等，左心室肥厚伴左束支阻滞、肥厚性心肌病和心肌梗死常可产生伪δ波，而误认为预激或使伴有的预激图形发生改变；③有时P波与预激波部分重叠，影响观察使δ波畸变；④旁路插入心室的部位（心内膜下或心外膜下）对心室激动的影响，心室激动的心外膜突破点位于间隔附近者，不好区别旁路是位于二尖瓣侧还是三尖瓣侧。所以体表心电图的推测，毕竟是初步的，准确的定位还有赖于详细的心内电生理检查。

（4）房室旁路作为逆传支的旁路定位：隐匿性房室旁路在窦性心律时心电图上无预激表现，但发生房室折返性心动过速时的十二导联心电图，观察其逆传P波的形态和电轴，可有助于旁路的定位。房室旁路逆传时，其逆传的P波紧随QRS波之后，其方向对区别左侧旁路和右侧旁路有帮助。经左侧旁路逆传时，P波额面电轴在 -100° ~ +180°之间，此时逆传的P波酷似右心房P波，V₁导联呈圆穹（前部）尖顶（后部）状，V₅、V₆导联P波负向，Ⅱ、Ⅲ和aVF导联P波方向取决于旁路的位置，左前旁路的在Ⅱ、Ⅲ和aVF导联上P波直立，而左后旁路的在Ⅱ、Ⅲ和aVF导联上P波倒置（图18-20）。经右侧旁路逆传时，P

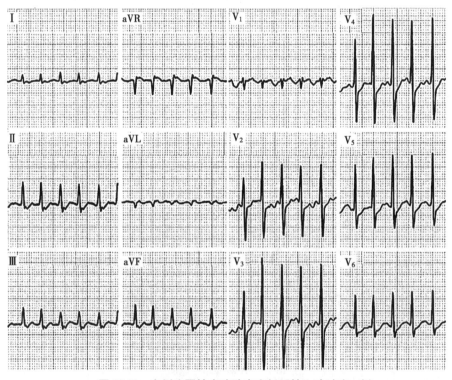

图18-20　左侧隐匿性旁路致房室折返性心动过速一例

患者，男性，61岁。心动过速频率176次/分，V₁导联呈圆穹（前部）尖顶（后部）状，Ⅰ、aVL、V₅、V₆导联P波负向，电生理检查和射频消融证实为左侧游离壁隐匿性旁路

波额面电轴在 -90° ~ -75°之间，故在Ⅱ、Ⅲ和aVF导联P波负向，而Ⅰ导联P波呈正向或等相（图18-21）。

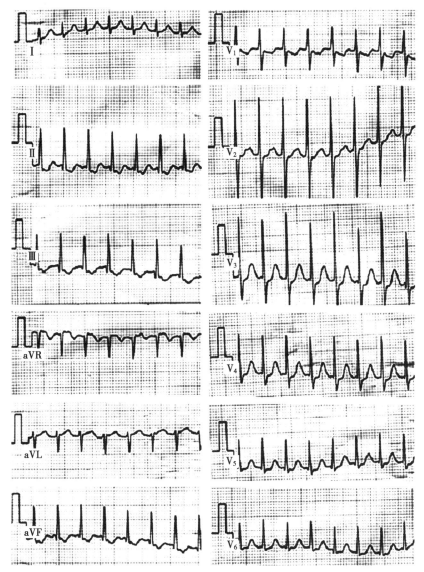

图18-21 右侧隐匿性旁路致房室折返性心动过速一例
患者，女，36岁。心动过速频率170次/分，Ⅱ、Ⅲ、aVF和V₁导联P波负向，
而Ⅰ导联P波呈正向，电生理检查和射频消融证实为右侧游离壁隐匿性旁路

房室旁路伴发的快速心律失常

预激综合征不但有特征性心电图表现，而且和某些快速心律失常关系密切，因而受到重视。常伴发的快速心律失常有以下几种。

1. 阵发性室上性心动过速 阵发性室上性心动过速与 WPW 综合征的关系最为密切，房室旁路的存在是形成折返性室上性心动过速的常见原因。WPW 综合征的心房和心室之间，有两条传导途径，即正常房室结-希氏-浦肯野系统和异常的房室旁路。当冲动下传时，如果适逢其中一条途径未脱离不应期而不能传导时，冲动只能从另一条途径下传至心室。当心室激动波抵达前条传导途径的心室端时，它的不应期已过而能够应激传导，冲动遂由之逆传入心房，完成房室之间的折返激动。如此反复循环不已，形成环形折返性心动过速。

WPW 综合征伴发的环形折返性心动过速有以下三种类型。

（1）顺向型(orthodromic 型)：冲动在环形折返环中的运动方向是：心房-房室结-希氏-浦肯野系统-心室-房室旁路-心房，即冲动经正常房室结-希氏-浦肯野系统前传而由房室旁路逆传。顺传型是房室折返性心动过速最常见的形式，也是阵发性室上性心动过速的主要原因。这种心动过速通常由临界的房性前期收缩或室性前期收缩引起，由于旁路不应期相对较长而正处于不应期，激动经房室结传导并由旁路逆传形成折返。心电图表现为匀齐的心动过速，一般是窄 QRS 波形，但当伴有束支阻滞(持久性的或功能性的)或室内阻滞时，为宽 QRS 波，没有预激波。有时体表心电图可辨认出逆传的 P′波，P′R 间期常大于 RP′间期。本型多见，约占95%（图 18-22A，B）。

（2）逆传型（antidromic 型）：冲动在环形径路中的运行方向与顺向型相反，即：心房-房室旁路-心室-希氏-浦肯野系统-房室结-心房。冲动经房室旁路前传，而循希氏-浦肯野系统-房室结逆传。此型少见，约占5%。心电图的特点是 QRS 波为宽大畸形，而且是完全预激的 QRS 波，如能辨认出逆传的 P′波，则 P′R 间期常小于 RP′间期（图 18-22 C）。

（3）环形运动折返于两条或多条旁路之间，此型较少见，其心电图的特点与逆传型相似。要证明这种机制，需在心动过速前后，或心动过速中阐明有两条或两条以上房室旁路分别存在的证据。

顺传型房室折返性心动过速，在一定的条件下可转变成逆传型，反之亦然。特别是在一些药物的影响下(如维拉帕米、洋地黄、普萘洛尔等)或迷走神经张力增加及房室结传导延迟时，折返冲动易由房室结顺传而转变成循旁路下传，心电图上可见窄 QRS 波的心动过速，突然变成宽 QRS 波的心动过速。此时极易被误认为是室上性心动过速伴差异性传导或是伴发了室性心动过速。所以在心动过速时，心电图上 QRS 波有这种类型改变时应想到有预激存在的可能，避免误诊。

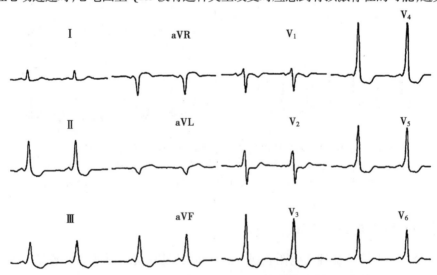

图 18-22　A 左侧显性旁路致顺传型和逆传型房室折返性心动过速一例

患者，男性，42 岁。窦性心律下， Ⅱ、Ⅲ、aVF、V₁~V₆ 导联上 δ 波向上，而 Ⅰ 导联 δ 波呈等电位线，aVL 导联上 δ 波和主波向下，提示左侧显性旁路。电生理检查和射频消融证实为左侧游离壁显性旁路

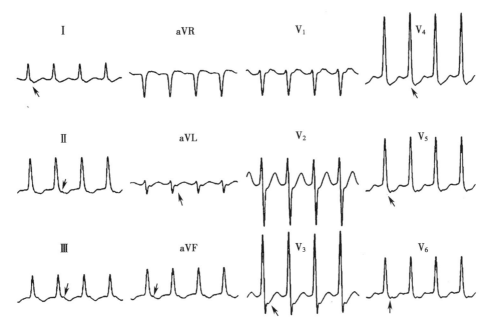

图 18-22 B 左侧显性旁路致顺传型房室折返性心动过速

来自图 18-22 A 的同一患者。窄 QRS 波心动过速时心率 171 次/分，V_1 导联上逆传 P 波向上，Ⅰ 导联和 aVL 导联上逆传 P 波向下，提示经左侧旁路逆传，房室结前传的顺传型房室折返性心动过速。电生理检查和射频消融证实为左侧游离壁旁路参与的顺传型房室折返性心动过速

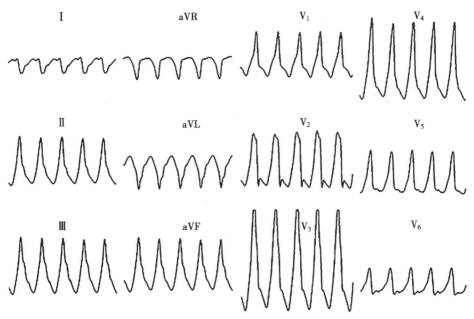

图 18-22 C 左侧显性旁路致逆传型房室折返性心动过速

来自图 18-22 A 的同一患者。宽 QRS 波心动过速时心率 200 次/分，$V_1 \sim V_6$ 导联上 δ 波和 QRS 主波向上，Ⅰ 导联上 δ 波呈等电位线，aVL 导联上 δ 波和 QRS 主波向下，提示经左侧旁路前传，房室结逆传的逆传型房室折返性心动过速。电生理检查和射频消融证实为左侧游离壁旁路参与的逆传型房室折返性心动过速

（4）发生束支阻滞对室上性心动过速周长的影响：房室折返性心动过速时如发生与旁路同侧的束支阻滞，则会导致心动过速周期延长（一般在 50ms 以上）。其原因是一侧束支发生阻滞后，冲动沿对侧束支下传，然后再经阻滞侧旁路逆传心房，折返环的延长，使心动周期延长。如果发生间歇性束支阻滞时的心动周期较无束支阻滞时的心动周期延长，此时旁路常位于束支阻滞侧。例如发生左束支阻滞时的心动周期较无左束支阻滞时的心动周期延长，则旁路位于左侧。

2. 心房颤动和心房扑动　WPW 综合征伴发心房扑动较为少见，但伴发心房颤动的发生率却相当高，据资料报道，发生率为 11%～39%。确切的机制还不清楚，可能与从旁路逆传的快速心房激动，易落在心房肌的易损期，引起心房颤动的发生有关。预激伴发房颤动的最主要问题是有发展成为室颤的危险，如果旁路的不应期短，则从旁路下传的冲动使心室率极为快速，可导致血流动力学的紊乱而发展为室颤，危及生命。隐匿性预激由于旁路不具有前向传导功能，所以伴发房颤时，心室率一般较慢，预后较好。

3. 心室颤动和猝死　Munger 等报道 WPW 综合征患者猝死的发生率为每年 0.1%～0.6%，电生理检查有助于高危患者的鉴别。如上所述，旁路不应期短者，发生房颤时，有演变为心室颤动的危险。Pappone 等指出房颤时的 RR 间期 <250ms 为高危患者。

WPW 综合征体表心电图的鉴别诊断

1. 束支阻滞　预激综合征患者有时合并束支阻滞（图 18-6），但也可能被误认为束支阻滞。两者鉴别见表 18-2。特别是 B 型者易被误诊为左束支阻滞，鉴别要点如下。

表 18-2　预激和束支阻滞的鉴别

	WPW 综合征	束支阻滞
PR 间期	<0.12s	>0.12s
QRS 时限	由于预激波的存在，QRS 波 > 0.12s，异常宽大者少见	常 >0.12s，异常宽大者多见
PJ 间期	<0.27s（成人正常范围）	常 >0.27s
QRS 波形状	初始部有预激波	虽有错折粗钝，但初始部无预激波
可变性	可以诱发，也可变为正常，可变性较大且快	一般恒定，或随病理过程而有转变
伴发的心律失常	往往伴有室上性心动过速发作	多无此并发症

2. 心肌梗死　有时预激波很像 Q（或 q）波，被误认为心肌梗死。B 型 WPW 综合征的 V_1～V_3 导联呈 QS 形者貌似前间壁心肌梗死。有的预激波在 Ⅲ、aVF 导联中貌似下壁心肌梗死。有的预激波在 V_5～V_6 导联中呈 Q 波，貌似侧壁心肌梗死。有的预激波在 Ⅰ、aVL 导联中貌似高侧壁心肌梗死。A 型预激综合征 V_1～V_3 导联的 R 波貌似正后壁心肌梗死。鉴别 WPW 综合征与心肌梗死要仔细询问病史，是否有可靠的心肌梗死症状及诊断依据与心电图演变过程。而且要注意 PR 间期是否短于正常，在一些导联上是否有比较明确的预激波，QRS 波是否增宽。必要时可采用前述的一些方法观察预激波是否能消失，貌似 q(Q) 波的部分恢复正常。另一方面，由于 WPW 综合征的初始 QRS 向量有改变，可使心肌梗死确实存在的异常 q 波受到掩盖。故对有 WPW 综合征心电图表现的患者，要更多地依靠急性期 ST-T 演变的规律判断是否有急性心肌梗死，在愈合期要用消除预激波的方法来观察心电图的原貌，以求确诊。

3. A 型预激综合征与右心室肥厚的鉴别 除了观察 PR 间期和 ORS 时限、预激波特点外，还要注意是否有电轴明显右偏、V_5、V_6 导联出现深的 S 波等。

4. 孤立间歇出现的 WPW 型心搏，需与舒张晚期的室性期前收缩鉴别，可压迫颈动脉窦使窦性心率减慢，室性期前收缩与 P 波的关系可发生改变，有助于鉴别。

5. ST-T 改变 WPW 心电图的 ST-T 改变是继发于心室内除极顺序的异常，不一定具有病理意义，要密切结合临床整体资料考虑，必要时采取消除预激波的方法，观察心电图的原貌以助判断。

LGL 综合征

Lown-Ganong-Levine（LGL）综合征是一种特殊类型的预激综合征。有关 LGL 综合征的解剖结构异常知之甚少，1938 年 Clerc 等首先报道频发阵发性心动过速患者伴短 PR 间期和正常 QRS 间期现象。1952 年，Lown、Ganong 和 Levine 再次报道这一综合征，引起人们的重视，从而以其名字命名为 LGL 综合征。其心电图特征表现为 PR 间期短于 0.12 秒，QRS 波的宽度正常，临床上常易并发反复发作的心动过速。该综合征亦被称之为"短 PR 间期，正常 QRS 波路"综合征。

LGL 综合征的解剖

至今，对引起 LGL 综合征的解剖基础仍存在着争论。目前尚无唯一的解剖异常被公认为 LGL 综合征的原因。有多种解剖异常被认为可能是 LGL 综合征的解剖基础，包括 James 纤维、Brechenmacher 型纤维、房室结发育不良或小房室结等。1946 年，Burch 和 Kimball 提出本综合征的短 PR 间期是由连接心房和希氏束的心房-希氏束旁路（atrio-His bundle）所致，但一直未在解剖上被证实。1961 年，James 报道了一种起源于心房下部，终止于房室结下部的旁路。1974 年，Brechenmacher 等报道在解剖上发现了心房-希氏束旁路。近来的研究认为交感神经张力增高和房室结解剖结构的短小亦是其可能的原因。总之，目前已知能引起该综合征的解剖异常有以下几种：①房室结内的快速传导纤维，即所谓的"房室结内旁路"；②心房-希氏束旁路，将心房和希氏束连接，完全绕过房室结；③James 束，为后结间束终末部的旁路纤维。

LGL 的电生理学特征

LGL 综合征所表现的电生理学特征是房室传导的加速现象。大部分患者加速的房室传导发生在房室结，其心房内传导和希氏-浦肯野系统传导是正常，AH 间期常 <60ms；心房起搏频率增快时，AH 间期可有所延长，但增加的幅度不大，不超过 100ms；心房起搏频率达 200 次/分时，仍能保持 1:1 的房室传导。少部分患者，房室传导的加速是由于存在心房-希氏束旁路，此旁路起于心房，绕过房室结，止于希氏束远端，电生理检查显示 AH 及 HV 间期短。

单纯只有短 PR 间期的患者可能具有加速的房室结传导（enhanced AV nodal conduction，EAVNC）的特点。EAVNC 代表房室结的功能特征，而 LGL 综合征则指与短 PR 间期有关的室上性心动过速。LGL 综合征患者的短 PR 间期可能与 EAVNC 有关。对于具体某个患者，LGL 综合征和 EAVNC 可以同时存在，也可以分别单独存在。

LGL 综合征伴发的快速心律失常

LGL 综合征所伴发的快速心律失常，最常见的是阵发性室上性心动过速，其发生的机制仍是折返，与 PR 间期正常者相似。快速传导的旁路束和房室结之间的电生理差异，是引起折返性心动过速的原因。快传支可由房室结旁路或房室结内的快纤维构成，慢传支为房室结，形成窄 QRS 波的室上性心动过速。这种心动过速的心室率可以极快，一般可超过 200 次/分，甚至达到 240 次/分以上。如果心动过速为慢传支前向传导，快传支逆向传导，则与房室结内折返性心动过速极难鉴别。

心房扑动和心房颤动亦是 LGL 综合征较常合并的快速心律失常，但也有人认为心房扑动和心房颤动不应包括在 LGL 综合征内。并发心房扑动或心房颤动时，与 WPW 综合征类似，其心室率也可以很快。经心房-希氏束旁路下传的心室率较经房室结加速传导的心室率更快，有时可以导致室性心动过速和室颤的发生而危及生命。

总之，越来越多的证据表明，单纯只有短 PR 间期和正常 QRS 间期，而没有心动过速的患者很可能是人体的正常变异。因此，LGL 综合征在很大程度上是一个趋于废弃的诊断名称。在出现导管电生理检查技术以前，LGL 被认为是一个综合征，目前尚无可信的证据说明 LGL 综合征是一个独立的疾病。通过导管电生理研究发现，LGL 综合征的短 PR 间期可能代表正常 PR 间期范围的一个低点。许多原本认为是 LGL 综合征的患者，在行电生理检查时发现阵发性心动过速都有其他机制，多数为房室结折返性心动过速（图 18-23），还有一些是隐匿性旁路，这些旁路通常位于间隔部。

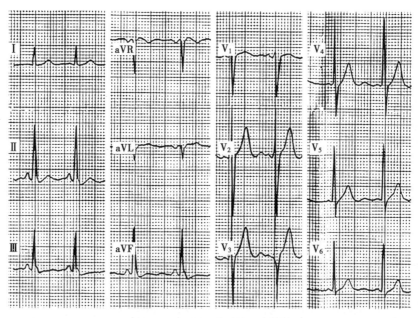

图 18-23　LGL 综合征心电图

患者，男性，31 岁。平素体健，偶有心悸，查体发现心电图 PR 间期缩短 < 0.12s，QRS 时限、形态正常。电生理检查和射频消融证实患者有房室结折返性心动过速。PR 间期缩短是房室传导加快所致

治疗原则

LGL 综合征伴有房室结折返性心动过速者，药物治疗可选用 β 受体阻滞剂、钙拮抗剂、Ⅰ 类抗心律失常药物、射频消融改良房室结。伴有顺向型房室折返性心动过速者，可射频消融房室旁路。对于心房-希氏束旁路使心房扑动/心房颤动时心室率过速者，药物治疗可选用 Ⅰ 类

抗心律失常药物，或胺碘酮。药物治疗无效者用射频消融消除心房扑动，改良房室结，减慢房颤时心室率，不得已时只好阻断房室交界区形成完全性房室阻滞，安装起搏器支持心室率。

Mahaim 纤维和房束旁路

1937 年，Mahaim 等首先提出在房室结和心室肌之间存在着异常的旁路纤维，并称之为结-室旁路。其后的研究进一步发现，除了这种房室结至心室肌之间的旁路纤维外，在房室束支水平至心室肌之间（束-室旁路），以及房室结和束支末梢系统之间也存在着旁路纤维（结-束旁路），这些旁路纤维现统称为 Mahaim 纤维。

Mahaim 纤维的解剖特征

在解剖上，Mahaim 纤维通常是指连接房室结和右束支或心室肌的旁路，称之为结-束或结-室旁路，这些旁路主要集中于右侧，跨三尖瓣分布。随着心脏电生理和介入性治疗的进展，传统 Mahaim 纤维的概念受到了挑战。近年的研究发现，Mahaim 纤维通常起自三尖瓣环上方的右心房，并在三尖瓣环处形成类似右束支的特殊传导纤维，然后少部分直接插入三尖瓣环附近的心室肌，大部分终止于右束支。因此，多数"结-室旁路"实际上是具有慢传导特性的房-室旁路（起自心房，止于心室），而"结-束"旁路实际上是具有慢传导特性的房-束旁路（起自心房，止于右束支）。

总起来说，结-束旁路（起源于房室结，止于右束支），结-室旁路（起于房室结，止于右心室心室肌）以及具有慢传导特性的房-束旁路（起于右心房，止于右束支）和房-室旁路（起于右心房，止于右室心肌），都是各自存在的，但临床上最多见的还是结-束旁路和慢传导特性的房-束旁路。

Mahaim 纤维的心电图特点

Mahaim 纤维所致的预激及体表心电图的表现，取决于该纤维的插入部位和长度。典型的心电图特点为 PR 间期正常，QRS 波起始部可有较小的预激波，QRS 波时限延长，呈左束支阻滞图形，可伴有继发性 ST-T 改变。

Mahaim 纤维的电生理特点

Mahaim 纤维中结-束旁路的电生理特征表现为心房快速起搏或心房程序期前刺激时，AH 间期逐渐延长，QRS 波逐渐达到最大程度预激以后，保持恒定的 AH 间期（延长了的）和短的 HV 间期关系，同步记录希氏束和右束支电位，可见在最大心室预激时，右束支电位早于希氏束的电位。而房-束旁路的传导则与房室交界区相似，具有较慢的传导速度和递减传导属性，腺苷能阻断其传导或使传导减慢，并且目前发现的房-束旁路均不具有逆传的功能。

Mahaim 纤维伴发的快速心律失常

Mahaim 纤维也常能引起室上性心动过速，通常为房室折返性心动过速，Mahaim 纤维为折返环前传支的一个组成部分。此时的 QRS 波为宽大畸形，呈左束支阻滞图形（图 18-24 A、B、C）。目前还没有证明有结-束旁路、慢传导特性房-束旁路逆传的心动过速。另外，还可以并发房室结内折返性心动过速，甚至还可伴存一般性质的房室旁路，使心动过速的表现形式与识别更加复杂。

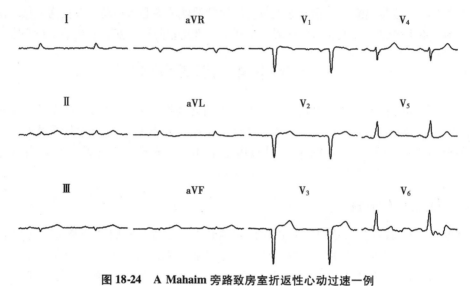

图 18-24　A Mahaim 旁路致房室折返性心动过速一例

患者，男性，38 岁。窦性心律下，PR 间期 0.17s，未见明显 δ 波。$V_1 \sim V_3$ 导联呈 QS 波，胸前导联呈顺钟向转位。电生理检查和射频消融证实为房-束性 Mahaim 旁路

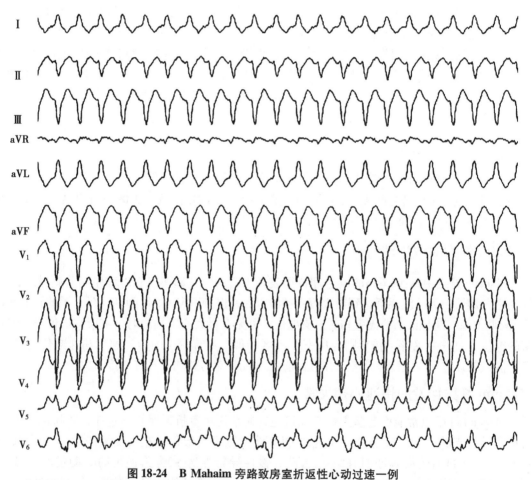

图 18-24　B Mahaim 旁路致房室折返性心动过速一例

来自图 18-24 A 的同一患者。宽 QRS 波心动过速呈左束支阻滞形，心率 195 次/分。电生理标测和射频消融证实为经房-束性 Mahaim 旁路前传的房室折返性心动过速

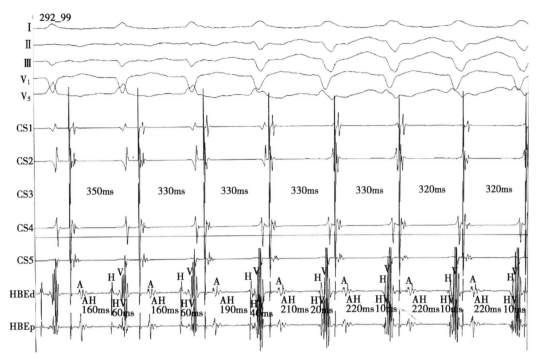

图 18-24　C Mahaim 旁路致房室折返性心动过速一例

来自图 18-24 A、B 的同一患者。电生理检查时行心房递减起搏（350～320ms），可见 AH 间期逐渐延长（160～230ms），HV 间期逐渐缩短（60～10ms），符合房-束性 Mahaim 旁路的电生理特征，并在三尖瓣环的外侧壁心室面记录到 Mahaim 电位，在此行射频消融成功

参 考 文 献

1. Wolff L, Parkinson J, White P, et al. Bundle branch block with short P-R interval in healthy young people prone to paroxysmal tachycardia. Am Heart J, 1950, 5: 685.

2. Guize L, Soria R, Chaouat JC, et al. Próvalence et évolutlon du syndrome de Wolff-Parkinson-White dans une population de 138 048 subjets. Ann Med Intern 1985, 136: 474.

3. Smith RF. The Wolff-Parkinson White syndrome as an aviation risk. Circulation, 1964, 29: 672.

4. Munger TM, Packer DI, Hammill SC, et al. A population study of the natural history of Wolff-Parklnson White syndrome in Olmsted County, Minnesota, 1953-1989. Circulation, 1993, 87: 866.

5. Hiss RG, Lamb LE. Electrocardiographic findings in 122043 individuals. Circulation, 1962, 25: 947.

6. Swiderski J, Lees MH, Nadas S, et al. The Wolff-Parkinson-White syndrome in infancy and childhood. Br Heart J, 1962, 24: 561.

7. Krahn AD, Manfreda J, Tate RB, et al. The natural history of electrocardiographic pre-excitation in men. Ann Intern Med, 1992, 116: 456.

8. Smith Wm, Gallagher JJ, Kerr CR, et al. The electrophysiologic basis and management of symptomatic recurrent tachycardia in patients with Ebstein's anomaly of the tricuspid valve. Am J cardiol, 1983, 49: 1223-1234.

9. Jamed TN. The development of ideas concerning the conduction system of the heart. Ulster Med J, 1982, 51: 81-97.

10. Anderson RH, Becher AE, Stanley Kent and accessory atrioventricular connections. J Thorac Cardiovasc Surg, 1981, 81: 649-658.

11. Burchell HB. Ventricular preexcitation: historical overview// Benditt DG, Benson DW. Cardiac Preexcitation

11. Burchell HB. Ventricular preexcitation: historical overview// Benditt DG, Benson DW. Cardiac Preexcitation Syndromes: Origins, Evaluation, and Treatment. Boston: Martinus Nijhoff Publishing, 1986, 3-19.

12. Wolferth CC, Wood FC. The mechanism of production of short P-R intervals and prolonged QRS complexes in patients with presumably undamaged hearts: hypothesis of an accessory pathway of auriculo-ventricular conduction (bundle of Kent). Am Heart J, 1933, 8: 297-311.

13. Haïssaguerre M, Cauchemez B, Marcus F, et al. Characteristics of the ventricular insertion sites of accessory pathways with anterograde decremental conduction properties. Circulation, 1995, 91: 1077-1085.

14. Packer D, Prystowsky E. The Wolff-Parkinson-White syndrome: futher progress in evaluation and treatment. Prog Cardiol Vasc Dis, 1988, 1: 147-187.

15. Yee R, Klein GJ, Prystowsky E. The Wolff-Parkinson-White syndrome and related variants// Zipes DP, Jaliefe J. Cardiac Electrophysiology: From Cell to Beside. 3rd ed. Philadelphia: WB Saunders, 1999, 845-861.

16. Coumel PH, Attuel P. Reciprocating tachycardia in overt and latent preexcitation: influence of functional bundle branch block on the rate of tachycardia. Eur J Cardiol, 1974, 4: 421: 423.

17. Della Bella P, Brugada P, Talajic M, et al. Atrial fibrillation in patients with an accessory pathway: importance of the conduction property of the accessory pathway. J Am Coll Cardiol, 1991, 17: 1352-1356.

18. Munger TM, Packer DL, Hammill SC, et al. A population study of the natural history of Wollf-Parkinson-White syndrome in Olmsted Country, Minnesota, 1953-1989. Circulation, 1993, 87: 866-873.

19. Gillete PC, Garson A, Cooley DA, et al Prolonged and decremental antegrade conduction properties in right anterior accessory connections: wide QRS antidromic tachycardia of left bundle branch block pattern without Wolff-Parkinson-White configuration on sinus rhythm. Am Heart J, 1982, 103: 66-74.

第 19 章

室性心动过速、心室
扑动和心室颤动

◎陈明龙　侯晓峰

室性心动过速

定义与分类

　　室性心律失常是指起源于希氏束以下水平的左、右心室肌或心脏的特殊传导系统的心律失常，其中快速性室性心律失常包括：室性心动过速（室速）、心室扑动（室扑）、心室颤动（室颤）三种。2006 年 ACC/AHA/ESC 室性心律失常的诊疗和心脏性猝死的预防指南将室性心律失常按照临床表现、电生理、病因进行了分类，见表 19-1。

表 19-1　室性心律失常分类

A. 根据临床表现分类		
	无症状	无心律失常导致的症状
血流动力学稳定	轻微症状，如心悸	患者感心悸，部位在胸部、咽部或颈部，可能描述为：感觉心跳有力，或疾跑感心跳不适；有漏搏或停搏感觉
血流动力学不稳定	晕厥前兆	患者诉晕厥前兆症状，描述为：头昏、头晕、感觉乏力或虚脱、黑矇
	晕厥	非麻醉情况下突然意识丧失，姿势不能保持，可自行恢复（患者自述或见证人报告），患者卧位也可出现晕厥
	心脏性猝死（sudden cardiac death）	死于不可预知的循环骤停，往往由于心律失常所致，症状发作 1 小时内死亡
	心脏骤停（cardiac arrest）	死于不可预知的循环骤停，往往由于心律失常所致，症状发作 1 小时内死亡，经治疗（如电除颤）后得以存活
B. 电生理分类		
		连续 3 个或 3 个以上室性期前收缩，30 秒内自行终止，室速是由连续 3 个或 3 个以上室性期前收缩构成的室性心律失常，频率 >100 次/分（循环周期 <600ms）

续表

非持续性室速	单形性	非持续性室速，QRS 波形态单一
	多形性	非持续性室速，QRS 波形态不断变化，循环周期在 600～180ms 之间
持续性室速	单形性	室速持续 30s 以上和（或）虽持续时间不足 30s，但出现血流动力学紊乱而需要终止
		持续性室速，QRS 波形态单一
	多形性	持续性室速，QRS 波形态多样或不断变化，循环周期在 600～180ms 之间
束支折返性室速		心动过速是由希氏-浦肯野纤维参与的折返机制导致的心动过速，往往呈现 LBBB 图形，多见于心肌病
双向性室速		室速伴 QRS 波额面电轴交替，多见于洋地黄中毒
尖端扭转性室速		特点是室速伴长 QT 或 QTc 间期，心电图特点是心律失常发作过程中 QRS 波方向围绕等电位线扭转：典型者在"短-长-短"配对间期后发作；短配对变异型在"正常-短"配对间期后发作
室扑		节律规整的室性心律失常（循环周期变异程度≤30ms），心室率约 300 次/分（循环周期 200ms），QRS 波形态单一，连续的 QRS 波之间找不到等电位线
室颤		快速，心室率通常超过 300 次/分（循环周期≤180ms），心律不齐，QRS 宽度、形态及振幅变异大

C. 根据病因分类

慢性冠心病	婴儿猝死综合征
心力衰竭	心肌病
先天性心脏病	扩张性心肌病
神经系统疾病	肥厚性心肌病
心脏结构正常	致心律失常性右心室心肌病

目前临床还经常使用的一个名词是反复性单形室性心动过速（repetitive monomorphic ventricular tachycardia，RMVT），其心电图表现为频发室性期前收缩（室早），部分成对、成串以及非持续性室速，QRS 波形态一致，室性搏动之前有窦性心律相间隔；常常终日发作，其中室性激动占主导地位。这种心律失常能否单独作为一个临床类型，其与反复发作的持续性室性心动过速之间的关系均尚不明确。

"血流动力学不稳定"没有严格的定义，但广泛使用，其含义是：心动过速伴有低血压和组织灌注不足，如果不治疗很可能导致心脏骤停或休克。血流动力学不稳定的室速多见于而非仅见于心功能低下的患者。心功能正常的患者如果心室率足够快也可发生血流动力学不稳定性室速。

诊断

室速的诊断与鉴别需要注意收集全面的临床资料，特别是有无器质性心脏病基础、心功能状况、晕厥和猝死家族史、心动过速发作时心电图与非发作时期的心电图表现，心动过速发作时的电解质水平和用药情况。有器质性心脏病如冠心病、心肌梗死、扩张型心肌病、肥厚型心肌病等疾病病史、有猝死家族史、血钾水平低、使用影响心室复极的药物等均支持室速的诊断；无器质性心脏病，病程多年而从无晕厥、黑矇症状多见于室上性心动过速和部分特发性室性心动过速。

体表 12 导联心电图是诊断室速的首要依据，最好能记录到多导联同步记录的心电图。分析非发作时期的心电图与心动过速发作时的心电图可以大致明确诊断。

非心动过速发作时的心电图特征。

1. 窦性心律心电图记录到与宽 QRS 心动过速同形态的室早，提示为室速。

2. 窦性心律（简称窦律）时心电图示预激综合征，多数为旁路相关的心动过速。

3. 窦律时出现束支阻滞或室内阻滞，并与宽 QRS 心动过速形态一致，提示为室上速，而心动过速时出现另一侧束支阻滞图形提示室速。

4. 既有宽 QRS 心动过速，又有窄 QRS 心动过速，提示为室上速。

宽 QRS 波心动过速发作时的心电图特征。可用 "ABCDEF" 概括宽 QRS 波心动过速鉴别要点：A.（atrioventricular dissociation），指房室分离，有房室分离即可诊断室速；B.（breadth），指 QRS 波群宽度，如心动过速呈右束支阻滞图形时 QRS 宽度大于 140ms 或呈左束支阻滞图形时 QRS 宽度大于 160ms 提示室速，但特发性室速多数在 120 ~ 140ms 左右；C.（concordance），指胸前导联 QRS 波主波同向性，负向同向性提示室速，正向同向性提示室速但不排除室上速经左侧旁路前传；D.（deviation of axis），指额面电轴矛盾或指向无人区，电轴位于右上象限（ $-90°$ ~ $+270°$ ）或 LBBB 形心动过速伴电轴右偏，提示室速；E.（effect of maneuvers），指迷走手法刺激的效果，应用刺激迷走神经手法或阻断房室结的药物可造成完全性室房分离；F.（features of the QRS complex），指符合室速特征的 QRS 波形态，例如 V_1 导联左侧兔耳征等。根据上述特点，临床上通常使用 Brugada 四步法进行室速与室上速伴差异性传导或束支阻滞的鉴别诊断，应用 Antunes 三步法进行室速与伴旁路前传的室上速鉴别诊断。如果上述鉴别诊断方法仍不能明确宽 QRS 心动过速的性质，可考虑进一步行食管或腔内电生理检查以确定诊断，心动过速时食管或心房电极电图可揭示室房分离（包括使用刺激迷走神经手法或阻断房室结药物后）。

宽 QRS 波心动过速鉴别诊断详见第 20 章，值得注意的是宽 QRS 波心动过速 80% 以上最后被证实是室性心动过速，如果情况紧急，不允许仔细的鉴别诊断，先按照室性心动过速进行处理是合理的。

发生机制

室性心动过速的发生机制包括自律性增高、折返激动以及触发机制。

自律灶的自律性增高　具有自律性的浦肯野纤维自律性增高（4 相自动除极斜率增高），其频率超过主导节律时，成为主导心脏节律的室性心动过速；或是原来无自律性的心室肌细胞，在病理情况下，可转变为慢反应电位，而有了自律性，如果其频率超过主导节律，也同样形成室性心动过速。

激动折返及环形运动　这是室性心动过速最为常见的产生机制。器质性心脏病患者的病变心肌或瘢痕组织形成了折返的基质，如结构上或功能上存在的不应期相差较大的两条或多条传导径路、某一部位的单向阻滞伴另一部位的传导延缓等，导致束支间的折返、分支内折返、心室肌内的折返等心动过速。

后除极引起的触发活动   它与一般所指的正常与异常的自律性增高不同，更不是激动传导的折返，而是一种激动起源的触发性自律性机制。按照后除极发生的时相可分为早期后除极（early after depolarization）和延迟后除极（delayed after depolarization）。前者如某些 LQT 综合征、尖端扭转性室性心动过速，后者如洋地黄中毒的室性心动过速。

临床常见室性心动过速的特点及处理

本节根据 2006 年 ACC/AHA/ESC 室性心律失常的电生理分类分别介绍几种类型的室速。

非持续性室性心动过速   非持续性室速（nonsustained ventricular thchycardia，NSVT）最常发生于器质性心脏病，特别是扩张性心肌病，其他如各种原因导致的心力衰竭、肥厚性心肌病、缺血性心脏病急性期或慢性期等均可发生，而高血压心脏病和先天性心脏病相对少见。另可见于 0~3% 的健康人，有随年龄增加的趋势。非持续性室速的临床常无症状，于动态心电图检查中发现，但在某些情况下常提示患者容易发作持续性室速或心脏性猝死。目前对于NSVT的临床意义评估方面的认识还不够充分。在临床处理过程中应综合考虑有无NSVT引起的症状如黑矇、晕厥发作的频度，有无器质性心脏病及其种类，兼顾减轻临床症状和降低心脏性猝死的危险性两个目的。无明显器质性心脏病的 NSVT，无症状或症状很轻者无需特殊治疗，应向患者做好解释工作，只有症状影响到生活或工作质量时才考虑特异治疗，可选择 β 受体阻滞剂、钙拮抗剂或 I$_B$、I$_C$ 类抗心律失常药物等，谨慎应用Ⅲ类抗心律失常药物。对于药物治疗无效的起源于右心室流出道的反复性单形室速（图 19-1），可考

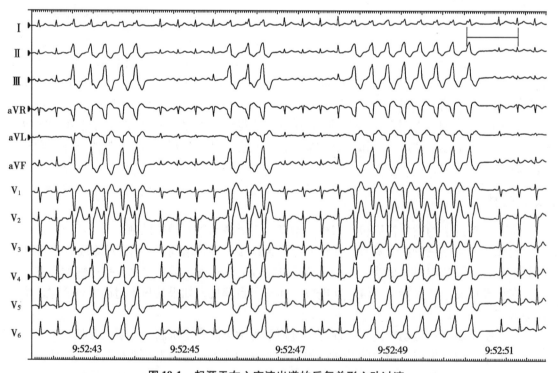

图 19-1   起源于右心室流出道的反复单形心动过速
图示心动过速持续反复发作，其 QRS 波形态一致，间以窦性心律（纸速＝25mm/s）

虑导管射频消融治疗。有器质性心脏病者需要对发生猝死和血流动力学不稳定性室速的风险进行评估，必要时应用Ⅲ类抗心律失常药物或植入 ICD。

持续性室性心动过速

持续性室性心动过速大多发生于器质性心脏病，特别是缺血性心脏病和特发性心肌病，也见于无明显器质性心脏病的患者，前者统称器质性心脏病室速，后者称为特发性室速。

器质性心脏病室速　冠状动脉粥样硬化性心脏病患者发生的室性心律失常形式和机制在不同阶段有所差别，急性心肌缺血阶段是缺血区域内的折返活动；再灌注阶段，室速发生与触发活动和后除极有关，而成为陈旧性心肌梗死后室速的主要发生机制是折返机制。

在窦性心律时部分患者在心肌梗死区域周边可以记录到碎裂的电位，其振幅低、持续时间长，延伸到体表心电图 QRS 波终末部分之外，用信号平均心电图（SAECG）分析可发现心室晚电位（ventricular late potential）阳性。心肌核素显像提示，即使在心肌梗死区域内，也存在岛状的少量存活心肌，由于与周围细胞之间的缝隙连接不正常，导致这些心肌电活动传导缓慢，激动延迟到 QRS 波之后形成晚电位。发生心动过速时，这些存活的心肌又构成了整个折返环路中的缓慢传导区（图 19-2）。

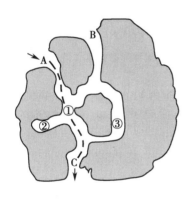

图 19-2　瘢痕相关性室速折返激动示意图

A 为心动过速的入口，B 为可能的另一入口，C 为激动的出口。A-C 为"峡部通道"，①位于其中央；②位于"旁观通道"；③位于"内环通道"。窦性心律时，这些通道内都可以记录到碎裂电位，②、③虽为非峡部通道，但起搏时可经 C 传出，产生和心动过速一样的图形；而在峡部通道①处起搏又可经入口和出口同时传出产生不一样的图形。所有通道在心动过速时都可记录到舒张期电位和隐匿性拖带，唯有"峡部通道"的起搏后间期与心动过速周长相等

从以上示意图可以看出，心肌梗死区域内的缓慢传导区是形成室速折返环路的关键部分。缓慢传导区域不变，心动过速出口发生变化即可导致体表心电图室速形态发生变化。冠心病心肌梗死患者及致心律失常性右心室心肌病患者常可自发或诱发多种形态室速亦与此有关。

三维标测系统的应用增进了我们对冠心病室速的理解。在窦性心律时对心室进行标测，通过标定出梗死或瘢痕区而界定出 VT 的折返通路，理论上可以在标测出病基之后判断出可能的折返环路，也可再结合心动过速时拖带标测加以确认。

心肌病室速的机制更为复杂，折返环路更加难以确定，只有扩张性心肌病较多发生的束支折返性心动过速的折返环路最为明确（详见后）。

致心律失常性右心室心肌病（arrhythmogenic right ventricular cardiomyopathy，ARVC）1977 年由 Fontaine 等最早命名，病理特点为右心室正常心肌逐渐被纤维脂肪组织替代，使局部室壁运动障碍，收缩期膨出。病变多位于右心室流出道、漏斗部及心尖（"病变三角"），也可累及室间隔甚至左心室，可以产生多种形态的室速（图 19-3）。临床可表现为右心室扩大、心力衰竭、室性心动过速（室速），甚至猝死，猝死尤好发于年轻患者中。有报

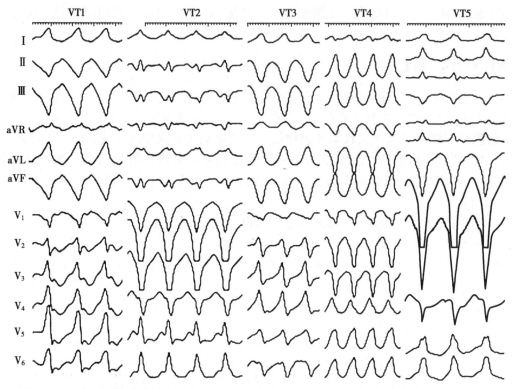

图 19-3　一例致心律失常性右心室心肌病患者术中诱发出的五种形态室速（纸速＝50mm/s）

道右心室心肌病年病死率为 2.3%，并且室速是主要危险因素。右心室心肌病纤维脂肪组织替代正常心肌的病理特点与心肌梗死区域内残存存活心肌的特点类似，是各种折返性室速的病理基础。窦性心律时可以记录到 QRS 波终末部的 Epsilon 波（图 19-4）。室速的起源部位与病变部位相关，起源于右心室流入道，心尖部的室速多与 ARVC 有关。

特发性室性心动过速　特发性室性心动过速（idiopathic ventricular tachycardia，IVT）是指发生在结构正常的心脏，即在目前的诊断技术下没有发现器质性心脏病，也没有电解质异常和已知的离子通道功能异常（如 LQTS、Brugada 综合征等）的室性心动过速。IVT 约占所有室速的 10% 左右，通常根据室速起源部位和心动过速时的 QRS 波形态分为右心室特发性室速（LBBB 形）和左心室特发性室速（RBBB 形）。最常见类型分别为右心室流出道室速（RVOT-VT）和起源于左心室中后间隔部的左心室特发性室速（ILVT），但近年来发现起源于希氏束附近区域、左心室流出道、左心室前游离壁、右心室流入道以及心尖部等部位的室速逐渐增多。

1. 右心室特发性室速　右心室特发性室速最常见起源部位为右心室流出道（RVOT），少见于流入道和心尖部，近年来还发现起源于肺动脉肌袖即肺动脉瓣上的室早和室速。RVOT-VT 可以表现为反复性单形室速（RMVT）或发作性持续性室速，尤以前者多见。RMVT 每次发作持续 <30s，多于静息时发作，但也可在运动后诱发，少数还可发展为持续性室速。室速发作时心室率一般于 110 ~ 160 次/分。发作性持续性室速通常在中等量运动时诱发，常持续数分钟，持续数小时至数天者少见。大多数患者在运动停止后，室速发作的频率逐步下降直至恢复窦性心律，只有部分患者在心率较慢时室速发作增加。室速发作时心室率一般于 115 ~ 250 次/分。通常心房或心室分级递增起搏较程序性早搏刺激更容易诱发 RVOT-VT，加

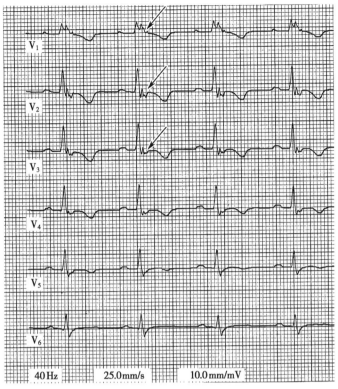

图 19-4　致心律失常性右心室心肌病患者右侧胸前导联
QRS 波终末部的 Epsilon 波（箭头所指）

用异丙肾上腺素有利于诱发，这些特征与此类患者在精神紧张或运动时容易发病的特点相吻合，这种诱发特点不支持折返机制；事实上绝大多数右心室流出道室速为腺苷敏感性的，其发病机制为儿茶酚胺介导的延迟后除极（DAD）和触发活动。

RVOT-VT 心电图通常表现为 LBBB 形，额面电轴右偏或正常，QRS 一般较宽，多在 140～160ms（图 19-3）。额面电轴与 VT 在流出道的起源位置有关，起源于近间隔部时 I 导联主波向下（QS，Qr 形），额面电轴右偏；起源于流出道游离壁偏三尖瓣环部位时 I 导联主波向上（R，Rs 形），电轴正常；起源于介于两者之间的部位，I 导联 QRS 波振幅较小，QRS 波较窄，呈 rs、qR、qRs 形，电轴正常或轻度右偏。RVOT-VT 在 aVL 导联通常呈 QS 形。胸前 V_1～V_6 导联 R 波振幅逐渐增高，一般在 V_3、V_4 导联开始出现移行（R/S＞1）。起源点越高（越接近于肺动脉瓣）或越偏向流出道游离壁，胸前导联 R/S 移行越早，即在 V_3 导联即可出现 R/S＞1；反之起源点越低或越偏向流出道偏间隔部，胸前导联 R/S 移行越晚，即在 V_4、V_5 导联才出现 R/S＞1。

有部分患者为肺动脉肌袖型室速，其室速起源于肺动脉瓣之上肺动脉肌袖组织。日本学者 Sekiguchi 等比较了 24 例在肺动脉消融成功的室速患者（PA 组）和 48 例在 RVOT 消融成功的患者（RVOT 组）的心电图发现，下壁导联 R 波的高度、aVL 与 aVR 导联的 Q 波深度之比、V_2 导联的 R/S 值，PA 组均高于 RVOT 组。在心内电图上，PA 组比 RVOT 组中更容易记录到心房电位。窦性心律时，PA 组中记录到的局部心室电位幅度明显比 RVOT 组所记录的低[（0.62±0.58）mV vs（1.55±0.88）mV，$P＜0.01$]。

起源于右心室流入道或心尖部的特发性室速相对少见，其 Ⅱ、Ⅲ、aVF 导联主波向下，

LBBB 伴电轴左偏（图 19-5）。此部位是致心律失常性右心室心肌病（ARVC）的病变好发部位，有些患者可能是以心律失常为首发表现的 ARVC 患者，只不过此时形态学变化尚不明显，因此需要仔细检查排除并密切随访。

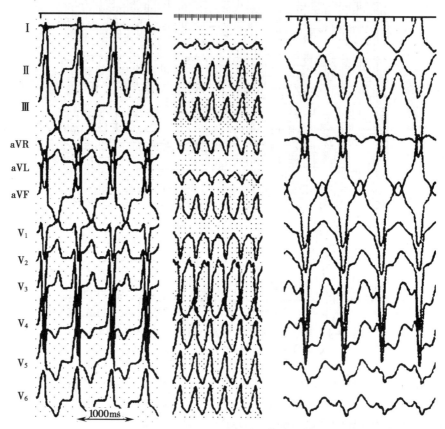

图 19-5　左图为起源于肺动脉瓣上的室速；中图为普通右心室流出道室速；右图为右心室流入道室速（纸速 = 50mm/s）

另外，不是所有心电图是 LBBB 形和电轴左偏的流出道室速均源自右心室。Ⅰ 导联呈 S 形，胸前导联 R 波移行早，R/S >1 出现于 V_3 导联以前，电轴右偏，提示可能源于左心室流出道。

2. 左心室特发性室速　一般来说，体表心电图 QRS 波呈 RBBB 形的室速考虑起源于左心室，RBBB 形室速 V_1 导联为 R、rsR'、rSR'、RS，qR、qRs 等形态，QRS 波相对较窄，一般 ≤ 140ms。左心室特发性室速常见起源于左心室间隔中后部，少数起源于游离壁或流出道部位。

（1）左心室分支折返性室速：左心室分支折返性室速与左束支的分支及浦肯野纤维网内形成的折返有关，对维拉帕米敏感，也称维拉帕米敏感性室速。发病年龄 15～40 岁，男性多见，通常表现为运动相关性室速。90%～95% 患者室速发作时 QRS 波呈 RBBB 形和电轴左偏（图 19-6），提示其折返环位于左心室后间隔区域，在该部位记录到左后分支电位，起搏可以产生与临床 ILVT 一致的 QRS 波形，在此部位消融可以成功，而在 V 波最早点消融常常无效。Nakagawa 等认为，由于心动过速与左后分支及其浦肯野纤维网有关，其折返环出口纤维与周围心肌绝缘，激动自折返环传出后需在浦肯野纤维网上激动一段距离后，才抵达与心肌的结合点，即 V 波最早激动点。三维电解剖标测的方法证明 V 波的最早激动点并不总与左后分支的最早激动点一致，两者的距离往往在 1cm 以上，V 波最早激动点大部分

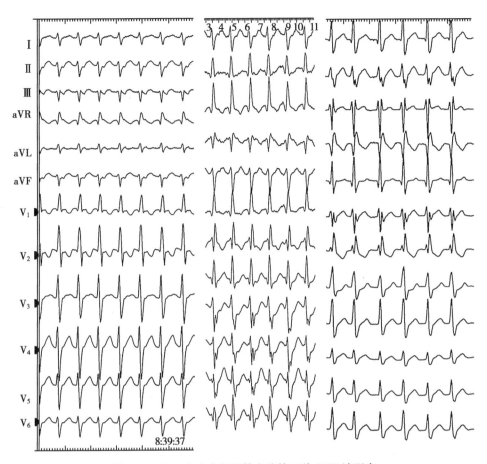

图 19-6 左心室分支折返性室速的三种 QRS 波形态
分别为电轴左偏（左）、电轴右偏（中）和中间型（右）（纸速 = 25mm/s）

在前中间隔，在此部位消融通常无效，而在左后分支最早点消融则可以终止室性心动过速，表明折返环包括左后分支或其周围组织，而出口部位的左室心肌并非折返环的必需部分。部分患者可以同时出现电轴左偏和右偏两种形态的室速；也有患者在消融过程中 QRS 波电轴发生变化而室速并不终止（图 19-7），提示 ILVT 可有不同的传导路径和出口，消融室速的出口未必是最佳消融策略，对浦肯野纤维网进行改良，破坏折返形成的基质可能更为合适。

（2）左心室流出道室速：左心室流出道室速又称维拉帕米、腺苷敏感性室速。与 RVOT 室速类似，许多起源于左心室流出道的室速中也呈腺苷敏感性。通常认为此种室速起源于室间隔的内部而出口位于室间隔的左侧，对维拉帕米也敏感。常是由于 cAMP 介导的细胞内钙超负荷而引起的触发活动所引起。临床上使用 Valsalva 动作、颈动脉窦按压或维拉帕米以及 β 受体阻滞剂可终止室速，提示为触发机制。左心室流出道室速发作时体表心电图呈现右束支阻滞，胸前导联表现为单向 R 波，电轴右偏（图 19-8）；部分患者发作时体表心电图还可呈现左束支阻滞，电轴右偏，胸前导联 QRS 波移行提前（V_2 导联）（图 19-8）。

（3）主动脉窦起源的室速：主动脉窦内特发性室速和（或）频发室早是一种少见的心律失常，其临床及电生理表现异于左室间隔部特发性室速，而与右心室流出道特发性室速类似。临床上常表现为反复单形室速，可伴发单形室早。Ouyang 等认为 V_1 或 V_2 导联 R 波时限 ≥50% QRS 波宽度，R/S ≥30% 有助于判断起源于左冠状动脉窦的反复单形室速

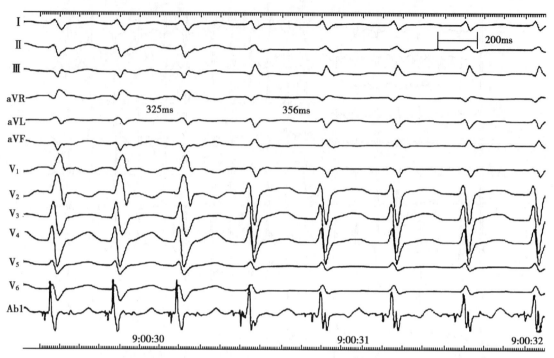

图 19-7　同一患者在消融电轴左偏型特发性室速时突然电轴右偏，周期延长，消融导管记录示舒张期电位与浦肯野电位之间距离延长（纸速 = 100mm/s）

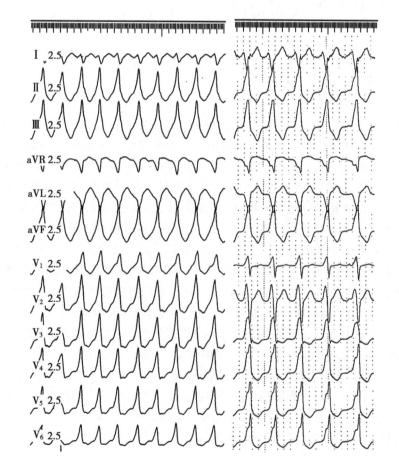

图 19-8　左心室流出道室速胸前导联 QRS 波的两种形态（纸速 = 25mm/s）

（图 19-9）。Hachiya 等认为左心室流出道特发性室速的心电图特征通常表现为心电轴右偏；
I 导联以 S 波为主，II 、III 、aVF 导联为高振幅 R 波，胸前导联 R 波移行早；如 V_5、V_6 导
联为高振幅 R 波，无 S 波，则成功消融靶点常在左冠状动脉窦内；如 V_5、V_6 导联有 S 波，
则成功消融靶点常在主动脉瓣下。

右心室流出道后上间隔部在解剖上与左冠状动脉窦相邻，如在右心室流出道标测到相对
理想靶点而反复消融效果不佳，应考虑到左冠状动脉窦内起源的可能。起搏标测往往无法复
制室速的 QRS 波形，需利用激动顺序标测。

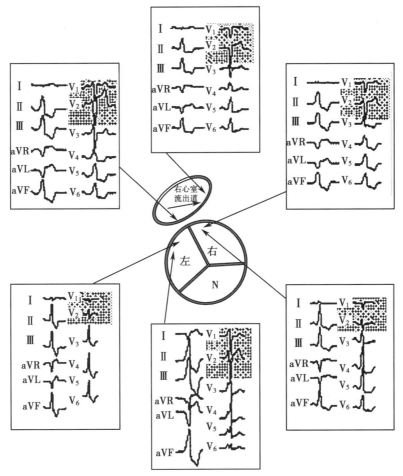

**图 19-9 起源于右心室流出道和左侧主动脉窦特发性室性心动过速的 QRS
波形态特点**（摘自：J Am Coll. Cardiol，2002，39：500-508.）

（4）起源于二尖瓣环的室速、室早（mitral annulus ventricular tachycardia，MAVT/pre-
mature ventricular contraction，PVC）：Tada 分析 352 例有症状的特发性室性心动过速、室性
期前收缩患者的心电图特征和心电生理检查及射频消融结果发现，19 例（5%）为起源于二
尖瓣环部位的室速、室早。其中二尖瓣环前外侧部 11 例，后部 2 例，后间隔部 6 例（图 19-
10）。所有患者 V_6 导联均出现 S 波，下壁导联上均出现晚期切迹。所有患者均消融成功，
随访 21 个月未见复发。根据 A 型预激体表心电图判断左侧旁路位置的方法可以用来判断室
速起源点相对于二尖瓣环的位置。当 V_1 导联主波向上时起源于游离壁，V_1 导联为 rS 形时

位于后间隔部位。Ⅰ、aVL 导联起始 Q 波越深大，Ⅱ、Ⅲ、aVF 导联 R 波越高大起源位置越偏前。成功消融靶点上可以记录到小 A 波和大 V 波，A 波振幅大于 0.08mV，V 波振幅大于 0.5mV，影像学上看到靶点消融导管接近二尖瓣环。

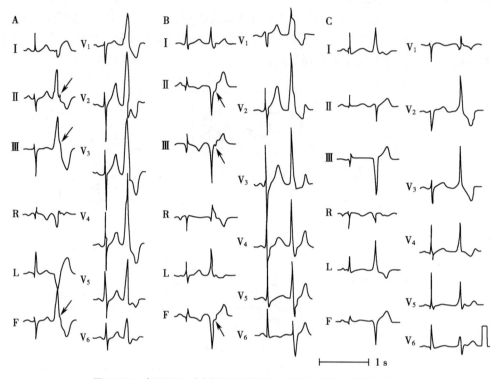

图 19-10   起源于二尖瓣环不同部位室早及室速的 QRS 波形态

图中：A 起源于前壁，B 起源于后壁，C 起源于后间隔（摘自：J Am Coll. Cardiol, 2005, 45：877-886.）

是否对流出道室性心动过速患者进行治疗，取决于室速发作频繁程度和症状严重程度。如果症状相对较轻而且较少发病，就不一定需要治疗。对于某些患者，如果是由于情绪紧张而引起心动过速较平时发作更频繁，可以考虑使用镇静和抗焦虑药物。如果患者出现晕厥或眩晕，或是心动过速持续时间较长，应予以积极的药物控制或导管射频消融治疗。

束支折返性室性心动过速   束支折返性室性心动过速（bundle branch reentry ventricular tachycardia，BBR-VT）是单形室速（室速）的一种相对少见类型，约占全部可诱发的持续性室速的 6%。束支折返性室速的机制是涉及希氏束、左右束支、浦肯野系统和心室肌的大折返，如激动经右束支正向传导而经左束支逆向传导折返，心动过速即表现为左束支阻滞（LBBB）图形；如激动经左束支正向传导而经右束支逆向传导折返，心动过速即显示右束支阻滞（RBBB）图形。临床上以 LBBB 图形的束支折返性室速多见（图 19-11）。BBR-VT 通常见器质性心脏病和传导系统显著受损的患者，尤以扩张性心肌病多见，偶见于心脏结构正常的患者。

器质性心脏病患者，如在窦性心律时体表心电图呈 LBBB，室速也呈 LBBB，室速 QRS 波形与窦性相似，提示心室激动顺序相似，即经右束支先激动右心室，然后再激动左心室，应高度怀疑其为束支折返性室速，应行电生理检查。下列电生理特点符合束支折返机制：①心动过速发作伴关键的 VH 间期延长提示心动过速的诱发依赖于希氏-浦肯野系统内的传

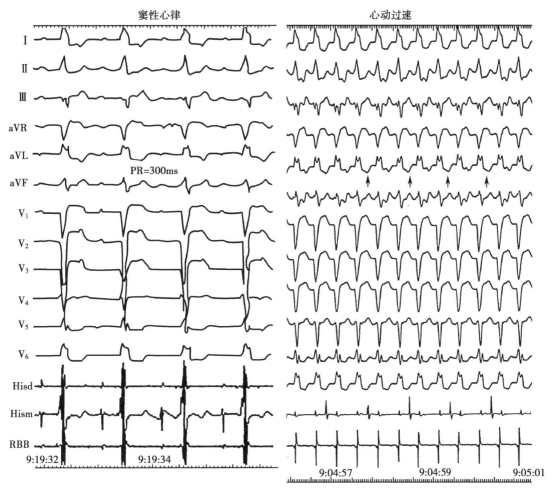

窦性心律　　　　　　　　　　　心动过速

图 19-11　一例束支折返性室速患者，心动过速和窦性心律下的十二导联心电图形态完全一致，呈标准 **LBBB** 形，其体表及心内心电图均可见室房分离

导延缓。②在每个心室激动前有固定的希氏束或束支电位，HV 间期常较窦性心律时长。但在极个别病例 HV 间期可与窦性心律的 HV 间期相等或略短（＜15ms）。③希氏束-右束支（左束支）-心室激动顺序与通过相应束支引起的心室激动和所致室性心动过速的 QRS 波形态相一致；QRS 波呈 LBBB 形的束支折返性室速，左束支激动发生在希氏束之前，而右束支激动发生在希氏束之后（图 19-12）。QRS 波呈 RBBB 图形的束支折返性室速激动顺序与之相反。④心动过速周长变化时，HH 或 RBRB 间期变化发生在 VV 间期变化之前。⑤心动过速可被心室或心房早搏刺激诱发和终止。⑥在消融右束支或左束支后不能诱发心动过速。

　　束支折返性室速可以用抗心律失常药物控制其发作，但导管消融对这种心律失常技术上相对较简单，成功率也较高，无论是 LBBB 或 RBBB 形束支折返性室速，均是消融的适应证。理论上消融左右束支的任何一个均可以终止室速，临床多消融右束支。多数患者窦性心律时的完全性 LBBB 是由于左束支功能性前向传导延缓引起，而并非真正的完全性 LBBB，消融右束支一般不会造成完全性房室阻滞。对于右束支消融不成功的少数病例仍可采用消融左束支的方法治疗束支折返性室速。

　　双向性室速　双向性室速（bidirectional ventricular tachycardia）是指心动过速时 QRS 波

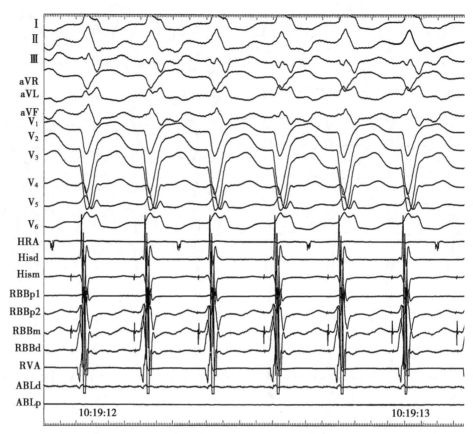

图 19-12　同一患者心动过速时的 12 导联心电图及心内记录

图示心动过速时室房分离，HV = 52ms，右束支呈顺钟向激动模式

额面电轴呈左偏、右偏交替出现。常见于儿茶酚胺敏感性多形室速（catecholaminergic poly-morphic ventricular tachycardia，CPVT）和洋地黄中毒。双向性室速并不同时出现在所有导联上，因此一定要记录心动过速时的 12 导联心电图。双向性室速相对多见于肢体导联，在其他导联上可能只是 QRS 波的形态和（或）振幅变化，类似于多形室速。

1. 儿茶酚胺敏感性多形室速（catecholaminergic polymorphic ventricular tachycardia，CPVT）是一种原发性心脏电紊乱，多发生于无器质性心脏病、QT 间期正常的青少年，以运动或情绪激动时出现双向或多形室性心动过速（VT），导致晕厥和猝死为特征。发作时可表现为面色苍白、头晕、全身无力，严重时可出现意识丧失，可伴有惊厥、抽搐、大小便失禁等表现，数秒钟或数分钟后患者可自行恢复意识。猝死可能是一些患者的首发症状。

CPVT 患者静息心电图的形态无明显异常，QT 间期在正常范围内，但心率与同龄青少年相比明显偏慢，动态心电图可以见到窦性静止、窦房阻滞。发作时特征性的心电图表现是双向 VT，呈右束支阻滞样，电轴左偏与电轴右偏逐跳交替，也有部分患者表现为不规则的多形 VT 或 VF（图 19-13）。在运动负荷试验或肾上腺素激发试验中，当心率达到 120～130 次/分时，开始出现室早，随后室早的次数逐渐增多，呈二联律或三联律，并表现出多形，最终导致双向或多形 VT、室颤（图 19-14）。如果停止运动，VT 就会转为室早，并逐渐恢复为窦性心律。心内电生理检查对 CPVT 的诊断价值有限，早搏刺激很少能诱发出 VT/VF；窦房结、房室结功能测定往往正常，也没有发现特殊的电生理现象。

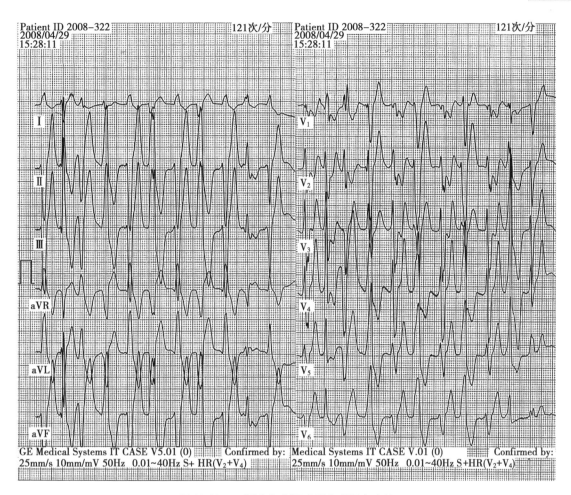

图 19-13 一例患者在运动后出现双向室速

目前已经知道 CPVT 呈明显的家族聚集性，有常染色体显性遗传和隐性遗传两种形式，并分别与 *RyR2*、*CASQ2* 基因的突变有关，异常的 RyR2 通道或 CASQ2 蛋白在交感兴奋的条件下，使得肌浆网异常释放钙离子，细胞内钙超载，诱发的延迟后除极可能是 CPVT 发生的机制。但在整体心脏中发生延迟后除极的部位，局部的触发活动又如何演变为双向或多形室速目前尚不清楚。

任何患者无论年龄大小，只要是交感神经系统兴奋诱发的双向或多形 VT，无器质性心脏病且 QT 间期正常，都应该考虑 CPVT 的诊断。Holter、植入式环形记录器、运动负荷试验、去甲肾上腺素或肾上腺素激发试验均有助于临床诊断。肾上腺素激发试验可能是较运动负荷试验更有效的诊断方法，除诱发心动过速外同时还可以观察有无 QT 间期明显延长或 T 波形态改变用以排除隐匿性长 QT 综合征。不是所有 *RyR2*、*CASQ2* 基因突变的患者都发生室性心律失常，有双向室速者也不一定都出现 *RyR2*、*CASQ2* 基因突变，因此目前 CPVT 的诊断还是以临床诊断为主。在鉴别诊断方面，洋地黄或乌头碱中毒可表现为双向 VT，其他一些疾病如 LQT、致心律失常性右心室心肌病（ARVC）、心功能不良、缺血性心肌病，都会在运动或情绪激动时出现多形 VT。特别是 ARVC 可诱发与 CPVT 相似的双向性 VT。用药史和影像学检查有助于明确诊断。

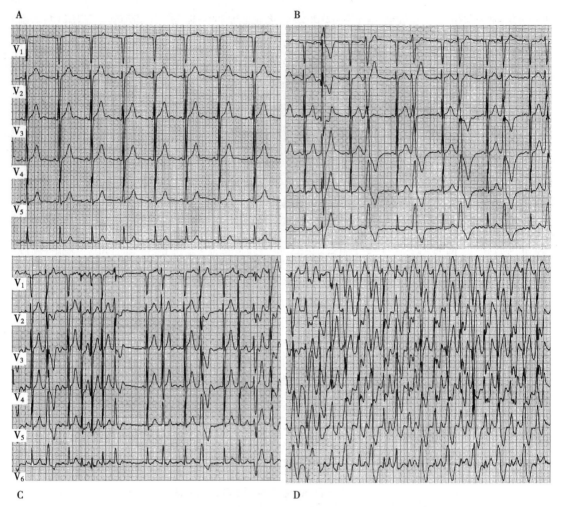

**图 19-14　一例儿茶酚胺敏感性室性心动过速患者在做运动平板试验
时诱发双向室性心动过速的过程**

A. 运动前；B. 运动至心率达 88 次/分时出现室性期前收缩二联律；C. 运动至心率达 104 次/分时
出现室性期前收缩连发；D. 运动至心率达 148 次/分时出现双向性室性心动过速。整个过程中
QT 间期正常

　　交感神经兴奋是 CPVT 患者发生 VT/VF 的必要条件。2006 年 ACC/AHA/ESC 室性心律
失常和心脏性猝死防治指南将 β 受体阻滞剂作为治疗 CPVT 的 I 类适应证。虽然 CPVT 患者
的心率普遍偏慢，但临床研究发现大部分患者可耐受 β 受体阻滞剂治疗。文献报道的 β 受
体阻滞剂用量以酒石酸美托洛尔计算在 1～3mg/kg，但具体每个患者的靶剂量尚没有很好的
确定标准，尽管用药后在运动试验中仍然可以诱发室速，β 阻滞剂仍可预防绝大多数患者晕
厥复发。钠通道阻滞剂和胺碘酮都可能增加猝死的发生率。2006 年 ACC/AHA/ESC 室性心
律失常和心脏性猝死防治指南将发生心脏骤停的 CPVT 患者列为 ICD 治疗的 I 类适应证；而
服用 β 受体阻滞剂时出现晕厥的 CPVT 患者则是 ICD 治疗的 IIa 类适应证。

　　2. 洋地黄中毒引起的双向 VT　见于洋地黄中毒后，呈右束支阻滞图形的室速，频率在
140～180 次/分之间，额面电轴左偏和右偏交替出现，可能为一过性或仅出现在某一个导联
上。治疗首选地高辛抗体 Fab 片段，纠正低钾、低镁等电解质紊乱；利多卡因、苯妥英钠控

制室速；必要时临时起搏器维持心率，透析治疗促进排泄。一般不使用电复律，因为容易导致室颤。

多形室性心动过速与尖端扭转性室速　　多形室性心动过速系指 QRS 波形态在任意一心电图导联上不断变化、节律不规则的室性心动过速，频率多在 100 ~ 250 次/分，多数发作能自行终止，部分可转为心室颤动。法国学者 Dessertenne 描述了一种多形室速并命名为尖端扭转性室速（torsade de pointes，TdP）。其心电图特点（图 19-15）：①室速发作时 QRS 波极性及振幅呈时相性变化，每 5 ~ 20 个心动周期转向相反的方向，即 QRS 波围绕等电位线上下翻转；②室率快速（常在 160 ~ 280 次/分），QRS 波为多形，RR 间期不等；③常由一偶联间期较长的舒张晚期室性期前收缩诱发；④有自行终止，反复发作倾向（可转为室颤，偶转为持续室速）。Motte 进一步强调 QT 间期延长是 TdP 的根本特点。一般将伴尖端扭转现象的室速发生在 QT 间期（或 QTc）延长（少数患者基础 QT 间期正常，药物或应激的情况下出现 QT 间期延长）时称为尖端扭转性室速；而发生在 QT 间期正常时仍称为多形室速（图 19-16）。有明显的 QT 间期延长，形态上区别于多形室速的 TdP 常见于下列三种情况：先天性 LQTS；药物诱发 QT 间期延长；心脏阻滞；其他原因如严重的电解质紊乱或中枢神经系统损伤的比较少见。

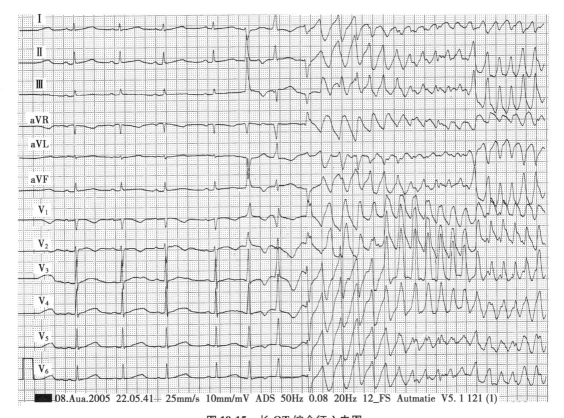

图 19-15　长 QT 综合征心电图
可见室性期前收缩触发扭转性室性心动过速

长 QT 综合征与尖端扭转性室速　　QT 间期延长伴尖端扭转性室性心动过速称长 QT 综合征（LQTS），按病因可分为先天性和继发性两大类。先天性长 QT 综合征由离子通道基因异常引起，以伴耳聋的 Jervell-Lange-Nielsen 综合征（JLNS）和不伴耳聋的 Romano-Ward 综合

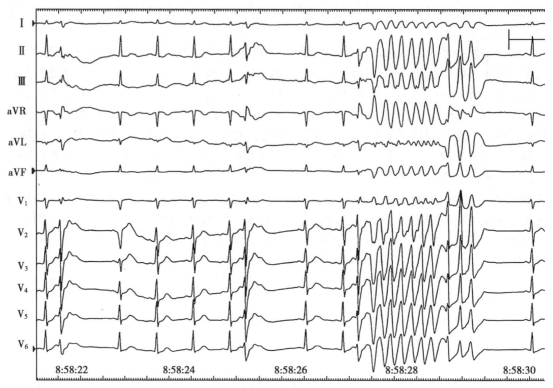

图 19-16　1 例短联律间期（270ms）室性期前收缩触发多形室性心动过速，自行终止为窦性心律

征（RWS）为代表，多因劳累、惊吓等情绪激动等使交感兴奋而诱发 TdP，临床反复发生晕厥或抽搐，多见于儿童或青年，用 β 肾上腺素受体阻滞剂有效。

　　分子遗传学研究表明先天性长 QT 综合征是多基因突变引起相关离子通道功能性改变所致（表 19-2）。Romano-Ward 综合征为常染色体显性遗传，按突变基因分为 6 个亚型（5 个编码离子通道基因和 1 个编码非离子通道基因 ANK2），近年又发现两个新的亚型，即 LQT7（Andersen 综合征）和 LQT8（Timothy 综合征）。LQTS 中最常见的是 LQT1，其次为 LQT2；LQT3 及其他类型相对少见。Jervell-Lange-Nielsen 综合征为常染色体隐性遗传，后代从双亲处遗传获得 KVLQ1 和 KCNE1（mink）异常基因而为纯合子时才引起 JLNS Ⅰ 和 Ⅱ型，极为少见。

　　不同的基因突变导致离子通道蛋白的功能增强、减弱或消失，最终导致 QT 间期延长或缩短，同时伴复极化跨壁离散度（TDR）增加，在一定的诱因下引发尖端扭转室速（TdP）或心脏性猝死。长 QT 综合征基因型（genotype）和表现型（phenotype）密切相关，不同类型的特发性基因突变具有不同的 ST-T 形态和临床特点（图 19-17）：①LQT1 患者多在运动时有症状，T 波基底部增宽，T 波时间延长。②LQT2 患者多在情绪激动、听觉刺激时产生症状，T 波电

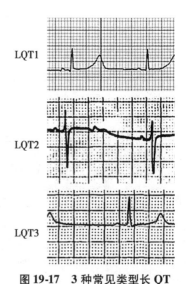

图 19-17　3 种常见类型长 QT 综合征患者的心电图形态

LQT1：LQT 伴 T 波宽大；LQT2：LQT 伴 T 波低振幅，通常有切迹；LQT3：LQT 伴 ST 段延长〔引自：N Engl J Med，2008，358：169-176.〕

压降低、双峰或切迹，但时间正常。③LQT3 患者多在休息或睡眠时发作，ST 段平直延长，T 波较尖狭窄、电压和时间正常、延迟出现。④LQT4 和 LQT7 患者出现双向 T 波或 U 波。

1993 年国际 LQTS 协作组建议的计分诊断标准。计分≥4 分可诊断为 LQTS，2～3 分为临界型，≤1 分可能性小（表 19-3）。

表 19-2　先天性长 QT 综合征的分型

分型	基因位点	功能	突变基因
LQTS（RW）			
LQT1	11p15.5	I_{ks} α 亚单位	KCNQ1
LQT2	7q35-35	I_{kr} α 亚单位	KCNH2
LQT3	3p21-23	I_{Na} α 亚单位	SCN5A
LQT4	4q25-2	靶向蛋白	ANK2
LQT5	21p22.1-22.2	I_{ks} β 亚单位	KCNE1
LQT6	21p22.1-22.2	I_{kr} β 亚单位	KCNE2
LQT7	17p23.1-24.2	I_{k1}	KCNJ2
LQT8	12p13.3	I_{Ca} α 亚单位	CACNAIC
LQTS（JLN）			
JLN I	11p15.5	I_{ks} α 亚单位	KCNQ1
JLN II	21p22.1-22.2	I_{kr} β 亚单位↓	KCNE1

表 19-3　先天性长 QT 综合征诊断标准（1993）

	诊 断 依 据	记 分
心电图标准	A. QTc > 0.48s	3
	0.46～0.47s	2
	≥0.45s（男）	1
	B. 尖端扭转性室速	2
	C. T 波切迹（至少 3 个导联）	1
	T 波电交替	1
	D. 心率低于同龄正常值	0.5
临床病史	A. 晕厥与体力或精神压力有关	2
	与体力或精神压力无关	1
	B. 先天性耳聋	0.5
家族史	A. 家族中有确定 LQTS 患者（计分≥4）	1
	B. 直系亲属 30 岁内发生无法解释的心性猝死	0.5

继发性长 QT 综合征由后天性病因引起，其尖端扭转性室速常发生在长间歇或长心动周期之后，与劳累、情绪激动无关，用异丙肾上腺素治疗有效，称为继发性长 QT 综合征、心动过缓或间歇依赖性长 QT 综合征（pause dependent LQTS）。继发性长 QT 综合征常见病因有：①影响复极的药物（如 I a、II c、III 类抗心律失常药、抗抑郁剂、酚噻嗪类、抗组织胺类、血管扩张剂、红霉素、氯琥珀胆碱及砷剂和有机磷中毒等）；

②电解质紊乱（如低钾、低镁、低钙等）；③严重心动过缓（三度房室阻滞、病窦综合征及心动过速终止或期前收缩后形成的长间歇）；④可能有关疾病（心肌炎、甲状腺功能亢进、嗜铬细胞瘤、高醛固酮血症、脑血管意外、脑炎及营养状态改变等）。上述各种原始原因均可通过对细胞膜离子通道的影响而引起净内向/外向电流失衡促进早期后除极产生，引起触发或折返。

TdP 的急诊处理应纠正或解除病因；静脉补钾、补镁；提高基础心率（90～120 次/分）使复极差异缩小，可选用异丙肾上腺素、阿托品、临时心脏起搏器等；反复发作非持续性室速可以使用 Ⅰb 类药物，禁用 Ⅰa 类与Ⅲ类药物；有血流动力学障碍时以直流电复律。先天性长 QT 综合征长期治疗目的是防止晕厥复发和心脏性猝死，可选用大剂量 β 受体阻滞剂、左侧心脏交感神经切除术、植入心脏起搏器或 ICD。

短联律间期多形性室速　短联律间期多形室速是不伴有 QT 间期延长，由短联律间期（<300ms）的室早触发尖端扭转性多形室速（图 19-16）。通常室早的联律间期在 220～280ms，室早的形态常恒定一致或仅有轻度的变化，室早可以单独存在也可以触发室速，其形态绝大多数呈左束支阻滞伴电轴左偏，提示其起源部位靠近右室心尖部，但也能表现为右束支阻滞伴电轴右偏。患者年龄往往较低，中青年多见；通常不伴器质性心脏病，没有原发或继发性 QT 间期延长，其尖端扭转性多形室速常反复发作；发作时室率常在 200 次/分以上，可伴有眩晕、晕厥、甚至猝死；Ⅰ、Ⅱ、Ⅲ类抗心律失常药物通常无效。诊断短联律间期多形室速还需要排除器质性心脏病和已知的离子通道疾病，如 ARVC 和 Brugada 综合征。治疗上维拉帕米是唯一治疗持续有效的药物，可延长室早的联律间期，并能减少或消除尖端扭转性室速的发作，药物治疗无效时应当植入 ICD。

短 QT 综合征（SQTS）**与多形室速**　短 QT 综合征（short QT syndrome，SQTS）是一种以体表心电图 QT 间期明显缩短为特点，伴有各种房性、室性心律失常，有高猝死风险的心脏离子通道病，2000 年由 Gussak 提出短 QT 综合征的概念，至今已发现三种类型。SQTS 心电图表现为：常规心电图 QT 间期明显缩短，ST 段几乎消失，T 波窄而高尖（图 19-18）；QT 间期随心率变化不明显或心率减慢时 QT 间期反而缩短。SQT3 还有 T 波不对称，降支更为陡峭的特点。心律失常主要表现为房颤、室速、室颤。房颤发生率高是 SQTS 的特点之一。室性心动过速发作多为极短联律间期室早触发尖端扭转样多形性室速或室颤，偶有持续性单形室速报道。临床症状从无症状到心悸、晕厥、猝死均有报道。常见首发症状为房颤引起心悸和恶性室性心律失常导致猝死。常规检查或尸检无器质性心脏病依据，电生理检查提示心房和心室肌有效不应期缩短，心房、心室易颤性增加。

短 QT 间期是短 QT 综合征的根本特点，但由于此种疾病发现时间较短，目前尚无统一诊断标准。常用的一种标准是根据 Bazett 心率校正的 QT 间期 QTc（QTc = QT/$\sqrt{RR}$）来确定，将 QTc 间期稳定 ≤300ms 规定为短 QT 间期。另一种诊断标准是根据 QT 间期预测值（QTp）来确定，QTp（ms）= 656/（1 + 心率/100）。QT 间期短于预测值 88% 的发生率为 2.5%，QT 间期短于预测值 80% 者仅为 0.03%。由于低于均值两个标准差正好为 QTp 的 88%，因此提出当 QT 间期小于 QTp 的 88% 时判为短 QT 间期。

QT 间期还受心率及心脏外因素的影响，如发热、低氧血症、低钾血症、高钙血症、交感神经兴奋、洋地黄类药物作用等因素均能使 QT 间期缩短，因此诊断短 QT 间期还必须排除引起一过性 QT 间期缩短的继发性因素。

同 Brugada 综合征样心电图改变一样，短 QT 间期是只是一种心电现象，除心电图符

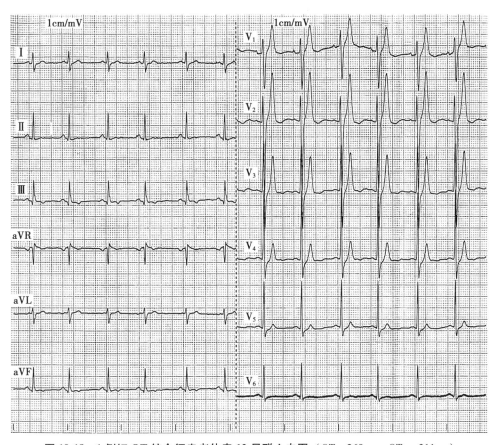

图 19-18　1 例短 QT 综合征患者体表 12 导联心电图（QT = 260ms，QTc = 311ms）

合短 QT 间期标准外，诊断短 QT 综合征还必须满足另一个条件：有房颤、室速、室颤、猝死等心律失常事件发作史或家族史。对所有常规或动态心电图发现 QTc 间期短于 300ms，或 QT 间期短于 88% QTp 的患者均应考虑 SQTS 可能性，应当仔细追问病史、家族史，并做相关检查排除继发性短 QT 间期。

目前认为 SQTS 是一种心肌离子通道病，已经发现三种单基因突变可以导致 SQTS，Priori 等将此 3 种基因缺陷引起的 SQTS 分别称为 SQT1，SQT2，SQT3。SQT1 由 *KCNH2*（*HERG*）基因突变导致快速延迟整流性钾通道功能获得，动作电位平台期 I_{Kr} 电流明显增加，动作电位时限显著缩短，表现为短 QT 间期和短不应期；SQT2 由 *KCNQ1* 基因突变导致缓慢延迟整流性钾通道功能获得，I_{Ks} 增加，动作电位时限缩短；SQT3 由 *KCNJ2* 基因突变导致内向整流性钾通道功能缺失，使外向 Kir2.1（I_{kl}）增加，心肌细胞复极末期加速，动作电位时限缩短，体表心电图表现为 T 波降支陡峭。QT 间期缩短的同时，心肌复极跨壁离散度增加，是 SQTS 患者发生房颤、室速、室颤的基础。

ICD 植入是所有患者尤其是有晕厥症状和猝死生还者的首选治疗。临床无心律失常发作，电生理检查不能诱发室性心律失常者也有猝死风险，但是 ICD 植入时机的选择仍然需要进一步研究，尤其是儿童和青少年患者，植入 ICD 可能需要更加慎重。SQTS 患者心电图 T 波高尖，容易被 ICD 误感知，出现窦性心律下放电，植入 ICD 以后还需要密切随访程控，防止 T 波误感知导致不恰当治疗。不同患者对不同药物有不同反应，目前已经报道可能有效控制室速的药物有维拉帕米、利多卡因、丙吡胺和奎尼丁。奎尼丁可作为儿童和拒绝接受

ICD 植入患者的药物选择。

心室扑动与心室颤动

心室扑动是介于室性心动过速与心室颤动之间的一种心律失常，心电图表现为节律规整的室性心律失常（循环周期变异程度≤30ms），心室率 250～300 次/分，QRS 波形态单一，连续的 QRS 波之间找不到等电位线（图 19-19）。心室扑动通常不能维持，很快蜕变为心室颤动。

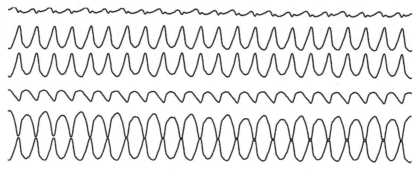

图 19-19　1 例心室扑动患者的体表心电图
图示 QRS 波形态单一，频率为 267 次/分，其间无等电位线（纸速＝25mm/s）

心室颤动时心室率通常超过 300 次/min（循环周期≤180ms），心律不齐，QRS 宽度、形态及振幅变异大（图 19-20），心肌只有杂乱的电活动，没有有效的收缩和舒张，血液循环停止。

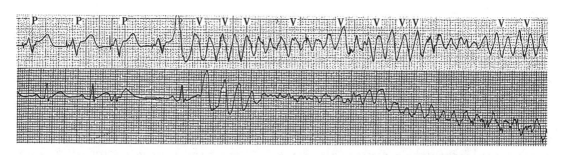

图 19-20　同一患者在心室起搏和窦性心律时均有室性期前收缩触发心室颤动
图示心室率通常超过 300 次/分，心律不齐，QRS 波宽度、形态及振幅变异大

室颤可以被落入心脏易损期的心室期前收缩（R on T）所诱发（图 19-21）；但室颤也可以在没有室早诱发的情况下出现。一般认为起源于浦肯野纤维系统的触发活动在室颤发生的起始阶段起重要作用，心室肌电传导特性的不均一性是折返激动形成并维持的基质。

室颤是导致心脏性猝死的主要机制，是各种恶性心律失常发展的结果。已有多个临床试验证实，抗心律失常药物虽然有可能减少室速、室颤发作，但不能有效预防心脏性猝死；而植入式心脏复律除颤器（implantable cardioverter defibrillator，ICD）转复室速、室颤，预防猝死的效果已被肯定。ICD 对有危及生命的快速室性心律失常高危患者不但能显著降低心脏

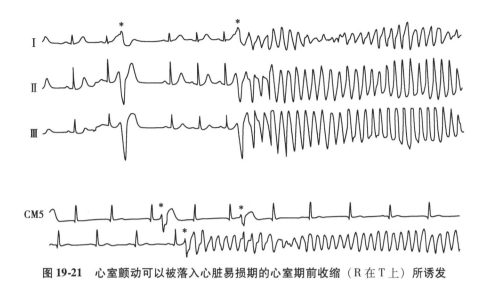

图 19-21　心室颤动可以被落入心脏易损期的心室期前收缩（R 在 T 上）所诱发

性猝死的发生率，也能显著降低全因死亡率。2005 年 ACC/AHA 心力衰竭治疗指南将 ICD 植入列为有心脏骤停、血流动力学不稳定性室速、室颤病史的心衰患者二级预防的 I 类适应证；而 LVEF≤0.3、心功能 II 级或 III 级患者一级预防的 I 类适应证；LVEF 在 30%～35% 心力衰竭，心功能 II 级或 III 级患者预防猝死的 II a 类适应证，说明 ICD 已经被列为对恶性室性心律失常治疗策略的首选。

尽管如此，ICD 昂贵的价格、较短的使用寿命、不恰当放电、电转复/除颤时的极度不适感均限制了 ICD 在我国的推广应用。

2002 年以来，电生理医生已经在射频消融治疗心室颤动预防心脏性猝死上取得一些进展。Haissaguerre 等报告 27 例特发性室颤患者，用射频导管消融治疗与触发室颤的第一个 QRS 波的形态、配对间期相同的室性期前收缩（图 19-21）。23 例的室性期前收缩起源自远端浦肯野纤维传导系统，其中 10 例起源自左心室间隔，9 例自右心室前壁，另 4 例起源自两者。另外 4 例患者的室性期前收缩起源自右心室流出道的心肌。随访平均（24±28）个月，3 例术后期前收缩复发者仍有室颤、多形室速发作；24 例术后室性期前收缩被消除或显著减少者，在无抗心律失常药物的情况下均无猝死、晕厥、室颤复发。郭成军等报道对 4 例有多次晕厥发作史并经心电图或动态心电图证实为室颤的患者，在浦肯野电位指引下，标测联律间期最短的室性期前收缩的起源处（4 例中 3 例在室间隔左侧面，1 例在乳头肌右束支远端的浦肯野纤维网），经大头电极导管多次放电消融成功。术后随访 11 个月左右，4 例患者均存活并均未服用抗心律失常药物，并无晕厥发作也无 VF 发作。以后还有其他作者报告了长 QT 综合征和 Brugada 综合征患者消融触发室颤的室性期前收缩的结果，随访期间室颤发作减少或消失。

室颤是一种致命的心律失常，ICD 植入已是公认的首选治疗。射频消融触发室颤的室早，虽然有希望防治室颤复发，但应当只在无力或坚决拒绝 ICD 治疗的患者和室颤反复发作，ICD 频繁放电的患者中应用。对于有器质性心脏病的室颤患者，即使射频消融在一定随访期内成功地防止了室颤的复发，也很难认为以后不再复发而引起猝死，应采用 ICD 治疗。目前射频消融还只能作为 ICD 治疗的补充而不是次选治疗。

参 考 文 献

1. Zipes DP, Camm AJ, Borggrefe M, et al. ACC/AHA/ESC 2006 guidelines for management of patients with ventricular arrhythmias and the prevention of sudden cardiac death: a report of the American College of Cardiology/ American Heart Association Task Force and the European Society of Cardiology Committee for Practice Guidelines Europace. 2006 Sep, 8: 746-837.

2. Feifan Ouyang, Parwis Fotuhi, Siew Yen Ho, et al. Repetitive Monomorphic Ventricular Tachycardia Originating From the Aortic Sinus Cusp. J Am Coll Cardiol, 2002, 39: 500-508.

3. Tada H, Ito S, Naito S, et al. Idiopathic ventricular arrhythmia arising from the mitral annulus: a distinct subgroup of idiopathic ventricular arrhythmias. J Am Coll Cardiol, 2005, 45: 877-886.

4. Michel Haïssaguerre, Morio Shoda, Pierre Jaïs, et al. Mapping and Ablation of Idiopathic Ventricular Fibrillation. Circulation, 2002, 106: 962-967.

5. Jon R, Skinner. Guidelines for the Diagnosis and Management of Familial Long QT Syndrome Heart. Lung and Circulation, 2007, 16: 22-24.

6. Preben Bjerregaard. Short QT Syndrome. ANE, 2005, 10: 436-440.

7. Johnson Francis. Catecholaminergic polymorphic ventricular tachycardia. Heart Rhythm, 2005, 2: 550-554.

8. 陈明龙, 杨兵, 单其俊, 等. 窦性心律下非接触式标测指导线性消融治疗特发性左心室室性心动过速. 中华心律失常学杂志, 2004, 8: 75-78.

9. 郭成军, 张英川, 方冬平, 等. 射频消融触发心室颤动的室性早搏治疗心室颤动. 中华心律失常学杂志. 2003, 7: 80-86.

10. Blanck Z, Akhtar M. Ventricular tachycardia due to sustained bundle branch reentry: diagnostic and therapeutic considerations. Clin Cardiol, 1993, 16: 619-622.

11. Fontaine G, Fontaliran F, Frank R, et al. Arrhythmogenic right ventricularcardiomyopathies: clinical forms and main differential diagnoses. Circulation, 1998, 97: 1532-1535.

12. Hamid MS, Norman M, Quraishi A, et al. Prospective evaluation of relatives for familial arrhythmogenic right ventrieular cardiomyopathy/dysplasia reveals a need to broaden diagnostic criteria. J Am Coil Cardiol, 2002, 40: 1445-1450.

13. Kies P, BootsmaM, Bax J, et al. Arrhythmogenic right ventricular dysplasia/cardiomyopathy: screening, diagnosis, and treatment. Heart Rhythm, 2006, 3: 225.

14. Darshan Dalal, Rahul Jain, Harikrishna Tandri, et al. Long-Term Efficacy of Catheter Ablation of Ventricular Tachycardia in Patients With Arrhythmogenic Right Ventricular Dysplasia/Cardiomyopathy. J Am Coll Cardiol, 2007, 50: 432-440.

15. Sekiguchi Y, Aonuma K, Takahashi A, et al. Electrocardiographic and electrophysiologic characteristics of ventricular tachycardia originating within the pulmonary artery. J Am Coll Cardiol, 2005, 45: 887-895.

16. 曹克将. 束支折返性室性心动过速的诊断与治疗. 医师进修杂志, 2001, 24: 5-7.

17. Stevenson WG, Khan H, Sager F, et al. Identification of reentry circuit sites during catheter mapping and radiofrequency ablation of ventricular tachycardia late after myocardial infarction. Circulation, 1993, 88: 1647.

18. 郭继鸿. 短联律间期尖端扭转性室速综合征. 临床心电学杂志, 2005, 14: 289-297.

19. Priori SG, Napolitanoc C, Menimim M, et al. Clinical and molecular characterization of patients with catecholaminergic polymorphic ventricular tachycardia. Circulation, 2002, 106: 69-74.

第20章

宽、窄 QRS 心动过速的心电图鉴别诊断

◎陈刚　陈柯萍　熊为国

体表心电图是心血管疾病诊疗中最常用的检查技术，尽管近年来各种无创性及有创性心电检查技术不断发展，但迄今为止，还没有任何一项诊疗技术像心电图那样简便可靠，临床广为应用，裨益广大患者。现有的无创性检查手段如动态心电图、信号平均心电图、心电图运动负荷试验、心率变异性和 QT 离散度等等事实上也都是在常规心电图基础上延伸的。而且在心律失常的诊断和鉴别诊断方面，心电图起到非常重要的作用，是其他任何检查，包括有创性检查所无法替代的。本章就心电图在窄 QRS 心动过速、宽 QRS 心动过速诊断中的作用进行介绍，希望对临床有所帮助。

窄 QRS 心动过速的心电图鉴别诊断

窄 QRS 心动过速包括了窦性心动过速（sinus tachycardia，ST）、房性心动过速（atrial tachycardia，AT）、心房扑动（atrial fluter，AFL）、房室结折返性心动过速（atrioventricular nodal reentry tachycardia，AVNRT）以及房室折返性心动过速（atrioventricular reentry tachycardia，AVRT）等。其中 AVRT 和 AVNRT 是最常见的类型，也是临床医生不容易鉴别的。本文就以下几个方面评价心电图在窄 QRS 心动过速鉴别诊断中的作用。

心率

尽管有文章报道，认为心动过速时的心率对鉴别 AVNRT 和 AVRT 有帮助，AVRT 发作时的心率较 AVNRT 快，但随后几个较大样本的研究发现心率对鉴别窄 QRS 心动过速没有帮助。Kalbfleisch 等的研究结果显示在 AVRT、AVNRT 及 AT 时心率分别为（181 ±26）次/分、（187 ±35）次/分和（184 ±30）次/分，无显著性差别。另外值得注意的，如果心动过速时的心率为 150 次/分左右，应首先除外有无 AFL，因为 AFL 的心房频率最常见为 300 次/分左右，2∶1 房室下传时，心室率在 150 次/分左右。因此，出现心室率为 150 次/分的心动过速时，需仔细观察 Ⅱ、Ⅲ、aVF 以及 V₁ 导联有无 FL 波，以及等电位线。出现 FL 波且 Ⅱ、

Ⅲ、aVF 导联无等电位线将有助于 AFL 的诊断（图 20-1）。

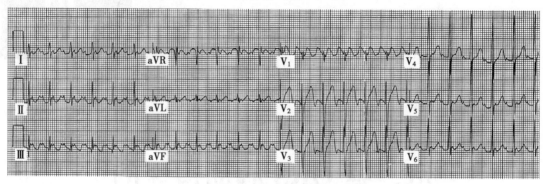

图 20-1　心房扑动的 12 导联体表心电图

QRS 电交替

　　QRS 电交替定义为至少在一个导联上出现 QRS 振幅交替，逐跳之间的振幅差异≥1mm。对于 QRS 电交替的鉴别诊断意义，文章报道结果不一致，有学者认为电交替是预测 AVRT 的一项有意义的指标，但另有学者持反对意见，认为电交替与心动过速的类型无关，与心率有关，心动过速的心率快时容易出现电交替（图 20-2）。Kalbfleisch 等研究显示 QRS 电交替更常见于 AVRT，其发生率在 AVRT 为 27%，AVNRT 为 13%（$P<0.01$），并且在心率快时容易出现。出现电交替的心动过速心率快于不出现者[（201±30）次/分 vs（179±28）次/分，$P=0.0001$]。经过心率校正后，QRS 电交替仍然是 AVRT 的独立预测因子（$P=$

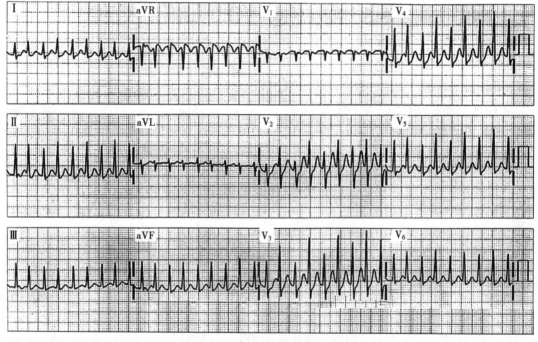

图 20-2　心动过速时 QRS 电交替
QRS 振幅（≥0.1mV）交替和周长交替同时出现，QRS 振幅交替以胸前导联明显。QRS 周长交替，较短的 RR 间期为 280ms，较长的 RR 间期为 300ms。电生理检查证实为房室折返性心动过速

0.002）。他们认为 QRS 电交替更多地发生在较快心率的现象，可能是与动作电位间期交替导致的特殊传导系统相对不应期的摆动相关。

RP/PR

在心动过速发作的心电图上如果能识别 P 波，将有助于鉴别诊断。根据 P 波的位置又可以分为两种情况：

①RP/PR＜1，常为 AVNRT 和 AVRT。此时若 RP＞70ms，多数为 AVRT（图 20-3）；若 RP≤70ms，AVNRT 可能性大。②RP/PR≥1，需考虑以下三种常见的心动过速：AT、非典型的 AVNRT（快-慢型 AVNRT）以及一种特殊的慢旁路参与的 AVRT，又称持续交界区性、反复心动过速（permanent junctional reciprocating tachycardia，PJRT）。

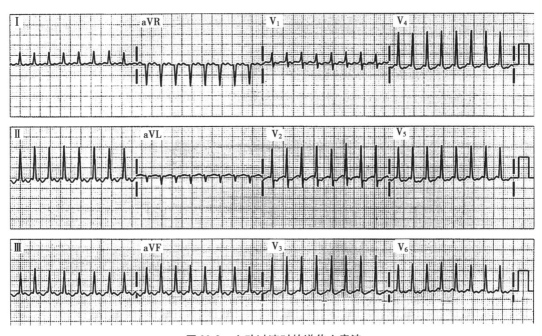

图 20-3 心动过速时的逆传心房波

逆传 P 波，RP＜PR，电生理检查证实为房室折返性心动过速

假 s 波和假 r′波

假 s 波定义为心动过速时 Ⅱ、Ⅲ、aVF 导联出现 S 波，而窦性心律时没有相应的 s 波；假 r′波定义为心动过速时 V₁ 导联出现明显的 r′波，而窦性心律时无相应的波（图 20-4）。当心动过速时出现假 s 波和假 r′波时，强烈提示为 AVNRT，Kalbfleisch 等报道敏感性分别为 14%、58%，特异性分别为 100% 和 91%。

ST-T 改变

关于 ST-T 改变（图 20-5）对 AVNRT 和 AVRT 的鉴别作用的研究较多。AVRT 比 AVNRT 出现 ST 段下降的频率高，且 ST 段下降的幅度深，也较常出现 T 波倒置。在室上性心动过速时出现 ST 段下降，即使很明显，通常也不与心肌缺血相关。Kim 等在其研究中，评价了室上性心动过速时 ST 段下降＞1mV 的情况，发现 ST 段下降在阵发性室上性心动过速时是常见的现象，在心率快时较易出现，他们认为 ST 段下降是与心率相关的现象，与心肌缺血无关。

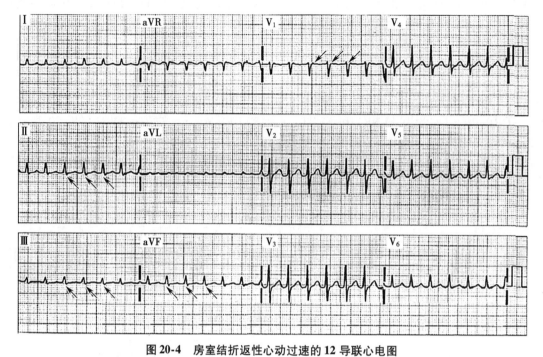

图 20-4　房室结折返性心动过速的 12 导联心电图

心动过速时 V$_1$ 导联出现假 r′波（箭头所示），Ⅱ、Ⅲ、aVF 导联出现假 s′波（箭头所示），而在
窦性心律时无假 r′波和假 s′波。电生理检查证实为房室结折返性心动过速

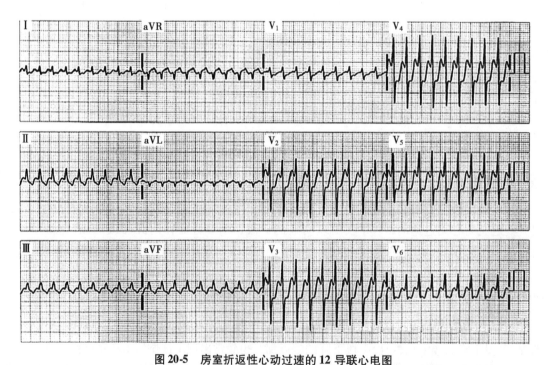

图 20-5　房室折返性心动过速的 12 导联心电图

心动过速发作时心电图示 ST-T 改变，除 aVR 导联外，各导联 ST 段不同程度压低，最大压低
幅度为 0.7mV（V$_4$ 导联）。电生理检查证实为房室折返性心动过速

Riva 等的研究发现，在窄 QRS 心动过速时，在一个或多个导联 ST 段下降 >0.2mV 或 T 波倒置，提示心动过速的机制是通过旁路进行的折返。AVRT 时，ST 段下降的程度显著比 AVNRT 要大，并且这一差异不能被心率矫正。在心动过速时，出现 ST 段下降或 T 倒置的现象可能是由于心房逆传的顺序改变和时间延长引起的，在 AVNRT，心房的激动几乎是同时从间隔开始的，而在 AVRT，逆传的激动发生在旁路的心房止端并且以较慢的速度在心肌纤维间传导，传导时间较长，逆行 P 波重叠在 ST 段上形成 ST 段下降。国内陈刚、陈元秀等分别对阵发性室上性心动过速患者发作时心电图的分析也证实了 Riva 等提出的分析 ST-T 改变可以对旁路粗略定位的作用。

aVR 导联 ST 段抬高

心动过速时 aVR 导联 ST 段抬高有助于 AVNRT 和 AVRT 的鉴别。Ho 等对 338 名窄 QRS 心动过速患者心电图的研究发现，165 名 AVRT 患者中，有 71% 患者在心动过速发作时心电图出现 aVR 导联 ST 段抬高，而 161 名 AVNRT 患者只有 31% 出现 aVR 导联 ST 段抬高，另外 12 名房性心动过速患者有 16% 出现 aVR 导联 ST 段抬高。统计分析表明，aVR 导联 ST 段抬高对于区别这三种窄 QRS 心动过速的敏感性和特异性均在 70% 左右。

窦性心律时心电图有无心室预激表现

如果窦性心律时为心室预激的心电图表现，则常为 AVRT。其敏感性和特异性分别为 45% 和 98%。

心动过速时的房室关系

二度房室阻滞可发生在 AFL 和 AT。多数 AFL 患者可表现为 2:1 下传，由于 AFL 的心房率大多在 300 次/分，因此 2:1 下传时心室率为 150 次/分，因此出现 150 次/分的心动过速时，需仔细辨认有无扑动波，也可通过刺激迷走神经的方法进一步显露扑动波以鉴别。1/3 的 AT 患者可出现 2:1 房室阻滞，极少数情况下 AVNRT 也可出现。一旦出现 2:1 房室阻滞

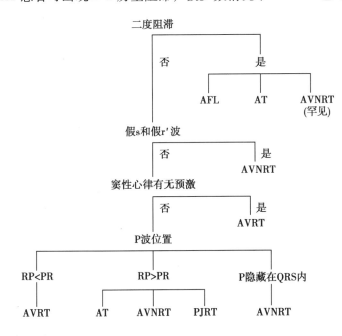

图 20-6 窄 QRS 心动过速鉴别诊断的流程图
AFL：心房扑动；AT：房性心动过速；AVNRT：房室结折返性心动过速；AVRT：房室折返性心动过速；PJRT：持续交界区性、反复心动过速

可除外 AVRT。

根据上述指标，我们设计了一张简单的流程图以供参考（图 20-6），希望对临床鉴别窄 QRS 心动过速有帮助。

宽 QRS 心动过速的心电图鉴别诊断

宽 QRS 心动过速是指 QRS 宽度 >120ms，频率 >100 次/分的心动过速。宽 QRS 心动过速是临床医生尤其是急诊室医生需要立即判断和处理的问题。主要包括室性心动过速（VT）、室上性心动过速（SVT）伴差异性传导（差传）或束支阻滞、旁路前传型 AVRT。通过窦性心律有无束支阻滞和心室预激，可以鉴别是否为 SVT 伴束支阻滞或旁路前传型 AVRT。因此，临床主要鉴别的是 VT 和 SVT 伴差异性传导。

现有的心电图鉴别指标很多，但临床医生很难记住并使用这些标准，尤其在缺乏窦性心律的心电图，而且心动过速频率很快时，给医生的判断带来了很大的难度。目前常用的鉴别指标有以下几方面。

房室分离

如果心动过速的心电图出现房室分离（包括室性夺获和室性融合波），那么诊断 VT 的特异性为 100%，但敏感性只有 20% 左右。房室分离发生有以下几个特点：①房室分离容易在心率慢时出现，Drew 等对 133 例宽 QRS 心动过速心电图分析发现出现房室分离的心动过速的平均心率为 160 次/分，不出现房室分离的平均心率为 206 次/分，因此房室分离对于频率很快的宽 QRS 心动过速的鉴别诊断帮助不大；②V_1 导联较其他导联更容易发现房室分离；③如果在 V_1 导联没有发现房室分离，则可能在 QRS 振幅低或接近等电位线的导联容易发现。图 20-7 为宽 QRS 心动过速伴房室分离的心电图表现，图 20-8 为室性夺获和室性融合波的心电图表现，此时诊断 VT 的特异性为 100%。

胸前导联 QRS 波同向性

胸前导联 QRS 波同向性是指胸前 V_1 ~ V_6 导联的 QRS 主波均为正向波或负向波。若出现此现象则支持 VT 的诊断，但有一种情况例外，即旁路前传型 AVRT，可表现为胸前导联 QRS 波形正向同向性。窦性心律有预激心电图表现有助于鉴别。

电轴极性

电轴极度右偏（$-90°$ ~ $\pm180°$）、右束支阻滞（RBBB）型时电轴左偏（$-90°$ ~ $-60°$）以及左束支阻滞（LBBB）形时电轴右偏（$+120°$ ~ $\pm180°$）高度提示 VT，敏感性为 30% 左右，特异性 95% 左右。

V_1 导联有价值的指标

RBBB 形心动过速时 V_1 导联出现兔耳形（RsR′，R > R′），诊断 VT 的敏感性 23%，特异性 100%。LBBB 形心动过速时 V_1 导联 S 波有切迹（图 20-9），支持 VT 的诊断。

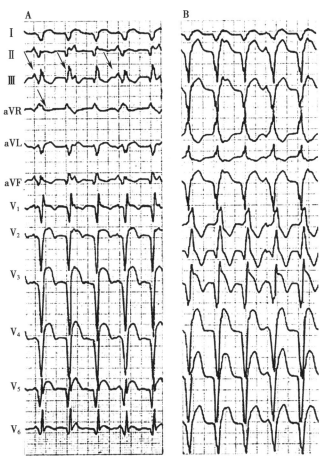

图 20-7　宽 QRS 心动过速伴房室分离
心动过速发作时 QRS 增宽，可见房室分离（箭头所示为心
房波），诊断为室性心动过速

V₆ 导联有价值的指标

无论是 LBBB 或 RBBB 形心动过速，V_6 导联出现 QS 形，诊断 VT 的敏感性 30%，特异性 100%。RBBB 形心动过速，V_6 导联 R/S < 1 诊断 VT 的敏感性 38%，特异性 100%。图 20-10 为左心室特发性 VT 的心电图表现，可见心动过速为 RBBB 形，V_6 导联 R/S < 1。

Brugada 诊断标准

上述指标均有利于 VT 的诊断，另外也有学者报道 QRS 波时限、R 波宽度、Q 波宽度等指标也对鉴别有帮助。1991 年，Brugada 提出了一种新的诊断标准，通过四个步骤完成对宽 QRS 心动过速的鉴别诊断（诊断流程图见图 20-11）。此方法对 VT 诊断的敏感性为 98.7%，特异性为 96.5%。

V_1 导联或 V_6 导联符合 VT 的图形是指：①LBBB 形：V_1、V_2 导联 r 波 > 30ms，S 波顿挫或切迹；R 波起始到 S 波最低点的时限 > 70ms。V_6 导联呈 qR 或 QR 形（正常 LBBB：V_1、V_2 导联宽大而深的 QS 或 rS 波，V_5、V_6 导联无 q 波，为 R 波）。②RBBB 形：V_1、V_2 导联 R > R′、单向 R 波、双向 qR。V_6 导联 R < S 或 Qr 和 QR 波（正常 RBBB：V_1、V_2 导联 rSR

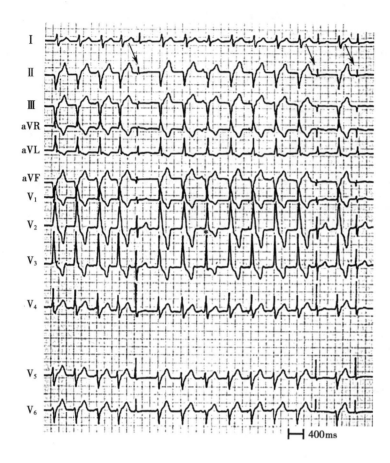

图 20-8　宽 QRS 心动过速伴心室夺获和室性融合波

箭头所指为心室夺获，* 为室性融合波，诊断为室性心动过速

├─┤ 400ms

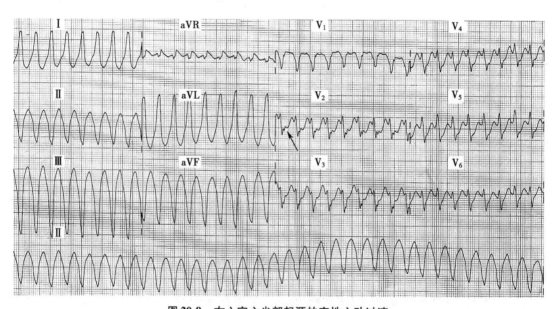

图 20-9　右心室心尖部起源的室性心动过速

患者为致心律失常性右室心肌病，心动过速发作时表现为左束支
阻滞形改变，胸前导联 S 波有切迹（如箭头所指）

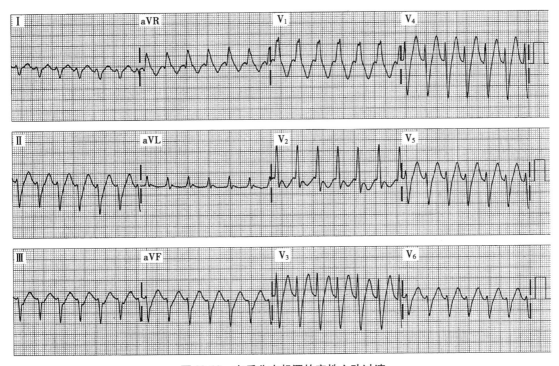

图 20-10　左后分支起源的室性心动过速

心动过速发作时表现为右束支阻滞形改变，V_6 导联 R/S < 1，故诊断为室性心动过速

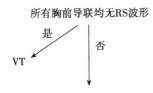

所有胸前导联均无RS波形

是　　否

VT

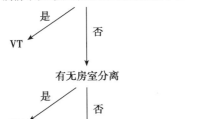

任意一胸前导联R波起始到S波最低点是否 > 100ms

是　　否

VT

有无房室分离

是　　否

VT

V_1和(或)V_6导联有无符合VT的图形

是　　否

VT

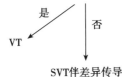

SVT伴差异传导

图 20-11　Brugada 诊断标准

SVT：室上性心动过速；VT：室性心动过速

波，V_5、V_6 导联前半部与正常相同，为 qR 或 Rs 波，后半部为宽阔、粗钝的 S 波，因此为 qRs 或 RS 波）。

新的 VT 四步诊断法

宽 QRS 心动过速可能是室性，也可能是室上性伴有固定或功能性束支阻滞。迄今为止，关于宽 QRS 心动过速的鉴别，已经报道了大量的心电图诊断标准。使用这些传统标准，大约 90% 的宽 QRS 心动过速可能可以准确诊断。然而，许多标准复杂、不连贯，所以紧急情况下无法运用。Brugada 提出了一个相对简单、连续的决策树性的诊断标准来鉴别室性和室上性的宽 QRS 心动过速。但是，这个标准的最后一步，仍然保留了传统的形态学诊断。因此，Andras 等重新设计了另外一种简单的新的方法，废除复杂的形态学诊断标准，来鉴别宽 QRS 心动过速，并和 Brugada 标准相比较。作者回顾分析了印第安纳州立大学资料库中 287 名患者，共 453 份经电生理诊断的宽 QRS 心动过速图形（331 份室性心动过速、105 份室上性心动过速、17 份预激伴心动过速），由不知电生理结果的两名医生分析。使用下述方法（图 20-12）：①房室分离；②aVR 导联出现起始 R 波；③QRS 波形态是否束支或分支阻滞形态；④通过测量心电图上同一双相或多相 QRS 波的起始 40ms（Vi）和终末 40ms（Vt）的电压变化，计算起始（Vi）和终末（Vt）室壁激动速率比（Vi/Vt）。Vi/Vt > 1 提示室上性心动过速（图 20-13），Vi/Vt ≤ 1 提示室性心动过速（图 20-14）。aVR 导联出现起始 R 波提示室性心动过速。该方法的准确性比 Brugada 法高（$P = 0.006$）。相比 Brugada 方法，对于室性心动过速鉴别，新方法敏感性更高（$P = 0.0471$），阴性预测值（NPV）更高；对于室上性心动过速，特异性更高（$P = 0.0471$），阳性预测值（PPV）更高［室性心动过速的阴性预测值和室上性心动过速的阳性预测值，新方法是 83.5%（95% 可信区间 75.9% ~ 91.1%），Brugada 方法是 62.5%（95% 可信区间 56.5% ~ 73.9%）］。因此，作者认为对于宽 QRS 心动过速的鉴别，和 Brugada 方法相比，这种新的诊断方法表现出更好的准确度：诊断室性心动过速的敏感性和阴性预测值更高；诊断室上性心动过速的阳性预测值和特异性更高。这种相对简单的新方法，废除了大部分难以记忆的形态学标准，准确度和已经发表的所有传统心电图诊断标准在同一水平。

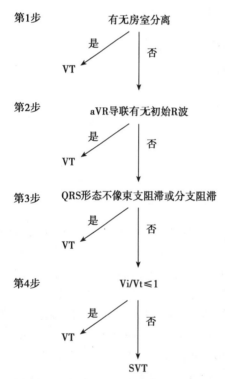

图 20-12　新的室性心动过速四步诊断法

第1步　有无房室分离　是→VT　否↓
第2步　aVR导联有无初始R波　是→VT　否↓
第3步　QRS形态不像束支阻滞或分支阻滞　是→VT　否↓
第4步　Vi/Vt ≤ 1　是→VT　否↓
SVT

Vi/Vt 诊断标准的原理是：由室上性心动过速导致的宽 QRS 心动过速，室间隔起始激动仍旧迅速，室内传导的延迟导致 QRS 波增宽发生在 QRS 波的中末段。所以，室上性心动过速伴功能性或固定的束支阻滞时，心室起始激动的传导速率比终末快。然而，由室性心动过速导致的宽 QRS 心动过速，起始激动经心肌传导，速度较慢；当冲动到达希氏-浦肯野系统后，剩余心肌的传导速率才加快。不管室性心动过速的机制如何，也不管有无器质性心脏病，这个假设应该都是适用的。设计 Vi/Vt 诊断标准的另一种假设是：异常 QRS 波（冲动在特定的时间内垂直传导，以毫伏电压测量）和冲动在心室内传导的速率是相称的。抗心律失常药物（比如 I 类药物和胺碘酮）减慢希氏-浦肯野系统和（或）心室肌传导，应该同幅度减慢 Vi 和 Vt，所以 Vi/Vt 比率将没有明显变化。只使用 Vi/Vt 诊断标准，误诊的原因可能有：①局部心肌障碍改变了 Vi 或 Vt，比如，当室上性心动过速伴有前间壁心梗时，Vi 减小、Vt 不变，误诊为室上性心动过速；当室上性心动过速伴有瘢痕位于较晚激动的心室时，Vt 减小，误诊为室上性心动过速；②分支阻滞形室上性心动过速，Vi 不比 Vt 小；③如果折返回路部位很靠近希氏-浦肯野系统，可能导致伴有窄 QRS 波的室速，Vi 减小、持续时间短，而在体表心电图上不能显示出来。

　　尽管有上述指标，但值得注意的是临床上仍有约 10% 的宽 QRS 心动过速不能明确诊断。以往研究显示在进行电生理检查时，有 60% 的宽 QRS 心动过速为 VT，在临床上大约 90% 为 VT。因此首先应考虑 VT 的诊断。在不能鉴别时，按 VT 处理。如果血流动力学不稳定，则立即电转复恢复窦性心律，然后再分析心电图决定是否行电生理检查。

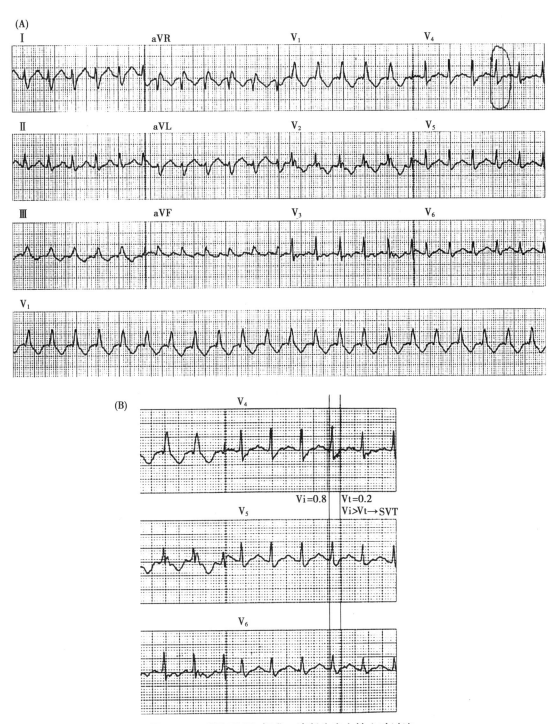

图 20-13　采用 Vi/Vt 标准，诊断为室上性心动过速

A 为心动过速发作时的 12 导联心电图，测量 Vi 的导联：有双相或多相 QRS 波存在，初始的心室激动是最快的，而且选择测量 Vi/Vt 的导联，其 QRS 的初始相和终末相应清晰可见。本例中 V_4 导联的 QRS 符合上述要求。B 为 A 图中 $V_4 \sim V_6$ 导联的放大。在 V_4 导联中选一 QRS 波，在其初始和终末处画两条垂直线，+ 标记为 QRS 初始和终末 40ms 的位置。在 QRS 初始 40ms 处的振幅为 0.8mV，因此 Vi = 0.8；在 QRS 终末 40ms 处的振幅为 0.2mV，因此 Vt = 0.2。Vi/Vt > 1，诊断为室上性心动过速

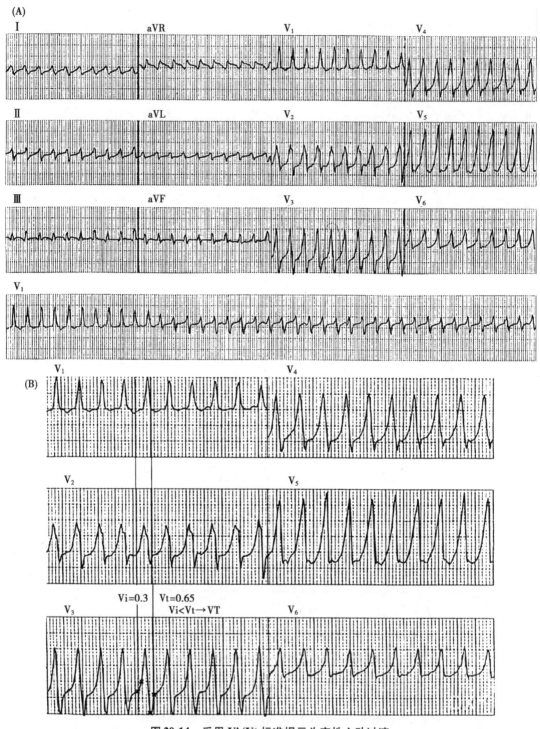

图 20-14 采用 Vi/Vt 标准提示为室性心动过速

A 为心动过速发作时的 12 导联心电图，选择测量 Vi/Vt 导联的方法同图 9-13。本例中 V_3 导联的 QRS 符合上述要求。B 为 A 图中 $V_1 \sim V_3$ 导联的放大。在 V_3 导联中选一 QRS 波，方法同图 9-13。在 QRS 初始 40ms 处的振幅为 0.3mV，因此 Vi = 0.8；在 QRS 终末 40ms 处的振幅为 0.65mV，因此 Vt = 0.65。Vi/Vt < 1，诊断为室性心动过速

参 考 文 献

1. Kalbfleisch SJ, El-atassi R, Calkins H, et al. Differentiation of Paroxysmal Narrow QRS Complex Tachycardias Using the 12-Lead Electrocardiogram. JACC, 1993, 21: 85-89.

2. Green M, Heddle B, Dassen W, et al. Value of QRS alternation in determining the site of origin of narrow QRS supraventricular tachycardia. Circulation, 1983, 68: 368-373.

3. Kay GN, Pressley JC, Packer DL, et al. Value of 12-lead electrocardiogram in discriminating atrioventricular nodal reciprocating tachycardia from circus movement atrioventricular tachycardia utilizing a retrograde accessory pathway. Am J Cardiol, 1987, 59: 296-300.

4. Gertz EW, Wisneski JA, Neese R, et al. Myocardial lactate metabolism evidence of lactate release during net chemical extraction in man. Circulation, 1981, 63: 1273-1278.

5. Calabro MP, Luzza F, Carerj S, et al. Narrow QRS tachycardia with negative P waves in leads I and aVL: What is the mechanism? JCE, 2003, 14: 1013-1014.

6. Nelson SD, Kou WH, Annesley T, et al. Significance of ST segment depression during paroxysmal supraventricular tachycardia. J Am Coll Cardiol, 1988, 12: 383-387.

7. Kim YN, Sousa J, El-Atassi R, et al. Magnitude of ST segment depression during paroxysmal supraventricular tachycardia. Am Heart J, 1991, 122: 1486-1487.

8. Riva SI, Bella PD, Fassini G, et al. Value of analysis of ST segment changes during tachycardia in determining type of narrow QRS complex tachycardia. J Am Coll Cardiol, 1996, 27: 1480-1485.

9. 陈刚, 王方正, 姚焰, 等. 常规心电图对典型的房室结折返性心动过速和顺传型房室折返型心动过速的鉴别诊断. 中华心律失常学杂志, 2005, 9: 257-263.

10. 陈元秀, 江洪, 黄从新, 等. 阵发性室上性心动过速时 ST-T 改变的临床意义. 中国心脏起搏与心电生理杂志, 1996, 10: 133-135.

11. Ho, YL, Lin LY, Lin JL, et al. Usefulness of ST-segment elevation in lead aVR during tachycardia for determining the mechanism of narrow QRS complex tachycardia. Am J Cardiol, 2003, 92: 1424-1428.

12. Bar FW, Brugada P, Dassen WRM, et al. Differential diagnosis of tachycardia with narrow QRS complex (short than 0.12 second). Am J Cardiol, 1984, 54: 555-560.

13. Drew BJ, Scheinman MM. ECG criteria to distinguish between aberrantly conducted supraventricular tachycardia and ventricular tachycardia: practical aspects for the immediate care setting. PACE, 1995, 18: 2194-2208.

14. Antunes E, Brugada J, Steurer G, et al. The differential diagnosis of a regular tachycardia with a wide QRS complex on the 12-lead ECG: Ventricular tachycardia, supraventricular tachycardia with aberrant intraventricular conduction, and supraventricular tachycardia with anterograde conduction over an accessory pathway. PACE, 1994, 17: 1515-1524.

15. Barold SS. Bedside diagnosis of wide QRS tachycardia. PACE, 1995, 18: 2109-2115.

16. Brugada P, Brugada J, Mont L, et al. A new approach to the differential diagnosis of a regular tachycardia with a wide QRS complex. Circulation, 1991, 83: 1649-1659.

17. Vereckei A, Duray G, Szenasi G, et al. Application of a new algorithm in the differential diagnosis of wide QRS complex tachycardia. Euro Heart J, 2007, 28: 589-600.

第21章

房 室 阻 滞

◎ 陈新　卢喜烈

　　房室阻滞是最常见的一种心脏传导阻滞，过去临床上常把它简称为心脏阻滞，这显然是不够确切的。房室阻滞是指由于房室传导系统某个部位（有时两个以上部位）的不应期异常延长，冲动自心房向心室传布的过程中，或者传导速度延缓，或者部分甚至全部冲动不能下传的现象。房室阻滞可以是一过性、间歇性或持久性的。持久性房室阻滞一般是器质性病变或损伤的结果，而前两者，除器质性因素外，尚可因迷走神经张力增高或其他一些心内或心外因素引起。

　　必须把真正的房室阻滞与功能性房室阻滞作出区别。真正房室阻滞是房室传导能力病理性减低的结果；在功能性房室阻滞，房室传导系统各部位的不应期并无异常，而因自心房下传的冲动发生过早或频率过快，当它到达房室交界区时，后者尚处于生理性不应期，从而产生传导延缓或传导中断。例如，发生较早的房性期前搏动未能下传至心室和心房扑动伴 2：1 房室传导有一半房性冲动不能下传，都属于功能性而不是真正的房室阻滞所致，是一种生理现象。

　　目前关于自心房至心室，或反之自心室至心房的正常和异常冲动传布的知识，大部分来自：①在临床引进了心腔内记录技术，包括希氏束电图（His bundle electrogram，HBE）；②心腔内记录与心腔刺激（起搏）技术（刺激或起搏心房、心室以及特殊传导系统）的结合应用；③对整个传导系统的组织学研究方法的进展。

　　有房室传导障碍时若发生隐匿性传导和（或）意外传导（unexpected conduction），后者包括房室传导的裂隙现象（gap phenomenon）、韦金斯基现象和超常传导，常可加重阻滞程度或暂时改善房室传导，使心电图表现趋于复杂，在分析时需予以注意。

　　近年来心脏起搏的适应证有所增多，房室阻滞仍然是永久性心脏起搏器植入的一个重要适应证。因此，充分了解不同类型的房室和室内阻滞的电生理机制、心电图特征、临床表现和治疗方法选择，有重要临床意义。

正常房室传导

　　心房和心房和心室之间的冲动传布经由特殊房室传导系统，它包括房室结、房室束

（希氏束，bundle of His）、左和右束支以及心内膜下的普肯耶纤维网。绝大部分特殊传导组织的电活动发生在心电图 PR 段，但其所产生的电位改变很小（μV 级），不能反映在体表心电图上。与体表导联心电图同步记录希氏束电图，可将 PR 间期进一步分为三个间期（图 21-1）。

1. PA 间期或称 PA 时间　自体表心电图 P 波开始至希氏束电图上 A 波开始的时间。A 波开始处的低频错折常不易精确辨认，因此，实际工作中常以 P 波开始至 A 波的高频快折波开始处的时间作为 PA 间期，不但易于测定，且重复性较好。P 波开始处相当于毗邻窦房结的右心房上部的除极，而希氏束电图上的 A 波，是自靠近房间隔的右心房下部所录得的一个局部双极电图。因此，在窦性心律时，PA 间期大致代表激动自右心房上部至其下部的传导时间（右心房内传导时间）。PA 间期的正常值为 25 ~ 45ms。PA 间期不受自主神经系统张力的影响，也不因窦性频率或心房起搏频率的快慢而明显改变。

2. AH 间期或称 AH 时间　系从 A 波起始处（或 A 波的第一高频快折成分）至希氏束电位（H 波）起始处的时间。AH 间期反映了右心房下部除极至希氏束除极的时间，大致可认为是冲动经由房室结传导的时间。AH 间期随着心房率（或心房起搏频率）增快而延长。它于迷走神经刺激时延长，而于交感神经性刺激（异丙肾上腺素）或迷走神经阻滞（阿托品）时缩短。因此，当运动或精神兴奋时，尽管心房率增快，AH 间期可以不延长，甚或因儿茶酚胺释出增加而缩短。AH 间期也可被许多药物所影响。这些资料对许多心律失常的治疗探索有重要意义。AH 间期的正常值是 60 ~ 130ms。

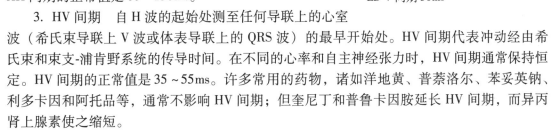

图 21-1　希氏束电图的各个间期
Ⅰ、Ⅱ、Ⅲ体表导联与右心室心尖部（RV）、希氏束区域（HBE）、左心室间隔部（LV）和冠状静脉窦口（CS）导联同步记录，显示典型希氏束电图（HBE 导联）和左束支电位（LB，LV 导联），PA 间期 50ms，AH 间期 100ms，HV 间期 55ms，LB-V 间期 30ms

3. HV 间期　自 H 波的起始处测至任何导联上的心室波（希氏束导联上 V 波或体表导联上的 QRS 波）的最早开始处。HV 间期代表冲动经由希氏束和束支-浦肯野系统的传导时间。在不同的心率和自主神经张力时，HV 间期通常保持恒定。HV 间期的正常值是 35 ~ 55ms。许多常用的药物，诸如洋地黄、普萘洛尔、苯妥英钠、利多卡因和阿托品等，通常不影响 HV 间期；但奎尼丁和普鲁卡因胺延长 HV 间期，而异丙肾上腺素使之缩短。

房室阻滞的分类

在临床心电图学，通常把房室阻滞分为三度：

1. 一度房室阻滞　房室传导时间延长，但每个来自心房的冲动都下传导至心室。

2. 二度房室阻滞　一部分来自心房的冲动被阻不能下传至心室，通常又进一步分为莫氏（Mobitz）Ⅰ型Ⅱ型。莫氏Ⅰ型也称为文氏（Wenckebach）型。

二度房室阻滞也称为不完全性房室阻滞。阻滞程度较重（3∶1 阻滞或更重）的二度房室阻滞，也称为高度房室阻滞。高度房室阻滞可以是莫氏 Ⅰ 型或 Ⅱ 型。

3. 三度房室阻滞　所有来自心房的冲动都不能传至心室，因此又称为完全性房室阻滞。这个传统分类法是有缺陷的，因此这种分类法不能很好地与预后和所需的治疗相关。房室阻滞的预后和治疗，不仅取决于阻滞程度，更重要的是发生阻滞的部位（阻滞的确切位置）。为临床实用目的，应当根据传导障碍的发生部位和阻滞的程度，对房室阻滞进行分类。这个分类法的另一缺陷是阻滞的"度"不一定与传导障碍的严重程度相符，因为它的分度，仅根据房室传导比率一项，而忽视了具体的心房率和心室率。这样，2∶1 阻滞可能是一种严重情况（例如心房率为 60 次/分的 2∶1 阻滞），也可能是一种幸事（例如心房扑动率为 240 次/分时的 2∶1 阻滞）。再如，窦性心房率是 70 次/分，尽管独立存在的缓慢心室率是 30 次/分，但没在一个 P 波下传至心室，这诊断为完全性房室阻滞是恰当的；但如果交界区起搏点的频率在 60 次/分以上，那么，此时没有房室传导（从而形成的完全性房室分离）主要是交界区的异位冲动的逆向隐匿性传导侵入交界区上部所致，而不是完全性房室阻滞。

在 50 多年前，对房室阻滞尚无切实有效的治疗方法，房室阻滞怎样分类对临床无关紧要。人工心脏起搏器的问世使房室阻滞的预后和治疗发生了重要变化，这就要求房室阻滞的分类能够适应临床实际需要。有的学者建议根据希氏束电图的改变对房室阻滞分类（表 21-1），其优点是把阻滞部位和阻滞程度结合起来，能较好地与预后和治疗联系起来。但记录心内希氏束电图导管技术毕竟是有创性的，难以像体表心电图那样在临床上普及。另一些学

表 21-1　一、二、三度房室阻滞部位

（根据希氏束电图的分布概况，引自 Narula 等 462 例的分析）

阻滞程度	总例数	阻滞部位（根据希氏束电图）		例数	QRS 形状	
					正常	宽大
一度	244	PA		8	6	2
		AH		28	18	10
		HV		16	0	16
		多发性 PA + AH		48	32	16
		PA + HV		18	8	10
		AH + HV		80	20	60
		PA + AH + HV		46	14	32
二度	94	Ⅰ 型	AH	21	18	3
			BH	2	2	0
			HV	6	0	6
		Ⅱ 型	BH	12	10	2
			HV	23	0	23
		2∶1 及 3∶1	AH	10	9	1
			BH	5	5	0
			HV	15	0	15
三度	124		AH	17	12	5
			BH	20	20	0
			HV	87	0	87

者依据下传搏动和逸搏搏动的 QRS 形状（窄的，宽的），把房室阻滞分为 A、B 两型，以期这种分类能与预后和治疗相联系（表 21-2）。但这个新分类法也未必优于传统的分类，未被广泛采纳。举例来说，窄的 QRS 不必然意味着预后较好，因为阻滞区在房室结或希氏束内的房室阻滞，都可以有这个表现，而两者的病程发展、预后和治疗是不同的。另一方面，虽然阻滞区在双侧束支水平的房室阻滞，几乎无例外地产生宽的 QRS 波，但宽的 QRS 波也可以是房室结或希氏束内阻滞与一侧束支阻滞并存的结果。显然，它们的预后和治疗是不一样的。

表 21-2 根据 QRS 宽或窄的房室阻滞分类法

分类指标	阻滞程度	传统分类指标	阻滞部位
A 型（QRS≤0.11 秒）	二度	Ⅰ型（常见）	房室结内（大多数）
		Ⅱ型（少见）	希氏束内（?）
	三度		大多数在房室结内，少数在希氏束内
B 型（QRS≥0.12 秒）	二度	Ⅰ型（少见）	房室结内伴束支阻滞或希氏束分叉以下
		Ⅱ型（常见）	大多数在希氏束分叉以下
	三度		房室结内伴束支阻滞或希氏束分叉以下

因此，尽管传统分类法不能令人满意，目前尚无别的分类法可以将其完全取代。因此本章在叙述时仍将沿用传统分类法。

根据表 21-1 可以看出：

1. 一度房室阻滞中在希氏束以上的阻滞仅占 244 例中的 34%，在希氏束以下者（包括合并有希氏束以上的）占 244 例 66%。

2. 二度Ⅰ型中在希氏束以上者占 73%，在希氏束内及希氏束以下者占 27%。Ⅱ型中 100% 在希氏束内或希氏束以下。固定为 2:1 或 3:1 传导者，阻滞部位在希氏束以上者占 30 例中的 1/3，在希氏束内或希氏束以下的占 30 例中的 2/3。

3. 三度房室阻滞在希氏束以上者在 124 例中也有 17 例（14%），其余 107 例（86%）在希氏束内或希氏束以下。

房室阻滞的发生原理

心脏冲动的传导，实质上是心脏各部位的心肌细胞顺序地激动（除极）而产生可扩布的动作电位的过程。冲动即兴奋波，也就是心肌细胞激动时所形成的可扩布的动作电位或称激动波。在这个过程中，先激动的心肌细胞（上游细胞）所形成的动作电位，是促使尚处于静息状态的毗邻细胞（下游细胞）发生兴奋（除极）的动力或刺激。冲动传布的速度和成败，主要取决于：①上游细胞产生的动作电位作为一个刺激的有效性，它主要由 0 相除极升速度（dV/dt）和动作电位的幅度所决定；②下游细胞是否处于不应期。

心肌细胞的电生理特征，可因疾病（缺血、炎症、退行性变等）而改变，导致心律失常和传导障碍。疾病趋于使心肌细胞的膜电位减低。正常的浦肯野纤维或心房和心室肌细胞（即所谓的快反应细胞，其最大舒张期膜电位 -90mV 左右）的相对不应期持续到复极完成

（3 相终了）时。由于细胞膜上的快 Na^+ 通道从失活状态恢复过来的速度，取决于膜电位的负性程度，因而，在部分除极（膜电位减低）的细胞，相对不应期将延伸至舒张期（4 相）内。若膜电位减低的程度大，以致快 Na^+ 通道保持完全失活状态，心肌细胞只能依靠慢 Ca^{2+}-Na^+ 通道对刺激起反应，即只能产生慢反应动作电位，那么，相对不应期将延伸至舒张晚期，绝对（有效）不应期也将延长，甚至延伸至舒张期内。在严重受损的细胞，绝对（有效）不应期甚至占据动作电位的各个时相，成为完全不可兴奋的细胞。

Katz，Pick 和 Langendorf 把已确认的心脏电生理原则应用于心电图学，来解释各类型房室阻滞的发生原理。他们认为房室传导系统中某个部位的心肌细胞的有效不应期尚正常，而相对不应期却异常地延长，是发生一度房室阻滞的病理生理基础。在二度 I 型房室阻滞，房室传导组织有病区域的心肌细胞的有效不应期有所延长，相对不应期也明显延长（发生递减传导，传导速度延缓）。在二度 II 型房室阻滞，主要是有效不应期显著延长，只留下很短的相对不应期（递减传导）。因而房室传导组织的有病区域处于一种很不稳定的状态，对心房传来的冲动，即使于心动周期晚期抵达的冲动，只能以"完全能或完全不能传导"（all or none）的方式起反应。由此不难理解为什么在二度 II 型房室阻滞，下传搏动的 PR 间期是正常的，而又突然发生阻滞（心搏脱落）。至于完全性房室阻滞，则由于有病区域的心肌细胞完全丧失了兴奋性，有效不应期占据了整个心动周期，所有来自心房的冲动传抵这个部位时便被阻而不能继续传布；为维持心室的收缩和排血功能，位于阻滞部位下方的自律性细胞（次级起搏点）便发出冲动以保持心室搏动（逸搏性心律）。

一度房室阻滞

当房室传导时间延长，超逾正常范围，但每个心房的冲动仍能传入心室，称为一度房室阻滞或房室传导延迟。它在心电图上的表现是 PR 间期达到或超过 0.21s（14 岁以下儿童为 0.18s），每个 P 波之后有 QRS 波。

一度房室阻滞可能由于心房、房室结、希氏束或束支-浦肯野系统内的传导延迟，也可能由于多于一处传导延迟的组合引起。不过，在大多数病例，房室结是传导延迟的地方。希氏-浦肯野系统内的传导延迟，常不引起异常延长的 PR 间期，但也有例外。

PR 间期可随心率而发生改变。在正常心脏，心率明显增快时 PR 间期短。但在有病的心脏，心率增快却反而使 PR 间期延长。不论心率是多少，只要 PR 间期达到或超过 0.21s（儿童为 0.18s），或超逾相应心率时 PR 间期的正常上限值，便应诊断为一度房室传导延迟。此外，同一个人在不同时候描记的心电图上，如果心率没有明显改变而 PR 间期增加了 0.04s 以上，应考虑一度房室阻滞的可能，即使延长的 PR 间期仍在正常上限以内，这是因为 PR 间期通常不会改变，除非心率十分快速。类似地，当心率增快时，PR 间期不缩短，反而比原来延长了 0.04s 以上，也应考虑一度房室阻滞。

虽然一度房室阻滞时，PR 间期大多在 0.21～0.35s 之间，但有时可以更长，偶尔可达 1000ms。有时，由于 PR 间期显著延长，QRS 波发生得较晚，因而下一个 P 波可能掩埋在其前的 T 波内，必须仔细观察才能避免忽略。当发现 QRS 波之前没有 P 波而疑为交界性心律时，应先辨明是否有 P 波隐藏在 T 波内。此时，利用颈动脉窦压迫术有助于鉴别。如果是一例房室传导延迟，有 P 波埋在 T 波内，则在压迫颈动脉窦时，迷走神经张力增高，窦性频率减慢，从而 P 波可能脱离其前的 T 波，使诊断得到明确（图 21-2）。

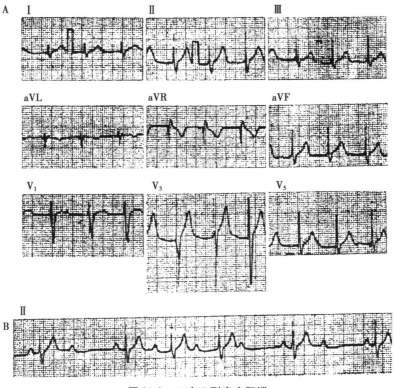

图 21-2 二度 I 型房室阻滞
A. 看不见明确的 P 波，仅在 V₁ 和 V₅ 导联，T 波有切迹，提示下一个搏动的 P 波埋藏于内；B. 压迫患者的颈动脉窦，减低窦性频率，使得 P 波与其前的 T 波分开，则呈现 2:1 至 4:3 房室阻滞。4:3 阻滞时呈现特征性的 Wenckebach 周期。因此这是一例典型的二度 I 型房室阻滞

窦房结的冲动必须经由心房到达房室结。人类是否有结间束（前、中和后结间束）存在，使结间（自窦房结至房室结）的传导加速，尚有分歧意见。心房内可能有使传导加速的传导径路，但它们可能与心房肌纤维的空间和几何学排列有关，而并非特殊的"传导束"。由于窦性冲动可以经由心房肌传布，也可经由这些可能的特殊传导径路传布，在人类因心房病而致的二度 Ⅱ 型和高度或完全性房室阻滞，实际上从未见到过。由于心房传导延迟所致的房室传导时间延长（一度房室阻滞）并不罕见。PR 间期延长的程度显著者（＞0.04s），大多为房室结内一度阻滞所致，其次是由于心房内阻滞。单纯心房内传导延长（PA 间期延长），可以是 PR 间期延长（≥0.21s）的原因。心电图上左心房扩大的图形（P 波≥120ms，而其终末方向指向后方）是由于延迟或延长的左心房激动而不是左心房扩大或肥厚。在风湿性和原发性心肌病，左心房大小与心电图上左心房扩大的相关最好，而在冠心病相关差。涉及右心房的心房内传导延迟远为少见，但它可见于先天性心脏病，尤其心内膜垫缺损和三尖瓣的 Ebstein 畸形。先天性心脏病有房室传导延长者中，约 20% 其机制是心房内传导延缓。在这些情况，常涉及的是 PA 间期和右心房上部（HRA）至右心房下部的传导时间延长。心内膜垫缺损患者中，据报道 50% 有"一度房室阻滞"，它是完全由于心房内传导延迟或部分地由于心房内传导延迟合并了缺损波及房-结交界处所致。右心房内传导时间延长由于冲动穿越异常大的右心房所需时间的延长。

二度心房内阻滞是罕见的。于洋地黄毒性反应时偶尔出现二度 I 型阻滞。窦性心律时，

从未见过二度Ⅱ型或完全房内阻滞（房室阻滞）。

严重的心房内传导延迟，常使体表心电图上的 P 波振幅显著减小，在有些病例，甚至 P 波完全消失，而貌似心房静止伴交界性心律。宽而有切迹的 P 波，不一定是心房内传导延迟的表现，因为它可由房间传导延迟引起。值得注意的是少数希氏束内或希氏束下（双侧束支系统）传导延缓也可引起 PR 间期延长。

于房性快速心律失常，尤其心房扑动和心房颤动时偶可见心房间或心房内分离。在这种情况下，所有或部分心房表现为一种节律，而心房的其余部分呈另一种激动形式。

正常房室传导时间的大部分是穿越房室结所需的时间。窦性心律时，正常的 AH 时间范围较宽（60～130ms），且明显地受自主神经张力的影响。房室结的其他功能参数（例如不应期），也是如此。因此，不同时间测定的房室结功能参数的重复性不好。可以用化学方法使房室结去神经支配，以较好地评定房室结的固有功能。

房室结内的延迟是房室传导时间延长（一度房室阻滞）最常见的原因（图21-3）。延迟的程度变异很大，且延迟可能非常显著。PR 间期延长 >0.04s 者，大多为房室结内一度阻滞所致（其次由于心房内阻滞）。在希氏束电图上，一度房室阻滞的表现是 AH 间期延长。曾有学者报告，AH 间期长达 900ms 的一度房室结内延迟。偶尔，窦性心律时的一过性一度房室阻滞可能是房室结双径路的表现。这种情况下，PR 和 AH 间期延长是由于房室结内快径的阻滞，传导经由慢径所致。在窦性心律无明显变化的情况下，可见到短的和长的 P-R 间期交替出现（图21-4）。

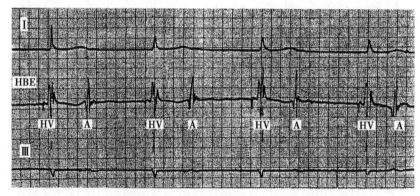

图21-3　一度房室阻滞，经希氏束电图证实阻滞部位在房室结内
体表导联Ⅰ、Ⅲ与希氏束电图（HBE）同步记录（纸速 100mm/s）。每个 A 波后继以希氏束电位（H 波），AH 恒定，但明显延长（330ms）；而每个 H 波后继以心室波（V 波），HV 间期恒定为 40ms（在正常范围内）

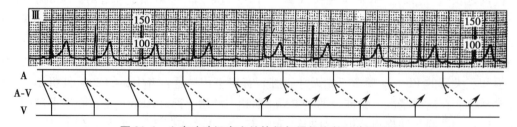

图21-4　心房冲动经房室结快径与慢径交替下传至心室
窦性心律，但 PR 间期长短不一。第 1～4 个心搏，PR 间期为 190ms；而其后 5 个心搏的 PR 间期明显延长，为 460ms。但这并非一度房室阻滞所致的 PR 延长，而是窦性心房冲动交替地经由房室结的快径（PR 短）和慢径（PR 长）下传至心室

心腔内心电图记录技术对辨识和阐明希氏束内传导障碍起了极大的作用。为辨识希氏束内传导异常，心导管术术者必须以电极导管仔细探查房室交界区域，以记录到近端和远端希氏束电位。整个希氏束的除极所需时间不超过 25～30ms。用双极导管电极（电极间距 10mm）测定的希氏束波（希氏束电位）相当于经由希氏束的总传导时间。因此，如果希氏束电位的总时限≥30ms，就可以认为是希氏束内传导延迟（希氏束内一度阻滞），若这个波上有切迹或是碎裂的，便更可肯定。与房室结传导相反，希氏束内传导时间的变异范围很小。因此，显著的希氏束内传导延迟

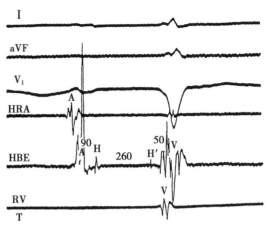

图 21-5　一度房室阻滞（希氏束内阻滞）
PR = 430ms，H-H' = 260ms，
H'V = 50ms，希氏束内阻滞

的首要表现是希氏束电位分裂为两个明显的电位，即近端和远端希氏束波（图 21-5，图 21-6），偶尔分隔这两个波的间期可长达几百毫秒。近端和远端希氏束电位之间的间期可能是等电位的，或有清楚的低振幅电活动，后者是受损区组织十分缓慢传导的十分低的电位差所引起。在单纯的希氏束内传导延迟，A 波至近端希氏束波（AH）和远段希氏束波至心室（HV）间期都是正常的。不过，希氏束内阻滞与房室传导系统其他部位的传导障碍并存，是不少见的。

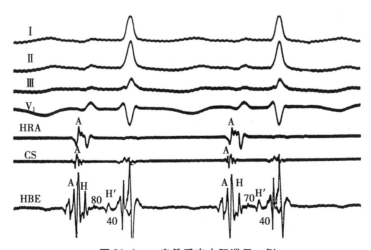

图 21-6　一度希氏束内阻滞又一例
体表导联Ⅰ、Ⅱ、Ⅲ、V₁与心内导联右房高部（HRA）、冠状静脉窦口（CS）和希氏束（HBE）导联同步描记。本图的突出表现是：①希氏束波分裂（H 与 H'波）HH'时限为 80ms 或 70ms；②H 波与 H'波间有碎裂电位

证实分裂的希氏束电位的每个电位确实起源自希氏束是至关重要的。用心房起搏或迷走神经刺激来改变房室结的生理性传导时间，可把近端希氏束波（H）与心房波（A）终末部分开。远端希氏束波（H'）心室波（V）的初始部是容易分辨的，只要 H'

波在体表导联 QRS 波起始处之前30ms 以上。无症状的希氏束内传导延迟患者的预后是良性的。

希氏束下传导系统包含束支和分支，它们的细分支，以及浦肯野纤维网。希氏束下传导系统的阻滞是成年人临床最重要的心脏阻滞。一般认为希氏束分叉为三支，即右束支和左束支主干，后者迅即扇形展开为前（上）分支和后（下）分支。有的学者提出第四个分支，即间隔支的存在，用以解释某些心电图图形。不过，这个分支对整个希氏束下传导也许不起什么作用，在讨论希氏束下阻滞时可不必考虑。虽然这些主要分支中的每个分支内都可以发生传导障碍，但只要有一个分支的功能正常，完善的房室传导便得以维持。因此，本章内把希氏束下系统作为单一实体进行讨论。

只要一个分支正常地传导，HV 间期不应超逾55ms。但若有完全性左束支阻滞而右束支未受损，HV 间期的正常上限也许应当是60ms。延长的 HV 间期几乎总伴以异常的 QRS 波，因为希氏束下传导不是均匀的。如果不伴以异常的 QRS 波，应疑及希氏束内阻滞而未能记录到远端希氏束电位。

希氏束下传导延迟（一度阻滞）的程度不一，大多数患者的 HV 间期在 60~100ms 的范围内，偶有超逾 100ms 者。Josephson 等见到一例患者，其 HV 间期长达345ms，有这样显著延长的 HV 间期的患者是少见的，且常进展为高度房室阻滞。

一度房室阻滞可伴以窄的或宽的 QRS 波。由于心房、房室结或希氏束内传导延迟所致的 PR 间期延长，往往伴以正常的（窄的）QRS 波，除非合并了室内（束支）阻滞；而由于希氏束下（双侧束支）传导延迟所引起的 PR 间期延长，QRS 波往往是宽的，呈一侧束支阻滞的图形。但若双侧束支内的传导延迟程度相等，其 QRS 波也可以是狭窄的（≤100ms，图 21-7，图 21-8）。

一度房室阻滞伴以宽 QRS 波，体表心电图图形对判断发生房室传导延迟的部位有一定帮助。右束支阻滞图形和正常额面心电轴，往往伴以房室结内传导延迟；而右束支阻滞图形和额面心电轴左偏，传导延迟的部位可在房室结内或在希氏-浦肯野系统内。若为左束支阻

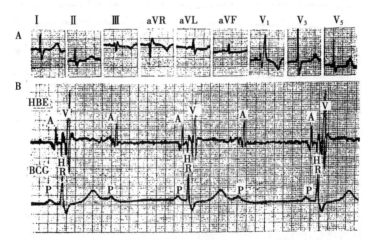

图 21-7　房室结内 2∶1 阻滞合并右束支阻滞

A. 常规心电图示右束支阻滞图形，PR 间期在正常限度内；B. 系 Ⅱ 导联与心内希氏束导联（HBE）同步描记。可以看出是 2∶1 房室阻滞。下传搏动的 AH 和 HV 间期均在正常范围内。阻滞搏动的 A 波后无 H 波，说明阻滞部位在房室结内。这是一例房室结内 2∶1 阻滞合并右束支阻滞

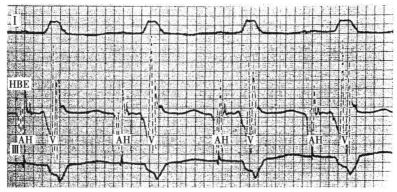

图 21-8　一度房室阻滞，阻滞区在希氏束下（双侧束支水平）

体表导联 I、Ⅲ 心电图与希氏束电图（HBE）同步记录，纸速 100mm/s。
可看出：①PR 间期延长（0.28s），系因 HV 间期显著延长达 190ms 所致
（HV 间期正常上限是 55ms）；②QRS 增宽，呈左束支阻滞型。这也是一例
混合型一度房室阻滞，即希氏束下（双侧束支水平）阻滞与左束支阻滞合
并存在。HV 间期延长到如此程度是不多见的。本例提示右束支有一度阻滞

滞图形伴额面心电轴右偏，则在半数以上的患者，其房室传导延迟的部位在希氏-浦肯野系统内。

　　一度房室阻滞也可以表现为正常的心电图——正常的 PR（≤0.20s）和窄的 QRS。在希氏束分叉前的病变，不使 QRS 波时限延长。而且，即使希氏束内传导时间加倍（25×2 = 50ms），只要房室传导系统近段（心房和房室结内）的传导时间在正常范围内，PR 间期通常仍不超过 0.20s。当显著的希氏束内传导延迟（>50ms）伴以正常上限值 PA 间期（45ms）和 AH 时间（130ms）时，则可以出现 PR 间期延长。类似地，如果 AH 时间和 HV 时间均为正常低限值（分别为 45ms 或 35ms）PR 间期正常也不除外有轻度心房内传导延迟（PA 时间 >45ms）存在。HV 时间延长（一度希氏束下阻滞）而 PR 间期正常者更不少见。因此，对一个有症状的患者，不能仅根据心电图正常或 PR 间期正常而完全排除房室传导障碍的可能。

二度房室阻滞

　　二度房室阻滞是指心房冲动间歇性地下传至心室（表21-3）。在体表心电图上，一部分 P 波后不继随 QRS 波（心搏脱落）。二度房室阻滞有两型：莫氏（Mobitz）Ⅰ型和莫氏Ⅱ型，前者也称为文氏（Wenckebach）型。固定的 2:1 或 3:1 房室阻滞，可以是Ⅰ型，也可以是Ⅱ型。二度房室阻滞时，阻滞程度的轻重通常以房室传导比率来表示。房室传导比率是 P 波的数目与它下传产生的 QRS 波的数目之比。例如 8:7 阻滞，就是 8 个 P 波中有 7 个传入心室，只有一个心搏脱落；2:1 阻滞则是每两个 P 波中只有一个下传至心室，而另一个 P 波后不继以 QRS 波。

表 21-3　房室传导阻滞

阻滞程度	传导
一度	延缓的传导
二度	间歇的传导
	Ⅰ型——进行性延缓
	Ⅱ型——突然不能下传
三度	无传导

莫氏 I 型房室阻滞

可简称为 I 型阻滞，也叫做文氏型阻滞。它的心电图特征是一系列 P 波下传心室时，PR 间期依次逐渐延长，直到一个 P 波被阻滞，发生一次心搏脱落（P 波后无 QRS 波），这称为一个文氏（Wenckebach）周期。心搏脱落后的第一个搏动的 PR 间期缩短，嗣后，PR 间期又进行性延长。这样的现象重复出现，称为文氏现象或周期性。自典型文氏周期，还可以看到以下特点：①虽然 PR 间期延长是进行性的，但 PR 间期超过前一个 PR 间期的量，即"增加量"，却是逐渐减少的（至少在头几个搏动中是这样）。最大的增量一般发生在文氏周期中第二个下传搏动。②由于心室周期（RR 间期）是由于基本窦性周期（PP 间期）和当时的 PR 间期增量所决定的，因此，如果窦性心律是规则的，当 PR 间期进行延长时，RR 间期便逐渐缩短，亦即在心搏脱落的长间歇之后，心室率逐渐轻度加快。③由于心搏脱落的长间歇含有最短的那个 PR 间期，长间歇必然等于或短于任何两个最短的 RR 间期之和（图 21-9）。

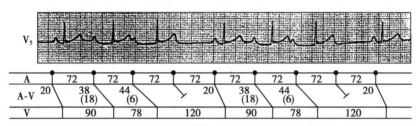

图 21-9 典型二度 Wenckebach 型阻滞

窦性心律，窦性周期为 720ms（频率 83 次/分）。呈 3:2 房室阻滞，可看出是典型 Wenckebach 型阻滞。梯形图内的数字单位是百分秒。A-V 一行括弧内的数字表示 AV 间期的增量

Katz，Pick 和 Langendorf 对文氏现象的发生原理作了解释。他们认为，发生二度 I 型房室阻滞的细胞电生理基础，是房室传导组织的绝对（有效）不应期和相对（功能）不应期都延长，后者相对来说，更明显一些。激动在绝对不应期内完全不能传布，而在相对不应期发生递减传导，传导速度减慢。在一个文氏周期中，第二个 P 波传抵房室传导组织时，后者尚处于相对不应期内，所以 PR 间期延长，使心室激动的发生时间错后。这样，第三个 P 波便落在相对不应期的更早阶段，递减传导更明显，PR 间期更延长，循此下去，直到最后一个 P 波落在前一次激动后有效不应期内而完全不能下传，发生一次心搏脱落。而经过心搏脱落的长间歇后，房室传导组织的兴奋性有所恢复，间歇后的第一个 P 波又能以缩短的 PR 间期下传心室。

二度 I 型房室阻滞，大多发生在房室结内，也可能在希氏-浦肯野系统内（希氏束内以及束支-浦肯野系统内）。Narula 的资料表明，窦性心律时的慢性二度 I 型房室阻滞中，阻滞区在房室结内的占 70%，在希氏束内和束支-浦肯野系统内的分别为 7% 和 21%。在作者的 154 例经希氏束电图检查的房室阻滞患者中，有 13 例二度 I 型房室阻滞，阻滞区均在房室结内。这可能与所检查的病例数较少有关（表 21-4）。阻滞区在心房内的二度 I 型房室阻滞，即使存在也十分罕见，虽然在心房快速起搏时可以见到这种传导障碍。Josephson 等报告了一例因洋地黄毒性反应引起的完全性房室阻滞合并自律性房性心动过速，后者伴以文氏型传出阻滞。在导管室中以快速心房起搏可引起类似现象，即心房刺激至心房（St-A）间期进行性延长，直到刺激未能传布至（起搏）心房。然后，这个过程自行重复。此外，Castellanos 等

报告了两例患者,其自高位右房至低位右房(在房室交界区所记录)的传导时间进行性增加,直到发生一次脱漏。这种类型的房内传导障碍是产生心房内折返激动的电生理基础。

表21-4　154例房室阻滞经希氏束电图证实的阻滞区位置*(阜外医院,1981)

		房室结内	希氏束内	双侧束支水平
一度房室阻滞		11 (2)	7 (0)	10 (10)
二度房室阻滞	Ⅰ型	13 (3)	—	—
	Ⅱ型	—	—	6 (6)
	2:1阻滞	6 (2)	4 (0)	10 (10)
三度房室阻滞		29 (3)	23 (3)	35 (35)
合计		59 (9)	34 (3)	61 (61)

* 表内数字表示总例数(括号内数字表示QRS宽的例数)

阻滞区位于希氏-浦肯野系统的二度Ⅰ型房室阻滞病例中,大多数其文氏周期中的PR间期逐次增量和总增量的幅度,都比在房室结内二度Ⅰ型阻滞病例所见的小得多。这些差别是由于房室结和希氏-浦肯野系统的基本电生理特性的差别——递减性传导是房室结的一个正常生理特性,而在希氏-浦肯野系统,它仅在疾病状态下发生。

大多数莫氏Ⅰ型房室结或希氏束内阻滞的QRS波正常,少数因一侧束支阻滞并存而QRS增宽(参见图21-7);而阻滞区在希氏束下(双侧束支水平者),却几乎都呈宽而畸形的QRS。

房室结内二度Ⅰ型阻滞　在大部分房室传导正常的人,用快速心房起搏能够诱发房室结内的二度Ⅰ型阻滞。递增性心房起搏进行性地引起房室结传导延迟、二度Ⅰ型阻滞和2:1或更高度的房室结阻滞。房室结也是自发性二度Ⅰ型房室阻滞中最常见的阻滞发生部位,在前面已经提及占经希氏束电图证实的病例中的70%左右。在希氏束电图上,特征性的表现是AH间期进行性延长,直至一个A波后不继随以H波,表明这个心房冲动在房室结内被阻(图21-10)。典型文氏周期并不常见,常见的却是不典型的。当房室传导比率增加至5:4或更大,自发的和起搏诱发的不典型文氏周期增多(图21-11,12,13)。

有时,不典型的文氏现象可貌似二度Ⅱ型阻滞,也称为伪莫氏Ⅱ型阻滞。它的心电图表

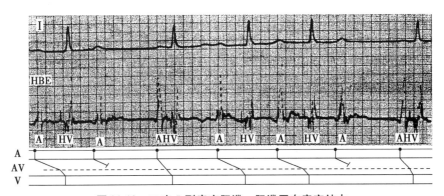

图21-10　二度Ⅰ型房室阻滞,阻滞区在房室结内

导联Ⅰ心电图与HBE同步记录,纸速50mm/s。图中部(第3个P波至第6个P波)显示一个典型的Wenckebach周期;①PR间期进行性延长(180ms-340ms-400ms),直至一个P波后不继以QRS波(心搏脱落),房室传导比率为4:3;②RR间期逐渐缩短;③心搏脱落的长间歇小于短的RR间期的两倍。HBE证实Ⅰ型房室阻滞发生在房室结内——AH时间进行性延长直至一个A波后无H波,而HV时间(50ms)正常。这例也是典型的二度Wenchebach型阻滞

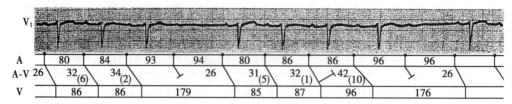

图 21-11　二度不典型 Wenckebach 型阻滞

自图（V₁ 导联）可见 4∶3 与 5∶4 房室阻滞。梯形图内的数字代表百分秒。特点是 AV 间期的
增量不是递减而是递增的，是不典型 Wenckebach 现象

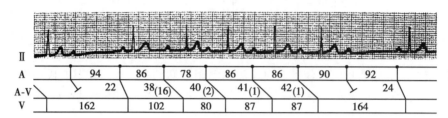

图 21-12　二度不典型 Wenckebach 型阻滞又一例

Ⅱ 导联心电图中，自左侧第 2 个 P-QRS 波起，可见一段 6∶5 二度房室阻滞。梯形图
内的数字代表百分秒。突出的现象是 PR 间期的增量有时增加，有时减短，RR 间隔
而不是逐渐变短的。因此，也是不典型的 Wenckebach 周期

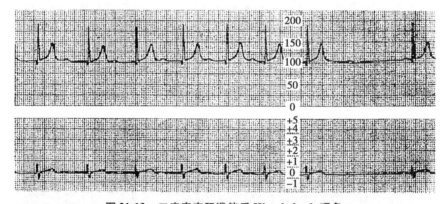

图 21-13　二度房室阻滞伴反 Wenckebach 现象

这是一例患者的动态心电图中的一段（导联 Cm₅，Cm₁）。自左至右第 1 ~ 8 个 P 波
中，7 个下传至心室，第 8 个 P 波受阻未下传（房室传导比率 8∶7）。值得注意的是
7 个下传搏动中，第 1 个的 PR 间期最长，第 2 ~ 7 个的 PR 间期逐渐缩短，与典型
Wenckebach 周期所见（PR 间期逐渐延长）正好相反

现是一个长的文氏周期中，至少其最后 3 个搏动的 PR 间期相对恒定（体表心电图上相差不
超过 0.02s，而在希氏束电图上不超过 10ms），并且，紧随被阻搏动（长间歇）后的 PR 间
期比发生阻滞前的 PR 间期要短 0.04s 以上（图 21-14）。与真的莫氏 Ⅱ 型阻滞相反，伪莫氏
Ⅱ 型阻滞进展为阵发性房室阻滞（在后面将述及）的危险很小。

　　希氏束内二度 Ⅰ 型阻滞　希氏束内二度 Ⅰ 型（文氏型）阻滞不常见，约见于 7% ~ 9%
的患者。它的希氏束电图特征是有分裂的希氏束电位，而在近端 H 波与远端 H′ 波之间的间
期进行性延长，直至 H 后没有 H′ 波。如果无束支阻滞合并存在，下传的 QRS 波是窄的。因
此，如果在做希氏束电图检查时未能记录到近端希氏束电位，它可貌似房室结内阻滞。另一

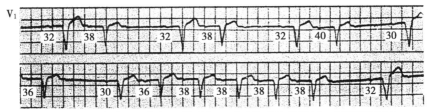

图21-14 伪莫氏Ⅱ型房室阻滞（上、下两条系连续描记，解释见正文）

方面，如果未能记录到远端希氏束电位（H′波），尤其当 QRS 波是宽的（例如有束支阻滞并存），则可误诊为希氏束下阻滞。

希氏束下二度Ⅰ型阻滞 这型阻滞可表现为：①HV 间期进行性延长，直到一个窦性搏动的 AH 波后不继随以心室除极（V 波）。②QRA 形状的进行性改变自正常至不完全性束支阻滞形。最后变为完全性束支阻滞，并伴以 HV 间期的进行性延长。与在房室结一样，不典型文氏周期在希氏束下（束支-浦肯野系统）不少见。

希氏束内或希氏束下的文氏型（二度Ⅰ型）阻滞，常常进展为高度或完全性房室阻滞，此为植入永久性心脏起搏器的适应证。

莫氏Ⅱ型房室阻滞

其特征是一个心房冲动突然不能下传，其前并无 PR 间期延长。按照 Mobitz 在他原著中的定义，二度Ⅱ型房室阻滞的特征是发生心搏脱落之前和之后的所有下传搏动的 PR 间期是恒定的。换言之，P 波突然受阻不能下传和无文氏现象存在，是二度Ⅱ型区别于二度Ⅰ型房室阻滞的标志（图21-15）。

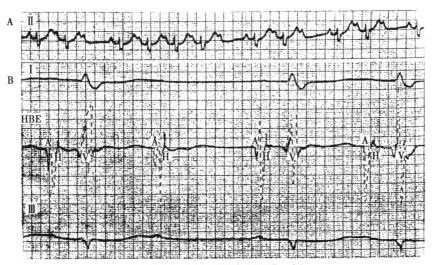

图21-15 二度Ⅱ型房室阻滞一例

A. Ⅱ导联心电图示窦性心律,PP 间隔 0.60s(100 次/分)。从左侧开始,第 3、8、11 和 14 个 P 波后无 QRS 波(心搏脱落),因此是一例二度房室阻滞,房室传导比率自 5:4 至 3:2。值得注意的是包括心搏脱落之前以及之后的所有下传搏动的 PR 间期恒定,都是 0.20s,换言之,心搏脱落是突然发生的。据此,可诊断为二度Ⅱ型房室阻滞。QRS 时限为 0.11s,S 波宽而粗钝;B. Ⅰ、Ⅲ导联和希氏束电图(HBE)同步描记,证实阻滞发生在 H 波以下(希氏束下,即双侧束支水平)。AH 时间和下传搏动的 HV 时间均恒定,而 HV 显著延长。HBE 的特征性表现说明了心电图诊断,阻滞区在希氏束下(双侧束支水平)

阻滞程度可轻可重：自 P 波偶尔不能下传心室（如 6:5，6:4，4:3 阻滞）至大多数 P 波被阻（如 3:1，4:1，5:1，6:1，甚或 7:1，8:1 阻滞）不等，后者也称为高度房室阻滞。

二度 Ⅱ 型房室阻滞的阻滞区几乎完全限于希氏束-浦肯野系统内，而阻滞区仅位于房室结或心房的迄今尚无证实的病例报告。Narula 等对 33 例符合莫氏二度 Ⅱ 型房室阻滞的病例做了希氏束电图检查，发现阻滞区位于希氏束中段或下段的占 35%，位于希氏束下的占 65%。Pueoh 等的数字大致相仿。二度 Ⅱ 型房室阻滞时，下传搏动中的 PR 间期通常是正常的，少数是延长的。在大约 1/3（29%）的病例 QRS 波是窄的，而在其余病例（71%），是宽的。在阻滞程度较重的病例（3:1，4:1 或更重），可见到起源自阻滞区以下的（希氏束中、下段，束支或分支）的逸搏或逸搏性心律，有时形成不完全性房室分离。

莫氏 Ⅰ 型和 Ⅱ 型房室阻滞的关系

这两型房室阻滞最早是由 Wenckebach（1900）和 Hay（1906）通过对颈静脉波的 ac 间期的分析而提出的。心电图问世后，Mobitz（1924）把房室阻滞分为 Ⅰ 型和 Ⅱ 型。莫氏（Mobitz）Ⅰ 型也称为文氏（Wenckebach）型阻滞。Mobitz 首先认识到这两型二度房室阻滞的不同临床意义，并提出 Ⅱ 型房室阻滞可能是 Adams-Stokes 发作（晕厥发作）和永久完全性房室分离的先兆。20 世纪 60 年代后期以来，随着对急性心肌梗死（AMI）患者的重点监护、解剖学和临床研究以及对 AMI 患者进行的希氏束电图检查，都表明这两型二度房室阻滞发生于不同部位的心肌梗死（MI），具有不同的电生理和临床意义。Ⅰ 型房室阻滞见于下壁（膈面）MI，一般是房室结的可逆性缺血所致，病程通常呈良性。反之，Ⅱ 型房室阻滞见于前壁 MI，伴以束支坏死和较严重的预后。

近年来的一些实验性 MI 研究结果提示，Ⅰ 型和 Ⅱ 型房室阻滞并非性质截然不同的两种电生理过程，而可能是同一个电生理过程的不同程度的表现。例如在急性心肌缺血时观察到，希氏-浦肯野系统逐渐丧失其正常的快反应特性，而开始表现出慢反应特性，在偏离正常的早期，希氏-浦肯野系统近段可呈现二度房室阻滞，仅伴以难以觉察的至几毫秒的传导延迟增量（相当于莫氏 Ⅱ 型阻滞）；而当进一步偏离正常时，希氏-浦肯野系统近段在发生阻滞之前，像房室结那样先有显著的传导延迟增量（相当于文氏周期）。EL-Sherif 等在犬实验于结扎心脏的前间隔动脉后，观察到貌似二度 Ⅱ 型希氏束内阻滞。但当用稳定的插入钢丝电极仔细测定希氏内束传导时间时，发现于阻滞产生之前有很小的传导延迟增量（1～2ms）。在用于人的寻常记录技术，这样微小的增量是在测量误差范围之内。Simson 等不仅在 AMI 犬模型，也在一些 AMI 临床患者中发现，希氏-浦肯野系统近段内这种貌似的 Ⅱ 型阻滞与明显的 Ⅰ 型阻滞是时间上的连续统一体。对临床患者以连续的心电图监测和一系列希氏束电图记录来观察希氏-浦肯野系统近段由急性缺血引起的二度房室阻滞的演变。有一些患者，于发生 AMI 后头几个小时内可见到发生于希氏-浦肯野系统内的二度房室阻滞，在阻滞发生前仅有很小的传导延迟增量。几天以后，二度房室阻滞变为另一种型态，即在阻滞发生前的传导延迟的增量十分明显。因此，自发生机制或结构学的观点，把二度房室阻滞再分为截然不同的两型，缺乏可靠的依据。但从实用观点，二度房室阻滞在阻滞发生前不伴以（或仅伴以难以觉察的）传导延迟增量，是希氏-浦肯野系统的特性。因而临床上仍然采用 Ⅰ 型和 Ⅱ 型阻滞这两个术语。此外，在体和离体的实验观察都表明，缺血的希氏-浦肯野系统近段，在伴以难觉察到的至几毫秒的传导延迟增量的二度房室阻滞时期内，易于产生阵发性房室阻滞。

2:1 或 3:1 阻滞

这种阻滞可能是Ⅰ型或Ⅱ型阻滞的变异型，根据它们本身，不能作出分型诊断。2:1阻滞可能发生在房室结，也可能在希氏-浦肯野系统（当希氏-浦肯野系统的有效不应期长于房室结时）（图21-16，17，18，19）。根据Narula等的希氏束电图检查资料，窦性心律时的2:1阻滞，阻滞区位于房室结，希氏束内和双侧束支水平的百分率分别为33%、17%和55%。QRS波可以是窄的（47%）或宽的（53%）。心房率稍加快或迷走神经影响轻度增高可导致房室传导速度进一步延缓，从而使房室传导比例自3:2转为2:1。临床电生理观察发现不论是二度Ⅰ型或Ⅱ型阻滞，起搏心房率每分钟加快10次，常足以使3:2阻滞改变为2:1；但要使房室传导比例自2:1变为3:1，心房起搏的频率必须较大幅度增快（每分钟增快40~50次）。由此看来，3:2阻滞转为2:1，并不一定表示阻滞程度加重；而自2:1变为3:1阻滞，一般是房室传导障碍进一步加重的表现。

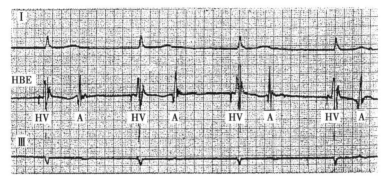

图 21-16 2:1 阻滞，阻滞区在房室结内
每两个P波中仅有1个P波后继以QRS波，是2:1房室阻滞。希氏束电图（HBE）中，受阻A波后无H波，表明阻滞区在房室结内。此外，下传搏动中的AH时间异常延长

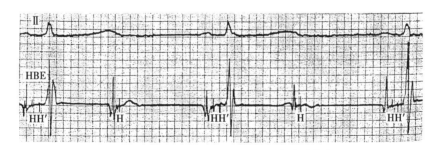

图 21-17 2:1 房室阻滞，阻滞区在希氏束内
可以看出每两个P波中只有一个其后继以QRS波，因此是2:1房室阻滞。HBE中，可见到被阻的A波后有近段希氏束电位（H波），AH时间正常，而每个下传搏动的心室波（V波）前有一个远段希氏束电位（H′波），H′V时间也正常。这是希氏束内2:1阻滞的特征性改变

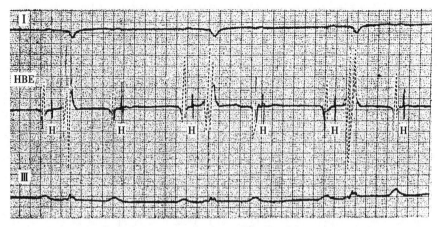

图21-18　2:1房室阻滞，阻滞区在双侧束支水平

体表导联Ⅰ、Ⅲ与希氏束电图同步记录，纸速50mm/s。自Ⅰ、Ⅲ导联可看出每两个P波中有一个下传至心室（2:1阻滞）。从HBE可看出：①每个A波后（不论是被阻的或下传的搏动）均有H波，AH时间（100ms）正常，而被阻的A波后有H波，说明阻滞部位在希氏束以下，即双侧束支水平；②下传搏动的HV时间（120ms）远超逾正常上限（55ms），表明在束支-浦肯野系统内传导延缓；③QRS时限增宽，也支持阻滞区在希氏束以远（双侧束支水平）

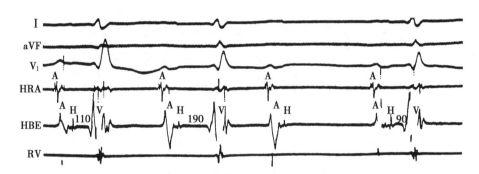

图21-19　二度双束支水平阻滞（文氏型）

体表导联Ⅰ、aVF、V₁和心内导联右房上部（HRA）、希氏束（HBE）和右室（RV）心尖部同步记录，纸速100ms/s。自图左侧第1~3个P波（A波），第1、2个两个P波下传至心室（继以QRS波），第3个P波受阻（其后无QRS波），表明是二度房室阻滞，房室传导比率为3:2。自HBE可看出，第1、2两个下传心搏的AH时间恒定，而HV时间自110ms延长至190ms；而第3个A波后有H波（AH与前两个AH时间相等，但H波后不继以V波），这说明阻滞部位在H波以下。鉴以QRS宽，本例有两个可能：①希氏束中、下部阻滞合并右束支阻滞；②双侧束支水平阻滞。与无发生二度房室阻滞前的心电图作对比，这两个可能都存在，但以双侧束支水平阻滞较为可能。双侧束支二度文氏型阻滞并不罕见。

高度房室阻滞

3:1或更高程度的二度房室阻滞（如4:1，5:1，6:1等），也可称为高度房室阻滞。有的学者把绝大部分P波被阻而仅个别或极少数P波能下传心室的二度房室阻滞，称为几乎完全性房室阻滞。

高度房室阻滞可以是莫氏Ⅰ型或Ⅱ型阻滞。由于在高度房室阻滞时心室率慢，常出现交界性或室性逸搏（主要取决于阻滞区的位置）。连续出现的逸搏形成逸搏性心律，切不能与干扰性房室分离（生理性保护机制）混淆。高度房室阻滞时常伴有不完全性房室分离，但仔细观察 P 与 R 的关系，则迥然不同于干扰性房室分离。

心房大多由窦房结控制，PP 间期通常是规则的。若有窦性心律不齐，窦房阻滞或室相性窦性心律不齐并存时，PP 间期略有不等。心房由异位心房律（心房颤动、心房扑动或房性心动过速）控制的也不少见。

在高度房室阻滞，RR 间期几乎总是不规则的，因为除了个别下传搏动外，常发生交界性或室性逸搏。当有隐匿性传导和（或）意外传导（空隙现象、韦金斯基现象和超常传导）参与时，RR 间期可意外的不规则。仅当房室传导比例恒定，且无逸搏发生，RR 间期才是规则的。若不同的房室传导比例交替出现（例如 2∶1 与 4∶1 交替），则出现成对搏动（coupled beats）或伪二联律。当然，室性期前收缩也使心室律不匀齐。

发生阻滞的部位可以在房室结、希氏束或希氏束下。有时，高度房室阻滞是由于房室传导系统内两个或两个以上部位的传导阻滞的结果。阻滞部位只能依靠希氏束电图记录来精确定位，不过，对体表心电图的仔细观察并结合临床情况，常能对阻滞部位作出正确诊断（图 21-20、21、22、23、24）。

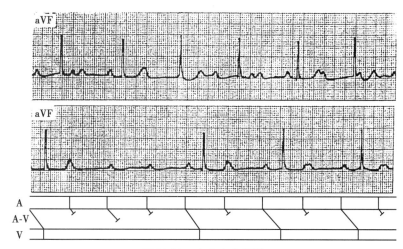

图 21-20　高度房室阻滞

aVF 导联上、下两条系连续记录的。上条中 P 波（心房率 57 次/分）与 QRS 波无关，为房室分离，心房率 > 心室率，呈完全性房室阻滞。但下条中，房室阻滞程度有一定变化，如梯形图解所示，第 1~4 个 QRS 波与其前的 P 波有固定关系（PR 间期均为 0.36s），因此是窦性夺获。因此这是一例高度房室阻滞（仍归属二度房室阻滞的范畴，只是阻滞程度较重）。逸搏心律的 QRS 形状与下条中窦性夺获的相同，QRS 窄因而阻滞区在房室结内或希氏束内

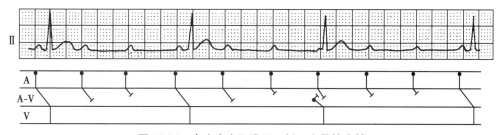

图 21-21　高度房室阻滞又一例，交界性逸搏

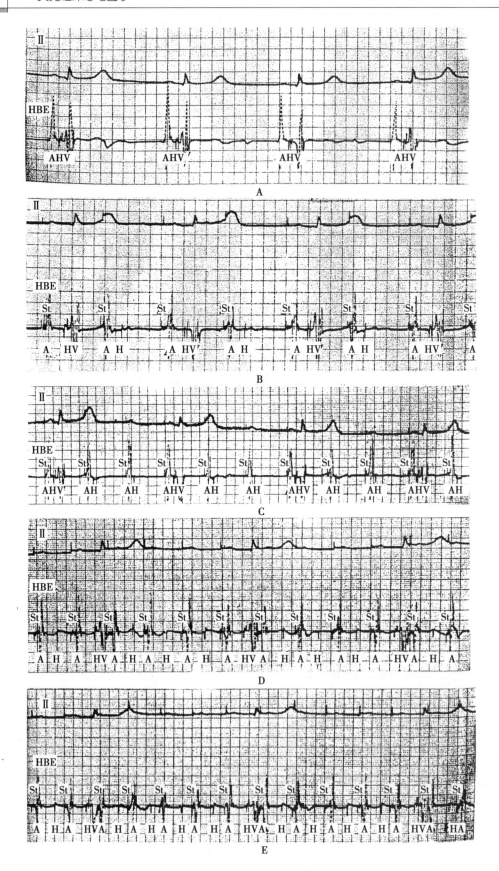

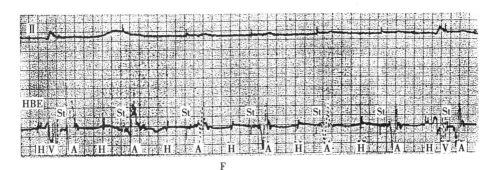

图 21-22 心房递增性起搏导致 2:1 至 6:1 希氏束内阻滞（A~F 六图都
是同一患者的 II 导联心电图和希氏束电图同步记录）

A. 窦性心律，每个 P 波都下传至心室，PR 间期正常。但自 HBE 可见，有明确
分裂的希氏束电位（近段希氏束电位 H 呈向下的尖波，而远端希氏束电位呈向
上的尖波），因此是希氏束内一度阻滞（传导延迟）。记录纸速 50mm/s。B~E. 分
别以 110 次/分、130 次/分、150 次/分、170 次/分作递增性心房起搏，记录纸
速 50mm/s。可见房室阻滞程度随心房起搏频率加快而加重，自 B 至 E 分别呈
2:1，3:1，4:1 和 5:1 阻滞，阻滞部位仍在希氏束内，每个 A 波后均有 H 波，
AH 时间随心房起搏频率加快而略有延长（自 130~200ms），但都仍在正常限度
内，而下传搏动的 V 波前均有 H'波，H'V 间期正常并恒定（40ms）。这些表明
房室结和束支-浦肯野系统内不存在传导障碍，随起搏心房率加快产生的 2:1 至
5:1 房室阻滞均为希氏束内阻滞。F. 心房起搏频率仍为 170 次/分，与 E 图相
同，但此时呈 6:1 希氏束内阻滞（记录纸速为 100mm/s）

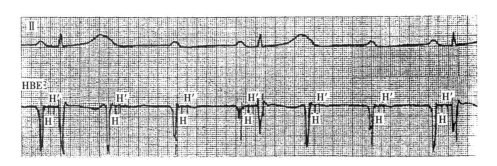

图 21-23 高度房室阻滞，多水平阻滞区

II 导联心电图与希氏束电图同步记录（纸速 50mm/s）。可以看出这是一例 3:1
房室阻滞。希氏束电图表明，每个房波（A）后均继随以希氏束电位，但后者
分裂为 H 和 H'两个电位，说明一度希氏束内阻滞。每三个 A-HH'后有一个心室
波（V 波），HV 时间正常（50ms）。因此，这是一例 3:1 希氏束下（双侧束支
水平）阻滞合并一度希氏束内阻滞

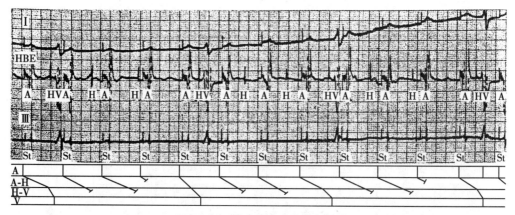

图 21-24   多水平高度房室阻滞

Ⅰ、Ⅲ导联心电图与希氏束电图同步描记，纸速 50mm/s。以频率为 150 次/分的刺激起搏心房（St 为刺激信号）。从心电图看出，这是一例 3∶1 至 4∶1 房室阻滞。而自希氏束电图看出：①AH间期进行性延长，于呈 3∶1 阻滞时，A 波后有 H 波，H 波后不继以 V 波，证明阻滞发生在 HV 水平（希氏束下）；而于 4∶1 阻滞时，被阻的 A 波后无 H 波，说明阻滞发生于房室结。②仔细看来，自第 5 个起搏引起的心房波（A）开始，AH 间期进行性延长，直至第 11 个 A 波后不继随以 H波，说明是二度Ⅰ型房室结阻滞。因此，这是一例多水平房室阻滞，阻滞区在房室结内（二度Ⅰ型，房室传导比率为 7∶6）和希氏束下（3∶1 阻滞）

伪房室阻滞

早在 1947 年，Langendorf、Mchlman 通过对心电图的演绎分析，提出隐性交界性期前收缩能产生貌似一度和二度房室阻滞和未下传的房性期前收缩的心电图表现。Langendorf 和Pick 后来（1966）又提出隐性交界性期前收缩也能引起交替的 PR 间期和伪文氏周期。然而，直到 1970 年，Rosen 等通过记录希氏束电图，才提供了第一例经证实的由于隐性希氏束期前收缩产生的间歇性一度和二度房室阻滞。EL-Sherif 等（1976）证实隐性希氏束期前收缩也能诱发折返性心律失常。

隐性希氏束期前收缩中引起窦性 P 波的下传速度缓慢（PR 间期延长）或被阻不能下传，在体表心电图上貌似一度或二度（Ⅰ型或Ⅱ型）房室阻滞，由于实际上并无真正的房室阻滞，有的学者称之为 "伪房室阻滞"（pseudo AV block）。隐匿性希氏束期前收缩是指起源自希氏束的期前搏动，它既没有下传至心室，也未逆传至心房，因而在体表心电图上没有直接的表现，但它隐匿性地传入房室结（使之除极而产生新的不应期），从而间接地在心电图上表现出它对下一个心动周期的影响——使下一个窦性 P 波下传延迟或完全被阻。隐性希氏束期前收缩对房室传导的影响，取决于它与一个窦性 P 波间的时间关系：H′P 间期较长，下一搏动的 PR 间期延长（貌似一度房室阻滞）；H′P 间期短，则下一个窦性 P 波不能下传（貌似二度房室阻滞）（图 21-25）。希氏束期前收缩若能下传至心室，则在心电图产生房室交界期前收缩的典型表现。它能否下传，取决于它发生的早晚（R H′时间短或长）和前一个心动周期的长度——R H′时间较长、前一个心动周期较短，则 H′能下传心室产生 QRS 波。实际，房室交界性期前收缩中大多数是希氏束期前收缩，少数起源自房室结的 N-H 区。偶尔，隐性希氏束期前收缩传至心房，产生貌似房性期前收缩的心电图改变。隐性希氏束期前收缩导致的 "伪房室阻滞"，只有希氏束电图才能证实。但是，如果心电图上出现 "阵发性" PR 间期延长和（或）二度房室阻滞（Ⅰ型和Ⅱ型）的改变，又有显性交界性期前收缩存在，则应想到隐性希氏束期前收缩导致 "伪房室阻滞" 的可能（图 21-26）。

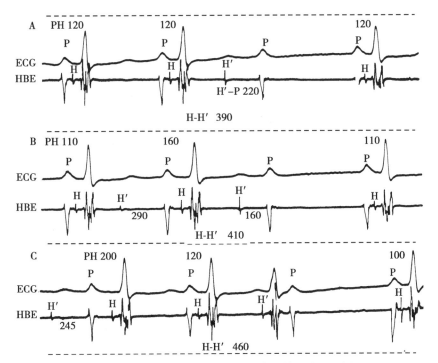

图 21-25 伪房室阻滞（隐性希氏束期前收缩）一例

体表心电图和希氏束电图同步描记，纸速 50mm/s。图中数字的单位为毫秒。自 A、B、C 三行（不是连续记录的）可看出：①隐性希氏束期前收缩可产生酷似二度 Ⅱ 型（A 行）、二度 Ⅰ 型（B 行）和一度（C 行）房室阻滞的心电图表现。②隐性希氏束期前收缩对房室传导的影响，取决于它与下一个窦性 P 波的距离：H'P 间期较长，下一个搏动的 PR 间期延长；H'P 间期较短，则下一个窦性 P 波不能下传。③C 行中第二个希氏束期前收缩（H'）是显性的——向下传至心室，在心电图产生 QRS 波。它之所以能够下传，与它发生较晚，即距前一个搏动的距离(RH'或 HH'间期)较长有关

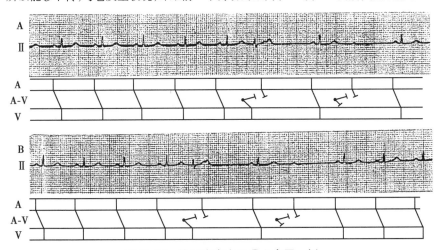

图 21-26 伪二度房室阻滞心电图一例

A、B 两行是连续记录的。可看出：①A 行第 6 个和 B 行第 5 个 QRS 波期前发生，时限正常（窄的），其前无 P 波，而在 ST-T 段上可见重叠于其上的 P 波。PP 间期基本规则（窦性频率约 72 次/分）。因此它们是显性交界性（希氏束）期前收缩（下传至心室）。QRS 波形状与窦性搏动的有一定差别，是差异性室内传导所致。②A 行第 8 个和 B 行第 7 个 P 波突然受阻未下传至心室，貌似二度 Ⅱ 型房室阻滞，但从同一图中有显性交界性（希氏束）期前收缩存在，这两个 P 波之所以被阻未下传至心室，很可能是隐性希氏束期前收缩所致（如梯形图所示），虽然没有希氏束电图加以证实

此外，隐性分支性期前收缩（起源自希氏束分叉以下的期前收缩，心腔内记录显示分支除极电位，但未下传心室，心电图上无直接表现）和交界性或室性并行收缩伴逆向隐匿性传导至房室结，也可以产生貌似一度或二度（Ⅰ型和Ⅱ型）房室阻滞，即"伪房室阻滞"的心电图表现。

三度（完全性）房室阻滞

由于房室传导系统某部的传导能力异常降低，所有来自心房的冲动都不能下传引起房室分离，称为三度（完全性）房室阻滞。这是最高度的房室阻滞。

完全性房室阻滞时，阻滞区也可位于房室结、希氏束或双侧束支系统内（图21-27 ~ 30）

完全性房室阻滞的典型心电图表现如下（图21-31 ~ 36）。

1. 完全性房分离，心房率快于心室率；

2. 心室律缓慢而匀齐，通常在30 ~ 45 次/分；先天性完全性房室阻滞时则较快。

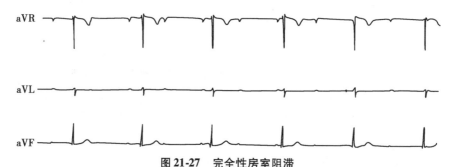

图 21-27　完全性房室阻滞

3 个加压肢体导联同步记录。P 波频率 > QRS 波频率，QRS 缓慢而整齐，有轻度室相性窦性心律不齐。QRS 时限正常。P 波与 QRS 波完全不相关。这是一例完全性房室阻滞，单从体表心电图，不能确定阻滞部位在房室结内还是在希氏束内

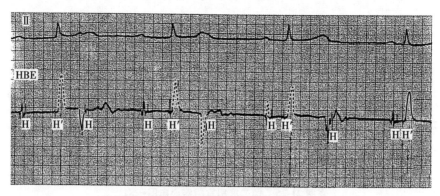

图 21-28　完全性房室阻滞，阻滞区在希氏束内

从Ⅱ导联可见完全性房室分离，心房率 > 心室率，QRS 时限和形状正常。同步记录的（纸速 50mm/s）希氏束电图显示 A 波之后有 H 波而 V 波之前有 H′波，而 AH（80ms）和 H′V 的时间（40ms）均恒定（分裂的希氏束电位）。因此，这是一例典型的完全性希氏束内阻滞

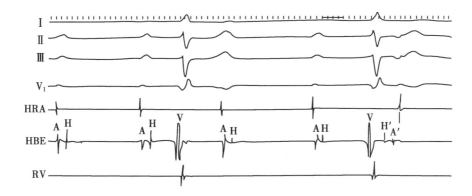

图 21-29 完全性房室阻滞又一例（阻滞区位于希氏束以下）

图中心房周长 800ms，房室分离，心室波呈右束支阻滞图形，希氏束电图中每个 A 波后可见 H 波，但其后无 V 波，说明阻滞发生在希氏束以下。注意，最后一个 V 波后可见逆传的 H′ 及 A′ 波

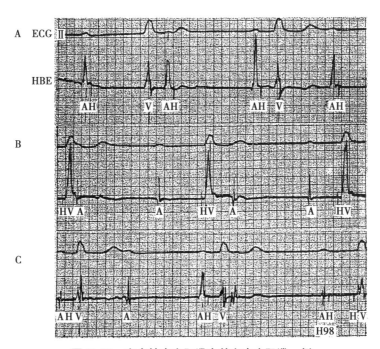

图 21-30 完全性房室阻滞合并左束支阻滞一例

A、B、C 三行不是连续记录，每行包含同步记录（纸速 50mm/s）的 Ⅱ 导联心电图和希氏束电图。自心电图改变（房室分离，缓慢规则的心室率，QRS 呈左束支阻滞型）诊断为完全性房室阻滞无疑，鉴以 QRS 宽，疑为双侧束支水平的完全性阻滞。记录希氏束电图过程中，起初发现 A 波后有 H 波，AH 时间恒定，V 波前无有关的 H 波，支持完全性阻滞位于双侧束支水平（A 行）。但在继续描记过程中，在 V 波前记录到另一个希氏束波（H′），H′V 时间恒定（B 行），此时已可诊断为希氏束内阻滞。嗣后适当改变电极导管顶端方向，终于同时记录到分裂的希氏束电位的两个成分——H 和 H′ 波（C 行）。因此，本例的正确诊断应为完全性房室阻滞（阻滞区在希氏束内）合并左束支阻滞

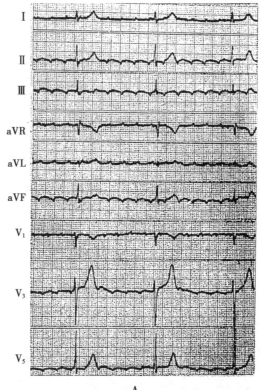

A

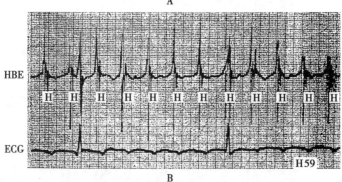

B

图 21-31 心房扑动合并完全性房室阻滞

A. 常规心电图（仅 9 个导联）上可见匀齐的锯齿状心房波（心房扑动波，F 波），频率为 214 次/分。RR 间期匀齐、缓慢（35 次/分），而 F 波与 QRS 间无固定关系，因而是完全性房室阻滞。

B. 同一患者的导联 aVF 与希氏束电图的同步记录（纸速 50mm/s）。自 HBE 可见，每个 V 波前无关系恒定的 F 波，表明系完全性房室阻滞，而每个 F 波后均有继随的一个希氏束电位（H），FH 间期 60ms。这个表现表明：①完全性阻滞区位于希氏束内，因为心房波（F）后有希氏束电位，而心室波前虽无 H′波，但 QRS 波时限和形态是正常的。②心房波下传至希氏束的间期仅 60ms，在正常值的低限；也许还有一个可能是 F 波跨越地下传至希氏束，FH 间期为 330ms（表明有房室结内传导延迟）

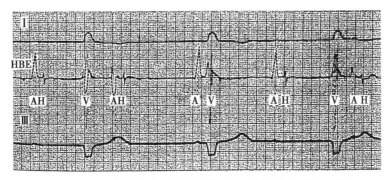

图 21-32　完全性房室阻滞（阻滞区在双侧束支水平）**一例**
Ⅰ、Ⅲ导联示完全性房室阻滞。同步记录的（纸速 50mm/s）希
氏束电图上，A 波后有恒定的 H 波跟随（AH 时间 90ms），而 V
波前无有关的 H 波，表明阻滞发生在 H 波（希氏束）以下，结
合 QRS 宽（0.14s）而畸形，说明系一例完全性双侧束支阻滞引
起的完全性房室分离

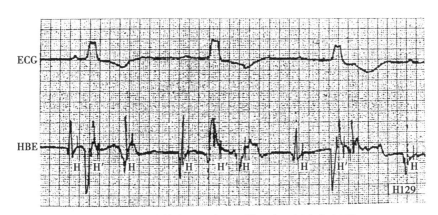

图 21-33　完全性房室阻滞（阻滞区在双侧束支水平）
体表心电图示心房率快于心室率，P 波与 QRS 波无关，且 QRS 宽达 120ms，表
明是一例三度房室阻滞。同步记录的希氏束电图显示每个房波（A）后均有希
氏束电位（H）AH 间期 100ms，而逸搏心律的室波（V）前没有 H 波，说明完
全性阻滞区在希氏束下，即双侧束支水平。值得注意的是每个 V 波后出现 H′
波，表明心室激动逆传至希氏束，VH′间期为 130ms。完全性前向性房室传导阻
滞时，逆向传导功能尚存在的病例并不罕见。第三个 V 波后的 A 波，未能下传
希氏束（不继随 H 波），是由于希氏束尚处于逆向性除极化后的不应期中（H′
A 时间较短）

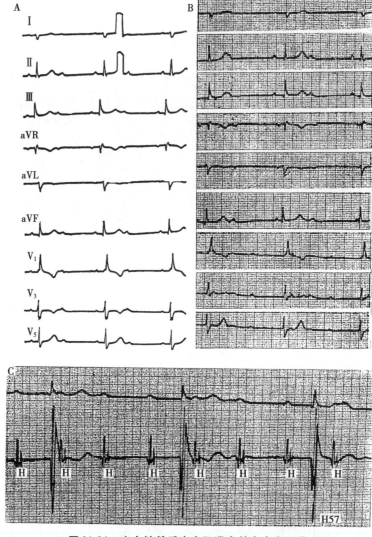

图 21-34 完全性希氏束内阻滞合并右束支阻滞

这是一例 49 岁女性心肌病患者的两次体表心电图（A、B）和一次希氏束电图检查（C）。A. 呈 2∶1 房室阻滞，下传搏动的 PR 间期恒定（0.20s），QRS 波增宽达 0.12s，V_1 呈 rR′形态，Ⅰ、Ⅱ、aVL、V_3、V_5 的 S 波粗钝，是完全性右束支阻滞的表现。B. 将近两年后的第二次心电图示心房率快于心室率，P 波与 QRS 无固定关系（房室分离），因此已是完全性房室阻滞的图形。PP 间期不很匀齐，是室相性窦性心律不齐所致。值得注意的是发生了完全性房室阻滞后，逸搏心律的 QRS 波时限和形状，与近两年前 2∶1 房室阻滞时的下传搏动完全一样。C. 发生完全性房室阻滞后，体表Ⅲ导联与希氏束电图同步记录。可看出：①完全性房室阻滞；②每个心房波（A 波）后都跟随一个希氏束电位（H 波）AH 间期正常（80ms），而心室波（V 波）前无 H 波。这样的希氏束电图表现应当认为是完全性阻滞区在希氏束下（双侧束支水平）的典型改变。但在这个具体患者，结合相距近两年的两次体表心电图的改变，无疑应当诊断为完全性希氏束内阻滞合并右束支阻滞，而在 V 波前未记录到 H′波

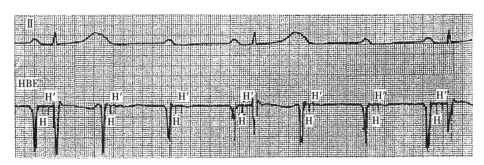

图 21-35 希氏束内一度阻滞合并双束支水平 3 : 1 阻滞

Ⅲ 导联与希氏束电图（HBE）同步记录，AH 时间固定，每个希氏束电位
均分裂为 H 和 H′波，每 3 个 H′波后继以 V 波（QRS）

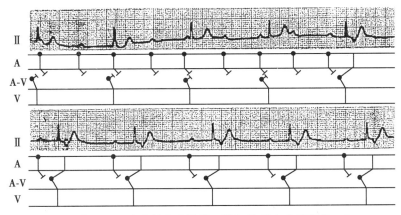

图 21-36 完全性房室阻滞，逆向的 V-A 传导存在

两条 Ⅱ 导联心电图系连续描记。P-P 间隔与 R-R 间隔都匀齐，P 波频率快于 QRS。
上条中，起自交界区逸搏灶的冲动仅下传至心室，产生 QRS 波，未能逆传激动心
房。下条中，交界区的逸搏冲动既能下传至心室，也能逆传至心房，在每个逸搏
搏动后出现一个逆传的 P 波。这表明房室前向传导完全阻滞时，本例房室传导系
统的逆向（V-A）传导能力仍部分地保存

完全性房室阻滞时，PP 间期和 RR 间期各有自己的规律，但 P 与 QRS 之间始终没有任
何固定关系，形成完全性房室分离。心房大多由窦房结（P 波）控制，也可由任何异位心房
律所控制，后者如心房颤动、心房扑动或房性心动过速，其中除窦性心律外以心房颤动较
多见。

完全性房室分离有四个主要原因：①一级起搏点（窦房结）的频率减慢；②次级起
搏点（交界性或室性）的频率加速；③窦房或房室阻滞；④上述三个原因的不同组合。
因此，在作出完全性房室阻滞诊断之前，必须排除能引起完全性房室分离的其他原发性
心律失常。心房率明显地高于心室率，是完全性房室阻滞所致的完全性房室分离的重要
特点之一。

心室律缓慢而匀齐是完全性房室阻滞的另一个特征，因为心室系由位于阻滞区下方的次
级起搏点（或逸搏节奏点）所控制，即交界性或室性逸搏性心律。通常控制心室的逸搏节
奏点刚好在阻滞区下方，但偶尔也可以离阻滞区较远。后一情况可能由于产生完全性阻滞的
病变范围较广泛，邻近阻滞区的起搏细胞也被累及，其起搏功能减低。因此，心室率和
QRS 波形状随阻滞区的不同位置而有所差别。阻滞区位于房室结内，逸搏性心律通常起源

自房室结下部（N-H区）或希氏束上段，心室率40~55次/分，偶尔更慢或稍快，QRS形状正常（窄的）。完全性希氏束内阻滞时，逸搏灶往往位于希氏束下段，心室率大多在40次/分以下（30~50次/分），QRS波形状也正常。起源自N-H区和希氏束上、中、下段的逸搏心律，往往统称为交界性逸搏房律。若完全性阻滞发生在双侧束支水平（希氏束下），逸搏性心律便起源自希氏束分叉以下的束支或分支，偶尔在外周浦肯野纤维。这种室性逸搏性心律往往更慢些，大多为25~40次/分，偶可稍快或慢至15~30次/分，QRS波无例外地增宽（>110ms）而畸形。但应当指出，如果完全性房室结或希氏束内阻滞与一侧束支阻滞或室内阻滞并存时，则虽然是交界性逸搏心律，其QRS波必然也是宽而畸形的。

心房律为心房颤动时，依靠缓慢而匀齐的心室率可作出完全性房室阻滞的诊断。

在某些情况下，逸搏心律可以不规则，原因如下：

1. 同时存在着两个（或罕见地存在两个以上）室性逸搏节奏点，其固有频率不同，除表现为RR间期不匀齐外，QRS波形态也往往不同，有时还可出现多种过渡形态的室性融合波（图21-37）。

较少见地，由于存在着两个交界性逸搏节奏点，其中一个的活支周期性减弱，另一个便起而代之，以不同的频率控制心室。由于洋地黄引起的完全性房室阻滞，逸搏节奏点位置较常有改变，因而心室律不匀齐。

2. 心室逸搏节奏点的功能不稳定，激动频率不规则，时快时慢，或逐渐减慢，较易出现历时或长或短的心室停搏（图21-38）。

3. 交界性或心室性逸搏节奏点伴有二度Ⅰ型或Ⅱ型传出阻滞（图21-38）。

4. 有室性期前收缩（或偶尔交界性期前收缩）并存。

5. 有时出现短阵室性心动过速甚至短阵心室颤动，这在完全性希氏束下阻滞（双侧束支阻滞）伴很慢的室性逸搏性心律时较易出现，是慢-快综合征的一个类型。

6. 合并存在室性或交界性并行收缩。

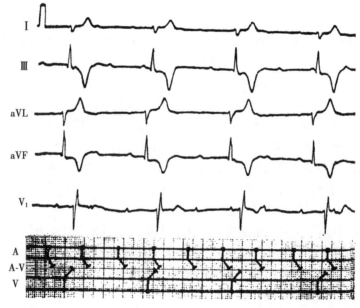

A

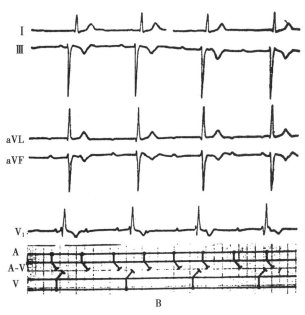

图 21-37　完全性房室阻滞，有两个房室交界区逸搏灶轮流控制心室律

A、B 两图为同一个完全性房室阻滞患者所记录的心电图。在某个时刻（A），逸搏心律的 QRS 波窄，Ⅰ、aVL 导联 QRS 形状为 rS 形（基本向下）；而在另一时刻记录的心电图（B）中，逸搏心律的 QRS 波也窄，但形状迥然不同，Ⅰ、aVL 为 qR 形（基本向上），而Ⅲ、aVF 导联则呈基本向下的形状。这两帧心电图表现说明，此例完全性房室阻滞患者，有两个交界区内的逸搏灶轮流控制心室律

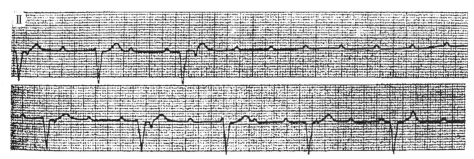

图 21-38　完全性房室阻滞，心室内逸搏灶功能不稳定和不可靠

这是一例完全性房室阻滞无疑，QRS 时限 > 0.12s，表明阻滞部位在双侧束支水平，心室律由心室内的逸搏灶所控制。但逸搏心律的 RR 间隔不匀齐，且有长达 5.08s 的心室停搏，说明心室内（浦肯野纤维）逸搏灶的功能低下，不稳定也不可靠。这个患者接受了永久性心脏起搏器治疗。当然，也可以考虑心室内逸搏冲动有二度传出阻滞

此外，当逸搏性心律呈不齐时，尚应仔细检查是否存在着由心房下传的搏动，即心室夺获。心室夺获总是"期前"出现的，它与室性期前收缩的不同在于：①这种期前的 QRS 波与其前的 P 波有固定的时间关系（固定的 PR 间期）；②它与前面的逸搏搏动无固定的时间关系（无恒定的偶联时间）；③这种期前的 QRS 波之后的间歇等于或略短于逸搏心律的周期长度（无代偿间歇）。应当指出，若出现心室夺获，即使只有一个，便不是完全性房室阻

滞，而应当诊断为高度或几乎完全性房室阻滞。

房室传导系统发生前向性（房-室）传导阻滞时，其逆向传导（室-房传导）功能不一定有相同程度的障碍。有时在完全性房室阻滞者可观察到逸搏性心律的 QRS 波逆传至心房而产生逆向型 P 波（心房夺获），因此这是单向性房室阻滞。Khalilullah 和 Gupta 等报告 42 例完全性房性阻滞患者于临床电生理检查时，发现 36% 有心房夺获——QRS 波逆传至心房（逆传型 P 波），另外 17% 隐匿性逆传至房室交界区（V 波后有 H 波）。以按需型心室起搏器（VVI）治疗完全性房室阻滞时，起搏的 QRS 波逆传而产生心房夺获，并不少见。有关室-房（V-A）传导观察结果表明：①前向性房室传导正常的健康人，可以没有室-房传导存在，其意义和机制有待阐明。②室-房传导与年龄有一定关系——随着年龄增长，室-房传导的发生率降低。据一组研究者报告，在一组 408 例 60 岁以上的人群中，70% 没有室-房传导存在，而他们的前向性房室传导是正常的。③室-房传导时间一般比房-室传导时间长。如果室-房传导时间短于房-室传导时间，应考虑有隐匿性房室传导旁路存在的可能，例如隐匿性肯特（Kent）束或心房-希氏束旁路（James 束）。④室-房传导受迷走神经影响的程度大于房-室传导。⑤当心室率加快时，可出现室-房传导延迟和二度 I 型或偶尔 II 型阻滞，阻滞区大多数在房室结内，也可以在束支-希氏束水平。

完全性房室阻滞的电生理评定包括：①阻滞区的精确定位；②逸搏心律的稳定性。

阻滞区的精确定位依据希氏束电图上的特征性改变。阻滞区在房室结内的完全性房室阻滞的特征是心房波（A 波）后无继随的希氏束电位（H 波），也没有心室波（V 波），而 V 波前有 H 波。若阻滞区位于希氏束内，则希氏束电位分裂为二，A 波后继随以近端希氏束电位（H_1）而 V 波前有远端希氏束电位（H_2），H_2V 间期通常是正常的。如果未能记录到远端希氏束电位（H_2），而 QRS 波是宽的，则貌似希氏束下（双侧束支水平）阻滞。如果逸搏心律的 QRS 波是窄的（即室上性的形态），即使没有记录到远端希氏束电位，也可以判断阻滞区在希氏束内。完全性希氏束下（双侧束支水平）阻滞的特征是AH 波与缓慢的室性逸搏心律完全分离，亦即所有的 A 波后均有 H 波而 V 波前没有 H 波。在这种患者，一般均有晕厥发作（Adams-Stokes 发作）的病史，因为心室逸搏心律很缓慢且往往不可靠。值得注意的另一点是完全性希氏束下阻滞的患者中，有逆向传导的可达 20%。

确定了完全性房室阻滞的阻滞区后，评定逸搏心律的稳定性是重要的。可采用静脉注射足以阻滞迷走神经的阿托品（0.04mg/kg）来评定逸搏灶频率加快的能力；也可采用异丙肾上腺素（静脉滴注）或运动来评定逸搏灶的反应。大多数房室结内的逸搏灶频率在使用了阿托品或异丙肾上腺素后可以增快。在完全性希氏束内阻滞的患者，使用这些药物后逸搏心律仅呈轻度加快或根本不加快。而在完全性希氏束下阻滞，远端的逸搏灶通常不能因阿托品而加快频率，但在使用异丙肾上腺素后可以增快（图 21-39）。

评定逸搏心律稳定性的另一个方法是测定交界区恢复时间（JRT）（图 21-40）。具体做法是以快于逸搏心律的频率起搏心室一分钟，骤然停止起搏，测定最后一个起搏的心室波至逸搏心律的第一个搏动之间的间期，即为交界区逸搏灶的恢复时间。JRT 减去逸搏心律的平均 RR 间期，就得到校正的 JRT（CJRT）（图 21-41）。CJRT 小于 200ms 表示房室交界区逸搏灶的功能是稳定的，患者若无症状（晕厥或发作性头晕或眩晕），可不考虑作预防性心脏起搏器植入。

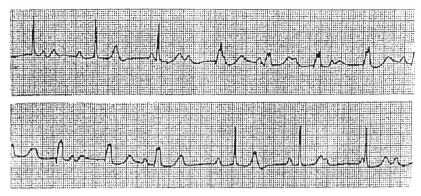

图21-39 三度房室阻滞合并加速性室性自主心律

Ⅱ导联心电图（上、下两条系连续记录）示：①三度房室阻滞；②自上条第4个QRS波至下条第4个QRS波（共7个QRS波），宽阔（0.13s），频率70次/分，系一短阵加速性室性自主心律，也曾称为非阵发性室性心动过速。这两种心律失常（房室阻滞与室性心动过速）合并存在的情况不少见

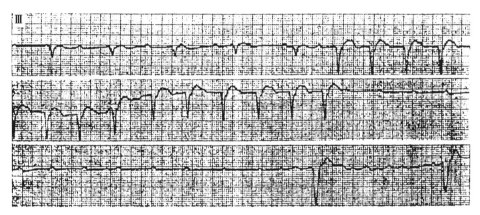

图21-40 三度房室阻滞合并非阵发性心动过速，并呈现室性逸搏灶受明显抑制

Ⅲ导联心电图（上、中、下三条连续记录）示三度房室阻滞，逸搏心律（上条第1至第5个QRS波）的QRS波时限为0.12s，频率50次/分，大致系起源自心室的浦肯野纤维。上条第6个QRS起至中条第10个QRS波上，QRS时限0.14s，频率89次/分，是一短阵加速性自主心律。值得注意的是这短阵室速，抑制了心室逸搏灶的功能，导致长达9.0s的心室停搏后才出现心室逸搏，而这个心室逸搏频率更慢，形态也与上条左、中部的心室逸搏QRS波不同，估计是起源自另一个心室逸搏灶。这样的患者必须植入永久性心脏起搏器

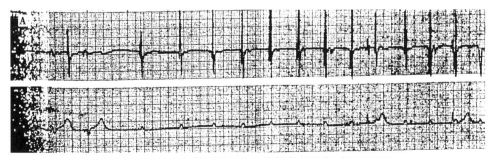

图21-41 心室起搏测定交界区逸搏灶的恢复时间（JRT）

Ⅱ导联与右房导联（RAE）心电图同步记录。在心室起搏（周长840ms，相当于起搏频率71次/分）历时1分钟后骤然停止（图左侧仅显示最后3个心室起搏，RAE上有一个A波，估计是窦性P波），历时7080ms后才出现第一个交界性逸搏QRS波，在这段时间内，只有心房波（P波）而均未能下传，心室停搏历时7080ms（7.08s）。这个试验结果表明，这例患者交界区逸搏灶的功能差

阻滞区的心电图定位诊断

房室传导阻滞的预后和治疗，不仅取决于阻滞的程度，更取决于阻滞的部位，实际上后者更为重要。在记录希氏束电图的导管技术应用于临床以前，把房、室间隔的系列切片作病理学检查，是对阻滞区的位置作出准确判断的唯一方法。现在临床医生能够借助于希氏束电图对房室传导系统进行"电生理学解剖"，准确地判断阻滞区的位置和数目。但是用导管法记录希氏束电图毕竟是创伤性的，还需要一定的设备和技术要求，不能代替体表心电图作为临床常规检查方法，特别是在基层医疗单位。因此，分析经希氏束电图证实诊断的各类型房室传导阻滞病例的临床心电图，总结出一些有助于阻滞区定位诊断的规律和特点，是很有临床实际意义的。但这毕竟有一定的限度，在少数房室阻滞病例仍需依靠希氏束电图的辅助，才能准确判断阻滞部位。

QRS 波形状和阻滞的类型这两项心电图指标，加上某些病因因素和对药物的反应，可用来估计阻滞区的位置。

QRS 波形状

窄的 QRS 波 不论是下传搏动或逸搏心律的搏动，表明阻滞区在希氏束的分叉以上，可能在心房-房室结连接处，房室结内或希氏束内。急性房室阻滞而 QRS 波是窄的，一般说来是房室结内阻滞的结果，例如见于急性风湿热、洋地黄毒性反应或急性下壁心肌梗死。单纯先天性房室阻滞常系房室结周围或房室结本身的发育缺陷所致。另一方面，严重的慢性后天性房室阻滞往往是希氏束的原发性退化性改变的后果，尤其是老年妇女。在这些情况，QRS 波都是窄的。

虽然 QRS 波不宽这一点几乎经常足以说明阻滞区的位置在希氏束分叉以上，但是也有例外，至少在理论上，双侧束支程度相等的传导延迟可引起 PR 间期延长，但 QRS 波仍是窄的，这是由于左、右两心室的激动是同步的。Lev 等于 1977 年首先报道了一例 Uhl 病，由双侧束支病变引起的完全性房室阻滞，但心室性逸搏心律的 QRS 波却是窄的，这是因为右心室的兴奋性极度低下（Uhl 病在法国称为"羊皮纸样心"——右心室发育不全，明显扩大，室壁薄如羊皮纸，而心内膜是正常的，常发生室性心动过速）。

宽的 QRS 波（>110ms） 本身不足据以作出任何结论，因为发生在传导系统上部（房室结或希氏束）的阻滞合并室内传导障碍，和双侧束支病变所致的房室阻滞两者，均可出现 QRS 波增宽。不过，急性前壁心肌梗死并发的宽 QRS 波的房室传导阻滞，一般说来系双侧束支阻滞的结果。

心内心电图尤其希氏束电图对房室传导障碍的正确诊断和处理方面都可提供十分有价值的资料。特别在以下一些情况：

1. 2∶1 或更高度的房室阻滞（如 3∶1 和 4∶1）是莫氏 I 型还是 II 型不能自体表心电图上作出可靠的判断，虽然也许大多数是莫氏 II 型的。虽然在同一患者，若也观察到伴有文氏周期的房室阻滞（3∶2 或 4∶3 等），表明阻滞区在房室结内。由于高度阻滞可发生于房室传导系统的任何部位，为对阻滞区作出精确定位，心腔内希氏束电图检查是必要的。

2. 下传搏动和（或）逸搏搏动的 QRS 波宽度和形状，对阻滞区的定位价值有限。虽然窄的 QRS 波最可能是房室结或希氏束内的病变所引起的，而宽的 QRS 波最可能是希氏束下

（双侧束支水平）阻滞，但是，宽 QRS 波却又完全可以是房室结或希氏束内病变与束支阻滞合并存在的表现。这是相当常见的，据一些学者的研究结果，在宽 QRS 波房室阻滞患者中占 20% ~ 50%。

3. 三度房室阻滞时，逸搏灶的频率对阻滞部位也仅是提供有限的资料，因为有相当大的重叠。不过，如果逸搏心律超逾 50 次/分，逸搏灶最可能在房室交界区上部，而阻滞区最可能在房室结内。

4. 患者可能有发生于多个水平的房室阻滞，其心电图表现混淆不清，若无心内希氏束电图记录，很难解释。

5. 心房起搏或期前刺激的引进，可揭示潜在的传导延迟或阻滞。这个现象可能是生理性的或病理性的。

6. 阻滞的存在可能不是症状的唯一产生原因。

7. 一度或二度 I 型房室阻滞的心电图表现可以不是传导障碍所致，而是由于隐性交界性（希氏束）期前搏动对房室传导的影响所引起的。虽然在体表心电图上发现有交界性期前搏动，提示隐性希氏束期前收缩可能是引起貌似的房室阻滞的原因，但心内希氏束电图记录是唯一的确定诊断的方法。

8. 在希氏束内或希氏束下阻滞患者，室-房（V-A）传导可能是完全好的。因此植入按需型心室起搏器（VVI）或频率适应性心室起搏器（VVIR），有可能产生起搏器综合征；而植入有心房感知功能的双腔起搏器（DDD 或 VDD），有可能产生起搏器为媒介的反复性心动过速（PMT）。因此，作心内心电图检查以明确有无室-房传导以及室-房传导时间的长短，有助于选择恰当的起搏器类型并对一些功能参数进行适当的程控，以防止起搏器综合征和（或）PMT 的发生。

阻滞的类型

一度房室阻滞　PR 间期大于 0.21s 对阻滞区位置的判断没有肯定的价值，尽管伴有窄的 QRS 波者，房室结或希氏束内一度阻滞的可能性大（尤其前者），而伴以宽的 QRS 波者，希氏束下阻滞（双侧束支水平的阻滞）的可能性较大。不过经验表明，很长的 PR 间期（> 0.40s）往往是房室结内阻滞的表现。

一度房室阻滞伴有双分支阻滞（右束支阻滞和左前分支阻滞）不应认为是三分支阻滞的同义词，尤其当 PR 间期很长时，因为一度房阻滞可能发生在房室结内。当左束支阻滞和 PR 间期延长并存时，希氏束内病变的可能性很大。

二度房室阻滞　二度 I 型房室阻滞大部分是房室结内阻滞，但希氏束内阻滞和双侧束支阻滞也可呈现这个心电图改变，虽然发生率较低。二度 I 型房室阻滞时，文氏周期中的 PR 间期增量幅度很小，高度提示阻滞可能发生在希氏束-浦肯野系统内，但这却不是确诊性的。二度 II 型阻滞绝不是房室结内阻滞，其阻滞区 100% 在希氏束-浦肯野系统内（大部分因双侧束支的病变所致，少数是希氏束内阻滞），因此有较大的定位诊断价值。

至于固定的 2:1 及 3:1 阻滞，它本身的定位价值小，因为在房室结内、希氏束内和双束支水平，都可以发生这种阻滞，发生率的差别不十分显著，尽管双侧束支阻滞的发生率较高些。如果下传搏动的 QRS 波宽，则 2:1 或 3:1 阻滞发生于双束支水平的可能性很大，但也有个别例外。

提示高度房室阻滞是由于房室结内阻滞所致的临床和心电图要点是：①下传搏动的

QRS 波是窄的，虽然也因希氏束内阻滞所致者；②于发生高度房室阻滞前有文氏周期；③患者有急性下壁 MI，或有洋地黄毒性反应，或正在用 β-肾上腺素能受体阻滞剂或钙通道阻滞剂治疗；④用阿托品后房室阻滞程度明显减轻或转为 1:1 传导。提示高度房室阻滞的阻滞区位于希氏束-浦肯野系统的临床和体表心电图要点是：①下传搏动呈束支阻滞或分支阻滞图形；②无应用洋地黄、β-肾上腺素能受体阻滞剂或钙通道阻滞剂的病史；③用阿托品后，窦性频率增快，但房室传导比例无改变或没有增加。

完全性房室阻滞

1. 完全性房室阻滞时，若逸搏性心律的 QRS 波是宽的，则大部分是完全性希氏束下阻滞（双侧束支阻滞）的结果，少数系完全性房室结或希氏束内阻滞与原有的一侧束支阻滞并存。如果有发生完全性房室阻滞以前的心电图记录可资对比，则逸搏性心律的 QRS 波形状与以往的下传搏动一样或十分近似，有力地提示后一个可能，虽然偶有例外。

2. 逸搏性心律的 QRS 波正常（窄的），则阻滞区不可能在双侧束支水平，只能在希氏束分叉以上，虽然有极罕见的例外。至于究竟是完全性房室结阻滞，还是完全性希氏束内阻滞，仅根据常规心电图和临床情况虽然难以作出肯定结论，但以下几点有力提示为希氏束内阻滞，嗣后进行的希氏束电图检查证明这个预测十之八九是正确的：①逸搏心率在 40 次/分以下；②24 小时或连续几天内以及在运动时，逸搏心率的波动范围很小（0 ~ 5 次/分）；③静脉注射阿托品 0.04mg/kg 后，逸搏心率没有或仅有轻度加快（1 ~ 5 次/分）；④以往的心电图中有明确的二度 II 型房室阻滞的表现；⑤有晕厥发作史；⑥中、老年妇女患者。

阵发性房室阻滞

阵发性房室阻滞是指在 1:1 房室传导（或偶尔 2:1 房室阻滞时），心房冲动骤然重复地被阻而不能下传，引起一过性房室传导完全中断。于房室传导恢复或次级起搏点产生逸搏之前，常有一段心室停搏时期。心室停搏时期往往因逸搏心律延迟发生而延长，导致显著血流动力学恶化的临床症状。Mobitz 早年的临床观察已发现，二度 II 型房室阻滞伴以阵发性房室阻滞和 Adams-Stokes 综合征。Erlanger 在 1905 年就已提出，心房率增快是间歇的完全性房室阻滞和 Adams-Stokes 综合征的可能诱因。在有二度房室阻滞的患者，心房率增快引起的重复发生的隐匿性传导可能是长时间心室停搏的发生机制。希氏束-浦肯野系统近段急性缺血的犬模型实验研究表明，希氏束是发展为阵发性房室阻滞的关键部位。即使心电图上呈束支阻滞图形的也是如此，而这在临床上通常认为是双侧束支阻滞的表现。在实验性模型可观察到，二度房室阻滞发生早期（此时没有或仅有几毫秒传导延迟增量）与诱发或自发的阵发性房室阻滞之间，有明确的时间伴随关系，窦性心律时突然发生的或快速心房起搏诱发的阵发性房室阻滞，都是心动过速-依赖的，因为在这两种情况下，心率减慢时 1:1 房室传导立即恢复。

在急性 MI 患者也可以见到心动过速-依赖的阵发性房室阻滞。心房率的增快是自发的或是药物引起的。在这些患者中，阵发性房室阻滞的发生与莫氏 II 型房室阻滞的关系密切，而阻滞区最可能在希氏束-浦肯野系统内。

心动过速-依赖的阵发性房室阻滞也见于有 Adams-Stokes 综合征发作的非急性心肌缺血患者。在这些患者中，莫氏 II 型阻滞和阵发性房室阻滞也有密切伴随关系。然而有许多患者，在心房率并无明显加快的情况下突然发生阵发性房室阻滞。在这些患者中，房室传导系统内电生理异常程度的轻度改变可能与之有关，而这种改变系继发于冠状动脉灌注、自主神经张力、循环血液中的儿茶酚胺以及其他因素的轻微变化。

希氏束-浦肯野系统内有"稳定"病变的大多数患者，对快速心房起搏的反应是2:1房室内阻滞或希氏束-浦肯野系统内更高程度的阻滞，而不是阵发性房室阻滞。在这些患者中，希氏束-浦肯野系统内可能没有发生重复的隐匿性传导。另一个可能的解释是由于受房室结的电生理不应性所限，未能达到在希氏束-浦肯野系统内发生重复的"阻滞"所需的临界的短周长。

在某些可由递增性心房起搏诱发出希氏束-浦肯野系统内心动过速-依赖阻滞的患者，以快速心室起搏也能诱发高度房室阻滞。心室起搏诱发的房室阻滞代表了一种"疲劳"现象，它是由于房室阻滞关键部位的浦肯野纤维被入侵和重复的除极化所引起。

虽然大多数阵发性房室阻滞是心动过速-依赖的，也有少数报道心动过缓-依赖的阵发性房室阻滞。对后者的解释是：①希氏束-浦肯野系统内病变的关键部位发生自发性舒张期除极化，或②阈电位上移（增高）。

伴随房室阻滞的心律失常

房室传导阻滞可伴以任何已知的心律失常。

一度房室阻滞可能转为较高度（二度和三度）房室阻滞，或反之。有时，在同一长条记录的心电图上可以看到这种情况。

房室阻滞可伴以心脏其他部位的传导障碍，例如窦房阻滞，房内阻滞或室内阻滞。

在2:1和3:1房室阻滞时，可发生逸搏（交界性或室性逸搏，主要取决于阻滞区的位置）。高度房室阻滞时，往往连续发生的逸搏形成逸搏性心律，形成不完全性房室分离，伴以心室夺获和（或）心房夺获（前者较多见）。在完全性房室阻滞，则心室无例外地由逸搏心律所控制。

不同程度的房室阻滞时，出现期前收缩（房性、交界性或室性）是常见的。期前收缩可使二度房室阻滞时房室传导比例发生改变，导致比较复杂的心律失常。一般说，在二度房室阻滞时，房室传导的意外变化常由于隐匿性传导和（或）意外传导所致。意外传导包括韦金斯基现象，房室传导的空隙现象和超常传导。

完全性或高度房室阻滞（尤其前者），特别当心室率（逸搏心律）很缓慢时，较常并发快速室性心律失常，包括频发或多源的室性期前收缩、室性心动过速、心室扑动和心室颤动。这是由于心率缓慢时，心室肌之间的复极不同步，毗邻心室肌兴奋性的恢复在时间上参差不齐，为发生折返激动提供了必要的条件——激动在某些部位传导缓慢而在相邻部位发生单向阻滞。这是心动过缓-心动过速综合征（慢-快综合征）的一个类型，也是完全性（或高度）房室阻滞患者发生晕厥和猝死的主要原因之一。

偶尔，房室阻滞可伴以交界性或室性并行收缩或心律。

房室阻滞时的心房律大多是窦性的，但也可以是异位房性心律，包括室上性心动过速、心房扑动和心房颤动，尤以心房颤动较为多见。房性心动过速伴不同程度的房室阻滞与非阵发性交界性心动过速（加速的交界性自主心律）可合并存在，洋地黄中毒是引起这种心律失常的常见原因。

约30%的完全性房室阻滞可伴随以心室相性窦性心律失常（ventriculophasic sinus arrhythmia），即凡 PP 间隔中含有 QRS 波时，该 PP 间隔较不包括 QRS 波的 PP 间隔为短。这也是偶见于不完全性房室阻滞时。偶尔，在完全性房室阻滞时可出现电交替（electric alterans）。

完全性房室阻滞而植入心室起搏器后，当然会有起搏器引起心室节律，与心房律无关，形成房室分离。有时，起搏的心室冲动可逆传至心房（产生逆传型 P 波），或隐匿地逆传至房室交界区（心电图上无逆传型 P 波，而在希氏束电图上 V 波之后有 H 波）。如果埋植的是双心腔起搏器，那么，起搏器根据程控选定的起搏方式（DDD、DVI 或 VDD）和当时的自身心房律和心室律情况，按需地起搏心房和（或）心室，形成比较复杂的心律失常，但是房室是同步的，不会有房室分离的心电图表现。偶尔双腔起搏器可能导致快速心律失常。例如，DVI 起搏方式由于无感知心房的功能，起搏器的心房刺激可落在自身心房波（P 波）前后的不同时相，也可以落在心房的易损期内而诱致心房颤动。在 DDD 或 VDD 起搏方式，如果起搏的心室冲动能够逆传至心房，并且逆传是缓慢的，以致室-房传导时间超逾了起搏器的心房不应期，那么，这个心房激动（逆传的 P 波）将被心房电极所感知，从而能使起搏器释出一个脉冲刺激至心室，使心室起搏。如此反复发生，便形成反复性心动过速（reciprocating tachycardia）。在这种起搏器诱发的反复性心动过速，折返环路的逆向肢是房室传导系统（房室结-希氏束径路），而其前向肢是起搏器-电极系统。

此外，在完全性传导阻滞患者，当逸搏节奏点的功能减低，逸搏心律逐渐减慢时，将导致心室静止（心脏停搏）。这主要发生在阻滞区位置较低的（双侧束支水平，有时希氏束中段或下段）完全性房室阻滞，是导致晕厥发作和猝死的另一个重要原因。

房室阻滞的鉴别诊断

一度房室阻滞需与下述不同原因所致的 PR 间期延长相鉴别：①发生较早的房性期前收缩，其 P'R 间期可延长，由于当房性期前激动下传时，房室结尚未脱离前一次激动后的相对不应期。这是一个生理现象。②有时，各种期前收缩（室性、交界性或房性）后的第一个窦性搏动的 PR 间期延长，尤其在插入性室性或交界性期前收缩后。这种 PR 间期延长是由于期前收缩隐匿地逆向传入房室结所致（房室结逆向隐匿性传导）。③房室结双径路传导所引起的 PR 间期突然显著延长，这是由于房室结内功能性纵行分隔引起——房室结内存在着两组传导途径，一组的传导速度快，不应期长（快径），另一组传导速度慢，但不应期短（慢径）。在一个临界频率时，原经由快径下传的窦性 P 波，突然改循慢径下传，因而 PR 间期显著延长。房室结双径或多径路传导在正常人中并不少见，可能是一个生理性而不是病理性现象。④隐匿性希氏束期前收缩或隐匿性分支期前收缩引起的 PR 间期延长，即伪一度房室阻滞。

二度房室阻滞最重要的鉴别诊断是它本身属于莫氏 I 型还是 II 型，因为 I 型阻滞对阻滞区定位诊断的价值不大，而有 II 型阻滞心电图特征的患者，希氏束电图证实其阻滞部位无例外地在希氏-浦肯野系统内。事实上，阻滞部位是预后和治疗的主要决定因素。希氏-浦肯野系统内的二度阻滞往往发展为完全性房室阻滞，伴晕厥发作，需要心脏起搏器治疗；而房室结的二度阻滞比较良性。因此，努力从临床心电图上辨认出 II 型房室阻滞是十分必要的。实际上，凡符合 II 型房室阻滞严格的心电图诊断标准者，也不需要希氏束电图检查。

为正确诊断二度 II 型房室阻滞，首先必须严格按照 Mobitz 当初（1927 年）的定义，即心搏脱落前、后的下传搏动中，PR 间期必须是恒定的。因此，区别二度 Ⅰ 型和 Ⅱ 型房室阻滞的最重要的心电图标志是 PR 间期是否恒定（即有无文氏现象）。细致的心电图和希氏束电图研究表明，凡符合二度 Ⅱ 型房室阻滞严格的心电图诊断的病例，心搏脱落之前和之后下传搏动的 PR 间期是恒定的，相差不超过 5ms。

连续两个或更多的 P 波被阻滞便产生 3:1 阻滞。它们通常被认为是 Ⅱ 型房室阻滞的表现。不过，如果在长条心电图上既观察到 3:1 阻滞，也发现了 3:2 阻滞伴有 PR 间期延长，那么，这实际上是顿挫的 Ⅰ 型 3:2 阻滞，系第一个表面上被阻滞的 P 波在房室结内的隐匿性传导所致。用希氏束电图已证实了这样的病例。2:1 房室阻滞本身，不能判定是 Ⅰ 型还是 Ⅱ 型阻滞，除非当房室传导比率发生改变（3:2，1:1）而能看见 PR 间期有无变化——恒定的 PR 说明是 Ⅱ 型阻滞，而有变化的 PR 则与 Ⅰ 型阻滞相符。

高度房室阻滞伴有逸搏性心律而形成不完全性房室分离时，观察连续出现的两个或两个以上的心室夺获（窦性 P 波下传至心室）的 PR 间期长度，有助于作出是 Ⅰ 型或是 Ⅱ 型阻滞的正确鉴别。PR 间期固定不变的是 Ⅱ 型阻滞，而 PR 间期长短不定的则属 Ⅰ 型阻滞。如果没有连续两个或两个以上的心室夺获，只有在异位搏动（逸搏）周期内不同时刻发生的单个心室夺获，则可观察它们的 PR 间期是相等的，还是与 RP 间期之间存在着反比关系（RP 短，PR 长；或反之），前者是二度 Ⅱ 型而后者是二度 Ⅰ 型阻滞的表现。

小心地进行颈动脉窦压迫对判断阻滞部位可能有帮助，因为迷走神经张力增高对房室结有影响而对希氏-浦肯野系统没有什么作用。对二度房室阻滞患者作颈动脉窦压迫，如果阻滞区在房室结内，阻滞的程度可能加重；如果病变位于希氏束或束支-浦肯野系统内，则除了少数例外，阻滞程度往往减轻。后一种情况是由于迷走神经张力增高使窦房结的激动频率减低，因此传抵有病变的希氏束或双侧束支系统的激动数目减少，从而改善了房室传导。在罕见的心动过缓依赖的希氏-浦肯野系统阻滞（4 相阻滞），颈动脉窦压迫反可使二度房室阻滞的程度加重。在这种情况下，静脉注射阿托品可消除心动过缓依赖的二度房室阻滞，尽管其阻滞区在希氏-浦肯野系统而不是在房室结内。但一般说来，阿托品由于抵消迷走神经影响而使房室结阻滞时的房室传导有所改善，而由于加快心房率，往往使希氏-浦肯野系统内的阻滞加重。

用上述颈动脉窦压迫或阿托品静脉注射，可引起房室传导比率的改变，从而能够观察下传搏动的 PR 间期是否恒定而对二度房室阻滞是 Ⅰ 型或是 Ⅱ 型作出区别。由于类似的机制，运动也有助于这两型二度房室阻滞的鉴别诊断。

此外，二度 Ⅰ 型房室阻滞可能被误诊为窦性心律不齐，往往是由于未注意到未下传的 P 波。类似地，由于 Ⅰ 型房室阻滞伴典型或不典型文氏周期，心室律不规则，可被误认为心房颤动或心房扑动伴不等的房室传导比率，当 P 波不是清晰可辨时尤其如此。

在二度 Ⅱ 型房室阻滞，若被阻滞的 P 波重叠于前一搏动的 ST 段或 T 波而不易辨认时，可能误诊为间歇性 2:1 窦房传导阻滞。此外未下传的房性期前收缩也可貌似 Ⅱ 型房室阻滞或 2:1 房室阻滞，辨认出期前出现的 P′波便能排除房室阻滞。未下传的房性期前收缩与窦性搏动交替出现，可酷似 2:1 房室阻滞伴心室相性窦性心律不齐。发现被阻的房性期前收缩存在，便能较有把握地除外二度房室阻滞，但也应注意未下传的房性期前收缩与二度房室阻滞有可能合并存在。

2:1 房室阻滞，有时也被错误地诊断为窦性心动过缓。这往往是由于未下传的 P 波隐埋于 T 波中而未经辨认，或误认为 U 波而被忽略。类似地，2:1 房室阻滞也可被误诊为房室交界性逸搏性心律，这往往是由于被阻的 P 波与 T 波重叠未能辨认。

一度和二度房室阻滞的心电图形也可能由于隐性希氏束期前收缩所致，这在前面已作讨论。

在高度房室阻滞，心室夺获搏动应与室性期前收缩相鉴别。心室夺获的前面总有一个窦性 P 波，且 PR 间期是恒定的；而室性期前收缩则与心房律完全无关。

完全性房室阻滞由于其独特的心电图表现，一般诊断不困难，与其他心律失常不易混淆。不过，应当强调在完全性房室阻滞，心室率（逸搏性心律）是缓慢的，一般低于 45 ~ 50 次/分，只有在先天性房室阻滞，逸搏心律可高于 50 次/分。如果发现心室率超逾 60 次/分，即使有完全性房室脱节存在，应当首先考虑导致房室分离的其他原发性心律失常，如独立存在的加速的交界性自主心律，此时没有房室传导仅表示有轻度房室传导障碍。事实上，房室传导延缓伴次级起搏点频率轻度加速，就可以产生完全性房室分离；如果次级起搏点的频率相当快，那么，即使房室传导正常，也能产生完全性房室分离。

病因、预后和治疗

一度房室阻滞（房室传导延迟）偶可见于正常人，其中有的 PR 间期超逾 0.24s，其发生率在中青年人中为 0.65% ~ 1.1%，在 50 岁以上的人中更高些（1.3% 左右）。但最长的 PR 间期见于正常青年人组。迷走神经的影响强可能是其产生原因。迷走神经张力高，例如在训练有素的运动员，不但常有一度阻滞（发生率可高达 8.7%），还可见到二度 I 型房室阻滞。于动态心电图监测期间，发现有一度和（或）二度 I 型房室阻滞者更多些，尤其在睡眠时。一度和二度 I 型房室阻滞也可由于其他形式的迷走神经刺激和许多药物所致，后者包括洋地黄、奎尼丁、普鲁卡因胺、钾盐、β-肾上腺素能受体阻滞剂（普萘洛尔、阿替洛尔等）和钙通道拮抗剂，中枢和周围交感神经阻滞剂（如甲基多巴、可乐亭等）。为此常把 PR 间期延长的心电图称为房室传导延迟，而不称为房室阻滞。

房室结是大多数自发的一度和二度 I 型房室阻滞的阻滞发生部位。它可能是病理过程的表现，也可能是生理限度内的正常反应。在几乎所有房室传导正常的人，以递增性心房起搏可以诱发房室结内二度 I 型阻滞。进行性的递增性心房起搏可诱发房室结内传导延迟（一度阻滞）、二度 I 型阻滞和 2:1 甚至更高度的房室结阻滞。在自发的房性心动过速时也可见类似情况。值得注意的是房室结传导可随患者的临床状态（例如自主神经的影响）而有很大变化，也可对起搏引起的心率改变起特征性的反应，即增快起搏心率时，房室结的传导时间和不应性延长。另一方面，在交感神经张力增高的临床情况下，于任何起搏频率时，房室结的不应性和传导时间缩短。

引起一度和二度 I 型房室阻滞的常见疾病是风湿性心肌炎、急性或慢性缺血性心脏病，尤其常见于下壁心肌梗死的急性期。能产生心肌炎或心肌坏死的各种传染病如白喉、伤寒或病毒性感染，均可引起一度和二度 I 型房室阻滞。甲状腺功能亢进或肾上腺皮质功能减低也可导致 PR 间期延长。先天性心血管畸形如房间隔缺损、Ebstein 畸形等，有时伴有一度房室阻滞。任何原因引起的缺氧（如麻醉、肺动脉栓塞）可引起 PR 间期延长甚或更重的房室阻滞。心脏直视手术中及术后出现 PR 间期延长更不少见。

少数一度和二度 I 型房室阻滞的阻滞部位在希氏束内或双侧束支水平（希氏束下），几乎无例外地由于急性或慢性心肌病变所致。对它们的正确诊断必须依靠希氏束电图检查。它们的预后不同于房室结内一度或二度 I 型阻滞，很可能进展为高度或完全性房室阻滞。至于二度 II 型房室阻滞，则完全发生在希氏束内（约 1/3）和双侧束支水平（2/3 左右），也都是器质性心脏病变所引起，进展为完全性房室阻滞的可能性很大。

完全性房室阻滞有先天性的和后天性的，后者又可以是急性的或慢性的。

先天性完全性房室阻滞可发生于心脏其他方面都正常的患者，但约一半的病例发生在伴有其他先天性心脏病者。组织学研究表明先天性房室阻滞的原因是：①房室结发育不全，未能与结间束相连接；②发育不全的希氏束未能连接房室结；或③希氏束或束支部分缺如。患者被发现有完全性房室阻滞时的年龄幼小，心脏结构上有缺陷，逸搏心律的 QRS 波宽和 QT 间期长，都是高危险因素。有些学者对单纯先天性完全性房室阻滞患者的长期随访表明，大多数患者保持无症状，但有一些患者会发生晕厥，需要永久性心脏起搏治疗，而少数患者可能突然死亡。交界区逸搏灶对阿托品的反应和房室交界区恢复时间的测定，有助于预后判断。

后天性急性完全性房室阻滞常发生于急性 MT 病程中，也见于应用某些药物后，由于心脏外科手术或心导管术时损伤所致，也可能因导管消融术引起。

完全性房室阻滞可并发于急性 MI，尤其在下壁 MI，阻滞区绝大多数于房室结内。逸搏心律通常起源自房室交界区逸搏灶，QRS 波是窄的。然而，在少数病例，房室交界性逸搏律呈心动过缓-依赖的左束支阻滞图形。逸搏心律往往为 50~60 次/分，并可由于迷走神经阻滞药或运动而加快。但若发生以下情况，安装临时性心脏起搏器是恰当的：①逸搏心律呈右束支阻滞形状；②心室率低于 40 次/分；③伴以低血压或充血性心力衰竭；和④为了对心动过缓-依赖的室性心律失常作超速抑制。在大多数急性下壁 MI 患者，完全性房室阻滞是暂时性的，往往仅持续几天，预后较好，不需要永久性心脏起搏器。然而，约有 10% 的患者，完全性阻滞区在希氏束内。在这些患者，由于逸搏心律不稳定，常需植入永久性起搏器。急性前壁 MI 并发的完全性或二度 II 型房室阻滞，常伴以双侧束支的损害，意味着室间隔坏死。心室由位于束支-浦肯野系统内的逸搏灶所驱动，其逸搏频率往往低于 40 次/分，QRS 波宽阔。这种室性逸搏心律很不稳定，预后要差得多，需要永久性心脏起搏治疗。

在希氏-浦肯野系统有病的患者，有些抗心律失常药物，尤其是那些阻滞快钠通道的药，例如利多卡因、普鲁卡因胺和双丙吡胺（disopyramide），能诱发二度和三度希氏束内或希氏束下阻滞。各种心脏手术，尤其复杂的先天性心血管畸形的心内直视手术，例如主动脉瓣病变和室间隔缺损，不论伴或不伴以 Fallot 四联症，可能直接或间接地损伤房室传导系统，尤其希氏束，导致暂时性或永久性房室阻滞。此外，洋地黄中毒、急性风湿病和能引起心肌炎的一些细菌性或病毒性感染以及高钾血症等，也可产生二度或完全性房室阻滞。

完全性房室阻滞也可能在心导管术中导管操作过程中无意地损伤了束支而产生。原来有左束支阻滞的患者，右心导管术有时导致右束支的传导阻滞，因而引起完全性房室阻滞。偶尔，在一些原有右束支阻滞的患者，于左心室造影时发生导管诱发的左束支传导障碍而导致急性完全性房室阻滞。不过，大多数由导管引起的束支损伤是暂时性的，往往于几小时内可以恢复。

20 世纪 80 年代以来，为治疗目的造成房室阻滞用来控制顽固性室上性快速心律失常，方法是导管消融术。高能量脉冲（例如直流电）通常由置于靠近房室交界区的导管电极释出，以造成房室阻滞。如果造成完全性房室阻滞后，逸搏心率缓慢，不能适应患者生理需要，可植入永久性心脏起搏器。80 年代后期，尤其 90 年代以来，许多国内外科学者采用射频（radiofrequency）代替直流电，导管消融的技术上也大为改进，一般不再有意地造成治疗性房室阻滞。目前对顽固性房室结折返性室上性心动过速，用射频导管消融技术作房室结改良术（AV node modification），即选择性地以射频消融房室结的快径或慢径，阻断折返径路，使室上性心动过速不再发生。随访资料表明，近期和远期疗效都比较满意。对于由于显性预激综合征（显性 Kent 束）并发的或隐性 Kent 束引起的房室折返性心动过速，过去以直流电导管消融 Kent 束，终止折返，获得比较满意的成功率，少数患者发生心房或心室穿孔、心脏压塞以及完全性房室阻滞等并发症。目前对房室折返性心动过速，大多采用射频导管消融技术，射频消融所产生的心肌损伤面积小而表浅，因而一次消融不成功，可再次或多次重复释放射频。成功的关键主要是对 Kent 束电生理精确定位，成功率很高（90% ~95%）。射频消融术是一项安全的治疗技术，虽然也偶有产生心房穿孔、房室阻滞等并发症的报道。

后天性慢性完全性房室阻滞常见于因各种原因引起的普遍性心肌瘢痕化，尤其是由于缺血性心脏病（冠心病）、扩张性心肌病、原发性传导系统退化性变（Lev 病 Lenegre 病）以及高血压。其他罕见的病因包括 Hodgkin 病、心脏肿瘤、类风湿病、皮肌炎、黏液性水肿、淀粉样变性、进行性肌萎缩以及贯通性或非贯通性心脏外伤。

房室阻滞的预后和治疗取决于许多因素，包括病史和症状、病因（基础心脏病）、心功能状态、阻滞程度、阻滞持续时间（暂时性或持久性）和阻滞部位。其中，症状（头晕、眩晕、无力和晕厥发作，尤其后者）和阻滞部位尤为重要。必须根据每个患者的具体情况，包括临床情况、心电图表现和必要时的电生理检查资料，进行细致分析，综合判断，并制订适当的治疗方案，其中主要是人工心脏起搏器的适应证选择。

一般说来，发生于一些急性和可逆情况下的房室阻滞，例如由于洋地黄中毒、迷走神经张力增高、风湿病、急性感染、电解质紊乱、奎尼丁和普鲁卡因胺等药物的毒性反应，急性下壁心肌梗死，心导管术和心血管造影术等所致的一度和二度 I 型房室阻滞，往往是暂时性的，大多当引起房室阻滞的原发病因消退或被去除后，便逐渐自行恢复正常的房室传导，很少发展为完全性房室阻滞，也很少产生晕厥发作。因此，治疗主要针对导致房室阻滞的原因。

另一方面，慢性缺血性心脏病，原发性传导系统退化性变，扩张性心肌病，以及其他一些慢性器质心脏病（如累及心肌的全身性结缔组织病、类风湿病、心脏肿瘤、心脏类肉瘤、原因不明的心肌病包括慢性克山病）所致的房室阻滞，一般来说，房室传导系统已发生不可逆的器质性改变（坏死、退化性变、纤维化等），阻滞常是持久或永久性的，阻滞部位大多在希氏-浦肯野系统内。并且，由于基础心脏病，心功能本已很差，加上房室阻滞往往进展为完全性房室阻滞，进一步使心排出量降低。不少发生充血性心力衰竭，患者往往有症状，并有猝死的危险。对这些患者的治疗原则主要是设法保证足够的心室率，以提高心排出量，预防心脏停搏和在心率慢的基础上发生危险的快速室性心律失常（室性心动过速、心室颤动）而发生晕厥和猝死。在这种情况下提高心室率的主要措施是应用人工心脏起搏术。药物治疗虽暂时可有一定作用，但价值有限，当不具备心脏起搏的条件或不能及时进行心脏起搏时，不失为权宜之计。

关于先天性完全性房室阻滞以及急性 MI 病程中并发的完全性房室阻滞患者的预后和治疗抉择，在前面已作了讨论。

心脏直视手术引起的房室阻滞，大多数是暂时性的，少数由于房室传导系统某部（例如希氏束）被切断或受到不可逆的其他直接损伤，可以是永久性的。

在完全性（有时高度）房室阻滞患者，晕厥发作系因心脏骤停，心排出量锐减，发生急性脑缺血所致。患者立即丧失意识，有时伴以抽搐。如果有效的心室收缩不能及时恢复，则可迅速死亡，心脏骤停是指所有引起有效心室收缩停止的情况，包括：①心室颤动；②心室停搏，此时既无心室机械性收缩，也无心室电活动；③电-机械分离，此时虽有十分缓慢（低于30次/分，甚至低于10次/分）和常常不规则的室性自主性心律（心室逸搏心律），但不能引起有效的心室机械性收缩，QRS波宽阔和畸形。此外，十分快速的室性心动过速，有时也能直接导致晕厥发作，或者室性心动过速蜕变为心室颤动。完全性（以及高度）房室阻滞时发生室性心动过速和心室颤动的机制主要是折返激动。心室的电-机械分离和心室停搏则系逸搏节奏点功能（形成冲动的能力）逐渐减低的结果。在房室阻滞患者，导致晕厥甚或猝死原因中，心室颤动占一半以上。了解这点，在临床急救上有实际意义。对心室颤动，应立即进行直流电击除颤；对室性心动过速则应立即进行直流电复律术或者首选利多卡因冲击量（50~100mg）静脉注射，继之以静脉滴注（1~4mg/min）；或者采用普鲁卡因胺等其他有心肌抑制作用的抗心律失常药。而对十分缓慢的室性逸搏心律和心室停搏，则正好相反，应当采用有兴奋心肌作用的药（如异丙肾上腺素），或立即进行紧急的心室起搏，后者的疗效比较确实可靠。如果误用了相反的治疗措施，可能导致不幸后果。

异丙肾上腺素可增强次级起搏点（逸搏灶）的自律性，在完全性或高度房室阻滞可用以增快心室率。一般用0.1mg加于100ml液体中以每分钟1ml的速度作连续静脉滴注，必要时可增大剂量至0.2~0.3mg，或加快点滴速度。

阿托品能减低迷走神经张力，对阻滞区在房室结内的房室阻滞，有一定的改善传导的作用，但对希氏束内阻滞和希氏束下阻滞的作用甚小或毫无作用。

心脏起搏是目前对完全性或高度房室阻滞的最有效和可靠的治疗方法。不但在紧急情况下可进行临时性起搏，也可将起搏器（脉冲发生器）埋植在体内作长期（永久）性起搏，以维持有足够的心排出量所需的心室率，并防止在缓慢心率基础上发生快速室性心律失常。随着起搏器的设计和制造工艺水平的提高和起搏治疗的临床经验不断丰富，目前用心脏起搏来治疗房室阻滞患者的目的，不仅是维持和延长生命，而且为了提高活动和工作能力（生理性起搏）。在此，仅简述各类型房室阻滞的治疗，特别是起搏器治疗的适应证。

1. 一度房室阻滞，一般不产生血流动力学改变，对它本身不需特别治疗。但是，对位于希氏-浦肯野系统内的一度房室阻滞无症状患者，必须密切随访观察，因为它可能突然转变为二度Ⅱ型、高度甚或完全性房室阻滞。如果患者有晕厥发作的病史，又能够排除其他引起晕厥的原因，那么，尽管心电图上只有一度房室阻滞的表现，尤其电生理检查证实是希氏束内或希氏束下（双侧束支水平）的一度阻滞，应当考虑用起搏器治疗。

2. 患者有晕厥史，心电图上没有房室阻滞的表现（包括PR间期在正常限度内），但若希氏束电图检查发现HV时间显著延长，也是起搏器治疗的一个适应证。当然，应当先排除可引起晕厥发作的其他原因。

3. 有症状（特别是晕厥史）的二度房室阻滞患者，不论其阻滞区的位置，都是治疗的对象。药物（如阿托品）治疗对病变位于希氏-浦肯野系统的二度房室阻滞患者无效，但对二度房室结内阻滞者可改善其房室传导。因此，凡阻滞区位于希氏束内或双侧束支水平的二度房室阻滞以及经药物治疗无效的二度房室结内传导的有症状患者，是心脏起搏的适应证。

4. 无症状的二度房室阻滞患者，治疗随阻滞区的位置而异。阻滞区位于房室结者（均为二度Ⅰ型阻滞），通常不需要治疗。而阻滞区位于希氏-浦肯野系统内者的二度房室阻滞（Ⅰ型或Ⅱ型），尽管没有症状，应考虑心脏起搏治疗，因为这种心律是不稳定的，可突然发生心脏停搏或进展为完全性房室阻滞。发生在儿童的二度房室阻滞，即使是二度Ⅰ型阻滞，不应当认为是良性表现。一些学者的前瞻性随访研究结果表明，约半数二度Ⅰ型房室阻滞儿童患者，日后进展为完全性房室阻滞，其中少数有晕厥发作。因此，对这部分患者虽不需立即进行起搏器埋植，但加强随访观察是十分必要的。

5. 完全性房室阻滞患者，如果有症状（尤其是晕厥史），不论其阻滞区的位置在哪里，普遍认为是起搏器治疗的对象。

6. 无症状的完全性房室阻滞患者，如果阻滞区在希氏束下（双侧束支水平），也应该是起搏器治疗的对象，因为逸搏节奏点的位置低，功能不可靠，有发生晕厥和猝死的潜在危险。至于阻滞区位于房室结内或希氏束内而无症状的完全性房室阻滞患者，如果逸搏灶具有足够的频率，功能稳定，可以不用起搏器治疗。对这种患者，评定逸搏节奏点对超速抑制的反应，即评定交界区恢复时间（JRT）是有实际意义的，因为逸搏节奏点的功能是否可靠，对患者的影响比阻滞区的位置更为直接。交界区恢复时间与基本的心室周期之差称为校正的交界区恢复时间（CJRT = JRT-基本的RR间隔）。不论是否先用阿托品阻滞迷走神经的影响，CJRT超逾200ms，表明交界区逸搏灶的功能差，不可靠。对这种患者应考虑起搏器的治疗。虽然评定JRT需用心室起搏的方法，但只要操作得当，起搏频率不要太快（一般不必超逾150次/分），仍是一项安全的电生理检查方法。测定JRT的实际意义在于减少不必要的永久性起搏器埋植。

7. 急性心肌梗死并发的完全性房室阻滞，不论前壁或下壁梗死，也不论逸搏心律的QRS波是窄的或是宽的，都应进行临时性心脏起搏。这样，由于心脏起搏保证了适当的心率，有可能防止并发心脏停搏或室性心动过速和心室颤动，并且对血流动力学有利，使心排出量增加，帮助缺血心肌的恢复。用临时性房室顺序起搏（DVI起搏）在血流动力学上效果要比单纯心室起搏好得多。在急性心肌梗死病程的第四周末，如果房室传导障碍持续存在，则最好进行电生理学检查确定阻滞区的位置和数目，以助最后决定患者是否需要埋植永久性起搏器。

8. 心脏直视手术后的完全性房室阻滞，大多是暂时性的。若手术后一个月，这个传导障碍持续存在，多数学者认为这是永久性起搏的适应证。不过，根据Narula等的经验和我们的观察资料，对心脏直视手术后完全性房室阻滞的儿童患者，应当先进行电生理学检查，评定次级起搏点的功能。只有那些逸搏性心律缓慢不足以适应病儿生理需要，于运动后心率不增加或增加很少，以及对心室超速起搏的反应异常的患儿，才给予永久性起搏器埋植。这样，有一些患儿可免于不必要的永久性起搏。少年儿童处于生长发育阶段，永久性起搏埋植可能带来许多麻烦，慎重的权衡利弊是必要的。

9. 对无病状的先天性完全性房室阻滞，一般不需要心脏起搏治疗。但应进行Holter心电图监测，以排除常常可遇到的其他严重心律失常。

10. 在一切房室阻滞的患者，奎尼丁的应用应十分审慎。至于洋地黄类药，如果临床上很有需要，一度房室传导阻滞一般不是禁忌证，而在二度房室阻滞应避免使用，以免加重阻滞的程度。完全性房室阻滞伴有充血性心力衰竭时，可以小心地使用洋地黄。

参 考 文 献

1. 陈新. 房室传导阻滞//黄宛. 临床心电图学. 北京：人民卫生出版社，1990：393-422.
2. Kocovic DZ, Friedman PL. Atrioventricular nodal block//Podrid PJ, Kowey PR. Cardiac Arrhythmia. Mecha-

nisms, Diagnosis and Management. Baltimore: Williams & Wilkins, 1995: 1051-1071.

3. Josephson ME. Atrioventricular conduction//Josephson. Clinical Cardiac Electrophysiology. Philadelphia: Lea & Febiger, 1993: 96.

4. Uresell S, Habbab MA, EL-Sherif N. Atrioventricular and intraventricular conduction disorders: Clinical Aspects//EL-Sherif N, Samet P. Cardiac Pacing and Electrophysiology. Philadelphia: W B Sunders,1991: 140.

5. 张澍，王方正，黄德嘉，等. 植入性心脏起搏器治疗-目前认识和建议. 中华心律失常学杂志，2003，7: 8-21.

6. Gregpratos G, Cheitlin MD, Conill A, et al. ACC/AHA guidelines for implantation of cardiac pacemakers and antiarrhythmia devices (Committee on Pacemaker Implantation). Circulation, 1998, 97: 1325-1335.

7. Gregoratos G, Abrams J, Epstein AE, et al. ACC/AHA/NASPE 2002 guideline update for implantation of cardiac pacemakers and antiarrhythmia devices: summary article. a report of the American College of Cardiology/American Heart Association task force on practice guidelines (ACC/AHA/NASPE committee to update the 1998 pacemaker guidelines). Circulation, 2002, 106: 2145-2161.

8. Skanes AC, Tang AS. Ventriculophasic modulation of atrioventricular nodal conduction in humans. Circulation, 1998, 97: 2245-2251.

9. Rosen KM, Mehta A, Miller RA. Demonstration of dual atrioventricular pathways in man. Am J Cardiol, 1974, 33: 291-294.

10. Scherlag BJ, Lau SH, Helfant RH, et al. Catheter technique for recording His bundle activity in man. Circulation, 1969, 39: 13-18.

11. Englund A. The RR index test for the differentiation of atrioventricular nodal block from His-Purkinje block during incremental atrial pacing in patients with bifascicular block. Eur Heart J, 1997, 18: 311-317.

12. Bauernfeind RA, Welch WJ, Brownstein SL. Distal atrioventricular conduction system function. Cardiol Clin, 1986, 4: 417-428.

13. Barold SS, Ilercil A, Leonelli F, et al. First-degree atrioventricular block. Clinical manifestations, indications for pacing, pacemaker management & consequences during cardiac resynchronization. J Interv Card Electrophysiol, 2006, 17: 139-152.

14. Silverman ME, Upshaw CB Jr, Lange HW. Woldemar Mobitz and His 1924 classification of second-degree atrioventricular block. Circulation, 2004, 110: 1162-1167.

15. Jordaens L. Are there any useful investigations that predict which patients with bifascicular block will develop third degree atrioventricular block? Heart 1996, 75: 542-543.

16. Morady F, Higgins J, Peters RW, et al. Electrophysiologic testing in bundle branch block and unexplained syncope. Am J Cardiol, 1984, 54: 587-591.

17. Ross BA, Pinsky WW, Driscoll DJ. Complete atrioventricular block//Gillette PC, Garson A. Pediatric Arrhythmias. Electrophysiology and Pacing. Philadelphia: W B Saundders, 1990: 306-316.

18. Tabrizi F, Rosenqvist M, Bergfeldt L, et al. Time relation between a syncopal event and documentation of atrioventricular block in patients with bifascicular block: clinical implications. Cardiology, 2007, 108: 138-143.

19. Castellanos A, Cox MM, Fernandez PR, et al. Mechanisms and dynamics of episodes of progression of 2: 1 atrioventricular block in patients with documented two-level conduction disturbances. Am J Cardiol, 1992, 70: 193-199.

20. Shohat-Zabarski R, Iakobishvili Z, Kusniec J, et al. Paroxysmal atrioventricular block: clinical experience with 20 patients Int J Cardiol, 2004, 97: 399-405.

21. Kastor JA. Atrioventricular block during myocardial infarction//Parrillo JE. Current Therapy in Critical Care Medicine. Philadelphia: BC Decker, 1987: 88-91.

22. Roy D, Waxman HL, Buxton AE, et al. Horizontal and longitudinal dissociation of the A-V node during atrial tachycardia. Pacing Clin Electrophysiol, 1983, 6: 569-576.

23. Mymin D, Mathewson FA, Tate RB, et al. The natural history of primary first-degree atrioventricular heart block. N Engl J Med, 1986, 315: 1183-1187.

24. Kinoshita S, Konishi G. Atrioventricular Wenckebach periodicity in athletes: influence of increased vagal tone on the occurrence of atypical periods. J Electrocardiol, 1987, 20: 272-279.

25. Michaelsson M. Congenital complete atrioventricular block. Prog Pediatr Cardiol, 1995, 4: 1-10.

26. Sholler GF, Walsh EP. Congenital complete heart block in patients without anatomic cardiac defects. Am Heart J, 1989, 118: 1193-1198.

27. Schmidt KG, Ulmer HE, Silverman NH, et al. Perinatal outcome of fetal complete atrioventricular block: a multicenter experience. J Am Coll Cardiol, 1991, 17: 1360-1366.

28. Breur JM, Udink Ten Cate FE, Kapusta L, et al. Pacemaker therapy in isolated congenital complete atrioventricular block. Pacing Clin Electrophysiol, 2002, 25: 1685-1691.

29. Rosenfeld LE. Bradyarrhythmias, abnormalities of conduction, and indications for pacing in acute myocardial infarction. Cardiol Clin, 1988, 6: 49-61.

30. Goldberg RJ, Zevallos JC, Yarzebski J, et al. Prognosis of acute myocardial infarction complicated by complete heart disease (the Worcester heart attack study). Am J Cardiol, 1992, 69: 1135-1141.

31. Tucker EM, Pyles LA, Bass JL, et al. Permanent pacemaker for atrioventricular conduction block after operative repair of perimembranous ventricular septal defect. J Am Coll Cardiol, 2007, 50: 1196-1200.

32. Fenelon G, d'Avila A, Malacky T, et al. Prognostic significance of transient complete atrioventricular block during radiofrequency ablation of atrioventricular node reentrant tachycaridia. Am J Cariol, 1995, 75: 698-702.

33. Lin JL, Stephen Huang SK, Lai LP, et al. Clinical and electrophysiological characteristics and long-term efficacy of slow-pathway catheter ablation in patients with spontaneous supraventricular tachycardia and dual atrioventricular node pathways without inducible tachycardia. J Am Coll Cardiol, 1998, 31: 855-860.

34. Movahed MR, Hashemzadeh M, Jamal MM. Increased prevalence of third-degree atrioventricular block in patients with type II diabetes mellitus. Chest, 2005, 128: 2611-2614.

35. Shaw DB, Kekwick CA, VealeD, et al. Survival in second degree atrioventicular block. Br Heart J, 1985, 53: 587-593.

36. Kosinski D, Grubb BP. Syncope due to advanced atrioventricular block despite no demonstrable cardiac disease. Pacing Clin Electrophysiol, 1997, 20: 997-998.

37. Connolly SJ, Kerr CR, Gent M, et al. Effects of physiologic pacing versus ventricular pacing on the risk of stroke and death due to cardiovascular causes. N Engl J Med, 2000, 342: 1385-1391.

38. Toff WD, Camm AJ, Skehan JD. Single-chamber versus dual chamber pacing for high-grade atrioventricualr block. N Engl J Med, 2005, 353: 145-155.

第22章

室内阻滞

◎ 王思让

发生于希氏束以下传导系统内的传导延迟或中断，称为室内阻滞。

最早认识的室内阻滞是左、右束支阻滞的心电图变化。有关左、右束支阻滞的心电图 QRS 波形变化的理解系来源于 20 世纪 40 年代 Wilson 动物试验的结果，即分别切断左、右束支后的特征性的心电图变化。因此，容易给初学者错误的概念，即束支阻滞意味着该束支组织学的断裂。多年来丰富的临床病理组织、心电图、电生理学研究资料证明有关室内阻滞的病理生理概念，远非如此单纯。临床电生理学家 Josephson 认为，当心电图检查发现某一支分支阻滞时，最好视为该分支传导时间较之其他分支相对延长了，而不是完全不能传导。

正常情况下，左、右束支应同时开始激动两侧心室肌。如一侧传导时间较对侧延迟 0.04~0.05s 以上，延迟侧心肌即由对侧激动通过室间隔心肌来兴奋，产生宽大的、超过 0.12s 的 QRS 波，心电图便诊断为该侧的"完全性束支阻滞"。如果两侧束支传导时间都延迟了，但延迟的时间相同，两侧心室肌激动的时间仍是同步的，心电图表现 PR 间期延长，QRS 波却是正常的，给人以"正常室内传导"的概念。所以心电图诊断为束支阻滞，并不一定说明该束支组织学上的破坏。可再举出一些事实来说明这点：①常见的自发的或外加房性期前刺激，可以产生具有右束支阻滞图形 QRS 波；如果将这房性刺激偶联间期进一步缩短，又可出现左束支阻滞 QRS 波。②临床上可观察到某些患者，间歇性地出现束支阻滞，甚至左、右束支阻滞交替地出现。③有些学者曾对生前表现为左或右束支阻滞的患者的心脏室内传导系统做过细致的组织学切片观察，未能发现相应束支有组织学的断裂和损伤。即使具有器质性损伤，也并不意味着损伤存在于该分支的本身。④电生理学研究证实由于希氏束传导纤维呈纵向分离（longitudinal dissociation），局限于希氏束的病变，可以引起心室激动的不协调而产生相应的束支或分支阻滞图形，例如某些有左束支或右束支加左前分支阻滞的患者，当在希氏束远段进行起搏刺激时，竟恢复为正常的室内传导图形。但在希氏束近端刺激时，又出现原来的束支及分支阻滞图形。

但是，当临床心电图检查发现永久性的束支阻滞时，多数还是由于束支组织或远端末梢有了器质性损伤。Rossi（1969）对一侧束支阻滞病理组织学检查文献复习结果以及他自己的观察可以作为参考：71 例完全性右束支阻滞，51 例有该束支纤维断裂，16 例有部分损伤，4 例未发现病变；60 例完全性左束支阻滞，37 例有该束支完全断裂，16 例部分损伤，7 例无病变。另外该作者还指出，病理阻滞学改变，往往较心电图指示的远为广泛，呈现一侧束支阻滞的患者中 50% 实际上两侧束支都有病变。如近年几组作者报道，左束支阻滞患者，电生理检查 HV 延长（双束支病变）者达 80%。但有的作者发现束支组织有明显病变，心电图却显示为正常室内传导，因此有人（Davis1971）认为只需有少量正常的束支传导纤维，就可维持正常传导。上述资料虽然指出，持久性束支阻滞，多属室内传导组织器质性损伤，但临床预后判断还应结合心肌基础病变的性质及其他有关资料判定。

20 世纪 60 年代以后，Roseubaum 关于室内传导系统分为三个分支，即右束支、左前分支、左后分支的概念已被多数学者接受，并明确了左束支分支阻滞（hemiblock）的心电图诊断概念。至于中隔支阻滞（septal fascicular block）的心电图诊断，目前还没有一致意见，就临床常见度的多少来说，目前除了原经典的左、右束支阻滞之外，又出现了根据三分支系统病变的有关心电图诊断名词：

1. 单分支阻滞（monofascicular block） 包括右束支阻滞、左前分支阻滞、左后分支阻滞，但在多数情况下此名词系指左前分支阻滞或左后分支阻滞之一。

2. 双分支阻滞（bifascicular block） 包括右束支阻滞合并左前分支阻滞或左后分支阻滞、左束支阻滞，但在多数情况下系指右束支阻滞合并左侧两个分支之一的阻滞。

3. 三分支阻滞（trifasciculr block） 包括右束支阻滞、左侧两个分支中一支完全阻滞，另一支传导时间延长或由此发展成为完全性房室阻滞。

双侧束支阻滞（bilateral bundle branch block block），系可以明确左、右束支阻滞后的完全性房室阻滞或右侧束支阻滞加上左侧一个分支阻滞，或一侧束支阻滞并证实对侧束支传导时间延长（希氏束图 HV 延长）。应注意的是束支阻滞合并 PR 延长，不一定是双侧束支阻滞，因为 PR 延长很可能系房室结传导功能障碍，只有通过希氏束电图检查方可鉴别。

临床所见左束支阻滞较右束支少见的多，但从临床预后来说，左束支阻滞较右束支阻滞更具有传导系统器质性病变的意义。左束支的主干很短，有的学者认为实际左束支不存在主干，两组纤维从希氏束一经分出后即在左侧室间隔内膜下呈扇形展开，到达左心室各部内膜下分为浦肯野纤维，因此左束支阻滞常意味着室内传导系统受损范围较广。右束支则为单独一支，紧贴内膜下，行程也较长，由于右心室压力负荷及心室间隔肌的牵张，即使损害范围不大，就可以引起完全性阻滞，但相对说来预后较好。当然，左束支阻滞的发生不一定是完全的组织断裂，也有时隐时现的，也有因暂时心肌供血不足或可恢复的炎症、水肿改变等使传导纤维的不应期延长或传导速度减慢的暂时变化以后又得以恢复，因此判定其临床意义一定要结合其他检查发现而定。

室内阻滞的发生原理

通过心电向量图（以及心内心电图）的记录分析可以得知，当发生了左束支阻滞时，心室间隔的激动程序是异常的。在左右心室内各放一个标测电极，所描记出的"双极"心电图往往能证明心室间隔除极的方向与正常人相反，室间隔的开始除极方向虽与正常相似（仍是向右前方），但这部分向右前的心电向量却显著地减弱了。除了心室除极这个最初向量的变动外，更重要的是心室壁正常的、迅速而协调的除极程序发生了变化。当左束支发生阻滞时，左心室壁的除极并不再通过左束支及浦肯野纤维，而是自心室间隔藉心室肌向左后方心室壁进行除极。由于激动在心肌中的传导速度远较在正常的传导系统内缓慢，因而整个心室的除极过程明显延长。左心室壁的除极方向及速度有了上述的改变，它的心电向量图也相应地发生了改变。图22-1是一个完全性左束支阻滞三个平面向量图及心电图。可看出开始除极向量就与正常不同，综合心电向量QRS环不仅时间延长，而且方向也更为偏左和向后，环的主体在额面向量上也往往较正常的更为向上一些。

心电图既然是各平面向量环在各肢体及胸前导联上的投影，便必然随之发生下列有相当特征性的变化。

QRS波时间延长　由于整个心室的除极过程延缓，因而除极时间相应延长，表现为自QRS开始至终末时间等于或超过0.12s。左心室肥厚中，QRS时间固然也往往有一定程度的延长，但一般仅只延长到0.10s，远不如本症显著。此外，过去虽然往往以QRS时间延长到0.12s或以上为规定有无完全性束支阻滞的标准。但目前若干学者根据临床、心电图以及向量图的研究，认为不应把QRS时间延长至0.12s作为绝对标准，而应与其他特征综合判断有无束支阻滞。根据临床经验，某些具有典型左束支阻滞图形的心电图，其QRS时间不一定达到0.12s。

QRS波形态的改变　QRS波的形态特征最具有诊断意义。在胸前导联中改变最为明显。V_1、V_2导联中往往呈现一宽大而深的QS或rS波（其r波极为低小）。V_5至V_7导联中却相反的往往没有q波而呈现为一宽阔且顶端粗钝的R波。了解了左束支阻滞的发生机制及其QRS向量环的特点后，便不难理解这些胸前导联上的改变。由于正常心室开始除极时自左后向右前的心室间隔除极向量或消失，或则大为减弱，因而横面向量环自一开始便往往是向左后方的，即使仍有一个向前的向量，也多为时短暂、电压很低。因此，投影在V_1导联中或则根本无r波，或则仅呈现一个很小的r波。相反，在V_5至V_7各导联中，由于心室除极的综合向量自一开始便是向左后方进行的，因而投影于V_5、V_6导联轴的正侧，在这些导联上便往往没有q波而自一开始便是一个R波。除了心室除极的最初向量的方向及大小异于寻常外，左心室壁的除极迂回缓慢，这与正常人或左心室肥厚也很不同，它往往表现为一个宽大的"平顶"的R波，且有明显的粗钝现象，这是由于它向后比向左更明显的缘故。另一个特征是由于激动迟缓地在左心室壁上进行着除极，使左心室侧壁除极终了时，其他部位的心室壁除极过程都早已结束，因而V_5至V_6的导联中也不出现S波。左束支阻滞时的额面向量环，也往往是一个持续时间较长的向左的QRS环，因而在肢体导联的投影往往也具有特点。一般是在导联Ⅰ、aVL中呈现一个与V_5至V_6导联相似的宽阔而顶端粗钝的R波。由于左束支阻滞时向量环偏左偏上，故在导联aVF及aVR中可呈现一个向下的QS波。一般来说，左束支阻滞的最大特点是其向量环向左后方突出，因而在横面导联心电图（胸前导联）的QRS波特点最为突出而具有特征；在额面上固然向量环往往略偏上，但电轴左偏一般不超过－30°。在诊断左束支阻滞时，主要依据胸前导联的改变，至于肢体导联中QRS波的改变仅具有辅助价值。由于心室肌除极时间明显延长，在束支阻滞症中往往呈现明显的继发性改变。QRS向量环的开始与终末点往往不合拢，QRS-T环的角度往往增至180°左右。这些QRS向量与T向量的方向与之相反（图22-1，图22-2），因而投影在这个导联轴的负侧，表现为ST段下降及T波明显倒置。同理，在QRS图形基本是向下的（如QS波形、rS波形等）导联中，ST及T向量便必然投影在该导联轴的正侧，而表现为ST段轻度抬高及T

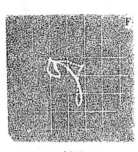

额面

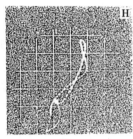

横面

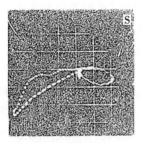

右侧面

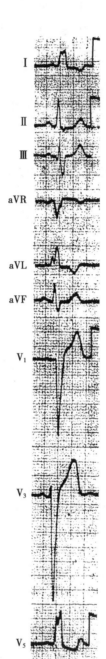

图 22-1 左束支阻滞的心电向量图及心电图

将左束支阻滞的不同平面向量图与心电图作对照观察，有助于理解左束支阻滞心电图产生原理；各平面 QRS 环光点较正常更密集，正常 QRS 环开始向前向右的向量消失，环体一开始就向左后方运行，自横面及额面可见环体在运行过程中呈"8"字形扭转，这些是左束支阻滞时 QRS 环的重要特征。反映在心电图上即为各导联 QRS 增宽，反映横面向量环的 V_1 导联呈没有明显 r 波，而是一个宽大的 QS 或 rS，V_5 导联则为宽大粗钝的 R 波。根据额面向量环还可得到相应肢体导联的 QRS 波形。另外，这个 QRS 向量环是不闭合的，有个位于右前方的 ST 向量（见横面向量环），所以心电图 V_1、V_2 导联 ST 段上升，而 V_5 导联 ST 段略下降。从每个平面向量图上都可看到 QRS 与 T 环角度近于 180°，因此心电图导联 T 波与 QRS 主波方向也都相反

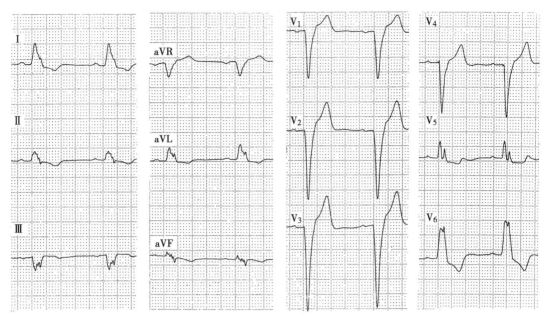

图 22-2 完全性左束支阻滞心电图一例

男，冠心病患者。各导联 QRS 波延长达 0.12s，V_1 呈深的 QS 波，V_5 则为明显粗钝的 R 波，其振幅在正常范围，其前无 q 波，其后无 s 波。I、II、aVL 的 QRS 形态酷似 V_5。说明左心室壁缓慢的除极既是指向后方的，在额面平面上 QRS 环又是朝向左方的，故它投影于 I、aVL 导联轴的正侧。此外，导联 I、II、aVL、V_5 中 ST 段都下降，T 波也有不同程度的双向或倒置，而在 V_1、V_3 中 ST 段升高，T 波直立

波直立。

简言之，在左束支阻滞症中，V_1、V_2 导联由于 QRS 波多呈现为宽大的 QS 或 rS 波形，其 ST 段略抬高，T 波直立；在 V_5 导联中，由于 QRS 波多系一宽大的 R 波，故往往有 ST 段压低，T 波倒置。肢体导联中也呈现相应的改变，如 I、aVL 等在左束支阻滞症中多为宽大的 R 波，出现 ST 段压低，T 波倒置；相反，在导联 III、aVF 及 aVR 中则由于 QRS 波多呈 QS 波形，ST 段便往往有不同程度的升高，T 波直立。

以上所描述的 ST-T 改变，是因除极过程异常所引起的继发性的复极过程的改变。但是，由于大部分左束支阻滞患者，其心肌往往有不同原因的病变（如炎症、缺血、心肌纤维化等），因而除继发性改变外往往还可能兼有原发性的 ST-T 改变因素参与，此时心电图的 ST-T 改变可能不像上述那样典型。

如果心电图 QRS 波形态特点符合左束支阻滞，但 QRS 时间增宽不到 0.12s，有的学者称之为"不完全性左束支阻滞"。Sodi Pallaris 认为不完全性左束支阻滞最重要的诊断依据是 I、aVL、V_5、V_6 诸导联无 q 波，R 波略现粗钝，临床心电图对是否应将上述诊断为"不完全性左束支阻滞"是有不同意见的。例如正常健康中青年的半数可出现上述心电图表现，另外，左心室肥厚患者以及心脏转为使室间隔开始除极向量与各左侧胸前导联垂直时，都可使这些导联上的 q 波消失。因此除非在同一导联上出现规律性的具有上述特点的心电图变化以及 QRS 波宽度动态变化，否则不易在日常的临床心电图工作中作出准确的"不完全性左束支阻滞"的诊断。

左束支分支阻滞

从 20 世纪 60 年代后期心电图学者即已普遍接受了 Rosenbaum 关于左前分支阻滞（anterior hemiblock）及左后分支阻滞（posterior hemiblock）心电图诊断的概念，但在诊断标准方面仍有一些分歧。70 年代后期，少数研究者提出了心室中隔支阻滞的心向量即心电图诊断依据，历经数十年，中隔支阻滞的心电图诊断及临床意义还是不如左前分支或左后分支阻滞那样受到公认。

室内传导系统的解剖特点。支配左心室的两组（分支）传导纤维在它们远端藉浦肯野纤维传抵心室肌。在正常情况下，当激动由房室束到达左束支后，同时由两组分支向左心室内膜传布，故 QRS 综合向量指向左下方（图 22-3A）。如果因为某些病理原因使两组分支之一受到损害，则 QRS 向量环就会有相应的改变。

当左前分支阻滞时，左室开始除极后，激动首先沿左后分支向下方室间隔的后下部及膈面内膜除极，然后通过浦肯野纤维向左上以及激动心室前侧壁。因此，QRS 波初始向量（一般不超过 0.2s）向下向右，终末向量向左向上，额面 QRS 环是逆钟向运行，其综合向量轴常位于 $-30° \sim 90°$ 之间（图 22-3B）。反映在心电图上由于 QRS 环开始 0.02s 向下向右，形成 I、aVL 导联 q 波，II、III、aVF 的 S 波，即 $QRS_{I,aVL}$ 呈 qR 型，$QRS_{II,III,aVF}$ 呈 rS 型。又因电轴介于 $-30° \sim -90°$ 之间，R_{aVL} 大致应 $> R_{I,aVL}$。由于前侧壁心肌虽然延迟除极，但激动仍沿着浦肯野纤维进行，所以 QRS 时间不增宽或只轻度增宽，一般不超过 0.11s。因此可归纳左前分支阻滞的心电图诊断条件如下：①电轴左偏 $-45° \sim -90°$。②$QRS_{I,aVL}$ 呈 qR 型，但 $Q_{I,aVL}$ 不超过 0.02s；$QRS_{II,III,aVF}$ 呈 rS 型；$R_{aVL} > R_{I,aVL}$。③QRS 不增宽或轻度增宽，一般不超过 0.11s。

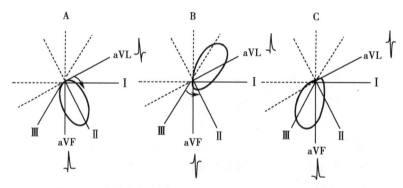

图 22-3 左前分支阻滞及左后支阻滞 QRS 额面向量示意图

A. 为正常的 QRS 向量环，综合向量轴多在 $+30° \sim +60°$ 范围；B. 左前支阻滞时，开始的 0.02s，向下并略偏右，以后的 QRS 环逆钟向运行，主要部分向上向左，综合向量轴在 $-30° \sim -90°$ 之间。心电图 $QRS_{I,aVL}$ 呈 qR 型，$QRS_{II,III,aVF}$ 呈 rS 型；C. 左后支阻滞时，开始的 0.02s，向左向上，以后 QRS 环呈顺钟向运行，并较正常明显偏右，综合向量轴在 $+90° \sim +120°$ 之间。心电图 $QRS_{I,aVL}$ 呈 rS 型，$QRS_{II,III,aVF}$ 呈 qR 型

单纯的左前分支阻滞一般不引起横面向量环改变，胸前导联 QRS 波形无明显改变，但有可能出现下列变化，鉴别时应予注意：①右侧胸前导联（V_1、V_2）可能出现 r'，特别是电极位置较高时，此系由于 QRS 终末向量既向上又偏前。②左侧胸前导联（V_5、

V_6）可出现 S 波增深，这是由于朝上的 QRS 向量环，终末部还略偏向后右方，如将电极位置移高一个肋间，即可不出现这一变化。另外就是左侧胸前导联的 q 波可消失。③右侧胸前导联可出现 q 波，可误为前间壁梗死。降低一个肋间记录，此 q 波即消失，这是因为初始的向右向下的除极向量还略朝后之故，如为间壁梗死则不因此一电极位置变化而消失。

当前侧壁心肌梗死毁坏了大部分左前分支纤维，则在 I、aVL 导联可出现宽达 0.04s 以上的 Q 波，增宽的终末向量也较明显，QRS 宽度可达 0.12s 以上，这就是以前 Grant 称之为"前侧壁梗死周围阻滞"（antero-lateral peri-infarction block）的图形，实际上即为心肌梗死引起的左前分支阻滞。

如果熟悉左前分支阻滞的心电图改变，就会理解左前分支阻滞可使小范围的下壁心肌梗死受到掩盖（即 II、III、aVF 不出现 Q 波）。相反，下壁心肌梗死，也可使合并存在的左前分支阻滞表现不出来，鉴别时应结合临床及前后一系列心电图综合考虑。另有某些肺气肿、预激患者也可以引起电轴显著左偏，而类似左前分支阻滞。高血钾可引起短暂的左前分支阻滞，当然这类心电图还有其他心电图特征可供识别，但却值得注意。（图22-4、5、6、7）

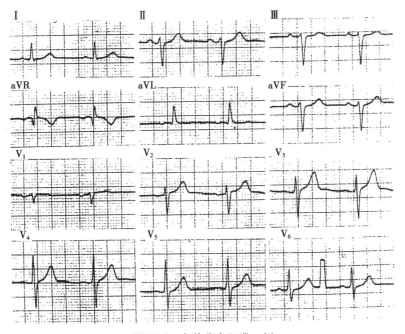

图 22-4 左前分支阻滞一例

20 世纪 60 年代后期心电图学界开始接受左束支分支阻滞的概念时，开始的几组作者有关左前分支阻滞的报告都是医院住院病例，因此很容易将此心电图发现与器质性心脏病如冠心病、心肌病等相联系，以后经过较多的普查病例追随观察，目前大致可以认为永久的左前分支阻滞提示传导组织器质性病变，但如不合并心脏其他病变，则预后大致良好。特别是40 岁以上者，其以后临床冠心病及完全性房室阻滞的出现率与同年龄的健康者，没有显著的差别。如合并心脏其他病变，其预后则应由心脏基础疾病决定。

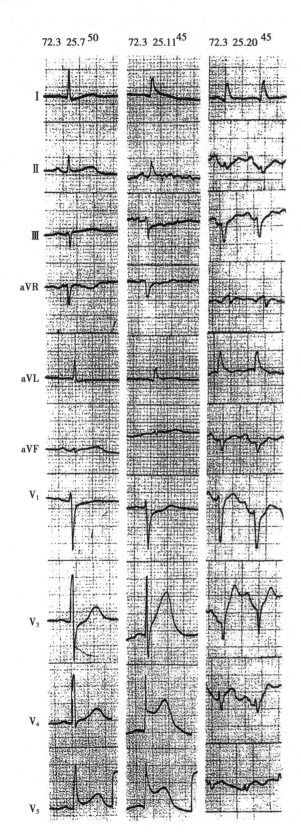

图 22-5   急性前壁心肌梗死合并左前分支阻滞

女，58 岁。因头痛二周，意识不清 2h，于 1972 年 3 月 25 日急诊入院。7 时 50 分记录第一次心电图：ST_{V_5} 升高约 0.075 ~ 0.15mV，$T_{I、aVL}$ 低平。10 时 30 分呕吐剧烈，腰椎穿刺脑脊液为血性，压力 274mmH₂O，诊断为蛛网膜下腔出血。11 时 45 分第二次心电图：$ST_{V_4、V_5}$ 显著升高 0.45 ~ 0.6mV，ST_{V_3} 亦升高 0.3mV，V_3、V_4、V_5 导联均出现 q 波，此时应考虑为急性前壁心肌梗死。20 时 45 分再次记录心电图：导联 QRS_{V_3} 转 QS 型，$ST_{V_4、V_5}$ 仍升高 0.1mV，$R_{I、aVL}$，$S_{II、V_1}$ 均增宽至 0.10s，但 I、aVL 导联仅见很小的 q 波，心电轴 -36°，系左前分支阻滞的心电图改变。由于左前分支阻滞，左侧心室壁的除极先由左束支开始，故 QRS 最初向量向下，所以 I、aVL 出现细小 q 波，而 II、III、aVF 则为小 r 波。左后分支所支配的区域（间隔后部及膈面心肌）除极完毕后，始通过浦肯野纤维最后将心室左上部（左前分支支配区域）除极，所以最后的 QRS 向量指向左上，故 I、aVL 最后有略宽的 R 波，而 II、III、aVF 为略宽的 S 波

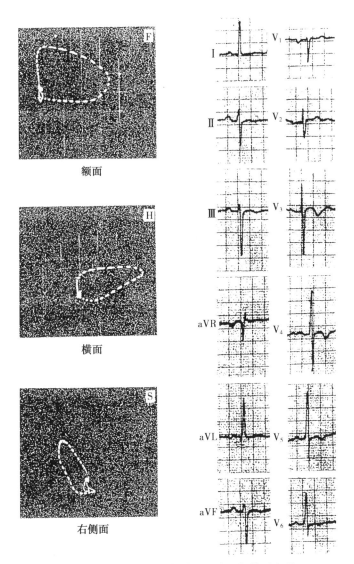

图 22-6 左前分支阻滞合并冠心病一例并附向量图

当左后分支阻滞时，左室除极开始后，激动系先沿左前分支进行，故 QRS 初始 0.02s 向量向左略向上。中、末 QRS 向量向下向右，综合 QRS 向量介于 +90° ~ +120°之间，QRS 环呈顺钟向运转（图 22-3C）。因初始 0.02s QRS 向量向上向左，故无 I、aVL 导联的 S 波及 II、III、aVF 的 R 波。同样，由于膈面心肌虽然延迟除极，但激动仍沿浦肯野纤维进行，所以 QRS 波不增宽或增宽不显著。由此可归纳左后分支阻滞心电图的诊断条件如下：①电轴右偏 +90° ~ +120°；②QRS $_{I、aVL}$ 呈 rS 型，QRS $_{II、III、aVF}$ 呈 qR 型；③QRS 不增宽或轻度增宽，一般不超过 0.11s；④单纯的左后分支阻滞胸前导联 QRS 波无明显改变（图 22-8）。

上述的心电图改变，亦可见于健康的年轻人及体形瘦长者以及肺气肿、肺梗死、右心室肥厚、广泛的侧壁心肌梗死。诊断前必须除外上述情况。

如果由于下壁心肌梗死，毁坏大量左后分支纤维，则 II、III、aVF 可出现宽达 0.04s 的

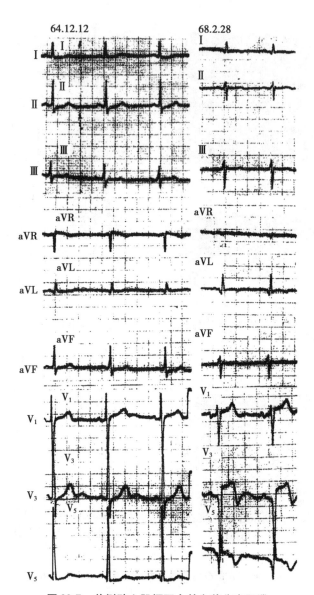

图 22-7　前侧壁心肌梗死合并左前分支阻滞
（梗死周围阻滞）心电图一例

男，72 岁。1964 年 12 月 12 日心电图：除 ST_{V_5} 水平型下降 0.10mV 外，无其他异常（心电轴 +2°）。1966 年 12 月 31 日曾发生剧烈胸骨后疼痛，面色苍白，出冷汗，硝酸甘油未能止痛，持续约数十分钟。1968 年 2 月 28 日心电图：V_3、V_5、I、aVL 导联出现明显 Q 波，$ST_{V_1 \sim V_5}$ 上升，$T_{I、aVL、V_3、V_5}$ 倒置，为前壁陈旧性心肌梗死改变。值得注意的是此时心电轴已左偏 −45°。$QRS_{I、aVL}$ 呈 qR 型，$QRS_{II、III、aVF}$ 为 rS 型，QRS 时间没有明显增宽，系由于梗死病变损坏了左前支纤维，该支支配区域最后除极，但由于激动仍系由周围的浦肯野纤维传导，故 QRS 波没有明显增宽，即为 Grant 所称的前侧壁梗死周围阻滞

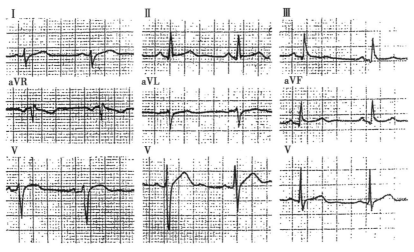

图 22-8 左后分支阻滞一例

男，41 岁。因经常胸痛于 1975 年 8 月就诊，检查血压正常，略肥胖，胸透视左心室增大，心电轴 + 100°，QRS_{aVL} 呈 rS 型，$QRS_{II、III、aVF}$ 为 qR 型，QRS 无明显增宽，结合临床可诊断为左后分支阻滞

Q 波，QRS 宽度也可达 0.12s 以上，这就是过去 Grant 所称的下壁梗死周围阻滞（inferior per-iinfarction block）的心电图改变。

左后分支阻滞因其诊断受上述条件限制，在通常的临床心电图检查中发现不多。据某些学者的意见，左后分支阻滞较左前分支阻滞少见的原因是：①前分支只接受左冠状动脉前降支室间隔一处血液供应，而后分支除接受上述血液供应外，还接受右冠状动脉后降支的血液供应。②前支纤维较长（平均 25mm），分布在一较薄层心肌内（平均厚度 3mm）。后分支纤维较短（平均长度 20mm），又分布在较厚层的心肌范围内（平均厚度 6mm）。前分支主要分布于血流较为急速的左心室流出道，后分支主要分布于相对说来血流较为缓慢的流入道。这些因素可能说明前分支纤维较后分支更易于受到损伤。左后分支如有损伤，则预示心肌病变范围较为广泛。

由面的讨论可以给读者一个明确的印象，就是左束支两个分支阻滞的心电图诊断，QRS 额面向量的左、右偏转［更形象的说法应是上、下偏转（superior or inferior deviation）］是主要依据。讨论左束支阻滞时，曾提及额面向量可较正常略为左偏，但在左束支主干损伤或其两个分支同时均匀受损情况下，额面电轴左偏不应超过 −30°，即不达到左前分支阻滞的诊断标准。但在临床心电图的检查过程中，发现完全性左束支阻滞时，有一部分额面电轴左偏超过 −30°，这一部分患者心脏传导系统病变范围与没有电轴左偏者，究竟有无不同，曾经有一些学者进行探讨、研究。Rosenbaum 等曾观察过 98 例间歇性左束支阻滞，证实当左束支阻滞出现时，其额面电轴在 20 例左偏超过者，6 例原有左前分支阻滞，其余 14 例作者分析其原因是不完全的"分支前左束支阻滞"（incomplete predivisionsl LBBB）合并左前分支阻滞，及左前分支阻滞合并不完全左后分支阻滞。简言之就是左束支阻滞时如果有明显的电轴左偏，实际上就不是单纯的左束支主干阻滞，其病变范围包括主干及左前分支或者是两个分支都有病变，但左前分支的损伤程度超过左后分支，因此病理范围更趋向于左束支系统的周边部位，范围更为广泛。另有学者认为，右心室肥厚时将左心室移位于左上，均可使原有的左束支阻滞电轴左偏。综合这些观察所见，可以有这样的印象，左束支阻滞合并电轴左偏时，一般就不是单纯的左束支主干的损害，而是牵涉到周边分支的更为广泛的病变或还有其他心脏合并的病理损害。我们也观察到一些开始为左前分支阻滞，以后逐渐为完全性左束支阻滞电轴左偏 > –30°的病例，心脏扩大及心室功能进行性恶化（图 22-9）。

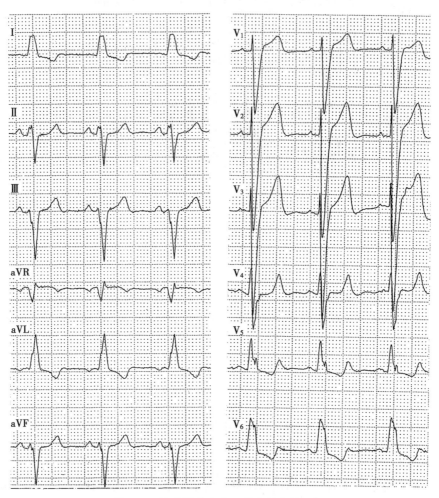

图 22-9　完全性左束支阻滞合并电轴左偏
男性，83 岁。高血压，冠心病。窦性心律，PR 0.13s，QRS 0.14s，
V_1V_2 呈 rS 型，I、aVL、V_6 呈 R 型，额面 QRS 电轴 –58°

关于中隔支阻滞的心电图诊断，目前还没有足够丰富的资料。Demoulin 及 Kulbertus（1972、1973）经过较细致的组织学研究（例如他们采用了与其他学者不同的切片方向，后者往往在室间隔使用与房室环垂直方向切片，如此有利于观察希氏束及其他束支纵行纤维，此二学者加用与房室环平行的切片方向，便于发现横行纤维）认为左束支在分出前（上）及后（下）二组纤维之同时还分出一组前行的间隔支纤维（septal fascicle）。1976 年 Nakaya 在切断狗的中隔支之后，成功的造成了 QRS 环体向前移位的实验模型，肯定为间隔支损坏后出现的心电向量图变化。在没有其他原因可以解释的 QRS 环体前移的患者，尸检中有的发现间隔支有纤维病变。1976 年 Hoffmann 等对 6 例环体明显前移的患者进行冠状动脉造影及左心室造影，其中 5 例左前降支完全堵塞，左心室前壁功能失调，认为 QRS 环体前移系间隔支损伤所引起。Uhley 描述了间隔支阻滞时的心电向量变化：正常情况下当激动经希氏

束下传心室时,左束支三组分支支配的心室区域同时激动,左前分支激动时向量指向左前上方,左后分支激动向量指向右后下方,两者相抵消。心室除极初始综合向量决定于间隔支的除极,它是指向右前下方的。当间隔支受损时,左束支的激动仅能通过前、后二支传布,开始的向右向量消失,V_5、V_6 可没有 q 波出现。最后激动通过浦肯野纤维网到达间隔支及其分布区域从而使室间隔中部及左心室前壁除极,综合向量指向左前下,QRS 环体明显向前移位。心电图表现为右侧胸前导联 R 波振幅增高,V_5、V_6 导联无 q 波,QRS 时限延长常不显著。

从以上叙述可知,所谓间隔支阻滞的心电向量及心电图变化亦可见于右心室肥厚、真后壁心肌梗死、A 型预激综合征等以及某些正常人的变异,因此在缺乏相应其他临床资料以及没有过去心电图对比的情况下,不易作出确实的"中隔支阻滞"的心电图诊断。在上述作者研究结果之后,也再没有多少有关联系临床的观察报道。

右束支阻滞

右束支阻滞在常规心电图检查中远较左束支阻滞为多见,且可见于各年龄组(而左束支阻滞主要见于中年以上患者)。大致说来,它可出现于下述几种情况:①少数完全健康者;②右心室扩张或肥厚患者;③冠状动脉硬化引起的心肌缺血;④心肌慢性炎症或退行性变。任何因素使右侧束支的传导减慢或组织学的断裂使右心室除极后于左心室,即可出现右侧束支阻滞。总的说来,单纯的右束支阻滞如不合并其他心脏病理改变,预后常是较好的。

自心电向量记录可以看出,当发生了右束支阻滞后,心室除极最初的综合向量并不受影响。右束支阻滞心电图只是 QRS 的后半部起了变化。这类患者的 QRS 向量化的初始部分与正常的几乎完全相同,但其后附加了一个突出的向右、前方缓慢进行的"附加环"(appendage loop)。在额面上,这个"附加环"可能略偏上或与 0°~180°轴大致平行。

图 22-10 是完全性右束支阻滞的三个平面向量环及心电图。可以看出,QRS 向量环在 0.06s 之前一部分基本和正常相同,但 QRS 环的后一部分,由于右心室壁的除极延缓,便产生了一个向右前除极的向量,造成了心电图上的异常所见。由于上述的 QRS 向量环的变化,反映在心电图上的具体表现便是:

1. QRS 波时间延长 由于右心室除极延缓,除极时间便相应延长,自 QRS 多延长至 0.12s 或更长些。诊断完全性右束支阻滞,主要依靠胸前导联的 QRS 波形,QRS 时间达到 0.12s 与否,并不是绝对。

2. QRS 波形态的改变 QRS 波形态的改变在右束支阻滞中颇具特征。由于横面 QRS 向量环后半部的改变主要是向右前方突出,因此在 V_1、V_2 中往往在开始部分仍系正常的 rS 波,但继以一个宽大的 R′波(因为这一终末向量朝向右前方,投影在 V_1 导联轴的正侧,呈现为 R′波)。因此在右侧胸前导联上出现了一个由 rsR′波组成的"M"型波群。R′波一般占时既长,且往往较为高大。V_5、V_6 导联的前半部仍与正常相同,为一 qR 或 R 波,但由于后半部的向量是明确向右前方的,投影在 V_5、V_6 等导联轴的负侧,因而出现一个宽阔、粗钝的 S 波。V_5、V_6 导联中的 QRS 成为一个 qRS 波或 RS 波。它与右心室肥厚心电图的区别不仅是 QRS 时间延长,并且表现为左侧胸前导联的 S 波并不甚深,而是更为宽阔、粗钝。往往仅根据 V_1、V_2 及 V_5、V_6 导联的 QRS 波形态就不难判断一例心电图是否为完全性右束支阻滞。

肢体导联心电图中 QRS 波的改变,也可以自右束支阻滞的心室除极向量特点推断出来,

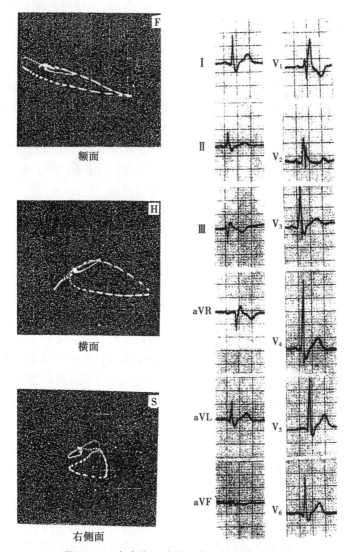

图 22-10　右束支阻滞的心电向量图及心电图

从横面及右侧面向量图可以看出，QRS 的初始向量是正常的，向前并偏右，继而 QRS 环按正常方向（横面向量图是逆钟向、额面及右侧面系顺钟向运行）向左后方除极。向量环的前部分，大约代表左心室除极时的向量。反映在心电图上，可见各导联 QRS 波前半部分的形态、宽度都是正常的。QRS 环后部分与正常的 QRS 环则完全不同，突向右前方并向上，光点较密集，像一个"附加环"。反映在心电图上即各导联 QRS 波后半部分增宽，V_1 导联有宽大的 R′ 波，V_5 导联有粗钝的 S 波和各肢体导联（反映额面向量环）QRS 波的相应形态。各平面 QRS 环未闭合，有一向右前的 ST 向量，反映在 V_1、V_3 导联上有轻度 ST 段升高。在横面向量环可见 T 环与 QRS "附加环"方向对峙，RS-T 角度接近 180°，故心电图 V_1 导联 T 波倒置，V_5 导联 T 波升高

QRS 波形态的特点也完全表现在后半部分。心室除极后部分缓慢的向右前方（可能略偏上）的"附加 QRS 向量环"投影在导联 aVR 及Ⅲ的正侧，因此 aVR 及Ⅲ多呈现为一 qR 波，该 R 波并不高耸，但占时较长，而且多系粗钝的。相反，该部向量必然投影在Ⅰ、aVL 及Ⅱ的负侧，所以这些导联也像 V₅ 一样，出现宽大、粗钝的 S 波。由于这个向量主要是平行向右的，因而与 aVF 的导联轴适成垂直，aVF 导联上的 QRS 便较小。设若该向量明显向上，则投影在 aVF 导联轴的负侧，在该导联中也将出现 S 波。

3. ST 段与 T 波的改变   完全性右束支阻滞时，除极程序既然有了明显的改变，必然会引起继发性的复极程序变化。T 环与 QRS 附加环的角度增大到接近180°。这样，便在 QRS 波具有宽而粗钝的 R 或 R′波的那些导联（如 V₁、aVR 等）中，ST 段压低，T 波倒置；而具有宽阔、粗钝的 S 波的各导联（如 V₅、Ⅰ、aVL 及Ⅱ等导联）中，ST 段抬高，T 波直立向上。

综上所述，完全性右束支阻滞的主要心电图表现是，因 QRS 环在终末部分附加了一个向右前方缓慢进行向量环，从而常使 QRS 时间延长至 0.12s 或以上，在 V₁、aVR 等导联中的 QRS 后部，出现了宽阔、粗钝的 R 或 R′波，而在 V₅ 以及Ⅰ、aVL 等导联中，QRS 终末部分出现宽阔、粗钝的 S 波，ST-T 也出现了继发性的改变（图 22-11）

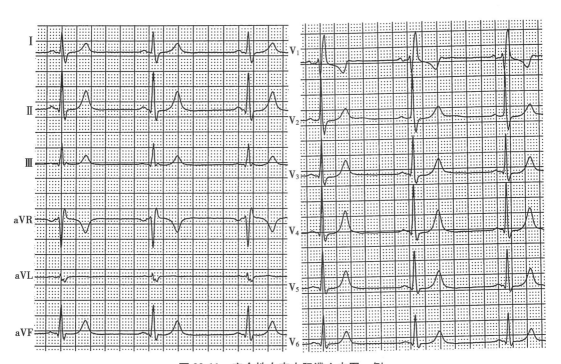

图 22-11   完全性右束支阻滞心电图一例
QRS 时间延长达 0.12s。各导联 QRS 波最初的 0.04s 是正常的，如 V₁ 中是小 r 波，V₅ 是 R 波。但 QRS 后半部图形异常，由于 QRS 横面向量环后半部传导缓慢，并向右前方突出，故心前导联 V₁ 中有一宽大的 R′波，aVL 则有一宽而粗钝的 S 波

不完全性右束支阻滞

当一帧心电图出现类似完全性右束支阻滞 QRS 波形，如 V₁ 呈 rsR′或 M 型，V₅、V₆ 导联 S 波较宽而不较甚深，aVR 中有较宽而不甚高的 R 或 R′波，但 QRS 时间尚未达到 0.12s，

仍可诊断为完全性右束支阻滞症。在实际工作中，常遇到只有右侧胸前导联出现时限远不到 0.12s 的 RSR′波，其他导联相应改变却不明显，如左侧胸前导联并无粗钝的 S 波，或 V₁ 呈 Rsr′型，其 r′ < R，时限也不超过 0.04s，或则 V₁ 导联呈振幅不高的 M 波等，此时诊断为不完全性右束支阻滞较为合适。关于这类心电图的临床意义，出现机制等在 20 世纪 40 ~ 50 年代曾有过不少争论：由于以后更多临床心电图、心电向量图及病理解剖资料的积累，目前大致可以认为这类心电图出现于以下情况：①正常人。黄宛等根据 1952 年的正常人心电图资料，发现 1% 的正常青年人有这类心电图改变。Said 及 Bryant 在右侧第 4、5 肋间不同部位描记心电图，在 100 例健康青年中有 73% 呈这类图形。②在部分冠心病及心肌病患者中出现这种心电图改变。③部分慢性肺部疾患，轻度的右室肥厚或扩张的患者，以及先天性心脏病房间隔缺损患者尤多出现这种心电图改变。某些学者认为这类心电图改变可能是由于右束支的远端纤维受损，室间隔及右心室除极仍如正常进行。右室肥厚如只限于流出道圆锥部位，该部传导纤维受损，也可出现这类图型，关于右束支阻滞合并右室肥厚的心电图诊断问题，后面还会谈到。鉴于在日常心电图工作中，遇到这类心电图甚多，应当结合患者其他临床资料，考虑其诊断意义，一般来说，固定改变的"不完全右束支阻滞"而不合并其他心脏异常者，多无临床重要意义（图 22-12）。

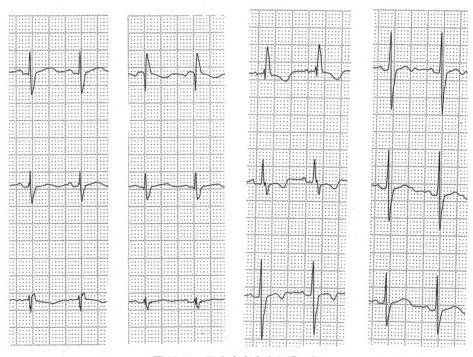

图 22-12　不完全右束支阻滞一例

间歇性束支阻滞

室内阻滞多数情况下是永久性的，有时心肌缺血、炎症或周身感染、代谢中毒等变化，可在某一时期内出现束支或分支阻滞，恢复后即不再出现，可称之为一过性（transient）束支阻滞。有时临床心电图记录到一些时隐时现的束支阻滞，其出现与消失常与心率快慢有关，所以称之为"与心率有关的束支阻滞"（rate-dependent bundle branch block）。为便于理解这类束支阻滞的发生机制，有必要将心肌纤维对激动传导的有关电生理作一简要复习：决定心肌纤维传导功能的一个重要因素是动作电位 0 相的上升速度（dV/dt）及其振幅的高度。上升速度越快，振幅越高，传导激动的性能越好；反之，上升速度慢，振幅低，传导功能越差。而 0 相的上升速度与振幅又取决于心肌纤维受激时的膜电位水平。当此值在 −85 ～ −90mV 时，其传导功能处于最佳状态，此值偏低（注意是负值），传导功能减弱。心肌纤维受激时的膜电位水平与 0 相除极速度的关系，反映了心肌纤维的应激性（excitability），电生理学称之为膜反应性（membrane responsiveness），对快纤维（如浦肯野纤维）来说，反映了除极时钠离子通道开放的活跃程度，而心肌纤维的膜电位水平，则与细胞膜内外的钾离子浓度阶差（gradient）有关。

通常，快纤维的阈电位是 −70 ～ −60mV，但慢纤维则为 −40 ～ −30mV。在病理情况下如心肌缺血、炎症、代谢影响、药物作用等影响下，快纤维可转化为具有慢纤维电生理特性，实际上是细胞膜对钾离子的通透性增加了，不能维持膜内外钾离子应有的浓度差，而出现了极化程度过低（hypo-polarization）的缘故。

临床上因心率变化而出现的束支阻滞可分为两种：一种系心率增快至某一临界水平时，出现束支阻滞。另一种则为慢至某一临界心率时出现。前者远较后者多见，现分别叙述于后。

心率增快时出现的束支阻滞

心率快时出现的束支阻滞（tachycardia dependent bundle branch block）又叫做 3 相束支阻滞（phase 3 bundle branch block），相对较为多见。其产生原因是因束支纤维的不应期因病理关系已有一定程度延长，即其动作电位时限增宽了，心率加快至某一临界周期时，后面的激动抵达束支时，束支尚未从前一次激动完全恢复，处于 3 相，膜电位低，不能传导或传导缓慢而发生阻滞（图 22-13）。以右束支阻滞较为多见，因为即使在生理情况下，右束支激动后的不应期即较左束支略长（图 22-14）。

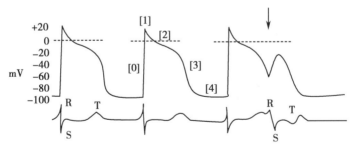

图 22-13　3 相阻滞发生机制示意图

应特别注意把由于心率过快时出现的室内差异传导与有临床意义的 3 相束支阻滞区别开来，差异传导本身无病变其动作电位时限及不应期都是正常的，只因心率过快，束支纤维（通常以右束支多见）尚未从前一次激动完全恢复即接受下一次激动，也落在动作电位的 3 位相，因此可称之为功能型 3 相阻滞，本身无病理意义。据 Mos 和 Durrer 的意见，正常的浦肯野纤维的最长不应期为 400ms，心动周期超过 400ms（即心率低于 150 次/分）出现束支阻滞的，应认为系非生理性，具体判定其意义时仍应结合其他发现。

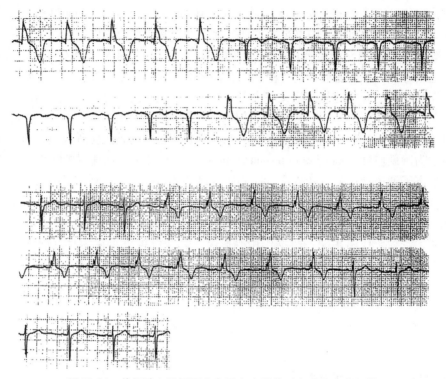

图 22-14　前间壁心肌梗死患者于心率稍快时出现右束支阻滞

上下二联为 V₁ 导联之连续记录，上联开始为右束支阻滞，心率慢至 68 次／分（RR 0.88s）时恢复为正常室内传导。下联当心率增快至 77 次／分（RR 0.78s）时又出现右侧束支阻滞

心率减慢时出现的束支阻滞

心率减慢时出现的束支阻滞（bradycardia dependent bundle branch block），又称为 4 相阻滞（phase 4 bundle branch block），较前述的 3 相束支阻滞少见，但以左束支阻滞形式出现较多，当心率减慢至某一临界心动周期时出现束支阻滞。这种阻滞发生的解释是病理状态下的束支纤维在心率缓慢的情况下（Tavazzi 等报告 16 例临界心动周期范围为 480～5200ms）出现 4 时相自动除极，过迟激动到达时，该束支膜电位已处于部分除极的低极化状态，该激动传导发生障碍（图 22-15）。由于临床上心动过缓是常见的现象，但这种束支阻滞却属少见，因此只以 4 相除极及心动过缓来说明这种阻滞，是过于简单化了。Singer 等根据实验结果，认为正常的浦肯野纤维当膜电位在 −70mV 以上时，仍维持其良好传导性能，只有当它降至 −70mV 以下时，传导才出现障碍。−65～−60mV 时会出现局部阻滞。正常浦肯野纤维的阈电位是 −70mV，即是说当其膜电位降至 −70mV 时，自发性除极已经发生，此时传导性能仍属良好，不至于出现上述的 4 相阻滞，而且临床所见的 4 相束支阻滞，几乎都见于器质性心脏损害，有的是永久性束支阻滞的前驱表现。目前认为此种束支阻滞的出现，除了 4 相除极及心率缓慢作为条件之外，尚须具备下列电生理异常之一或共同作用。

1. **阈电位降低**　即移向 0 位，为心肌纤维应激性能降低的表现，因此当心率缓慢得到一定程度，激动到达该束支时，已处于较低的膜电位，足以产生传导障碍，但却未到达阈电位，不能产生自发激动。

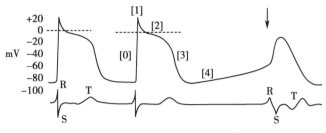

图 22-15 4 相阻滞发生机制示意图

2. 膜反应性降低 即当心肌纤维的膜电位在通常维持较好的传导功能的 −75mV 或 −70mV 水平时,病理状态心肌已出现激动传导障碍,使膜反应曲线右移。如此则不需一个很长的周期,当自动除极至 −75mV 时,尚未达到阈电位,传导功能已有障碍,如新的激动到达即可出现阻滞。由于膜反应性与心肌纤维的膜电位密切相关,较低的膜电位接受的刺激膜反应性低,传导缓慢。通过上述讨论,可知不论是阈电位降低,移向 0 位,或是膜反应性减低,都发生于膜电位较正常为低的情况,也就是细胞膜的极化程度低(hypopolarization)时才出现上述电生理异常,4 相束支阻滞较多见于缺血性心脏病是完全可以理解的(图 22-16)。

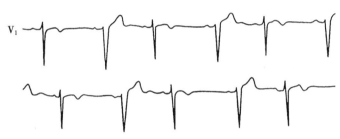

图 22-16 4 相左束支阻滞
全部长周期 (1.38~1.42s) 都出现左束支阻滞,而较短的周期 (1.07~1.10s) 室内传导正常,窦性 PR 间期长短交替可能系由于同时有 3:2 窦房文氏阻滞

其他不同形式的间歇性束支阻滞

不同的传导电生理异常,或一种或数种综合作用,还可引起其他形式的间歇性束支阻滞,以下分别举例说明。

1. 束支隐匿性文氏阻滞 图 22-17 示导联Ⅰ心电图,每三次右束支阻滞后一次正常室内传导,所附解释图以 5 个连续 QRS 波说明右束支 4:3 文氏阻滞的现象:第一个 QRS 波右束支传导速度已有延迟,右束支的传导时间超过左束支 0.04~0.06s 以上,故 QRS 波激动在右束支内完全受阻,第四个 QRS 波为正常室内传导,这是由于右束支在前一次未应激而得到休息,便恢复了正常功能,如此周而复始。由于隐匿性右束支内 4:3 文氏阻滞而形成4:3 间歇性右束支阻滞的图形。

2. 束支内文氏阻滞直接显示型 图 22-18 为一 59 岁男性冠心病患者,前降支近端狭窄 95%。A 图右束支阻滞逐渐恢复正常传导;B 图由正常传导、不完全右束支阻滞进展到完全性阻滞,以后的连续完全性右束支阻滞也可能部分处于隐匿状态。

3. 韦金斯基现象 韦金斯基现象是传导组织受抑制情况引起超常传导 (supernormal

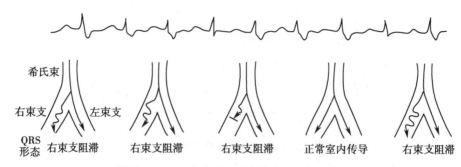

图 22-17 4:3 右束支文氏阻滞发生机制示意图

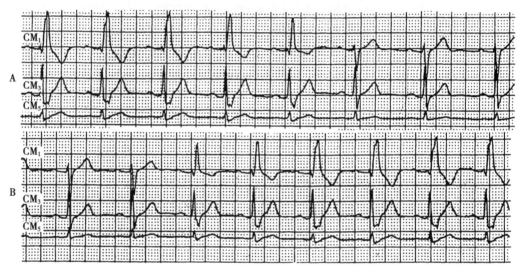

图 22-18 直接显示性右束支文氏阻滞

conduction）机制之一。韦金斯基现象可分为韦金斯基易化作用（Wedensky facilitation）和韦金斯基效应（Wedensky effect）。在阻滞产生超常传导时常同时出现。图 22-19 为 aVL 导联，示左束支阻滞，第六个 QRS 波为一室性异位激动。由于它引起的韦金斯基易化作用，改善了左束支的传导，以后即已通过的激动的韦金斯基效应使左束支较好的传导功能维持一段时间，韦金斯基易化作用及效应也可以用室性异位搏动引起的逆向隐匿传导使束支内产生了超常相激动更易传导加以解释，这种超常传导可以是一次及维持多次，临床心电图中此种现象仅偶尔见到。

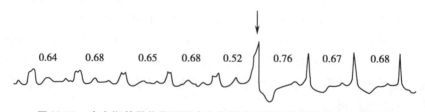

图 22-19 韦金斯基易化作用及韦金斯基效应引起的间歇性左束支阻滞

4. 穿越室间隔的隐匿性传导 当一侧束支传导延迟或阻滞时，对侧束支的激动可穿越室间隔心肌逆行激动患侧束支，使该侧连续发生阻滞。Rosenbaum 对这一机制称之为"蝉联"（linking）现象。图 22-20 示间歇出现二次左束支阻滞心搏的发生机制，左束支受激后的不应期在0.96~1.00s之间，显然这是异常的。当心动周期为0.96s时出现了左束支阻滞（第三个QRS波），属3相阻滞，第四个QRS波距离前面QRS波为1.00s，左束支传导本应正常，但因在前一个心搏发生时，右束支的激动通过室间隔逆行激动了左束支，其在室间隔内传导时间设若为0.05s，则左束支在第三次心搏至第四次心搏受激的相距时间为1.00s－0.05s＝0.95s，左束支的第四个激动落在它的不应期内，因而出现了阻滞，最后一次心动周期为1.16s，虽仍存在上述相同机制，但因最后一次激动到达时，已远超过了左束支的不应期，所以传导正常。

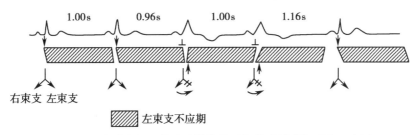

图22-20　穿越室间隔的隐匿性传导引起的"蝉联"现象示意图

5. 2:1束支阻滞的不同机制　偶可遇见一些束支阻滞的QRS波与正常室内传导在一段心电图记录内交替出现，即2:1束支阻滞，据Alboni的意见可能有以下不同机制综合形成：

（1）3相型：当心率加快至某一临界周期后，出现束支阻滞形QRS波，但以后在心率不变的情况下，束支阻滞与正常室内传导交替出现，如图22-21所示。其机制系该束支的不应期明显地延长了，它的时间超过了一次心动周期加上对侧激动越过室间隔的时间，但短于两次心动周期之和。实际上为该束支在当时心率条件下，出现了与正常传导交替的阻滞（图22-21）。

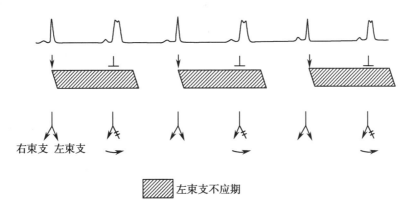

图22-21　束支阻滞与正常室内传导交替出现

（2）4相型：如图22-22，第一个左束支阻滞QRS波系心率慢至某一临界周期时出现的，假设心动周期的时间为A，出现阻滞系由于4相除极，但激动却由右束支穿越室间隔逆行激动了左束支，设若激动在室间隔传导时间为B，在上述情况下，实际上左束支的受激周期为A＋B及A－B交替。缩短了的周期，4相除极尚不足显示其作用，故激动可以正常下传。

总的说来，除了较常见的由于心率增快后引起的"室内差异传导"外（前面已提及这是一种功能性束支阻滞），间歇性束支阻滞并不多见，一旦出现，一般心电图工作者，对其

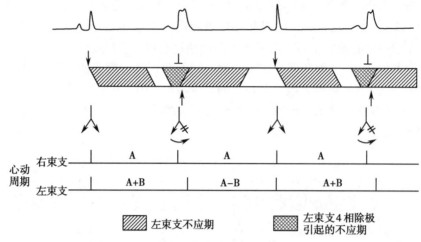

▨ 左束支不应期	▩ 左束支4相除极 引起的不应期

图 22-22　4 相 2∶1 左束支阻滞发生机制示意图

出现的机制常感到困惑。除上述一些提到的以外，在不同的病例，往往还有其独特的发生原理，此处不可能一一列举，至于病理意义方面多认为系由于心肌器质性损害引起，对这类患者如果当时不能发现可以查出的心肌损害，也应继续追随检查心电图及其他变化，注意永久性束支阻滞或完全性房室阻滞的出现。如有条件做临床电生理学，如心内记录以及程序刺激的检查，则有关机制更易阐明，对预后估计也有一定帮助。

<h2 align="center">双侧束支阻滞</h2>

右束支及左束支或其分支出现阻滞叫做双侧束支阻滞，20 世纪 50 年代以前，文献曾陆续报道过一些病例如右束支阻滞合并电轴左偏，或时而为右束支阻滞，时而为左束支阻滞。1964 年 Lepeschkin 等对具有上述一些心电图特点而又发展成完全性房室阻滞的死亡患者进行了详细的病理学观察，发现病变广泛涉及两侧束支，开始称之为双侧束支阻滞。1968 年 Rosenbaum 明确提出分支阻滞的概念之后，双侧阻滞的分类就更复杂了。目前大量资料证明，临床所见的慢性持久的"完全性房室阻滞"，多数系源于双侧束支或分支阻滞的退行或纤维性变，实际上是"完全的双侧束支阻滞"或"完全的三分支阻滞"（complete trifascicular block）。在没有发展至完全的房室阻滞以前，往往是两支完全性阻滞（bifascicular block），另一支完全或部分保持其传导功能，因此可称之为不完全性双侧束支阻滞（Kulbertus Demoulin，1979）。双侧束支阻滞在临床的重要性，在于它可以发展成完全性房室阻滞而出现晕厥。在急性心肌梗死时出现双侧束支阻滞，说明病变范围广泛，预后险恶。对慢性不完全性双侧束支阻滞即双分支阻滞的患者，既然两个分支已完全阻滞，决定维持房室通道另外一支的传导性能就很重要。有可能时，应用电生理检查测定基础及心房起搏情况下 HV 时间是否延长，对估计患者的预后及是否应装置起搏器有重要意义。

从理论上说，每侧束支阻滞可有一、二、三度之分，如果两侧程度不一致，必然造成许多形式的组合，如果三支分别考虑，那就更加错综复杂。例如仅就左、右束支而论，双侧束支阻滞可有下列组合。

1. 双侧如为程度相同的传导延迟，表现为 PR 延长，QRS 波正常。

2. 两侧传导延迟的程度不一致（仍为一度阻滞）则 PR 延长，并有慢的一侧束支阻滞的 QRS 波改变，PR 延长程度取决于传导较快一侧的房室传导时间。QRS 波增宽的程度取决于两侧束支传导速度差别的大小。一般说，如一侧激动心室的时间晚于对侧 0.04～0.05s 以上，将出现本侧"完全性束支阻滞"，QRS 波时间＞0.12s；如仅较对侧延迟 0.02～0.03s，则出现该侧"不完全束支阻滞"，QRS 波时间＜0.12s。

3. 一侧为一度，另一侧为二度，或两侧均有二度阻滞，或一侧为二度，另一侧为三度将出现不等的房室传导和束支阻滞的图形，遇有具体病例可作出图解，左右两侧束支分别进行分析。

4. 两侧完全阻滞，即为完全性房室阻滞，房室脱节，QRS 波宽大错综，起搏点在束支的远端，一般频率在 40 次/分以下。

图 22-23 以图解方式，就左、右两侧束支不同程度阻滞出现 PR 间期及 QRS 波变化情况举例说明，以帮助理解。图 22-24 为一例左侧束支 2:1 阻滞，右侧束支完全阻滞的图解。

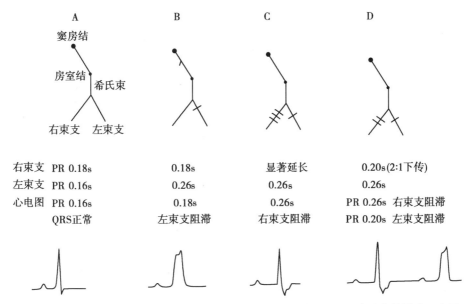

图 22-23　不同程度双侧束支阻滞的组合对心电图 RR 间期及 QRS 波形态的影响示意图
（仿 Roseubaum 及 Lepeschkin）

A. 正常传导：左束支 PR 间期 0.16s，右侧 PR 间期 0.18s，最早激动心室肌的是左侧的激动，心电图 PR 间期为 0.16s，右侧只较左侧激动延迟 0.02s，QRS 显示正常室内传导；B. PR 正常，左束支阻滞：左束支 PR 间期 0.26s，右束支 0.18s，QRS 波显示左束支阻滞；C. 两侧传导时间均延长，但右束支超过左束支，心电图表现 PR 间期延长及右束支阻滞：右侧传导时间明显延长，左束支 PR 间期为 0.26s，心室由左侧心室激动，表现为 PR 间期 0.26s 及右束支阻滞；D. 不同的 PR 间期于左右束支传导交替出现：左束支传导的 PR 间期为 0.26s，右束支 2:1 阻滞，当下传时 PR 间期为 0.20s，心电图显示为交替出现的左、右束支阻滞 QRS 波，左束支阻滞时 PR 间期为 0.20s，右束支阻滞时 PR 间期为 0.26s

编者认为，从临床心电图的实用角度看，没有必要去罗列从理论上可能出现的各种双侧束支阻滞的心电图组合形式。除完全性房室阻滞专有章节叙述外，依据临床心电图检查时常见与否的情况，只讨论下列数种双侧束支阻滞不同形式的组合。

1. 完全性左束支阻滞　左束支阻滞在双侧束支阻滞内讨论，可能不易理解，近年一些

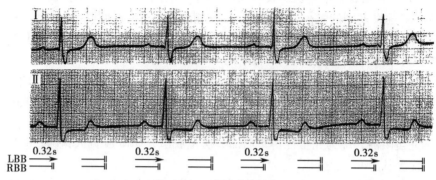

图 22-24　双侧束支阻滞

这帧图可以看出左束支是 2:1 下传激动，而且传导时间达 0.32s（PR 间期延长合并一侧束支阻滞是双侧束支阻滞的常见形式），右束支是完全性阻滞。形成右束支阻滞与（双侧）完全性阻滞相间隔的心动图

病例电生理检查的报告，具有正常电轴 QRS 波的左束支阻滞，HV 时间延长的达 50% ~ 100%，如合并电轴左偏者，HV 时间延长的例数更多（Dhingra 等 1978），据 Narula、Puech 和 Josephson 的意见，不论其心电图 PR 间期是否延长，大多数左束支阻滞患者 HV 时间是延长的，提示这些病例是双侧束支病变，这也可能是左束支阻滞病理意义更大的理由之一（图 22-25）。

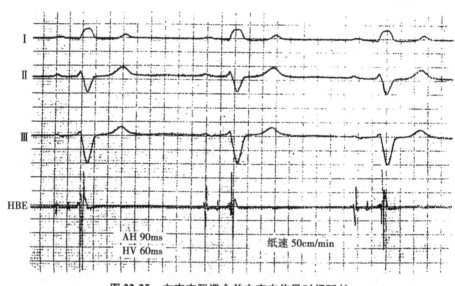

图 22-25　左束支阻滞合并右束支传导时间延长
男，53 岁。心悸一年，1984 年 4 月 23 日记录希氏束电图，HV 为 60ms

2. **右束支合并左前分支阻滞**　这是从心电图检查可以发现的双侧束支阻滞（又叫双分支阻滞）中最常见的一种。早期一些回顾性观察，认为其中 6% ~ 60% 于 10 年内出现完全性房室阻滞。因为这些都是选自医院的患者，因此这个数字估计过高。最近数年报道的一些前瞻性研究认为其预后仍决定于心脏基础情况，但在慢性患者中，约 50% ~ 70% 有 HV 延长（说明左后分支有传导障碍）。右束支合并左前分支阻滞较为多见的原因有一定的解剖生理基础，右束支及左前支的近端在室间隔膜部下方紧密靠近，该区域处于所

谓心脏骨架（cardiac skeleton）的四个瓣环相接的中央部位，该部由于心脏收缩时的牵张压迫，退行性病变及纤维化最易发生。右束支及左前支近端的供血都来自冠状动脉左前降支的室间隔第一穿支，可以想象，在心肌的慢性损害和急性缺血时，它们容易同时遭到损害。从心电图及向量图的特点可以看出，左前分支阻滞的特点（电轴左偏，QRS 波无明显增宽），表现在 QRS 最初 0.06s 之内，而终末部分完全显示了右束支阻滞向右向前迟缓除极的特点（图 22-26）。

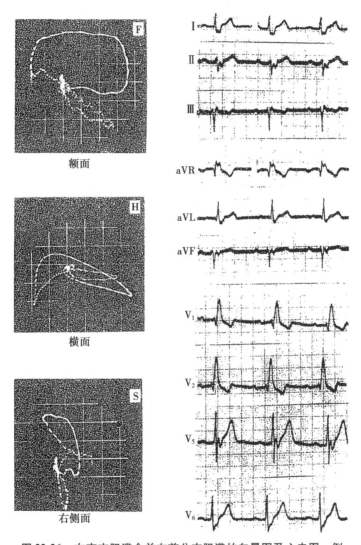

图 22-26　右束支阻滞合并左前分支阻滞的向量图及心电图一例

3. 右束支合并左后分支阻滞　较少见。图 22-27 为一例青年心肌病患者，心脏向左扩大，心电图的显著特征是各导联的 QRS 波增宽至 0.12s 以上，根据胸前导联图形及 QRS 终末部分增宽，符合完全性右束支阻滞。但细看各肢体导联 QRS 波，其最初的 0.06s 与最后增宽部分可清楚分辨。在最初 0.06s 中 I、aVL 导联成 rS 型，II、III、aVF 呈 qR 型，电轴右偏 +110°。此例不存在右心室肥厚及垂悬型心脏，足以诊断右束支阻滞合并左后分支阻滞，并合并扩张性心肌病。

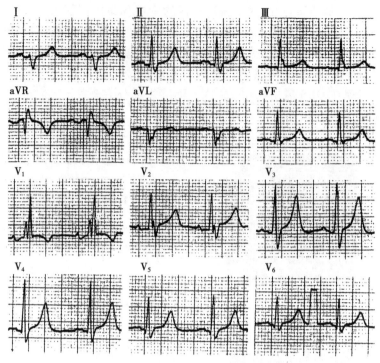

图 22-27　右束支阻滞合并左后分支阻滞心电图一例

4. **左、右束支阻滞交替出现**　有些病例左、右束支阻滞在不同时期内分别出现，PR 间期或延长，或正常，每次均不固定，据已进行过希氏束电图检查的病例报告，几乎 100% 是 HV 时间延长。这种病例，双侧束支传导时间都延迟了，但延迟的程度经常有相对的变化（图 22-28）。

5. **不完全性房室阻滞**　PR 延长或不延长，合并左或右束支阻滞或分支阻滞，即一侧束支完全阻滞，对侧不完全阻滞（图 19-26）。当然这类患者预后严重，因为只有一个束支间断地维持房室传导，常反复出现完全性房室阻滞，该患者后死于 Adam-Stroke 综合征。右束支合并左束支一个分支阻滞（当然合并左前分支的更多见）也可以出现不完全性房室阻滞（PR 延长或不延长），此不完全性房室阻滞代表另一个分支残留传导功能，也是完全性房室阻滞（完全性三分支阻滞）的前奏。

还可以举出其他心电图组合形式，由于临床上极为罕见，故不一一列举。值得指出的是当束支阻滞合并有 PR 延长时习惯于考虑该 PR 延长系由于对侧束支传导延缓的结果，而当 PR 值正常时，又易于考虑对侧束支不存在传导障碍。电生理学放置心内导管电极检查的结果，说明了常规体表心电图记录的局限性，因为室内传导（束支及分支）的延迟，表现在希氏束电图上系 HV 时间的延长（正常值为 35 ~ 55ms），HV 时间只占 PR 间期的一小部分，因此除非 HV 时间明显延长，否则 PR 间期是可以正常的。所以当一例有束支阻滞，对侧传导是否有障碍，只有心内导管电极记出希氏束电图，测量 HV 时间是否延长才能查证。如果把右束支、左前分支、左后分支视为室内传导的三分支系统，则以上任何二支的阻滞，可视为双分支阻滞（bifascicular block）。临床上的双分支阻滞有左束支阻滞，右束支及左前分支阻滞，右束支及左后分支阻滞三种组合。双分支阻滞的患者，测量其 HV 时间，即可检出另一支的隐匿性传导障碍，对判定其今后是否会出现三支完全阻

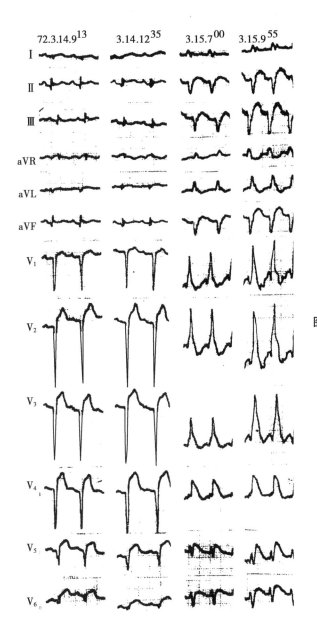

图 22-28 急性心肌梗死合并双侧束支阻滞
男，48 岁。第一次心电图（1972 年 3 月 14 日 9 时 13 分）：显示为广泛的急性心肌梗死，范围包括间壁、前壁、侧壁、后壁全部，出现了重度休克。次日晨患者病情进一步恶化，心率达 140 次/分。心电图（3 月 15 日 7 时）：出现右束支阻滞及左前分支阻滞（电轴左偏 −74）。从 V_1 导联可测知 PR 间期达 0.24s，可明确为双侧束支阻滞，也可称之为三分支阻滞（trifascicular block），即右束支及左前分支完全阻滞，左后分支传导延迟。约 3 小时后就出现了完全性房室阻滞。随即心脏停搏死亡。尸检全部心室间隔、前壁及后壁心肌软化、变薄无光泽，侧壁颜色也较晦暗，病变范围正是两侧束支纤维分布区域

滞有一定意义。特别是已有晕厥症状的患者更有价值。作者自 1984—1986 年曾连续对 15 例双分支阻滞患者进行了希氏束电图记录：14 例（93.9%）有 HV 延长，10 例明显延长者（HV 75 ~ 105ms）中有 8 例出现了晕厥症状，其中 2 例（均为左束支阻滞）晕厥发生于当希氏束电极导管在三尖瓣区移动之时，证实为完全性三分支阻滞。3 例有晕厥症状者装置了永久性起搏器（VVI 型），随访 5 年未再有晕厥发作。4 例 HV 时间轻中度延长者（60 ~ 65ms），则无一例有晕厥发作。国外有学者建议，双分支阻滞者，如有晕厥症状出现，HV 时间超过 70ms 者，为装置永久起搏器的指征，大致符合作者的经验。对于临床所见的一般并无晕厥的病例，如心脏其他情况良好，则多年保持稳定。图 22-29 ~ 图 22-33 均为编者临诊亲历病例。

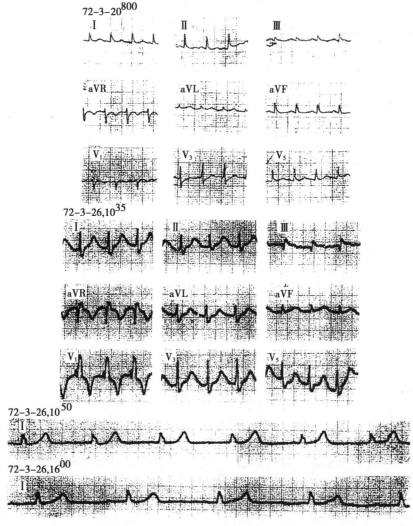

图 22-29 双侧束支阻滞发展过程心电图 1 例

女，21 岁，急性单核细胞性白血病。1972 年 3 月 20 日上午心电图尚属正常，仅心率快达 150 次/分，为窦性心动过速。3 月 26 日凌晨，血压下降。10 时 35 分心电图：PR 间期显著延长至 0.24s（P 波重于 T 波的下降支），QRS 波宽达 0.10s，QRS_{V_1} 呈 rsR′，I、II、aVL、V_3、V_5 的 S 波宽大，$R_{V_1,aVR}$ 粗钝，为右束支传导阻滞。15 分钟后出现完全性房室阻滞。其 R 波宽大粗钝，心室率 46 次/分。16 时心室率慢至 36 次/分，17 时左右死于心脏停搏。根据心电图改变发展过程，死亡当天上午出现双侧束支阻滞（即右束支完全阻滞，左束支传导延迟），并迅速发展至房室完全阻滞。在此种情况下出现低位的心室起搏点，表现为 QRS 波宽大，心率缓慢。由于这种低位起搏点是很不可靠的，以致患者很快死于心脏停搏

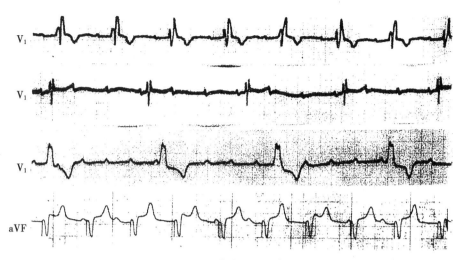

图22-30　双侧束支阻滞心电图1例

女,48岁,风湿性心脏病主动脉瓣病变。自1971年5月起因多次阿-斯综合征发作,前后三次住院。第一条心电图系右束支阻滞及左束支传导延迟(PR间期为0.28s)。第二条系右束支阻滞及左束支部分传导阻滞(3:1下传心室)。第三条系完全性房室阻滞(双侧束支完全阻滞),心室由低位的起搏点控制,缓慢而不可靠,故多次出现阿-斯综合征。第四条(aVF)系1972年9月6日装置永久性起搏器后描记的心电图,心率81次/分,此后患者可从事轻的活动

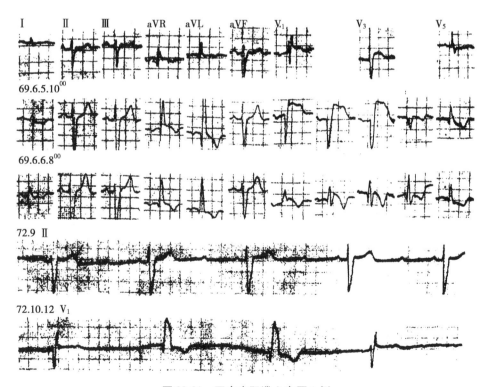

图22-31　双束支阻滞心电图1例

男,49岁。1961年11月10日常规心电图检查发现PR间期延长,右束支阻滞,电轴左偏-68°,QRS_{aVL}呈qR型,Ⅱ、Ⅲ、aVF呈rS型,即右束支及左前分支阻滞,左后分支传导迟延。1969年6月5日发生急性前间壁心肌梗死,以后遗留有梗死后演变。1972年9月出现不完全房室阻滞3:1下传心室,实际系每三个心房激动只有一个沿左后分支激动心室。1972年10月12日连续两次发作阿-斯综合征入院。心电图记录为几乎完全性房室阻滞,心室的起搏点位置很低(QRS波畸形宽大,每分钟仅28次),患者曾多次发生阿-斯综合征

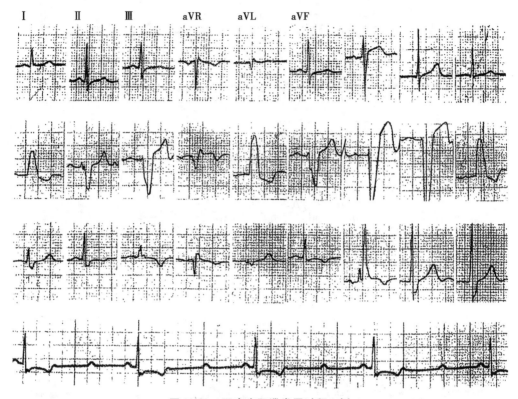

图 22-32　双束支阻滞发展过程 1 例

男,45 岁,风湿性心脏病,二尖瓣及主动脉瓣病变患者。1968 年 1 月 19 日心电图大致正常,1973 年 12 月 14 日出现左束支阻滞,PR 间期 0.26s。1974 年 1 月 15 日(第Ⅱ导联)出现高度房室阻滞呈 3:1 下传心室,下传的 QRS 仍呈右束支阻滞图形,PR 间期 0.18s。此时实际是右束支完全不能下传,左束支呈 3:1 下传心室。患者于 1974 年 3 月 27 日装置永久性起搏器

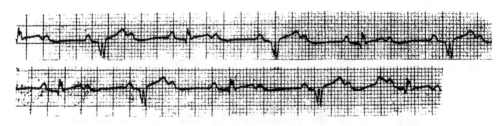

图 22-33　双侧束支阻滞 1 例

系心电图Ⅱ导联的连续记录(胸前导联 QRS 波呈右束支阻滞图形,V_1 呈宽大的 R 波,切迹明显,V_5 有宽的 S 波)。P 波频率 115 次/分,呈 2:1 房室传导阻滞,下传心室的 QRS 波宽0.10s,主波向上(呈 qR 型)及主波向下(呈 W 型)两种交替出现。若以心室传导组织三个分支的传导情况分析,可知三支均有不同程度阻滞:右束支完全阻滞,左前分支阻滞时主波向下,PR 间期 0.20s。左后分支阻滞时主波向上,PR 0.17s,左前分支及左后分支的传导交替进行,每四次心房激动左前分支、左后分支各下传一次。诊断为三支阻滞:右束支完全阻滞,左前分支及左后分支各 4:1 下传激动

束支阻滞合并心室肥厚的心电图

左束支阻滞时,心室除极一开始就是室中隔自右向左除极,室间隔厚度通常明显超过右

心室游离壁，而又是藉肌肉传导，一开始由右向左的除极向量就很显著，右心室即使肥厚，由于是由传导纤维正常除极，这一向右向前的向量常被抵消而不能显示。故在左束支阻滞时很难判断是否有右心室肥厚，但如合并左心室肥厚，则在左侧胸前导联如 V_5、V_6 及肢体导联 I、aVL 等导联中，R 波非但粗钝、宽阔，而且其电压也有所增高。由于仅依靠电压一项来确定是否有左心室肥厚不甚可靠，因此，在一例左束支阻滞的心电图中，若看到上述各导

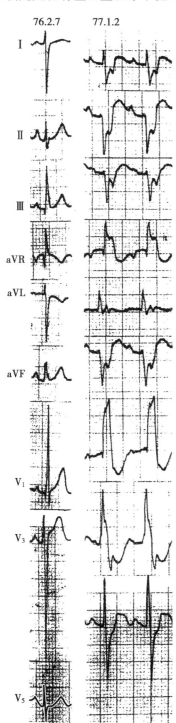

图 22-34 右束支阻滞合并右心室肥厚

男，8 岁，先天性心脏病法洛四联症。1976 年 2 月 7 日正常室内传导时，为一明确的右室肥厚心电图（电轴右偏，QRS_{aVR} 呈 qR 型，RV_1 高 2.6mV）。1977 年 1 月 2 日手术后出现右束支阻滞后，电轴重度右偏达 +251°，RV_1 明显粗钝增宽，振幅 1.5mV，各导联 QRS 终末部分明显增宽，此例说明当右束支阻滞时，R'_{V_1} 高达 1.5mV，又合并电轴右偏，诊断右心室肥厚是可靠的。此例出现右束支阻滞时 PR 间期 0.20s（心率 115 次/分，PR 不应期超过 0.17s）可能为房室结传导障碍或对侧束支也有损伤

联的 R 波电压异常增高，应考虑到合并有左心室肥厚，但是必须与其他临床资料相互印证，方能确定诊断。此外，左束支阻滞的最初 QRS 向量自一开始便是向左后方的，如果在一帧心电图中 V_5、V_6 的 QRS 波的图形仍为 qR 型，即使 QRS 波时间略为超越 0.12s，仍应首先考虑为一例左心室肥厚而不是左束支阻滞。

在右束支阻滞中，QRS 波的最初向量一般与正常人的相同，因此，如在 0.06s 左右的 QRS 向量中已表现为向左后方振幅增加（如 R_{V_5} 异常增高，S_{V_1} 明显增深），则应考虑合并有左心室肥厚。至于在右束支阻滞中是否可以判断合并有右心室肥厚，看法尚不一致。若干学者认为，如在右束支阻滞中 R'_{V_1} 的电压异常增高，S_{V_5} 增深，同时肢体导联中有心电轴右偏，可以判断为合并右心室肥厚。但另一些作者发现，在同一患者右束支阻滞间歇发作，当传导正常时并没有任何右心室肥厚的表现，但在右束支阻滞时 R′波可以相当高大，从而认为不能依据 V_1 导联 R′高度来判断是否合并右心室肥厚。黄宛等曾根据多方面的临床资料，把具有右束支阻滞而同时肯定有右心室肥厚及确无右心室肥厚的两组心电图作了分析比较，认为 V_1 导联 R′的电压高度超过 1.5mV，则大多数合并有右心室肥厚；相反，无右心室肥厚者，其 V_1 导联 R′的电压虽可有不同程度的增高，但很少超过 1.5mV。在分析中还看出，除了考虑胸前 V_1 导联 R′及 V_5 导联 S 的电压增大外，若同时有明确的心电轴右偏，则可对 90% 以上的患者正确地判断为合并右心室肥厚。结合其他学者的经验，按上述标准在绝大多数右束支阻滞患者中，可以相当正确地作出是否合并有右心室肥厚的心电图诊断。当然，也必须承认，在个别病例中，仅依据 V_1 等导联中的 R′高度来判定是否合并右心室肥厚，可能导致错误诊断。因此，当遇到这类情况时，应尽可能地与其他临床资料结合考虑，再作出判断（图 22-34）。

束支阻滞合并心肌梗死的心电图

心肌梗死合并右束支阻滞

心肌梗死合并右束支阻滞的情况并不少见。在合并右束支阻滞时，仍可以明确地诊断出心肌梗死，心电图同时显示心肌梗死及右束支阻滞两种改变。这是由于右束支阻滞的初始除极向量与正常相同，仅在向量环的后部有改变，而心肌梗死，QRS 的向量改变在初始 0.03~0.04s 内，故两者可以分别显示。

在未累及室间隔的前壁心肌梗死心电图中，右侧胸前导联（V_{3R}、V_1、V_2）仍出现右束支阻滞的特征，即呈 rsR′形波群，但自 V_3 以左的各胸前导联中，则出现反映异常的初始 0.03~0.04s 向量的宽大 q 波，这便与一般的右束支阻滞显著不同，从而可明确地作出这两个诊断。但在绝大多数的前壁心肌梗死合并右束支阻滞的病例中，心室间隔往往也被累及，因而正常的自左向右的初始室间隔除极向量消失。在这类患者的心电图中，V_{3R}、V_1、V_2 等导联的 r 波便消失了，往往仅表现为一宽大（0.11s）的 qR 波，左侧胸前导联不仅有异常的 q 波，且往往有 R 波降低，因同时合并右束支阻滞，故 R 波后仍继以宽大的 S 波；也就是说，在左侧胸前导联上将出现 QRS 波。此外，如有心肌梗死，ST 段及 T 波的改变，与一般的心肌梗死相同，也有助于判断合并有心肌梗死。

如果右束支阻滞并发于心室下壁心肌梗死，则导联 Ⅱ、Ⅲ 及 aVF 上仍有一般下壁梗死的表现，仅是 QRS 波时间延长；胸前导联仍呈一般右束支阻滞的一系列特征，仅在急性期有 ST 段的降低。

图 22-35 就是一例下壁心肌梗死后出现右束支传导阻滞的心电图。

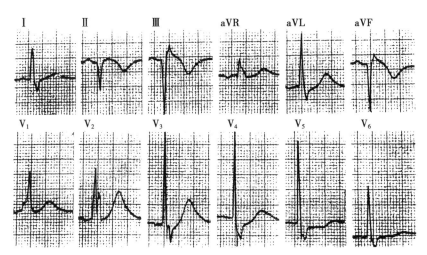

图 22-35 1 例下壁心肌梗死后出现右束支阻滞的心电图

左束支阻滞合并心肌梗死

诊断的困难较多，这是因为左束支阻滞时心室起始除极向量即已发生变化，室间隔除极系自右向左，而且通过心肌的室间隔除极时间大约为 0.04s，对各电极在心脏左边的各个导联记录出正向波，因此左心室各部如有心肌坏死，也不会在相应的导联上出现 Q 波。另外右侧胸前导联在左束支阻滞时也可出现 QS 波，并有 ST 段上升、T 波直立，酷似间壁心肌梗死表现，这时就不能按通常惯例诊断合并间壁梗死。但经多年的心电图临床病例等的联系研究，也发现一部分已有左束支阻滞的患者，如果合并有各部的心肌梗死，特别是范围足够广泛时，心电图也有其特定表现，可供诊断时参考。

ST 段和 T 波的改变

1. 左侧胸前导联的改变　在单纯的左束支阻滞中，ST-T 向量的方向与 QRS 波的主要方向相反，在左侧胸前导联中呈现 ST 段降低及 T 波倒置，心电图与病理检查的联系研究指出，如左束支阻滞合并前侧壁急性心肌梗死，左侧胸前导联往往可能呈现 ST 段的升高，并认为这种 ST 段升高，无论其后是否继以 T 波倒置，都是诊断与左心室前壁梗死并存的一项可靠指标。Kennamer 及 Prinzmetal 在犬的实验性观察中，也证实了这一观点。此外，ST$_{I、aVL}$ 也可能升高。若能连续观察一系列心电图，看到 ST 段升高又下降的演变过程，则不难确诊左束支阻滞合并有前侧壁急性心肌梗死。

2. 右侧胸前导联的改变　在左束支阻滞中，右侧胸前导联一般常有一定程度的 ST 段升高，但有的学者指出，如在 V$_1$、V$_2$ 导联中，ST 段升高超过 0.8mV 或超过同一导联 T 波高度的一半或 ST 升高超过 rS 或 QS 波的深度，便可据以诊断急性前间壁心肌梗死。有人认为，单纯依据 ST 段升高的幅度，尚难确诊，要是能观察到升高的 ST 段后继以倒置的 T 波，且 ST-T 的改变在几天之内有着符合于急性心肌梗死的演变，则诊断意义更为明确（图 22-36）。

3. Ⅱ、Ⅲ、aVF 导联中 ST-T 的改变　Kennamer 及 Prinzmetal 在实验犬中发现，aVF 的 ST 升高，提示左束支阻滞合并下壁（膈壁）急性心肌梗死。有的学者指出，Ⅱ、Ⅲ 的 ST 升高的程度如超过该导联中 S 波深度的 1/6，是左束支阻滞伴有下壁梗死的表现。但是在单纯

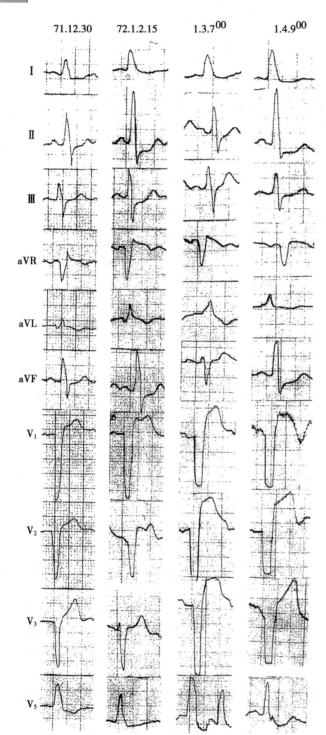

图 22-36　左束支阻滞合并急性前间壁心肌梗死心电图 1 例

男，72 岁，冠状动脉硬化性心脏病。患者原有完全性左束支阻滞（1971 年 12 月 30 日心电图）。因咳嗽、胸痛、气短 10 余天，于 1972 年 1 月 2 日急诊入院。当时心电图仍然为左束支阻滞，但有一突出改变为 V_1、V_2 的 ST 明显升高，Ⅱ、Ⅲ、aVF 的 ST 下降，当即考虑可能有急性前间壁心肌梗死。次晨检查（1 月 3 日 7 时）V_1、V_2、V_3 的 ST 已呈典型单向曲线上升达 0.8~0.1mV。第三天（1 月 4 日 9 时）则 V_1、V_2 的 T 波已开始倒置，在此期间患者一度出现血压下降，GOT 亦由 40 单位增至 75 单位%，故可确诊为急性前间壁心肌梗死。因此，虽然由于左束支阻滞的存在，QRS 初始向量改变已失去诊断意义，但根据 ST-T 的改变，结合临床及化验室检查，仍可有把握地判断有急性心肌梗死

的左束支阻滞中，这些导联也可能有相当明显的 ST 段升高，因而仅依靠 ST 段的升高以及升高的程度很难确定诊断。不过如果这些 ST 段升高伴有所谓的"冠状动脉型"T 波（即 T 波较深而对称），则对诊断并发的下壁心肌梗死更有意义（图 22-37）。

QRS 波的改变

1．指示室间隔梗死的改变　如果心肌梗死区较为广泛，则将在 V_5、V_6、aVL、Ⅰ 导联

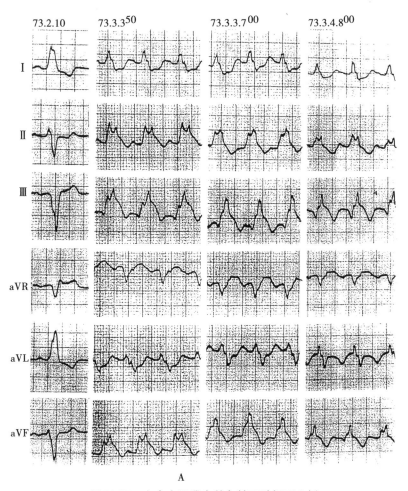

图 22-37 左束支阻滞合并急性下壁梗死 1 例

男，73 岁。因头痛于 1973 年 2 月 7 日入院。2 月 10 日发生脑血栓。体温 36.8℃，白细胞 11.8×10^9/L，GOT20 单位，血沉 3mm/h。心电图为完全性左束支阻滞，电轴显著左偏。次日患者陷入昏迷。3 月 3 日凌晨 2 时许，患者大汗淋漓，血压下降，体温 35.9℃，白细胞 15.6×10^9/L，GOT90 单位，血沉 19mm/h。心电图各肢体导联的 QRS 波形态出现了显著的变化：由原来的电轴显著左偏变为电轴略偏右，QRS_{aVL} 由宽大粗钝的 R 波变为 rS 型，Ⅱ、Ⅲ、aVF 的 QRS 波则由原来的 rS 型变为 qR 型，R 波的顶端有明显切迹。上述 QRS 波的变化较为恰当的解释是：在 2 月 10 日的心电图，虽然具备完全性左束支阻滞的特点，但主要是损伤了左前分支；3 月 3 日凌晨 2 时 50 分钟的心电图，则为左后分支受到广泛损害的表现，不但如此，该日心电图 Ⅱ、Ⅲ、aVF 的 ST 段显著升高，Ⅰ、aVL、V_5、V_6 的 ST 段显著下降。次日体温 37.9℃，白细胞为 17.3×10^9/L，GOT455 单位，血沉 35mm/h。在以后的二次追随检查中Ⅱ、Ⅲ、aVF 的 ST 段下降至等电位线及 T 波倒置逐渐增深，QRS 波形态则不再有明显变化。综合本例临床表现、实验室检查及一系列心电图追随检查所见，可明确诊断患者发生了急性下壁心肌梗死

中呈现明显的 Q 波，QRS 波即成为 QR 或 qR 型。在单纯的左束支阻滞中，这些导联很少出现 q 波。如果并发了广泛的间壁梗死，心室间隔除极的异常向量不复存在，而此时右心室最先自内膜除极，所产生的向量自然是自左向后的，因而左侧胸前导联以及 aVL、Ⅰ 导联中都出现 q 波。以后由于左束支阻滞的缘故，出现迟缓的 R 波。因此，当这些导联中出现 Qr 或 qR 波形时，很多学者认为可以判断是左束支阻滞伴有室间隔梗死的一个可靠指征。不过，前侧壁心肌梗死后，如果毁坏了左前分支纤维，即 Grant 所称的梗死周围阻滞，Ⅰ、aVL 可出现 qR 波，则是难以鉴别的。

2. 指示前侧壁梗死的表现　这是目前感到困难的问题，在左束支阻滞时，前侧壁的除极发生在室间隔自右向左除极完毕之后，约需 0.04s，因此在左侧胸前导联上会记录除 0.04s 的 R 波，以后才出现一些相应的改变，如可使左侧胸前导联 R 波振幅变小，或变成 M 或 W 的矮小综合波形。或出现 rS 波形，S 波粗钝，此 S 波说明在对室间隔除极之后，面对电极之心肌不能除极，而左心室其他部分心肌正在除极，其心电向量投影于此一导联之负侧。另外可以观察到一些患者，自右至左各胸前导联 r 波逐渐变小以至消失，在单纯的左束支阻滞时，此 r 波振幅应自右至左逐渐增加。这些变化不一定每例都可出现，但如果发现上述改变，对判断左束支阻滞合并前侧壁梗死，确有一定帮助。

3. 指示下壁梗死的改变　发生梗死前后的心电图对比，以及心电图与尸检所见联系的观察，显示在左束支阻滞与下壁心肌梗死并存时，往往使 Ⅱ、Ⅲ 及 aVF 导联出现 Q 波，或呈 QS 波群。单纯的左束支阻滞虽有时也可出现 $Q_{\text{Ⅲ}}$ 及 Q_{aVF}，但如同时有 $Q_{\text{Ⅱ}}$，则可明确地判断为合并了下壁梗死。此外，这些导联中 R 波的电压也将因梗死的发生而降低一些，除非有梗死前心电图作为对照，这项指标的实际意义是不大的。

概括言之，当束支阻滞合并心肌梗死时，如为右束支阻滞，由于其 QRS 向量与心肌梗死并不互相掩盖，心电图诊断困难较少。但在左束支阻滞时，由于起始的心室除极向量即已发生变化，因而根据常规出现 Q 波的方法来判断合并心肌梗死就有困难，某些导联的 ST-T 变化也有一定限制。除在急性期应多根据相应导联一些具有规律性的 ST-T 演变外，要设法联系临床化验室酶学变化以及其他有关方法协助诊断。

参 考 文 献

1. 王思让. 室内传导阻滞//黄宛. 临床心电图学. 第 5 版. 北京：人民卫生出版社，1998.
2. Rosenbaum MB, Elizari MV, Lazzari JO. The bemiblocks. Oldsmar EL, Tamp Tracings, 1970.
3. Parharidis G, Nouskas J, Efthimiadis G, et al. Complete left bundle branch block with left QRS axis deviation：Defming its clinical importance. Acta Cacdial, 1997, 52：295-303.

第23章

心脏起搏和起搏心电图概论

◎ 陈新　熊为国

心脏起搏心电图（起搏器心电图）在临床心电图中比重较大，目前从全国而言，心电图室工作人员中较少有心血管病医生，因此，对心脏起搏治疗不了解或不甚了解。为此在本书内专门对心脏起搏和起搏器心电图做系统介绍。

心 脏 起 搏

用低能量电脉冲暂时或长期（永久）地刺激心脏，使之发生激动，以治疗严重心动过缓，防止在缓慢心率基础上发生或反复发生快速心律失常，特别是危险的室性快速心律失常，这就是临床上已广泛应用的人工心脏起搏术或抗心动过缓起搏（antibradycardia pacing），简称心脏起搏（cardiac pacing）。由于临床经验的不断积累和起搏器制造厂家不断地进行研究，改进产品质量，先后发展了经静脉植入起搏器，单腔起搏器、双腔起搏器、双心室起搏器等，临床医生使用它们开展了 VVI、AAI、VDD、DDD、双心室（心室再同步）起搏治疗等项目。心脏起搏也可用以终止或控制除颤动以外的室上性和室性快速心律失常，称为抗心动过速起搏（antitachycardia pacing）。植入型心律转复除颤器（ICD）具备抗心动过缓起搏及抗心动过速起搏功能。单独的抗心动过速起搏器已经不再应用。ICD 在临床已广泛应用，美国和几个欧洲国家已经临床应用于数以万计的患者，效果十分好，我国自 1991 年开展这方面的工作，只是由于 ICD 价格昂贵，病例数目与欧美等发达国家相比相对较少。

心脏起搏发展简史

早在 1929 年，Could 把针头插入心肌作直接电刺激使一个婴儿已停搏的心脏复跳。1952 年 Zoll 报道用体表电极作电刺激来治疗心脏停搏或心脏阻滞（房室阻滞）的研究结果后，临时性心脏起搏才被采纳作为一个临床治疗方法。1960 年，Zoll 等、Chardack 等和 Kantrowitz 等分别通过开胸手术，植入心脏脉冲发生器-电极导线系统。与此几乎同时，Furman 研究经静脉植入电极导线作心内膜起搏，避免了开胸手术创伤大，不方便，患者承受较大痛苦等缺点。这是永久性心脏起搏术的肇始，自此心脏起搏才真正受到临床重视。

关于起搏器的功能方式，最初是心室非同步起搏（VOO 方式），1963 年 Nathan 等应用心房同步起搏（VAT 方式，但不是经静脉置入起搏导管）。1964 年 Castellanos、Lemberg 和 Berkovitz 研制心室按需起搏（VVI 方式），临床医生乐于接受，迄今仍是临床应用较广泛的心脏起搏方式。1969 年，Berkovitz 又研究房室顺序起搏（DVI 方式），1977 年，Funke 将它进一步改进，加入了心房感知功能和相应的起搏器反应方式，将它完整化为房室全能（DDD 方式）起搏。Furman 于 1978 年首次为患者植入 DDD 起搏器。20 世纪 80 年代，又发展了频率适应性起搏，抗心动过速起搏以及植入型心律转复除颤器（ICD）。50 多年来，在人工心脏起搏系统（脉冲发生器和导线）的设计，功能复杂多样化，精巧可靠，制造工艺的不断进步和完善，心律失常发生机制的认识，心脏起搏方式，病例选择和随访等方面，都有重大进展。心脏起搏技术已广泛应用于临床，对严重缓慢心律失常是重要和唯一有效的治疗手段。对室上性和室性心动过速是一个可供选择的治疗方法，也是在严重缓慢心律失常基础上发生室性心动过速和（或）心室颤动而引起晕厥发作和（或）猝死的较有效的预防措施。20 世纪 70 年代中期以来，心脏起搏（刺激）技术与心腔内记录技术（记录希氏束电位、心房和心室电图和房室旁路电位等）的结合使用，即临床电生理检查（或研究），对心律失常的正确诊断，发生机制的深入了解，心动过速起源处的准确定位，抗心律失常药和抗心律失常器械（如抗心动过速起搏器、植入型心律转复除颤器）的选择和疗效评定，以及外科手术和导管消融技术来治疗除颤动以外的室上性和室性心律失常，都是必不可少的。70 年代以来，心脏起搏和临床电生理学，一直受到临床医生和工程技术人员的关注，是心血管病领域内最活跃的热点之一，且已逐渐形成一个专业学科。北美、欧洲、亚洲-太平洋地区包括我国，都已先后成立心脏起搏和心电生理学会（或协会），许多大医院和医学中心设置了心脏起搏和电生理科（室）。

心脏起搏技术在临床上应用的历史，大致有几个重要发展阶段。1960 年，Zoll 等、Charack 等以及 Kantrowitz 等分别通过开胸手术植入心脏起搏器-导线电极系统，为心脏阻滞和晕厥发作的治疗开辟了一条新的途径。最早的心脏起搏是通过心内针头或胸壁电极进行的，但经静脉插入心腔的电极导线迅速被广泛采用。早年的起搏器的结构和功能比较简单，以固定频率发放脉冲使心室起搏。20 世纪 60 年代，按需起搏（demand pacing）的临床应用使心脏起搏技术提高到一个新水平。起搏器的设计改进了，具有感知功能，仅在生理上"需要"时才起搏心脏，从而避免固定频率非同步型起搏器可能发生的有害甚至危险的竞争心律。心脏起搏技术的第三个重要进展是植入型起搏器的一项或多项参数可在体外无创地调节，即具有程序可控性（programmabitiy，程控性）。70 年代中叶以来，程控技术发展较快，使心脏起搏方式能更好适应特定患者的具体需要。许多起搏治疗过程中发生的问题，可用程控来解决，而不必更换起搏器。1978 年后双腔起搏器问世，并逐渐广泛地用于临床，其功能是使心房和心室顺序起搏，能较好地符合"生理性起搏"（physiological pacing）的要求。这是心脏起搏的第四个重要进展。80 年代中期利用置于起搏器机壳内或电极导线上的生物传感器来感知人体新陈代谢增高的某项指标后，通过起搏器的算式，加快起搏频率，以期起搏更好地适应生理需要的频率适应性起搏器（rate adaptive pacemaker）开始用于临床。频率适应性起搏器有单腔的（AAIR 或 VVIR）和双腔的（DDDR，VDDRR）。90 年代初，双传感器频率适应性起搏器投入临床使用。双传感器（体动传感器＋QT 间期传感器或体动传感器＋呼吸频率-肺通气量传感器）能互相补充对生理需要的感知灵敏性和反应速度，又可彼此约束过度感知和伪感知，以使起搏频率能更接近于实际生理需要。1990 年，植入了世界上第一台双传感器频率适应性单腔起搏器，1991 年植入第一台双传感器双腔（VDDR）起搏器，而 1993 年初已有频率适应性双传感器 DDDR 起搏开始进行临床试验。双传感器单腔频率适应性起搏器目前有两个型号可供选择，一是荷兰 Vitatron 公司的 Topaz，另一是美国的 Medtronic 公司的 Legend Plue。双传感器双腔频率适应性起搏器，现在只有 Vitatron 公司的两个型号（Saphir VDDR 和 Diamond DDDR）。频率适应性起搏器是所谓生理性起搏的新成员，风华正茂，前景乐观，其目的是使起搏方式和各种功能尽可能近似地模仿健康心脏的窦房结以及传导系统的功能。此外心脏起搏器也可具有抗心动过速的装置和功能，即抗心动过速起搏器，它在 80 年代初期已用于临床，对大部分室上性心动过速和部分室性心动过速患者，能够有效地终止心动过速发作，也比较安全可靠。目前抗心动过速起搏功能（ATP 功能）是 ICD 的分层治疗内容之一，也称为无痛性 ICD 治疗，抗心动过速起搏器已很少应用。但自 80 年代后期以来，射频消融导管技术应用于临床，短短几年内世界上已有数以万计室上性心动过速和房室旁路参与的房室折返性心动过速接受了治疗，近期疗效在 90% ~ 95%，数百例室性心动过速的近期疗效在 60% ~ 85%。射频消融导管技术疗效卓越，且可能是根治性的，加上这项技术创伤小，安全性高，所需费用不高，深受广大患者和医生欢迎。这样，抗心动过速起搏系统的临床应用已极少。

现今起搏器技术水平已发展至相当完满的阶段，虽然进一步提高质量和功能仍是广大患者、医生和制造厂家面临的新任务。日臻符合生理性起搏的要求，精益求精，降低成本，降低销售价格，使愈来愈多的患者，包括发展中国家的患者所能接受，这是 21 世纪需要解决好的问题。

起搏器的能源，最早由镍-镉电池，然后进展为锌-汞电池，1972 年后研制成功锂电池，逐渐完全取代了汞电池。锂系列电池，以锂-碘电池为代表，以锂为阳极，碘和聚乙酰吡啶为阴极，都是固态，化学反应中不产生气体，因而可以完全密封。电池的形状可以灵活制作，不影响脉冲发生器的外形设计。

起搏器的控制电子线路研制不断成功，控制电子线路愈来愈多，起搏器能具有的功能随之愈来愈多。诸如滤波、高频限制、能量补充、除颤保护、电压倍增、杆簧管、双腔起搏逻辑、程序调变、资料储存、记录以及遥测等功能，都由线路所控制。采用单晶体微型电路的集成线路芯片，在边长为 4mm 的方形芯片中可容纳 5000 多个元件。整个控制线路结构体积小，功能多，功耗小，可靠性高，为高质量、先进的起搏器制造提供了必要条件。

脉冲发生器把电池和线路板完全密封地组装在钛制的机壳中。金属钛的组织相容性极佳，不受体液腐蚀。单极起搏时，钛制起搏器机壳本身就是优良的作为阳极的电极板。

由于这些进步，目前的起搏器实现了小、薄、轻、多功能、长寿限和高可靠性等要求。

脉冲发生器的工艺中，应用了微电子技术，使起搏的程控和遥测功能增加了有实用价值的丰富内容。埋植于体内的脉冲发生器，可用程控器在体外调变其几十项功能参数，包括脉冲输出的频率、电压（幅度）和脉宽、感知灵敏度、频率滞后程度、不应期等基本参数，以及双腔起搏器、抗心动过速起搏器、频率适应性起搏器和 ICD 等各自特有的功能参数，诸如单极-双极起搏方式、心室后心房不应期（PVARP）、频率上限、频率下限、空白期、非生理性 AV 延迟等都可以程控。某些先进的起搏系统还可以有随起搏心率快慢而自动调整 AV 延迟，自动测定起搏阈值，自动的夺获感知等功能，使起搏器的功能更趋于符合生理要求，也可使医生放心地降低脉冲输出的强度，以延长起搏器的工作寿限；有遥测（teleme-try）功能，可贮存各种有关资料，监测心率和心律变化，提供心率直方图，心律失常的发生、过程和终止的情况，心内心电图与起搏器的感知和起搏活动的标记，像是一个植入于体内的小型动态心电图和电生理实验室。起搏器系统的进步，令人振奋。

永久性心脏起搏系统中的电极导线的造型：材料和电极头的进展，是使起搏器功能日益先进和心房起搏以及双腔起搏器能够成功的关键因素之一。永久性心内膜导线电极的绝缘包鞘材料采用硅酮弹料（硅橡胶）或聚氨基甲酸酯（polyurethane）。聚氨基甲酸酯电极导线比硅橡胶电极导线更为坚韧光滑，可以做得较细，双腔起搏器的心房和心室两根电极导管可以从一个静脉切口插入。70 年代，电极导线制成了"J"形。J 形电极导线可较容易地插入右心房耳部（右心耳），并可长期固定良好，这是使永久性心房起搏器和双腔起搏器得以制成并在临床愈来愈多地应用的关键。电极导线的另一重要改进是其顶端（电极头）的多样化造型，主要目的是使电极与心壁的连接紧密，固定牢靠，但又不致穿透心肌，同时也为了减低电极导线植入后所产生的极化作用，减低感知和刺激阻抗，减低起搏阈值，延长起搏器的使用寿命。例如，电极导线顶部造型曾用楔状头、盘状头、环状头、多孔头等多种，经实验和临床使用经验，以多孔头（porons tip）的效果较好，大多数电极导线在其顶部（电极头）的后方（近侧）2～3mm 处，伸出 2～4 个由硅橡胶或聚氨基甲酸酯制成的倒钩，即所谓的翼状倒钩电极（tined electrode）。倒钩的作用是增加固定牢靠性。翼状倒钩或电极头上的螺旋，有助于固定牢靠。电极导线的固定有被动性固定和主动性固定之分。用翼状倒钩作固定是被动性固定，而以在电极头的微型螺丝旋入心肌内作固定则是主动性固定。这两种固定方法在心室和心房内都可使用。

为良好的感知和起搏阈值以及导线电极和脉冲发生器的使用寿命，制造电极的材料也是很重要的一个因素。铂-铱合金丝随机排列而构成的完全多孔电极是比较理想的一种。铂-铱合金很少自蚀和退化。另一个广泛应用的电极材料是由钴、铁、铬、钼、镍和锰组成的合金，称为 Elgilog。近年来炭电极也被较广泛地应用。通过一种特殊工艺制成的低级化微孔炭电极，其长期刺激阈值优于铂-铱电极。导线电极的另一重要进步是电极头可以缓慢地释放糖皮质激素（简称为激素缓释电极），其目的是减低刺激（起搏）阈值。皮质激素可抑制电极导线植入心肌内膜后产生的早期和晚期的炎症反应，早期炎症反应包括水肿、纤维蛋白沉积、毛细血管扩张、白细胞聚集和吞噬运动；晚期炎症反应包括成纤维细胞的增殖、胶原的沉积和纤维被膜的形成。动物试验和大量临床试验已表明激素缓释电极能有效地降低心房和心室的急性和慢性刺激阈值，并可消除电极植入后早期阈值上升的高峰变化。激素缓释电极的另一优点是对 P 波和 R 波有较高的感知灵敏度，尤其 P 波感知灵敏度的提高有重要临床意义。临床双盲试验的结果表明，激素缓释电极的这些效果至少可维持 5～7 年。

美国以及欧洲发达国家不但应用的起搏器数量多，且生理性起搏器所占的比重大。例如某些医院只要无非适应证或禁忌证，一律使用生理性起搏器。我国在 1989 年以前植入的起搏器中，生理性起搏器仅占 3%，其余绝大部分是 VVI 起搏器，生理性起搏器（DDD、DDDR、AAI、AAIR 等）仅占 5.4%。少数医院，例如阜外心血管病医院、解放军 301 医院等生理性起搏器植入数较高，1994 年以前达到 80%，北京地区的医院高于其他地区，一般能达到 30%～50%。

起搏器系统和起搏部位

人工心脏起搏器系统（起搏器）由脉冲发生器和与之匹配的电极导线组成。脉冲发生器可置于体外，或埋植于体内（植入型）。前者用于临时起搏，而长期（永久性）起搏一般都采用植入型脉冲发生器。

脉冲发生器由电源、电子元件和导线连接部分所构成。目前，脉冲发生器的外壳大多由钛制成，产生严重组织反应和机体排斥作用的机会很小。电源则大多采用锂电池或锂-碘电池，而电子元件组成的电子线路则采用整体集成电路技术。随着电池质量和电路的不断改进，脉冲发生器的寿命延长，一般可达 8～12 年，甚至更长，并向微型化发展。大多数国外公司（美国、澳大利亚、荷兰、意大利、法国、德国等）生产的植入型单腔脉冲发生器仅重 20g 左右，有的更轻些，主要为儿童患者使用，面积小于一般的火柴盒，厚度仅为 4～6mm。双腔脉冲发生器的重量和体积稍大，重 20g 多。原子能电池的脉冲发生器寿命更长（至少在理论上），但极少临床使用，对其利弊看法不一。

按照起搏导线置于心壁的层次，有心内膜起搏、心肌内起搏和心外膜起搏等 3 种。心内膜起搏通过置于心腔内膜面的导线电极进行，目前临床应用最普遍。在少数情况，例如扩张性心肌病、显著心脏扩大或心内膜纤维化等，导线电极在心腔内膜面不易固定或起搏效果不好，或者急症病例需要紧急心脏起搏，来不及经静脉插入导管电极或缺少必要的设备，可经胸壁穿刺插入心肌内电极，如螺旋固定式心肌内钢丝电极，进行临时起搏。心外膜起搏大多用于心脏直视手术时或术后作为临时治疗措施，以控制心律失常，增快心率或改善血流动力学状态。目前有多种心外膜钢丝电极可供选用。

根据起搏电极所在的心腔，有单腔起搏（single chamber pacing）和双腔起搏（dual chamber pacing）两大类。单腔起搏指仅有一根导线电极置于心房（心房起搏）或心室（心室起搏）内。临床上很少用左侧心腔（心房或心室）起搏，永久性起搏一般采用右心室起搏，而右心房起搏大多用于临时性起搏或电生理研究。近十多年来，由于导线电极的造型和在心房内固定技术的改进，右心房起搏也可用于长期起搏治疗目的。双腔起搏是心房和心室内各有一根电极导线（一般经静脉分别置于右心耳和右心室心尖部），以使心房和心室顺序地起搏，获得较好的血流动力学效果，即所谓生理性起搏。1977 年后，特别是 20 世纪 80 年代以来，双腔起搏器以及频率适应性起搏器逐渐普及。心脏再同步治疗（cardiac resynchronization therapy，CRT）则应用双心室同步起搏来达到 CRT 的目的。

临时心内膜起搏，可用气囊电极导管或特殊的轻量"漂浮"电极导管，但最常用的是普通的 6F 和 7F 双极导管，因为它们与心内膜的接触较稳定，并可多次反复使用。

临时起搏，可切开贵要静脉或穿刺股静脉插入导线电极，最好在荧光透视下推送至拟起搏的心腔。如果条件受限制，也可"盲目"地推送导线，而根据心内心电图和起搏的 QRS 波形态帮助判断电极头是否已在拟起搏的心腔（右心房或右心室）。经皮肤穿刺静脉技术已广泛应用，基本上取代了静脉切开，最常选用的血管是股静脉或锁骨下静脉。导管电极尾端与一具体外型脉冲发生器相连接。临时起搏对严重的心动过缓或心动过速的即时治疗或急症处理十分有用。为永久起搏，一般切开头静脉的锁骨下段，自切口插入永久性起搏导管。另一途径是经皮肤穿刺锁骨下静脉插入电极导管（线），操作简便，并且，双腔起搏器的两根导线可以自同一静脉插入。经皮肤穿刺锁骨下静脉技术在临床上使用日益普遍。但是，有不少学者，包括阜外医院，宁愿首先采用切开头静脉的锁骨下段，尤其在植入单极起搏器时，因为这种方式损伤小、简便，更重要的是基本上不发生并发症。经皮穿刺锁骨下静脉偶尔会产生并发症，诸如局部血栓形成、气胸、急性血胸等。阜外医院曾有一例患者因误穿入锁骨下动脉并放置了扩张管和套管后，导致内出血和急性血胸。

植入型脉冲发生器通常放在右侧或左侧前胸上部皮下组织与胸大肌膜之间，电极导管尾部经皮下隧道与之相连。植入脉冲发生器的皮下囊袋应当大小合适，位置不要太偏外侧，以免妨碍患者上肢的活动。囊袋过小，植入脉冲发生器处的皮肤和皮下组织过于紧绷，患者常感不适，且时间长了，脉冲发生器有穿破皮肤而外露的可能；囊袋过大，则随患者体位改变或不同形式的活动时，脉冲发生器在囊袋内滑动或翻滚，甚至导致导线近端扭曲以至断裂，虽然这种情况是很少见的。

长期（永久性）起搏有单极性起搏和双极性起搏之分。所谓双极性起搏是指两个电极都与心腔接触，因为它们在一根导线上。一般位于导线顶端的电极作为负极，而正极在其近侧 10～20mm。单极性起搏导线则只有一个位于顶端的电极（负极）与心腔接触，而正极（即参考电极或中性接点）是脉冲发生器的不锈金属钛，表面上未加绝缘而与皮下组织接触的部分。

起搏器类型和代码

目前，永久性起搏器的类型大致可分为五类：①单腔起搏器；②双腔起搏器；③频率适应性起搏器；④心脏再同步起搏器；⑤植入型心律转复除颤器（表23-1）。

表 23-1　起搏器类型

一、单腔起搏器	5. 心房同步心室抑制型起搏（VDD）
1. 非同步型心室起搏（VOO）	6. 房室全自动型起搏（DDD）
2. 抑制型按需心室起搏（VVI）	三、频率适应性起搏器
3. 触发型按需心室起搏（VVT）	1. 频率适应性心室起搏（VVIR）
4. 非同步型心房起搏（AOO）	2. 频率适应性心房起搏（AAIR）
5. 抑制型按需心房起搏（AAI）	3. 频率适应性心房同步心室抑制型起搏（VD-DR）
6. 触发型按需心房起搏（AAT）	4. 频率适应性房室全自动型起搏（DDDR）
二、双腔起搏器	4. 频率适应性房室全自动型起搏（DDDR）
1. 非同步房室起搏（DOO）	5. 双传感器频率适应性单腔起搏器（dual sensor SSIR）
2. 房室顺序起搏（DVI）	5. 双传感器频率适应性单腔起搏器（dual sensor SSIR）
（1）约定式（committed）	6. 双传感器频率适应双腔起搏器（dual sensor VDDR 和 DDDR）
（2）非约定式（noncommitted）	6. 双传感器频率适应双腔起搏器（dual sensor VDDR 和 DDDR）
3. 心房和心室抑制型房室顺序起搏（DDI）	四、心脏再同步起搏器
4. 房室同步型(心房跟踪型)心室起搏(VAT)	五、植入型心律转复除颤器（ICD）

目前，永久性双腔起搏器实际上只有 VDD 和 DDD 两种在临床使用，尤其 DDD 起搏器用得最多。它们都具有多项功能参数程控性能，其中包括对起搏方式的程控，医生可根据患者心律的状况和具体需要，将 DDD 或 VDD 起搏器程控为某种起搏方式。以 DDD 起搏器为例，除了能够按照患者日常生活中不同时刻的自身心律情况，自动地以 DVI、VAT 或 AAI 方式进行工作，或处于全抑制状态（OOO 方式）外，它也可由医生根据患者的具体情况或需要，程控为以下的方式之一：DDD、DDI、DVI、VDD、VVI、VVT、AAI、AAT、DOO、VOO 等。

随着起搏器类型或工作方式不断增多，功能日趋繁多复杂，为便于从事心脏起搏工作的医生和其他人员互通情报和交流经验，1974年国际心脏病对策社团的一个联合专门委员会（ICHD）制定了一个三位字母的起搏器代码。起搏器代码的设计为了表明起搏器的功能，尽管起搏器型号或名称以及制造厂家不同，起搏器的工作方式和功能可以一目了然。这个代码于1981年在北美心脏病起搏和电生理学会（NASPE）的主持下由原来的联合专门委员会成员作了修改，扩充为五位字母代码（表23-2）。1987年2月作了一次修改，仍为五位字母代码，即目前通用的NBG代码（NASPE/BPEG Generic Pacemaker Code），BPEG（British Pacing & Electrophysiolog Group）是英国心脏起搏和电生理学会的缩写（表23-3、4）。

表23-2　ICHD/NASPE五位字母起搏器代码（1981）

位置	1	2	3	4	5
类目	起搏的心腔	感知的心腔	感知后反应方式	程控功能	抗心动过速功能
所用字母	V—心室	V—心室	T—触发	P—程控频率及（或）输出	B—快速短阵刺激
	A—心房	A—心房	I—抑制	M—多项程控	N—正常频率
	D—双腔	D—双腔	D—双重	C—交流（遥测功能）	S—扫描
		O—无	O—无		E—体外控制

表23-3　NBG起搏器代码（1987）

位置	1*	2*	3*	4**	5***
类目	起搏的心腔	感知的心腔	感知后反应方式	程控功能	抗心动过速功能
所用字母	V—心室	V—心室	T—触发	P—简单程控	O—无
	A—心房	A—心房	I—抑制	M—多项参数程控	P—起搏（抗快速心律失常）
	D—双腔	D—双腔	D—双重*	C—交流（遥测功能）	S—电击
	O—无	O—无	O—无	O—无	D—双重（P+S）
	(A+V)	(A+V)		R-频率调节	
只为厂家的代号	S—单腔	S—单腔			
	(A或V)	(A或V)			

注：　* 第1~3位，只用于抗缓慢心律失常功能；
　　** 一般情况下，第4位只表示这个器械是频率适应性的，因为都知道现代的埋植型起搏器具有M和C的功能；
　　*** 第5位较少用，因为在心脏起搏工作中，抗快速心律失常的特点不是常见的。将来，ICD可能会以相似的但多少有些不同的代码来表示

NBG代码的第一、二、三位字母分别代表起搏的心腔、感知的心腔和感知后起搏器的反应方式，与原有的两个代码（三位字母代码和ICHD/NASPE五位字母代码）相同，而第四和第五位字母的含义有所变更和扩充。第四位字母表示两种不同的起搏器特性，即程控性的程度和有无频率适应机制的存在。第五位字母表示起搏器的抗心律失常功能和方式，包括具有抗心动过缓、抗心动过速或两者的任何电刺激器械，例如ICD，从事心脏起搏工作和临床心电图工作的人员，都应熟悉现用的NBG起搏器代码。

表 23-4　NBG 代码举例

VOOO（VOOOO）	非同步心室起搏，无频率调解或抗快速心律失常的功能（临床上也称为 VOO，但在标明起搏器时不能用 VOO）
DDDM（DDDMO）	多项参数程控"生理性"双腔起搏，无频率适应性也无抗快速心律失常的功能
VVIPP	简单程控 VVI 起搏器，且具抗快速心律失常的起搏功能
DDDCP	DDD 起搏器，有遥测功能，也有抗快速心律失常的起搏功能
OOOPS	有简单程控功能的心律转复除颤器，转复或除颤的方式是电击
OOOPD	有简单程控功能的心律转复除颤器，具有抗快速心律失常的起搏和电击功能
VVIMD	多项参数可程控的 VVI 起搏器，具有除颤（或心律转复）或心律转复除颤及抗快速心律失常的起搏能力
VVIR（VVIRO）	VVI 起搏器，且具有其逸搏间期为一个或多个未指明的参数（体动中心血温或 QT 间期等）所调节控制能力
SSIO	只为厂家使用的代码，表示无程控功能的单腔（心室或心房）感知抑制型起搏器。临床医生根据电极导管放置的心腔，用为 VVIO 或 AAIO 起搏器

起搏器的定时周期

除了其基本功能——刺激心脏外，起搏器复杂和灵巧的功能取决于所感知的心腔和起搏器对感知事件作出的各种反应。起搏器的用途逐年增加，灵巧性逐年增高，这些与感知的心脏结构的数目与起搏器对感知的事件作出种种反应的可能性直接相关。最早的起搏器，非同步心室起搏器，刺激（起搏）心脏但对自身心电活动不起任何反应。这类起搏器的定时周期（timing cycles）十分简单，只是刺激脉冲之间的周期而已。如果设置的起搏器频率是 60 次/分，那么每秒钟释出一个刺激脉冲，不存在任何变异。虽则刺激（起搏）心脏是起搏器的基本功能，感知心脏电活动的能力和对感知事件的反应方式，决定了起搏器的功能和运转方式。

有关起搏器设计的所有决断都取决于对所想要得到的各种间期和定时周期的理解以及对一个或两个心腔的感知。所有起搏器心电图与心脏相互作用的分析都必须根据对刺激间期（即频率）以及心脏和起搏器的不应期、空白期和其他定时周期的了解。所有起搏器工作运转的原则是相同的，对心电图解释的原则也是相同的。但各种起搏器的具体运转方式不尽相同，需参阅生产厂家的说明手册。

为了解各种起搏方式和起搏的心电图，需对起搏器的定时（或称计时）周期有彻底的了解。起搏器定时周期包括在一个完全的起搏周期中所有可能的变化。这可以是自起搏的心室搏动至起搏的心室搏动；自起搏的心室搏动至自身心室搏动，不论它是下传的 P 波或室性期前收缩（PVC）；自起搏的心房搏动至起搏的心房搏动；自自身心房搏动至起搏的心房搏动；自自身的心室搏动至起搏的心室搏动等等。每个这种周期包括感知的事件、起搏的事件，以及当一个或两个感知线路处于不应性的间期。起搏器定时周期的每个部分都以 ms 来表示。

如果知道了这些定时计之间的关系，了解起搏器心律就不那么复杂了。虽然自身心律可被多个未知的因素所影响，起搏器的每个定时线路的功能只能是两种方式之一：①定时计开始后不停直到完成了它的周期，导致一个起搏刺激的释出，和（或）另一个定时周期的开始；②定时周期被重整，即自这点起重新开始计时。

各种起搏方式的定时周期

1. 非同步心室起搏，非同步心房起搏和非同步房室顺序起搏 非同步心室（VOO）起搏是所有起搏方式中最简单的一种，因为其没有感知功能也没有对感知起反应的方式。其定时周期不论有任何其他的事件，根据程控的频率，心室刺激脉冲按时释出。定时周期不被任何自身事件所重整。由于没有感知，也就没有不应期。也可以说，在心室刺激脉冲之间的时期都是不应期。下限频率间期（LRI）等于上限频率间期（URI）。

非同步心房（AOO）起搏的运转方式与 VOO 完全一样，只不过其起搏刺激释放至心房。

双腔或房室顺序性非同步（DOO）起搏的定时周期也同样简单。自心房刺激信号至心室刺激信号的间期（房室间期，AVI）和自心室刺激信号至下一次心房刺激信号的间期（VA 或心房逸搏间期，AEI）是固定的。这些间期不会改变，因为这种起搏方式对任何心房或心室电活动都不感知，定时周期也从不被重整。与 VOO 和 AOO 方式一样，LRI 与 URI 相等。

2. 心室（按需）抑制型起搏 心室抑制（VVI）型起搏器的心室通道上配备有感知功能，起搏器的脉冲输出被感知的心室事件（心室波）所抑制，心室定时周期被重整。经过事先程控的起搏间期，亦即逸搏间期后，如无自身心室波再被感知，起搏器释出一个刺激脉冲，起搏心室。一般来说，逸搏间期等于程控的起搏间期，但在体表心电图上测定的逸搏间期常可略长于后者，因为感知一般不发生在自身心室波（QRS）的起始部，而在 dV/dt 最大的部位，如 QRS 波的上升肢或下降肢某处。于一个起搏的或感知的心室波之后一段时间内，起搏器对任何心室事件（心室波）不能感知，从而也不重整心室定时周期（不重整起搏周期），这段时间是起搏器的不应期。

在有频率滞后（hysteresis）功能的 VVI 起搏器，其感知自身心室波后的逸搏间期明显长于起搏间期。例如程控的起搏间期是 1000ms（频率 60 次/分），程控的逸搏间期为 1200ms（50 次/分），表明起搏器有 10 次/分的频率滞后。

3. 心房（按需）抑制型起搏 心房抑制（AAI）型起搏的定时周期与心室抑制（VVI）型起搏器具有相同的定时周期，只是起搏和感知发生在心房而不在心室，起搏器的输出被感知的心房事件所抑制。一个起搏的或感知的心房事件后开始了不应期，在不应期内起搏器不感知任何电活动。心房起搏时若有多个心室波出现时，可能引起混淆。举例来说，除了对起搏的心房搏动起反应的（下传的）心室搏动外，若继之一个室性期前收缩，这个室性期前收缩不会抑制起搏器释出心房刺激信号。只要 AA 定时周期终了时，起搏器就会释出心房起搏刺激，与心室波是否存在无关，因为 AAI 起搏器应该不感知心室内的电活动。有一个例外，那就是远场感知（far-field sensing）或称交叉感知（cross sensing），即心室电信号大得足以被心房电极导管不恰当地感知。在这种情况下，心房的定时周期被重整。有时候，可通过程控使心房通道的感知灵敏性降低或心房不应期延长，使这种异常情况得以纠正。

4. 房室顺序、心室抑制型起搏 房室顺序、心室抑制（DVI）型起搏是大多数双腔起搏器可程控选择的起搏方式。此外，也有的患者植入了 DVI 型起搏器。在 DVI 方式起搏，心房从不被感知，所有定时周期均于心室起搏的或感知的事件时开始。DVI 方式有两种运转方式，一种是在心房刺激后（房室延迟间期，AVI）允许有心室感知功能，称为"非约定式"（noncommitted）DVI 方式：另一种是当心房被起搏后必须刺激（起搏）心室，因而称为"约定式"（committed）DVI 方式。

在"非约定式"DVI 方式，定时周期自起搏器释出一个心房刺激从而建立 AV 间期时开始。由于心房从不被感知，定时周期从不自感知心房开始。于 AV 间期内感知的一个心室事件，抑制心室脉冲输出，并开始固定时间的室房（VA）间期。VA 间期由心室不应期与心室警觉（可应）期组成。于心室不应期内，不感知任何心室的（当然不感知心房的）电活动，故于心室警觉期内，被感知的心室电活动将抑制和重整心房和心室两个通道。一旦心室电活动被感知，VA 间期便开始。如果一个自身心房波（P 波）出现于心室不应期或心室警觉期内，可能发生心房刺激与自身心房电活动间的竞争。因此，在"非约定式"DVI 方式，有两个主要的间期，即 AV 间期和 VA 间期。

在"约定式"DVI 起搏器，心房刺激释出后便开始了心室不应期，也就是心室不应期包括了 AV 间期。由于心房从不被感知，因此在 AV 间期内，心房和心室电活动两者均不被感知，这点与"非约定式"DVI 方式不同，后者于 AV 间期内，可以感知心室电活动。因此，这型起搏器只有一个定时周期，它于起搏的或感知的心室事件时开始。这个单一的定时周期的长短可能有所不同，取决于它是自起搏的或感知的心室事件时开始。由于心房从不被感知，"约定式"和"非约定式"DVI 起搏器，都可发生心房竞争。但由于在"约定式"DVI 起搏器，心房刺激释出后迫使在 AV 间期结束时释出一个心室起搏刺激，因而会发生与自身心室电活动间的竞争。

由于感知仅发生于心室通道，心房刺激有时被起搏器认为是一个 R 波，因而心室输出脉冲被抑制，这个现象称为交叉感知（cross talk）。如果同时有房室阻滞存在，交叉感知可能产生灾难性结局。为了防止交叉感知，新一代 DVI 起搏器改进了设计，在心房刺激释出后有一段很短的时期（25～125ms 之间）对心室不产生感知（心室不应性）。这段短时期称为"心室空白期"（ventricular blanking period），在某些厂家制造的某些型号，心室空白期可以程控。如果心房刺激与自身 QRS 波巧合，例如与一个室性期前收缩，若自身 QRS 的本位曲折落在空白期之外，这个 QRS 将被感知，心室脉冲输出受抑制。在这种情况，起搏器的运转方式与早年的"非约定式"DVI 起搏器相似。但如果自身 QRS 的本位曲折发生于心室空白期内，则自身 QRS 将不被感知，当 AV 间期结束时，起搏器将释出一个心室输出脉冲，这种工作方式与"约定式"DVI 起搏器相同。这样现在的新一代 DVI 起搏器被称为"变更的"或"部分约定式"DVI 起搏器，以反映这型起搏器的正常行为可表现为非约定式和约定式功能两种。定时周期（VV 间期）由 AV 和 VA 间期组成。基本周期长度（VV）即下限频率周期与上限频率间期相等，并且可以程控。AV 间期亦可程控。VV 间期与 AV 间期之差（VV－AV）是 VA 间期或心房逸搏间期（atrial escape interval，AEL）。在 VA 间期的初始部分，感知通道是不应的（心室不应期）。在大多数现代的 DVI 起搏器，心室不应期是可程控的。在不应期之后，心室感知通道是警觉的（可应的）。如果在 VA 结束时无心室电活动被感知，就发生心房起搏，接着是 AV 间期。如果在 AV 间期内出现心室电活动，落在空白期之内，则心室输出脉冲不被抑制。如果在 AV 间期之前，有自身心室波发生，则定时周期被重整。关于交叉感知、心室空白期以及心室安全起搏等，将在后面讨论 AV 间期时作较详细叙述。

5. 心房同步心室起搏　这种双腔起搏器采用感知心房而刺激心室（VAT）的方式，心室从不被感知。有两个计时周期，一个周期自感知的心房事件开始，经过事先设置的 AV 间期，释放出一个心室刺激。当无 P 波被感知时，则在两个心室刺激之间的间期，即下限频率间期或心室逸搏间期终了时释出起搏刺激，这是另一个定时间期。总心房不应期（TARI）（上限频率间期）开始于感知心房时延续至心室波以后。上限频率可仅用总心房不应期来设置，或者，它的设置与总心房不应期无关，上限频率作为一个间期，而总心房不应期是另一个间期，产生伪文氏反应。

在任何感知心房的起搏器，上限频率反应的处理是个问题。这个问题存在于 VAT 起搏器，它不感知心室。但是，目前已无单独的 VAT 起搏器，VAT 起搏方式是双腔起搏器（DDD、VDD）的一种工作方式，可程控选择。现代的起搏器，上限频率的处理是 VDD 和 DDD 起搏器的一个问题。

6. **房室顺序、双腔感知、非 P-同步起搏**　房室顺序、双腔感知、非 P-同步（DDI）型起搏可认为是非约定式或 DVI 起搏方式的提高或改进。与 DVI 不同的是，DDI 起搏方式具有心房感知以及心室感知功能，这点可防止在 DVI 起搏方式可能发生的心房竞争性起搏。DDI 方式的反应仅是抑制，也就是不发生 P 波跟踪（心房跟踪）。因此，起搏的心室率不能超过程控的下限频率（lower rate limit，LRL）。定时周期由下限频率间期（LRI）、AV 间期、心室后心房不应期（postventricular atrial refractory period，PVARP）和心室不应期组成。PVART 是在一个感知的或起搏的心室事件后的一段时期，在这个时期内，心房感知线路是不应的。在 PVARP 内发生的任何心房事件都不被心房感知线路所感知。如果一个 P 波发生于 PVATP 之后并被感知，起搏器在 VA 间期结束之际不释出心房起搏刺激。嗣后的心室起搏刺激在 VA 间期完全（结束）之前不能发生，也就是说，下限频率不能被破坏。

重复说一遍，DDI 起搏方式时，不发生 P 波跟踪，起搏的频率从不超逾程控的下限频率。但有例外。当起搏的心房波在程控的 AV 间期结束之前下传至心室（自身的心室波），并抑制了心室起搏刺激的释出，也就是说，AR < AVI，在这种情况下自 A 至 A 的间期便短于程控的下限频率间期，缩短的数值是 AVI 与 AR 之差。

7. **心房同步、心室抑制型起搏**　心房同步、心室抑制（VDD）起搏器仅起搏心室（V），感知心房和心室（D），感知自身心室活动的反应方式是抑制心室输出（I），而感知自身 P 波的反应方式是跟踪它（T）（当反应方式包括 I 和 T，NBG 代码以 D 表示）。这个起搏方式是许多双腔起搏器的一个可程控的选择。现在也有单根电极导管 VDD 起搏器。在这种起搏系统，电极导管的远端电极置于右心室，具有感知和起搏心室的作用，而位于心房的近端电极能感知心房电活动。当自身心房率快于程控的起搏频率，但慢于或等于最高起搏频率（maximum pacing rate）时，保持一对一的房室同步性。若自身心房率快于最高起搏频率时，房室同步性以文氏形式来保持。

定时周期包含下限频率间期（LRI）、房室延迟间期（AVI）、心室后心房不应期（PVARP）、心室不应期（VRP）和上限频率限制（URL，或上限频率间期，URI）（图 23-1）。一个感知的心房事件使 AVI 开始。如果在 AVI 结束之前，有一个自身心室波发出，则起搏器的心室输出受抑制，下限频率（LRL）的定时周期被重整。如果在 AVI 的终结时发生一个起搏的心室搏动，这个搏动重整 LRL。如果无心房搏动发生，起搏器在下限频率间期（LRI）结束时释出输出脉冲起搏心室，也就是说，当没有感知的心房事件时，起搏器以 VVI 方式运行。

8. **房室全能型起搏**　房室全能型（AV universal）起搏亦即 DDD 方式起搏，它感知与起

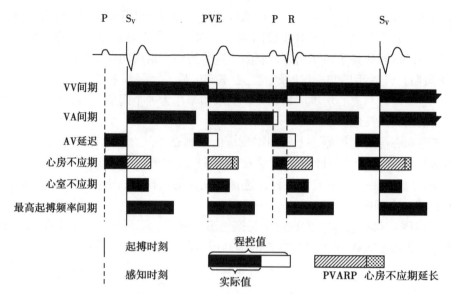

图 23-1   VDD／VDDR 定时周期

VDD 方式：本图说明以下情况：1. 感知的心房搏动（P）继随以起搏的心室搏动（Sv）：感知的心房搏动启始 AV 延迟间期和总心房不应期（TARP）。若在 AV 延迟间期内无心室搏动被感知，起搏器便释出一个输出脉冲起搏心室，并使 PVARP、心室不应期、最高起搏频率间期和 VA 间期开始。2. 室性期前收缩：如果一个心室搏动在程控的起搏间期内发生，其前无感知的心房搏动，脉冲发生器便认为这个心室搏动是室性期前收缩（PVE），并抑制输出脉冲。感知了室性期前收缩后，便开始了 PVARP 以及程控的心房不应期延长，心室不应期、最高起搏频率间期和 VA 间期。3. 感知的心房搏动（P）继随以感知的心室搏动（R）：如果一个自身心房搏动（P）继随以下传的自身心室搏动（R），则脉冲发生器被抑制。由心房感知事件启始的 TARP 有所缩短，缩短的数值是 AV 间期的程控值与实际值之间的差。4. 心室起搏事件（Sv）：如果在 VA 间期结束以前心房和心室均无感知事件，AV 间期便被启始（不论有无心房搏动发生）。如果在 AV 延迟间期内没有感知的心室波，脉冲发生器便释出一个输出脉冲至心室。这个心室输出脉冲使 PVARP、心室不应期、最高起搏频率间期和新的 VA 间期开始。在这种情况下，TARP（起始于前一个 VA 间期的末尾）因有心房不应期延长而有所延长。这样，不仅为了防止对逆传性 P 波的感知，也为了减少在窦性心动过缓时反常的频率行为。VDDR 方式：在 VDDR 方式，脉冲发生器的运行与 VDD 方式一样，但除此以外，起搏频率在程控的频率适应性参数的基础上而有所调节

搏心房和心室。至少有四个不同的定时周期：

（1）AV 延迟间期（AVI），在感知的或起搏的心房事件时开始；

（2）VA 间期（VAI），在感知的或起搏的心室事件时开始；

（3）下限频率间期（LRI），即心房事件之间的间期；

（4）上限频率间期（URI），即心室事件之间的间期。

除了这些基本的周期外，每个通道有不应期和空白期，它们在心脏的或起搏器周期内某个特定的时间，决定脉冲发生器对心房或心室事件的反应。实际上，DDD 起搏器是房室顺序（DVI）和房室同步（VDD）起搏器的组合。感知和起搏两个心腔，其功能远比在两个通道内起搏和在一个通道内感知（DVI）或在两个通道内感知而在一个通道内起搏（VDD）复杂得多。虽然如此，如果了解了前述的各型起搏方式的定时周期，对 DDD 起搏的理解就不那么难了。

伴随下限频率起搏的基本定时线路可分为两段。第一段是自心室感知或起搏事件至心房起搏事件的间期。这就是心房逸搏间期（AEI）或 VA 间期。第二段开始于心房感知或起搏事件，终止于心室起搏事件，这是房室延迟间期（AVI）。在 VA 间期结束前发生的心房感知事件，立即终止 VA 间期，并启动 AVI，其结果是心房同步（P 波同步）心室起搏（VAT 房室）。如果自身窦性频率低于程控的下限频率（LRL），则发生以程控的下限频率进行的 AV 顺序起搏或单腔心房起搏。图 23-2 对 DDD 起搏的定时周期有较清晰的说明。

起搏器定时周期的几个主要部分

1. 不应期　每个有感知能力的起搏器的定时周期中，必须包括不应期。不应期防止对发生得早的、不恰当的信号发生感知，例如对起搏引起的电位和复极波（T 波）。

在一个 DDD 起搏系统，一个感知的或起搏的心房事件启始心房不应期（ARP），也启始 AVI。在定时周期的这个部分，脉冲发生器的心房通道对任何感知的事件都不起应（不应期），在这个期间也不发生心房起搏。感知的或起搏的心室事件，启始心室不应期（VRP）。任何具有心室起搏和感知功能的起搏系统，VRP 总是其定时周期的一个部分。VRP 防止在起搏器心室通道上的（起搏）引起的电位和 T 波发生感知。感知的或起搏的心室事件，也导致 PVARP 开始计时。PVARP 防止对逆传性 P 波发生感知，也防止感知远场事件。PVARP 与 AVI 合起来总称总心房不应期（TARP）。TARP 则是起搏器能有的最大心率的一个限制因素。举例来说，若 AVI 是 150ms，而 PVARP 是 250ms，则 TARP 是 400ms 或 150 次/分。在这种情况下，一个起搏的心室事件启始 250ms 的 PVARP，只有当这个间期终了后，心房事件才能被感知。如果心房事件在 PVARP 终止后即刻被感知，感知的心房事件启始了 150ms 的 AVI。当 AVI 终了时，尚无自身 R 波发生，则将发生起搏的心室事件，导致 VV 周期长度 400ms 或频率 150 次/分，而程控为一个长的 PVARP，由于限制了最大感知的心房频率而限制高限频率。如果自身心房率为 150 次/分，则每隔一个 P 波将与 PVART 吻合（落在 PVARP 内，因而有效的起搏频率约为 75 次/分，是心房率的另一半。

2. 房室延迟间期　房室延迟间期（AVI）是任何双腔起搏器定时周期中应程控的第一个部分。在 AVI 期内，心房感知线路是不应的，而在 AVI 的绝大部分时间，心室感知线路是可应的。AVI 是一个间期，但有两个亚间期。AVI 的最早部分是空白期。空白期的定义是，一个起搏器刺激脉冲释出期间和释出后的一段时间，在这段时间内，双腔起搏的对侧通道是不能感知的。设置空白期的目的是防止一个通道内心电事件被对侧的通道所感知。

如果心房起搏信号被心室感知线路所感知，将引起心室输出被抑制，这称为"交叉感知"（crosstalk）。为防止交叉感知，通过在 AVI 的最早阶段使得心室感知线路成为不应的，心房起搏信号的前缘被掩盖或湮灭。目前的 DDD 起搏器，空白期可被程控，范围是 12～125ms。但空白期一般历时短暂，因为心室感知线路在 AVI 内较早地恢复为可应的十分重要，这样，自身心室电活动如果发生在 AVI 终止前，才能够抑制起搏器的输出（防止竞争）。除了自身心室电活动外，其他的信号也可能被感知并抑制起搏器的心室输出，交叉感知的利害关系最大。尽管心房起搏信号的前缘由于空白期而被有效地忽略掉，但发生在空白期之后的心房起搏信号的尾缘有时候能为起搏器的心室通道所感知。对一个起搏器依赖的患者，交叉感知引起的心室输出抑制将导致心脏停搏。某些起搏器制造厂设计了一种安全机制来防止这样的结局。

如果在 AV 延迟间期内紧随空白期之后的一部分（AVI 的第二部分，称为"心室触发

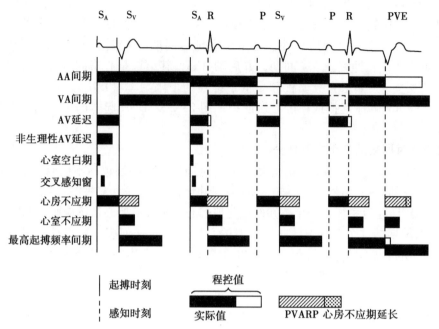

图 23-2　DDD/DDDR 定时间期

DDD 方式：1. 心房起搏事件（S_A）继以心室起搏事件（S_V）。如果 AA 间期内，无心房或心室搏动被感知，脉冲发生器释出一个心房输出脉冲（S_A），它启始 AA 间期、AV 延迟、非生理性 AV 延迟和心室空白期，然后是交叉感知窗。如果于 AV 延迟的末尾，心室内无感知的事件，则一个输出脉冲被释出至心室（S_V），这便开始了 PVARP、心室不应期和最高起搏频率间期。2. 心房起搏事件（S_A）继以心室感知事件（R）。若在 AA 间期内无感知事件发生，一个输出脉冲便释出至心房（S_A），这就开始了下一个 AA 间期、AV 延迟、非生理性 AV 延迟和心室空白期以及随后的交叉感知窗。两种可能中有一种发生：①在 AV 延迟内但在交叉感知窗以外，感知了心室事件，导致心室输出脉冲被抑制；②一个心室事件（R）在交叉感知窗内被感知，则继随以在非生理性 AV 延迟末尾时，释出一个输出脉冲至心室。无论在哪种情况，心室事件（在①是感知的事件而在②是起搏的事件）启始 PVARP、心室不应期和最高频率间期。如果 PVARP 开始于程控的 AV 延迟末尾之前，则总心房不应期（TARP）将被缩短，缩短的数值是 AV 延迟的程控值与实际值之差。3. 心房感知事件（P）继以心室起搏事件（S_V）。在 AA 间期内的心房不应期部分之后感知的心房事件（P），将抑制下一个心房输出脉冲，并将启始 AA 间期和 AV 延迟。如果在 AV 延迟期内无心室事件被感知，则在 AV 延迟的末尾，一个输出脉冲被释放至心室（S_V）。如果最高起搏频率间期在 AV 延迟的末尾尚未终了，则 AV 延迟实际上将被延伸至最高起搏频率周期的末尾。心房感知事件继以心室起搏事件，也称为心房跟踪或 VAT 方式。心室起搏事件启始 PVARP、心室不应期和最高起搏频率间期。4. 心房感知事件（P）继以心室感知事件（R）。在 AA 间期内感知的心房事件抑制心房输出脉冲并启始另一个 AA 间期和 AV 延迟。在 AV 延迟期内感知的心室事件，抑制心室输出脉冲，并启始 PVARP、心室不应期和最高起搏频率间期。5. 室性期前收缩。被感知的心室事件（R）之前无感知的心房事件（脉冲发生器把它认为是室性期前收缩），心房和心室输出均被抑制，并且，心室事件启始 VA 间期（即 AA 间期减去起搏后的 AV 延迟）、PVARP 加上心房不应期延长、心室不应期和最高起搏频率间期。DDDR 方式：在此方式，脉冲发生器的运转与在 DDD 方式一样，但 AA 间期根据程控的频率适应性参数而被调节

间期"或"交叉感知窗")(见图 23-2),起搏器的心室感知线路感知了电活动,起搏器可能不能分辨是交叉感知还是自身心室电活动。为了防止灾难性的心室停搏,起搏器释出一个早的心室起搏信号,其 AVI 仅为 100～120ms。在某些双腔起搏,这个 AVI 可程控为 50～150ms。如果所感知的信号确实是交叉感知,AVI 缩短的心室起搏波便防止了心室停搏。另一方面,如果在 AVI 早期有自身心室电活动发生,起搏器释出的心室起搏信号便落入自身 QRS 之内或紧随其后。这是一个安全机制,因为此时心室处于不应期,起搏信号不会导致心室除极,并且这个起搏信号释出太早,不可能落入心室复极或易损期内。这样的事件被称为"心室安全起搏"(ventricular safety pacing)、"非生理性 AV 延迟"或"110ms 现象"。

在空白期和非生理性 AV 延迟之后,心室感知线路保持可应性,任何感知的电活动将重整周期。

下限(基础)频率行为　起搏器对感知的心室电信号起反应的运转方式,在不同制造厂家有所不同,同一厂家制造的不同型号起搏器也有所不同。

1. 心室为基础的计时周期　以心室为基础的计时周期,心房逸搏间期(AEI 或 VA 间期)是固定的。在 AEI 内发生的心室感知的事件重整 AEI 计时计,使它一切从新开始。在 AV 延迟间期(AVI)内发生的心室感知的事件,终止 AVI,并启使一个心房逸搏间期(AEI)(图 23-3A)。如果在一个心房起搏刺激之后的房室传导功能是完好的,那么,AR 间期(心房刺激至感知的 R 波)短于程控的 AV 延迟间期(AVI),结果是起搏频率将有很轻

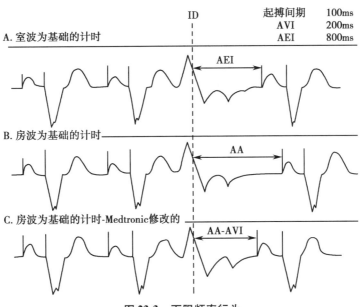

图 23-3　下限频率行为

心室为基础和心房为基础的计时对下限频率行为伴以感知的室性期前收缩的影响。A. 心室为基础的计时重整心房逸搏间期(AEI),导致重整的起搏间期等于程控的起搏频率周期;B. 心房为基础的计时重整 AA 间期并然后加上 AV 间期。这样,自感知的 R 波至下一个起搏的心室搏动之间的间期,超逾程控的基础频率间期,是强制性频率滞后的一种形式;C. Medtronic 修改的 AA 计时自 AA 间期减去 AV 间期。所导致的节律与在以心室为基础的计时所见的相同。ID = 感知的室性期前收缩的本位曲折

度地加快。

设若下限频率（LRL）是 60 次/分，下限起搏间期（LRI）则为 1000ms。若程控的 AV 延迟间期是 200ms，那么心房逸搏间期将是 800ms（AEI = LRI – AVI）。如果 AV 传导功能允许房室传导时间为 150ms（ARI = 150ms），下传的或感知的 R 波将抑制起搏器的心室输出；并重整心房逸搏间期（它仍为 800ms）。这样导致的依次相续的心房起搏刺激之间的间期将为 950ms（AEI + ARI）。这相当于起搏频率 63 次/分，稍快于程控的下限频率（图 23-4A）。若一个自身 QRS 发生，例如一个室性期前收缩，心房逸搏间期（AEI）也被重整。起搏器然后周期循环，其频率是由 AEI 和 AVI 之和规定的。心房逸搏间期成为程控的基础频率或下限频率。感知的 QRS 波，不论它在何处发生，均将重整 AEI。这个行为的稳定性使分析 DDD 节律大为便利。

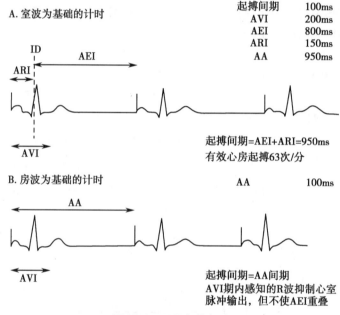

图 23-4　下限频率行为

心室为基础和心房为基础的计时，对继随心房起搏后房室传导功能良好的下限频率行为的影响。A. 在心室为基础的计时，感知的 R 波重整 AEI。基础起搏间期是由 ARI 与 AEI 的和所组成，因而短于程控的下限频率间期；B. 在心房为基础的计时，感知的 R 波抑制心室的输出，但不重整起搏器的基本定时。存在着程控的基础频率的心房起搏。ID = 感知的自身 R 波的本位曲折

2. 心房为基础的计时周期　Intermedics 和 Siemens 公司的某些型号的 DVI 和 DDD 起搏系统，采用另一种计时线路，称为心房为基础的计时系统。在心房为基础的系统，AA 间期固定。只要有稳定的下限频率起搏，以心房为基础的与以心室为基础的计时系统之间，没有明显差别。

在以心房为基础的计时，AV 延迟期内感知的 QRS 波抑制起搏器的心室输出，但不改变基础的 AA 计时（图 23-4B）。因此，在有效的单腔心房起搏期间，频率保持在程控的下限频率（LRL），当在 AEI 内感知一个室性期前收缩时，计时计也被重整，但此时重整的是 AA 间期而不是心房逸搏间期（AEI）。起搏器计时是 AA 间期加上程控的 AVI，模拟

正常窦性心律时发生室性期前收缩后的代偿间歇，是一种强制性形成的频率滞后（图 23-3B）。

3. Medtronic 修改的心房为基础的计时周期　Medtronic 公司在其 DDDR 起搏器（Synergyst I）引进了修改的心房为基础的计时系统。在稳定 AV 的心房和心室起搏时，于 AVI 期内感知自身 QRS 被频率计时周期忽略不计，因而没有在以心室为基础的计时设计中所见的那种轻度频率加快。然而，当一个自身的 QRS 或感知的室性期前收缩发生在心室不应期之后，Medtronic 修改了 AA 计时规则。这个修改模拟以心室为基础的计时系统，AA 间期被重整（图 23-3C），但是在先减去 AVI 后重整。表面上看来，这是一个心房逸搏间期（AEI），但在这种起搏器的计时计中并没有 AEI。

当解释一份 DDD 节律出现感知的心室搏动时，首先要知道这个 DDD 起搏器用的是以心室为基础的计时，心房为基础的计时，或是 Medtronic 修改的心房为基础的计时，只有这样，才能正确分析 DDD 起搏的心电图。

上限频率行为

1. 房室固定的阻滞　在 DDD 方式运转的起搏系统，不论是以心房或以心室为基础的计时，窦性频率加快导致被感知的 P 波使 AEI 终止和 AVI 开始。这是 P 波同步心室起搏（VAT 方式起搏）。设若 PR 间期短于 PV 间期（自自身的 P 波至起搏的心室波的间期），则起搏起完全被抑制。在程控的下限频率与程控的上限频率之间，P 波同步心室起搏以 1∶1 的关系发生。这就是说，当连续的自身心房事件（P 波）之间的间期长于总心房不应期（TARP）时，每个 P 波发生在心房可应（警觉）期内，从而被起搏器所感知。这样，心房的输出被抑制而同时在 AVI 后触发心室输出一个脉冲。然而，若连续的自身心房事件间的间期短于 TARP 时，便有一部分 P 波未被感知，因为它们落入 TARP 内。起搏器便出现骤然发生的固定阻滞（2∶1、3∶1 等）反应，仅感知两个 P 波中的一个或几个 P 波中的一个，取决于自身心房频率（图 23-5）。程控为长的 PVARP 从而长的 TARP 导致起搏器对自身心房波感知和反应的固定阻滞，心房跟踪频率（atrial tracking rate）相对低。当固定阻滞发生时，起搏频率的骤然改变，能使患者发生明显症状。这在较早年的 DDD 起搏器是常发生的。

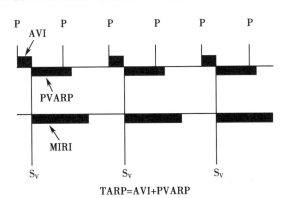

图 23-5　上限频率行为（固定的阻滞）

本图为固定的 2∶1 阻滞，因为总心房不应期（TARP）长于心房波的间期（PP 间期），因此每隔一个 P 波落入 PVARP 而不被起搏器所感知。为发生固定阻滞的上限频率行为，TARP＞心房间期（PP 间期）。（SV＝心室起搏信号；AVI＝房室间期；PVARP＝心室后心房不应期；TARP＝总心房不应期）

2. 文氏样阻滞　为了使上限频率行为调节得较好，另一个叫做最大跟踪频率间期（maximum tracking rate interval，MTRI）的计时线路被加入于大多数 DDD 起搏系统的心室通道（MTRI 间期也曾被称为"上限频率"和"心室跟踪上限"）。这个计时间期规定最大的起搏频率或由感知的 P 波启始的最短间期，在这个间期起搏的心室搏动能够继随其前的起搏的或感知的心房搏动。起搏器的这个上限频率行为模拟房室结的文氏现象。它的表现是心电图上出现成组的搏动，其 PV 间期进行性延长，以及当自身心房率超逾程控的

MTR 间期时断续发生的长间歇（图 23-6）。在这些起搏系统，两个计时计必须每个都完成它们的周期，才能释出一个心室刺激脉冲，它们是 AVI 和 MTR 间期。一个感知的 P 波启始 AVI。如果，在 AVI 完结时，MTR 间期已经终了了，则起搏器输出脉冲在程控的 AVI 终了时释出；如果 MTR 间期尚未完结，则心室输出脉冲要延迟到 MTR 终了时才释出。这个延迟具有延长 PV 间期的功能性效果。它也使跟着发生的心室起搏搏动的位置靠近下一个 P 波。PVARP 和 MTR 间期均由一个起搏的或感知的心室搏动所启始。在文氏上限频率行为期间，一个 P 波最终落入 PVARP 内，未被感知，因此被起搏器忽略。这就引起一段相对的长间歇。然后，MTR 间期才能完成它的定时周期。这样，取决于自身心房率和程控的基础频率，则一个可能是未感知的 P 波后的 P 波被跟踪（以程控的 AVI 重新开始周期），另一个可能是长间歇被一个 AV 顺序性起搏所终止。

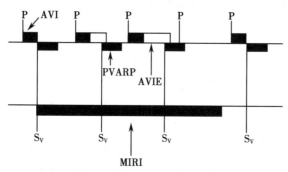

图 23-6　文氏型阻滞上限频率行为

AVI = 房室间期；AVIE = 房室间期延长；PVARP = 心室后心房不应期；MTRI = 最大跟踪频率间期；SV = 心室起搏信号

因此，上限频率行为能表现为文氏样行为或进而形成骤然的固定阻滞（例如 2∶1）。当 P 波落入 TARP，将表现为 2∶1 阻滞行为。如果 MTR 间期比 TARP 长（TARP = AVI + PVARP），则将发生文氏样行为。

3. 频率平稳化　为了防止 DDD 起搏器在上限频率时周期长度发生明显改变，以及当窦性频率加快或减低时，防止文氏上限频率行为时出现的长间歇（它可能引起症状），CPI 公司在其 Delta 和 Delta TRS 双腔起搏器中，首先采用一个特制线路，称为频率平稳化（rate smoothing）。这是上限频率行为的一个供选择的程控参数。它的工作方式是根据前面一个起搏的或感知的心室搏动的周长，自动调节心房逸搏间期（AEL）。这样，在上限频率行为期间，心室频率保持相对稳定，虽然房室延迟间期（AVI）仍然像在文氏样上限行为那样，有所延长和缩短。频率平稳化通过识别心脏间期的突然变化来鉴别生理性或病理性心律，因为间期突然变化是心律失常的特征。通过避免起搏的骤然改变，频率平稳化也可减轻或消除伴随感知心律失常所引起的症状。采用频率平稳化这个上限频率行为时，对 DDD 起搏器程控其 VV 间期之间可容许的改变的百分率，那就是 3%、6%、9% 或 12%。举例来说，在 P 波同步性（VAT）起搏期间，VV 间期稳定，为 900ms，频率平稳化参数选择在 6%，那么，当窦性频率突然加快时，嗣后一个 VV 间期的加快不能超过 54ms（900ms 的 6%）。因而心室率相对平稳，但有时要付出丧失房室同步性的代价。

4. 频率减退反应　由于文氏样上限频率行为，丧失恒定的房室（AV）关系，并且，由于这点或当一个 P 波落入 PVARP 内而未被跟踪所引起的长间歇，或者 2∶1 阻滞的长间歇，有些患者会产生症状。现在有些双腔（DDD）起搏器具有另一种上限频率行为——退而保护反应（fallback）。当 DDD 起搏器察觉心房电活动超逾程控的上限频率时，程控的 fallback 也可起作用来防止对房室心动过速起反应而使起搏器的心室率处于上限频率（URL）。在退而保护反应期间，DDD 起搏方式自动地转变为 VVI 方式，并且 VVI 起搏频率缓慢地但进行性地降低至中等水平或程控的下限频率（LRL）。在频率减退反应时，起搏器继续感知心房电活动，但不使自身心房律与心室起搏搏动配合，亦即 VVI 运转方式。频率减退反应的运转，由两个程控的参数控制：一是心房率超逾上限频率所经历的时间；二是频率减退反应时间。前者允许医生选择在多少个超逾上限频率的心房搏动后，心室率开始下降直至下限频率；后者决定心室率自上限频率降至下限频率所需的时间（即多快的速度）。当心房率减慢至 MTR 或频率减退反应的频率之下时，起搏器自动转变为 DDD 运转方式，恢复正常的房室关系。

　　总之，为了解和解释起搏心电图，对起搏器的定时周期的组成部分有清晰的了解是十分紧要的，但也比较困难。本章简略地叙述了目前使用的各种起搏方式定时周期的基本规律。单腔起搏器的定时周期比较简单，而双腔起搏的定时周期比较复杂，而且各个公司生产的甚至同一公司生产的不同型号的双腔起搏器的定时周期，尽管基本原则相似，但各有其特点，有的还增添了某些特殊的功能线路，难以逐个阐明。本章内所叙述的双腔起搏器定时周期，主要是参照 Intermedics 公司的 Relay DDD 起搏器。为彻底了解具体的双腔起搏器的定时系统和心电图特征，医生必须仔细阅读该起搏器生产公司提供的"医生手册"。

心脏起搏的适应证

　　目前心脏起搏器品类众多，结构精密，功能复杂和精巧，体积小，重量轻，且可具多项参数程控功能和抗心动过速装置。临床医生埋植技术娴熟，经验丰富，而且并发症少。因此国际上对心脏起搏器埋植的临床适应证趋于从宽掌握。以永久性心脏起搏而言，凡心动过缓性心律失常，包括窦房结功能低下，慢-快综合征和各类型的心脏阻滞，只要心室率（心率）慢，有症状，就有适应证。所谓"症状"，系指由于心动过缓，心排出量低而造成的一过性脑缺血的症状，如一过性或发作性头晕、眩晕、黑矇（近似晕厥）和晕厥。晕厥是指一过性意识丧失伴或不伴有抽搐，是最有重要意义的症状。心动过缓、心排出量减少也可引起一些全身性症状，如疲劳、乏力或充血性心力衰竭等。美国的一些医院和医学中心主张，只要心率慢、有症状，不必一定是晕厥发作，黑矇、乏力、头晕也算，就有适应证。但是，适应证过宽并不总是对患者有益，即使起搏器价格昂贵不考虑在内。价格昂贵在我国目前是很重要的一个需考虑因素。再者，不必要的起搏器植入可能给患者带来不适合轻重不一的症状，以及精神上的不安和负担。

　　理想心脏起搏器的要素如表 23-5 所列。对具体患者，需根据心律失常的性质和程度，有无基础器质性心脏病，生活方式，工作性质，职业，有无其他重要器官的疾病及其严重程度，日常活动或运动量的多少，以及其经济来源等诸多因素，以便为他（她）选择理想的、亦即适合其具体需要和条件的起搏器。认为价格昂贵的起搏器必然就是理想的起搏器的观念，可能是错误的。

　　美国心脏协会（AHA）和美国心脏病学会（ACC）起搏器专家委员会于 1984 年制定了一个"心脏起搏器和抗心动过速器械埋植指南"（以下简称指南），1991 年作了修改，全文分别刊登于 1991 年 7 月的《美国心脏病学会杂志》（JACC）和美国心脏协会的《循环杂志》（Circulation）上。这个"指南"对抗心动过缓和抗心动过速起搏器以及埋植型自动心脏除颤器（ICD）的成年人和儿童患者的适应证和非适应证，都作了详细和比较中肯的论述。本章主要根据"指南"精神，结合我国具体情况和我们自己 20 多年来的实践经验，对永久性心脏起搏器（抗心动过缓）的适应证和非适应证提出以下将述及的意见。

　　在为一个患者作出埋植永久性心脏起搏的决定前，除心律失常的性质和程度外，也需考虑到下列的一些附加因素：①患者总的身体和精神状态，包括无有可能引起使生活质量明显

表 23-5　理想心脏起搏的要素

1. 防止心动过缓有关的症状和（或）提前死亡
2. 使患者的生理功能尽可能改善
3. 在静息或运动时避免起搏器引起的症状（例如起搏器综合征，起搏器介入性心动过速）
4. 减小对心律失常（尤其心房颤动）的易患性及其并发症的发生机会
5. 具有灵活性以适应不断变化的临床状态
6. 尽量减小植入、程控和随访的复杂性
7. 花钱少而效益高
8. 患者的职业特殊性和住处离随访医院远近
9. 有无其他可能导致患者寿命不长的严重疾病
10. 患者的生活习惯和体力活动的多寡和程度

受限和生命预后不良的疾病存在；②有心动过缓可导致恶化的基础心脏病存在；③患者的职业或生活方式要求有足够的心率支持，例如常常出差或旅行，需经常骑自行车或驾驶汽车，或主要从事体力劳动者；④患者远离医疗机构或独身居住，一旦发生严重症状时，不能及时就医；⑤患者必须服用的药物有减慢心率或加重房室传导障碍的作用；⑥患者已有明显的脑血管病变，骤然减少脑血管灌注可能导致脑卒中；⑦患者及家属执意要求。

本章主要根据欧洲心脏病学会（ESC）2007 年关于起搏器治疗和心脏再同步治疗（cardiac resynchronization therapy，CRT）的应用指南，以及中华医学会心电生理和起搏分会关于起搏器植入和 CRT 应用的指南精神，列出Ⅰ类（相当于绝对适应证）、Ⅱ类（相对适应证）以及Ⅲ类（非适应证或禁忌证）适应证。

Ⅰ类适应证（相当于绝对适应证）

1. 窦房结疾病表现为症状性心动过缓或不伴心动过缓依赖性心动过速；症状与心动过缓的相关必须是自发的或不可替代的药物疗法所导致的。证据等级 C。

2. 窦房结疾病所致的晕厥，无论是自发的还是由电生理检查诱发的。窦房结疾病表现为症状性变时功能不良，后者是自发的或不可替代的药物疗法所导致的。证据等级 C。

3. 慢性症状性三度或二度房室阻滞（莫氏Ⅰ型或Ⅱ型）。证据等级 C。

4. 伴有三度或二度房室阻滞的神经肌肉性疾病（如强直性肌营养不良，Kearn-Sayre 综合征等）。证据等级 B。

5. 导致三度或二度（莫氏Ⅰ型或Ⅱ型）房室阻滞的原因为：①房室交界区导管射频消融术后。证据等级 C。②外科瓣膜术后不能恢复的房室阻滞。证据等级 C。

6. 间歇性三度房室阻滞。证据等级 C。

7. 二度Ⅱ型房室阻滞。证据等级 C。

8. 交替性束支阻滞。证据等级 C。

9. 电生理检查 HV 间期显著延长（≥100ms），或起搏诱发出有症状患者的希氏束分叉下阻滞。证据等级 C。

10. 先天性房室阻滞，其逸搏心律或心律等于或低于 40~50 次/分。证据等级 C。

11. 症状性心力衰竭患者，虽经最佳药物治疗心功能仍为Ⅲ~Ⅳ级（NYHA 分级），LVEF≤0.35，左心室扩大（LVEDD>55mm），正常窦性心律，QRS 波宽度≥120ms。证据等级 A。对于能保持较好功能状态且生存期超过 1 年的患者可以选择 CRT-D。证据等级 B。

Ⅱa类适应证〔相当于相对适应证，Ⅱa 类指有关证据和（或）观点倾向于有用和

（或）有效〕

1. 症状性窦房结疾病，为自发性或不可替代的药物所致，但无症状与节律相关性的客观证据。休息时心率应该小于40次/分。证据等级 C。

2. 无其他原因可以解释的晕厥，且电生理检查有异常（CSNRT > 800ms）。证据等级 C。

3. 无症状的二度或二度（莫氏Ⅰ型或Ⅱ型）房室阻滞。证据等级 C。

4. 有症状的，PR 间期过长的一度房室阻滞。证据等级 C。

5. 不能证明是由于房室阻滞所致的晕厥，但其他可能原因尤其是室性心动过速已被排除。证据等级 B。

6. 伴有任何程度分支阻滞的神经肌肉性疾病（如强直性肌营养不良、Kearn-Sayre 征等）。证据等级 C。

7. 无症状患者，电生理检查意外发现 HV 间期显著延长（≥100ms），或起搏诱发出希氏束分叉下阻滞。证据等级 C。

8. 持续性房颤的心力衰竭患者，CRT 治疗的适应证为：症状性心力衰竭患者，虽经最佳药物治疗心功能仍为Ⅲ ~ Ⅳ（NYHA 分级），LVEF ≤ 0.35，左心室扩大（LVEDD > 55mm）。证据等级 A。

9. 持续性房颤，符合房室结消融的指征。证据等级 C。

Ⅱb 类适应证〔指有关证据和（或）观点尚不能充分说明有用和有效〕

1. 有轻微症状的窦房结疾病，在清醒休息时的心率 <40 次/分，无变时功能。证据等级 C。

2. 伴有一度房室阻滞的神经肌肉性疾病（如强直性肌营养不良、Kearn-Sayre 综合征等）。证据等级 B。

Ⅲ类适应证（非适应证）

1. 无症状的窦房结疾病，包括应用引起心动过缓的药物。证据等级 C。

2. 心电图发现窦房结功能障碍，但症状不能直接或间接归咎于心动过缓。证据等级 C。

3. 有症状的窦房结功能障碍，其症状可归因于非必需的药物治疗。证据等级 C。

4. 无症状的一度房室阻滞。证据等级 C。

5. 希氏束分叉以上的无症状性二度Ⅰ型房室阻滞。证据等级 C。

6. 有望治愈的房室阻滞。证据等级 C。

7. 不伴房室阻滞或症状的束支阻滞。证据等级 B。

8. 无症状的伴一度房室阻滞的束支阻滞。证据等级 B。

证据水平的分级

A 级为证据来自多个随机对照临床试验或多项荟萃分析，B 级为证据来自单项随机对照临床试验或非随机研究，C 级为专家共识和（或）证据来自小型研究。

起搏搏动的心电图图形

刺激信号

心房起搏搏动由人工刺激信号和其后的心房波（P 波）所组成，如果房室传导完好，这个 P 波后有 QRS 波；而心室起搏搏动则由人工刺激信号和其后的 QRS 波构成。两者分别是起搏器刺激夺获心房和心室的心电图表现。分析起搏器心电图的第一步是辨识起搏器的刺激信号，并把它与相应的心房反应（P 波及其下传的 QRS 波）或心室反应（QRS 波）区别开。刺激信号（也叫做脉冲信号、起搏器信号、刺激标记或钉样标记）代表脉冲发生器释出的脉冲电流。记录在体表心电图上的刺激信号表现为自基线上发生的一个陡直的电位偏转。刺激信号的时限很短而振幅差别很大。大多数现有的植入型脉冲发生器发放的脉冲刺激时限（脉宽）为 0.5ms 左右，当以寻常的纸速（25mm/s）记录心电图时，这个刺激信号表现为基线上的一条垂直线（钉样的标记）。

刺激信号的振幅与两个电极间的距离呈正比关系。因此，在双极性起搏，正负两极间的距离小，刺激信号往往较小，在某些导联的心电图上甚至看不见。而在单极性起搏，两个电极相距较远，刺激信号常较大，并有时呈双向的形状（可能由于较大的刺激信号回到等电位线时"过冲现象"所致）。此外，在心电图上较大的刺激信号后间或出现一方向相反，占时较长的电位衰减指数曲线。单极性起搏时，较大的刺激信号以及电位衰减指数曲线，常可使 QRS 甚至 ST 段轻度或明显变形。此外，有的在心室起搏时，心电图上可看到刺激信号后面没有跟随 QRS（没有夺获心室），这可能发生于电极脱位，心肌兴奋性阈值升高或心脏穿孔等许多情况下。此时，振幅较大的刺激信号及其后的电位衰减指数曲线可貌似 QRS 波。仔细观察其后有无 T 波，可助判定是否系真正的心室除极（起搏刺激夺获心室）。

在单极性起搏，刺激信号的额面轴取决于正极（参考电极）在身体内的位置。自心电图上观察到的刺激信号方向，是由脉冲刺激的向量（其方向自负极至正极）与心电图导联轴之间的关系所决定的，也就是取决于植入型脉冲发生器在体内的位置。因此，不能以刺激信号的方向来判断心脏起搏的正确部位，这点宜于注意。心脏起搏部位（例如右心室或左心室、右心室心尖部或流入道部）可通过观察起搏搏动的 QRS 形态和空间方位而作出比较准确的定位判断。

起搏的心房波

单纯心房起搏在临床上常用于临时心脏起搏，以终止某些心律失常，如室上性心动过速、心房扑动和室性心动过速等，尤其在那些经药物治疗无效、洋地黄中毒或心脏直视手术后患者。心房起搏（连续刺激和程序刺激）也是临床电生理检查不可缺少的组成部分。在永久性起搏方面，单纯非同步心房起搏（AOO 方式）现已很少应用；而双腔起搏时，置于心房（右心耳或冠状静脉窦）内的导线电极起感知和刺激心房的作用，以获得生理性起搏的效果。AAI 起搏也是一种生理性起搏方式，但应用少于双腔起搏器。

起搏的心房波由刺激信号和其后的心房反应（P 波）组成。如果是 1:1 房室传导，则每个起搏的 P 波后跟随一个 QRS 波；如果房室传导比率不是 1:1，则起搏的 P 波中一部分下传至心室，而另一部分其后无继随的 QRS 波。起搏的 P 波形态随起搏电极在心房内的位置而异。于右心房上部进行起搏，起搏的 P 波形态与窦性 P 波近似；而于右心房下部、房间隔或左心房（冠状静脉窦）起搏，则起搏的 P 波必然与窦性 P 波迥异。不难理解，这是由于心房除极的顺序发生明显改变所致。

起搏的心室波

起搏的心室搏动的心电图图形是刺激信号后紧跟着一个 QRS-T 波群，而 QRS 波宽阔（≥0.12s），T 波的方向与 QRS 波的主波相反。QRS 波的形态取决于心室起搏的部位，右心室和左心室起搏分别有比较特征性的图形。观察起搏的 QRS 波的图形特征，有助于核实刺激电极的位置，发现电极移位。

右心室起搏　右心室心尖部起搏，不论刺激电极在内膜面、心肌内或外膜面，在体表心电图上都产生左束支阻滞（LBBB）形 QRS-T 波群，往往伴以额面 QRS 轴（心电轴）显著左偏（LAD），常在 $-30° \sim -90°$。因此：

右心室心尖部起搏 = LBBB + LAD

但胸前导联的 QRS 波形状可有两种：①V_5、V_6 呈宽阔而向上的波；②V_5、V_6 的宽阔 QRS 波以 S 波为主。这两型 QRS 波形态的发生率大致相仿，根据阜外心血管病医院的资料，后一型稍多些；Kaul 等的统计数字也是如此。

右心室心尖部起搏产生 LBBB 形伴 LAD 的图形，其机制是不难理解：右心室心尖部受刺激后首先除极，然后除极波经由心室肌缓慢地自右向左并自心尖部向心底部（从而自下向上）扩布。至于上述左侧胸前导联呈以 S 波为主的不典型 LBBB 图形，说明心室的除极后半部分是自前向后的。

如果植入的电极导线顶端（电极头）不在理想的右心室心尖部位置，而在右心室流入道（三尖瓣水平）或流出道，则起搏的 QRS 波虽也呈 LBBB 形，但额面心电轴正常甚或右偏。因此，在经静脉右心室心尖部起搏的患者，若发现其起搏心电图的额面心电轴自显著左偏变为正常或右偏，应想到电极导线顶端已自右心室心尖部移位至流入道或流出道。与可靠的心尖位置相比，导线顶端在后两个位置是较不稳定的，容易发生间歇性起搏或完全不能起搏，应当严密观察患者，必要时重新安放电极导管。

偶尔，在右心室心尖部起搏的患者，起搏的 QRS 波自原来的 LBBB 形改变为左心室起搏时那样的右束支阻滞（RBBB）形，有以下可能：①发生了右心室前壁穿孔，电极导线的顶端在心包腔内。如果此时仍继续发生有效的起搏，心电图将呈 RBBB 形。室间隔的直接穿孔是罕见的，它也能引起 RBBB 形的起搏心室波。②电极导线的顶端根本不在右心室心尖部，而是于安放过程中，被无意地置入冠状静脉窦或心静脉系统。在这些部位进行起搏，心电图上将呈现 RBBB 形起搏的心室波，但额面心电轴将取决于电极导线顶端的方向：如果朝向心尖，心电轴显著左偏；若电极导线向上移位，其顶端朝向左侧肺门，则心电轴正常甚或右偏。

总之，心电轴和 QRS 形状的变化（自一侧 BBB 形转为对侧 BBB 形），大多是刺激（起搏）位置发生改变的结果，但有时，虽然是罕见的，即使确实刺激的部位是右心室心尖部也可产生类似于起搏左心室前壁时那样的 QRS 形态。

左心室起搏　左心室起搏需在开胸时把起搏电极缝在左心室前壁或侧壁的外膜面，现已少用。左心室起搏时，起搏的 QRS 形状呈 RBBB 形。但额面心电轴由于电极在左心室壁的位置偏上或偏下而有所不同，因而不像在右心室起搏那样有意义。类似地，心室除极波是向前或向后扩布，也同所植入的电极位置偏后或偏前有关。

参 考 文 献

1. 陈新. 心脏起搏和起搏器心电图//黄宛. 临床心电图学. 第 4 版. 北京：人民卫生出版社，1990：464-496.

2. 宋冠英. 心脏起搏治疗的适应证//石毓澍，陈新，周金台. 心脏电生理学进展. 北京：中国科学技术出版社，1994：411.

3. 王方正. 双腔起搏器的临床应用//石毓澍, 陈新, 周金台. 心脏电生理学进展. 北京: 中国科学技术出版社, 1994: 511.

4. 郑道生, 李进禧. 心脏起搏的临床应用//郑道生, 鲍含诚, 潭元西. 心律失常与临床心脏电生理学. 青岛: 青岛出版社, 1987: 614-630.

5. Dulk KD, Fisher JD, Furman S. Pacing for supravenfricular tachycardia//Zipes DP, Jalife J. Cardiac Electrophysiology. From Cell to Bedside. Philadelphia: WB Saunders Company, 1990: 934-942.

6. Bernstein AD. Classification of Cardiac Pacemaker//EI-Sherif N, Samet P. Cardiac Pacing and Electrophysiology. Philadelphia: WB Saunders Company, 1991: 494-503.

7. Tolentino AO, Roger PJ, Samer P. Indications for Cardiac Pacing//EI-Sherif N, Samet p. Cardia Pacing and Electrophysiology. Philadelphia: WB Saunders Company, 1991: 652-661.

8. Frye RL, Collins JJ, Disantis RW. Guidelines for permanent cardiac pacemaker implantation. J Am Coll Cardiol, 1984, 4: 434.

9. Bilitch M, Hauser RG, Goldman BS, et al. Performance of implantable cardiac rhythm management devices. PACE, 1986, 9: 256.

10. Bernstein AD, Brownlee RR, Fletcher RD, et al, Report of the NASPE Mode Code Committee. PACE, 1984, 7: 395.

11. Bernstein AD, Camm AJ, Fletcher RD, et al. The NASPE/BPEG Generic Pacemaker Code for an-tibrady-arrhythmia and adaptive rate pacing and antitachyarrhythmia devices. PACE, 1987, 10: 794.

12. Zoll PM. Restoration of the heart in ventricular standstill by esternal electrical stimulation. N Engl J Med, 1952, 247: 768.

13. Furman S, Schwedel JB. An intracardiac pacemaker for Stokes-Adams seizures. N Engl J Med, 1959, 261: 94.

14. Parsonnet V, Bernstein AD, Galasso D. Cardiac pacing practice in United States. Am J Cardiol, 1988, 62: 71.

15. Benditt DG, Milstein S, Buetikofer J, et al. Sensor-triggered, rate variable cardiac pacing. Ann In-tern Med, 1987, 107: 714.

16. Goldschlager N. Permanent cardiac pacing for bradyarrhythmia. Postgrad Med, 1988, 83: 156.

17. Gomes JA. The sick sinus syndrome and evaluation of the patient with sinus node dysfunction//Parmley WW, Chatterjee K. Cardiology, physiology pharmacology, and Diagnosis. Philadelphia: JB Lippincott, 1988.

18. Keating EC Burks JM, Calder JR. Mixed carotid sinus hypersensitivity: Successful therapy with pac-ing, ephedrine and propranolol. PACE, 1985, 8: 356.

19. Furman S. Comprehension of pacemaker timing cycles//Furman S, Hayes DL, Holmes DR. A Practice of Cardiac Pacing. New York: Futura Publishing Company, 1989.

20. Gregoratos G, Cheitlin MD, Conill A, et al. ACC/AHA guidelines for implantation of cardiac pacemakers and antiarrhythmia devices: executive summary-a report of the American College of Cardiology/American Heart Association Task Force on Practice Guidelines (Committee on Pacemaker Implantation). Circulation, 1998, 97: 1325-1335.

21. ACC/AHA/NASPE 2002 Guideline Update for Implantation of Cardiac Pacemakers and AntiaR-Rhythmia Devices: Summary Article. Circulation, 2002, 106: 2145-2161.

22. 张澍, 王方正, 黄德嘉, 等. 植入性心脏起搏器治疗-目前认识和建议. 中华心律失常学, 2003, 7: 8-21.

23. Connolly SJ, Sheldon R, Roberts RS, Gent M. The North American Vasovagal Pacemaker Study (VPS): a randomized trial of permanent cardiac pacing for the prevention of vasovagal syncope. J Am Coll Cardiol 1999, 33: 16-20.

24. Sutton R，Brignole M，Menozzi C，et al. Dual-chamber pacing in the treatment of neurally mediated tilt-positive cardioinhibitory syncope：pacemaiker versus no therapy：a multicenter randomized study. Circulation，2000，102：294-299.

25. Ammirati F，Colivicchi F，Santini M. Permanent cardiac pacing versus medical treatment for the prevention of recurrent vasovagal syncope：a multicenter，randomized，controlled trial. Circulation，2001，104：52-57.

26. Task Force on Syncope，European Society of Cardiology. Guidelines on managenent（diagnosis and treatment）of syncope. European Heart Journal，2001：1256-1306.

27. Swedberg K，Cleland J，Dargie H，et al. Guidelines for the diagnosis and treatment of chronic heart failure：executive summary（update 2005）：the task force for the diagnosis and treatment of chronic heart failure of the European Society of Cardiology. Eur Heart J，2005，26：1115-1140.

28. Hunt SA，Abraham WT，Chin MH，et al. ACC/AHA 2005 guideline update for the diagnosis and management of chronic heart failure in the adult-summary article：a report of the American College of Cardiology/American Heart Association task force on practice guidelines. Circulation，2005，112：1825-1852.

29. 王方正，张澍，黄从新，等. 心脏再同步治疗建议. 中华心律失常学杂志，2006，10：90-102.

30. Vardas PE，Auricchio A，Blanc JJ，et al. Guidelines for cardiac pacing and cardiac resynchronization therapy：the task force for cardiac pacing and cardiac resynchronization therapy of the European Society of Cardiology. Developed in collaboration with the European Heart Rhythm Association. Eur Heart，2007，28（18）：2256-2295.

第24章

心室起搏心电图

⊙ 汪康平　张澍

　　起搏心电图是了解起搏器工作状态、发现起搏器工作异常的最简便和较准确的方法。随着对心律失常机制认识不断加深以及起搏工程技术进步，心脏起搏治疗适应证不断发展、起搏器类型和工作方式不断增多，功能日趋自动化、生理化。除了对明确的病态窦房结综合征和房室阻滞有肯定的治疗效果外，一些非心动过缓性疾病如充血性心力衰竭，肥厚性梗阻型心肌病甚至阵发性房颤等也开始列入临床起搏治疗适应证范围。除了常规的起搏部位外，一些选择性的起搏部位如房间隔及室间隔起搏也应用于临床，尤其是双心室起搏治疗慢性充血性心力衰竭广泛用于临床并取得了满意的治疗效果。因此，起搏心电图也越来越复杂，如果对上述这些新的功能和方式不了解，就无法理解和正确分析起搏心电图。

　　起搏的心电图形由刺激信号和紧随其后的心电波形组成，如心房起搏图形由人工刺激信号和其后的心房波（P 波）所组成，如果房室传导完好，这个 P 波后有 QRS 波；而心室起搏搏动则由人工刺激信号和其后的 QRS 波构成。两者分别是起搏器刺激夺获心房和心室的心电图表现。分析起搏器心电图的第一步是辨识起搏器的刺激信号，并把它与相应的心房反应（P 波）及其下传的心室反应（QRS 波）区别开。刺激信号（也叫做脉冲信号、起搏器信号）代表脉冲发生器释出的脉冲电流。记录在体表心电图上的刺激信号表现为自基线上发生的一个陡直的电位偏转。刺激信号的时限很短而振幅差别很大。大多数现有的脉冲发生器发放的脉冲刺激时限（脉宽）为 0.5ms 左右（可程控），当以寻常的纸速（25mm/s）记录心电图时，这个刺激信号表现为基线上的一条垂直线（钉样的标记）。

　　刺激信号的振幅与两个电极间的距离呈正比关系。因此，在双极起搏，正负两极间的距离小，刺激信号往往较小，在某些导联的心电图上甚至看不见。而在单极起搏，两个电极相距较远，刺激信号常较大。此外，在心电图上较大的刺激信号后间或出现一方向相反，占时较长的电位衰减指数曲线。单极性起搏时，较大的刺激信号以及电位衰减指数曲线，常可使 QRS 甚至 ST 段轻度或明显变形。此外，有时在心室起搏时，心电图上可看到刺激信号后面没有跟随 QRS 波（没有夺获心室），这可能发生于电极脱位，心肌兴奋性阈值升高或心脏穿孔等情况下，此时，振幅较大的刺激信号及其后的电位衰减指数曲线可貌似 QRS 波。仔细观察其后有无 T 波，可助判定是否系真正的心室除极（起搏刺激夺获心室）。

　　单腔起搏是指一根导线植入心房腔或心室腔以治疗心动过缓。导线植入心房腔称为单腔心房起搏器，导线植入心室腔则称之为单腔心室起搏器。单腔起搏器的优点是一根导线植入，手术简单，价格便宜，但存在局限性。本章主要介绍单腔心室起搏心电图。

单腔起搏器的计时周期

为正确评定起搏器的心电图，对起搏器的一些计时周期有基本了解是必要的。计时周期控制起搏器的功能，因为它们调节自身心电活动与心脏起搏器之间的相互作用。单腔起搏器的计时周期比较简单，主要有以下参数：

下限频率　为起搏器发放脉冲的最低频率（图 24-1），也称基础频率。

不应期　由起搏器发放一次脉冲或感知自身激动后开始的一段时间，起搏器不再感知任何信号，目的是用来防止心脏或心脏外事件引起的抑制（图 24-2）。

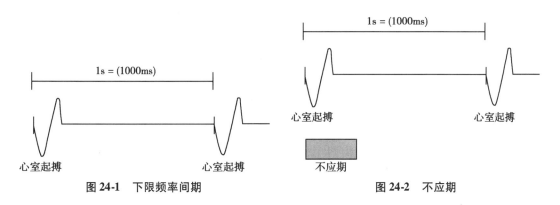

图 24-1　下限频率间期　　　　　　　图 24-2　不应期

空白期　不应期的最开始部分，起搏器"看不见"任何活动，用来防止过感知起搏刺激信号（图 24-3）。

上限频率　单腔起搏器中的上限频率特指生物传感器驱动的上限频率，即起搏器受生物传感器的驱动发放脉冲的最短时间间期或最高频率。在 AAIR、VVIR 方式时出现。

逸搏频率　起搏器感知到自身激动后开始，至发放下一次脉冲之间的时间间期或频率（图 24-4）。逸搏频率也称滞后频率（hysteresis rate），是一个可程控的参数，目的是为了鼓励自身心律。

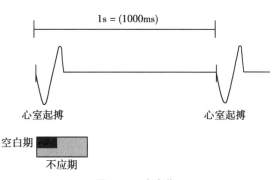

图 24-3　空白期

因此，滞后频率要低于下限频率，换言之，起搏器的逸搏间期长于自动起搏间期。举例来说，程控起搏器的下限频率为 60 次/分，滞后频率为 50 次/分。但起搏器没有感知自身激动时，以 60 次/分工作，而当起搏器感知自身激动时，将以滞后频率 50 次/分工作。频率滞后的优点是鼓励自身心律，但是频率滞后也可能带来一些问题，例如：①有的医生把频率滞后误认为起搏器失灵；②由于逸搏间期较长，当起搏器感知期前搏动（尤其室性期前搏动）后，将引起较长的异位搏动后间歇。图 24-5 是正常滞后功能的心电图。

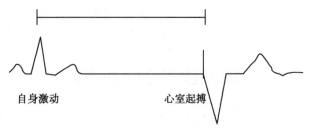

图 24-4 逸搏间期

自身激动   心室起搏

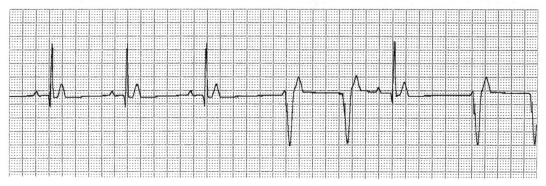

图 24-5 正常滞后功能的心电图

患者植入单腔心室起搏器，设置起搏频率为 70 次/分，滞后频率为 50 次/分，图中第 4，5，7 个为起搏心律。心室起搏信号距前一个自身心律的时间为 1200ms（滞后频率或逸搏频率 50 次/分），而两个起搏信号的时间为 857ms（起搏频率为 70 次/分）

单腔心室起搏器

单腔心室起搏器是指一根导线植入右心室，起搏和感知心室的一种起搏器。常见的植入部位是右心室心尖部、右心室流出道间隔部及其希氏束起搏。根据其不同工作方式，可分为：固定频率的心室起搏（VOO 方式）、心室触发型起搏（VVT 方式）和心室按需型起搏（VVI 方式）。

非同步心室起搏器（VOO）

右心室内放一个电极，它无感知功能，而以事先程控的频率发放刺激至心室。刺激能否引起心室起搏，即刺激的有效性，仅取决于它是否落在心室的有效不应期外。因此，若有自身心律存在，起搏器无感知功能，仍发放心室刺激脉冲信号，从而发生竞争心律（图 24-6 ~ 8），有诱发严重的室性快速心律失常的风险（图 24-9）。目前，单纯的埋藏型 VOO 起搏器已不用于永久性起搏治疗。安置起搏器患者仅在作磁铁试验时可见 VOO 方式，或者，在外科手术中，为了防止高频电刀干扰抑制按需型起搏器的工作，可临时将起搏器程控为非同步的 VOO 起搏方式。某些起搏器受到外界电磁场的干扰及起搏器电池耗竭时可表现为 VOO 方式。

心室触发型起搏器（VVT）

只有一个置于心室的导线电极，兼具刺激和感知功能。若有自身心律存在，这型起搏器

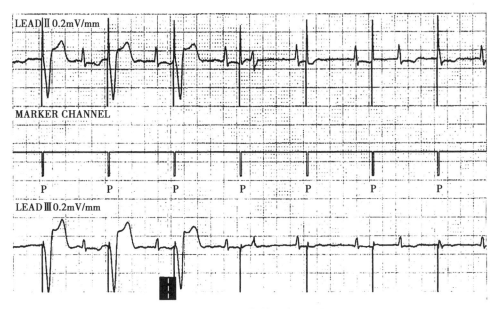

图 24-6　VOO 起搏心电图一例

①Ⅱ、Ⅲ导联同步记录：起搏频率 60 次/分，自身心律不规则为房颤。起搏脉冲发放与自身心动互不相关，两者相互竞争，显示起搏器无感知功能。②当起搏脉冲按固定频率发放，适逢前一自身心动脱离心室不应期，则起搏心室，如第 1、2、3 个起搏心动。当起搏脉冲按固定频率发放，适逢前一自身心搏心室不应期，则心室起搏无效，如其后的 4~7 个脉冲。③最后 1 个脉冲与自身心搏重叠为伪融合搏动

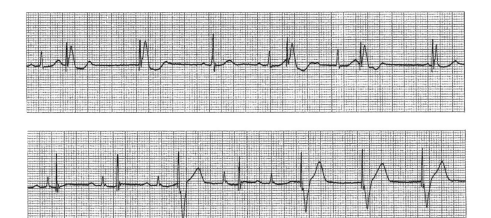

图 24-7　VOO 起搏心电图一例

上条为Ⅰ导联：自身心律为窦性，频率 65 次/分，起搏频率 50 次/分，竞相夺获心室。第 1、4、5、7、9 为窦性心搏，第 2、3、6、8、9 为起搏心搏，其中第 4 为伪室性融合搏动，第 9 心搏为真室性融合搏动

下条为Ⅱ导联：自身心律为窦性，频率 65 次/分，起搏频率 60 次/分，竞相夺获心室。前半段有 5 个窦性心搏，第 1、2 个刺激脉冲均落在自身心搏后的不应期内，第 3 个刺激脉冲已脱离窦性心搏的不应期而夺获心室。后半段最后 3 个均为起搏心搏

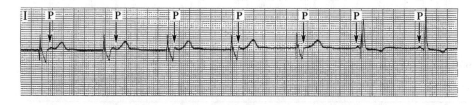

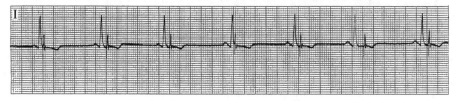

图 24-8　VOO 起搏心电图一例

自身心律为窦性心动过缓伴窦性心律不齐，48～54 次/分，起搏频率 50 次/分，两者频率相近，相互竞争。当窦性心率低于 50 次/分时，起搏器发放刺激脉冲，夺获心室，窦性 P 波落于起搏 QRS 波之后，T 波之前，即心室不应期内而不能下传。因此，上条 1～5 个心搏均为起搏心律。当窦律快于 50 次/分时，则由窦性下传心室 P-QRS-T 形态正常，起搏脉冲重叠于 QRS 波的前、中、后或落在 ST 段上，见于上条的最后 2 个心搏和下条的每一个窦性心搏周期中

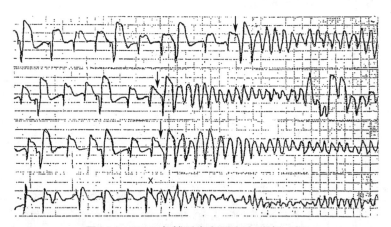

图 24-9　VOO 起搏诱发多形室速-室颤一例

一例 ST 抬高急性心肌梗死患者，由于起搏器按 75 次/分的固定频率发放刺激脉冲，与自身心律之间发生竞争而导致多形室速-室颤。前半段为心房颤动下传的 QRS 伴 ST 抬高，起搏脉冲分别落在 QRS-T 的不同部位。↓所示起搏脉冲落在心室易损期，诱发了室速-室颤

在感知 QRS 后 20ms 发放一个刺激至心室，但这个刺激是无效的，因为它总是落在心室有效不应期内，从而避免与自身冲动发生竞争（图 24-10，图 24-11）。如果在一段事先规定的时间，无自身心室波出现，VVT 起搏器便自动发放刺激使心室起搏。目前临床上，VVT 方式可见于心脏再同步治疗时，右心室感知自身激动后，触发左心室发放刺激脉冲，已达到双心室同步的目的。

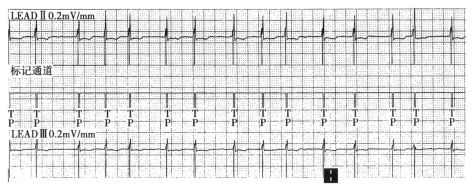

图 24-10　VVT 起搏心电图一例

基础心律为房颤，心室率快而不规则，起搏器感知 QRS 波后立即触发起搏器释放起搏脉冲，所以，起搏脉冲均落在 QRS 波起点后 20ms 处，成为无效刺激，避免了竞争心律

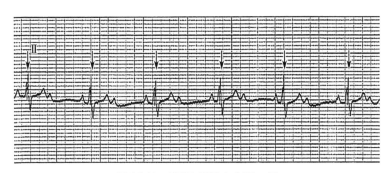

图 24-11　VVT 起搏心电图一例

基础心律为窦性心律二度房室阻滞 2∶1 传导，每一个下传的 QRS 波起始后 40ms 均可见起搏脉冲信号，显示起搏器感知自身心室激动后触发起搏器释放的刺激脉冲，刺激脉冲适逢心室有效不应期，因此，刺激无效，不引起心室反应，从而避免了与自身心律相互竞争

心室抑制型起搏器

也称为心室按需型起搏器（ventricular demand pacemaker，VVI），一根导线置于心室，兼具刺激和感知功能。起搏器感知自身 QRS 波后，抑制心室刺激脉冲的发放。而当无自身心律或自身心律过于缓慢时，起搏器便以固定频率释出刺激，起搏心室。这样，VVI 起搏器仅当需要时才起搏心室，从而避免与自身心律发生竞争（图 24-12）。若自身心律快于预先选定的起搏器频率，VVI 脉冲发生器发放刺激脉冲的功能被抑制，在心电图上将看不到刺激信号。此时便不能确定这个 VVI 起搏器的按需起搏功能是否正常。可以放一块磁铁在脉冲

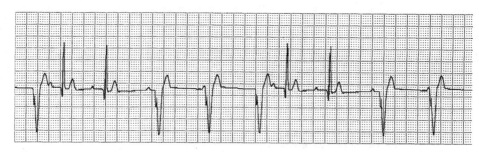

图 24-12　VVI 方式

发生器埋植处胸壁上，使脉冲发生器转变为 VOO 方式，心电图上就可出现刺激信号了。如果落在心室不应期外的刺激能够夺获心室，即刺激信号紧随以起搏的 QRS，表明这个 VVI 起搏器按需起搏功能正常。

单腔心室起搏的心电图

心室起搏的心电图图形是刺激信号后紧跟着一个 QRS-T 波群，而 QRS 宽阔（≥0.12s），T 波的方向与 QRS 的主波相反。QRS 波的形态取决于心室起搏的部位，右心室和左心室起搏分别有比较特征性的图形。观察起搏的 QRS 的图形特征，有助于核实刺激电极的位置，发现电极移位。右室心尖部起搏，不论刺激电极在内膜面、心肌内或外膜面，在体表心电图上都产生左束支阻滞（LBBB）形 QRS-T 波，往往伴以额面 QRS 轴（心电轴）显著左偏（LAD），常在 –30°～–90°。因此，右室心尖部起搏 = LBBB + LAD，但胸前导联的 QRS 形状可有两种：①V_5、V_6 呈宽阔而向上的波；②V_5、V_6 的宽阔 QRS 以 S 波为主（图 24-13）。临床上以后一型稍多些。右心室心尖部起搏的这两型的 12 导联心电图改变将在双腔起搏器及其心电图表现的章节中进一步描述。

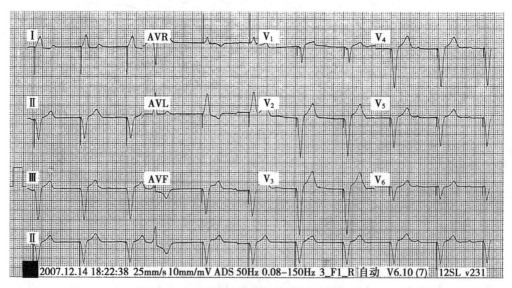

图 24-13　右心室心尖部起搏的 12 导联心电图
刺激信号后跟随 QRS-T 波，起搏位点为右心室心尖部，为 RBBB 样改变，电轴左偏，V_1～V_6 导联主波向下

右室心尖部起搏产生 LBBB 形伴 LAD 的图形，其机制是不难理解：右室心尖部受刺激后首先除极，然后除极波经由心室肌缓慢地自右向左并自心尖部向心底部（从而自下向上）扩布。至于上述左侧胸前导联呈以 S 波为主的不典型 LBBB 图形，说明心室的除极后半部分是自前向后的。如果植入的电极导线顶端（电极头）不在理想的右室心尖部位置，而在右室流入道（三尖瓣水平）或流出道，则起搏的 QRS 波虽也是 LBBB 形，但额面心电轴正常甚或右偏。因此，在经静脉右室心尖部起搏的患者，若发现其起搏心电图的额面心电轴自显著左偏变为正常或右偏，应想到电极导线顶端已自右室心尖部移位至流入道或流出道。与可靠的心尖位置相比，导线顶端在后两个位置是较不稳定的，容易发生间歇性起搏或完全不能起搏，应当严密观察患者，必要时重新安放电极导管。

偶尔，在右室心尖部起搏的患者，起搏的 QRS 波自原来的 LBBB 形改变为左室起搏时那样在右束支阻滞（RBBB）形。有以下可能：①发生了右室前壁穿孔，电极导线的顶端在心包腔内。如果此时仍继续发生有效的起搏，心电图将呈 RBBB 形。室间隔的直接穿孔是罕见的，它也能引起 RBBB 形的起搏心室波（图24-14）。②电极导线的顶端根本不在右室心尖部，而是于安放过程中，被无意地置入冠状静脉窦的静脉分支内（图24-15）。在这些部位进行起搏，心电图上将呈现 RBBB 形起搏的心室波，但额面心电轴将取决于电极导线顶端的方向：如果朝向心尖，心电轴显著左偏；若电极导线向上移位，其顶端朝向左侧肺门，则心电轴正常甚或右偏。

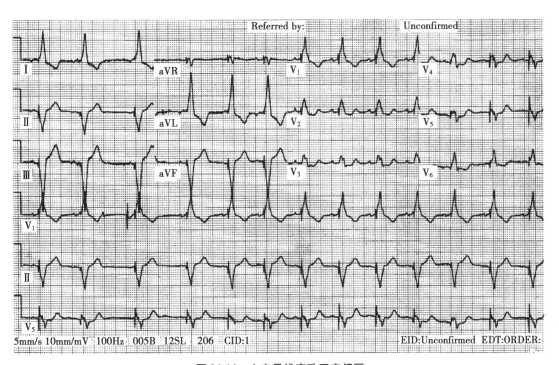

图24-14　心室导线穿孔至室间隔

此患者为右心室心尖部导线穿孔至室间隔的 12 导联心电图，显示为右束支阻滞形改变

总之，心电轴和 QRS 形状的变化（自一侧 BBB 形转为对侧 BBB 形），大多是刺激（起搏）位置发生改变的结果。但有时，虽然是罕见的，即使确实刺激的部位是右室心尖部也可产生类似于起搏左室前壁时那样的 QRS 形态。

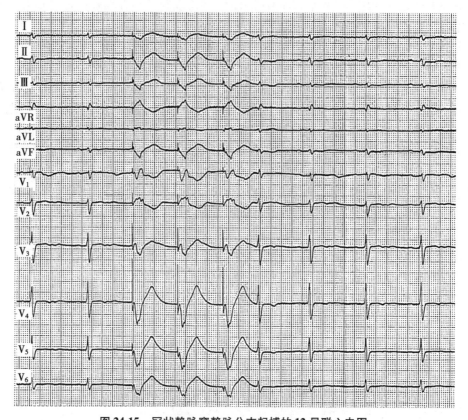

图 24-15　冠状静脉窦静脉分支起搏的 12 导联心电图

图中第 3、4、5 个 QRS 波，为心室起搏波，呈右束支阻滞形改变，12 导联心电图与常规
起搏的心室图形有明显不同，为心室导线移位后进入冠状静脉窦的分支静脉起搏的心电图

融合搏动和伪融合搏动

　　用 VVI 起搏方式治疗的患者，如有自身心律出现，产生心室融合搏动和伪融合搏动者
并不少见（图 24-16，图 24-17）。①融合搏动波：当心室的一部分由自身激动所控制，而另
一部分由起搏器脉冲刺激所激动，便可形成室性融合搏动，它在心电图上的形态不同程度地
介于自身 QRS 和起搏的 QRS 波形之间。产生室性融合搏动的条件取决于自身心搏出现的时
间，如自身心搏形成过程中，正逢起搏器发放脉冲，自身搏动的 QRS 波略早于起搏器的刺
激脉冲，两者共同完成心室的除极，使 QRS 波的时限和形态，介于两者之间。QRS 波时限
和形态接近正常者，因自身心搏到达时间早于起搏脉冲的发放，大部分心肌的除极由自身搏
动所控制；QRS 波时限和形态近似起搏图形者，因自身搏动抵达略迟，大部分心肌的除极
由起搏脉冲刺激所控制。②伪融合搏动波：心室的激动完全是由心室自身激动所控制，而起
搏脉冲发放稍迟，正落入电极周围的心肌有效不应期，由于自身心电活动已使该部位的心肌
除极，因此，该次起搏脉冲并未参与激动心肌，仅仅是脉冲信号与自身 QRS 波的重叠，而
不是电活动的融合，QRS 波形态完全与自身心搏的 QRS 波相同。伪融合搏动产生的条件是
自身心动出现的时间比真性融合波出现的时间还要略早一些。

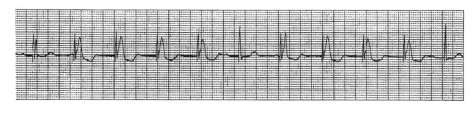

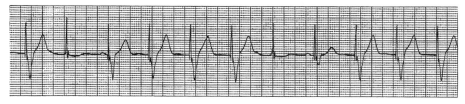

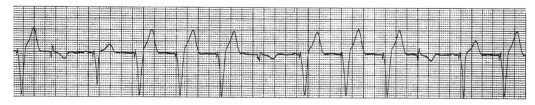

图 24-16　心室融合搏动心电图

上、中、下三条为Ⅰ、Ⅱ、Ⅲ导联，VVI 起搏频率 75 次/分，窦性频率 66 次/分

上条第 1、6、11 心动为窦性心动，其 QRS 波起始部均有起搏信号重叠，使其振幅变高，但 QRS 时限不宽，其前有 P 波和足够的 PR 间期以及其后 T 波直立，无继发性改变，保持窦性心搏的基本形态不变，属伪融合搏动，但可见第 7 心动为真融合搏动，其前 PR 较短，QRS 波形和 ST-T 改变介于两者之间

中条情况相似，第 2、7 心搏为伪融合搏动，第 3 和第 8 心动为真融合搏动

下条与上、中条不同处为：①第 2、7、11 心搏为窦性，较上中条的窦性提前抵达，抵达时已脱离其前一起搏心搏的不应期，故能下传，且被起搏器感知，并抑制起搏脉冲发放，从自身搏动的 QRS 波开始重新按原周长发放脉冲，其逸搏间期与起搏间期相等。②第 2、7、11 个窦性心搏后，均相继出现一次窦性心搏，适时起搏脉冲也如期抵达，共同激动心室，形成真融合搏动。③第 7 心搏窦性下传心室即将完成时，起搏器刺激脉冲亦已抵达，完成最后一小部分心室的除极，形成融合搏动，其 QRS 形态与窦性相似，振幅略小，终末 r 波稍粗钝

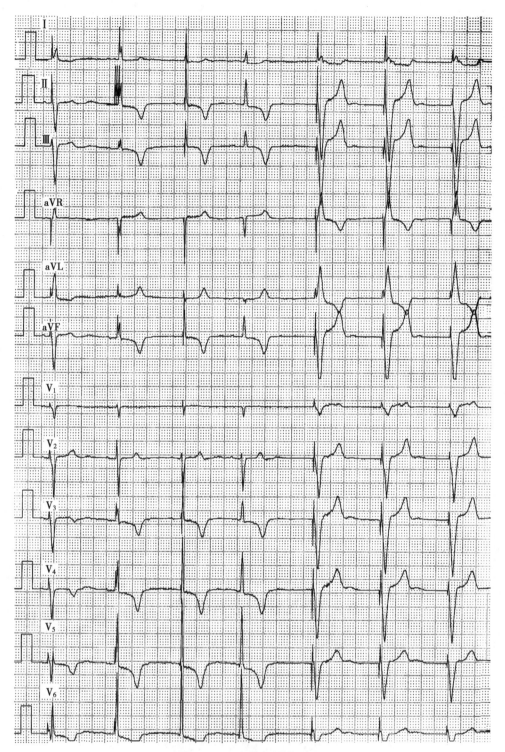

图 24-17　心室融合搏动心电图

12 导联同步记录，心室起搏频率 60 次/分，窦性心律 60～65 次/分，第 2、3、4 为窦性心搏（以 V₂ 导联为明显），其中第 4 心搏被起搏器感知，并抑制起搏脉冲发放，重新按原周长发放下一次脉冲，使逸搏间期与起搏间期相等。其前第 1 心搏为真融合搏动，第 2、3 为伪融合，第 4 心搏以后均为起搏心搏

参 考 文 献

1. Bailin SJ, Adler S, Giudici M. Prevention of chronic atrial fibrillation by pacing in the region of Bachmann's bundle: results of a multicenter randomized trial. J Cardiovasc Electrophysiol, 2001, 12: 912-917.

2. 张澍，王方正，黄德嘉，等. 植入性心脏起搏器治疗-目前认识和建议. 中华心律失常学，2003，7: 8-21.

3. 陈新. 心脏起搏和起搏心电图//黄宛. 临床心电图学. 第 5 版. 北京：人民卫生出版社，2003: 497-547.

4. 耿仁义，朱中林. 不同类型起搏器的计时周期及工作特性. 北京：中国医药科技出版社，2001: 131-135.

5. 王斌. 起搏器功能与动态心电图//郭继鸿，张萍. 动态心电图学. 北京：人民卫生出版社，2003: 698-699.

6. 孙瑞龙. 心脏起搏器的功能类型//孙瑞龙. 心脏起搏器治疗心律失常. 哈尔滨：黑龙江科学技术出版社，1996: 20-35.

7. 张清华，郭继鸿，崔俊玉，等. 图 155 VOO 起搏刺激信号落在 T 波上致室颤//张清华，郭继鸿，崔俊玉，等. 现代心脏电生理与起搏图谱. 北京：人民军医出版社，1997: 176.

第25章

心房起搏和频率适应性起搏心电图

◎ 张澍　陈柯萍

单腔心房起搏器

单腔心房起搏器是指一根导线植入右心房，起搏和感知心房的一种起搏器。常见的植入部位是右心耳、右心房游离壁及右心房间隔部。根据其不同工作方式，可分为以下两种心房起搏器：固定频率的心房起搏（AOO方式）和心房按需型起搏（atrial demand pacemaker）。作为永久起搏器，固定频率的心房起搏已不再单独应用，而心房按需型起搏器尽管是一种生理性起搏的方式，但是由于其存在局限性，目前临床上也很少应用。

非同步心房起搏器　单纯非同步心房起搏，导管电极置于心房（一般为右心房），脉冲发生器以固定频率发放电脉冲，刺激心房，而无感知功能（图25-1）。因此，若有自身心房电活动存在，可发生房性竞争心律，甚至引起房性快速心律失常（房性心动过速、心房颤动、心房扑动）。它不具有起搏心室的功能，不宜用于已有或可能发生房室传导障碍的患者。它显然也不能用于慢性心房颤动、心房扑动或心房肌兴奋性低下（心房麻痹）的患者。植入型AOO起搏器现已不用于临床。

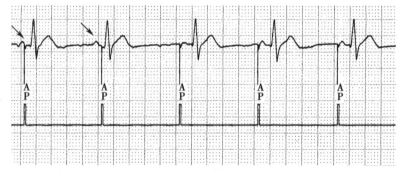

图25-1　AOO方式

心房固定频率发放刺激脉冲，无感知功能。因此箭头所示出现自身心房P波，起搏器不能感知，仍发放心房脉冲。AP：心房起搏

　　心房按需起搏器　心房按需起搏器可分 AAI 和 AAT，这两种心房按需起搏器的功能稍有不同。在 AAI 起搏器，刺激脉冲释于心房（A），能感知窦性节律的心房电活动（A），而感知后的反应是刺激脉冲发放机制受抑制，即不发出刺激（I）（图 25-2）。AAT 起搏器则在感知窦性 P 波电活动后立即释出一个落在心房不应期内的刺激（T）。这个刺激是无效的，因而也无害。

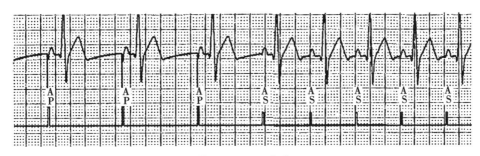

图 25-2　AAI 方式

起搏器发放心房刺激脉冲起搏心房（第 1、2、3 个心动周期），当出现自身 P 波时，感知心房活动，抑制起搏器发放心房脉冲（第 4、5、6、7、8），因此为心房按需型起搏

　　按需心房起搏器（AAI 和 AAT）可引起房室顺序收缩，属于生理性或半生理性起搏的范畴，它适用于窦房结疾病引起的心率缓慢的患者，临床常见的是 AAI 起搏器。AAI 起搏是一种生理性的起搏房室，其优点为：①保持正常的房室激动顺序（房室同步）；②保持正常的心室内激动顺序（心室同步）。这两点都带来血流动力学裨益，使每搏量（stroke volume）和心排出量（cardiac output）增高；并且，由于心房被规则地激动，心房颤动及其并发症的发生机会减小。第一个起搏模式选择的大规模临床试验 Danish 研究共入选 225 例患者，随访近 6 年，比较心房单腔起搏模式（AAI）与心室单腔起搏模式（VVI）对窦房结功能不良患者疗效的差别。得出结论在窦房结功能不良病人中，AAI 与 VVI 相比具有更高的生存率，更少的房颤发生率，更少的栓塞并发症和更少的心力衰竭发生率。但 AAI 起搏只适用于窦房结功能低下的患者，有房室阻滞的患者不适宜，病窦患者中房室阻滞的年发生率为 1% ~ 2%，因此，对这部分患者 AAI 起搏有风险。另外，病态窦房结综合征患者出现房颤后，AAI 起搏失去心率支持作用，因此也不适合。而且由于 AAI 起搏无频率应答功能，有一些患者窦房结变时性功能（chronotropic function）低下，当身体活动或运动时，窦性频率（因而心房率）不能相应增快，心室率不能随之增快，这就限制了患者的活动能力和生活质量的大幅度改善。因此，单纯的 AAI 起搏器的临床用途有限。目前病态窦房结综合征患者，首选的是全自动（DDDR）起搏器。

心房起搏的心电图表现

　　起搏的心房波由刺激信号和其后的心房反应（P 波）组成。如果 1:1 房室传导，则每个起搏的 P 波后跟随一个 QRS 波；如果出现自身 P 波，则起搏器感知自身心房波，抑制发放心房脉冲信号；如果房室传导比例不是 1:1，则起搏的 P 波中一部分下传至心室，而另一部分其后无继随的 QRS 波。起搏的 P 波形态随起搏电极在心房内的位置而异。于右心房上部进行起搏，起搏的 P 波形态与窦性 P 波近似；而于右心房下部、房间隔或左房（冠状静脉窦）起搏，则起搏的 P 波必然与窦性 P 波迥异。不难理解，这是由于心房除极的顺序发生明显改变所致。图 25-3 为 AAI 单极起搏的心电图表现，刺激信号大，P 波紧随心房刺激脉冲。图 25-4 为 AAI 双极起搏的心电图表现，刺激信号小，需仔细辨认，而 12 导联心电图有助于刺激信号的辨认。

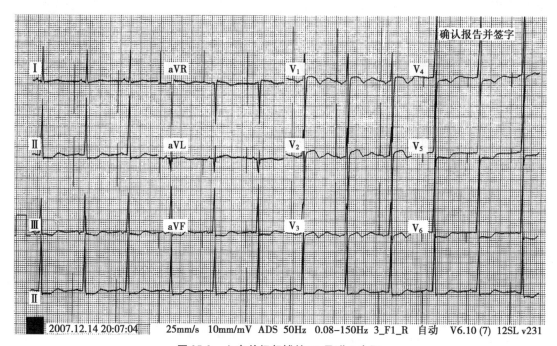

图 25-3　心房单极起搏的 12 导联心电图
刺激信号后跟随 P 波，此患者为右心耳起搏，起搏的 P 波形态与窦性 P 波不同。刺激信号的振幅与两个电极间的距离呈正比关系；此患者为单极起搏，故刺激信号较大

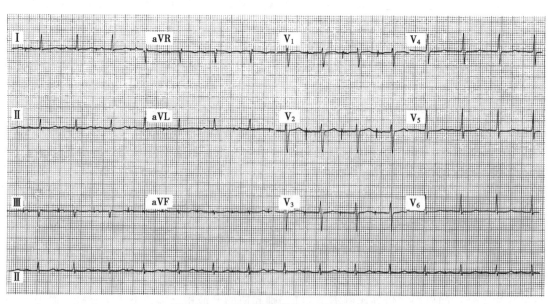

图 25-4　心房双极起搏的 12 导联心电图
刺激信号后跟随 P 波，为双极起搏，故刺激信号较小，某些导联上的刺激信号尤其小，
需仔细辨认，12 导联心电图有助于辨认

频率适应性起搏器及其心电图

频率适应性起搏器的临床意义

DDD 起搏器又称全自动起搏器，能根据患者的不同状态，表现为不同的工作方式，虽有许多符合生理性要求的特性，但其最大益处的发挥有赖于良好的窦房结功能配合。当运动或情绪紧张等因素引起代谢需求增高时，窦房结频率加快（从而心房率），DDD 起搏器可通过心房跟踪方式（VAT 方式）使起搏的心室率加快，并保持房室同步性，因而增加心排出量以适应代谢需求。但是，变时性功能障碍的患者占起搏器植入患者的 58%，普通病窦患者 2.5 到 4 年随访中，30% 出现变时功能障碍。而且由于病窦患者，往往也可罹患其他心血管疾病，尤其房性快速心律失常。β-阻滞剂和抗心律失常药的应用，将进一步诱发或加重变时功能障碍。此时，VVI 和 DDD 起搏器均不能帮助。因此，在大多数植入 DDD 起搏器的患者，不能充分地自 DDD 方式受益。

理想的生理性起搏器应能尽可能惟妙惟肖地模拟正常心脏的窦房结和房室传导系统的功能。对目前生理性起搏系统的基本要求是，为患者在静息和运动状态时提供适当的心率，并尽可能在较大的心率范围内和活动状态下，维持正常的房室关系。为前者，必须有稳定的心房感知以达到"心房跟踪频率"，如果自身心房变时性反应不可靠，则需与控制心率的某些生理性传感器（physiological sensor）结合。

心排出量 = 每搏量×心率。在正常心脏，体力活动时所需的心排出量增加大部分是由变时性反应来实现的。起搏器植入的患者更是如此。体力活动或运动时，房室同步性（增加每搏量）可使心排出量增加 20%～30%，而心室率增快却可使心排出量增加 300% 或更多。许多学者的研究结果都证明这点。因此，变时性反应具有非常重要的作用。现代的起搏器系统能提供的变时性反应，不仅考虑到体力活动或情绪激动时心率变化的可能性，而且也考虑到静息状态下提供适当缓慢的心率。其他重要特性还有：①把心率限制在适合患者临床状态的范围内；②对运动开始时心率加快和体力活动结束后心率减慢两者的适当调节。在这些特性中，当运动一开始就有迅速的变时性反应是至关紧要的，因为患者日常的大多数体力活动是相当短暂的，迅速发生的心率增快对日常生活中的需要十分重要。理想的生理性频率适应性起搏器应能密切配合患者的即时需要，起搏器的传感器要有预感这种需要的能力，亦即能正确和灵敏地反映神经-体液状态的传感器。

人工传感器的种类

用于心脏起搏的人工传感器（或称生物传感器）是一种换能器，它能感知代谢增高和运动时的副产物的效应，或直接感知运动时肌肉的振动或加速，即在某项生理指标发生变化后产生一个信号（通常是电信号），这个信号被起搏器的特制电子线路所感知，通过特定的算法，改变其逸搏（起搏）脉冲释放的频率。起搏器对传感器所感知的起反应，称为频率适应性（rate adaptive），也有称为频率反应性或应答性（rate responsive）。根据这类起搏器的性质和工作方式，"频率适应性"这个名称较为妥帖。

一个符合生理要求的传感器应能模仿正常窦房结在各种情况下的频率反应，不仅对运动是敏感的，对非体力活动如情绪变化、脑力劳动和体位、姿势改变等，也应是敏感的。心率增快的速度应与正常人相似，心率的恢复也是这样。即不应迟至运动后许久才发生反应，也不应在运动结束后反应持续时间较长或反应骤然消失（心率骤然变慢）。应当像正常人的心房那样迅速地起反应，并且反应是准确的，反应程度大小与生理需求成比例。它应能适用于宽阔范围的患者，年轻的和年老的。它应对三种不同状态分别恰当地起反应：①静息状态；②轻、中度活动，即日常生活中常有的次极量活动；和③极量活动。此外，也应考虑技术性因素，应当是长期可靠和稳定的，并且它的植入和程控应当简便。传感器的种类很多，但临床上应用较多的是体动传感器、体动加速度传感器、每分钟通气量传感器、QT 间期传感器及感知心肌阻抗的传感器。临床上常用的大多数单传感器均存在不足，最常用的是感知体动及感知每分钟通气量的传感器，都不够理想。理想的传感器应是：反应速度快、敏感性及特异性强。因此，科学家又研制了双传感器的起搏器，将两种传感器组合在一起，以弥补相互之不足。如 Medtronic 公司的 Kappa400 系列起搏器，为体动和每分钟通气量的双传感器。体动传感器反应速度快，但反应的相关性较低；反之，每分钟通气量传感器的反应速度慢，但相关性好，两者正好互相弥补，而且可以交叉核对，避免出现误反应。

频率适应性起搏器的心电图表现

频率适应性（也称频率调节 rate adaptive）起搏器是指当窦房结不能提供适当的频率时，起搏器能给患者提供改变心率的能力。频率适应性起搏适用于患变时性功能不良的患者（在活动时心率不能达到适当的水平或满足其他新陈代谢的要求）及患慢性心房颤动并且心室率缓慢的患者（VVIR）。通俗地讲，起搏频率能随着患者新陈代谢（主要指活动）的需要而改变。频率适应性起搏器有单腔的（VVIR、AAIR）和双腔的（DDDR、VDDR），除了程控起搏器各项基本参数外，还有程控它对某个生理性参数特意的自动适应（反应）能力。其中，一个重要的程控参数为传感器驱动的上限频率，指起搏器受传感器的驱动发放脉冲的最短时间间期，即最高频率。图 25-5 为 VVIR 起搏器的心电图，图 25-6 为 DDDR 起搏器的心电图。

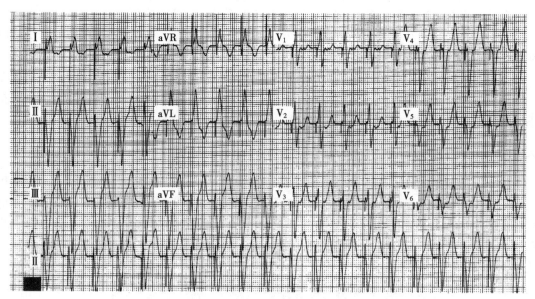

图 25-5　单腔 VVI 频率适应性起搏的 12 导联心电图
患者植入了 VVIR 起搏器，基础频率 60 次/分，活动后频率增加至 120 次/分

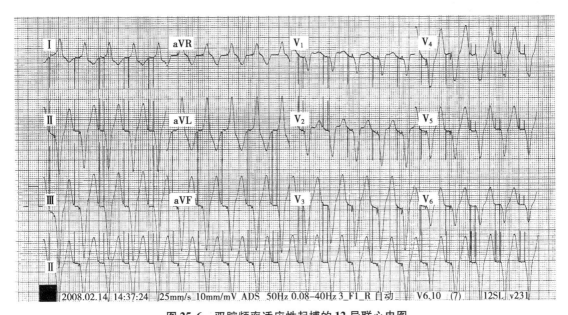

图 25-6　双腔频率适应性起搏的 12 导联心电图

患者植入了 DDDR 起搏器，基础频率 60 次/分，活动后频率增加至 120 次/分

参 考 文 献

1. Coenen M, Malinowski K, Spitzer W, et al. Closed loop stimulation and accelerometer-based rate adaptation: results of the PROVIDE study. Europace, 2008, 10 (3): 327-333.

2. Chandiramani S, Cohorn LC, Chandiramani S. Heart rate changes during acute mental stress with closed loop stimulation: report on two single-blinded, pacemaker studies. Pacing Clin Electrophysiol, 2007, 30 (8): 976-984.

3. van Hemel NM, Holwerda KJ, Slegers PC, et al. The contribution of rate adaptive pacing with single or dual sensors to health-related quality of life. Europace, 2007, 9 (4): 233-238.

4. Lau W, Corcoran SJ, Mond HG. Pacemaker tachycardia in a minute ventilation rate-adaptive pacemaker induced by electrocardiographic monitoring. Pacing Clin Electrophysiol, 2006, 29 (4): 438-440.

5. Borst U, Siekmeyer G, Maisch B, et al. A new motion responsive pacemaker: first clinical experience with an acceleration sensor pacemaker. Pacing Clin Electrophysiol, 1992, 15 (11 Pt 2): 1809-1814.

6. Bellamy CM, Roberts DH, Hughes S, et al. Comparative evaluation of rate modulation in new generation evoked QT and activity sensing pacemakers. Pacing Clin Electrophysiol, 15 (7): 993-999.

7. Lewalter T, Jung W, MacCarter D, et al. Heart rate during exercise: what is the optimal goal of rate adaptive pacemaker therapy? Am Heart J, 1994, 127: 1026-1030.

8. Leung SK, Lau CP, Tang MO, et al. An integrated dual sensor system automatically optimized by target rate histogram. Pacing Clin Electrophysiol, 1998, 21: 1559-1566.

第26章

生理性起搏心电图

⊙ 张澍　陈柯萍　陈新

传统意义上认为 DDD 起搏和频率适应性起搏就是生理性起搏（physiological pacing），优于单腔 VVI 起搏，可为患者带来益处。但是近年来开展的几项大规模临床试验如 CTOPP 试验、MOST 试验、UKPACE 试验、DAVID 试验等的研究结果却表明：尽管 DDD 起搏能保持房室顺序，在血流动力学方面优于房室失同步的 VVI 起搏，但并不能改善预后。其根本原因是由于右心室心尖部起搏（right ventricular apex，RVA）改变了心室激动顺序，使左右心室激动不同步，从而导致心房颤动（房颤）和心力衰竭（心衰）的发生率增加。因此传统的生理性起搏概念受到挑战，生理性起搏不仅仅是房室顺序起搏及频率适应性起搏；生理性起搏的概念包括了心房起搏、房室顺序起搏、频率适应性起搏、保持正常的心房激动顺序及保持正常的心室激动顺序。也就是说除频率适应性起搏以外，应保持房室同步、房内和房间同步及室内和室间同步。因此，生理性起搏可以概括为新的三个概念，第一是"When"，什么时候需要心室起搏？目的是鼓励自身传导（如病态窦房结综合征患者），减少或避免不必要的右心室起搏。第二是"Where"，在哪里起搏？如果患者需要心室起搏（如三度传导阻滞的患者），要选择非心尖部位，而是相对更生理的部位（如室间隔）起搏。第三是"How"，用什么方式来起搏？对心功能不良、需要起搏的患者，需要考虑双心室起搏。因此，临床上生理性起搏包括了心房起搏、DDD 双腔起搏、频率适应性起搏、选择性部位起搏以及心脏再同步治疗。25 章已介绍了心房起搏和频率适应性起搏的心电图特点，本章将对双腔起搏、选择性部位起搏以及心脏再同步治疗的心电图进行描述。

双腔起搏器及其心电图

双腔起搏系统是指心房和心室均植入起搏导线，与 VVI 起搏的区别在于，VVI 只能起搏心室，而 DDD 能保持房室顺序起搏。自从 DDD 起搏器问世以来，VVI 起搏器的临床应用范围逐渐减小。理论上 VVI 起搏器仅适用于：①合并慢性心房颤动或扑动而需要永久起搏治疗，此种情况是 VVI 起搏最常见的适应证；②心房静止。但是从广义上讲，除非因血流动力学原因不能耐受单纯心室起搏，VVI 起搏器适用于任何原因引起的慢性或阵发性心动过缓患者，以提高心率。但若发现或证明心房起搏或 DDD 起搏可对患者带来好处，又没有反对双腔起搏的具体原因，则最好采用双腔起搏器。

双腔起搏器的计时周期

为正确评定双腔起搏器的心电图，对起搏器的一些计时周期有基本了解是必要的。计时周期控制起搏器的功能，因为它们调节自身心电活动与心脏起搏器之间的相互作用。

下限频率 下限频率（lower rate limit，LRL）又称基础频率，是在没有自身心房激动时起搏器起搏心房的最低频率（图 26-1）。

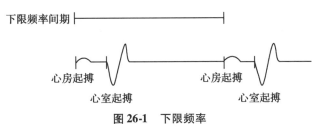

图 26-1 下限频率

上限频率 上限频率（upper rate limit，URL）又称上限跟踪频率，心室跟踪心房的最高起搏频率，它反映了与一个感知的或起搏的心室波之间最短的起搏间期（图 26-2）。

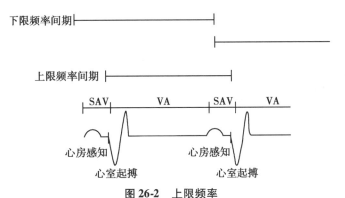

图 26-2 上限频率
SAV：感知的房室间期；VA：心房逸搏间期，起搏的或感知的
心室激动到下一个心房脉冲的计间间期

AV 延迟 AV 延迟（AV delay）又称 AV 间期，相当于自然的 PR 间期，它是指一个感知的或起搏的心房事件（心房波）与继之出现的心室起搏之间的间期。AV 延迟可以分别程控为：①感知的 AV 延迟（SAV），一个感知的 P 波到触发心室脉冲之间的间期；②起搏的 AV 延迟（PAV），起搏的心房刺激信号至触发心室脉冲之间的间期（图 26-3）。

不应期

1. 心房不应期（atrial refractory period，APP） 是发生在一个感知的或起搏的心房事件后的一段间期，在此间期内不发生心房感知。心房不应期包含了 AV 延迟和心室后心房不应期（postventricular atrial refractory period，PVARP）。

2. 心室不应期 心室不应期（ventricular refractory period，VRP）是在感知的或起搏的心室事件后的一段时间，在这个间期内不发生心室感知（图 26-4）。

空白期 空白期（blanking period）是指紧跟一个通道（心房或心室通道）释出刺激

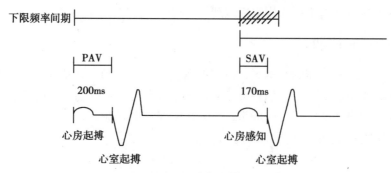

图 26-3 VA 延迟

PAV：起搏的房室延迟；SAV：感知的房室延迟

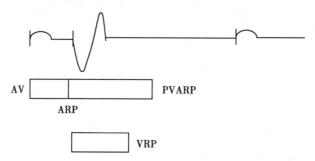

图 26-4 不应期

AV：房室间期；PVARP：心室后心房不应期；ARP：心房不
应期 = 房室间期 + 心室后心房不应期；VRP：心室不应期

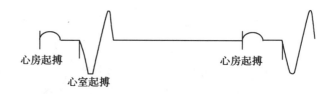

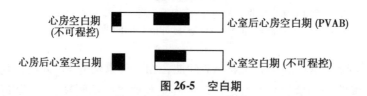

图 26-5 空白期

后，对侧通道发生短暂时间的电子不应性。DDD 起搏器的空白期在心房刺激发放时开始，
而在此后很短时间便终止。有一些型号的 DDD 起搏器，空白期可能程控，持续时间平均为
15～25ms。设置空白期的目的是为防止一个通道内的信号被对侧通道所感知，即防止交叉
感知（cross talk）。重要的是有了心室空白期，可防止心房事件被心室通道所感知而导致心
室刺激脉冲的输出被抑制，而引起心室停搏（图 26-5）。

交叉感知窗口和非生理性 AV 延迟 心室空白期在 AV 延迟的最早部分。在心室空白期
内，心房刺激信号的前缘被掩盖或湮灭。空白期一般历时短暂，因为心室感知线路在 AV 延
迟间期内较早地恢复为可应的十分重要，这样，自身心室电活动才发生于 AV 延迟终止之
前，才抑制起搏器的刺激脉冲输出，从而防止竞争。除了自身心室电活动外，其他的信号也

可被心室通道感知而抑制起搏器的心室刺激脉冲输出，其中，交叉感知最为紧要。尽管心房刺激信号的前缘由于心室空白期而被有效地忽略，但发生在心室空白期之后的心房刺激信号的尾缘有时可被起搏器的心室通道所感知。对一个起搏器依赖的患者，交叉感知引起的心室输出被抑制将导致心室停搏，这对患者是有害的。因此，某些起搏器

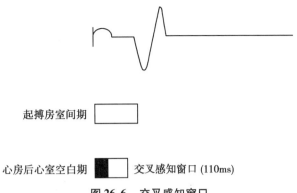

起搏房室间期

心房后心室空白期 ■ □ 交叉感知窗口 (110ms)

图 26-6　交叉感知窗口

制造厂家设计了一种安全机制来防止这种有害的结局。在 AV 延迟间期内紧随空白期之后的短时间，设置为"交叉感知窗口"（cross talk censing window）（图 26-6）。起搏器的心室感知了电信号，但它可能不能分辨是交叉感知还是自身心室电活动。为了防止可能是灾难性的心室停搏，起搏器释出一个提早的心室刺激脉冲，其 AV 间期仅为 110ms（100～120ms），在某些双腔起搏器这个短的 AV 间期可程控为（50～150ms）。如果所感知的信号确实是交叉感知，这个提早发生的或者说发生在非生理性 AV 延迟后的心室刺激便起搏心室，从而防止心室停搏。另一方面，如果在 AV 延迟早期有自身心室电活动发出，起搏器释出的提早心室刺激便落入自身 QRS 之内或紧随其后，此时心室正处于生理性不应期内，刺激信号便无效，不会引起心室除极（防止了竞争），并且这个心室刺激释出太早，不可能落入心室复极化期内或易损期内。因此，这种设计是一个安全机制，称为"心室安全起搏"（ventricular safety pacing）、"非生理性 AV 延迟"（nonphysiological AV delay）或"110ms 现象"（110ms phenomenon）（图 26-7）。在心室空白期和非生理性 AV 延迟之后，心室感知线路保持可应性，任何感知的电活动将重整周期。

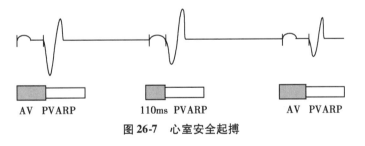

　　AV　PVARP　　　　110ms　PVARP　　　　AV　PVARP

图 26-7　心室安全起搏

　　上限频率的计算和变化　一般说来，上限频率是根据总的心房不应期来计算。总的心房不应期是 AV 延迟和 PVARP 之和。总的心房不应期代表了在这个特定时间内，给予起搏器系统的机械不应性。这是一个可以程控的参数。举一个计算例子来说明。程控的 AV 延迟为 150ms，PVARP 为 300ms，这样总的心房不应期是 150ms + 300ms = 450ms，相当于频率 133 次/分。在某些 DDD 起搏器，这个总的心房不应期等于上限频率。因此，一个感知的心房事件将落入这个不应性时期之内或之外，没有别的可能。有些双腔起搏器具有独立地程控其上限频率的功能，使上限频率间期低于 AV 延迟与 PVARP 之和（以每分钟的次数计）。这两个数字间的差别是由起搏器发生伪文氏周期（pseud-Wenckebach period）或固定的 2:1 阻滞来实现的。无论上述哪一种情况，起搏器的上限频率不能被超越，因而控制了起搏系统的最高

起搏频率。图 26-8 为发生文氏现象的上限频率跟踪行为的示意图，图 26-9 为文氏现象的心电图表现。

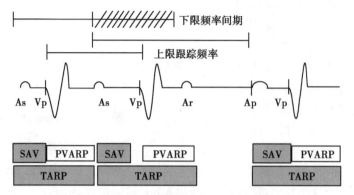

图 26-8　上限频率行为——文氏现象

起搏器延长感知的房室间期直到达到上限频率限制，P 波落入不应期被阻滞。As：心房感知；Vp：心室起搏；Ar：不应期内的心房感知；Ap：心房起搏；SAV：感知的房室间期；PAV：起搏的房室间期；PVARP：心室后心房不应期；TARP：总心房不应期

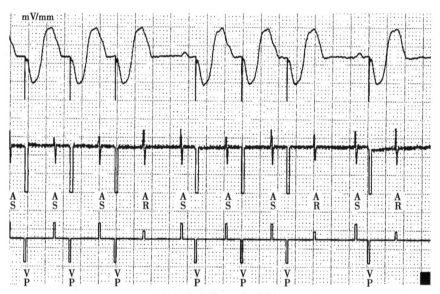

图 26-9　上限频率行为——文氏现象的心电图
As：心房感知；Vp：心室起搏；AR：不应期内的心房感知

双腔起搏器的工作方式

双腔起搏器按其工作方式可分为：①房室顺序（DVI）起搏器；②VAT 起搏器；③DDI 起搏器；④VDD 起搏器；⑤DDD 起搏器（也曾称为全自动起搏器）。许多年来，双腔起搏器曾经有过这种或那种类型，而目前实际上起搏器公司所生产的双腔起搏器几乎都是 DDD 起搏系统，而可根据具体患者的临床需要，程控为 DVI、DDI、VDD 或其他工作方式如 VAT、VVI、AAI、DOO、VOO、AOO 等。有少数厂家，还生产 VDD 型双腔起搏器。

DDD 起搏器也叫全自动起搏器（full automatic pacemaker），是 20 世纪 70 年代末期开始临床使用的一种功能好的双腔起搏器，它可以程控为也可以在不同的自身心律情况下，自动地以 VAT、AAI、DVI 等起搏方式工作。它是当前比较理想的"生理性"起搏器。它能起搏心房和心室（D），也能感知这两个心腔（D），而感知后的反应方式是抑制或触发起搏刺激（D）。较具体地说，若无自身心房律存在或它过于缓慢，DDD 起搏器便起搏心房。若有自身心房波被感知，起搏器的反应方式是双重的：①抑制心房刺激的发放（Ⅰ）；②触发在事先选定的 AV 延迟后释出一个心室起搏刺激（T）。若有自身心室波被感知，则起搏器的心室起搏刺激的释出机制受抑制（Ⅰ）。因此 DDD 起搏器的代号也可写为 DDT/Ⅰ。这样，DDD 起搏器能够十分近似地模仿人类窦房结和房室结的正常功能。

DDD 起搏器可根据患者的心律情况，能在每次心搏的基础上，自动调整为最适当的起搏方式——根据自身心律的频率和 PR 间期以及脉冲发生器的逸搏频率和 AV 延迟，DDD 起搏器自动地以 DVI、VAT 和 AAI 等不同方式进行工作，从而适应特定患者在不同时候的具体需要。慢性房性快速心律失常（颤动、扑动和不能控制的心动过速）以及心房静止是 DDD 起搏器的非适应证。除这些外，凡需要永久心脏起搏治疗的患者，都可用 DDD 起搏器，以获得血流动力学裨益，特别是已有心功能不良或心室顺应性减低的患者。按照自身窦性心律、房室传导与起搏器设定的下限频率和感知、起搏的房室间期的不同，DDD 方式可表现为以下几种工作方式：

DVI 方式 房室顺序起搏方式（AV sequential pacemaker），它起搏心房也起搏心室（D），感知心室（V），而感知后的反应是不释放刺激（I）。DVI 起搏器方式见于窦房结和房室结均有功能异常者，即窦性心律低于起搏器设定的下限频率、自身房室不能下传（二度、三度 AVB）或自身房室传导时间超过起搏器设定的 AV 间期，故起搏器顺序发放心房和心室刺激脉冲信号，顺序起搏心房和心室（图 26-10）。

VAT 方式 心房同步心室起搏方式（atrial synchronous ventricular pacing mode），起搏器感知心房后的反应是触发，即在一段预先设定的 AV 延迟（模拟生理的 PR 间期，通常为 140～230ms，是可程控的参数）之后，释出一个刺激至心室（图 26-11）。VAT 方式既保存了心房和心室收缩的生理顺序，也可随生理需要（窦性 P 波频率正常或增快时）以心房跟踪方式（VAT 方式）增减起搏的心室率。VAT 方式见于窦房结功能正常，而房室传导功能异常的患者。当出现窦房结功能异常时，起搏器自动从 VAT 方式转换为 DVI 方式。

AAI 方式 心房按需起搏方式（atrial demand pacing mode），起搏器发放一个心房刺激脉冲，起搏心房。AAI 方式可引起房室顺序收缩，属于生理性或半生理性起搏的范畴，可见于窦房结功能异常，但房室传导正常的患者。当患者有房室阻滞（间歇的或完全的）时，起搏器自动转换为 DVI 方式。

ODO 方式 心房、心室只有感知功能而无起搏功能。见于间歇性的窦房结或房室结功能异常的患者，当窦性心律快于起搏器设定的下限频率，而自身 PR 间期又短于设定的 AV 延迟时，表现为 ODO 方式，心电图为正常 P 波和 QRS-T 波，无刺激信号。当窦房结功能异常或房室阻滞时，可自动转换为 DVI、VAT 及 AAI 方式。

VDD 也是一种心房同步心室起搏器，它能感知心房和心室两个心腔的电活动，但只有心室起搏功能，无心房起搏功能。VDD 起搏方式在感知了自身心房活动后的反应方式是释出一个刺激至心室，而当自身心室活动被感知后，起搏器的刺激释出机制受抑制，即不释放心室刺激。这样，起搏的心室率取决于自身心房率。心室起搏频率随窦性频率，亦即随生理需要而改变，从而改善心脏功能，增加患者的运动耐受力。VDD 起搏器的优点是仅植入一

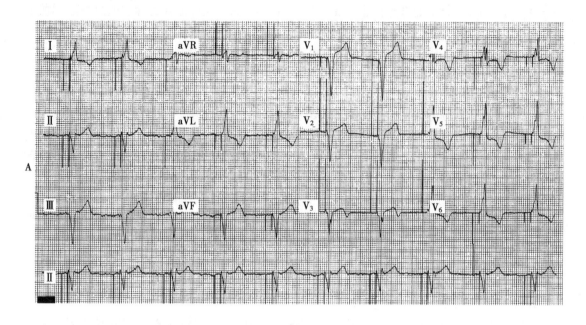

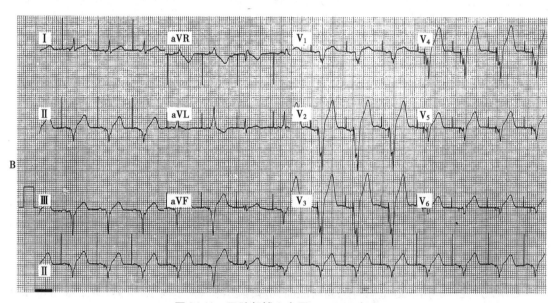

图 26-10 双腔起搏心电图——DVI 方式

A. 心房、心室均为单极起搏，刺激信号振幅大；心室起搏心电图为 RBBB 形改变，电轴左偏，$V_1 \sim V_3$ 导联主波向下，而 $V_5 \sim V_6$ 导联主波向上，为右心室心尖部起搏后的心电图表现。B. 心房单极起搏、心室双极起搏，因此心室刺激信号振幅较小，心室起搏心电图为 RBBB 形改变，电轴左偏，$V_1 \sim V_6$ 导联主波向下。同样为右心室心尖部起搏后的心电图表现

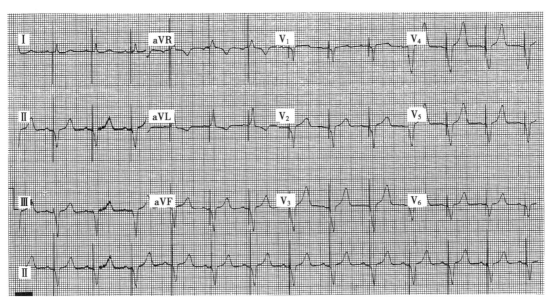

图 26-11　双腔起搏心电图——VAT 方式
心房为自身 P 波，起搏器感知心房后触发心室刺激脉冲（单极起搏）发放，紧随起搏的心室波；
心室起搏心电图为 RBBB 形改变，电轴左偏，$V_1 \sim V_6$ 导联主波向下

根电极导管，可以达到双腔房室顺序起搏的功能，其适应证为房室阻滞而窦房结功能正常的患者。与 DDD 起搏器比较，VDD 起搏器植入术简单些，价格比较便宜，患者及家属比较容易接受。但 VDD 起搏器的主要缺点除了担心发生病窦外，心房感知不良的发生率很高，主要原因是无心房电极导线。心房感知位点并不是直接接触心房壁，而是漂浮在心房内，因而感知不良的发生率很高。由于以上因素，目前临床上很少植入这类起搏器。VDD 起搏器最常用于先天性三度房室阻滞或外科术后房室阻滞的儿科患者，减少体内导线的植入。VDD 起搏器的工作方式为 VVI 方式加上 VAT 方式，当窦性频率高于设定的下限频率，同时心房感知功能正常时，起搏器表现为 VAT 方式，符合房室顺序起搏的要求。当窦性频率低于设定的下限频率，或者存在心房感知不足时，起搏器就表现为 VVI 的非生理性起搏方式。

病态窦房结综合征患者的生理性起搏方式

对于房室结功能正常的心动过缓患者，植入 DDD（R）起搏器后应最大限度地降低心室起搏比例，主要通过延长 AV 间期，保持房室结领先，减少不必要的心室起搏。SAVE 研究是近年来起搏器领域具有里程碑意义的循证医学研究。这项前瞻性、随机、设对照组的多中心研究，目的是验证病态窦房结综合征患者的最小化心室起搏（minimization of pacing in the ventricular，MPV）策略能否减少持续性房颤的发生。研究结果证实，植入永久起搏器的病窦患者，与传统双腔起搏器相比，最小化心室起搏的策略能大大减少心室的不同步起搏及持续性房颤的发生风险，首次证实新型起搏器能显著减少心室不良起搏，而最小化心室起搏能减少病窦患者持续性房颤的发生。2007 年欧洲心脏病学会公布的心脏起搏和心脏再同步治疗指南中建议，对于病窦综合征患者应该最小化心室起搏。目前临床常用的最小化心室起搏的算法有以下几种：

AV 搜索和 AV + 搜索　Medtronic 公司 Kappa 系列和 Enpulse 系列起搏器具备的一项特

殊功能，AV 间期能够在预先设定的基础上动态延长，促进自身心律下传。当出现房室阻滞时，此时功能会暂时关闭，AV 间期能恢复到预先设定的生理范围（图 26-12）。

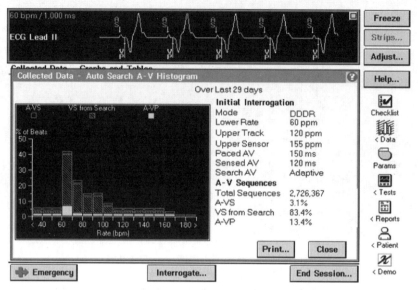

图 26-12　自动 AV 搜索功能

Medtronic 公司的 Kappa 系列起搏器具有自动 AV 搜索功能。如上图所示，
通过此功能，使心室自身下传（VS from Serach）增加 83.4%

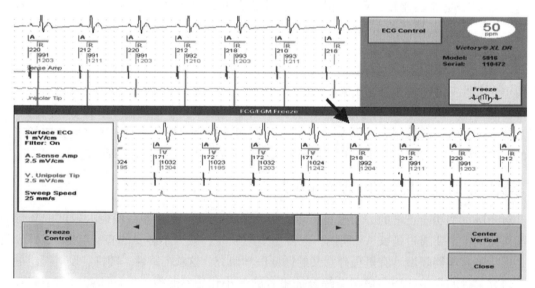

图 26-13　心室自身优先功能

St. Jude 公司起搏器中的新功能，提供更加强大的自身传导搜索，在安全的基础上最大限度延长 AV 间期，减少不必要的右室心尖部位起搏比例。箭头所示，起搏器定期自动延长 AV 间期，搜索到自身 R 波后，以延长的 AV 工作。一旦发生心室起搏，则自动缩短 AV 间期至程控值

心室起搏管理（management of ventricular pacing，MVP）　是 Medtronic 公司另一项降低心室起搏比例的新技术，起搏器能自动在 AAIR 和 DDDR 之间转换。双腔起搏器平素以 AAIR 模式工作，当患者发生一过性房室阻滞时，起搏器可自动从 AAI 向 DDD 模式转换，使患者仍能得到房室同步的功能性起搏。

　　自动房室传导搜索　AICS 是 St. Jude 公司双腔起搏器中具有的一项自动化功能。起搏器每隔 5 分钟自动地将 AV/PV 间期延长，搜寻自身房室传导并且调整 AV/PV 延迟以鼓励自身传导。

　　自身心室优先功能（ventricular Intrinsic Preference，VIP）　是 SJM Victory 起搏器中的新功能，提供更加强大的自身传导搜索，在安全的基础上最大限度延长 AV 间期，减少不必要的右室心尖部位起搏比例（图 26-13）。

心脏再同步治疗的起搏心电图

　　心脏再同步治疗（cardiac resynchronization therapy，CRT）已成为心力衰竭的有效治疗手段。CRT 通过在传统右心房、右心室双心腔起搏基础上增加左心室起搏，遵照一定的房室间期和室间间期顺序发放刺激，能够恢复心脏运动同步性，从而改善心脏功能。大量临床试验证实 CRT 除改善心功能、提高生活质量之外，还可降低住院率和死亡率。对于射血分数降低（LVEF≤35%）合并心脏不同步（QRS 时限≥120ms）的窦性心律患者在充分药物治疗后仍有症状（NYHA 心功能分级Ⅲ～Ⅳ级）时，CRT 可作为一线治疗，以改善症状，降低住院率和死亡率。

心脏再同步治疗的适应证

　　CRT 的适应证经历了由相对适应证至绝对适应证的发展历程，即由 2002 年 ACC/AHA/NASPE 的Ⅱa 类适应证发展到 2005 年 ACC/AHA 和 ESC 心力衰竭指南的Ⅰ类适应证。ACC/AHA 心力衰竭治疗指南对于 CRT Ⅰ类适应证是如此描述的：对于现时或之前有症状并伴有 LVEF 下降的患者，除非有禁忌证，凡是符合以下条件者均应得到心脏再同步治疗：LVEF≤35%；窦性节律；尽管使用了指南推荐的、充分的药物治疗，NYHA 心功能分级Ⅲ级或不必卧床的Ⅳ级；心脏运动不同步，即 QRS 时限大于 120ms。2007 年，ESC 公布了心脏起搏和再同步治疗指南。指南同样肯定了 CRT 的疗效，将部分心力衰竭患者列为 CRT 治疗的Ⅰ类适应证，具体描述如下：充分抗心力衰竭药物治疗基础上 LVEF≤35%、左室扩张（左室舒张末内径 >55mm 或 >30mm/m^2）、窦性心律、QRS 波增宽（≥120ms）、NYHA 心功能分级Ⅲ～Ⅳ级的症状性心力衰竭患者。相对于以往的指南或共识，2007 年 ESC 指南的最大改动在于 CRT 的Ⅱa 类适应证。指南将同时满足永久起搏治疗适应证的心力衰竭人群、合并持续性心房颤动的心力衰竭患者列为 CRT 的Ⅱa 类适应证，提升了 CRT 在特定人群的治疗地位。应用建议如下：LVEF≤35%、左室扩张、NYHA 心功能分级Ⅲ～Ⅳ级的症状性心力衰竭患者，同时符合永久心脏起搏的适应证（首次植入或起搏器升级）（Ⅱa 类适应证，证据级别 C）；充分抗心力衰竭药物治疗基础上 LVEF≤35%、左室扩张、NYHA 心功能分级Ⅲ～Ⅳ级的症状性心力衰竭患者，合并持续性房颤并满足房室结消融的适应证（Ⅱa 类适应证，证据级别 C）。

　　我国自 1999 年开始开展 CRT 治疗，2006 年底，中华医学会心电生理和起搏分会（CSPE）参考 ACC/AHA 和 ESC 的指南，结合我国情况制定了我国的 CRT 适应证。Ⅰ类适应证要求同时满足以下条件：①缺血性或非缺血性心肌病；②充分抗心力衰竭药物治疗后，NYHA 心功能仍在Ⅲ级或不必卧床的Ⅳ级；③窦性心律；④LVEF≤35%；⑤LVEDD≥55mm；⑥QRS 波时限≥120ms 伴有心脏运动不同步。需要指出的是，我国 CRT 指南与

ACC/AHA 观点一致，强调了窦性心律标准。对于房颤节律患者，如果符合 I 类适应证其他条件，也可行 CRT 治疗，同样隶属 II a 类适应证。就特定人群，如符合常规心脏起搏适应证并心室起搏依赖的患者、或者起搏治疗后出现心脏扩大及心功能恶化、或者 QRS < 120ms 但同时存在心脏运动不同步的机械证据的患者，CSPE 将其列为 CRT 治疗的 II b 类适应证。

心脏再同步治疗起搏导线的植入技术

除右心房室电极导线外，CRT 还需要植入起搏左心室的电极导线。尽管外科开胸或胸腔镜途径可以保证成功植入左心室电极导线，但创伤大，死亡率高。目前普遍应用的是经冠状静脉窦（CS）至心脏静脉起搏左心室，此方法相对安全，而且植入成功率随着电极导线和导线推送系统的完善已大有提高。

CRT 植入成功率 作为 CRT 治疗的关键环节，植入左心室电极导线操作复杂，主要过程包括：CS 插管、CS 及心脏静脉逆行造影、将左室电极导线植入至靶静脉。多中心试验报道的 CRT 植入成功率波动在 84% ~ 93%。就并发症而言，除与常规起搏器植入类似的并发症，CRT 独特的并发症主要与 CS 和左心室电极导线有关，主要包括 CS 插管不成功、CS 夹层或穿孔、导线脱位、心律失常、心功能恶化等。

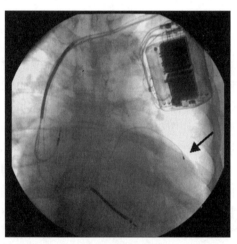

图 26-14 CRT 左室导线的植入部位
CRT 导线植入：右心房、右心室心尖部以及左心室心外膜。箭头所示为左心室导线置于左心室侧静脉

CRT 植入的技术难度大，需要术者同时熟练掌握电生理、起搏和 PTCA 技术；而且心衰患者病情重，器械植入的并发症相对较多。因此，要求术前严格掌握适应证并做好充分的准备，术中规范操作、严密观察，发现问题及时处理，以减少严重并发症的发生。此外，充分了解衰竭心脏的解剖结构、掌握一定的操作技巧对于顺利、安全、有效的实施 CRT 治疗至关重要。目前推荐 CRT 治疗应先在有经验的大型医疗中心、由有丰富起搏器植入经验的医生开展。相信随着植入经验的积累、导线和导线输送装置的改进，CRT 植入成功率将大大提高，植入术并发症将进一步减少。

CRT 左心室电极导线的植入部位 CRT 的技术关键是植入左心室电极导线，而且应尽量将其植入至最晚激动的位点，以最大程度得改善不同步运动。已有研究表明，心力衰竭患者的最晚激动位点发生在侧壁的几率最高。因此目前认为，左心室电极导线的靶静脉可选择左心室侧静脉、侧后静脉或后静脉（图 26-14），而心大静脉、心中静脉不被推荐。

然而，由于操作技术、冠状静脉解剖差异以及需要保证良好导线参数等的限制，不能在每例患者均实现最佳位点的起搏。目前可接受的左心室电极导线参数如下：起搏阈值 ≤ 3.5V 或比起搏器的最大输出电压低 2V 且不会因电压过高引发膈肌刺激；R 波振幅最好 ≥ 5.0mV；阻抗 300 ~ 1000Ω，可有 30% 上下的波动。

心脏再同步治疗的心电图表现

左心室起搏的心电图：特点为右束支阻滞（RBBB）型改变，其额面电轴取决于电极导线顶端的位置，电极导线朝向心尖，则电轴左偏（Ⅰ导联主波向下）。否则，可以不偏或右偏。左心室导线常见放置位置是心脏侧静脉、侧后静脉及后静脉。双心室起搏的心电图表现可以是多变的，取决于左心室提前起搏或右心室提前起搏，以及程控的 VV 间期。多数情况下，左心室提前起搏对心室运动再同步化的作用优于右心室提前起搏。图 26-15 和图 26-16

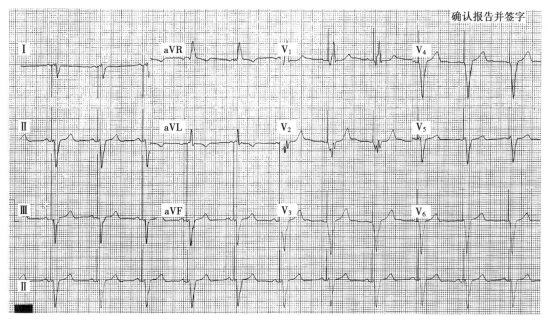

图 26-15　双心室起搏心电图

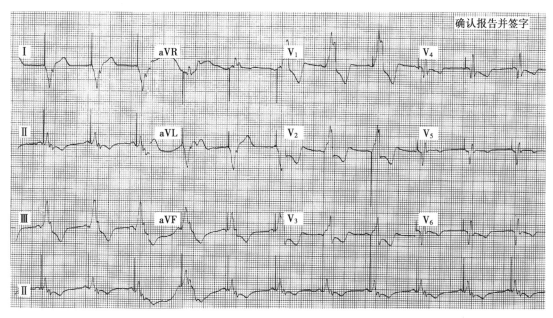

图 26-16　左心室起搏心电图

为同一患者双心室起搏和左心室起搏的心电图表现，其中 I 导主波向下。

选择性部位起搏

右心房选择性部位起搏

房间隔起搏的临床意义 窦性心率时，通过心房内的结间束，激动快速传导至左、右心房然后沿房室结下传心室。而当常规右心耳起搏时，激动自右心房延迟传导至左心房。通常心房起搏后，左心房激动比右心房晚 20 ~ 70ms，当存在房间阻滞时，AA 间期甚至可达300ms，此时若程控的 AV 间期 < 300ms，可造成左心室收缩早于左心房。因此，常规右心房起搏除可引起左右心房不同步外，还可引起房室不同步。房间隔起搏，尤其是在房间隔顶部、Bachmann 束处起搏可使左右心房同时激动，减轻心房阻滞，使心房复极趋于均一，从而达到左右心房运动同步及预防房性心律失常的作用。

房间隔起搏的部位及心电图表现 右心房间隔部起搏的常用部位为高位间隔和低位间隔，高位间隔包括了界嵴末端和 Bachmann 束。此处心房肌具有良好的电传导性能，但缺乏明显的电生理特性，因此较难定位。高位房间隔起搏的心电图特点为 P 波时限较短，在 II、III 导联 P 波正向或等电位。低位房间隔起搏的部位位于冠状静脉窦口附近的 Koch 三角区域。此处起搏后心电图表现为 P 波时限短于窦性心律，II、III 和 aVF 导联 P 波为负向波。Yu 等研究表明，在阵发性房颤患者中，于 Bachmann 束、靠近冠状静脉窦口的右后间隔和冠状静脉窦远端起搏预防房颤诱发的作用相似，较双心房起搏及右心房双部位起搏更有效。Bailin 等将需要常规起搏的患者随机分为两组，Bachmann 束起搏和右心耳起搏，平均随访 11 ~ 12 个月，心房起搏比例无差异。植入起搏器后，Bachmann 束起搏的 P 波时限较窦性心律时明显缩短，而右心耳起搏时较窦性心律明显延长。与右心耳起搏相比，在 Bachmann 束的间隔部起搏能明显减少未用抗心律失常药物的慢快综合征患者进展为慢性房颤。间隔部起搏预防房颤的触发和维持的可能机制：①抑制房性期前收缩并使心房律规整；②延长在异常部位的期前收缩的联律间期；③改善心房的电生理特性。复极离散度的增加被认为是房颤诱发和维持的一个主要因素，房间隔起搏能减少房间传导时间，明显缩短 P 波时限。减少心房不应期的离散度和使激动恢复更均一可减轻房颤的发展趋势。另有研究显示在 Koch 三角、冠状静脉窦口上方或后方单部位起搏能明显减少慢快综合征患者房颤的复发。但在冠状静脉窦口起搏可使左心房更早激动而右心房相对延迟，可导致激动的离散，可能对房颤的抑制起不利作用。而且靠近冠状静脉窦口，远场 R 波感知可能成问题。因此，在 Bachmann 束的间隔部起搏可能是一个理想的选择部位。

对房间隔起搏提出不同的观点 Kindermann 等比较了存在房间阻滞的患者，右心房间隔起搏、传统右心房起搏以及心房多部位起搏对房间传导顺序的影响。研究显示房间隔起搏能缩短异常延长的房间传导时间，体表心电图测量 P 波时限变短。尽管其他研究表明间隔起搏时，高位右房和冠状静脉窦远端的电激动几乎同时发生，但是 Kindermann 的研究显示间隔起搏时并不是左右心房机械功能的同步，靠近冠状静脉窦远端的间隔起搏使右到左的激动顺序变为左到右的激动顺序，而房间传导时间的绝对值却并没有改变。相反，多部位起搏（高位右心房 + 间隔、高位右心房 + 冠状静脉窦远端）却使双房同步化，同时使 P 波和房间传导时间缩短。因此房间隔起搏的确切疗效尚需更多的临床试验以及长期的随访以明确。

2007 年欧洲心血管病学会公布的心脏起搏和心脏再同步治疗指南中建议，对于病窦合并快速房性心律失常的患者，倾向于用双腔起搏器，同时最小化心室起搏，心房起搏位点选用房间隔而不是右心耳。但是，目前关于病窦患者选用单部位选择性心房起搏、右心房多部位起搏以及双心房起搏的临床试验，结果不一。

右心室流出道起搏

右心室流出道起搏的临床意义　1958 年经静脉的起搏系统使用以来，由于右心室心尖部起搏的稳定性和可靠性，一直被认为是最适合的起搏部位。但大量临床试验结果表明，右心室心尖部起搏有缺陷，可导致心房颤动和心力衰竭的发生率增加。因此，对于房室功能正常的患者应最小化心室起搏；而对于房室阻滞，需要心室起搏的患者则需要选择其他更理想的起搏部位来替代，而右心室流出道（right ventricular outflow tract，RVOT）起搏是目前常用的心室选择性部位。早在 1925 年，Wiggers 等人就发现 RVA 起搏对心功能不利。Tse 等人的研究显示：长期的右心室心尖部起搏会引起心肌血流灌注减少、室壁运动异常、左心室收缩功能降低。右心室流出道起搏，由于起搏位点较高，激动传导顺序更接近生理，应能产生更好的血流动力学效应。Wiggers 提出，起搏位点和激动进入传导系统之间的距离与心室收缩的同步程度负相关。即两点之间的距离越大，心室内电活动同步性越差。因此，起搏位置直接影响心室内激动同步性的变化。RVA 起搏时，兴奋从心尖部传导到间隔部，从右心室传导到左心室，这使得左室激动明显晚于右室。ECG 显示 QRS 波时限明显增宽，表现为左束支阻滞。因此，RVA 起搏不是一种理想的起搏方式。理论上，如果起搏后激动能通过传导系统下传，就能保持心室收缩同步性。RVS 起搏由于其起搏位点靠近传导系统，有可能使激动尽早进入传导系统，从而提高起搏后心肌电活动的同步性。已有研究显示，与 RVA 相比，高位间隔部起搏时，心肌电活动更加同步。

右心室流出道起搏的心电图表现　目前关于 RVOT 起搏的临床试验结论不一致，部分原因可能由于植入部位不同所致。RVOT 可分游离壁和间隔部，只有在间隔部起搏，才可能获得益处。而游离壁起搏目前已被证实，其 QRS 时限与 RVA 并无差别，来自此处的激动实际

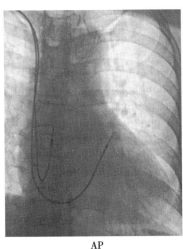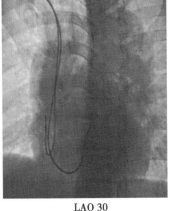

AP　　　　　　　　　　　　　　LAO 30

图 26-17　右心室流出道间隔部起搏的影像
AP：前后位，LAO：左前斜 30°

上并不优于心室的其他部位。因此，临床上应尽量将心室电极置入右心室流出道间隔部（图26-17），以期获得较好的血流动力学。除影像检查外，起搏后的12导联心电图对定位也非常重要。右心室流出道间隔部起搏的心电图：特点为左束支传导阻滞（LBBB）形改变，电轴右偏，Ⅱ、Ⅲ、aVF导联主波向上，Ⅰ导联低平或主波向下（右后间隔起搏时，Ⅰ导联主波可向上为主），QRS宽度较窄（图26-18）。右心室流出道游离壁起搏的心电图：特点为左束支传导阻滞（LBBB）形改变，电轴正常，Ⅱ、Ⅲ、aVF导联主波向上，Ⅰ导联主波向上，QRS宽大畸形（图26-19）。间隔部与游离壁最主要的心电图区别是间隔部在Ⅱ、Ⅲ、aVF导联为单相R波振幅高、QRS波时限短及胸前R/S移行导联发生早；而导线置于游离壁时，在Ⅱ、Ⅲ、aVF导联上R波大多有切迹，且QRS宽大畸形。

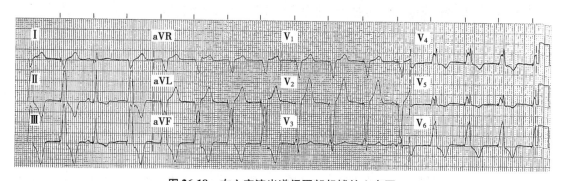

图26-18　右心室流出道间隔部起搏的心电图
特点为左束支传导阻滞（LBBB）形改变，电轴右偏，Ⅱ、Ⅲ、aVF导联主波向上，R波振幅高，
Ⅰ导联低平或主波向下，QRS宽度较窄，V₃导联发生R/S移行

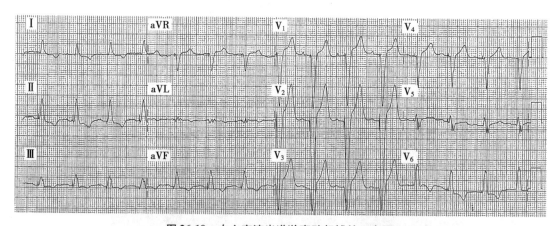

图26-19　右心室流出道游离壁起搏的心电图
特点为左束支传导阻滞（LBBB）形改变，电轴正常，Ⅱ、Ⅲ、aVF导联主波向上，Ⅲ、aVF导联
R波有切记，Ⅰ导联主波向上，QRS宽大畸形，V₅导联发生R/S移行

参 考 文 献

1. Yu WC, Tsal CF, Hsieh MH, et al. Prevention of the initiation of atrial fibrillation: mechanism and efficacy of different atrial pacing modes. PACE, 2000, 23: 373-379.

2. Bailin SJ, Adler S, Giudici M. Prevention of chronic atrial fibrillation by pacing in the region of Bachmann's bundle: results of a multicenter randomized trial. J Cardiovasc Electrophysiol, 2001, 12: 912-917.

3. Kindermann M, Schwaab B, Berg M, et al. The influence of right atrial septal pacing on the interatrial contraction sequence. PACE, 2000, 23: 1752-1757.

4. Wiggers CJ. The muscle reactions of the mammalian ventricles to artificial surface stimuli. Am J Physiol, 1925, 73: 346-378.

5. Tse HF, Wong KK, Tsang V, et al. Functional abnormalities in patients with permanent right ventricular pacing: The effects of sites of electrical stimulation. J Am Coll Cardiol, 2002, 40: 1451-1458.

6. Prinzen FW, Cheriex EM, Delhas J, et al. asymmetric thickness of the left ventricular wall resulting from asynchronous electric activation. A study in patients with left bundle branch block in dogs with ventricular pacing. Am Heart J, 1995, 130: 1045-1053.

7. 史浩颖，汪芳，孟伟栋，等. 组织多普勒评价右室不同部位起搏对左室收缩功能和同步性的影响. 中华心血管病杂志，2005, 33: 1002-1005.

8. Schwaab B, Frohlig G, Alexander C, et al. Influence of right ventricular stimulation site on left ventricular function in atrial synchronous ventricular pacing. J Am Coll Cardiol, 1999, 33: 317-323.

9. Buckingham TA, Candinas R, Schlapfer J, et al. Acute hemodynamic effects of atrioventricular pacing at differing sites in the right ventricle individually and simultaneously. PACE, 1997, 20: 909-915.

10. 张英川，李海宴，陈慧敏，等. 右心室流入道间隔部起搏的临床可行性. 中华心律失常学杂志，2000, 4: 117-119.

11. Andersen HR, Nielsen JC, Thomsen PEB, et al. Long-term follow-up of patients from a randomised trial of atrial versus ventricular pacing for sick-sinus syndrome. Lancet, 1997, 350: 1210-1216.

12. Connolly SJ, Kerr CR, Gent M, et al. Effects of physiologic pacing versus ventricular pacing on the risk of stroke and death due to cardiovascular causes. N Engl J Med, 2000, 342: 1385-1391.

13. Charles RK, Stuart JC, Hoshiar A, et al. Canadian Trial of Physiological Pacing Effects of Physiological Pacing During Long-Term Follow-Up. Circulation, 2004, 109: 357-362.

14. Link MS, Helkamp AS, Estes NAM Ⅲ, et al. High incidence of pacemaker syndrome in patients with sinus node dysfunction treated with ventricular-based pacing in the Mode Selection Trial (MOST). J Am Coll Cardiol, 2004, 43: 2066-2071.

15. Wilkoff BL, Cook JR, Epstein AE, et al. Dual-chamber pacing or ventricular backup pacing in patients with an implantable defibrillator: the Dual Chamber and VVI Implantable Defibrillator (DAVID) Trial. JAMA, 2002, 288: 3115-3123.

16. Sweeney MO, Bank AJ, Nsah E, et al. Search AV Extension and Managed Ventricular Pacing for Promoting Atrioventricular Conduction (SAVE PACe) Trial. Minimizing ventricular pacing to reduce atrial fibrillation in sinus-node disease. N Engl J Med, 2007, 357: 1000-1008.

17. Vardas PE, Auricchio A, Blanc JJ, et al. Guidelines for cardiac pacing and cardiac resynchronization therapy: the task force for cardiac pacing and cardiac resynchronization therapy of the European Society of Cardiology. Developed in collaboration with the European Heart Rhythm Association. Eur Heart J, 2007, 28 (18): 2256-2295.

第27章

起搏器故障的心电图

◎ 陈柯萍　熊为国

起搏器植入后需要定期随访，目的是及时发现起搏器功能故障，常见的起搏器功能故障包括起搏异常、感知异常和其他功能异常，这些异常可以发生在单腔或双腔起搏器。其中体表心电图及24小时Holter监测是非常重要的检查手段，能发现持续或间歇性的起搏和感知异常以及相关的心律失常。因此电生理或心内科医生需要了解起搏器功能障碍在心电图上的异常表现，以便于及时识别，及时解决。其中，起搏异常包括无输出、失夺获（又称不起搏）；感知异常包括了感知不足和感知过度；其他的功能异常主要包括脉冲发生器的元件失灵、电池耗竭以及起搏器参与的心律失常等，本章将分别介绍。

起 搏 异 常

无输出

心电图表现　无输出是指体表心电图上无刺激脉冲信号，可分为心房无输出（图27-1）和心室无输出（图27-2）。单腔AAI和VVI起搏器无输出时心电图表现为心率慢，无心房或心室起搏脉冲信号。双腔DDD起搏器时，心房无输出表现为VVI起搏方式，心率可不慢；但心室无输出时除无输出信号外，传导阻滞患者表现为心率慢。间歇性心室无输出的心电图表现需与感知过度鉴别，常常需程控检查以确定。

常见原因　无输出的常见原因为：①导线断裂：尤其在导线完全断裂时，电流不能通过导体作用于心肌，因此，无输出信号。需要与感知过度鉴别。通过标记通道的记录或测试导线阻抗，可加以鉴别。导线断裂后，阻抗无穷大。而感知过度者，导线阻抗正常，标记通道可见感知标记。②绝缘层破裂：当绝缘层破裂，电流通过破口漏入组织，也可发生无输出。此时，导线阻抗降低。③起搏极性错误：单极导线，起搏极性程控为双极，也可产生无输出的现象。通过改变起搏极性为单极后，可见正常的起搏信号。④接口问题：导线插头松动或未完全插入，致使环路中断，不能发出正常输出。⑤其他：电池耗竭，元件失灵等。起搏器植入早期，往往是由于接口问题，如导线未完全插入、固定螺丝松动。而植入晚期，如植入3～4年后往往由于导线断裂、绝缘层破裂或电池耗竭所致。脉冲发生器元件失灵可发生在植入起搏器后任何时期，但事实上，临床很少发生。

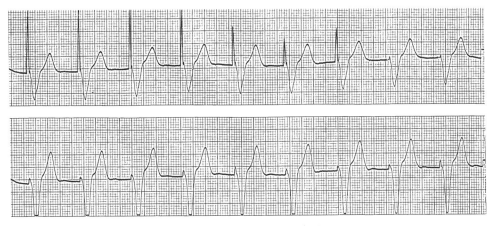

图 27-1　心房无输出的心电图表现

男性患者，因"病窦综合征 + 一度房室阻滞"植入 DDD 起搏器。术后患者感胸闷不适，于植入后一个月前来行起搏器程控检查。心电图显示为 VVI 起搏方式，未见心房刺激信号，程控测试显示，心房无输出，阻抗 >3000Ω。考虑为接口问题，行手术干预治疗，术中证实为导线插头松动，用螺丝刀拧紧并将脉冲发生器放入囊袋中，可见心房刺激信号，心房起搏、感知功能良好

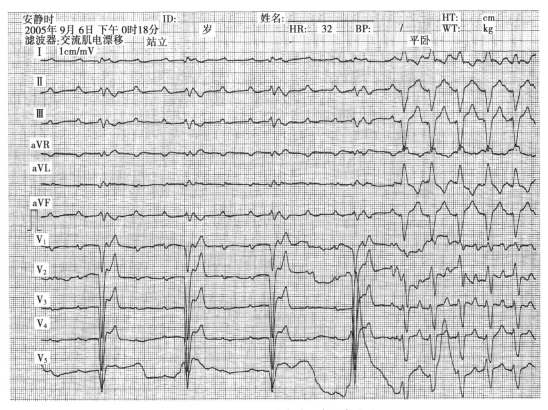

图 27-2　心室无输出的心电图表现

患者为三度房室阻滞，植入 DDD 起搏器 3 年后出现反复头晕、黑矇，严重时晕厥，以站立及活动时常见。门诊心电图检查安静平卧时正常，嘱患者起立后出现头晕、心电图示三度房室阻滞，未见心室刺激信号。立即平卧后心电图恢复正常。程控显示心室阻抗 >2500Ω，胸片检查为心室双极导线不全断裂

失夺获

心电图表现 失夺获又称不起搏，是指起搏器的输出能量不足以激动心肌，产生夺获。包括心房失夺获（图27-3）和心室失夺获（图27-4，图27-5）。按出现时间分持续性失夺获

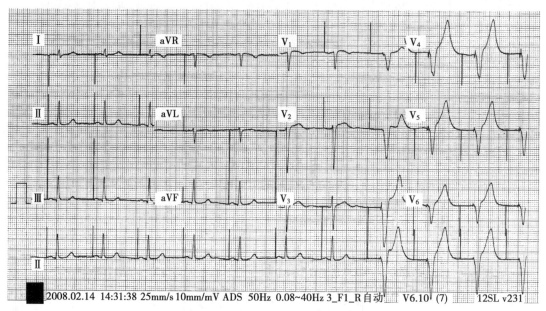

2008.02.14 14:31:38 25mm/s 10mm/mV ADS 50Hz 0.08~40Hz 3_F1_R自动 V6.10 (7) 12SL v231

图 27-3 心房失夺获的心电图表现

为间歇性心房不起搏：从左到右，前 7 个心房刺激脉冲后跟随 P 波，QRS 自身下传。
后 4 个心房刺激脉冲后，无跟随的 P 波，心室为起搏的 QRS 波

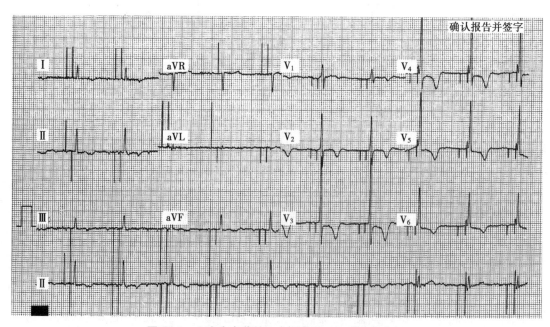

确认报告并签字

图 27-4 心室失夺获的心电图表现——病窦综合征

患者为病窦综合征植入 DDD 起搏器，心电图表现为心室刺激信号后无起搏的 QRS，
图中 QRS 为自身的 QRS 波。心电图诊断为心室不起搏

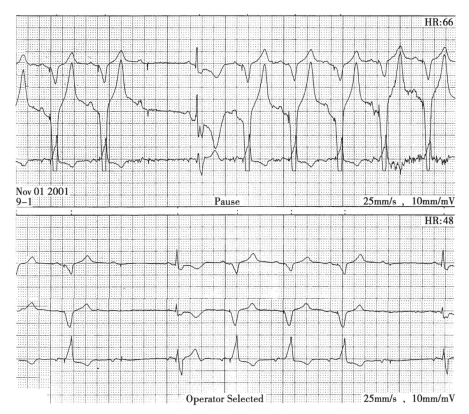

图 27-5   心室失夺获的心电图表现——房室阻滞

患者为三度房室阻滞，植入 DDD 起搏器 2 天后出现心跳间歇，Holter 检查
示间歇性心室不起搏

和间歇性失夺获。失夺获的心电图表现为刺激信号后无相应的心房波或心室波。

常见原因　①导线移位：是失夺获最常见的原因，尤其在起搏器植入早期。程控可见阈值异常增高，或完全不能夺获心脏。明显的导线移位可通过 X 线胸片证实。②不适宜的安全范围：常见于阈值增加，原先设置的输出能量不足以夺获心脏。通过程控增加输出（增加电压或增大脉宽），部分患者可以重新夺获心脏。③电池耗竭：是达到起搏器电池终末期的表现，通过程控测试起搏器的电池状态可明确。一旦证实为电池耗竭需要及时更换起搏器。④其他：导线不全断裂、绝缘层破裂、接口问题及心肌穿孔等。

感 知 异 常

感知不足

心电图表现　感知不足是指起搏器对于不应期之外的自身心电信号不能确切地感知，包括心房感知不足和心室感知不足。感知不足是起搏器植入后最常出现的心电图异常表现，尤其是心房感知不足的发生率更高。感知不足的心电图表现为出现了自身 P 波或 QRS 波，但起搏器仍发放心房（A）脉冲或心室（V）脉冲。若此脉冲落在心房肌或心室肌不应期内，则不起搏，为功能性失夺获；若落在不应期外，则起搏心房或心室，类似于期前收缩样改变。图 27-6 为心房感知不足的心电图表现，图 27-7 为心室感知不足的心电图表现。

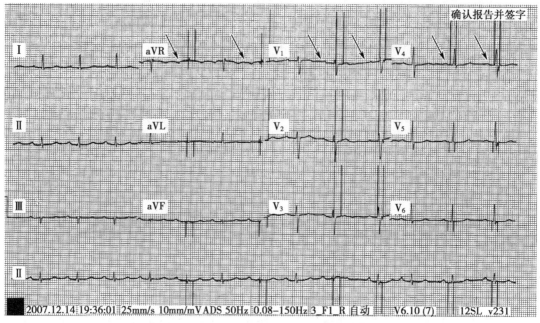

图 27-6　心房感知不足的心电图表现

箭头所示为部分心房感知不足，出现自身 P 波后，起搏器未感知，仍发放 A 脉冲；其中箭头 4、5、6 所示 AV 间期缩短为 110ms，短于程控的 AV 间期，为心房感知不足，导致心室安全起搏

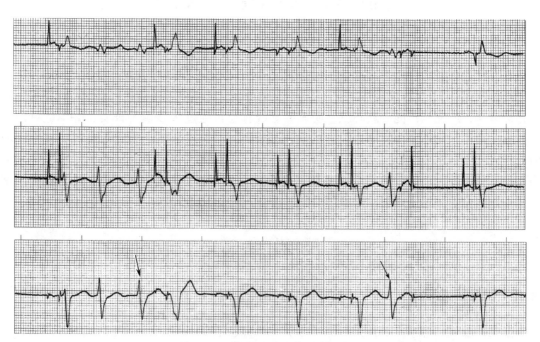

图 27-7　心室感知不足的心电图表现

图中出现了自身心室 QRS 波，但起搏器未感知，仍发放 V 脉冲；第 1 个箭头所示为心室感知不足，起搏器顺序发放 A、V 脉冲，起搏心房和心室。第 2 个箭头为心室感知不足，心室刺激信号落在心室肌不应期，故 V 脉冲后无跟随的 QRS 波，为心室功能性失夺获

常见原因 ①不适宜的感知安全范围：为感知不足的最常见原因。在某种生理或病理情况下，实际测定的 P 波或 R 波高度大于设置的感知敏感度数值，即可发生感知不足。可通过程控解决，增加感知敏感度，即将感知敏感度的数值变小。②导线移位。③导线不全断裂、绝缘层破裂。④感知极性：单极导线，感知极性程控为双极可出现感知不足。通过程控感知极性为双极可解决此问题。

感知过度

心电图表现 感知过度是指起搏器对不应被感知的信号进行感知，包括心房感知过度和心室感知过度。感知过度的发生率低于感知不足，但一旦发生，尤其是心室感知过度，可产生严重后果。感知过度的心电图表现为起搏信号被不规则抑制。心室感知过度表现为心室刺激信号不规则抑制，信号间距离大于程控的起搏间期，若此时无自身 QRS 波，则出现长间歇，引起心率减慢（图 27-8）。但在 DDD 起搏时，若心房感知过度，而无心室感知过度，则表现为不规则的心室率增快，为心室跟踪心房所致。此时表现为心率增快，而不是减慢（图 27-9）。

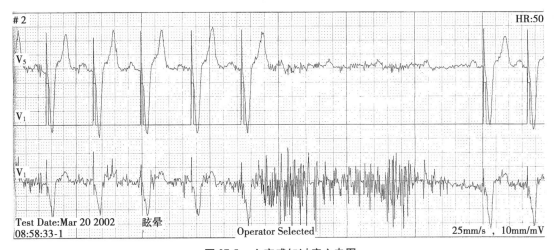

图 27-8 心室感知过度心电图
患者为三度房室阻滞，活动时出现头晕，Holter 记录为心室感知过度，感知肌电位后
抑制心室发放刺激脉冲，引起心室停搏

常见原因 ①肌电感知：是感知过度的最常见原因。通过程控降低感知敏感度，使数值变大，可使多数由于肌电感知引起的感知过度得到解决。②电磁干扰：是另一常见原因，须告知患者，植入起搏器后应远离强电场和强磁场。③导线不全断裂、绝缘层破裂。④交叉感知：交叉感知是感知由非本心腔传导而来的刺激信号，造成起搏器抑制反应，是双腔起搏器特有的。解决交叉感知的方法为减少心房输出〔振幅和（或）脉宽〕、降低心室感知灵敏度（增加数值），设置双极（如果可能的话），增加心房后心室空白期。但通过上述处理也不可能保证不出现交叉感知，对于起搏器依赖的患者，一旦出现交叉感知可能危及生命，因此，为了解决这一问题，研制了心室安全起搏这一功能。所谓心室安全起搏是指在一个心房起搏事件后，会开始一个心室安全起搏间期，如果在安全起搏窗口发生一个心室感知，一个起搏脉冲会在缩短的间期内（110ms）发送，从而保证心室不被抑制。

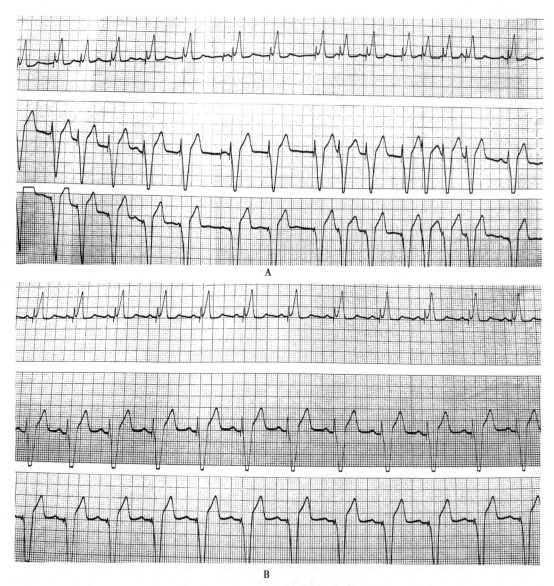

图 27-9   心房感知过度的起搏心电图

植入 DDD 起搏器的患者，囊袋位于右侧；术后出现活动右上肢后心悸，自觉心率增快。A、B 为同一患者的心电图。A 图为患者活动后心电图，表现为心室率不规则增快。为心房感知过度，感知肌电位后，触发心室发放脉冲信号，导致心室率不规则增快。B 图为降低心房感知敏感度后记录的心电图，活动右上肢后心率不变，无心房感知过度现象

与起搏器有关的其他异常

起搏器电池耗竭

起搏器电池耗竭的心电图表现主要为起搏频率降低、起搏方式改变及起搏感知功能障碍。起搏方式改变包括 VVI 方式变为 VOO 方式、AAI 方式变为 AOO 方式、DDD 方式变为 DOO 方式以及部分 DDD 起搏器变为 VVI 方式。起搏功能异常包括持续性或间歇性不起搏及无输出信号。感知异常主要为感知不足。当出现上述心电图变化时需怀疑电池耗竭。另外，电池重置时也可以出现 DDD 方式变为 VVI 方式，此时需结合病史及程控检查以明确诊断。图 27-10 为起搏器电池耗竭的心电图表现。

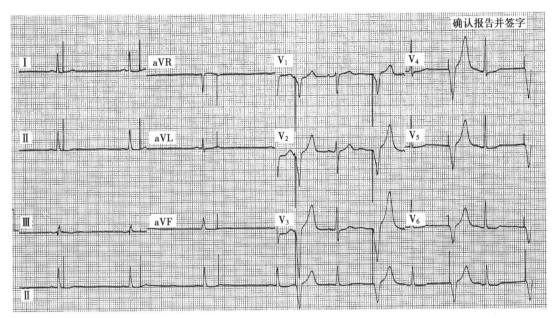

图 27-10　起搏器电池耗竭的心电图表现

患者因病窦综合征植入 DDD 起搏器 7 年，近 1 月感胸闷不适，心率变慢且不规则。门诊心电图检查为 VOO 工作方式，起搏频率为 40 次/分，起搏器无感知功能，固定发放心室刺激脉冲，图中从左到右，第 1、2、3 个心室刺激脉冲落在心室 QRS 波后，在心室肌的不应期内，故心室未起搏，为功能性失夺获。第 4、5、6、7 个心室刺激信号夺获心室，与自身的 QRS 竞争

起搏器导线反接

患者植入双腔起搏器后，心电图显示第一个脉冲后跟随宽大畸形的 QRS 波形，第二个脉冲信号后无跟随的心电波形，两个脉冲信号之间的时间为 110ms（图 27-11）。此为心房和心室导线反接的心电图表现，心房导线插入心室接口，而心室导线插入了心房接口。第一个心房脉冲信号起搏的是心室腔，而第二个脉冲信号起搏的是心房腔，而 110ms 的房室间期是由于心室安全起搏所致。

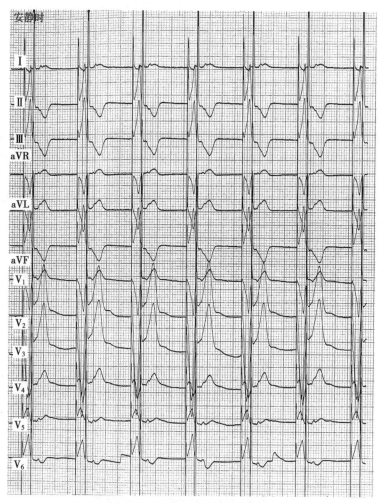

图 27-11　导线反接的心电图表现

心房脉冲信号起搏心室 QRS 波，心房和心室脉冲信号之间的时间为 110ms，为心室安全起搏。手术证实为心房、心室导线反接，即心房导线插入心室插口，而心室导线插入心房插口

心室导线移位至冠状静脉窦的心中静脉

患者植入双腔起搏器，术后 1 周自觉上腹部跳动，与心跳一致，心电图示心室起搏功能不良，程控测试过程中，输出电压为 4.5V/1.5ms 时，可见心室起搏，但起搏图形不同于常规起搏心电图（图 27-12）。测试心室阈值过程中可见明显的上腹部跳动。胸片示心室电极位置较前有所移动。超声心动图示：右心室心尖部探及电极回声并位于心肌内，接近心包腔，心包腔内无明显的液性暗区。将起搏模式改为 AAI，患者上腹跳动症状消失。遂行心室导线调整术，术中 X 线影像证明心室导线位于冠状静脉窦心中静脉处（图 27-13）。

起搏器介导的心动过速

起搏器介导的心动过速（pacemaker-mediated tachycardia，PMT）是指植入双腔起搏器

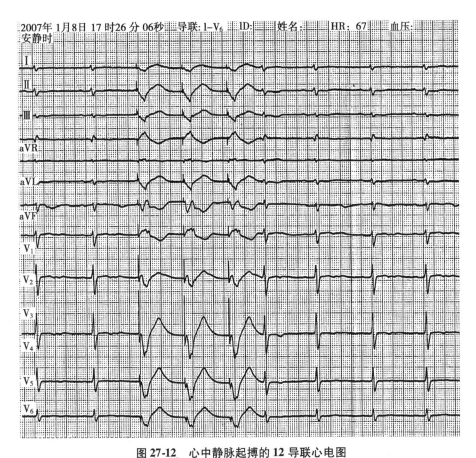

2007年 1月8日 17 时26 分 06秒　导联：1-V6　ID:　　姓名：　　HR：67　　血压：
安静时

图 27-12　心中静脉起搏的 12 导联心电图

图中第 3、4、5 个 QRS 波，为心室起搏波，呈右束支阻滞样改变，12 导联心电图与常规起
搏的心室图形有明显不同，为心室导线移位后进入冠状静脉窦的心中静脉起搏的心电图

后，由于室房逆传而产生的一种由起搏器参与的环形运动性心动过速。这是双腔起搏器的一
种特有的并发症。其产生的条件是心脏有完好的室房（VA）逆传，而诱发条件是有房室分
离存在，最常见的是室性期前收缩（PVC）。当植入双腔起搏器的患者发生一个 PVC 后，激
动经房室传导系统逆传至心房，起搏器的心房通路感知到这个逆传的心房活动，启动一个房
室（AV）间期产生一个起搏的心室激动。该心室激动经房室传导系统逆传至心房再次启动
一个 AV 间期，如此反复形成心动过速。与其他性质的环形运动性心动过速一样，短心房不
应期和长 AV 间期有利于 PMT 诱发与维持。

　　现代起搏器都具有抗 PMT 的功能。抗 PMT 程序分为 PMT 识别和终止两个步骤。不同的
起搏器对 PMT 有不同的识别方法。如 Medtronic 公司的 Kappa 及 Enpulse 系列双腔起搏器的
PMT 干预程序：监测到 8 个连续的 VP-AS（心室起搏，心房感知）心动周期，VA 间期 <
400ms，频率低于或等于上限跟踪频率，则起搏器确认为 PMT，第 9 个心室起搏后 PVARP
延长到 400ms，PMT 终止。自此 90s 后，才能再次进行 PMT 识别，以避免对快速的自身房
率进行不必要的干预。

　　如植入双腔起搏器的患者出现以上限频率起搏的心房跟踪性心动过速，应考虑
PMT 的可能。PMT 的心电图特征是：①宽 QRS 心动过速，无房室分离；②如果 P 波能
被识别，则如同 VAT 工作方式，如果不能看到 P 波，则如同起搏器频率奔放的心电图；

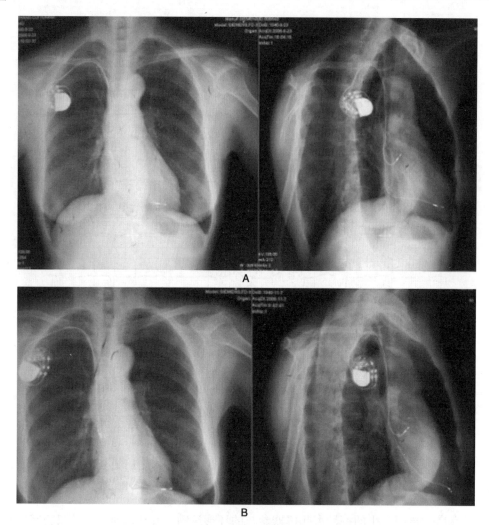

图 27-13　心室导线位于心中静脉的 X 线影像
A. 患者植入时的 X 线影像（前后位和右前斜位）；B. 心室导线移位后进入冠状静脉窦
心中静脉的 X 线影像（前后位和右前斜位）

③心动过速频率一般是起搏器的上限频率，也可低于上限频率。任何情况下的房室分离都可能诱发 PMT，临床上主要见于以下情况：①室性期前收缩；②房性期前收缩伴长 AV 间期；③心房感知不足；④心房感知过度；⑤阈下心房刺激；⑥程控在较长的 AV 间期。预防 PMT 的主要方法是合理程控 PVARP，使起搏器心房通路不能感知逆传的 P 波。

房性期前收缩诱发的 PMT　男性患者，因"扩张性心肌病，窦性心动过缓，窦性停搏，频发房性期前收缩"植入 DDD 起搏器，术后反复出现心动过速，心电图提示为房性期前收缩诱发的 PMT（图 27-14）。延长心房不应期并打开抗 PMT 功能，不再出现心动过速。心电图仍有频发房性期前收缩。

心房感知过度诱发的 PMT　女性患者，因病窦综合征植入 DDD 起搏器（Pacesetter，Trilogy，2318），术后 3 个月门诊随访时诉活动右上肢（擦桌子，扫地等）时反复出现阵发性心悸，屏气能终止。嘱患者活动右上肢（做右上肢内收动作）后连续记录心电图，诱发了起搏器参与的心动过速，患者屏气后心动过速终止（图 27-15）。测试 P 波高度为 4mV，

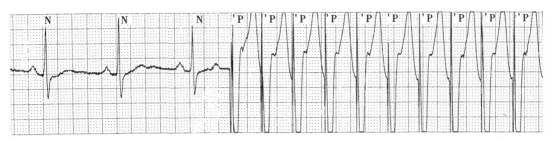

图 27-14　房性期前收缩诱发起搏器介导的心动过速

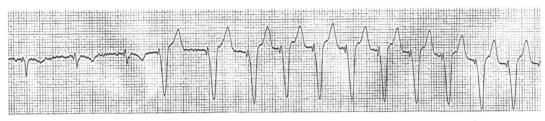

A

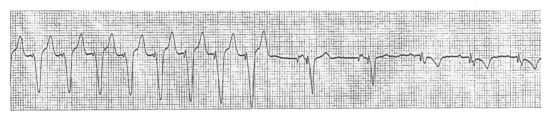

B

图 27-15　心房感知过度诱发起搏器介导的心动过速

图 A 和 B 为连续记录，A 为活动右上肢后，心房感知过度，感知肌电位诱发 PMT；

B. 为患者屏气后心动过速终止。说明此为折返性心动过速

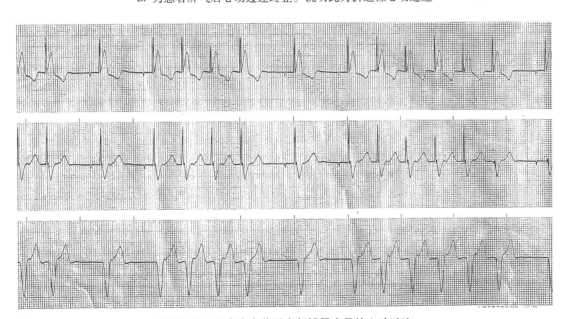

图 27-16　心房失夺获诱发起搏器介导的心动过速

将心房感知敏感度由 0.5mV 程控为 1.5mV，PVARP 由 275ms 程控为 350ms，反复活动右上肢不再诱发心动过速。最后诊断：心房感知过度诱发 PMT（感知肌电位）。处理：降低心房感知度，延长 PVARP。

心房失夺获诱发的 PMT 男性患者，因病窦综合征植入 DDD 起搏器，术后 3 个月常规门诊随访，诉术后 1 个月后反复出现心悸。行起搏器程控检查，进行心房阈值测试时，心房失夺获时诱发心动过速（图 27-16）；测试心房起搏阈值为 4.0V/0.4ms，将心房输出程控为 4.0V/1.0ms，心房起搏功能正常，不再出现心动过速。最后诊断：心房失夺获诱发 PMT。处理：增加心房起搏输出，使心房夺获。

如何发现和处理起搏器功能障碍

对已植入起搏器的患者进行定期随访是起搏治疗过程中的重要环节，通过随访可了解起搏器的治疗效果，及时发现和处理植入术及起搏器本身可能出现的并发症及其故障。随访内容应包括以下几个方面：①病史采集，注意症状是否消失、延续或再现。②体检，检查起搏器囊袋是否红肿、溃烂、感染以及脉冲发生器是否移位；起搏时脉冲发生器周围肌肉是否抽动；植入侧颈部与手臂有无肿胀及静脉曲张，有无静脉血栓形成等。③起搏心电图记录，12 导联心电图及 Holter 记录有无持续的或间歇性起搏、感知功能异常。④X 光胸片，确定有无导线脱位、导线绝缘层破裂、导线折断、导线与脉冲发生器连接问题、心肌穿孔等。⑤起搏器程控检查，其作用有两方面，首先是发现问题，测试起搏器电池状态：判断有无电池耗竭；测试导线阻抗：有无导线断裂、绝缘层破裂和导线老化；测试起搏和感知阈值；借助心内电图（EGM）与标记通道分析起搏心电图，以发现起搏功能异常和感知功能异常。其次是解决问题：通过合理调整起搏参数或改变起搏方式，以解决问题。如多数感知功能异常及少数起搏功能异常可通过程控调整参数，使异常情况得以纠正，但如出现电池耗竭、接口问题、导线移位、导线断裂及绝缘层破裂等问题，需要重新手术，行起搏器更换术或导线更换术。

参 考 文 献

1. ACC/AHA/NASPE 2002 Guideline Update for Implantation of Cardiac Pacemakers and AntiaR-Rhythmia Devices：Summary Article. Circulation，2002，106：2145-2161.

2. 唐闽，陈柯萍，等. 29 例起搏器和置入式心律转复除颤器导线断裂的临床分析. 中华心血管病杂志，2005，912-915.

3. 马坚，王方正，华伟，等. 血管内反推力牵引术拔除感染性起搏导线. 中国心脏起搏与心电生理杂志，1997，11：183-185.

4. 马坚，王方正，张澍，等. 经下腔静脉途径反推力牵引未能拔除永久性起搏导线. 中国心脏起搏与心电生理杂志，2001，15：153-155.

5. North American Society of Pacing and Electrophysiology Lead Extraction Conference Faculty. Recommendations for extraction of chronically implanted transvenous pacing and defibrillator leads：indications，facilities，training. PACE，2000，23：544-551.

6. 姚焰，王方正. 心脏起搏器的并发症和故障//陈新. 临床心律失常学. 北京：人民卫生出版社. 2000，1756-1780.

7. Ito T，Tanouchi J，Kato J，et al. Prethrombotic sate due to hypercoagulability in patients with permanent trans-

venous packmaker. Angiology, 1997, 48: 901-906.

8. Barold SS. Complications of pacemaker implantation and troubleshooting//Singer I. Interventional electrophysiology. Baltimore: Williams & Willkins, 1997, 935-1054.

9. Goto Y, Abe T, Sekine S, et al. Long-term thrombosis after transvenous permanent packmaker implantation. PACE, 1998, 21: 1192-1195.

第28章

临床心电图学中的若干重要学说，心电图的推广应用及新建议

◎ 黄宛　杨虎　王思让

从本章的题名便可看出本章的内容必然是个大杂烩。这是因为在本书内容中还有很多需要讨论的问题，但每个题目又不够形成一章，为此便只好在本章中作为三节，顺序提出：①心电图形成的重要学说；②心电图的推广应用；③新提出的建议——F导联系统，用以取代标准导联及加压单极肢体导联。

关于心肌细胞与心电图形成的学说

本书前27章简单地介绍了心电的发生及如何经不同导联形成心电图，以及如何根据心电图诊断心肌病变，以后又说明如何根据心电图，诊断各类心律失常。不同章节中曾涉及"心电向量"、"除极面"等。这些名词都将在本章中再次一一阐明。

众所周知，心肌细胞除了具有收缩、起搏、传导等功能外，各类心肌细胞还与心电发生有密切关系。

心肌细胞可分为两大类，一类为普通心肌细胞，包括心房肌，心室肌及浦肯野细胞，另一类为窦房结及房室结的起搏细胞。前一类，也就是绝大多数心肌细胞的电生理性能，直到20世纪40年代，生理学家凌宁等才开始揭示这个奥秘。他们用极纤细的玻璃纤维穿刺入心肌细胞内吸出细胞内液，分析其离子浓度，发现与细胞外液离子浓度迥然不同（表28-1）。

表28-1　心肌细胞（浦肯野细胞）膜内外主要离子的浓度

离子	细胞内浓度（mmol/L）	细胞外浓度（mmol/L）
钠	$[Na^+]_i = 25$	$[Na^+]_o = 140$
钾	$[K^+]_i = 150$	$[K^+]_o = 4.0$
钙	$[Ca^{2+}]_i = 0.1\,\mu mol/L$	$[Ca^{2+}]_o = 2.0\,\mu mol/L$

　　由表 28-1 可以看出细胞内液的钾离子（K^+）浓度远远高于细胞外液，而且即使在静止期，K^+ 具有选择性的向细胞外渗出的性能。而细胞内液中的钠离子（Na^+）浓度却极低，尽管细胞外液的 Na^+ 浓度很高，但由于有细胞膜上的闸门控制，在静止状态下却不能渗入细胞内。由于 K^+ 有依化学梯度向外渗出的倾向但又不能自由渗出，而细胞外 Na^+ 又不能渗入，致使在静止状态下，细胞内液阴性离子浓度高于细胞外液，产生了一跨膜电位差。细胞内的电位经常处于 $-90mV$ 状态，这便使心肌细胞处于"极化状态"。但细胞经常要被来自起搏细胞传来的冲动所刺激而发生"除极"（或称"去极"）。一般心肌细胞的除极及复极是个占时约 300ms 的动作电位，并可分为 0、1、2、3、4 五个时相。图 28-1 说明了这个动作电位与膜内外离子动向的关系。

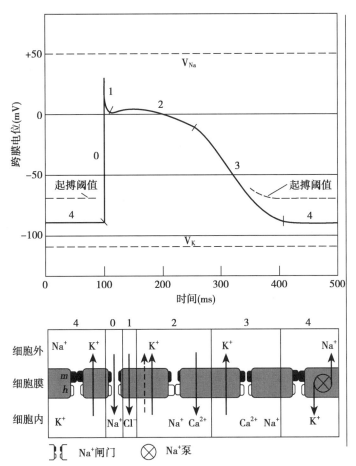

图 28-1　心肌细胞动作电位时相与离子浓度关系的示意图
上图示心肌细胞动作电位图；下图示相应的离子进入及跨出细胞膜

　　图 28-1 中上图表明静止时及除极时的动作电位，下图表明细胞膜对离子的闸门及渗透性能。在未受到刺激前，如图 28-1 上图中最开始的自 0 至 100ms 一短段便是处于 $-90mV$ 的一个平段，下图中离子闸门也紧闭。但在第 100ms 时（因受到刺激），这平衡的 $-90mV$ 便陡然几乎似以直线上升到 0 值以上近 30mV 处，这便称为动作电位的 0 相。这是由于膜受到刺激，膜上的 Na^+ 闸门开放，细胞外高浓度的 Na^+ 冲入细胞内使细胞内的阴极不但陡然消失，甚至还超射到 0 电位以上。紧随其后由于细胞外 Cl^- 随之进入细胞内，使超射的阳离子

被中和掉一部分，这便形成 1 相。嗣后形成一平台区，这是由于 K^+ 缓缓外逸而 Ca^{2+} 缓缓进入细胞内液。可以注意到在这个图表上的膜面上未绘出 K^+、Ca^{2+} 的闸门（但这决不说明膜面上没有控制 K^+，Ca^{2+} 的闸门，实际上截至目前已研究出控制 K^+ 的闸门有 8 种之多），为简明计只在此图表上绘出控制 Na^+ 的一种闸门。到 3 相（又称为复极时相）K^+ 迅速外逸，使细胞内的阳离子浓度较迅速地降低以至细胞内又恢复到 $-90mV$。在 4 相，这些细胞便基本表现为一平线，但这时由于细胞内 Na^+、K^+ 以及 Ca^{2+} 并未达到真正复极后应有的水平，这便需靠两种泵来解决，首先是由 Na^+-Ca^{2+} 泵，把略多的 Ca^{2+} 泵出细胞内液，其次是细胞内液多余的 Na^+ 经 Na^+-K^+ 泵，把略多的 Na^+ 泵出，K^+ 泵入，以恢复表 28-1 所示的水平。由于这两种泵都是向高浓度的 Ca^{2+} 及 Na^+ 溶液内泵出，所需的能量都得来自三磷酸腺苷。图 28-1 及以下的讲解，解释了多数细胞的动作电位。

自本章一开始便提到心肌有两大类细胞，前面所述的是涉及心房、心室及浦肯野细胞；但还有一小组绝不可忽视的细胞，便是存在于窦房结及房室结内的起搏细胞，这类细胞的除极及动作电位与前述的一类有相当大的差别，请参看图 28-2。窦房结除极及复极的曲线是描记出来了，它的最大特点便是除极速度极缓慢，一般认为与前述细胞不同的是其 0 相是由于 Ca^{2+} 较缓慢地侵入这种细胞膜内，使原来 $-60 \sim -70mV$ 的负电位仅上升约 $+20mV$ 即开始复极，对这种细胞的复极详细过程也未研究透彻，即使对它特有的 4 相缓慢的除极也有不同的提法。目前根据 Zipes 等的研究认为，在它那缓慢上升的除极过程中，既有 K^+ 外流减慢，也有 Na^+，Ca^{2+} 的侵入细胞，从而使它在 4 相中膜电位有逐渐上升的趋势。一旦达到 $-50mV$ 的阈电位，便开始另一次除极。

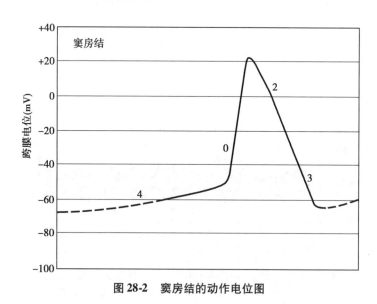

图 28-2　窦房结的动作电位图

电偶学说与心电除极波沿心肌纤维的扩散

在临床心电图中通常用"电偶"（dipole）学说来说明一条条心肌纤维除极及复极的情况。

电偶是一对"电源"（source）及"电穴"（sink）组成的。心肌纤维是由一系列心肌细胞组成的，一但心肌细胞发生除极，势必影响与它相邻的细胞。受激动影响的细胞，便将使静息状态下的细胞膜极化状态暂时消失（名之为除极或去极），细胞膜的阳离子消失，而与之相邻的细胞膜外仍具有阳离子，于是在瞬间形成两处之间的电位差。在心肌纤维表面上形成了电偶，尚未除极的细胞表面成为"电源"，而刚被除极的细胞便成为"电穴"。在此瞬间作为"电穴"部位的细胞，由于接受了前面尚未除极的阴离子而使它本身受激动而除极，表面失去阳离子，又成了更前方尚未除极细胞的"电穴"。如此继续，由除极部位向尚未除极部位迅速移动，从表面看来恰似一对电偶，电源在前，电穴在后。这个程序如此扩展直至心肌全部细胞除极暂时除极为止。由此可知，激动在心肌中的传布，是先受激动的部位先成为电穴，它的前面便是电源。瞬间电源又转为电穴，更前面部位又成电源。所以说心肌激动的传导（除极波的扩展）正如一系列移动着的电偶，电源在前，电穴在后，这是一个很重要的基本概念，对以后我们了解心电图的产生有着重要的意义（图28-3）。

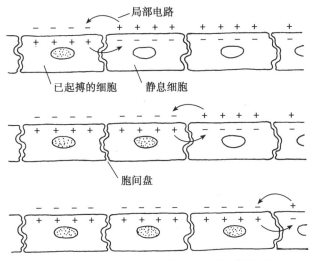

图28-3　一系列心肌细胞除极，形成电偶的移动

心电向量综合的概念

　　以上介绍了如何用一系列移动着的电偶来代表心肌的除极过程。但正如一切略有生物生理学知识的学者都知道，心脏并不是一个规则的立方体或圆柱体。仅以心室来说，便似一个中有间隔的梨状空心脏器（所谓空心，实际上是充满血液）。由于血流不参与心肌的除极和复极过程，故暂撇去不谈而简称为"空心"。为了简明而又比较符合心室肌除极的情况（可暂时先不考虑室间隔的除极，但这点我们虽在这里暂不予考虑，但并非不重要，在后面还要专门谈到），可以初步把心室壁看作一个大致似碗形的肌肉组织（图28-4）。简而言之，心室肌的激动过程，便有些类似这个碗形心肌细胞合体的除极过程。

　　虽然上段初步说明了心肌（指心室肌）的大致形态，但我们必须设想除极过程怎样用一组电偶的移动来代表。这便必然考虑到电偶在这碗形肌壁上的移动情况。每单位面积心肌细胞在除极过程中所产生的电偶数虽然相同，但由于心壁的厚薄不同，兼之有传导组织的存在，使不同心肌细胞的除极先后不同，因而心室肌除极过程中，除极的方向有时向前，有时向后，也有时向上或向下，除极面也有时较小，有时较大。变动虽有一定的先后顺序，但用什么方式来表示每一刹那除极面的方向及大小（即"量"）的不同呢？看来最合理的方式便是用物理学上常用的向量（vector）来表示，通常使用一个带有箭头的直线来代表每一刹那的除极情况。箭头的方向代表当时心肌除极的总方向（上、下、左、右），直线的长短代表心肌除极面的大小，也就是除极时所产生的电偶的数量。

具备了这个极为粗浅的观念，再考虑心室肌的除极情况就较为容易了。为了说明这个问题，可以先自最简单的模型开始，然后考虑更复杂一些模型的除极。最后便不难了解真正的心室壁除极过程中所产生的"向量"。首先可以假设这个碗形的心肌壁的厚度是各部相同、均匀一致的。若我们设法使这个碗形心肌壁的内面全部同时开始除极，显然其所产生的除极面必然也会像心肌壁的内面一样是个碗形的除极面（见图 28-4）。当除极过程以均

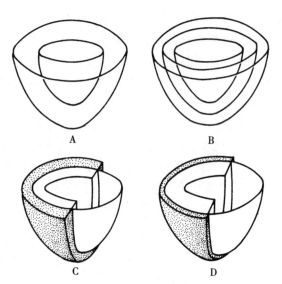

图 28-4 一块碗形肌的除极过程图解
A. 一块碗形肌的整个内面同时受到激动；B. 开始除极后产生碗形的除极面；C. 切除一半碗形肌以更好地显示除极面向外面扩展；D. 除极过程的晚期

匀的速度自碗形壁的内层向外面推进时，除极面仍然保持着碗形状态，所不同的仅仅是这个碗状除极面的进展在扩大着。为了更清楚地以形象化方法来表示这个过程，采取了图 28-4C 的画法，也就是把碗形心肌壁的一半切除，这样就可以更清晰地看出心肌壁与除极面的关系。图 28-4C 及 D 揭示除极面如何在碗形中自内向外扩展。既然我们假设这个碗形壁的厚度是均匀一致的，则除极过程必然在同一瞬间到达碗形壁的外壳随即消失（因全部心肌除极完毕）。

在上述的情况下，除极面显然不是一个平面。因此我们就应以和从前不同的方式来考虑这类除极面所产生的电势的方向及大小。也就是用心电向量综合的观念来分析理解这种非平面的电势影响，图 28-5 是一个简化图解，在这个图解中画出一系列电偶来代表除极过程进

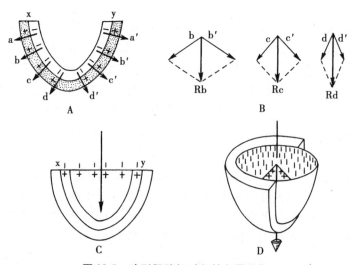

图 28-5 碗形肌除极过程的向量分析

行中的电偶移动方向。很显然，第一对电偶，a 及 a′，是近乎平行而方向相反，因而所产生的向量相互抵消。而其他各对电偶，则可以用物理学中常用的向量综合法，以平行四边形的对角线来代表各对电偶的综合向量。依照这个方法，可以把 b、b′，c、c′ 及 d、d′ 各对电偶分别进行综合。可以看出，愈接近图内碗形体的顶端，其综合向量便愈大。也应注意到，虽然向量的量有所增加，但是各对电偶产生的综合向量的方向却没有改变，都是向下的，因而图 28-5 中全部向量的综合，其方向是垂直于 xy 面的（图 28-5C）。进一步还可以看出，图 28-5D 中这个弧形除极面上所产生的向量，综合起来便与覆盖着这个弧形除极面的一个平面（以图 28-5C 中 xy 线代表）的量是完全相同的。用更为形象的方法来说明这个问题：可以假设在这个弧形或碗形的除极面上装一个盖面，这就可以看出当除极过程逐步自这个碗形肌的内面向外面进展时，这个盖面亦随之扩大，因而综合向量也随着除极过程的自内向外周的扩展逐步增加，直至除极过程达到这个碗形肌的最外层时，所产生的电位或综合向量乃突然消失。

根据以上较简单的例子，给予我们一个重要的概念，即无论除极面是什么形象，其综合向量的量与覆盖着这个碗状或其他形态的"盖面"的面积成正比，而方向正与此面垂直。

为了再进一步了解心室除极的电势影响，可参看图 28-6，图中也是一个碗形肌，但是离读者近的一面碗形肌的肌肉层较距读者远的一侧略薄一些。倘若除极仍是自全部碗形肌的内膜同时开始，那么可以看出，当除极过程进行到其余肌层的一半厚度时，它已达到了离读者最近的那片薄壁层的外膜，除极过程便在这处首先消失。其结果便是在碗形的除极面上产生了一个缺口（图 28-6C）。因此，除极面便不再如前述的那种厚度均匀的碗形肌那样简单了。当除极过程抵达这个薄壁的外膜时，横跨除极面的盖面便不是一个单纯的平面，而是有两个平面。这时 M 向量代表垂直于碗形肌除极面的向量；同时由于横跨缺口的平面也依照上述原理产生了一个与此平面垂直的 N 向量，这个向量的长度（量）与覆盖着缺口的平面面积成正比。这时，这碗形肌的除极向量便要由 M 及 N 两个向量以向量综合法加以综合计算，也就是以 M 为一边，以 N 为另一边，所形成的平行四边形的对角线便是当时除极过程的综合向量（R）。换言之，此综合向量已非垂直向下而是偏后。嗣后缺口愈益增大（因除极过程达到更大面积的肌壁略薄处，使缺口面愈益增大），向后的 N 向量也随之增长，因此 M 与 N 的综合向量 R 也随着 N 向量的增长而愈益向后（愈远离读者），如图 28-6D 所示。

由此看来，类似图 28-6 的那样一种碗形肌在除极过程中所产生的电位影响，若以向量

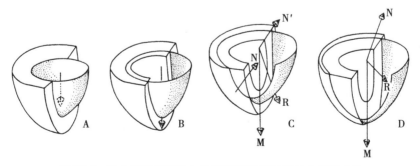

图 28-6　肌肉层厚度不均匀的碗形肌除极过程的向量综合法
A. 及 B. 碗形的除极波自碗形肌肉面向外面扩展；C. 除极波到达碗形肌的薄壁（离读者近的肌壁）的外膜，使碗形的除极面上产生了一个缺口，除极向量开始偏后；D. 除极过程的晚期，除极面上的缺口（离读者近的一面）更加扩大，综合除极向量更加向后

方式表示，无论在方向上或量（长短）上都显著地与图28-4、图28-5不同。上述除极面电偶向量的综合法虽然比较人类心室肌还简单得多，但其原理却完全相同，因此读者若能了解这类除极面的向量综合法，今后无论对正常或病态的心室肌除极过程以及从而产生的向量，便都易于掌握。

在这一节中，我们逐步从了解单个细胞除极时所产生的电偶影响，进一步了解了如何以向量来代表这种电位影响。最后，从不同的碗形肌肉组织除极过程中体会到，除极面所产生的电位影响可以用向量综合法来理解。这一节对于我们今后了解心电图各波产生的原理有很大帮助。

心脏的传导系统及 P，QRS，T 心电向量环的形成

正常的心脏其构造是为了在每一次心搏中迅速把全身回心的血液通过右心房、室推向阻力较低的肺循环吸氧，与此同时把已饱吸氧的血液通过左心房、室以较高的压力喷入主动脉，既为全身各脏器提供所需的氧，又同时以大量的血液通过肾把废物消除（成为尿），通过肠道吸收必需的养料，将不需要的残渣，以粪便形式排出。因而构造必须适应这几项运送血液循环的需要。

由上面的描述看来心脏是由左右心房和左右心室组成的，右心房和室壁较薄的右心室，它们在体内的位置虽略偏右但主要位于心脏的前方（即在胸骨后的大部分）；左心房的位置是在心脏的后面（即脊柱和食管前），左心室只占心脏前方的左侧边缘，主要部分却在心脏的左后方。明了心脏立体几何构成，对以下叙述的心向量环是很重要的。除了解剖部位外更须了解心脏的除极顺序。这对于了解心房、心室肌壁除极和复极所产生的三维向量环都是极为必需的。

为了理解心电向量环的形成，首先须了解心脏的除极顺序及方式。心脏据以保持正常心房、心室的除极及复极顺序，是由于心脏内存在着一个由进化了的心肌细胞组成的一系列"心脏传导系统"。下面依次讨论这个传导系统的各构成部分：

窦房结

窦房结是个卵圆形的柱体（成人的窦房结体积约为 $15mm \times 5mm \times 1.5mm$），位于右心房外膜下，上腔静脉进入右心房处（图28-7）。它是由一组组染色浅淡，纹路很稀疏，并含有染色较深的胞核的"P"细胞组成，这一组组 P 细胞由胶原性、弹性及网织纤维包裹而形成窦房结。这些 P 细胞正是前面讨论心肌自搏性时所提到的窦房结起搏细胞，它们是心脏中最高级起搏组织，由这里发出协调的"窦性冲动"。这些 P 细胞群与心房之间存在着一些移形细胞（transitional cell），可将冲动传入心房。窦房结内含有丰富的神经纤维。从组织化学分析中也可发

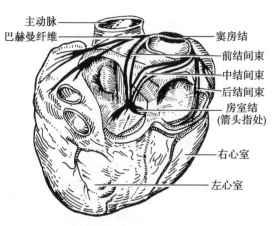

图28-7 心脏传导系统示意图（自心房后壁剖视）

现窦房结内的儿茶酚胺含量很高，同时也存在着高度的抗乙酰胆碱酶活性。这些都说明窦房结除了自发地除极发出冲动外，其功能必然接受交感及副交感神经的控制。窦房结的血液供应由横贯该结中心的一条窦房结动脉供给，这条动脉多数人（65%）来自右冠状动脉；而在另一部分人（35%），此动脉却来自左冠状动脉的回旋支。此外，窦房结的周围还有很多来自左、右冠状动脉的细小动脉形成左、右冠状动脉间的吻合，也供给窦房结以及其边缘组织的血液。

心房的传导组织——窦房结与房室结的联系

自 20 世纪 20 年代开始 Lewis 便认为窦房结发出的激动顺着移形细胞散布至左右心房，沿着心房肌达到房室结。但是自 1908～1910 年 Wenckebach 及 Thorel 二人以及 1916 年 Bachmann 便发现窦房结至房室结间的心房内，存在着一些优先传导的通道，以及通往左心房的纤维束。1963 年 James 根据他自己的观察，并结合以往多位组织学工作者的所见总结性地提出有三条联结窦房结与房室结的"结间束"，即：

1. 前结间束　发自窦房结的顶端，先向左行，继而分成两支，一支沿房间沟，通向左心房而散布于左心房心肌，并把该支命名为巴赫曼纤维（Bachmann 纤维）。另一支通过房间隔，在房室结处与其他结间束相连，进入房室结。

2. 中结间束　发自窦房结的后上缘，绕过上腔静脉右侧，穿过房间隔与前结间束相连合，共同进入房室结的顶端。

3. 后结间束　发自窦房结的尾端，沿着右心房右侧的终末嵴（crista terminalis）及尤氏嵴（Eustachian ridge）进入房室结的右上缘。

除了上述三条结间束以外，还有一条杰姆斯束（James），其纤维主要来自后结间束，但在开始处也接受一些前、中结间束的纤维。这组主要来自后结间束的纤维经过短而向下的途径，或与房室结的极下端或不经房室结，径直地与室间隔上的希氏束（见后）相连接。

虽然在上述三条结间束中可以看到一些类似浦肯野纤维的组织，但没有一条完全由这类纤维组成。因此看来心房中并不具有像心室传导系统那样分化完整的传导体系。为此自1959 年至 1972 年以来若干作者对结间束是否存在，仍持保留态度。1971 年 Davis 及 1972 年Chuaqui 二位作者分别认为仅用肉眼观察也能看出结间的传导仅能沿着绕过心房不同孔、窦的宽粗带状心房肌下传，而认为所谓的结间束就是在这些心房肌带之内。但自 60 年代中一些电生理学工作者根据他们的实验认为在心房肌中确实有一些优先传导途径，从而间接地支持了 James 的结间束学说。自形态学的观点看来，这些结间束的结构，远不如希氏束那样明确，证明结间束的形态学依据，至今尚不够充分。因而有关结间束的存在与否，直到目前还存在一些不同意见。虽然如此，目前多数电生理学及心电图工作者们认为这几条结间通路（pathway）是确实存在的。

关于这些结间通路，近年来一些著名的解剖学工作者由于在研究中实难发现有特殊分化的传导组织，至今认为此结间通路可能仅是心房组织。换言之，即不承认有三条分化清晰的"结间束"。但必须承认的是左、右心房之间确实存在 Bachmann 纤维，将窦房结的冲动（自搏性）自右心房传入左心房，使左心房略后于右心房激动。

房室结

房室结与窦房结一样是个既在形态上又在功能上早经证实的心脏传导系统中的重要组成

结构。它外表上是一个网状体，位于冠状静脉口及心室间隔膜部之间，处于右心房内膜下，三尖瓣上的结状体。

有关房室结的形态构造虽然已有几十年的研究，但有关其确切构成，特别是在组织学的构造与电生理功能联系上，还存在着不少有待解决的问题。它外表上是一些松散的肌细胞，外面包有脂肪及结缔组织。但在组织学的详细研究方面就有不同的看法。1968 年 James 认为结中有四种不同的细胞，即与窦房结相似的 P 细胞、移形细胞、类浦肯野细胞及正常心肌细胞。1972 年 Anderson 等却自胚胎学发展方向及组织学上认为可将房室结分为内外三层，最外一层是染色浅淡的细胞，中间一层是星状多形性、相互交织的纤维细胞，最内一层则是顺房室结长轴排列成行的大细胞，延续下去至总房室束。房室结的神经供应远较窦房结的稀少，仅有少数纤细的自主神经穿过包裹在结外的脂肪层进入结内。这点与生理学上察觉到房室结受迷走及交感神经的控制，颇不相符。房室结的血液供应是由左冠状动脉及右冠状动脉的两个分支所组成的血管丛来供给，这处血液供应相当充分，因此在缺血性心脏病中，它往往仍能维持足够的血液供应。

有关房室结的结构从形态学上虽有不少学者进行了观察得出以上所见，但目前存在的最大问题是这些结构与其生理功能的关系还很不清楚。例如很早就知道自心房传下的激动在房室结中受到"生理性"的延迟；又如在窦房结受到生理性或病理性改变而不能发出激动或激动不能外传时，房室结作为二级节奏点必然发出 40～50 次/分的激动，维持心室的激动。那么这些功能究竟与上述的组织学所见如何联系，意见分歧。目前常按生理功能把房室结分为三部分，即与心房交接处的 A-N 区、中段的 N 区、与总房室束（希氏束）相连的 N-H 区。某些作者认为激动滞留的部位在 A-N 区，其他作者则认为在更深更下的层内，如 Demoulin 等认为正是由于中层的星状或多形细胞的交织结构方使激动分散，甚至互相抵消。此外在讨论心律失常中一再提到房室结内"折返激动"时，必然提到房室结内的纵形分隔（不同分隔内的传导速度可以有差别）以及房室结起搏功能的确切部位，都还与上述种种组织学所见难以结合阐明。Katz 提出从功能上房室结确可分为 AN、N 及 NH 三区，动作电位在 AN 区时间最短，而到 N 区以至 NH 区，动作电位时限进行性延长，并且认为在 N 区内动作电位幅度最小。此外他还认为仅在 AN 及 NH 区有自搏功能，而中间的 N 区内却无自搏功能。这些都说明房室结内系慢反应细胞纤维，在 N 区中因动作电位幅度小，时间延长，可知激动的传导延迟是在该区开始的。这些生理学研究固然解释了心脏激动经房室结而减慢的原因、部位以及作为次级起搏功能的部位。但仍然与现有的组织形态缺乏密切联系。更未解释生理、病理上"纵形分离"这一重要课题，看来这种种问题还有待今后更进一步的研究，以期获得更合理统一的认识。

总之房室结具有三项生理功能，一是窦性激动在此结内传导减慢，在这个激动传导稍事减慢之际，心房中血液得以有足够时间最后排入心室，而有助于以后心室收缩时排出更充分的血；其次它又是心房心室之间的一个功能上的过滤器，以避免心房扑动、颤动时过多的激动传入心室，避免了心室的过多的或杂乱的无效收缩；第三点便是它作为窦房结以下的第一个节律性较强的二级节奏点。

希氏束及其主要分支

希氏束（又称为"总房室束"）直接与房室结下端相联。它穿过中心纤维体后，沿着室间隔肌层右缘前行。希氏束很短，它随即自右向左穿过室间隔（此处与右侧的三尖瓣瓣叶及左侧的二尖瓣瓣叶很近），很快地分出宽带的左束支，而它本身向右下延伸，成为右束支（图 28-8）。

希氏束的血液供应主要有两个来源，一系来自房室结血管丛；另一来源是左冠状动脉前降支的间隔分支。此外心房下部及心室上部血管的一些分支也常参与希氏束的血供。因而希氏束的血液供应是比较充分的。

心房与心室之间由结缔组织相隔，因而在一般情况下来自心房的窦性激动便依靠房室结贯通心房心室间的希氏束来传递，方能使窦性激动下传入心室。在一般情况下，希氏束作为房室间传导的唯一途径颇为重要，以往希氏束与窦房结及房室结一样，其电活动是自一般心电图上无从察觉的，目前却已有很精确的办法，记录出希氏束的电活动了。这便是通过不同方

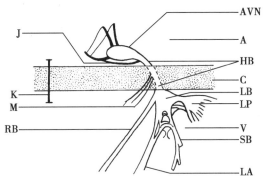

图 28-8　房室结、希氏束及左右束支示意图
图中 AVN 为房室结，A 代表心房内，HB 代表希氏束，C 代表房室结中存在的纤维结缔组织，LB 代表左束支，LP 代表左右分支，V 代表心室内，SB 代表间隔分支，LA 代表左前分支，RB 代表右束支。J 代表杰姆束，K 代表肯特束，M 代表马海纤维（注意 J、K、M 即使如图所示存在但未必有传导激动的功能）

法（自导管或自体表）记录出希氏束电图（His bundle electrogram, HBE）。追溯其发展情况，在 20 世纪 40 年代末及 50 年代末已有一些人自导管中记录到希氏束电位活动，但直到 1968～1970 年才由 Sherlag、Damato、Narula 等在美国，1970 年 Coumel 等及 Puech 等在法国，首先采用了较标准的技术及记录法先后在实验犬及人体上描记出明确的希氏束电图。从而可以把以往在心电图上笼统地称为 PR 间期的一段时间划分为 PA，AH，HV 或更细致的间期，能够自心导管电极描记的希氏束电图以及与之相关的经导管电极进行程控性心内刺激法对心脏的传导特别是心律失常的认识、分类有着巨大的影响。这些电生理研究既与一般体表心电图有密切的关系，又能探索一般心电图所不能探索的奥秘，因而发展甚为迅速。这里仅顺便提到，本书已在第 11 章中较详细地阐述。

右束支

右束支是一条很明确的希氏束分支，或可看作希氏束分出左束支后所余纤维束的沿续，它沿室间隔右侧向前下方向走行。右束支的开始段是在心室间隔右侧的心内膜下；中段因自内膜下穿入间隔右壁的 1/3，故往往称为肌内段；其第三段又穿出间隔肌层而位于间隔右侧内膜下。值得提出的是，右束支末段直到心尖与三尖瓣前乳头肌的心室部分处才开始分支，这才开始把激动传入右室壁。它的血液供应来自房室结动脉，但更主要的是来自左冠状动脉前降支的间隔分支，其远端分支的血供完全由前隔支动脉供应。

左束支

自 1968 年 Rosenbaum 等发表了左室分支阻滞的文献以后，心电图工作者普遍接受了他的意见，认为左束支仅分为左前支及左后支两个分支。但 1971 年 Rossi 根据若干组织学工作者们的观察，指出实际情况并不那么简单，左束支实际上可分为三个分支，这里只能叙述一个概况，左束支本身是一个很短而宽至 6～10mm 的带状支，它沿室间隔左壁内膜下行走时很快分为若干扫帚状分支，大致可分为两大组和一个分支。其中向前的一组斜行向前，直抵心尖部的乳头肌处，这个左前支较细长，虽有些分支但都较细小，左束支的左后支向左向后

分布的各支看去更似左束支的延展，它向后延伸直至后乳头肌，一路像扫帚状分出若干较细的分支。左束支的个体变异极大，在约 60% 的人中除上述两大分支外另有一个中心支，向下沿行至间隔中部，因此名为间隔支，它看上去既不属左前支，也不是左后支的分支，因而只能命名为左束支的第三分支。另有 15% 的人中此间隔支显然是来自左后支的，其余 25% 的人中此间隔支则系由左后及右前分支交织的复杂网状丛中分出。此外左束支的末梢在远端都形成错综复杂的吻合支，这些资料都与那些简单地把左束支截然分为两个分支的看法不符合。而实际上与 1973 年 Hecht 提出的三支分列及多支交织一说更为接近。

左束支的前分支及间隔支纤维血供主要来自冠状动脉的前降支，而其近端部分约有 50% 人中来自房室结动脉丛。至于那些后分支的血供，其近端多由房室结动脉供应，有时也同时接受前降支动脉的供应，而远端看来是接受前间隔动脉及后间隔动脉的两个穿透支动脉的双重血液供应。

浦肯野纤维

上述的左右束支虽分布在左心室壁及间隔右侧上，但都尚未与心肌直接联系。根据多年的研究，左心室壁的各分支将再分布为浦肯野纤维进入心室壁。由于左心室更早的分支，其间隔分支便得以自心室间隔左侧首先除极并向右上方扩散。以后左心室壁分支及右束支的分支各自的远端也通过浦肯野纤维使两侧心室同时把经希氏束及上述左右分支传下的激动使心室肌自内膜面向外膜面辐射性地除极。

以上对心脏的传导系统做了较详切的叙述，下面将对 P-QRS-T 向量环的形成进行阐明

P 环（心房除极心电向量环）的形成

根据窦房结位于右心房上部及近年来对心房传导途径的新发现，不难理解心房除极所产生的向量首先必然是向下向右的；这是由于右心房上部的窦房结发出的冲动，通过前述的三条结间传导束把冲动下传到房室结时，使右心房壁自上而下地传布着窦房结冲动。根据立体心电向量的研究，P 环的开始便是自上方向右下方的，但最后的综合 P 向量却转向上方，说明由前结间束分出的巴赫曼纤维使左心房壁自右向左的除极，所需时间较右心房的除极时间更长些，因而 P 环开始是向右下的，以后便向左转。直到左心房壁全部除极完毕后才回到零点（左右心房壁除极完毕而心室尚未开始除极——即心电图上的 PR 段的开始）。

概括说来，P 环是先自上而向右下的，以后又转向左，最终回到零点。它虽然是立体的，但基本上是与额面平行的，因而自额面心电向量图看 P 环最清晰，自反映额面向量环的心电图导联中看 P 波也往往最清晰。但它毕竟是一个立体环，其前后方向在正常情况下主要是略向前的（因而在胸前导联上 P 波多属直立，但不高）。在左房扩大时有一定的改变，其前后方向在开始时 P 向量亦向前，但继以向后向左的综合 P 向量，所以当左房扩大时 V_1 导联上往往出现先正后负的双向 P 波。这显然是因为扩大的左心房向后扩张的缘故。

在正常情况下，由于心房中存在着上述的三条结间束，心房肌壁又较薄，因而：①全部心房壁除极所产生的电位差并不大，P 环较小。②P 环所历时间也较短，平均仅用 0.10s 即完毕。临床心电图上 P 波的形态是这个向量在各导联轴"两次"投影而形成的，所以 P 波在各导联上的形态也就各不相同。待以后讨论到心电向量图的"两次"投影及各导联轴后，读者就会对各导联 P 波的形态，得到更确切的了解。

QRS 环（心室除极心电向量环）的形成

心室的除极首先是由左束支的间隔分支自间隔的左下侧向右上的间隔肌开始的，继而激动穿过右侧面（约用 0.005~0.01s），以后通过右束支传来的激动使心尖部的右侧间隔及小梁肌进行除极。这样自希氏束传下的激动继室间隔除极后，通过右束支传来的激动到达心尖部，以后激动通过左、右束支及其分支以及遍布于两侧心室内膜下的浦肯野纤维，迅速到达全部左、右心室的内膜面。左右心室壁的除极方向是自内膜面辐射状地向外膜面除极。右心室壁较左心室壁薄，右心室壁的除极面便先到达外膜面而结束。左心室壁较厚，因而当右心室壁的绝大部分已除极后，还有相当大的一部分左心室壁进行着除极。一般认为，左心室的后底部或右心室的肺动脉根部（椎体部）心肌是心室壁中最后除极的部分。以上很概括地描述了整个心室的除极顺序及方式，对于了解 QRS 心电向量环的形成，颇为重要。把心室间隔及心室的除极向量按照上述的先后发生顺序连接起来，便形成了一个立体的 QRS 向量环。QRS 环的形成比 P 环更复杂一些，QRS 立体向量环也需经过两次"投影"方能在常用的肢体及胸壁导联上反映出来。它先通过一次"投影"成为平面心电向量环，这也就是将讨论到的立体心电向量环的第一次投影。这里首先讲明额面的 QRS 向量环。所谓"额面"的意义，用一般通俗语言来讲，就是用一组平行的光，自立体心电向量环环体的前面（若以一例病人来说，便是与他的正前方平行的光线）照射在后面的墙壁上所形成的环体。

图 28-9 便代表一个正常的额面心室除极综合向量环，或简称为额面 QRS 向量环。它说明了来自窦房结的激动经心房形成 P 环后再通过房室结及希氏束（通过这两处时所产生的电量极微小，只有用近年来发展的新技术才能在希氏束电图上将希氏束的电激动描记下来，而在一般心电图或心电向量图上，都不能查觉这些电激动）传抵左、右束支。左束支的分支较早，它分出的间隔支在心肌内最早使心室间隔自左向右（有时略向上）除极，因而自心室开始除极后，在 0.00~0.005s 的时间内产生了自左向右（有时略向上）的最初的间隔肌向量，到 0.015s 时间隔肌已基本除极完毕，这时非但心室心尖部已被激动，而且通过左、

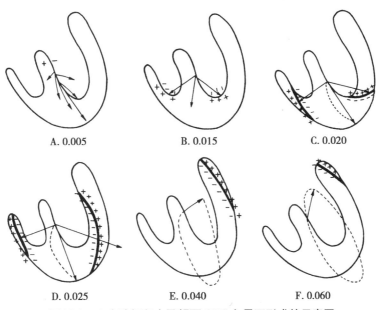

A. 0.005　　　B. 0.015　　　C. 0.020

D. 0.025　　　E. 0.040　　　F. 0.060

图 28-9　心室除极程序及额面 QRS 向量环形成的示意图

右束支分支及浦肯野纤维开始激动左右心室心尖附近的心室壁，使之开始除极。图 28-9B 综合向量在额面上已偏下，至 0.02s 时除极面已通过心尖部的心肌，主要在左右心室的室壁上除极，自图 28-9C 可看出这时左心室的除极面更为明显地大于右心室，综合向量更为偏左下方。但由于左心室除极面尚不很广泛，故向量的方向虽向左下偏，而量（长短）尚不大。至 0.025s 时左心室除极面更明显地大于右心室，因而综合向量继续向左下转，向量也更大些（图 28-9D）。至 0.04s 时，右心室绝大部分均已结束了除极，而左心室仍保持着一个相当大的除极面，这时左心室的除极面虽然不如 0.025s 时那样大，但由于与之对抗的右心室除极面显著缩小，所以综合向量仍相当大（图 28-9E），并开始指向左上侧。至 0.06s 时大部分心肌已除极完毕，仅有左心室后底部一小部分心肌仍在除极过程中，产生的电位影响便显著减小而且是指向左上方（图 28-9F）。此后心室的除极面逐渐缩小，直到全部心室肌完全除极，就不再产生除极的向量。虽然这里说明的向量以及图 2-17 这个图解都只是心室除极时立体向量环的额面投影，但可以说明心室除极时额面心电向量综合的大致情况。自以上所述额面向量环，只能说明心电向量的上、下、左、右的活动，而不可能触及前后的活动。

以上所提的心电向量只谈到上、下、左、右，而没有提及前、后的改变。在临床心电图学中自 20 世纪 30 至 40 年代时期，Wilson 倡用 6 个导联的"半直接胸壁导联"——即 $V_1 \sim V_6$，这是心电图学上一个重要进展。Wilson 在设计这些胸壁导联时，曾误认为 V_1、V_2 这两个"半直接导联"仅仅反映这两个电极板下面右心室的电位变化；V_5、V_6 仅反映左心室的电位差。他认为 V_3、V_4 是所谓"过渡区"的电位变化。但从目前的观点看，Wilson 提出的 $V_1 \sim V_6$ 导联，实际上体现了横面导联，可用以分析心电向量的左、右及前、后（见图 28-10）。

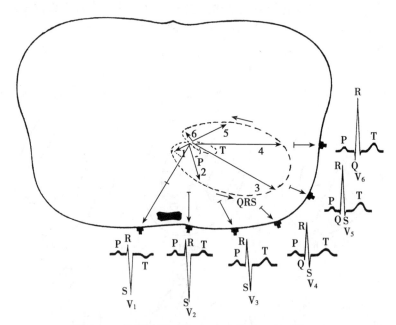

图 28-10 横面向量环及 $V_1 \sim V_6$ 导联心电图的形成

T 环（心室复极向量环）的形成

心室肌的复极是一个占时间较长的过程，相当于图 28-1 动作电位曲线中的 1、2、3、4 相。1 相占时很短，膜内外电位改变也很小。2 相期间自细胞外液流向细胞内的 Ca^{2+} 及小量

Na^+ 流都较缓慢而小，同时有 K^+ 离子外出的缓慢电流与之平衡，因而出现"平台区"，细胞膜内外电位差也极小，邻近的细胞之间也不会形成电偶，这一时相既在心电向量图上不产生什么环，在心电图上便相当于正常的 ST 段。T 向量环的形成相当于 3 相。在 3 相将开始时，跨膜电位接近于 0mV，与尚未复极的细胞之间电位相差不多。但在 3 相进程中，由于心肌细胞对 K^+ 离子的通透性增加，较大量的 K^+ 在约 100ms 的时间内外移，心肌细胞的跨膜电位逐步增加，直到 4 相完成了复极过程，跨膜电位达到 $-90mV$ 时为止。在 3 相全过程中，正在复极的心肌细胞其跨膜电位逐步增加，而尚未复极或正在复极的 1、2 相的心肌细胞其跨膜电位却处在超射至 0mV 之间，这些细胞与正在复极及已完全复极各细胞之间便存在电位差了。在复极过程的进展中，便产生了一系列电偶移动。很明显：正在 3 相复极的心肌细胞，其跨膜电位是逐步自 0mV 增加，直至 $-90mV$（相当于细胞外的正电位逐步增长）。而尚未复极以至复极至 1、2 相的心肌细胞是由超射的电位逆转至 0mV（相当于细胞外的电位迅速自负值至 0mV）复极进展时所产生的电偶移动，便必然是自己除极及正在除极处于细胞外电位在 90mV 或趋向该值的正电位，向尚处于未复极及复极至 1、2 相的细胞外电位为 -20 至 0mV 处移动，因此 2 相复极进展中的电偶移动方向是电穴在前，电源在后（见图 28-11A）。这便与除极时的电偶迅速移动的电源在前，电穴在后恰恰相反（固然除极与复极有着极为不同的速度以及强度上相当大的差别——因为除极是在瞬间的极剧烈的电位变化，而 3 相复极，其跨膜电位不是一瞬间就达到 $-90mV$，而是相对缓慢地逐步自 0mV 达到 $-90mV$）。

倘若复极的顺序是自先除极处的心肌先复极，后除极处的心肌后复极，换言之，即倘或复极也似除极那样自心内膜面向心外膜面进展，那么，所形成的一系列电偶移动（图 28-11）必然产生一个与 QRS 向量环方向上正相反的 T 环，在心电图上也将呈现一个与 QRS 波方向相反的 T 波，这当然不符合正常情况下 T 波的方向。

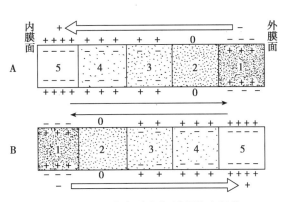

图 28-11　心肌细胞复极过程的电偶移动方向与电位影响

图中右侧代表心外膜面，左侧代表心内膜面，1、2、3 及 4、5 分别代表除极完毕，复极至 2 相、3 相（3 及 4）及已复极的心肌层。——代表复极中电偶移动方向（电穴在前，电源在后）。==+>代表复极过程中电位影响

实际上心室肌的复极进展方向与除极的进展极为不同。首先复极过程的进展与传导系统无关。复极过程是个缓慢的而且与心肌的温度差及心肌所承受的压力差等因素有着密切的关系。心肌收缩时产生相当大的热量，可使心肌温度较血液高 1.5℃。贴近内膜面的心肌由于与心腔内流动着的血液贴近，其热量必然由迅速流过心腔的血液带去，致使其温度下降。贴近外膜的心室肌，却因有隔热性较高的脂肪组织包围其大部分，使其温度保持较高。复极过程既与温度密切有关——温度较高处心肌复极过程较迅速，而温度较低处心肌复极过程较延缓，这个温度差便成为促使心肌复极的进展方向，自外膜向内膜进展的因素之一。另一个可能更为重要的因素便是压力的影响，当心室收缩时，愈是接近内膜面的心肌所承担的压力愈大，而接近外膜面的心肌所承受的压力则较小。这也影响着复极过程，承受较大压力的近内膜处心肌，其复极过程较慢；反之，愈近外膜面

的心肌则因受压力愈小而复极过程也较迅速。这又是一个促使心室复极自外膜面向内膜面进展的一个重要因素。总之除极过程是个受传导系统支配的自心内膜面向心外膜面极为迅速的进展过程，而复极过程却是个受诸多因素影响而较缓慢地进展着的过程。概括说来，因压力、温度等等因素的影响，目前心电图工作者们公认心室壁肌的复极过程，其总的进展方向是自心外膜面开始，较缓慢地向心内膜面进展，这时所发生的一系列电偶移动的方向，恰好与上面一段所述的相反，已先复极的外膜面及正在 3 相复极的心肌细胞与尚未复极或处于1、2 相复极的电偶移动方向，便是"电穴在前，电源在后"的一系列自外膜面向心内膜面进展的活动，由于位于心外膜面的心肌上的电极始终面向电源，所形成的 T 环，其所占时间虽较 QRS 长得多，电位变化也没有那样剧烈，但重要的是方向相同或相近，因而 T 环时间与形态虽与 QRS 环差别很大，但方向上很接近，在心电图上也表现为当 QRS 波以 R 为主的导联上，T 波是直立的。

目前的看法是：右心室 3 相复极过程时 T 环的发生影响较小（可能是因右心室壁较薄，3 相复极所产生的电位活动远不如左心室壁大）。心室间壁肌大致是自左右两侧同时复极的，因而所产生的电位活动相互抵消。据此，T 环的产生主要是由于左心室壁肌自外膜面向心腔面 3 相复极的作用，因而出现了一个与 QRS 方向上大致接近的 T 环。图 28-12 便是上述 T 环形成的一个图解。图 28-12（A）只是时间先后不同的几个 T 向量的示意图，图 28-12（B）便是把 A 图中 a、b、c 三个箭头所示向量相联所形成的立体 T 向量环。由于右心室 T 环较小，联成向量环后，模糊难辨。图 28-12（B）中便是 T 向量环的综合，心电向量图工作者都知道 T 环是相联成环的，在这里只画出一个代表 T 向量环的综合 T 向量，看去比较清晰些，也看出它与 QRS 环的位置关系。它的方向既不完全与 QRS 相一致，但又大致相同，而绝不是与 QRS 在位置上及形态上相对立的一个向量。这一观点对我们今后了解临床上的 QRS 波与 T 波的关系是很重要的。

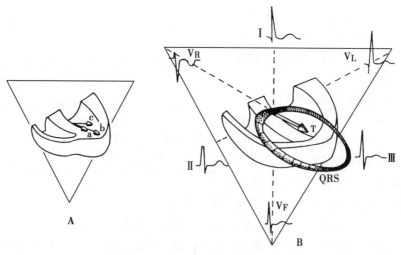

图 28-12　T 环的形成及综合 T 向量

12 导联心电图的由来及其必要性

综上所述，我们应对 P，QRS，T 立体心电向量环的形成原理有了初步理解，本节将用更形象化的方法，把这三个立体向量环经过第一次投影而形成额面及横面向量环（图 28-13）。

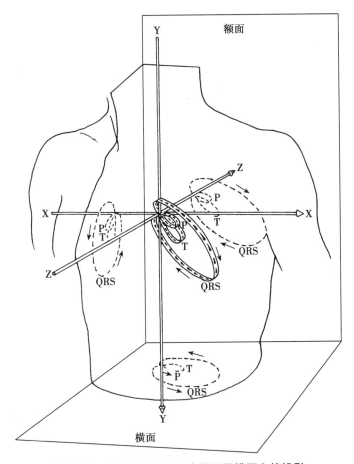

图 28-13　立体心电向量环在额面及横面上的投影

综合心电向量在胸腔内形成 P、QRS、T 三个立体向量环。所谓"立体"便是三维的，即说明综合心电向量的活动，其移动方向有上下、左右及前后三个方向。当我们用平行的光线，自前向后将 P，QRS，T 立体向量环投影在额面上，便形成了如图 28-13 所示的额面向量环。一旦形成，便可看出它在这个平面上仅能反映综合心电向量上下、左右的活动，而在这个平面上便无从看出心电活动的前后来。为此单靠额面向量环就不可能反映立体综合向量的活动全貌。这也就是仅仅依靠反映额面向量的标准导联心电图，只能通过 II 导联分析心律，而自 20 世纪初直至 40～50 年代，在这漫长的岁月中心电图未能广泛应用于临床，以辅助诊断心脏电活动的全貌，正是由于当年还没有能反映心电前后活动的横面心电图导联的限制。

自 Wilson 采用胸壁六导联，虽然当年他只以为通过这些导联（他称之为半直接导联）可以了解右心室（V₁、V₂），左心室（V₅、V₆）的电活动，但以现代观点看来，Wilson 那时自己还未了解其深远意义，实际上他已不自觉地提倡了反映横面（或称为平面）向量的心电导联。自图 28-13 可以看出，由上而下的平行光线可以把立体向量投影在横面，在这个平面上的向量环却可以看出心电向量左右、前后的活动。这个平面完全补充了额面不能反映前后的不足。因此这个平面向量环投影在 $V_1 \sim V_5$ 导联轴上的心电图就能反映出左右及前后的心电活动，从而补充了额面导联的不足之处。

额面导联心电图，即现行的标准肢导及 aV 肢导这六个导联轴上形成的心电图，是由额面向量环投影于各肢体导联轴上而形成的。若仅仅有这六个导联的心电图便仅能用以描述综合心电向量的上下、左右活动。这虽然比"标准导联"增加了三个导联，但依然十分受限制，因为不可能自这六个导联心电图了解心电向量的前后活动。Wilson 的胸壁导联心电图正如上述，补充了不足之处。为此，到了 20 世纪 40 ~ 50 年代时，心电图才大有发展，得到极广泛的应用。这是由于自 $V_1 \sim V_6$，人们可以看出额面导联所看不到的前后的心电活动。有了 $V_1 \sim V_6$ 这六个导联，其心电图正是横面向量环在 $V_1 \sim V_6$ 导联上投影而形成。自此以后，反映左右、上下的六个肢体导联加上反映左右、前后的六个胸壁导联，人们就能充分理解综合立体心电活动，上下、左右、前后的活动及其幅度，从而更完整地了解心脏电活动的全貌，心电图自此后便得以广泛应用了。由于心电的主要活动范围，通过上述 12 导联便可更完整地反映综合立体向量的三维活动，心电图便立即脱离少数心电图专家研究范畴而步入整个心脏病学界，成为心脏病诊断中一项不可或缺的基础知识。也成为每一个心脏病学工作者都应掌握的技能。本节说明各导联心电图是来自立体心电向量环的两次投影而形成的（第一次投影形成额面及横面向量环，第二次投影即将这两个平面向量环分别投影于各不同的额面或横面导联轴上形成各导联的心电图），也说明这 12 导联的必要性。其优点就在有此 12 导联心电图人们既不需要看立体心电向量环模型，也无需看心电向量环（向量心电图）就可以充分了解心电活动的全貌。

心电图的推广应用

1. 负荷测验　在休息状态下心电图表现正常，但临床症状又疑似心肌缺血。可以按患者的年龄、性别，让他/她在活动平板上按一定的速度步行定量的时间，或上下阶梯若干次后，即刻及隔固定时间再描记心电图，以观察 ST-T 是否出现缺血的表现。

2. 24 ~ 48 小时动态心电图（Holter）　一般描记心电图仅能观察到患者平卧时几分钟内的心电图。动态心电图则由 1947 年 Holter 开始，现已发展到在胸前壁安置至少两个模拟 V_1 及 V_5 导联，甚至应用三个导联记录在磁带上，24 ~ 48 小时后可在分析器上复读患者过去 24 ~ 48 小时的心电图。用以观察过去这段时间内，心律是否有改变（包括期前收缩的频率有形态），心率最快及最慢的情况，RR 间隔的长短，在什么情况下是否出现缺血的表现。这些资料对诊断十分有帮助。目前由于各种方法可以观察到 RR 的最长间隔，往往可用于决定是否应安装永久性起搏器，以及决定哪个类型的起搏器最为适宜。

3. 长时间的心电图监护　自 20 世纪 70 年代初通过胸壁安装起搏器，并与装有示波器及记录器的心电监护系统（很多还附有电转复及电除颤的装置），可以长时间（几小时，几天，甚至几周）不断地昼夜观察心电图的变化，统称为心电图监护器。自从有了这种监护设备，非但对急性心脏病可不断监护，必要时予以记录；一旦出现心律失常，有经验的临床医护人员可予以准确及时的处理（包括口服、静脉用药，乃至电转复及电除颤）。自心电监护器应用以来，其应用范围不仅在心脏病重症患者有了监护，正确处理的手段，还经常用在心肺功能欠佳的患者进行大小手术时，以防心律出现变化时可以判断处理。甚至对各种晚期内、外科患者都用这种监护，使医护人员能了解患者的心搏情况，予以及时的、正确的诊治。为此，心电监护近年来已成为现代医院不可或缺的设备。

心电图的优点在于它属于一种既能广泛应用又非介入性的检查。与带有电极的心导管结合，发展为介入性心电生理检查，既可肯定或否定心电图学中的一些假设，又可更深入地了解一些心电图难以解释的问题，甚至发展到可用射频消融术治疗多种过速心律失常。

关于心电图肢体导联的新建议

作者曾在第一章末及第二章中谈及心电图的导联，但未提及它们的来源，也未分析肢体导联及胸壁导联各反映哪些向量。

目前通行于全世界的 12 个心电图导联，除 Einthoven 在 20 世纪初开始描记的标准导联（Ⅰ、Ⅱ、Ⅲ导联）外，还有三个 aV 肢导，及 $V_1 \sim V_6$ 六个胸前导联。Einthoven 曾以等边三角形来说明Ⅰ、Ⅱ、Ⅲ导联的相互关系。如图 28-14，以目前对导联轴的了解，导联Ⅰ为 0°，导联Ⅱ为 60°，导联Ⅲ则为 120°，也就是说这个等边三角形，如以目前对导联轴的了解，则可分解为图 28-14。这个导联系统在心电图史上应用至今已有 90 余年，称之为标准导联。但除了它是 Einthoven 最初应用，沿袭至今，历时较久外，实无任何"标准"可言。虽然"等边三角形"之说，早因体内导电的不均匀性而多次受到责难（例如一度通行的向量心电图，便长期采用 Frank 系统来进行校正）。但一则由于它行之已久，二则由于它联线方法方便易行（只用把颜色不同的电极线联于左、右上肢及左下肢的电极板）故而沿袭至今。

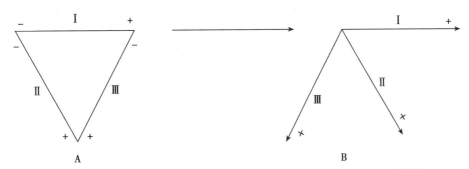

图 28-14 记录心电图时规定三个标准肢导的正负极连接法。以三个导联的负极为 0 点，可以组成右侧导联轴关系，分别相差 60°

40 年代先后由 Wilson 将这三个肢体导联相连，发现其电位接近于"零"，名之为中心电端。在这里值得讨论的是 Wilson 在提倡 $V_1 \sim V_6$ 导联外，又异想天开地把它的探查电极分别放在左、右上肢及左下肢上，试图看看这些部位的单极导联（因它仍以阴极置于中心电端）形象如何。从而得出 VR、VL、VF，但波形很小。1942 年，Goldberger 看出波形小的原因，便在记录 VR 时，把中心电端的右上肢不连在中心电端内（也就是说探查电极置于右上肢时，阴极只连在左上、下肢）。同样在录 VL 及 VF 时，分别把中心电端不连于左上肢及左下肢。这样得出的便是与 VR、VL、VF 形状相同而放大了半倍的所谓 aVR、aVL、aVF 的单极加压肢体导联。了解导联轴的人便清楚地看到，在额面导联上又分别加了 −30°，−150° 及 90° 的三个导联（图 28-15）。若将标准导联与这三个 aV 导联同画在一个平面（即额面）上，如图 28-16，这三个 aV 导联正好补充标准导联的不足，因为三个标准导联相差 60°，分别为 0°，60°，120°。当然，明眼人一看图 28-16，便可看出自 aVL 至Ⅰ、Ⅱ、aVF、Ⅲ导联的正极都指向左侧或左下，而 aVR 却偏偏指向右上，因此所录出的 P，QRS，T 都是倒置的。在过去 50 年内很多著者，如 Cabrera 曾建议将 aVR 逆转成 – aVR，便是其中之一。其角度便正好处于Ⅰ（0°）和Ⅱ（60°）之间的 +30°。但出于心电图工作者的习惯势力，迄今国内外心电图机在制作上不敢将 aVR 逆转。在这一点上作者讨论心电图导联后，大胆提出下列的倡议。

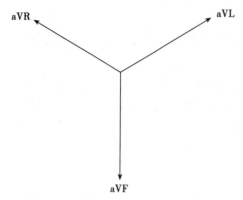

图 28-15　单极加压肢体导联的导联轴

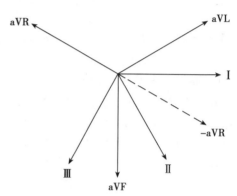

图 28-16　标准导联与 aV 肢体导联的合并

实际上 20 世纪 40 年代初 Wilson 的最大贡献在于他提出了 $V_1 \sim V_6$ 的横面导联，沿用至今已有 60 余年，只有补充，但无人提出异议。是否他在理论上极其正确？答案只能是否定的。原因是那个时代的科学发展受限，而 Wilson 的依据仅凭动物实验所见。他在犬开胸时，把探查电极直接放在心室壁上获得直接导联。Wilson 当然知道开胸做心电图只能是实验，他即给犬关胸，在相应的位置上也录出相似但较小的图形，称之为"半直接导联"。当时把 V_1、V_2 称为"右心室图形"，V_5、V_6 为"左心室图形"，V_3、V_4 称之为左、右心室间的过渡区。当然以心电综合向量及导联轴的观念来考虑，Wilson 的理论是不符合近代观念的，但他所创见的横面导联却是个不可磨灭的功勋。

F 导联的倡议：作者有鉴于目前跨入了 21 世纪，若我们依然采用 20 世纪初的 Einthoven 创导的标准导联，及 Wilson、Goldberger 于 40 年代碰出来的 aV 肢体导联，并坚持用这两个截然不同的导联系统来描述同一额面的心电向量，必将被 21 世纪的心电图学者认为过于因循保守。目前既然我们早已认清这两个导联系统都是反映额面心电向量，其导联轴的角度及指向，除 aVR 外又都为互补性的，因此完全有理由把现有的 aVR 逆转过来。作者倡议把这两个习用已久的导联系统合并成为一个统一的系统，似更合理。如图 28-17，即把标准导联的Ⅰ，Ⅱ，Ⅲ，与 aV 肢导的 aVL，– aVR，aVF 穿插合并，统称为额面（frontal plane）的 F 导联系

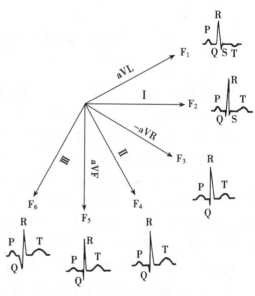

图 28-17　倡议中的 F 导联系统

统。分别用 F_1、F_2、F_3、F_4、F_5 和 F_6，取代 aVL、Ⅰ、aVR、Ⅱ、aVF、Ⅲ（但若将 aV 导联与标准导联合并时，欲使它们的比值相同，还需把 aV 导联放大约 1.15 倍，计算法见本章附录）。合并后的 F 导联系统，其优越性是明显的：①额面导联，统一简化为一个 F 导联系统；②可看出 P，QRS，T 自 F_1 到 F_6 的顺序渐变；③可明确看出各导联上、下、左、右的角度；④由于 F_1 或 F_6 位于额面向量环的边缘，导致这两个导联的多变性，因此 F_1 或 F_6 改变的临床意义，需结合相邻的 F 导联进行分析。

额面导联，若统一 $F_1 \sim F_2$ 导联，横面导联为胸壁 V 导联，临床心电图学简化为两大导联系统，确使将来的初学者对心电图学更易于掌握。作者相信这个新倡议可能在提出后的近几年，还难以为广大心电图工作者接受，但由于它简明合理，势将取代目前所采用的肢体导联的双重导联系统。

附　　录

附录 1. 心率推算表

自 RR 间期推算心率表

1	2	1	2	1	2	1	2	1	2	1	2
77.5	77.5	67	89.5	56	107	45	133	34	176	23	261
77	78	66	91	55	109	44	136	33	182	22	273
76	79	65	92.5	54	111	43	139	32	187	21	286
75	80	64	94	53	113	42	143	31	193	20	300
74	81	63	95	52	115	41	146	30	200	19	316
73	82	62	97	51	117.5	40	150	29	207	18	333
72	83	61	98.5	50	120	39	154	28	214	17	353
71	84.5	60	100	49	122.5	38	158	27	222	16	375
70	86	59	101.5	48	125	37	162	26	230	15	400
69	87	58	103	47	127.5	36	166.5	25	240	14	428
68	88	57	105	46	130	35	171.5	24	250	13	461

正常 PR 间期的最高限度表

心率（次/分）	70 以下	71~90	91~110	111~130	130 以上
成年人	0.20	0.19	0.18	0.17	0.16
小儿 14~17 岁	0.19	0.18	0.17	0.16	0.15
小儿 7~13 岁	0.18	0.17	0.16	0.15	0.14
小儿 $1\frac{1}{2}$~6 岁	0.17	0.165	0.155	0.145	0.135
小儿 0~$1\frac{1}{2}$ 岁	0.16	0.15	0.145	0.135	0.125

附录 2. 不同心率时 QT 间期的正常值（附图 1）

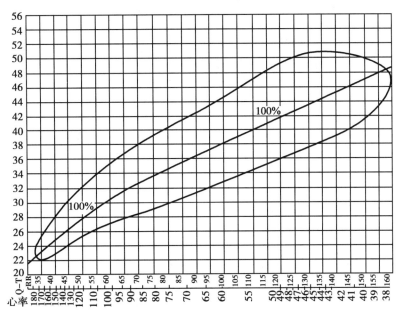

附图 1　图中注有 **100%** 的粗线代表平均值，其上下方的曲线表示一般的最高及最低范围；**QT** 间期及 **RR** 间隔的单位为百分之一秒，心率的单位为次/分

附录 3. 肢体导联六轴系统坐标图（附图 2）

附录 4. 加压单极肢体导联与双极肢体导联幅度上的向量分析（附图 3）

$$Ⅰ = VL-VR \tag{1}$$
$$Ⅱ = VF-VR \tag{2}$$
$$Ⅲ = VF-VL \tag{3}$$

把 VL，VR，VF 写成分量形式如下式：

$$VL = r(cos\phi + isin\phi) \tag{4}$$
$$VR = r[cos(\phi+120°) + isin(\phi+120°)] \tag{5}$$
$$VF = r[cos(\phi+240°) + isin(\phi+240°)] \tag{6}$$

其中 r 为向量 VL，VR，VF 的模，即其大小。

$$r = |VL| = |VR| = |VF|$$

而加压单极肢体导联向量设为 aVL，aVR，aVF，其方向与标准单极导联相同，大小之间有如下关系

$$r = |VL| = |VR| = |VF|$$
$$= \frac{2}{3}|aVL| = \frac{2}{3}|aVR| = \frac{2}{3}|aVF| \tag{7}$$

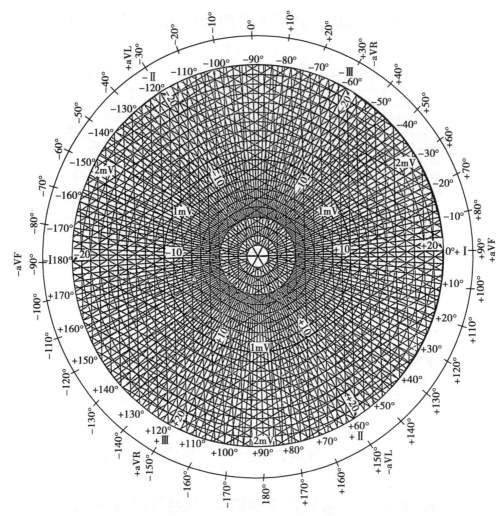

附图2 应用本图可以用标准导联或加压"单极"肢体导联中 QRS 波的面积或
电压值来测量额面的平均心电轴（或"心电轴"）

把 (4)，(5)，(6) 式代入 (1) 式得到如下：

$$|I| = |VL - VR|$$

$$= |r(\cos\phi + i\sin\phi) - r[\cos(\phi + 120°) + i\sin(\phi + 120°)]|$$

$$= r\left|\left(\frac{3}{2}\cos\phi + \frac{\sqrt{3}}{2}\sin\phi\right) + i\left(\frac{3}{2}\sin\phi - \frac{\sqrt{3}}{2}\cos\phi\right)\right|$$

此处 $\phi = 30°$。则有

$$|I| = \sqrt{3}r \qquad\qquad (8)$$

把 (7) 式代入 (8) 得到：

$$|I| = \frac{2\sqrt{3}}{3}|aVL| \approx 1.15|aVL| \qquad\qquad (9)$$

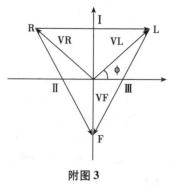

附图3

同理可得到标准导联与单极加压肢体导联间如下大小关系：$|Ⅰ| = |Ⅱ| = |Ⅲ| = \dfrac{2\sqrt{3}}{3}$

$|aVL| = \dfrac{2\sqrt{3}}{3}|aVR| = \dfrac{2\sqrt{3}}{3}|aVF|$

附录5. 心电图运动试验

心电图运动试验（exercise electrocardiographic testing）系指通过运动增加心脏的负荷，使心肌耗氧量增加，当负荷达到一定量时，冠状动脉狭窄患者的心肌供血不能相应增加，从而诱发静息状态下未表现出来的心血管系统的异常，并通过心电图检查结果显示出来。该试验主要用于冠心病的辅助诊断、冠状动脉病变严重程度判定及预后判定、疗效及心功能评价等。

心电图正式应用于临床以后，Einthoven 于 1908 年发现并记录到第一份运动后的心电图变化。1909 年 Nicolai 及 Slmons 描记出首例心绞痛患者运动后的心电图。1929 年，Master 发表了关于运动试验的论文。1932 年，Goldhammer 等开始将经适量运动后的心电图改变作为冠心病的辅助诊断手段。这是心电图运动试验用于冠心病诊断的开始。为提高心电图运动试验的准确性，1938 年 Master 等采用单倍二级梯进行运动试验，提高了运动心电图对冠心病的诊断价值。1942 年 Master 等完成了二级梯运动试验的操作标准化，即按受试者的年龄、性别、体重三项指标，再以血压、心率在运动后 2min 内恢复正常为依据，制定相应的登梯次数。1955 年，Master 二阶梯运动试验广泛应用于临床。1956 年，次极限量运动试验开始应用于临床。

20 世纪 70 年代初，Bruce 等认识到运动心电图在心肌缺血中的诊断价值，进行了有关分级运动试验的研究，通过改变运动的速度和运动平板的坡度，逐级增加负荷量，并规定各级的运动时间，形成了既可定量又便于对受检者进行功能评定和监测的 Bruce 方案。1980 年以后，经过大量运动心电图与冠状动脉造影资料的对比研究，基本确立了心电图运动试验检测技术在缺血性心脏病中的应用价值。1986 年 9 月美国 ACC/AHA 发表了第一个运动试验指南，1997 年对其进行修订，根据研究的进展，2002 年再次对其做了大幅度的修订，成为目前国际上普遍参考应用的指南。

心电图运动试验的优点是它能够检测心脏的功能状态作为死亡率的强有力的预测因子、能够广泛应用、易于管理，而且价格相对低廉。运动试验对于有中度可能性患冠心病的较老年的患者是一种理想的检查方法。它的缺点是对于无症状的患者，无助于对冠心病的筛选。另外，它的敏感性和特异性较低，这一点可以通过仔细的选择受试人群而得到相应地提高。次极量运动试验对于心肌梗死患者出院前评估其预后是有帮助的，其作用有二方面：一是有助于为患者设定运动的安全水平（即运动处方），并且让患者和亲属获得对疾病的信心。二是在有助于优化药物治疗、确定随访检查和护理的强度及识别运动诱发的心肌缺血和心律失常。对于没有并发症而且已接受再灌注治疗的急性心肌梗死患者，心肌梗死后第三天行次极量运动试验和 3~6 周后极量运动试验是安全的。对于这一点国内医学界普遍持谨慎态度。女性运动试验的结果不同于男性，其敏感性和特异性均较男性低。

适应证

根据 2002 年 ACC/AHA 运动试验指南，运动试验可用于诊断阻塞性冠心病，对有症状患者或有冠心病病史患者进行危险评估，对心肌梗死后患者进行危险分层，对特殊人群（女性、无症状、无已知冠心病人群等）及对儿童和青少年进行运动试验等均提出了不同的适应证。根据我国目前情况，只对诊断阻塞性冠心病等少数运动试验的适应证作较详细地说明，而简略其他的适应证。与 ACC/AHA 的其他指南一样，运动试验的适应证亦分为三类：

Ⅰ类：有证据和（或）普遍的共识认为一个既定的操作或治疗是有用和有效的；

Ⅱ类：关于一个操作或治疗的有用性及有效性的证据存在争议和（或）有意见分歧；

Ⅱa：证据/意见偏向于支持有用和有效。

Ⅱb：证据/意见偏向于不支持有用和有效。

Ⅲ类：有证据和（或）普遍的共识认为一个操作/治疗无用或无效，并且在某些情况下可能有害。

运动试验诊断冠心病的适应证

Ⅰ类

根据年龄、性别和症状，成年患者（包括完全性右束支阻滞或静息 ST 段压低小于 1mm 者）具有中等度的患冠心病可能性者。

Ⅱ类

Ⅱa 血管痉挛性心绞痛患者。

Ⅱb

1. 根据年龄、性别和症状预测冠心病可能性大的患者；

2. 根据年龄、性别和症状预测冠心病可能性小的患者；

3. 基线 ST 段压低小于 1mm 并服用地高辛的患者；

4. 心电图诊断左心室肥厚并基线 ST 段压低小于 1mm 者。

Ⅲ类

1. 有下列基线心电图异常的患者：预激综合征；心室起搏心律；静息时 ST 段压低超过 1mm；完全性左束支阻滞。

2. 已证实心肌梗死或先前冠状动脉造影显示严重病变的明确诊断的冠心病患者。然而，运动试验可测定心肌缺血和危险度。

评估有症状患者或有冠心病史患者的危险性及预后的适应证

Ⅰ类

1. 初始评估可疑或已知冠心病的患者，包括那些完全性右束支阻滞患者或静息 ST 段压低小于 1mm 的患者。特殊的患者在分类Ⅱb 中说明。

2. 可疑或已知冠心病的患者，之前进行过评估，现在临床状况有明显的改变。

3. 低危险度不稳定性心绞痛患者，发作后 8~12h，已无活动性缺血或心力衰竭表现。

4. 中等危险度不稳定性心绞痛患者，发作后 2~3 天，无活动性缺血或心力衰竭表现。

Ⅱ类

Ⅱa 中等危险度不稳定心绞痛患者，初始心脏标志物正常，重复心电图亦无明显改变，症状发作后 6~12h 心脏标志物正常，且在观察期间无其他心肌缺血依据。

Ⅱb

1. 有以下静息心电图异常的患者：预激综合征；心室起搏心律；静息 ST 段压低大于或等于 1mm；完全性左束支阻滞或任何室内传导差异并 QRS 波超过 120ms。

2. 临床稳定的患者定期监测以指导治疗。

Ⅲ类

1. 有严重合并症患者可能限制预期寿命和（或）准备行血运重建术患者。

2. 高危不稳定性心绞痛患者。

心肌梗死后行运动试验的适应证

Ⅰ类

1. 出院前行预后评估，运动处方，评估药物治疗（心梗后大约 4~76 天进行次极量运动试验）。

2. 出院后早期预后评估，运动处方，评估药物治疗，了解心脏恢复情况，如未进行出院前运动试验者（症状限制，大约 14~21 天）。

3. 出院后晚期预后评估，运动处方，评估药物治疗，了解心脏恢复情况，如早期进行的是次极量运动试验者（症状限制，大约 3~6 周）。

Ⅱ类

    Ⅱa：在已进行冠状动脉血运重建术的患者出院后，运动量咨询和（或）运动训练作为心脏康复的一部分。

    Ⅱb

1. 有以下心电图异常的患者：完全性左束支阻滞；预激综合征；左心室肥厚；地高辛治疗；静息 ST 段压低超过 1mm；心室起搏心律。

2. 对继续参加运动训练或心脏康复的患者进行定期监测。

Ⅲ类

1. 严重的合并疾病可能限制预期寿命和（或）准备进行血运重建术的患者。

2. 任何时候，对急性心肌梗死伴有心力衰竭、心律失常或非心脏情况严重限制运动能力的患者进行评估。

3. 出院前评估已被选定或已进行过心导管的患者，尽管在导管术前或后进行负荷试验，有助于评估或确认冠状动脉病变的严重性处于边沿状态引起的缺血及其分布，仍推荐应用负荷影像学检查。

无症状或已知冠心病人群行运动试验的适应证

Ⅰ类　无

Ⅱ类

    Ⅱa　对计划开始积极运动的、无症状的糖尿病患者。

    Ⅱb

1. 对多重危险因素人群进行评估，以指导降低危险性的治疗。

2. 对年龄超过 45 岁的无症状男性和年龄超过 55 岁的无症状女性。

Ⅲ类　对无症状男性或女性的常规筛查

禁忌证

绝对禁忌证

急性心肌梗死（2 天内）；高危的不稳定型心绞痛；未控制的、伴有症状或血流动力学障碍的心律失常；有症状的严重主动脉狭窄；未控制的有症状心力衰竭；急性肺栓塞或肺梗死；急性心肌炎或心包炎；急性主动脉夹层。

相对禁忌证

左冠状动脉主干狭窄；中度狭窄的瓣膜性心脏病；电解质异常；严重的高血压；快速性或缓慢心律失常；肥厚性心肌病和其他形式的流出道梗阻；精神或身体异常不能运动；高度房室阻滞。

设备及人员配备

心电图运动试验是安全的，尽管 10 000 例中仅发生 1 例死亡和 5 例非致命并发症，但仍有运动试验引起急性心肌梗死和死亡的报道。应严格控制心电图运动试验的适应证、禁忌证；确定好运动极量，测量血压，仔细观察运动中出现的症状；医技人员应熟练操作设备，记录心电图、血压等数据。

运动试验检查室一般应配备一名临床医师、一名技师和一名护士。在发生意外情况时能够及时进行抢救。另外每台机器需配备两名操作人员，在运动中，一人操作机器，观看心电图、血压的变化情况，另一人需密切注意患者的表情变化及运动情况，避免发生意外。要有心肺复苏的必要措施及相关的急救设备仪器（如除颤器等）和药品（肾上腺素、阿托品等）。

常用心电图运动负荷试验方法和运动终点

常用的心电图运动负荷试验有双倍二级梯运动试验、踏车运动试验和活动平板试验，目前多用后两种运动试验。

踏车运动试验

让受试者在特制的自行车功量计上以等量递增负荷进行踏车。从 1 级至 8 级，每级运动 2~3min。运动量以 kg·m/min 为单位（或以 W 为单位），起始负荷量为 25~30W，每级增加 25W。40 岁以下可从 50W 开始，每级增加 50W。踏车的速率保持在每分钟 35~100 转，最理想的速率为 60 转。也可采用另一种方式：起始 3min 无负荷，之后每分钟增加 5~30W，如患者不能保持车速 40 转则终止试验。运动试验中连续心电图监护；每 3min 记录一次心电图，测血压，并逐次增加功量，直到达到预期规定的运动终点。踏车运动氧耗量受体重影响，同级运动氧耗量随体重的减少而减少。活动平板运动试验的氧耗量与体重无关。踏车运动试验较便宜，占地面积小，噪声小，上身活动少，便于测量血压及记录平稳、干扰少的心电图。但应注意避免上肢的等长或阻力运动。

活动平板运动试验

让受试者在带有能自动调节坡度及转速的活动平板仪上行走，按预先设计的运动方案，规定在一定的时间提高一定的坡度及速度。活动平板运动方案有多种，应根据患者体力及测试目的而定。健康个体多采用标准 Bruce 方案。老年人和冠心病患者可采用改良 Bruce 方案。满意的运动方案应能维持 6~12min 运动时间，方案应个体化。运动耐力以代谢当量（METs）评价而非运动时间。运动试验时，连续心电图监护，以每 3min 间隔增加一级功量。记录一次心电图，测血压直到达到预期规定的运动终点。活动平板在分级运动测验中是较好的运动形式，其达到最大耗氧能力比踏车运动时为大，且易达到预计最大心率，因而更符合生理性运动。

附表 5-1　Bruce 方案

级	速度（mi/h）	坡度%	时间（min）	METs 单位	总时间（分）
1	1.7	10	3	4	3
2	2.5	12	3	6～7	6
3	3.4	14	3	8～9	9
4	4.2	16	3	15～16	12
5	5.0	18	3	21	15
6	5.5	20	3	—	18
7	6.0	22	3	—	21

注：METs：代谢当量，用来表达工作负荷

附表 5-2　改良的 Bruce 方案

级	时间（min）	速度（mi/h）	坡度（%）
1	3	2.7	0
2	3	2.7	5
3	3	2.7	10
4	3	4.0	12
5	3	5.5	14
6	3	6.8	16
7	3	8.0	18
8	3	8.9	20
9	3	9.7	22

运动当量、运动量和运动终点

代谢当量（metabolic equivalent，MET）

代谢当量是表达运动量的单位。将运动时间或工作负荷转换成代谢当量（即转换成基础代谢下耗氧量的倍数，1 代谢当量为每分钟每千克体重消耗 3.5ml O_2，$1MET = 3.5ml\ O_2/$（kg·min），有利于给出一个通用的测定指标，不管使用哪种运动试验或方案，都能使各种运动方案可以相互比较。

运动量

极量运动试验　受试者竭尽全力所达到的运动量为极量运动。

极量运动的目标心率 = 220 - 年龄（次/分）

次极量运动试验　其运动量相当极量的 85%～90%，即目标心率为极量运动的目标心率的 85%。

次极量运动的目标心率 = 195 - 年龄（次/分）

因为在运动中心率和耗氧量的变化呈直线关系，所以临床常以心率作为运动量大小的一个指标。运动心率受年龄、性别、运动习惯的影响。最大心率随年岁的增长而下降。女性心率较男性为低，运动员的最大心率稍低。

症状限制性运动试验　以患者出现心绞痛、全身乏力、气短、运动肌肉疲乏或心电图

ST 压低 >0.3mV，或血压下降 >10mmHg，PVC >连续 3 个而终止运动。

运动终点

尽管运动试验常常在患者达到预期目标心率时终止，但还有许多其他需要终止运动试验的指征。2002 年 ACC/AHA 指南推荐的终止运动试验的指征如下。

1. **绝对指征**　试验中运动负荷增加，但收缩压较基础血压水平下降超过 10mmHg，并伴随其他心肌缺血的征象；中、重度心绞痛；增多的神经系统症状（例如共济失调、眩晕、近似晕厥状态）；低灌注表现（发绀或苍白）；由于技术上的困难无法监测心电图或收缩压；受试者要求终止；持续性室性心动过速；在无诊断意义 Q 波的导联上出现 ST 段抬高（≥1.0mm）（非 V_1 或 aVR 导联）。

2. **相对指征**　试验中运动负荷增加，收缩压比原基础血压下降 ≥10mmHg，不伴有其他心肌缺血的征象；ST 段或 QRS 波改变，例如 ST 段过度压低（水平型或下垂型 ST 段压低 >2mm）或显著的心电轴偏移；除持续性室性心动过速之外的心律失常，包括多源性室性期前收缩，室性期前收缩三联律，室上性心动过速，传导阻滞或心动过缓；劳累、气促、哮喘、下肢痉挛、跛行；束支阻滞或室内阻滞与室速无法鉴别；胸痛增加；高血压反应 [SBP >250mmHg 和（或）DBP >115mmHg]。

检查方法

心电图运动试验广泛运用于临床，由于运动时肌肉活动及软组织的弹性作用使心电图记录有一定的干扰，所以必须严格执行操作规定。

运动前的准备

1. 受试者准备

（1）患者应在运动试验前 2h 内禁食，禁烟禁酒，可饮水。洗澡，穿适合运动的衣服。在运动试验前 12h 内不要做特殊运动。

（2）运动试验的目的如果是为诊断之用，应考虑停用某些药物（尤其是 β 受体阻滞剂），因药物可削弱受试者对运动的反应和难以解释运动试验的结果。

2. 检查者准备

（1）在运动试验前应简要询问病史和体检，目的是排除禁忌证和获得重要的临床体征，如心脏杂音、奔马律、肺部的干、湿啰音。不稳定心绞痛及心力衰竭患者病情稳定后方可进行运动试验。心脏体检可检查出瓣膜病及先天性心脏病患者，因为这些患者运动中可出现血流动力学异常，需严密监测，有些患者可能需要提前终止运动试验。对血压升高和主动脉狭窄的患者需要重新考虑是否进行运动试验。如果进行运动试验的指征不明确，应该询问患者并与临床医生取得联系。

（2）向患者作详细的解释，说明检查过程、危险性和可能的并发症。患者在指导下完成试验。

（3）皮肤准备：由于检查系统关键的部位是电极与皮肤的界面，对其皮肤表层准备可明显减小皮肤阻抗，降低信噪比。在放置电极之前备皮，然后用酒精清洁皮肤，再用细砂纸轻轻打磨表皮，使皮肤阻抗降至最低。

（4）连接电极：在运动中无法将电极放置在肢体上并记录到高质量的 12 导联心电图，所以将前臂的电极尽量接近肩部，腿部电极应尽量放置在脐下，这样才便于与 12 导联心电图进行比较。

（5）测量血压并记录。

（6）记录受试者运动前心电图，以便与运动中的心电图比较。

运动中的注意事项

运动中要经常询问患者情况，密切注意心电图的变化，第一级和第二级各测量血压一次，并记录，第三级后因速度增快，可不测量血压。如遇到紧急情况，可按下紧急制动按钮，停止运动。

运动试验结果判断

运动试验结果分析应当包括运动量，临床表现，血流动力学以及心电图反应。符合心绞痛的缺血性胸痛的发生非常重要，特别是迫使患者终止试验的胸痛。运动量、收缩压对运动的反应以及心率对运动反应的异常都很重要。最重要的心电图表现是 ST 段的压低和抬高。最常用的运动试验心电图阳性标准是 QRS 波之后 60~80ms，ST 段水平或下斜型压低/抬高大于或等于 1mm。

诊断试验普遍存在的问题是正常人群和患病人群的试验结果有很大的重叠。所有用于诊断冠心病的试验在正常人群和患病人群中的结果范围都有相当大部分的重叠。通常采用一个特定数值（判别值）用于区分这两类人群（例如 ST 段压低 1mm）。如果该值定得较高（例如 ST 段压低 2mm）以确保几乎所有无病人群都有正常试验结果，将得到较高的试验特异性，然而相当多的有病人群亦呈现正常结果，则同时降低了试验的敏感性。

静息 ST 段压低是严重冠心病高患病率的一个标志，提示预后不佳。标准运动试验在诊断这些患者时仍有价值。尽管出现静息时 ST 段压低 <1mm 时试验特异性下降，标准运动试验仍然是合理的第一选择，因为它的敏感性有所提高。是否在以下两类特殊患者中应用运动试验存在分歧意见：服用地高辛、ST 段压低少于 1mm 的患者以及左心室肥厚、静息 ST 段压低少于 1mm 的患者。如果出现阴性的试验结果，冠心病的可能性就大大降低。但如是阳性结果，由于试验本身较低的特异性，则需要进行进一步的试验。

运动试验阳性指标

1. 运动中出现典型心绞痛。

2. 运动中或运动后即刻心电图出现 ST 段水平或下斜型下降 ≥0.1mV，或原有 ST 段下降者，运动后在原有基础上再下降 0.1mV，并持续 2min 以上方逐渐恢复正常。

3. 运动中血压下降。

运动试验阴性指标

运动已达预计心率，心电图无 ST 段下降或 ST 段下降较运动前小于 0.1mV。

假阳性：凡能引起 ST 段降低的其他非冠心病原因均可造成运动试验假阳性。

假阴性：运动试验出现假阴性结果的原因可能是：抗心绞痛药物的使用，如 β 阻滞剂、钙拮抗剂、硝酸酯类；陈旧心肌梗死或仅有单支冠状动脉血管病变者；运动量不足；心率反常增快，但并非心肌缺血所致者。

在有明确典型心绞痛症状或冠心病高危人群中应注意运动试验的假阴性；而在心绞痛症状不典型的冠心病低危人群（如绝经期前女性）应注意运动试验的假阳性。

临床意义

平板运动测验中临床表现和心电图变化意义

1. 运动诱发心绞痛，同时伴有缺血性 ST-T 改变，是可靠的缺血征象。

2. 运动耐量差，达不到标准，是左心功能不良的反映，也提示缺血的可能性。

3. ST 段改变　公认的为 J 点后 60～80ms 出现 ST 段的下降与抬高，而发生在心脏部位性的导联中。ST 段抬高是弓背型，下降呈水平型与下斜型。

4. T 波改变　在运动中，诱发 T 波倒置，不能作为心肌缺血的指标。如静息心电图的 T 波倒置，运动诱发心绞痛 T 波直立，认为假改善，提示心肌缺血反应（心内膜）。

5. U 波改变　在运动中，诱发 U 波倒置，提示心肌缺血，并认为前降支严重狭窄标志。

6. 心律失常改变　在运动中可诱发出多种类型心律失常，若在低运动量中，出现恶性室性心律失常有意义。若同时伴有 ST-T 改变，提示多支冠状动脉病变，并预告发生猝死的危险性大。

7. QRS 波振幅改变　对于 QRS 波，在运动中、后出现振幅改变，提示心肌缺血的指征，目前尚有争论。有人认为在运动 QRS 波 R 波振幅较运动前增高（约 1～2mm）。对于 QRS 波形态改变：在运动中、后出现 LBBB 比 RBBB 意义大。

其他注意事项

1. 运动试验引起心电图，血流动力学、症状和体征的改变，三者应结合在一起，解释运动试验的结果。

2. ST 段压低出现的时间，持续的时间和心肌缺血程度相关。

3. 冠状动脉病变部位和支数影响试验的敏感性：单支血管病变（右冠状动脉或左旋支）敏感性 37%～60%；左前降支病变敏感性 77%；双支血管病变敏感性 67%～91%；三支血管病变敏感性 86%～100%。

4. 运动试验阳性不等于冠心病；阴性不除外冠心病。

5. 无症状者运动试验阳性应作为冠心病危险因素之一，定期（6 个月）重复运动试验。

6. 根据运动试验时的负荷（METs）可决定患者的心功能分级。

7. 试验结果可疑者应做心肌灌注显像检查，进一步明确诊断。

附录6. 动态心电图应用进展

动态心电图通常称为 Holter，是以美国的物理学家 Norman，J，Holter 的名字所命名，1961 年应用于临床。英文名称还有 daynaimic electrocardiogram，DCG，long-term electrocardiogram 和 ambulatory long-term electrocardiogram 等，目前国内外已统称为动态心电图（ambulatory electrocardiograph，AECG）。

动态心电图是将患者昼夜日常活动状态下的心脏电活动，用三导联或多导联连续 24～48h 记录，并经计算机分析处理，用打印机打印出图文分析报告的动态心电图。随着现代医学和科学技术，特别是电子计算机技术的发展而不断发展，现代的动态心电图，已能用小型大容量数字化心电信号记录器多导（3～12 导联）同步，长时间（24h 或更长）、连续（全信息）监测并记录自然活动下的心电信息，所记录的心电信息输入计算机自动分析处理并经专业人员修改编辑，由激光打印机打印出具有正常心电活动、心律失常、ST 段及 T 波改变、心率变异性（heart rate variability，HRV）、QT 间期及心脏起搏器状况等内容的分析报告，为临床诊疗提供丰富的信息和重要的依据。AECG 已成为现代心脏学的重要临床心电诊断技术，在全球范围内广范应用。

适应证

评估可能与心律失常有关的症状的适应证

Ⅰ类

1. 发生无法解释的晕厥、先兆晕厥或原因不明的头晕患者。

2. 无法解释的反复心悸患者。

Ⅱb类

1. 发生不能用其他原因解释的气短、胸痛或乏力的患者。

2. 疑一过性房颤或房扑时发生神经系统事件的患者。

3. 患者出现晕厥、先兆晕厥、头晕或心悸等症状，已鉴别出其原因并非心律失常，但治疗这种病因后症状仍持续存在者。

Ⅲ类

1. 患者有晕厥、先兆晕厥、头晕或心悸等症状，通过病史、体格检查或实验室检查已经确定病因。

2. 患者发生脑血管意外，无心律失常发生的其他证据。

在无心律失常症状患者中检出心律失常评估远期心脏事件发生风险的适应证

Ⅰ类：无。

Ⅱb类

1. 心肌梗死后左室功能不良的患者（EF≤40%）。

2. 充血性心力衰竭患者。

3. 特发性肥厚性心肌病患者。

无心律失常症状患者测定 HRV 评估远期心脏事件发生风险的适应证

Ⅰ类：无。

Ⅱb类

1. 心肌梗死后左室功能不良的患者。

2. 充血性心力衰竭患者。

3. 特发性肥厚性心肌病患者。

Ⅲ类：存在可能干扰 HRV 分析的心律失常（如房颤）的患者。

评估抗心律失常治疗的适应证

Ⅰ类：评估个体对抗心律失常药物的反应，其心律失常的基线特点是可重复，并且频发的程度应足以进行分析。

Ⅱa类：高危患者中检测抗心律失常治疗的致心律失常作用。

Ⅱb类

1. 评价心房颤动的心室率控制。

2. 门诊判定治疗期间反复发生的有症状或无症状的非持续性心律失常。

Ⅲ类：无。

评估起搏器和 ICD 功能的适应证

Ⅰ类

1. 通过评价频繁发生的心悸、晕厥或先兆晕厥等症状来评估设备的功能，以除外肌电抑制和起搏器诱导的心动过速，并且帮助设定改进参数如频率适应和自动模式转换等。

2. 在设备问询未能确定诊断时评估可疑的部件失灵或功能障碍。

3. 评估频繁接受 ICD 治疗的患者对辅助药物治疗的反应。

Ⅱb类

1. 作为对连续遥测的替代或辅助方法,评估起搏器或 ICD 植入后即刻的术后起搏器功能。

2. 评估植入除颤器患者室上性心动过速发作时的心率。

监测心肌缺血的适应证

Ⅰ类:无

Ⅱa类:怀疑变异型心绞痛患者。

Ⅱb类

1. 评估无法运动的胸痛患者。

2. 无法运动的血管外科患者进行术前评估。

3. 已知冠心病和不典型胸痛综合征患者。

设备与基本技术指标

动态心电图系统由记录系统、回放分析系统和打印机组成。

记录系统

记录系统由记录器和导联线组成。记录器有磁带式(目前已基本淘汰)和固态式,固态式又分为固态记录器和闪光卡记录器。目前动态心电图的导联从二通道、三通道已发展到十二导联、十八导联系统。十二导联、十八导联有助于确定室性期前收缩和室速的好发部位、旁路定位以及对心肌缺血的相对定位。但通过美国心脏协会数据库和麻省理工学院数据库以及这些年的临床实践证明,十二导联系统的 Holter 并没能取代三通道的系统,只是两种记录方式和系统各有侧重,在临床应用上可互补。

回放分析系统

记录器采集数据后首先把记录的心电数据传送到计算机中,主机采用性能良好的计算机或心电工作站,其硬件设施能支持动态心电图分析软件的运行,以 16~19 英寸高分辨率的彩色显示器显示出心电信号及有关分析、数据、图表(直方图、趋势图等),采用鼠标或键盘输入参数和指令,进行动态心电图分析和编辑,才能得到最终的动态心电图报告。在计算机进行分析过程中,首先要进行 QRS 波的检出,确定每个心搏的类型,然后对逐个心搏的特性进行分析,目前已有公司开发出可进行 P 波、PR 间期分析的软件。动态心电图的内容包括:24h 或 48h 的心律失常分析、ST 段偏移的检测和分析、起搏心电图的分析(有些机器还设有起搏通道)、T 波电交替、窦性心率震荡、睡眠呼吸暂停综合征等分析程序。随着电子学、计算机技术这些科技的飞速发展,动态心电图的硬件和软件也是日新月异的发展,但目前动态心电图的分析系统尚不能达到满意的准确度,在分析的过程中进行人机对话是必不可少的。

记录器影响心电图波形质量的关键技术指标

动态心电图的专业人员应该了解记录器影响心电图波形质量的关键指标,即频率响应、采样频率和分辨率。

记录器频率响应对心电图波形的影响 频率响应是电子学领域中用来衡量线性电子学系统性能的主要指标。目前多数记录器的频响范围是 0.5~60Hz,低频下限频率过高时,可使动态心电图波形的 ST 段产生失真；如高频的上限不够高时，动态心电图波形的影响表现为 Q 波、R 波和 S 波的波幅变低，形状变得圆滑，R 波的切迹和 δ 波可能消失。

采样频率对心电图波形的影响　采样频率是指记录器每秒钟采集心电信号电压的点数。采样频率越高，心电图波形的失真就越小，所采集的数据就会更加精确地表示连续的心电图波形；当采集率过低时，Q 波、R 波、S 波的波幅都会减小，波形呈阶梯状，心电图上将会丢失部分有意义的信息，因此应用适当的采样频率是必要的。目前多数记录器的采样频率为 128Hz，但对于上限频率达 100Hz 的系统来说，合适的采样频率应达到 512Hz，对于起搏信号和 ICD 信号的记录器其采样频率应达到 4000Hz，但目前的部分有起搏通道的记录器，起搏通道采样频率达 1000Hz 时，基本就能较准确地记录起搏脉冲并检测到起搏器的实际工作状况了。

分辨率　分辨率是指运算采样数据并进行模-数转换采集信号的能力，用数码的二进制位数表示，最小分辨率为 8bit，分辨率 16bit 时可达到当前计算机运算水平，分辨率可决定 QRS 复合波振幅测量的准确性。

记录器的频率响应、采样率和分辨率应该是一个和谐的统一，如果采用较低的分辨率，则会使 QRS 复合波振幅精确性减低；如果过高追求太高的采样率，会使记录的数据成倍的增加，为数据的下载和存储带来较大的负担，并影响分析效率。

动态心电图应用

心率变异性分析

心率变异性（heart rate variability，HRV）是指逐次心动周期之间的细微的时间变化及其规律，是评价自主神经系统的交感-副交感神经张力及其平衡的重要指标。常用的分析方法包括时域分析、频域分析和非线性分析法。时域、频域分析理论成熟，各项指标意义明确，而非线性分析法目前还处于研究阶段，但是一个有价值的研究方向。

时域分析法　优点是抗干扰能力强，适于长程检测分析，能够概括性地评价自主神经系统对心率的调控作用，分为统计法和图解法两大类。

1. 统计法指标及其定义

（1）SDNN：全部正常窦性心搏间期（NN）的标准差，单位为 ms。

（2）SDANN：全程按 5 分钟分成连续的时间段，先计算每 5 分钟的 NN 间期平均值，再计算所有平均值的标准差，单位为 ms。

（3）RMSSD：全程相邻 NN 间期之差的均方根值，单位为 ms。

（4）SDNNIndex：全程按 5 分钟分成连续的时间段，先计算每 5 分钟的 NN 间期标准差，再计算这些标准差的平均值，单位为 ms。

（5）NN_{50}：全部 NN 间期中，相邻的 NN 间期之差大于 50ms 的心搏数，单位为个。

（6）PNN_{50}：NN_{50} 除以总的 NN 间期个数，再乘以 100，单位为%。

2. 图解法指标及其定义

（1）三角指数：NN 间期的总个数除以 NN 间期直方图的高度（在计算 NN 间期直方图时，横坐标的时间单位为 1128s，相当于 7.8125ms），无量纲。

（2）TINN：使用最小方差法，求出全部 NN 间期的直方图近似三角形底边的宽度，单位为 ms。

推荐使用 SDNN、SDANN、RMSSD、三角指数四个指标，SDNN 和三角指数用于长程，

SDANN 及 RMSSD 用于短程 HRV 分析。

频域分析法

1. 频谱成分和频段划分

（1）总功率（TP）频段 ≤0.4Hz。

（2）超低频功率（ULF）频段 ≤0.003Hz。

（3）极低频功率（VLF）频段 0.003~0.04Hz。

（4）低频功率（LF）频段 0.04~0.15Hz。

（5）高频功率（HF）频段 0.15~0.4Hz。

2. LF 及 HF 的标化

LF、HF 数值直接受总功率的影响，应分别进行标化后再行比较，其计算方法如下：LF（或 HF）norm = 100 × LF（或 HF）/（TP – VLF），单位：nu。标化的 LF 及 HF 能更直接地反映迷走、交感神经的变化。

3. 推荐使用的指标

（1）短程分析可采用：TP、VLF、LF、LFnorm、HF、HFnorm、LF/HF（5min 分析中 VLF 包括了 ULF，即 ≤0.04Hz 的频段均属于 VLF）。

（2）原则上不推荐使用频域指标进行长程（24h）分析，如有必要，建议采用 TP、ULF、VLF、LF、HF。不宜采用 LFnorm、HFnorm 及 LF/HF 等指标。

4. 各指标的意义

副交感神经调节主要影响高频（HF）组成部分，低频（LF）部分受到交感和副交感神经系统的共同影响。LF/HF 是交感-迷走平衡和交感调节的量度标准。

非线性分析　由于心率的变化受许多因素的影响，并不是线性调控系统，因此时域分析和频域分析等线性分析方法的结果并不能很好地解释临床现象。近十几年非线性分析法的研究开始受到关注。非线性分析方法有：散点图分析法、分形维数分析法、复杂度分析法、近似熵分析法等。

常用的是 Lorenz 散点图分析法，定性测量和定量测量。定性测量以语言对 RR 间期散点图进行描述，健康人的图形为彗星状，异常可呈鱼类状、粗细棒状、扩张形、梭形、雨滴形等。定量测量包括：向量长度指数（VLI）、向量角度指数（VAI）、宽度测量等。VLI 是衡量 RR 间期散点图长度的指标，总体反映了 NN 间期的变化程度，正常值为（197.77 ± 40.11）ms。VAI：衡量 RR 间期散点图在 45°线两边散开程度的指标，总体反映了相邻 NN 间期的变化程度。宽度测量的方法是设图形的长度为 100%，分别在 10%、25%、50%、75%、90% 处测量图形宽度。

非线性指标与线性方法的时域分析、频域分析指标有一定的相关性。其中 Lorenz 散点图的长度与时域分析中 SDNN、SDANN 呈很强的正相关，反映心率变异性总体的变化。散点图的宽度与时域分析中 Var index、rMSSD、pNN50 呈很强的正相关，主要反映迷走神经张力的变化。

临床意义

1. HRV 与心肌梗死　公认 HRV 减低与 AMI 后严重心律失常事件及心脏性猝死密切相关。如果与其他预测指标（如 EF 值、心室晚电位、复杂性室早等）联合应用将明显提高其预测价值。

2. HRV 与充血性心力衰竭　充血性心力衰竭患者的心率变异性降低，但应用血管紧张素转换酶抑制剂治疗后可以得到改善。然而，有关心率变异性与心律失常事件相关性研究的结果有分歧。此外，没有证据表明，严重充血性心力衰竭的患者应用药物治疗减少心律失常发生频率或增加心率变异性能够明显降低总死亡率或猝死的发生率。

3. HRV与糖尿病　大多数糖尿病患者心率变异性降低。HRV对于诊断糖尿病合并神经病变有价值。研究表明高频测定心率变异性能够检出糖尿病患者心脏自律功能的微小变化，并能将有神经病变的糖尿病患者与没有神经病变的患者区分开。但没有证据表明亚临床状态的糖尿病神经病变的检出有助于改善患者的预后。

4. HRV与肥厚性心肌病　室性心律失常或心率变异性与肥厚性心肌病患者预后之间的确切关系有待讨论。研究发现心率变异性指数与不良事件无关。

5. HRV与高血压病　自主神经系统在高血压发展、血压调节中起重要作用。研究发现高血压前HRV频域分析显示低频及高频的基线水平较低。高血压病患者HRV的时域、频域指标均有明显下降，且高血压病患者关联位数也低于正常人。

6. HRV与监测药物治疗　一些治疗心血疾病的药物能直接或间接影响自主神经系统，HRV可为判断药物的药理作用提供帮助。

7. HRV与其他　一些研究报道在脑卒中、手术中监测、胎儿宫内窒息、慢性肺源性心脏病、扩张性心肌病、血管迷走性晕厥、肾功能不良、Parkinson病、Guillain-Barre综合征、多发性硬化及睡眠呼吸暂停综合征等患者HRV也有相应的变化，具体价值有待进一步观察评价。

T波电交替

T波电交替（T wave alternans，TWA）是指在心律规整时，体表心电图上同一导联上相邻T波的幅度、形态，甚至极性发生逐搏交替变化，而不伴QRS波形态和心动周期的明显改变。T波电交替是心室复极不一致的表现，提示心肌电活动不稳定，是临床患者发生恶性室性心律失常和心脏性猝死强有力的独立预测指标。可见于急性心肌缺血、变异型心绞痛、猝死以及电解质紊乱、长QT综合征等。在常规心电图上观察到的T波电交替幅度为毫伏级（mV），又称显性T波电交替。而目前电交替的概念已发展为肉眼看不见的、幅度为微伏级（μV）的交替，又称微伏级T波电交替，需借助特殊的专用软件通过时域和频域定量分析方法才能进行检测。

产生机制　TWA的发生机制尚未完全阐明，但目前普遍认为存在以下三种机制。

1. T波电交替产生的电生理机制　心电图上记录到的T波产生于心肌动作电位的2相和3相。中层心肌M细胞与心内膜心肌和心外膜心肌细胞之间存在复极差异：心外膜心肌细胞层最先复极，它与中层心肌间产生的电流（M-Epi）即为T波的起始部分；随后心内膜心肌细胞层开始复极，与中层心肌间也产生一个电流（Endo-M），并与M-Epi方向相反。复极初M-Epi幅度大于Endo-M幅度，形成T波的上升支，且心外膜心肌的复极终点与T波顶点（T_{peak}）相对应；当心内膜心肌复极时，Endo-M的幅度逐渐增大并超过M-Epi的幅度，从而形成了T波的下降支；M细胞最晚复极，复极的时间也最长，其复极终点与T波终点（T_{end}）相对应。因此，$T_{peak} - T_{end}$的时间主要代表心外膜与中层心肌复极时间的差异，即跨心室壁复极离散度（transmural dispersion of repolarization，TDR）。当刺激（如增加心率）达到其阈值或因病理改变使阈值降低时，如急性心肌梗死、心力衰竭等，心肌细胞内、中、外三层心肌的复极差异增大，呈现明显的不均一性，易导致单向阻滞和折返，引起兴奋扩布和复极过程的交替变化，在心电图上就表现为T波电交替。研究还发现，不同部位的心肌细胞复极交替有两种变化形式：一种为协调性交替，不同部位心肌细胞的复极时间的变化趋势是一致的，即具有同向性，表现为动作电位都延长或都缩短；另一种为非协调性交替，不同部位的心肌细胞的复极时间的变化趋势不一致或者相反，呈异向性，表现为动作电位有的延长，有的缩短。有学者指出，T 波电交替主要是由于心肌细胞复极时先出现协调性交替，随后又出现非协调性交替所致，而后者与恶性室性心律失常的发生密切相关。

2. TWA 产生的离子基础　在一个完整的心肌细胞动作电位时限中，涉及数种离子、数十种通道的协调开放和关闭。钙离子可能在 TWA 的产生中起主要作用。胞内游离钙是产生电交替的核心。在每一个心动周期中，首先是钙通道开放，随后肌浆网钙离子释放并产生电效应，然后重新摄取钙离子并进入钙离子转运的循环。与此同时，钙离子还有自身调节功能并维持一种稳态，游离钙离子浓度的瞬间变化会影响动作电位、兴奋收缩耦联、心肌内激动的传导等。当心率增快时，舒张期缩短心肌细胞复极不完全，游离的钙离子不能彻底完成循环，浓度的变化扰乱其正常分布，导致动作电位时限的长短交替现象产生 TWA。

3. TWA 产生的神经机制　交感神经和迷走神经系统是参与 TWA 发生的重要因素。其中，心脏交感神经活性的不平衡可能是引起 TWA 的原因。有学者通过切除交感神经节或用 β 受体阻滞剂来抑制交感神经张力，证实可以抑制 T 波电交替发生，从而降低恶性室性心律失常的发生率，降低死亡率。

当交感神经其活性增强时，使儿茶酚胺分泌增多，并通过瀑布样反应引起胞内 Ca^{2+} 水平发生变化，引起心肌复极不一致性增加，TDR 变大，且降低非协调性交替发生的阈值使 TWA 更易发生。另外，交感神经兴奋、心率增快，舒张期就相应缩短，且在一定范围内，动作电位时限与其前一次心搏的舒张期呈线性相关。当心率超过一定范围后，动作电位时限不再随着舒张期的缩短而变短，而是出现动作电位复极的交替，其表现在心电图上就是 TWA。

分析方法

1. 频域分析法　应用于临床的有 Smith 应用频谱分析及信号平均技术研制的通过美国 FDA 认证的 CH2000 型心脏诊断分析系统（包括 Cambridge Heart wave TM system 和可控活动平板或踏车）。该系统能够进行静息、运动负荷、药物负荷试验及心脏起搏时频域分析定量测定。

频阈分析是将肉眼不能发现的 T 波电交替用特殊的信号处理系统进行处理后，用计算机技术进行快速傅立叶转换，再进行数据处理，将心电图波形转变为频谱，将心电信号分解成许多频率和幅度都各不相同的正弦波，以频率为横坐标，以信号中不同频率成分多少为纵坐标，绘制成曲线，并规定在 0.5Hz 处测量，即可检测出 T 波电交替。这种方法对 T 波电交替的检出有较高的敏感性和可靠性，已广泛应用于临床。研究表明，当心率在 90～110 次/分之间时，TWA 的发生率最高。

基本技术参数包括：①交替功率 $[(\mu V)^2]$：交替功率是指高电交替波能量与低电交替波能量的差值（交替功率 = 高交替波能量 - 低交替波能量），交替功率是测量真实的生理电交替。②交替电压（V_{alt}）：交替电压为电交替功率的平方根（μV）。③交替率（K 值）：交替率是电交替功率除以噪音的标准差。

2. 时域分析方法　2002 年 Nearing 和 Verrier 应用时域分析原理，采用移动平均修正技术，研制出能加在动态心电图仪上的时域分析系统，进行日常活动生理状态下定量测定微伏级 T 波电交替，为更广泛的研究和临床应用提供了条件。应用动态心电图移动平均修正技术（modified moving average）对 ST-T 波形区域进行时域定量分析，可检测到微伏级的 T 波电交替。

时域分析可以动态地分析检测 TWA。对日常生活中生理性反应的研究表明，在心肌梗死后患者中，心率加快、ST 段抬高、从睡眠中觉醒、运动等都可使 TWA 较基础水平出现显著的增高，因此患者不需进行运动试验便可做 TWA 的检测。另外，在检测过程中不需要特殊电极，且便于不适合作运动试验或运动试验中不能达到相应心率的患者。

实验表明，同时应用时域分析法与频阈分析法来检测 TWA，其结果具有很好的相关性。

诊断标准

1. 常规心电图判断显性 T 波电交替阳性参考标准：同一导联 T 波的形态、振幅、极性出现逐搏交替变化，其中 T 波振幅逐搏相差 ≥1mm。

2. 负荷心电图频域分析法判断微伏级 T 波电交替阳性参考标准：

（1）持续性电交替（sustained alternans）：无论何时：①交替电压（V_{alt}）≥1.9μV 持续 1min 或 1min 以上，交替率（K 值）≥3。②在 Frank 导联的任何一个电轴（X、Y、Z 轴）、综合电交替的能量（VM）或在任何一个胸前导联和与其邻近的胸前导联证实交替电压 ≥1.9μV。③在无干扰数据的时间段内，如果心率 >120 次/分，即使电交替减少或消失，其仍被认为是持续性电交替。

（2）静息时，V_{alt}≥1.0μV，K≥3，持续≥1min

（3）运动后，V_{alt}≥1.9μV 及 K≥3，持续≥1min

3. 动态心电图时域分析法判断微伏级 T 波电交替阳性参考标准：为频域分析方法的 4 倍，即 V_{alt}≥7.6μV，信噪比≥3.0。

临床意义

1. 预测恶性室性心律失常和猝死　显著性 TWA 多提示心肌电活动不稳定，是心室复极不一致的表现，往往可导致严重室性心律失常甚或猝死。大量临床和动物研究表明，TWA 是预测恶性室性心律失常和心性猝死的独立指标。从 1994～2000 年有 10 个大型研究，包括 1300 多例患者，对比了 TWA 与心内电生理检查对室性心动过速、心室颤动及心脏性猝死的预测价值，表明 TWA 对预测电生理检查中诱发的室性心律失常，其敏感性为 86%～89%，特异性达 75%～84%，相对危险度 5.2，阳性预测值为 76%，阴性预测值为 88%。因此，TWA 在预测室性心律失常具有与心内电生理检查同等的预测价值，有些报道甚至高于心内电生理检查。且 TWA 对复杂性心律失常的预测要优于信号平均心电图。

2. 作为急性心肌梗死危险分层的指标　急性心肌梗死 TWA 阳性患者猝死的危险性是阴性患者的 11.4 倍。T 波电交替在缺血区的导联最为显著，与临床变异型心绞痛患者发生心律失常的时间一致。ST 段抬高显著的患者，常伴有显性 T 波电交替。

3. 评估心力衰竭的预后　心力衰竭发生猝死的实验在 5 年的随访中表明有非缺血性心脏病、左心室射血分数 ≤35% 及按纽约心脏病学会心功能分级为 Ⅱ 级和 Ⅲ 级的心力衰竭患者植入 ICD 可提高其生存率。最近的一些研究也建议 TWA 可以提高这些人的危险分层。研究显示心力衰竭中 TWA 阴性的患者中发生心律失常的比率低。

4. 对心肌病进行危险分层　对于扩张性心肌病患者，不论是否伴有心功能不良，检测 TWA 对预测恶性室性心律失常均有显著性意义。研究表明，肥厚性心肌病患者 TWA 阳性率是左心室肥大患者的 2 倍，TWA 阳性患者易发生快速室性心律失常及心脏性猝死。

5. 协助诊断长 QT 综合征，并预测长 QT 综合征的高危患者　长 QT 间期综合征患者在较低的心率时可出现 TWA，电交替振幅较大，持续时间较长，多数交替波呈双向交替，而且 TWA 阳性患者发生心脏事件的危险性增高，T 波电交替可以作为长 QT 间期综合征患者发生恶性室性心律失常的预测指标。

6. 观察抗心律失常药物疗效　T 波电交替可用于临床观察抗心律失常药物的疗效，并有助于进一步研究其发生机制。可能成为一种可靠评定抗心律失常药物疗效的指标。

7. 预测 ICD 治疗和 ICD 植入患者发生恶性室性心律失常的危险性　植入式自动除颤器的缺血性心肌病患者在 TWA 阳性患者年死亡率是 15%，而结果阴性的患者没有一例死亡。T 波电交替对 ICD 患者再发室性心律失常具有明显预测作用。多因素分析显示，T 波电交替是唯一能对 ICD 放电判断而有统计学意义的独立预测指标。

心率振荡

心率振荡（heart rate turbulence，HRT）是指一次室性期前收缩之后窦性心律周期的波动现象。心率振荡检测技术通过监测一次室性期前收缩这样微弱的体内"刺激"所引发的心率变化来评估体内自主神经调节功能的平衡性及稳定性。

应用原理及方法　正常情况下，在一次室性期前收缩后，窦性心律会出现先加速后减速的现象，被称为"窦性心律的双相涨落变化"，说明自主神经的调节功能尚属正常；而当窦性心率振荡现象减弱或消失时则提示体内交感神经有过度兴奋、作用占优势的情况。严重者需要干预性治疗，以防止交感神经的过度兴奋给人体带来的危害，如恶性心律失常和猝死等。

1. 主要检测指标　目前应用最为普遍的是振荡起始（turbulence onset，TO）和振荡斜率（turbulence slope，TS）。

TO 描述的是室性期前收缩后窦性心律是否存在加速现象。其计算公式是用室性期前收缩代偿间期后的前 2 个窦性心搏的 RR 间期的均值，减去室性期前收缩偶联间期的前 2 个窦性心律的 RR 间期的均值，两者之差再除以后者，所得的结果即为 TO。

$$TO = (RR_1 + RR_2) - (RR_{-1} + RR_{-2})/RR_{-1} + RR_{-2}$$

TO 的中性值为 0，TO >0 时，表示室性期前收缩后初始心率降速；TO 值 <0 时，表示室性期前收缩后初始心率加速。对于每一次室性期前收缩都可以计算出一个 TO 值，当动态心电图有数次期前收缩时，则可计算出多次 TO 值及平均值。计算时须注意确定引起窦性心律变化的触发因素一定是室性期前收缩，且室性期前收缩的前后一定是窦性心律，而不是心律紊乱或伪差等情况。

TS 描述的是室性期前收缩后是否存在窦性减速现象。首先测定室性期前收缩后的前 20 个窦性心搏的 RR 间期值，并以 RR 间期值为纵坐标，以 RR 间期的序号为横坐标，绘制 RR 间期值的分布图，再用任意连续 5 个序号的窦性心律的 RR 值计算并做出回归线，其中正向最大斜率为 TS。TS 的中性值为 2.5ms/RR 间期，当 TS >2.5ms/RR 间期时，表示存在心率减速现象，而 TS <2.5ms/RR 间期时，表示室性期前收缩后心率不存在减速。

联合两个指标，当 TO <0，TS >2.5ms/RR 时为正常；当 TO >0，TS ≤2.5ms/RR 时为异常。

目前，除了振荡起始和振荡斜率之外，又陆续有以下新的指标被提出。

2. 新指标

（1）动态心率振荡（turbulence dynamics，TD）：动态心率振荡定义为振荡斜率随心率波动时，其回归线的深度，是指振荡斜率与当时心率的比值，TD = TS/HR。有研究表明动态心率振荡值与死亡率高度相关。它作为一项死亡率预测的独立指标能够提供除振荡斜率以外的预测信息。

（2）振荡斜率起始时间（turbulence timing，TT）：振荡斜率起始时间是指达到 TS 即最大正向回归直线斜率指标时，所对应的 5 个连续窦性心搏中第一个心搏的序数。

（3）振荡斜率的相关系数（correlation coefficient of TS，CCTS）：振荡斜率相关系数是指达到最大直线斜率 TS 的 5 个连续的窦性心搏所对应的直线回归的相关性系数。斜率相关系数是心肌梗死后患者死亡率的独立预测值指标，但它的预测价值比振荡斜率或振荡起始低。

（4）振荡跳跃（turbulence，jump TJ）：振荡跳跃（TJ）是将相邻的 RR 间期之间的最大差异量化后所得的指标，单位为 ms。振荡跳跃用于扩张性心肌病患者，作为预测其室性心动过速和心室颤动复发的指标。

（5）振荡频率下降（turbulence frequence decrease，TFD）：该指标系心率振荡频率变化的指标。该指标通过把代偿间期后的 RR 值代入正弦曲线波公式计算获得，这些 RR 值的频谱按正弦曲线波的方式随时间逐渐降低。振荡频率下降与 TO/TS 这些时域参数不同，但也是预测心脏性死亡的独立指标。

HRT 的机制　窦性心率振荡的发生机制尚不完全清楚，目前主要有两种学说。

1. 压力反射学说　心室期前收缩发生时，由于室内的充盈量不足，会使心搏量减少，从而会引起动脉血压的下降。血压的突然下降激活位于主动脉弓及颈动脉窦的压力感受器，压力感受器的兴奋（抑制性）经传入神经到达延髓，引起迷走中枢的兴奋性抑制，交感中枢兴奋性增高，使心率增加，即室性期前收缩后心率加速的现象。而当室早过后会跟随一个代偿间歇，使心室有足够的时间充盈，心搏量上升，使得代偿间歇后动脉血压将上升，随后在压力反射的作用下促使心率下降，心率变化跟随血压变化，发生先加速然后减速产生窦性心率振荡。上述动脉血压的降低与升高转变为自主神经中枢兴奋性的变化，并反射性引起窦性心律频率的变化过程即为压力反射。其基本变化过程为：室性期前收缩—心搏出量下降—血压下降—心率加快—代偿间歇—心搏出量提高—血压升高—心率减慢。压力反射是发生窦性心率振荡现象的最重要机制。当压力反射正常时，室性期前收缩后的窦性心率振荡现象则正常存在；如果患者心脏的器质性病变严重或心肌梗死后存在坏死和低灌注区，心脏搏动的几何形状发生变化，感受器末端变形，交感神经和迷走神经传入的紧张性冲动远远超过正常，可能引起压力反射迟钝，使部分心肌梗死患者室性期前收缩后窦性心率振荡现象减弱或消失。

2. 窦房结动脉牵拉学说　室性期前收缩发生后，动脉血压先下降后上升的变化会对窦房结动脉产生影响。窦房结动脉位于窦房结的中央，其与窦房结的比例特殊，即窦房结动脉体积相对粗大，而窦房结体积相对较小，因此认为窦房结动脉除供血外，其内压力的变化可以牵拉窦房结内胶原纤维网，从而对窦房结自律性细胞的放电频率产生重要影响，因此对窦房结的自律性有作用。另外，室性期前收缩对窦性心律的影响还可能是在动脉血压的变化，一过性改变窦房结的血液供应，从而影响窦房结的自律性。当室性期前收缩后动脉血压下降时，窦房结动脉压下降，可对窦房结自律性产生直接的正性频率作用，而后随着动脉血压上升，也可引起相反的负性频率作用。此外还可以因室性期前收缩直接的机械牵张力对心房肌及窦房结区域也可产生直接微小作用，提高窦房结的自律性。

窦性心率振荡检测的影响因素　正常人群的振荡起始和振荡斜率的正常值分别为 TO < 0

和 TS>2.5ms/RR。影响 HRT 检测的因素包括心率、室早的联律间期、年龄、性别、药物等等。

研究发现窦性心率振荡随着心率的增快而减弱；随着室早总数的增加及联律间期的缩短；随着年龄的增加而减弱；女性的心率振荡现象比男性明显；药物方面，β 受体阻滞剂对 HRT 检测结果的影响较小，检测指标（TO/TS）仍有临床应用价值，而阿托品可完全消除心率振荡现象。

临床应用价值 1999 年 Schmidt 等首先在 Lancet 上发表了关于室性期前收缩后窦性心率振荡作为心肌梗死后患者高危预测指标的文章。因此窦性心率振荡最早应用于心肌梗死患者死亡率的预测。随着研究的逐渐深入，在冠心病领域，HRT 应用已扩展到急性心肌梗死患者的危险分层，对需植入 ICD 患者的筛选，以及对治疗，包括溶栓、介入、冠状动脉搭桥术及药物治疗的监测和评价。

1. 作为心肌梗死死亡率的预测因子 HRT 作为心肌梗死患者死亡率的预测因子在两个大型多中心临床试验（MPIP 和 EMIAT）中得到证实。结果显示：在单变量分析中 TS 的预测价值较高；多变量分析中 TO、TS 均异常是死亡敏感的预测指标。

2. 作为心脏骤停的预测因子 来自 ATRAMI 研究表明：HRT 是心脏骤停的预测指标。单变量分析显示：TS 以及 TS 与 TO 联合具有中高水平的相对危险度。

3. 心肌梗死后患者的危险分层

4. HRT 在其他疾病中的预测意义 一些研究评价了 HRT 在糖尿病、慢性心功能不良及特发性扩张性心肌病患者中对死亡的预测意义。这些研究的结果尚不完全一致，但有倾向显示，HRT 的预测意义不仅限于心肌梗死后患者，而且在慢性心功能不良、糖尿病患者中，可能仍具有一定危险分层的意义。